美国内分泌学会

内分泌代谢疾病
相关指南与解读

U0231698

主 编 滕卫平 刘 超 单忠艳

副主编 毕宇芳 李 静 吕朝晖 陈燕铭

编 委（以姓氏汉语拼音为序）

毕宇芳	卞 华	陈 兵	陈晓平	陈燕铭	戴晨琳
董凤芹	董 明	窦京涛	段 宇	高 鑫	高 莹
关海霞	侯 鹏	侯 英	华 飞	黄敬泽	贾宏蔚
阚全娥	李昌臣	李 红	李 静	李 强	廖二元
刘东方	刘靖芳	刘 萍	刘泽林	吕朝晖	彭永德
全会标	任 萌	任 艳	单忠艳	苏颋为	孙首悦
汤旭磊	田利民	童南伟	王 葱	王卫庆	王 昕
王育璠	项 阳	肖文华	邢 倩	徐 勇	徐玉善
闫朝丽	严 励	杨 静	杨历新	叶 蕾	郁 琦
袁 刚	袁凌青	曾天舒	曾正陪	张海清	赵家军
郑宏庭	钟历勇	周 嘉	朱碧连	朱惠娟	朱 梅
庄晓明	左春林				

中华医学电子音像出版社
CHINESE MEDICAL MULTIMEDIA PRESS

北 京

图书在版编目（CIP）数据

内分泌代谢疾病相关指南与解读／滕卫平，刘超，单忠艳主编. —北京：中华
医学电子音像出版社，2017.5
ISBN 978-7-83005-046-7

Ⅰ. ①内…　Ⅱ. ①滕…　②刘…　③单…　Ⅲ. ①内分泌病-诊疗 ②代谢病-
诊疗　Ⅳ. ①R58

中国版本图书馆 CIP 数据核字（2017）第 114859 号

网址：www.cma-cmc.com.cn（出版物查询、网上书店）

内分泌代谢疾病相关指南与解读
NEIFENMI DAIXIE JIBING XIANGGUAN ZHINAN YU JIEDU

主　　编：滕卫平　刘　超　单忠艳
策划编辑：冯晓冬　史仲静
责任编辑：史仲静　王翠棉　宋　玥
文字编辑：王翠棉　于明军
责任印刷：李振坤
出版发行：中华医学电子音像出版社
通信地址：北京市东城区东四西大街 42 号中华医学会 121 室
邮　　编：100710
E-mail：cma-cmc@cma.org.cn
购书热线：010-85158550
经　　销：新华书店
印　　刷：北京虎彩文化传播有限公司
开　　本：889mm×1194mm　1/16
印　　张：26.5
字　　数：660 千字
版　　次：2017 年 5 月第 1 版　　2017 年 5 月第 1 次印刷
定　　价：100.00 元

内 容 提 要

　　本书主要收录了美国内分泌学会近五年来制定和发表的部分指南，共计 25 篇，由中华医学会内分泌学分会组织翻译、解读和审阅，内容涉及垂体、甲状腺、肾上腺、性腺、骨代谢、糖尿病等多个领域，反映了国际内分泌代谢疾病的最新进展，突出了临床的实用性。解读部分对比新指南与过去指南的差别，体现了从认识到实践，从实践再上升到经验的认识过程。本书具有权威性、先进性和实用性，是临床内分泌科医生学习与再提高的实用工具书。

内分泌代谢疾病相关指南与解读
编委会

贾宏蔚　天津医科大学总医院

阚全娥　河南省人民医院

兰丽珍　山西医科大学第一医院

李　静　中国医科大学附属第一医院

李志臻　郑州大学第一附属医院

刘东方　重庆医科大学附属第二医院

刘靖芳　兰州大学第一医院

刘　萍　宁夏医科大学总医院

刘泽林　南昌大学第四附属医院

吕朝晖　中国人民解放军总医院

全会标　海南省人民医院

任　萌　中山大学孙逸仙纪念医院

任　艳　四川大学华西医院

田利民　甘肃省人民医院

王　葱　重庆医科大学附属第二医院

王　昕　中日友好医院

王育璠　上海交通大学附属第一人民医院

项　阳　中国医科大学附属第一医院

肖文华　北京大学第三医院

邢　倩　大连医科大学附属第一医院

徐　勇　泸州医学院附属医院

徐玉善　昆明医科大学第一附属医院

闫朝丽　内蒙古医科大学附属医院

杨　静　西南医院

杨历新　青海省人民医院

叶　蕾　上海交通大学医学院附属瑞金医院

袁　刚　华中科技大学同济医学院附属同济医院

袁凌青　中南大学湘雅二医院

曾天舒　华中科技大学同济医学院附属协和医院

张海清　山东省立医院

赵占胜　河北医科大学第二医院

郑宏庭　第三军医大学新桥医院

周　嘉　广西医科大学第一附属医院

庄晓明　首都医科大学附属复兴医院

朱碧连　中山大学附属第三医院

朱惠娟　北京协和医院

左春林　安徽医科大学第一附属医院

审阅专家　（以姓氏汉语拼音为序）

毕宇芳　上海交通大学医学院附属瑞金医院

陈　兵　西南医院

陈晓平　中日友好医院

窦京涛　中国人民解放军总医院

高　鑫　复旦大学附属中山医院

李昌臣　大连医科大学附属第一医院

李　红　浙江大学医学院附属邵逸夫医院

李　强　哈尔滨医科大学附属第二医院

廖二元　中南大学湘雅二医院

刘　艳　吉林大学第一医院

彭永德　上海交通大学附属第一人民医院

秦贵军　郑州大学第一附属医院

单忠艳　中国医科大学附属第一医院

苏颐为　上海交通大学医学院附属瑞金医院

孙首悦　上海交通大学医学院附属瑞金医院

汤旭磊　兰州大学第一医院

童南伟　四川大学华西医院

王卫庆　上海交通大学医学院附属瑞金医院

严　励　中山大学孙逸仙纪念医院

郁　琦　北京协和医院

曾正陪　北京协和医院

赵家军　山东省立医院

钟历勇　首都医科大学附属北京天坛医院

朱　梅　天津医科大学总医院

前　言

　　医学发展一日千里，日新月异。教科书五年一版的周期难以适应知识更新的速度，所以"指南"就应运而生。权威学术组织出版的指南集最新进展和认识为一体，成为广大医师紧跟国际医学前沿，与世界先进医学接轨的必备工具书。中华医学会内分泌学分会一直致力于推动中国内分泌医师在临床实践和科研方面能够与国际接轨，提高我国相关疾病的诊治水平。这是编撰本书的目的。

　　本书主要收录了美国内分泌学会近五年来制定和发表的部分指南，其内容涉及垂体、甲状腺、肾上腺、性腺、骨代谢、糖尿病等多个领域。中华医学会内分泌学分会青年委员会主动承担翻译和解读的任务，二十余位常委和委员参加了审阅工作。感谢他们的卓越工作，为我们呈上这本富含时代气息的指南集。

　　本书反映了国际内分泌、代谢疾病的最新进展，突出了临床实用性。解读部分对比新指南与过去指南的差别，体现了从认识到实践，从实践再上升到经验的认识过程。我们相信广大内分泌医师会受益于本书，造福于中国的内分泌和代谢疾病患者。我们也希望大家注重临床实践，积极开展循证医学研究，总结中国的临床经验，撰写更多的具有中国特色的内分泌、代谢疾病指南。

中华医学会内分泌学分会主任委员　滕卫平

2017 年 4 月 2 日

出版说明

医疗卫生事业发展是提高人民健康水平的必然要求，医药卫生人才建设是推进医疗卫生事业改革发展、维护人民健康的重要保障。国家卫生和计划生育委员会《医药卫生中长期人才发展规划（2011—2020年）》要求全国卫生技术人员继续医学教育覆盖率达到80%，因此，继续医学教育作为全国医药卫生人员毕业后业务再提高的重要方式任重道远。

《国家级继续医学教育项目教材》（以下简称《教材》）在2005年经国家卫生和计划生育委员会科教司、全国继续医学教育委员会批准，由全国继续医学教育委员会和中华医学会共同组织编写。该《教材》具有以下特点：一是权威性，由全国众多在本学科领域内知名的院士和专家撰写；二是具有很强的时效性，反映了经过实践验证的最新研究成果；三是强调实用性、指导性和可操作性，能够直接应用于临床；四是全面、系统，以综述为主，能代表相关学科的学术共识，而非某些专家的个人观点。

"十一五"期间，《教材》在最短的时间内启动了策划、编辑制作、学术推广等工作，自2006年以来已出版60余分册，涉及近40个学科，总发行量80余万册。综观《教材》，每一册都是众多知名专家智慧的结晶，其科学、实用的内容得到了广大医务工作者的欢迎和肯定，被全国继续医学教育委员会和中华医学会共同列为国家继续医学教育唯一推荐教材，同时连续被国家新闻出版广电总局定为"十一五""十二五""十三五"国家重点出版物。本套教材的编辑出版得到了国家卫生和计划生育委员会科教司、全国继续医学教育委员会和中华医学会各级领导以及众多专家的支持和关爱，在此一并表示感谢！

限于编写时间紧迫、经验不足，本套系列教材会有很多不足之处，真诚希望广大读者谅解并提出宝贵意见，我们将在再版时加以改正。

《国家级继续医学教育项目教材》编委会

目 录

第 1 章 《垂体意外瘤：美国内分泌学会临床实践指南》与解读 …………………………（ 1 ）

第 2 章 《垂体意外瘤的评估与治疗：美国激素基金会针对患者的指南》与解读 ………（ 12 ）

第 3 章 《高催乳素血症的诊断和治疗：美国内分泌学会临床实践指南》与解读 …………（ 16 ）

第 4 章 《成人生长激素缺乏症的评估和治疗：美国内分泌学会临床实践指南》与
解读 ……………………………………………………………………………………（ 30 ）

第 5 章 《肢端肥大症：美国内分泌学会临床实践指南》与解读 ………………………（ 49 ）

第 6 章 《妊娠期及产后甲状腺功能异常的管理：美国内分泌学会的临床实践指南》与
解读 ……………………………………………………………………………………（ 68 ）

第 7 章 《先天性甲状腺功能减退症筛查、诊断及治疗：欧洲儿科内分泌学会共识指南》与
解读 ……………………………………………………………………………………（ 89 ）

第 8 章 无症状性原发性甲状旁腺功能亢进症的管理指南：第四届国际工作组的
意见汇总 ………………………………………………………………………………（108）

第 9 章 《嗜铬细胞瘤和副神经节瘤：美国内分泌学会临床实践指南》与解读 …………（116）

第 10 章 《多发性内分泌腺瘤 1 病型：2012 年美国内分泌学会临床实践指南》与解读 …（139）

第 11 章 《胰岛素原和胰岛素在胰岛素瘤诊断中的作用：对美国内分泌学会临床实践
指南的评价》与解读 …………………………………………………………………（159）

第 12 章 《低血糖与糖尿病：美国糖尿病协会与美国内分泌学会工作组报告》与解读 ……（168）

第 13 章 《非急诊住院患者高血糖的管理：2013 年美国内分泌学会临床实践指南》与
解读 ……………………………………………………………………………………（180）

第 14 章 《血糖持续监测：美国内分泌学会临床指南》与解读 …………………………（201）

第 15 章 《糖尿病与妊娠：美国内分泌学会临床实践指南》与解读 ……………………（209）

第 16 章 《高三酰甘油血症评估与治疗：美国内分泌学会临床实践指南》与解读 …………（230）

第 17 章 《肥胖的药物管理：美国内分泌学会临床实践指南》与解读 …………………（249）

第 18 章 《多囊卵巢综合征：2013 年美国内分泌学会诊疗指南》与解读 ………………（270）

第 19 章 《雌二醇测定中面临的挑战：来自美国内分泌学会的声明》与解读 …………（290）

第 20 章 《雄激素在女性中的应用再评价：美国内分泌学会的临床实践指南》与解读 ……（302）

第 21 章 《成年男性雄激素缺乏综合征的睾酮治疗：美国内分泌学会临床实践指南》与
解读 ……………………………………………………………………………………（327）

第 22 章 《男性骨质疏松：美国内分泌学会的临床实践指南》与解读 …………………（353）

第 23 章 《维生素 D 缺乏的评价、预防及治疗：美国内分泌学会临床实践指南》与
解读 ·· (369)

第 24 章 美国医学研究所委员会对美国内分泌学会发布的维生素 D 指南的解读 ············ (390)

第 25 章 《Paget 骨病：美国内分泌学会临床诊治指南》与解读 ································· (397)

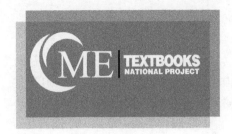

《垂体意外瘤：美国内分泌学会临床实践指南》与解读

第 1 章

·指南·

一、推荐总结

（一）垂体意外瘤患者的初步评估

推荐对存在垂体意外瘤患者进行完整的病史采集和体格检查，包括是否存在垂体功能减退或激素分泌过多的症状。对存在上述任何一种相关症状者均应该进行适当的直接生化评估：①推荐所有垂体意外瘤患者（包括无症状的患者），都应该进行是否存在激素分泌过多的临床和实验室检查评估（1｜⊕⊕⊕○）；②推荐垂体意外瘤患者，不论有无临床症状，均应该对垂体功能减退的临床和实验室检查进行评估（1｜⊕⊕⊕○）；③推荐在磁共振成像（magnetic resonance imaging，MRI）显示垂体意外瘤位于视神经或视交叉附近的所有患者进行视野检查（1｜⊕⊕⊕⊕）；④推荐最初仅通过计算机体层摄影术（computed tomography，CT）诊断意外瘤的所有患者，如果可能均应该进行 MRI 检查，以便更好地描述意外瘤的性质和范围（1｜⊕⊕⊕⊕）。

（二）垂体意外瘤的随访检查

1. 不符合手术指征的垂体意外瘤患者应接受非手术方式的随访检查（2｜⊕⊕○○），包括临床评估和以下检查。①在初次 MRI 检查后，垂体大意外瘤患者应该在 6 个月后复查 MRI，而垂体微意外瘤患者则在 1 年后复查 MRI（1｜⊕⊕○○）。如果复查显示患者的肿瘤体积没有变化，建议在接下来的 3 年中，垂体大意外瘤患者每年复查 1 次 MRI，垂体微意外瘤患者可以每 1~2 年复查 1 次，之后逐渐减少随访频率（2｜⊕⊕○○）。②如果在影像学随访过程中，发现肿瘤增大，已经邻近或压迫视神经或视交叉，则患者需要进行视野检查（1｜⊕⊕⊕⊕）。对于肿瘤未靠近视交叉的患者以及正在接受 MRI 严密随访且没有新发症状的患者，不需要进行视野检查（2｜⊕○○○）。③对于垂体大意外瘤患者，因为明显的垂体功能减退往往与肿瘤体积增加有关，所以在初次进行是否存在垂体功能减退的临床和生化指标评估之后 6 个月需再次评估，以后每年评估 1 次（1｜⊕⊕○○）。对于临床表现、病史以及 MRI 等方面在整个疾病过程中均没有改变的垂体微意外瘤患者，我们认为无须进行关于垂体功能减退方面的评估（2｜⊕⊕○○）。

2. 对于出现任何与肿瘤可能相关的临床症状、体征、MRI 提示垂体意外瘤体积增大的患者，均应该根据临床表现进行更频繁和细致的评估（1｜⊕⊕⊕⊕）。

（三）垂体意外瘤手术治疗指征

1. 如果垂体意外瘤患者有以下表现应推荐进行手术治疗（1｜⊕⊕⊕⊕）：由病变引起的视野缺损；其他视觉异常，如由病变压迫导致的眼肌麻痹或神经损害；MRI 显示病变邻近或压迫视神经或视交叉；垂体卒中伴视觉障碍；除催乳素瘤外的其他分泌激素的肿瘤，按照美国内分泌学会和垂体学会的其他指南建议。

2. 建议垂体意外瘤患者有以下表现可以考虑手术（2｜⊕⊕○○）：垂体意外瘤有显著生长；垂体内分泌功能丧失；病变靠近视交叉且患者计划妊娠；持续不缓解的头痛。

二、循证临床实践指南的发展方法

美国内分泌学会临床指南委员会认为需要优先制定关于垂体意外瘤的临床实践指南，并委任专家小组制定以循证医学为基础的推荐意。本指南是使用系统综述的证据和通过一系列电话会议、邮件及面对面会议讨论的。最初草稿是由专家小组在一位医学编辑的帮助下准备的，并经过美国内分泌学会和欧洲内分泌学会成员评审。第二稿经由美国内分泌学会委员会评审和认可。在评审的每一个阶段，专家小组接到评审意见，做出实质性修改。应用 GRADE 系统描述推荐强度和证据质量。GRADE 小组是一个国际性的组织，对于制定和实施循证医学指南有着丰富的经验。关于等级图表的具体描述在其他部分展示。专家小组采用高质量可使用的研究证据和一个系统综述确定并发展相关建议。专家小组用统一的语言和图示描述推荐强度和证据质量。关于推荐强度，如果强烈推荐使用"我们推荐"并且标号为 1；弱的推荐使用"我们建议"并且标号为 2。"十"字交叉的圆代表证据质量，比如⊕○○○代表非常低质量的证据，⊕⊕○○代表低质量的证据，⊕⊕⊕○代表中等质量的证据，⊕⊕⊕⊕代表高质量的证据。专家小组确定，通常如果患者接受强烈推荐的方法治疗，利大于弊。弱的推荐则需要仔细考虑个人情况、价值观和偏好等，以便确定最佳治疗方案。与每个推荐相关联的是证据的描述和做出该推荐的专家所考虑的价值；一些部分有备注，其中小组成员对于检查条件、频率和监测进行了技术推荐。这些技术评论反映了用于被治疗的患者所获得的最佳证据。这些证据往往来自于小组成员的非系统观察，带有他们的价值观和偏好。因此，这些备注的建议需要考虑。

（一）垂体意外瘤的定义、病因学、流行病学

1. 垂体意外瘤的定义　垂体意外瘤是指事先未被怀疑，在因非相关原因进行的影像学检查时发现的垂体病变。从定义中可以看出，患者进行影像学检查并不是因为病变相关的症状，如视野缺损、垂体功能减退或激素分泌过多的临床表现，而是为了评估如头痛等症状、其他头颈部神经系统或中枢神经系统不适或头部外伤。本指南所纳入的研究在对于"垂体意外瘤"的定义上各不相同，如某些研究除外了囊性病变，只包括符合影像学标准的垂体腺瘤，而另一些研究则包括了所有病变。本指南涵盖了所有垂体意外瘤，既有典型的垂体腺瘤，也有囊性病变。按照惯例，垂体微意外瘤直径<1 cm，而垂体大意外瘤直径至少 1 cm。

2. 垂体意外瘤的病因学　鉴于垂体意外瘤不经常进行手术，因此大多数的病理诊断是未知的。一项关于需要手术的鞍区肿瘤的研究显示，91%是垂体腺瘤，约 9%不是垂体起源的肿瘤，而其中多数为颅咽管瘤和 Rathke 囊肿。目前并不知道垂体意外瘤的真正病因是否与该手术组的结果相一致。一项包含了 29 例接受手术的垂体意外瘤患者研究显示，23 例是垂体腺瘤，4 例是 Rathke囊肿，2 例是颅咽管瘤。对腺瘤中的 20 例进行免疫组织化学分析，50%为阴性，20%为多激素性，

15%促性腺激素阳性，10%生长激素阳性。另一项 139 例无临床表现的垂体占位病变的研究显示，73 例在影像学上表现为囊性。囊性病变最有可能是 Rathke 囊肿（这种病变经常被偶然发现）或颅咽管瘤。在非囊性表现的垂体意外瘤中，几乎均可能是垂体腺瘤，大多数临床判断为无功能的垂体腺瘤经过免疫组织化学分析发现是促性腺激素来源。其实鞍区垂体意外瘤包含的疾病种类很多，除了垂体来源外包括很多其他病变。

3. 垂体意外瘤的流行病学　垂体意外瘤的患病率是通过在尸检中发现的垂体腺瘤的数据，以及因为非垂体疾病原因进行颅脑 CT 或 MRI 检查时的发现评估所得。鉴于大多数垂体意外瘤是腺瘤，尸检中腺瘤的数据可被作为活体中的垂体意外瘤信息。结合尸检结果，垂体腺瘤的平均发生率为 10.6%。肿瘤在性别和成人各年龄组中分布无显著差异，并且几乎均为微腺瘤。在成人中因为垂体疾病外的原因进行头部影像学检查的数据显示，CT 检查微腺瘤发现率为 4%～20%，MRI 检查的发现率为 10%～38%。因中枢神经系统症状进行 CT 检查的患者中，大腺瘤占 0.2%，而另一项研究显示完成 MRI 检查的患者中大腺瘤占 0.16%。来自 10 项关于垂体意外瘤的数据汇总研究显示，在 353 例患者中有 160 例（45%）为大腺瘤，该数据高于尸检研究以及其他筛查研究中的数据。这些患者可能已经存在需要做影像学检查的某些（与垂体瘤相关的）症状，只是不够典型或未被作者提及，或该研究中心并不常规评估微腺瘤。

目前还没有儿童垂体意外瘤的可采纳数据，因此本指南只限于成人。

（二）垂体意外瘤患者的初次评估

1. 推荐意见一　推荐对存在垂体意外瘤患者进行完整的病史采集和体格检查，包括评估是否存在垂体功能减退或激素分泌过多的症状。对存在上述任何一种相关症状者均应该进行适当的直接生化评估。推荐对于所有垂体意外瘤患者（包括无症状患者），都应该进行是否存在激素分泌过多的临床和实验室检查的评估（1｜⊕⊕⊕○）。

（1）证据：对于垂体意外瘤患者进行内分泌评估的目的是为了明确有无激素分泌过多或垂体功能减退。评估垂体功能是为了了解患者是否存在功能异常。然而，由于在该领域可借鉴的文献很少，目前并不能确定异常的检验结果是否能够有效提示垂体功能存在异常。因此，这些评估更倚重于医师的临床经验。

关于垂体意外瘤患者中激素分泌过多的患病率，来自于小样本观察性研究（多数是回顾性）和尸检数据。鉴于最近临床证实的垂体瘤患病率有提高，如在比利时已高达 1/1000，在英国的一个地区为 0.776/1000（其中 0.542/1000 有激素分泌功能），在芬兰则为 0.04/1000，因此，筛查激素分泌过量变得更加重要。近期芬兰的一项回顾性综述报道，偶然发现的垂体腺瘤的发生率为0.016/1000。

关于激素分泌过多的评估应包括对于催乳素（prolactin，PRL）、生长激素（growth hormone，GH）和促肾上腺皮质激素（adrenocorticotropic hormone，ACTH）的检测。有充分证据显示所有垂体意外瘤患者应检测血清 PRL。理想情况下，对于巨大垂体意外瘤患者，应将血清稀释后再进行PRL 的检测，以保证测定水平不会因检测中的钩状效应（hook effect）而假性降低。在对 42 例垂体微意外瘤患者进行的初次评估中，5 例存在高催乳素血症；但在另一项对于 22 例微意外瘤患者的随访中无一例催乳素水平升高。46 例垂体意外瘤（微腺瘤和大腺瘤）患者的研究显示 7 例为催乳素瘤。在垂体大腺瘤中，高催乳素水平比例为 2/16。在一项大样本尸检研究中发现，39.5%的垂体腺瘤（大多数为微腺瘤）PRL 染色阳性。这些结果提示催乳素瘤在垂体意外瘤中很常见，这与既往文献报道相悖。因为缺少临床资料，应该慎重考虑尸检数据是否可以代表垂体意外瘤在活体中的状态，同时 PRL 染色阳性可能与临床上的高催乳素血症无关。目前认为，PRL 水平轻、中度升高可能是由于病变压迫垂体柄而不是催乳素瘤所致，因此高催乳素血症患者可以接受多巴胺受体激动药的试验性治疗。在这些患者中，治疗后肿瘤是否缩小是不确定的，并且仍有增大的可能性，因此，持续重复影像学检查的随访是必要的。近期在相应指南中对高催乳素血症的治疗做了阐述。

尽管静默型生长激素瘤很少见，但仍推荐对其是否存在进行评估。一项前瞻性研究，11 例垂体大意外瘤患者中 1 例发现胰岛素样生长因子 1（insulin-like growth factor 1，IGF-1）水平升高，同时伴有亚临床 GH 分泌过多；而另一项研究，13 例意外瘤患者经手术切除后，2 例 GH 免疫组织化学染色为阳性。一项关于 3048 例尸检研究中，334 例垂体瘤，其中 1.8% 的 GH 染色为阳性。因为 GH 瘤的首选治疗为手术切除，而且绝大多数分泌 GH 的微腺瘤手术可治愈，所以有必要通过检测 IGF-1 水平筛查生长激素瘤。如果 IGF-1 升高，建议进一步进行 GH 分泌过多的评估。

当临床怀疑 ACTH 瘤时，应筛查是否存在糖皮质激素过量。在一项包含 3048 例尸检结果的研究中发现，334 例的垂体腺瘤中，有 13.8% ACTH 染色阳性。目前尚无对垂体意外瘤患者是否存在亚临床糖皮质激素分泌过多的系统筛查的研究报道。然而，鉴于肾上腺意外瘤的患者可以有库欣综合征相关并发症，如糖尿病、高血压、肥胖和骨质疏松等，因此，推测垂体意外瘤所致的亚临床库欣病患者也可以伴随上述疾病。因此对于临床上怀疑糖皮质激素分泌过多的患者，建议进行实验室筛查。亚临床皮质醇增多症的检测应该遵循库欣病的评估方法。关于库欣病的筛查及评估参照《库欣综合征的诊断：美国内分泌学会临床实践指南》。

专家小组未推荐对于垂体意外瘤患者常规检测 ACTH 水平。然而，有专家小组成员临床中经常检测患者 ACTH 水平，因为小部分垂体意外瘤可能为静默型促肾上腺皮质激素肿瘤，尽管缺少皮质醇增多的临床表现，但血浆 ACTH 水平偶尔会升高。

对于个人史或家族史中可能有多发性内分泌腺瘤综合征（multiple endocrine neoplasia，MEN）的患者，应适当增加相应综合征的监测和随访。

（2）价值和参考：某些患者筛查是否存在激素分泌过多的推荐，需要平衡早期发现疾病的潜在获益和发现相应疾病的可能性相对低，以及应用不必要的检测导致的花费和负担。

即使患者无症状或在此类人群中很少有异常，对于特定激素分泌过多综合征的筛查也是重要的。筛查高催乳素血症被认为是必须的，因为此类患者可以通过口服多巴胺激动药成功治疗。也推荐通过检测 IGF-1 水平筛查是否存在 GH 分泌过多，因为该策略可以早期发现尚无症状的 GH 瘤，从而降低 GH 瘤的长期并发症、增加经手术完全治愈的可能性。有专家认为也应该对所有患者筛查是否存在糖皮质激素分泌过多，但是另一些专家认为此种筛查应该仅限于临床可疑患者，因为筛查所有患者可能导致高假阳性率和低真阳性率。

（3）备注：专家小组在关于筛查激素分泌过多综合征（除了催乳素瘤）的利弊和限制上有分歧，同时目前支持或反对特定检测策略的证据都是低质量的。

2. 推荐意见二　推荐所有垂体意外瘤患者，不论有无临床症状均应进行临床和实验室检查以评估是否存在垂体功能减退（1｜⊕⊕⊕○）。

（1）证据：目前同样仅有小样本的观察研究支持对垂体意外瘤患者进行垂体功能减退的筛查。综合垂体微意外瘤和垂体大意外瘤的数据，分别在 7/66 和 19/46 患者中存在垂体功能减退。这些患者中高达 30% 为促性腺激素缺乏（与高催乳素血症无关），ACTH/皮质轴激素缺乏比例高达 18%，甲状腺轴激素缺乏高达 28%，GH 轴激素缺乏达 8%。

对患者进行垂体功能减退的初次评估时有不同类型的推荐策略。有专家小组成员推荐小规模筛查，即仅检测游离甲状腺素（free thyroxine 4，FT₄）、空腹皮质醇以及睾酮的水平，而另一些专家则推荐初次评估也应包括促甲状腺素（thyroid stimulating hormone，TSH）、黄体生成素

（luteinizing hormone，LH）、促卵泡素（follicle stimulating hormone，FSH）以及 IGF-1。目前一些专家倾向于为了避免进一步确定靶器官功能减退是中枢性的而导致重复采血，应采纳全面评估的策略。低促性腺激素水平在绝经后女性中提示垂体功能减退，而在男性中当合并低睾酮水平时则可除外原发性性腺功能减退。同样，当 FT4 水平低下时，TSH 正常或低水平可以用以提示垂体源性甲状腺功能减退症。通过病史和检查可以评估绝经前女性的性腺功能。如果基线评估提示垂体功能减退，还应该进一步进行垂体-肾上腺轴或 GH-IGF-1 轴的激发试验。

（2）价值和参考：垂体意外瘤的体积也可能与发生垂体功能减退的风险相关，因此，专家小组也讨论了对垂体功能减退进行筛查的决定因素是否应列入肿瘤大小。专家小组更推荐在垂体大意外瘤和垂体微意外瘤上体积相对较大（6~9 mm）患者中常规进行垂体功能减退的评估，而在体积相对更小的垂体微意外瘤中没有评估必要。采用这种策略一方面是为了发现无症状的垂体激素缺乏，另一方面垂体大腺瘤多数都会出现垂体功能减退。尽管目前没有具体数据显示大的和小的垂体微意外瘤伴发垂体功能减退存在差异，但是在专家经验中，一些大的垂体微意外瘤更像大腺瘤，因此，建议对于大的垂体微意外瘤也应进行常规垂体功能减退评估。尽管报道例数很少，但是一般认为小的垂体微意外瘤伴垂体功能减退的概率很低，因此，无须进行常规筛查。然而，最近有研究显示，垂体功能减退也可以发生在垂体微意外瘤患者中。专家小组认为垂体意外瘤的体积是连续变量，仅以 1 cm 为切点评估发生垂体功能减退的风险可能太武断，还应综合考虑腺瘤的其他解剖学特征。因为这组证据仅来自相关小样本研究的观察性数据，而某些决定是基于专家小组成员的临床经验而不是严格的研究，所以等级较低。

（3）备注：推荐对所有患者常规检测 IGF-1 水平以筛查生长激素缺乏症（growth hormone deficiency，GHD），但专家小组认为单独检测此项指标不足以判定成人有无生长激素缺乏。对于临床怀疑 GHD 患者，尤其是 IGF-1 水平降低者，进一步的检测需要遵循《成人生长激素缺乏的评估与治疗：美国内分泌学会临床实践指南》。该指南的作者同样认为不同内分泌学家对于 GHD 所采取的检测和治疗策略不同，有专家认为只需要检测能够用于临床评估 GH 治疗获益的指标。

3. 推荐意见三　推荐对 MRI 显示病变位于视神经或视交叉附近的垂体意外瘤患者全部进行视野的检查（1｜⊕⊕⊕⊕）。

垂体意外瘤毗邻视神经或视交叉的患者，即使没有视力受损等症状，也推荐在初诊时进行视野检查（图 1-1）。一项对 11 例垂体大意外瘤患者的回顾性研究发现，1 例有视野异常，2 例有视交叉受压。另有研究显示 5%~15% 的患者就诊时即存在未感知的视野异常。

4. 推荐意见四　推荐对于垂体意外瘤最初只是通过 CT 诊断的所有患者，如有可能应进行 MRI 检查，以便更好地描述垂体意外瘤的性质和范围（1｜⊕⊕⊕⊕）。

应该采用特定垂体序列的 MRI，包括应用钆对比造影剂前后进行的鞍区薄层扫描。但在进行钆增强之前应按照指南要求评估患者肾功能。

（三）垂体意外瘤的随访检查

1. 推荐意见一　不符合手术指征的垂体意外瘤患者应接受随访检查（2｜⊕⊕○○），包括临床评估和以下检查。初次 MRI 检查后，对于垂体大意外瘤患者应该在 6 个月后复查 MRI，而垂体微意外瘤患者则在 1 年后复查 MRI（1｜⊕⊕○○）。如果患者的肿瘤体积没有变化，建议在接下来的 3 年中，垂体大意外瘤患者每年复查 1 次 MRI，垂体微意外瘤患者可以每 1~2 年复查 1 次，以后可以逐渐减少随访频率（2｜⊕⊕○○）。

如果在影像学随访过程中，发现肿瘤增大，邻近或压迫视神经或视交叉，则患者需要进行视野检查（1｜⊕⊕⊕⊕）。对于肿瘤未邻近视交叉的患者以及没有新发症状并且正在进行严密 MRI

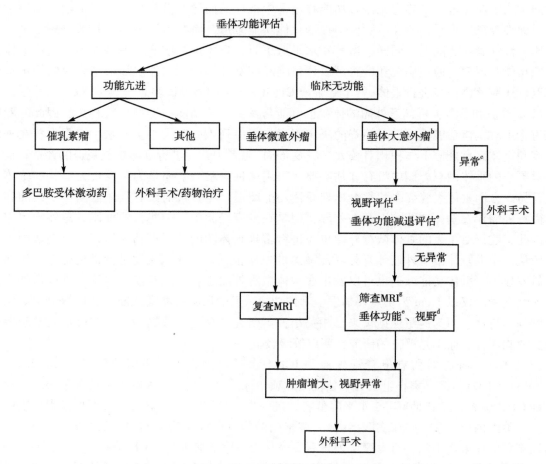

图 1-1　垂体意外瘤的评估与治疗

注：a. 基线评估应包括完整的病史采集和体格检查，评估有无高功能或功能减退的症状或体征，以及激素分泌过多的实验室评估；b. 也包括大的垂体微意外瘤；c. 对于存在视野或视力异常和肿瘤压迫体征患者推荐手术；其他一些情况也建议手术；d. 对于病变邻近或压迫视神经或视交叉的患者在初诊和随访过程中推荐进行视野评估；e. 推荐在基线和随访时进行垂体功能减退的评估，对于垂体大意外瘤和大的垂体微意外瘤患者更强烈推荐；f. 3 年内每年复查 MRI，以后如果肿瘤体积变化不大，可以降低检查频率；g. 6 个月时复查 MRI，以后 3 年内每年复查，如果肿瘤体积变化不大，可以降低检查频率

随访的患者，不需要进行视野的评估（2｜⊕○○○）。对于垂体大意外瘤患者，初次评估 6 个月后需再次进行是否存在垂体功能减退的临床和生化指标评估，以后每年 1 次，因为出现典型的垂体功能减退与肿瘤体积增加有关（1｜⊕⊕○○）。建议临床医师无须对于在整个疾病过程中，包括临床表现、病史及 MRI 均没有改变的垂体微意外瘤患者进行垂体功能减退的评估（2｜⊕⊕○○）。

（1）证据：对于无症状且无临床功能的垂体意外瘤患者，治疗措施包括随访或立即手术，尽管后者缺乏相关指征。虽然推荐保守性随访，但是并没有前瞻性研究验证随访计划的正确性和安全性。关于无症状的垂体意外瘤非手术的管理策略可采纳的支持和反对的证据都很少。因此，本指南的证据也是依赖于专家组成员的临床经验。

因为目前仅有一项涉及 49 例未手术的垂体意外瘤患者的前瞻性内分泌随访研究的报道，所以尚不确定在随访过程中进行内分泌激素评估的适当时间间隔。鉴于垂体大意外瘤患者有发展为垂体功能减退的风险，推荐对其进行内分泌随访检查。在垂体对大意外瘤患者的前瞻性随访观察中发现，1/7 和 3/28 的患者进展为垂体功能减退，所有患者的肿瘤体积都有增大。在随访中发生垂体卒中的患者中，有 4/37 和 1/248 进展为垂体功能减退。尽管缺乏有效数据，但鉴于未治疗的垂体功能减退给患者带来的高风险，仍推荐内分泌随访检查。在一项关于垂体意外瘤的 meta 分析中，每年有 2.4% 的患者出现新发的内分泌功能减退，尚不清楚在肿瘤体积无增长的情况下有多少新发功能减退的概率。肿瘤的快速增长会增加功能减退的风险。对于垂体微意外瘤患者，如果临床影像学没有太大变化，不需要进行内分泌功能方面的常规随访，因为其新发功能减退的概率非常低。以往研究显示，所有关于垂体微意外瘤患者的前瞻随访研究中，无一例提示出现垂体功能相关变化。

对垂体意外瘤患者进行 MRI 的随访流程参考了之前采纳的研究。然而，随访流程也各不相同。因此，本指南关于影像学随访的建议也是参考了专家组成员的个人经验。推荐对垂体大意外瘤患者进行 MRI 随访，因为已有证据显示尽管通常状况下这些病变增长缓慢，但也有一些肿瘤增长明显并引起临床症状。综合一系列的研究数据显示，在 353 例垂体大意外瘤患者中，85 例（24%）出现肿瘤增大；28 例（8%）出现视野缺损，由此确定肿瘤增大影响了患者的健康；7 例（2%）发生垂体卒中，他们中的大多数发展为永久性垂体功能减退，其中 1 例为永久性视野受损。关于这些研究的一项 meta 分析，在随访的 472 人中，每年有 8.2% 瘤体增大。推荐垂体微意外瘤可以减少随访次数，因为它们的增长速度缓慢，有报道显示对 160 例患者随访 2.3～7.0 年，仅有 17 例（10.6%）发生了肿瘤增大。meta 分析显示，每年仅有 1.7% 的垂体微意外瘤有增大。重要的是，这些垂体微意外瘤患者中无一例出现新发视野异常而需要手术治疗。

总之，专家小组认为所有患者在第 1 年内均需要复查影像学，因为尽管大多数垂体意外瘤生长缓慢，但是确实有一些肿瘤增大，瘤体的真正增生状态不可预知。如果未发现肿瘤增大，MRI 检查的间隔可以延长。没有证据明确影像随访的频率，我们推荐在第 1 个 3 年中垂体大意外瘤患者每年复查 1 次 MRI，微意外瘤每 1～2 年复查 1 次，在接下来的 6 年隔年复查，如果患者健康未受影响，可以逐渐延长随访间隔。之后有专家小组的成员会给患者每 5 年做一次影像学检查。可以与患者就影像随访的理想时间间隔及随访年限的不确定性进行沟通，沟通主题是如何在医师为了评估病变对患者健康造成危害的可能风险，以及患者因为随访监测承受的负担之间达到个体化的平衡。

（2）价值和参考：对于未达到手术标准的垂体意外瘤患者，确定进行密切的随访，可以相对有效地避免手术干预及相关并发症和花费，但在避免垂体卒中方面，意义相对很小。临床上大多数垂体意外瘤很少发展到引起视力或其他功能障碍，这种情况支持这项决策。另一方面，研究显示 248 例患者中有 7 例发生垂体卒中。因此还需要进行大规模前瞻性研究进一步支持这项决策。

（3）备注：考虑到垂体意外瘤体积变化是连续发展的过程，一些大的（6～9 mm）垂体微意外瘤的行为可能更像垂体大意外瘤。因此，有专家小组成员会对大一些的垂体微意外瘤像对垂体大意外瘤一样，进行 MRI 检查和垂体功能减退的相关评估。而另一些成员则认为只需要对体积增大的垂体意外瘤患者进行功能减退的随访评估，因为肿瘤体积不变的患者不太可能新发功能减退。然而，目前尚无数据支持肿瘤体积增大到哪个特定阈值就应该启动评估。专家小组在这个观点上也并未达成共识。

2. 推荐意见二 如果患者出现任何与肿瘤可能有关的临床症状或体征，或 MRI 上提示垂体意外瘤体积增大，均应该进行更密切地随访，以及就临床表现进行更细致地评估（1 │ ⊕⊕○○）。

（四）垂体意外瘤手术治疗指征

1. 推荐意见一 如果垂体意外瘤患者有以下表现应推荐进行手术治疗（1 │ ⊕⊕⊕⊕）：由病

变引起视野缺损；其他视觉异常，如由病变压迫导致眼肌麻痹或神经损害；MRI 显示病变邻近或压迫视神经或视交叉；垂体卒中伴视觉障碍；除催乳素瘤之外的其他分泌激素的肿瘤，按照美国内分泌学会和垂体协会其他指南的建议。

（1）证据：将手术作为垂体意外瘤患者的首选治疗方案需要个体化。目前很少资料提示何种特殊检查方法能够用来评估垂体意外瘤的手术结局。目前被作为手术标准的证据是来自一系列有症状的并且常为大垂体病变的经蝶手术。从这些资料和专家小组成员的临床经验清楚显示，支持需要手术的充分证据是垂体意外瘤导致视觉障碍或神经压迫。因此，由于垂体意外瘤压迫视神经或视交叉导致的视觉或神经障碍是最强的手术指征。尽管目前对于邻近或在一定程度上靠近视交叉但是尚无视野受损的肿瘤，不进行手术的潜在风险还不能确定，但是专家小组的经验认为，这些患者存在未来出现视力受损的高风险，应该尽量手术。患者的年龄也是需要考虑的重要因素。相对于老年患者，年轻者更倾向于手术，因为肿瘤增大将给这些患者带来更多的生存问题，而老年患者则会面对更多的手术风险。有专家选择对于有视觉受损但存在手术高风险的老年患者进行非手术治疗和严密的随访。推荐手术决定的同时还应该考虑该患者未来是否计划生育。当面对困难病例时应该在一个垂体多学科联合团队中进行讨论。

对于垂体卒中和视野受损的患者建议手术。一项 30 例垂体卒中患者的回顾性研究发现，其中 20 例非手术治疗随访的患者垂体功能减退的长期风险与手术治疗的患者是一样的。因此，有垂体卒中但无视觉受损的患者也可以在一系列的影像和激素评估的基础上进行随访。

（2）价值和参考：关于垂体意外瘤的手术建议主要着重于治疗或预防视觉受损或神经受压。尽管不知道手术对于预防未来视觉损伤的获益如何，但是相对于避免手术的并发症（如尿崩症、垂体功能减退）和手术花费而言，预防视野缺损更有意义。在专家小组的经验中，经蝶手术造成新发垂体功能减退是罕见的，当然该风险在与相关患者进行沟通中应该被提及。

（3）备注：专家小组建议垂体意外瘤患者进行手术治疗，是基于希望改善视力和内分泌功能。这种期望是基于对于由经验丰富的外科医师进行的经蝶垂体手术相关文献的复习和专家小组成员的临床经验。激素分泌肿瘤的手术成功率很大程度上依赖于由一个有经验的团队支持的外科医师的专业知识、能力和既往手术量。在关于垂体其他类型病变的手术中也是这样的。当遵循以上指导原则时，这个外科医师的建议是可靠的。

2. 推荐意见二　建议如果垂体意外瘤患者有以下表现可以考虑手术（2｜⊕⊕○○）：垂体意外瘤有显著临床意义的生长、垂体内分泌功能丧失、病变靠近视交叉且患者计划妊娠及持续不缓解的头痛。

支持或反对因为垂体意外瘤增生而建议手术的有效证据有限。对于随访中影像学检查发现瘤体出现临床意义增生的患者建议手术，是因为这种增生将影响患者的健康，如视力。这种增生的垂体意外瘤通常会持续增生，手术是最有效地缩小病变的方法。不存在一个提示需要手术的肿瘤大小的特殊界值，因为一些大的垂体意外瘤的优势部分可以位于蝶鞍内和下方。不能肯定大小或增生的速度直接与手术需求相关，实际上瘤体增长的方式被认为更为关键。如一个 5 mm 的鞍内垂体微意外瘤，在鞍区 1 mm 的增长将被认为无临床意义；但是，一个视交叉旁仅 3 mm 的病变，如果有朝向视交叉的 1 mm 的增生，则有临床意义。因此，当瘤体进展到邻近视交叉或导致视力缺损前，如果存在有意义的增生［包括发生在 1~2 年内的快速增生，和（或）朝向视交叉方向的生长以及如果继续增生将影响到视力］应该考虑手术。决定患者是否需要手术应考虑临床特征及患者年龄和其他手术风险。

支持或反对因为存在垂体功能减退而建议手术的有效证据也都有限。尽管关于有症状的垂体意外瘤的手术系列研究显示，手术能够改善垂体功能减退，但其数据不能用于垂体意外瘤的治疗，因此垂体功能减退只能作为手术的一个相对指征。建议无论是否手术都必须给予患者充分的替代治疗。对于肿瘤邻近视交叉而又计划妊娠的患者可以从手术中获益，因为妊娠期可能因为正常腺体中的催乳细胞增生而导致肿瘤压迫视神经或视交叉，同时对这类患者也应该严密随访。经蝶手术去除肿瘤不一定改善头痛，故头痛仅是手术的参考指征，证据级别很低。

（五）垂体意外瘤的药物治疗

当垂体意外瘤患者存在肿瘤压迫下丘脑-垂体柄导致的高催乳素血症时，可以用多巴胺受体激动药治疗。然而，除催乳素瘤外的垂体腺瘤很少能够被多巴胺受体激动药缩小，因此，不能因该目的启动药物治疗。同时，无论催乳素水平如何变化，均需要连续监测瘤体体积的变化。

尚无关于垂体意外瘤药物治疗的系统研究。某些独立研究显示，药物治疗对于经病理确认的无功能垂体肿瘤可能有效，但其相关性的确立需要十分小心。报道显示，多巴胺受体激动药对于无功能腺瘤治疗存在一定的有效性，但是结果变化很大。应用卡麦角林或溴隐亭治疗手术后残留肿瘤，肿瘤缩小的程度在 8%~45%，缩小量为 10%~62% 或 3~14 mm。也可以考虑应用生长抑素类似物，在应用不超过 1 年的奥曲肽治疗后，肿瘤 5%~25% 缩小，12% 增大，83% 保持不变。总之，目前没有充分证据支持常规药物对于垂体意外瘤的治疗。

（翻译：侯　鹏　肖文华）

·解读·

随着影像学技术的不断进步和普及，内分泌腺体中的垂体意外瘤越来越受到关注，继 2009 年美国内分泌医师协会（American Association of Clinical Endocrinologists，AACE）和美国内分泌外科医师协会（American Association of Endocrine Surgeons，AAES）联合发布了肾上腺意外瘤的管理指南后，2011 年 TES 又首次发布了《垂体意外瘤临床实践指南》。该指南以循证医学为基础，用 GRADE 系统明确了证据质量和推荐强度，涉及垂体意外瘤的定义和流行病学、初次评估、随访策略，最后手术治疗的指征以及可能的药物治疗等部分。该指南只针对成人患者，同时该领域中大多为小样本的研究，证据级别偏低。现就以上部分内容进行如下解读。

一、垂体意外瘤的定义和流行病学

与肾上腺意外瘤的定义类似，垂体意外瘤是指事先未被怀疑，因无关原因进行影像学检查时发现的垂体肿物。在体积描述中，除按照传统的 1 cm 切点定义了垂体微意外瘤和垂体大意外瘤外，又建议以 6 mm 为切点将垂体微意外瘤分为较大和较小两部分。

患病率的确切数据尚不可知，按照尸解结果为 10.6%，头部影像统计结果显示 CT 发现的患病率为 4%~20%，而 MRI 则为 10%~38%，两者略有差异。成人中性别、年龄差异无统计学意义，而儿童中垂体意外瘤的数据更不可知。研究显示，大多数垂体瘤是垂体腺瘤，其次为颅咽管瘤和 Rathke 囊肿。但鉴于垂体意外瘤并不经常手术治疗，故病理诊断并不明确。

二、垂体意外瘤患者的初步评估策略

对于此类患者的初次评估（包括症状、体征和相关检验结果）应该同时关注垂体功能减退和激素分泌过多这两方面的问题。但是对于内分泌激素水平检测结果的判读必须慎重，此方面依赖于专科医师的临床经验。同时应注意平衡早期发现疾病的获益与所导致的费用等总体负担增加的关系。关于激素分泌过多的评估应包括 PRL、GH 和 ACTH 的检测，建议如下：对所有垂体意外瘤患者检测血清 PRL，并且对于垂体巨大意外瘤患者，应将血清稀释后再检测 PRL。应注意 PRL 水平轻、中度升高可能是由于病变压迫垂体柄而不是催乳素瘤所致。在这些患者中，并不确定药物治疗后肿瘤会缩小或不增大，因此，需重复影像学检查。此部分诊疗可参考 2011 年美国内分泌学会的高催乳素血症诊治指南，以及 2014 版的中国垂体催乳素腺瘤诊治共识。

因为绝大多数分泌 GH 的垂体微腺瘤可被手术治愈，所以尽管静默型生长激素瘤很少见，但仍应通过检测 IGF-1 水平来筛查生长激素瘤。如果 IGF-1 升高，建议进行关于 GH 分泌过多的进一步评估。此部分可参考 ACG 2013 年更新的肢端肥大症治疗的专家共识，以及 2014 年 TES 的肢端肥大症临床实践指南。

指南未推荐对于垂体意外瘤的患者常规检测 ACTH。但是对于临床上怀疑糖皮质激素分泌过多存在 ACTH 瘤可能的患者应进行相应筛查。鉴于肾上腺意外瘤的患者中亚临床皮质醇增多症的研究日趋增多，垂体意外瘤所致的亚临床库欣病患者也可能存在类似状态，建议此部分可参考对于库欣综合征的评估方法。

对于个人史或家族史中可能有 MEN 的患者，应增加针对所怀疑综合征的监测和随访。

同时所有垂体意外瘤患者均应进行临床和实验室检查以评估是否存在垂体功能减退，但是鉴于垂体瘤体积可能与功能减退相关，小垂体微意外瘤似乎没有评估的必要。目前对于筛查范围意见不一，但多数专家倾向于为了避免重复采血，初次评估应包括 FT$_4$、TSH、空腹皮质醇、IGF-1、LH、FSH 及睾酮的水平。女性患者绝经前的性腺功能需要综合病史和检验结果评估；低促性腺激素水平对于绝经后的女性提示垂体功能减退；男性中若合并低睾酮水平可除外原发性性腺功能减退。同样，低 FT$_4$ 水平伴有 TSH 正常或低水平提示垂体源性甲状腺功能减退症。如果基线评估提示垂体功能减退，应该进一步进行垂体-肾上腺轴或 GH-IGF-1 轴的激发试验。对于 MRI 显示位于视神经或视交叉附近的垂体意外瘤患者，无论有无症状，均应检查视野。对于垂体意外瘤是通过 CT 诊断者，若有可能应进行 MRI 检查，因为 MRI 对于垂体意外瘤的评估更为准确和全面。

三、垂体意外瘤的随访检查

对于未手术的垂体意外瘤患者应接受合理规划的随访检查。

1. MRI 评估 垂体大腺瘤患者在 6 个月时初次复查，如果肿瘤体积没有变化，则之后 3 年每年复查 1 次，之后逐渐减少复查频率；垂体微腺瘤患者则第 1 年复查 1 次，之后 3 年每 1~2 年复查 1 次，以后降低复查频率。

2. 视野检查 按照上述 MRI 随访计划，如果发现肿瘤增大邻近或压迫视神经或视交叉，需要进行视野检查；反之则不需要评估视野。

3. 垂体功能减退的评估 因为垂体功能减退的发生与肿瘤体积增加有关，所以对于垂体大腺瘤的患者，应在首次评估 6 个月后需再次评估，以后每年 1 次。但对于垂体微腺瘤的患者如果临床症状、体征及 MRI 均无明显改变，则无须再次评估；如果新近出现可疑临床症状、体征或 MRI 提示垂体瘤体积增大，均需更加严密监测功能变化。

四、垂体意外瘤的手术指征

指南推荐的主要手术指征包括：因病变引起的视野缺损；其他视觉异常，如因病变压迫导致的眼肌麻痹或神经损害；MRI 显示病变邻近或压迫视神经或视交叉；垂体卒中伴视觉障碍；除催乳素瘤之外的其他分泌激素的肿瘤，遵循协会的其他指南。次要指征包括：瘤体有显著意义的生长；垂体内分泌功能丧失；病变邻近视交叉且患者计划妊娠；持续不缓解的头痛。

　　目前认为预防和挽救视神经压迫受损是最强的手术指征。并不存在一个和手术直接相关的肿瘤体积的切点，肿瘤部位和增长方式更为重要。对于随访中发现瘤体出现明显和有意义的增长［包括发生在 1~2 年内的快速增长，和（或）生长方向朝向视交叉以及如果继续增长将影响视力］的患者应建议手术，对于肿瘤只是邻近视交叉尚无视野受损的患者，鉴于存在出现视力受损的高度风险，仍建议尽量手术。决定患者进行手术应考虑临床特征及患者的年龄和其他手术风险，手术建议需个体化。其他需考虑的因素：患者的年龄，年轻者将面对更多的因为肿瘤增大引起的生存挑战，因此更倾向于手术，而老年患者将面对更多的手术风险而倾向非手术治疗，包括对于存在视觉受损但是手术为高风险的老年患者可推荐严密随访下的非手术治疗。生育的需求：鉴于妊娠期可能因为正常腺体中的催乳细胞增生导致肿瘤邻近视交叉的患者出现视神经压迫，建议此类备孕患者手术治疗。鉴于手术对于垂体功能减退的改善证据不足，此项仅作为手术的一个相对指征，同时无论是否手术都必须给予充分的替代治疗。头痛仅是手术的参考指征，因为手术不一定能改善症状。

五、垂体意外瘤的药物治疗

　　当垂体意外瘤患者存在肿瘤压迫下丘脑-垂体柄导致的高催乳素血症时，可以用多巴胺受体激动药治疗。但是多巴胺受体激动药很少能够缩小垂体非催乳素瘤的瘤体，因此，不作为此类药物的应用指征。同时，无论催乳素水平如何变化，均需要连续监测病变体积的变化。其他包括生长抑素在内的药物均有治疗有效的研究报道，但尚不足以支持作为常规治疗方案。

　　总之，本指南以循证医学为基础，对于垂体意外瘤提供了较可靠和科学的临床诊治策略，但未解决及存在分歧的问题较多，且许多建议只是基于专家小组的意见而没有充足的循证医学资料，还需要长期研究来进一步明确。

（解读：侯　鹏　肖文华）
（审阅：窦京涛）

参考文献

［1］Freda PU, Beckers AM, Katznelson L, et al. Pituitary incidentaloma: an endocrine society clinical practice guideline. J Clin Endocrinol Metab, 2011, 96 (4): 894-904.
［2］中国垂体腺瘤协作组. 中国垂体腺瘤外科治疗专家共识. 中华医学杂志, 2015, 95 (5): 324-329
［3］中国垂体腺瘤协作组. 中国垂体催乳素腺瘤诊治共识（2014 版）. 中华医学杂志, 2014, 94 (31): 2406-2410.

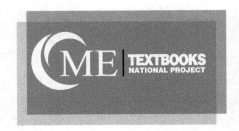

《垂体意外瘤的评估与治疗：美国激素基金会针对患者的指南》与解读

第 2 章

垂体是邻近大脑底部的一个重要腺体，可分泌多种不同类型的激素，这些激素调控身体的许多功能。垂体意外瘤（pituitary incidentaloma）是指在垂体或其邻近的肿瘤或其他病变①（不正常组织的区域）。该垂体病变是通过与垂体不相关原因进行影像学检查时发现的，医师称此为"偶然"发现，意为偶发——便命名为"偶发病变"。

这"偶发病变"比想象的更常见。在成人非垂体病原进行的头部磁共振成像（magnetic resonance imaging，MRI）或计算机体层摄影术（computed tomography，CT）检查发现，高达 20% 的患者有小垂体意外瘤。当人们因颈部、头部或垂体外其他症状进行影像学检查时也可能会发现这种病变。

突然发现垂体病变可能让人提心吊胆。好消息是，这些病变几乎都是良性（不会癌变），很少需要手术。然而，它们有时会干扰正常的垂体功能或引起激素失调。

本指南是基于美国内分泌学会内科医师实践指南中有关成人垂体意外瘤诊断和治疗所制定。

一、垂体意外瘤的类型

垂体意外瘤最常见的类型是一种称为垂体腺瘤的良性肿瘤。其他位于垂体附近呈良性生长的病变不属于肿瘤。它们以类似肿瘤的方式干扰腺体。该病变包括被称为 Rathke 囊肿的先天性（出生时）囊肿和颅咽管瘤。本指南适用于肿瘤和非肿瘤生长病变。

某些垂体肿瘤呈分泌性，意味着这些肿瘤能分泌激素。如肿瘤分泌过多的激素，便为高分泌性肿瘤。催乳素瘤是高分泌性腺瘤常见类型之一。良性催乳素腺瘤分泌过多的催乳素，催乳素是一种刺激分娩后乳汁产生并影响性激素的激素。

其他垂体肿瘤呈非分泌性，意味着这些肿瘤不分泌激素。根据血液检测，大多数垂体意外瘤没有激素分泌过多的迹象，且多数可能为非分泌性肿瘤。其中一些病变可导致垂体分泌过少的激素，这种情况称为垂体功能低下。发生这种情况是因为病变（无论是肿瘤抑或是非肿瘤生长病变）压迫了正常腺垂体。若垂体病变<1 cm，称为垂体微小意外瘤。>1 cm 的称为垂体大意外瘤。较大

① "pituitary incidentaloma"原意指"垂体意外瘤、垂体偶发瘤"，但本文泛指在垂体或其邻近偶然发现的肿瘤或者病变，意译为"垂体偶发病变"。

的病变不太常见，但更有可能压迫垂体或附近组织。

二、垂体意外瘤的症状

由于垂体意外瘤为偶然发现，因此大部分患者未出现症状。这些病变大多数生长缓慢，不会达到引起健康问题的程度。这就是为什么医师需要指南检测和治疗垂体意外瘤的患者。

当病变引起症状时，这些症状的出现取决于是病变的占位效应导致还是激素的改变（激素产生过多或过少）导致。

病变的占位效应 ［pressure of the lesion（mass effect）］[①] 包括：头痛；视力障碍，主要是单侧视力或双侧视力；眼球运动障碍，可能是因为控制眼球运动的肌肉瘫痪或无力；垂体卒中，垂体卒中样损害或大出血突然进入病灶，常造成严重头痛、视力障碍和垂体功能快速丧失。垂体卒中属医疗急症，为不常见并发症。

与垂体激素低下相关的症状包括：疲劳、头晕、皮肤干燥、月经不调、性功能障碍。

激素分泌量大相关症状变化较大，其症状取决于具体激素的影响，几种可能出现的症状如表2-1。

表 2-1　激素分泌量过大可能出现的症状

症状	导致症状的肿瘤	疾病状态名称
不孕不育，性欲低和（或）骨质流失；非妊娠期泌乳	催乳素瘤	高催乳素血症
手、足和面部骨骼的增大	生长激素瘤	肢端肥大症
体内过多的脂肪堆积在腹部及上背部	促肾上腺皮质激素瘤	库欣病

三、诊断后需要做的检查

所有垂体意外瘤的患者即使没有出现症状，也应该由内分泌专家或其他内科医师进行全面的体检。患者也应该通过血液检查以明确其激素水平增高或降低的异常情况。如果 CT 发现了病灶，应该尽可能地进行 MRI 检查，MRI 检查可获得较好的病灶范围成像。如果 MRI 显示病变的位置可能会影响视力，患者应该进行视野检查。这些病变部位包括邻近视神经（来自每只眼的神经能将图像传递至大脑）或视交叉（两个视神经交叉的部位）的位置。视野测试测量全视野，包括周围（侧）视野和中央视野。

四、随 访 建 议

大多数患者不需要手术切除病变部位。很少有非分泌性垂体意外瘤通过治疗可以缩小，因此不用药物作为常规治疗。所有患者仍将需要监控，以确保病变没有增生或造成健康问题。医师有

---

① "pressure of the lesion（mass effect）"——多数专著译为"占位效应"，泛指占位性病变对周围邻近组织或器官结构与功能的损害和影响，如颅咽管瘤、垂体瘤、生殖细胞瘤等，引起下丘脑、垂体、垂体柄、第三脑室、视束系统、脑神经等结构受压、移位，以及神经内分泌功能异常的现象。

时称此种细致观察为"观察和等待"疗法。医师会告诉患者需要回访和检查的频率。

通常专家建议安排如下。如果病灶<1 cm，初次 MRI 检查后 1 年进行另一次 MRI 检查，之后医师会告诉你多久后复查 MRI；如果病灶≥1 cm，初次 MRI 检查后 6 个月进行另一次 MRI 检查，你的医师会告诉你多久后复查 MRI。对于垂体功能减退患者，初次查血后 6 个月再进行一次检验，之后每年复查；如果病灶范围增大，或出现由于该病变造成的症状，询问你的医师是否应该更增加 MRI 检查和血液检验的频率；如果病灶增大到压迫或邻近视神经或视交叉应进行视野检查。

五、垂体意外瘤的手术时机

如果出现以下任何问题，医师建议手术切除病灶：视力异常，如不能看到部分视野（视觉缺失），或由肿瘤压迫神经引起的复视；威胁视野的肿瘤，肿瘤邻近或压迫视神经或视交叉；由于垂体卒中引起的视力问题；高分泌的肿瘤，但药物治疗有效的垂体瘤除外。

当患者有以下症状时，有些医师可能会建议将手术作为一种选择：主要病变增生可导致健康问题；由于垂体功能低下导致激素功能丧失；病变接近视交叉，患者计划妊娠；经常头痛。

外科医师通常可通过鼻腔切除病变（经蝶显微外科）。多数有视野问题的患者手术后可改善视力。手术并不总是能缓解头痛或垂体功能低下，可咨询医师手术可能带来的获益是否大于潜在风险。

（翻译：项　阳　李　静）

·解读·

垂体意外瘤是指生长在垂体或其邻近部位的肿瘤或其他病变（异常的组织区域）；或由于与该病不相关的原因进行 MRI 或 CT 等影像学检查属于"偶然"发现的。本章将结合 2011 年美国内分泌学会的临床内分泌与代谢杂志（Journal of Clinical Endocrinology & Metabolism，JCEM）发布的相关指南（简称 JCEM 指南）对其中一些重点内容进行解读。

这种垂体病变分为肿瘤性和非肿瘤性生长病变，最常见的为垂体微腺瘤，患病率高达 20%，因此其事实上是非常常见的情况，但是这种偶发病变通常都是良性的。部分肿瘤能分泌过多的激素，为高分泌性肿瘤；催乳素瘤是高分泌性腺瘤常见类型之一。大多数垂体意外瘤没有激素分泌过多的迹象，为非分泌性肿瘤，但有些可压迫正常腺垂体，导致垂体功能低下，或压迫邻近结构，导致头痛、视野缺损及视力下降等。一旦发现垂体意外瘤需要根据其病史、体检以及视野、血液检验和影像学检查结果进行系统评估后再决定是否需要治疗，不能一律进行手术治疗。

美国 JCEM 指南特别强调根据病史和体格检查提示而注意评估垂体病变有无激素分泌过多或病变所致压迫症状及垂体功能减退的证据，根据这些证据可指导进一步如何进行相关生化检测，这一点可简单归纳如下。①如出现乏力、腹部增大、肢体消瘦、皮肤紫癜和瘀斑、满月脸、多血质貌、多毛、痤疮以及血压升高等应给予筛查 24 h 尿游离皮质醇、午夜唾液皮质醇、午夜血清皮质醇、地塞米松抑制试验；②如泌乳、性欲减退、不孕不育、闭经、阳痿、睾丸萎缩、毛发脱失，应筛查血催乳素；③手足增大、面容变丑陋、多汗、乏力、血压升高、高尿钙、打鼾等，应筛查血生长激素和胰岛素样生长因子；④如出现怕热、多汗、心悸、手颤、乏力、甲状腺肿大等，应筛查游离甲状腺素、三碘甲状腺原氨酸、促甲状腺激素；⑤如出现头痛、视野异常、多尿、口渴、乏力、怕冷、食欲减退、恶心、呕吐，甚至高热、抽搐、昏迷或闭经、脱发，应注意筛查血糖、血钾、血钠、血氯、尿渗透压和尿比重、促肾上腺皮质激素、皮质醇、游离甲状腺素、三碘甲状腺原氨酸、促甲状腺激素、促性腺激素、雌二醇、睾酮和检测视野。若条件允许，所有患者都应进行增强 MRI 扫描，以评估垂体意外瘤的性质和程度。

一旦通过病史、查体以及激素水平和影像学检查确定为非分泌性病变，多数不需手术治疗，药物治疗很难缩小病变，通常需长期随访。如为高分泌性肿瘤，可积极选择手术或药物治疗。手术的适应证如下：出现病变压迫视神经引起视野缺损或复视等视力异常、病变邻近或压迫视神经或视交叉可能影响视力、出现垂体卒中、存在除催乳素瘤这种药物治疗有效以外的高分泌肿瘤。其中，当垂体卒中伴有进行性视力丧失或脑神经病变时，外科手术优选在发病的 24~48h，以减少永久性神经缺陷的风险。如病变出现显著增生、导致垂体功能低下、患者计划妊娠而病变接近视交叉及经常性头痛，也建议手术治疗。另外，当手术可能带来的获益大于潜在风险时，也可考虑手术治疗。

（解读：项　阳　李　静）

（审阅：钟历勇）

参考文献

[1] Freda P, Katznelson L, Molitch M. The hormone foundation's patient guide to pituitary incidentaloma assessment and treatment. J Clin Endocrinol Metab, 2011, 96 (4)：35A-36A.

[2] Freda PU, Beckers AM, Katznelson L, et al. Pituitary incidentaloma：an endocrine society clinical practice guideline. J Clin Endocrinol Metab,
2011, 96 (4)：894-904.

[3] Lake MG, Krook LS, Cruz SV. Pituitary adenomas：an overview. Am Fam Physician, 2013, 88 (5)：319-327.

[4] Orija IB, Weil RJ, Hamrahian AH. Pituitary incidentaloma. Best Pract Res Clin Endocrinol Metab, 2012, 26 (1)：47-68.

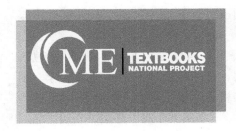

《高催乳素血症的诊断和治疗：美国内分泌学会临床实践指南》与解读

第 3 章

一、推 荐 总 结

（一）高催乳素血症的诊断

1. 推荐使用单次的血清催乳素水平测定作为高催乳素血症的诊断标准，在没有过多血管刺激的情况下，血清催乳素样本所测的催乳素值高于正常值上限即可确定诊断。我们不推荐使用催乳素动态监测方法进行高催乳素血症的诊断（1｜⊕⊕⊕⊕）。

2. 对于无症状的高催乳素血症患者，我们建议测定血清巨催乳素水平（2｜⊕⊕○○）。

3. 当发现巨大垂体瘤和催乳素水平轻度升高情况时，我们推荐应对血样做连续倍数稀释，可以避免有些放射免疫测定方法的误差而出现催乳素水平过低的假象（1｜⊕⊕⊕⊕）。

（二）高催乳素血症的病因

我们推荐排除因使用药物、肾衰竭、甲状腺功能减退症和鞍旁肿瘤引起的有症状的非生理性高催乳素血症（1｜⊕⊕⊕⊕）。

（三）药物引起的高催乳素血症的管理

1. 对有症状的、疑为药物引起的高催乳素血症患者，我们建议应停药 3 天或更换其他药物后再测定血清催乳素水平。停用或更换抗精神病药物前应咨询患者的治疗医师。如果无法停用药物或发生高催乳素血症时间与药物治疗无明确关系，我们建议行垂体磁共振成像检查以区分药物引起高催乳素血症和垂体或下丘脑占位引起的高催乳素血症（1｜⊕○○○）。

2. 药物引起的高催乳素血症而无症状患者，我们不建议进行治疗。我们建议药物所致性腺功能减退（存在性腺功能减退的症状或低骨量）患者应长期使用雌激素或睾酮（2｜⊕○○○）。

3. 对于药物引起的高催乳素血症，在治疗方案允许的情况下，首先应考虑停药。如果不能停药，可以选用不引起高催乳素血症的其他药物。如果不能停药或更换药物时，可与其主管医师沟通在严密的管理下谨慎使用多巴胺受体激动药（2｜⊕○○○）。

（四）催乳素瘤的处理

1. 我们推荐对于存在有症状的催乳素微腺瘤或大腺瘤患者使用多巴胺受体激动药降低血清催

乳素水平，缩小垂体瘤体积，恢复性腺功能。我们推荐优先选用卡麦角林，因为它比其他多巴胺受体激动药更有效降低血清催乳素水平，缩小垂体瘤体积的概率更大（1｜⊕⊕⊕⊕）。

2. 我们建议无症状的垂体微腺瘤患者不采用多巴胺受体激动药治疗（2｜⊕○○○）。我们建议对垂体微腺瘤导致闭经的患者采用多巴胺受体激动药或口服避孕药治疗（2｜⊕○○○）。

3. 我们建议随访时应注意临床症状和生化指标的变化，减药或停药应在持续治疗至少 2 年以上，患者的血清催乳素水平必须稳定在正常范围且垂体磁共振成像排除可见的肿瘤残余（2｜⊕○○○）。

（五）药物抵抗及恶性催乳素瘤

1. 对于有症状的患者，如果常规剂量多巴胺受体激动药未能使其血清催乳素水平恢复正常或垂体瘤体积明显缩小（药物抵抗的催乳素瘤），我们推荐在考虑手术治疗前先逐步增加药物剂量至可耐受的最大量（1｜⊕⊕⊕⊕）。

2. 我们推荐对溴隐亭抵抗的患者换用卡麦角林（1｜⊕⊕⊕⊕）。

3. 我们建议对不能耐受大剂量卡麦角林或对多巴胺受体激动药治疗无效的有症状的催乳素瘤患者，采用经蝶手术治疗。对于口服溴隐亭不能耐受的患者，可以尝试阴道给药。对于手术失败、浸润性或恶性催乳素瘤患者，我们建议采用放疗（2｜⊕○○○）。

4. 我们建议恶性催乳素瘤患者，给予替莫唑胺治疗（2｜⊕○○○）。

（六）妊娠合并催乳素瘤的管理

1. 我们推荐催乳素瘤患者发现妊娠后应尽快停用多巴胺受体激动药（1｜⊕⊕○○）。有些正在使用多巴胺受体激动药治疗的垂体大腺瘤患者，之前未接受手术或放疗，如果发现妊娠，可以在妊娠期间谨慎使用多巴胺受体激动药。尤其对于肿瘤为浸润性或位置邻近视交叉的孕妇应使用多巴胺受体激动药（1｜○⊕○○）。

2. 我们推荐对于妊娠合并催乳素瘤患者，在妊娠期间不行血清催乳素水平测定（1｜⊕⊕⊕⊕）。

3. 我们推荐对于存在垂体微腺瘤或蝶鞍内大腺瘤的妊娠患者，建议在妊娠期间不行常规垂体磁共振成像检查，除非出现如视野缺损等垂体瘤体积增大的证据（1｜⊕⊕○○）。

4. 我们推荐对多巴胺受体激动药疗法中没有表现出垂体瘤缩小的或不能耐受溴隐亭和卡麦角林的催乳素大腺瘤患者，妊娠前应考虑手术切除以获取潜在的益处（1｜⊕⊕○○）。

5. 我们推荐对出现严重头痛或视野改变的妊娠催乳素瘤患者，行正式的视野检查并完成无钆核素的磁共振成像检查（1｜⊕⊕○○）。

6. 我们推荐在妊娠期间出现症状性肿瘤生长的催乳素瘤患者给予溴隐亭治疗（1｜⊕⊕○○）。

二、基于循证医学证据的临床实践指南的形成方法

高催乳素血症的诊断和治疗是制定该临床治疗指南的美国内分泌学会下属小组委员会优先考虑的内容，并同时制定以循证医学证据为基础的推荐意见。工作小组遵循"推荐、评估、发展与评价分级（GRADE）"体系，由擅长相关专业的国际专家组制定基于循证医学的医疗实践指南。GRADE 评价系统的详细描述可以参阅其他文献。专家组采用最佳的研究证据提出指导建议，也使用与以往一致的语言及图表描述指导建议的推荐强度和证据质量。

催乳素由垂体催乳素细胞合成并分泌，受下丘脑分泌多巴胺通过垂体门脉系统作用于催乳素细胞的 D2 受体调控。促使催乳素合成和分泌的因素包括雌激素、促甲状腺素释放激素、表皮生长因子以及多巴胺受体拮抗药。1970 年，人类催乳素的成功分离，使其后续研究得以不断发展，才

使得高催乳素血症成为一种明确的临床疾病，从而得出垂体催乳素瘤是有区别于无功能腺瘤的结论。

催乳素最重要的作用是促进和维持乳腺泌乳，非产褥期的高催乳素血症是由催乳素腺瘤引起，占垂体瘤的40%。高催乳素血症也可由药物或下丘脑-垂体-多巴胺通路的病理性改变引起。无论何种病因，高催乳素血症可能导致性腺功能低下、不孕、溢乳或无临床表现。中度高催乳素血症导致的性激素减少，可使骨质丢失。高催乳素血症女性患者有25%合并脊柱骨矿物质密度下降，催乳素水平恢复正常后，其脊柱骨矿物质密度也不能恢复正常。尸检发现，12%的垂体存在无临床症状的腺瘤。国外资料显示催乳素瘤的患病率为（6~10）/100 000到50/100 000。纳入1607例正接受药物治疗的高催乳素血症患者的分析发现，男性平均患病率为10/100 000，女性为90/100 000，女性的高发病率年龄集中在25~34岁。然而，曾经接受治疗的高催乳素血症的患病率：男性为20/100 000，女性为90/100 000。据报道，年龄在25~34岁的女性，高催乳素血症的年发生率为23.9/100 000。催乳素瘤很少发生在儿童或青少年。在女孩中，可表现为月经功能的失调及溢乳，在男孩中，通常表现为青春期发育延迟及性腺功能减退。但是治疗方案与成年患者一致。

因为血清催乳素的测量简便，所以检测高催乳素血症是很简单的。针对这种相对常见的内分泌疾病，寻找以循证证据为基础且具有成本效益的临床途径来管理是非常必要的。

三、高催乳素血症的诊断

（一）推荐意见一

推荐通过单次的血清催乳素水平测定，采血过程应避免过多的血管刺激，一旦高于正常值上限可确诊为高催乳素血症。不推荐做动态的催乳素分泌测定来对其确诊（1｜⊕⊕⊕⊕）。

1. 证据　血清催乳素测定采用精确值定量分析，临床上对其结果评价也是认可的。特异性分析的结果为女性催乳素水平高于男性，但一般均<25 μg/L。按照世界卫生组织（World Health Organization，WHO）的标准：84/500，1 μg/L=21.2 mU/L。采用TRH、左旋多巴、诺米芬辛或多潘立酮进行催乳素水平的动态监测，对诊断的意义并不优于单次催乳素水平测定。

催乳素>500 μg/L可诊断为巨催乳素瘤。催乳素>250 μg/L提示存在催乳素瘤，但有些药物，如利培酮或甲氧氯普胺也可以使非催乳素瘤患者的血清催乳素水平>200 μg/L。催乳素水平的轻度升高也可能由催乳素瘤引起，但应首先考虑无催乳素分泌功能的占位性肿块可能。然而，垂体微腺瘤也可引起催乳素水平的大量分泌。

2. 注意事项　初次催乳素测定应避免过多的血管刺激，可以在一天中的任意时间采血，依据单次测定通常就可以明确诊断。出现疑似情况时，可以改天且间隔15~20 min重复采血测定，以避免催乳素脉冲分泌的影响。

（二）推荐意见二

对于无症状的高催乳素血症患者，我们建议测定巨催乳素水平（2｜⊕⊕○○）。

尽管85%的催乳素在血液循环中以单体分子形式存在（相对分子量为23 500），但也有以共价键结合的双分子"大催乳素"，以及更大的多分子结合的"巨大催乳素"。巨催乳素血症的含义是指血液循环中的大或巨大分子的催乳素占据优势。抗催乳素自身抗体的存在也可能和巨催乳素血症有关。巨催乳素的活性较低，因此，典型高催乳素血症的症状缺失时，应考虑巨催乳素血症的可能。许多商品化的试剂盒不能检测巨催乳素水平。聚乙烯乙二醇沉淀检测血清巨催乳素水平是一种低成本的方法，对高催乳素血症患者进行回顾性研究发现 40% 患者有巨催乳素血症。而且很少的巨催乳素血症患者有高催乳素血症的临床表现，20% 表现为溢乳，45% 表现为闭经，20% 表现为垂体腺瘤。因为巨催乳素血症是高催乳素血症的常见原因，常规筛查巨催乳素水平可以减少不必要的临床检查和治疗。因为目前的临床标准尚不能有效区分高催乳素血症和巨催乳素血症，所以我们建议无症状性高催乳素血症患者应该常规筛查巨催乳素。

（三）推荐意见三

当发现巨大垂体瘤和催乳素轻度升高这种差异情况存在时，我们推荐应对血样做倍数稀释测定催乳素水平，可以避免有些放射免疫测定方法误差导致的催乳素水平过低的假象（1｜⊕⊕⊕⊕）。

对于催乳素瘤患者，血清催乳素水平和肿瘤大小是相关的，很多血清催乳素水平 >250 μg/L 的患者存在催乳素瘤。催乳素大腺瘤（直径 >10 mm）患者血清催乳素水平均 >250 μg/L。血清催乳素水平和肿瘤大小之间的关系并不总是一致的，腺瘤大小和血清催乳素瘤水平可能是分离的。对于这种差异可能的原因就是 Hook 效应，当血清催乳素浓度使抗体完全饱和时，用双位免疫放射测定法测定，可以出现分析方式导致的人为假象。二抗直接结合溶液中过量的催乳素，从而造成催乳素与一抗结合相对减少。因此，人为假象得到了低值结果。我们推荐当检测的催乳素的水平低于预计值时，可以对血样进行 1∶100 的稀释后重复测定避免误差。另外，在催乳素结合到第一种抗体之后，结合第二种抗体之前，对其进行冲洗也可以消除过量未结合的催乳素。巨大无功能垂体瘤患者也可能出现催乳素的轻度升高，其原因可能为巨大瘤体压迫垂体柄使得抑制催乳素分泌的多巴胺通过垂体柄的数量减少。当垂体大腺瘤患者的血清催乳素水平不高时，应该对其血样行 1∶100 的稀释后重复测定，这一步可以避免出现 Hook 效应，同时也可以对垂体大腺瘤和无功能性的垂体瘤进行区分。我们推荐使用这种方法对垂体大腺瘤的患者和催乳素水平完全正常和轻度升高的患者进行鉴别。较新的测定法可以避免这个问题，而且可供选择的测定方法或许也可以使用。

四、高催乳素血症的病因

建议要排除因使用药物、肾衰竭、甲状腺功能减退症和鞍旁肿瘤引起的有症状的非生理性高催乳素血症（1｜⊕⊕⊕⊕）。

引起催乳素升高的生理性因素包括妊娠、哺乳、应激、运动和睡眠，以及使用某些药物（表3-1）。肾功能不全患者的催乳素降解受损及中枢催乳素调控状态改变使催乳素水平轻度升高。约1/3 肾病患者因催乳素水平的清除减少和生成增加出现高催乳素血症。透析并不能改变血清催乳素的水平，肾移植后催乳素可以恢复正常。高催乳素血症可引起性腺功能减退症状并伴有慢性肾病，使用溴隐亭治疗可能使月经周期规律恢复。部分原发性甲状腺功能减退患者可以有轻度的高催乳素血症，病程长或治疗不当的患者可以引起垂体增生，易被误认为垂体瘤。因甲状腺衰竭引起的高催乳素血症和垂体增生可以通过左旋甲状腺素的治疗得到缓解，也能减少 TRH 的释放。因为催乳素分泌受下丘脑分泌的多巴胺调控，非分泌催乳素的垂体瘤或鞍区周围肿瘤如果压迫或破坏垂体柄，也可造成高催乳素血症。垂体巨大无功能瘤、颅咽管瘤、下丘脑炎性肉芽肿细胞浸润压迫垂体柄及使下丘脑分泌多巴胺神经元受损均可导致高催乳素血症。在 226 例经组织学确诊的无功能巨大垂体瘤患者中，催乳素水平高于 94 μg/L 可以有效区分催乳素瘤和无功能垂体瘤。多巴胺受体激动药对垂体柄受压迫患者可以有效降低催乳素水平并改善症状，但对无功能垂体瘤患者的作用无确切证据。>10%的特发性高催乳素血症患者最终发现垂体微腺瘤，但垂体微腺瘤极少发展成垂体大腺瘤。30%的特发性高催乳素血症患者可以自行恢复正常的催乳素水平。因为50%的生长激素腺瘤患者伴有高催乳素血症，所以它对鉴别高催乳素血症是否伴肢端肥大症非常重要。

表 3-1　高催乳素血症的病因

生理学方面
　性交、运动、哺乳、妊娠、睡眠、应激

病理性方面
　下丘脑-垂体柄损伤、肉芽肿、炎症、辐射、外伤（垂体柄切断、蝶鞍手术）、肿瘤（颅咽管瘤、下丘脑转移瘤、脑膜瘤、鞍上的垂体瘤牵引术）

垂体方面
　肢端肥大症、特发性的淋巴细胞下垂体炎、垂体大腺瘤、巨大催乳素瘤、多种激素细胞腺瘤、催乳素瘤、手术、外伤

系统性疾病
　神经源性的防御系统受损、手术、带状疱疹、慢性肾衰竭、肝硬化、颅内辐射、癫痫发作、多囊卵巢综合征、假孕

药物因素
　麻醉药、抗痉挛药、抗抑郁药、抗组胺药、降压药、胆碱受体激动药、儿茶酚胺、多巴胺受体阻断药、多巴胺合成抑制药、激素类口服避孕药物、口服避孕药撤退、抗精神病药物、神经肽、阿片类和阿片类受体拮抗药

五、药物导致的高催乳素血症的治疗

（一）推荐意见一

对有症状的、疑为药物引起的高催乳素血症患者，应停药3天或换用其他药物后再测定催乳素水平（2 | ⊕⊕○○）。停用或换用抗精神病药物前应咨询患者的治疗医师。如果该药物无法停用或发生高催乳素血症时间与药物治疗无明确关系，我们推荐做垂体磁共振成像以排除垂体或下丘脑占位（1 | ⊕○○○）。

1. 证据　非肿瘤性高催乳素血症的最常见病因是药物，精神、神经方面药物是造成高催乳素血症的最常见药物（表3-1）。服用抗精神病药物（吩噻嗪类或丁酰苯）的患者40%~90%出现高催乳素血症；服用利培酮的患者50%~100%出现高催乳素血症。药物引起的高催乳素血症，一般在用药开始后血催乳素水平缓慢升高，停药3天血催乳素水平恢复正常。药物引起的高催乳素血症患者部分可以无临床症状，女性患者可能出现溢乳和闭经，男性患者出现性欲减退和阴茎勃起功能障碍。也有报道称女性应用抗精神病药物引起的高催乳素血症患者，其骨量丢失风险会增加。药物引起的高催乳素血症，其催乳素水平一般为25~100 μg/L，而甲氧氯普胺、利培酮、吩噻嗪类药物可使得催乳素水平超过200 μg/L。作用机制是这些药物拮抗多巴胺的功能。多巴胺D_2受体基因变异的患者，服用这类药物后可出现更严重的高催乳素血症。在一组106例服用抗精神病药物的患者中，服用利培酮、奥氮平、齐拉西酮和典型抗精神病药物者发生高催乳素血症的比例分别为81%、35%、29%和38%。使用维拉帕米的患者8.5%会出现高催乳素血症，可能与其阻断下

丘脑的多巴胺有关。阿片制剂和可卡因通过其受体引起轻度高催乳素血症。雌激素造成高催乳素血症的作用尚存争议，12%~30%服用含有雌激素的口服避孕药女性可能会使血清催乳素水平轻度升高，但无须治疗。

2. 评估和侧重点 药物引起的高催乳素血症患者应由其主管医师评估其用药方案的优劣。评估应包括选择性药物获得的难易程度，如降低多巴胺拮抗作用的抗精神病药物或阿立哌唑，该药是兼有多巴胺受体激动和拮抗作用的抗精神病药物，可以降低血清催乳素水平和逆转高催乳素血症相关的不良反应。评估内容还包括所选药物的优点和缺点，以及对存在高催乳素血症患者的潜在治疗作用。

（二）推荐意见二

我们建议，药物引起的高催乳素血症如无症状，无须治疗（2｜⊕⊕○○）。我们建议因药物导致性腺功能减退（性腺功能减退症状或低骨量）患者使用雌激素或睾酮（2｜⊕○○○）。

药物引起的高催乳素血症但无症状的患者，不需药物治疗。有性腺功能减退症状或低骨量，但不能停药或换用其他药物者，可以考虑使用雌激素或睾酮治疗。

（三）推荐意见三

对于药物引起的高催乳素血症，在临床可行的情况下，首先应考虑停药。其次，可以更换不引起高催乳素血症的药物。如果仍不可行，我们建议与患者的主管医师沟通谨慎加用多巴胺受体激动药（2｜⊕○○○）。

1. 证据 对于抗精神病药物引起的高催乳素血症，能否加用多巴胺受体激动药尚存争议。部分研究指出多巴胺受体激动药只能使不超过 75% 的患者催乳素水平降至正常，但可能加重原有精神疾病。

2. 评估和侧重点 在推荐反对使用多巴胺受体激动药中，我们对避免不能停用或替代的药物所致高催乳素血症的有害作用给予较低的建议，对于放弃多巴胺受体激动药的潜在有利作用同样给予较低的建议，而对于使用多巴胺受体激动药来避免高催乳素血症的不良反应给予较高的评价，包括对精神病症状的加剧作用。

六、催乳素瘤的治疗

（一）推荐意见一

我们推荐使用多巴胺受体激动药治疗有症状的催乳素微腺瘤和大腺瘤，以降低催乳素水平、缩小肿瘤体积、恢复性腺功能（1｜⊕⊕⊕⊕）。我们推荐优先选用卡麦角林，因比其他多巴胺受体激动药更有效地降低催乳素水平，缩小肿瘤体积（1｜⊕⊕⊕⊕）。

1. 证据 根据美国内分泌学会发表的关于多巴胺受体激动药治疗高催乳素血症的系统综述。在这篇综述中，患者预后改善的比例（中位数，范围）：62%（20%~100%）垂体瘤体积缩小，67%（33%~100%）视野缺损恢复，78%（40%~100%）月经改善，53%（10%~100%）生育功能改善，67%（6%~100%）性功能改善，86%（33%~100%）溢乳改善，68%（40%~100%）催乳素水平恢复。该证据主要来自非控制性、观察性研究。较小的比较研究提出非精确评估和短期随访。尽管可能存在偏倚，多巴胺受体激动药的治疗效果、有效的治疗剂量（较大的剂量常更有效）、生物学的合理性、治疗与效果之间的一致性、研究一致性、设计和方法以及关联性（同年龄组的一致性），进一步使所有研究者相信多巴胺受体激动药治疗高催乳素血症的疗效。催乳素瘤常表现为溢乳、性腺功能受损和性激素减少引起的骨矿物质密度下降。催乳素瘤的大小，通常与血清催乳素水平大致平行。然而，一个催乳素瘤可能与任何催乳素水平相关，通常，大腺瘤患者的血清催乳素水平要高于微腺瘤患者。一项 46 例男性催乳素瘤患者的研究，12 例微腺瘤患者的血清催乳素水平平均升高了 99 μg/L（16~385 μg/L），而 34 例大腺瘤患者血清催乳素水平则平均升高了 1415 μg/L（387~67 900 μg/L）。271 例女性高催乳素血症患者，观察时间长达 29 年，其中 240 例接受多巴胺激动药（包括溴隐亭、卡麦角林和喹高利特）治疗，71% 血清催乳素水平降至正常，80% 的垂体瘤部分或完全缩小。17 例因不耐受药物而接受手术的患者中，长期随访其血清催乳素水平，发现 53% 不需药物治疗。

在一项安慰剂对照研究中，卡麦角林治疗（0.125~1.0 mg，每周 2 次）催乳素微腺瘤患者 12~24 个月，95% 血清催乳素水平恢复正常。卡麦角林使 82% 表现为月经不调的患者月经恢复。对 26 例初次接受治疗的催乳素大腺瘤患者的前瞻性研究发现，经过每周 0.25~2 mg 卡麦角林治疗 6 个月，81% 血清催乳素水平恢复正常，92% 垂体瘤明显缩小。一项 455 例回顾性研究，92% 的特发性高催乳素血症或催乳素微腺瘤血清催乳素水平恢复正常，使 181 例腺瘤中 77% 血清催乳素水平恢复正常。

80% 的男性催乳素垂体瘤（包括大腺瘤和微腺瘤）患者接受溴隐亭、卡麦角林或其他多巴胺激动药治疗后血清催乳素水平可以恢复正常，卡麦角林（每周 0.5~1 mg）治疗 6 个月可以恢复勃起功能和精子计数及活力。一项 150 例（男性 28 例，女性 122 例；93 例微腺瘤，57 例大腺瘤）药物剂量逐步增加的前瞻性研究发现，149 例高催乳素血症恢复正常，但不考虑肿瘤大小。总体而言，能够有效控制高催乳素血症的卡麦角林剂量为每周 0.25~3 mg，然而，也有极少数患者的用量需达到每周 11 mg。目前尚不清楚卡麦角林疗效优于溴隐亭的原因，但已经发现卡麦角林与多巴胺受体的亲和力更高，而且使用卡麦角林造成的不良反应发生率较低，用药依从性更佳。直接比较不同的多巴胺受体激动药对垂体肿瘤体积影响的临床试验目前尚无。然而，不同的研究发现，溴隐亭使得 2/3 患者的垂体瘤体积缩小 50%，而卡麦角林可缩小 90%。

2. 评估和侧重点　我们推荐使用卡麦角林时优先考虑患者的依从性和改善其性腺功能减退的效果，而次要考虑的是治疗费用。

3. 注意事项　患者接受多巴胺受体激动药治疗开始之后，随访内容应包括：强化治疗 1 个月后复查血清催乳素水平，目的是使血清催乳素水平恢复正常和改善性腺功能减退症状；1 年后复查垂体磁共振成像（大腺瘤患者，若开始接受多巴胺受体激动药治疗后血清催乳素水平持续升高、出现新症状如溢乳、视野缺损、头痛或其他激素水平异常的患者，应 3 个月后复查垂体磁共振成像）；可能压迫视交叉的大腺瘤患者，应做视野检查；并发症的评估和管理，如性激素减少引起的骨量丢失，血清催乳素水平恢复正常后仍持续存在的溢乳，垂体营养性激素不足。

（二）推荐意见二

我们建议无症状的垂体微腺瘤患者，不采用多巴胺受体激动药治疗（2｜⊕○○○）。我们建议对垂体微腺瘤导致闭经的患者采用多巴胺受体激动药或口服避孕药治疗（2｜⊕○○○）。

1. 证据　垂体微腺瘤极少增生变大。绝经前性腺功能减退的女性患者，如果无生育计划，可以选用口服避孕药替代多巴胺受体激动药治疗。然而，尚无这两种药物治疗的对照性研究。重要的是，在选择口服避孕药的患者中，闭经并非高催乳素血症复发的指标。垂体微腺瘤的女性，若无生育要求，可选择多巴胺受体激动药或口服避孕药治疗。虽然没有这两种方案的比较对照试验研究，但口服避孕药相对更便宜且不良反应较少。目前没有口服雌激素治疗对垂体微腺瘤的生长大小效果的随机对照研究。但是，口服避孕药和雌激素/孕激素替代治疗 2 年后并没有显示肿瘤体积增大。

2. 评估和侧重点 这条建议侧重考虑患者的依从性、治疗的不良反应、药物价格；手术治疗，对于任何潜在的不确定的改善性治疗效果给予较低的评价。

（三）推荐意见三

我们建议随访应注意临床症状和生化指标的变化，减药或停药应在持续治疗 2 年以上，患者的血清催乳素水平稳定在正常范围，且垂体磁共振成像排除可见的肿瘤残余（2｜⊕○○○）。

1. 证据 4 项最近的研究表明，药物治疗 2 年后血清催乳素水平恢复正常、肿瘤体积显著缩小的患者，逐步停用多巴胺受体激动药可能是安全的。停药后复发风险为 26%～69%，所有研究表明，肿瘤大小和血清催乳素水平可作为评价复发的指标。停药后 1 年复发风险最高。在一项研究中显示，肿瘤每增加 1 mm 复发的风险 18%。无证据显示停药会促使垂体瘤生长，但多达 28% 的患者可能出现性腺功能减退，提示对这些患者需要长期随访监测和治疗。

2. 注意事项 对于药物治疗 2 年，血清催乳素水平恢复正常，且无可见肿瘤残余患者，可以逐步减药或停药，停药的患者需要随访的内容包括：停药后第 1 年，每 3 个月测定血清催乳素水平，以后每年复查；若血清催乳素水平高于正常值，则需复查 MRI；催乳素微腺瘤的女性患者绝经后可以尝试停用多巴胺受体激动药。此外，应定期监测垂体瘤的体积变化。

七、药物抵抗与恶性催乳素瘤

（一）推荐意见一

对于有症状的患者，如果常规剂量多巴胺受体激动药未能使其血清催乳素水平恢复正常或垂体瘤体积明显缩小（药物抵抗的催乳素瘤），我们推荐先逐步增加药物剂量至可耐受的最大量，再考虑手术治疗（1｜⊕⊕⊕⊕）。

1. 证据 对多巴胺受体激动药的反应存在个体差异。大多数患者服用常规剂量的多巴胺受体激动药治疗后血清催乳素水平可恢复正常，肿瘤体积缩小，然而，也有患者对药物的反应令人不满意。多巴胺受体激动药抵抗包括最大剂量的多巴胺受体激动药治疗后血清催乳素水平不能恢复正常，肿瘤瘤体积未能减小 1/2。而且常规剂量药物治疗不能恢复患者的生育功能也是多巴胺受体激动药抵抗的一种表现。有些患者可能有不一致的反应，垂体瘤缩小而血清催乳素水平未恢复到正常，反之亦然。有少部分人出现部分药物抵抗，即需要大于常规剂量的多巴胺受体激动药来达到所需的目标值。多巴胺受体激动药抵抗不同于药物不耐受，后者是指药物不良反应使患者无法使用药物。多巴胺受体激动药抵抗的机制尚不明确。研究发现，药物抵抗的催乳素瘤患者可能出现多巴胺 D_2 受体数量下降，但并非一成不变。多巴胺与受体的结合是正常的，在催乳素瘤患者中，未发现受体存在突变。D_2 受体同工型比值可能不同，推测分子改变可能存在 D_2 受体的下游。因此，催乳素瘤对多巴胺受体激动药抵抗可能存在不同机制。垂体微腺瘤出现多巴胺受体激动药抵抗的情况垂体较大腺瘤少，10% 的垂体微腺瘤患者和 18% 的垂体大腺瘤患者对卡麦角林抵抗，男性患者发生药物抵抗的情况多于女性。少数患者的卡麦角林剂量需要增加到每周 11 mg 来克服药物抵抗。尽管大剂量卡麦角林可能克服药物抵抗，但应谨防出现心脏瓣膜反流，因此要慎用大剂量的卡麦角林。伴有帕金森病的患者若接受超过每天 3 mg 的卡麦角林，有中到重度的心脏瓣膜反流风险。采用常规剂量的卡麦角林治疗，7 项相关研究中有 6 项，超过 500 例未出现心脏瓣膜问题。一项研究发现卡麦角林治疗组发生三尖瓣关闭不全达57%，但对照组也出现显著性的三尖瓣反流。

2. 注意事项 药物剂量应按照检测的血清催乳素水平确定。对于长期使用大剂量药物的患者，应随访超声心动图检查以评估心脏瓣膜异常。虽然本指南尚不能提出准确的药物剂量和治疗时间，但接受常规剂量（每周 1~2 mg）的卡麦角林患者不需要常规超声心动图检查。

（二）推荐意见二

我们推荐对溴隐亭抵抗的患者可改用卡麦角林（1｜⊕⊕⊕⊕）。

虽然我们推荐卡麦角林作为催乳素瘤的一线用药，但仍有10%的患者发生药物抵抗。另一方面，对溴隐亭抵抗的患者为25%，这些患者中的80%使用卡麦角林可有效降低血清催乳素水平。尚无临床研究比较不同多巴胺受体激动药对缩小垂体瘤体积的作用。然而，多项研究结果发现，溴隐亭可使2/3患者的肿瘤体积缩小50%，而卡麦角林可缩小垂体瘤体积90%以上。

（三）推荐意见三

我们建议对不能耐受大剂量卡麦角林或对多巴胺受体激动药治疗无效的催乳素瘤患者，采用经蝶手术。对于口服溴隐亭不能耐受的患者，可以尝试阴道给药。对于手术失败、浸润性或恶性催乳素瘤患者，我们建议采用放疗（2｜⊕○○○）。

尚无对药物抵抗患者手术治疗疗效的对照研究。然而，7%~50%的手术患者催乳素瘤会复发，在有经验的垂体瘤外科医师治疗后，手术并发症已不常见，如垂体功能减退、尿崩症、脑脊液漏或局部感染。放疗可作为药物抵抗或恶性催乳素瘤的最后选择。1/3的患者放疗后血清高催乳素水平可以恢复正常。虽然放疗可以控制垂体瘤生长，但它可能需要20年以上时间才能达到最大疗效，而且对血清催乳素水平恢复正常不太可能。放疗的不良反应主要是垂体功能减退，更少见的有脑神经损伤或继发肿瘤。

（四）推荐意见四

对恶性催乳素瘤患者我们建议替莫唑胺治疗（2｜⊕○○○）。

恶性催乳素瘤指垂体瘤发生中枢神经系统内或中枢神经系统外转移的肿瘤。恶性催乳素瘤较罕见，仅报道了约50例。癌和腺瘤在组织学上不易区分，目前也没有可靠的病理学标志物来诊断恶性催乳素瘤。大多数情况下，浸润性催乳素瘤患者在出现进展转移数年前已接受药物治疗、手术治疗和（或）放疗。只有在极少数情况下，能够在早期作出恶性催乳素瘤的诊断。恶性肿瘤的治疗非常困难，预期存活时间大约1年。手术治疗可能对缓解肿瘤的压迫症状有效，而丙卡巴肼、长春新碱、顺铂和依托泊苷的化疗一直收效甚微。有病例报道替莫唑胺（一种烷化剂）有效，替莫唑胺可以降低血清催乳素水平、控制肿瘤生长（前提是肿瘤不表达甲基鸟苷 DNA 转甲基酶），但此法的预期效果已经被降低。

八、妊娠合并催乳素瘤的处理

（一）推荐意见一

我们推荐催乳素瘤患者发现妊娠后应停用多巴胺受体激动药治疗（1｜⊕⊕○○）。在一些选择的垂体大腺瘤患者，正在使用多巴胺受体激动药治疗，且之前未接受过手术或放疗，尤其是这些患者的垂体瘤为浸润性或位置靠近视交叉，如果发现妊娠，可以在妊娠期间谨慎采用多巴胺受体激动药治疗（1｜⊕○○○）。

1. 证据　因为溴隐亭能通过胎盘屏障，妊娠 4 周是胎儿器官形成的关键时期，在这一时期胎儿很可能暴露于药物作用之下。有报道 6000 多例妊娠期间服用溴隐亭治疗高催乳素血症患者，先天性畸形或流产的发生率并未增高。在一项针对曾在子宫内暴露于该药物的儿童随访 9 年也未发现药物的损害作用。对卡麦角林治疗高催乳素血症不孕患者的研究发现，该药是安全的，但临床报道例数不多。在一项 85 例患者的前瞻性研究，其中 80 例在接受卡麦角林治疗后妊娠，在妊娠第 5 周时停药，所有胎儿出生均健康，且母亲垂体瘤也无增长。故该证据提示妊娠早期胎儿暴露于溴隐亭或卡麦角林不会对胎儿造成不利影响。少量的相关报道显示，妊娠期间使用喹高利特安全性较差，不建议准备生育的女性患者选用。

2. 评估和侧重点　我们推荐开始妊娠时停用溴隐亭或卡麦角林，优先考虑外源性药物对胎儿损害的潜在风险，次要考虑垂体瘤生长所致的风险。

（二）推荐意见二

我们推荐对于妊娠的催乳素瘤患者，在妊娠期间不行血清催乳素水平测定（1｜⊕⊕⊕⊕）。

1. 证据　妊娠期间，血清催乳素水平升高 10 倍，可高达 150～300 μg/L。而且，由于雌激素刺激催乳素细胞增生，可使垂体体积增大超过 2 倍。当妊娠开始时停用多巴胺受体激动药，血清催乳素水平升高，但之后催乳素水平的升高并不能精确反映垂体瘤的体积和肿瘤生长活力。此外，并非所有催乳素瘤患者的血清催乳素水平在妊娠期间升高。妊娠过程本身也可能改善高催乳素血症，因为观察发现产后血清催乳素水平大多低于妊娠之前。更有部分患者，高催乳素血症可以在产后自愈。

2. 评估和侧重点　我们建议停止在妊娠期间测定血清催乳素水平，主要原因是避免实验室测定的不可解释性和高于正常催乳素水平促发的不必要检查。

（三）推荐意见三

我们推荐垂体微腺瘤或垂体大腺瘤的妊娠患者，在妊娠期间不常规行垂体磁共振成像检查，除非出现如视野缺损等垂体瘤生长的证据（1｜⊕⊕○○）。

垂体大腺瘤患者担心妊娠期间肿瘤会增大，在妊娠期间垂体微腺瘤增大的可能性较小。患者被告知确诊妊娠后应停用多巴胺受体激动药，而前期治疗缩小的垂体瘤可能会反弹。妊娠期高水平雌激素会刺激垂体内正常的催乳素细胞增生，这种生理性的垂体生长会造成垂体瘤向鞍区外发展。最终，高水平雌激素环境可能直接促进催乳素瘤生长。通常，妊娠期间鞍区内的垂体微腺瘤和垂体大腺瘤无症状性生长。一篇包括 457 例垂体微腺瘤妊娠患者的综述指出，仅 2.6% 出现垂体瘤症状性生长。在研究中采用影像学技术测定肿瘤生长，肿瘤生长的风险似乎较高（4.5%～5.0%）。由于垂体瘤症状性增大的风险很低，垂体微腺瘤妊娠患者仅需在妊娠期间每 3 个月做一次体检，而垂体大腺瘤患者出现症状性肿瘤增大的风险则高一些。妊娠前接受过垂体减压手术或垂体放疗的患者，妊娠期间出现症状性肿瘤增大风险仅占 2.8%，与垂体微腺瘤患者的风险无显著性差异。然而，妊娠前未做手术或放疗的垂体大腺瘤患者，症状性肿瘤增大的风险高达 31%。如果发生头痛或头痛症状加重、视野改变，应立即行正规的视野检查和垂体磁共振成像（避免用钆核素）。

（四）推荐意见四

我们推荐曾使用多巴胺受体激动药治疗而垂体瘤未见缩小或不能耐受溴隐亭和卡麦角林的催

乳素大腺瘤患者，可以考虑在准备妊娠前行手术治疗（1｜⊕⊕○○）。

虽然有些内分泌学专科医师推荐所有催乳素大腺瘤患者在妊娠之前应进行手术治疗，但手术可能造成垂体功能减退使得妊娠困难增加，这可能需要患者接受高级生殖辅助技术以获得妊娠，以及需要终身激素替代治疗。

（五）推荐意见五

我们推荐妊娠催乳素瘤患者如出现严重头痛和（或）视野改变应行正规的视野检查和磁共振成像（避免用钆核素）（1｜⊕⊕○○）。

1. 证据 大多数妊娠的催乳素瘤患者，如果没有头痛或视野改变症状，不必行系统的磁共振成像和正规的视野检查。未曾做手术的垂体大腺瘤患者，行妊娠期间频繁的临床检查和正规的视野检查需谨慎进行。

2. 评估和侧重点 我们推荐催乳素瘤患者妊娠期间进行临床检查而不是磁共振成像检查主要是为了避免影像学检查对胎儿造成的可能影响，而肿瘤的精确形态是次要考虑的。当出现严重头痛或视野缺损时，为避免永久性视神经损伤而优先考虑进行磁共振成像检查。

（六）推荐意见六

我们推荐在妊娠期间，催乳素瘤患者出现症状性肿瘤生长时采用溴隐亭治疗（1｜⊕⊕○○）。

1. 证据 如果垂体瘤在妊娠期间增长到出现占位症状时，治疗措施包括多巴胺受体激动药或垂体瘤手术。对此问题尚无对照研究报道，也缺少对这两个方案潜在危险的病例研究。目前妊娠期间继续使用溴隐亭的报道仅100例。尽管仅见1例激素水平未下降和1例马蹄内翻畸形，这种治疗不能显示危害。依照大量已发表关于用药经验的文献，我们推荐分次服用溴隐亭。对于不能耐受溴隐亭的患者则可使用卡麦角林。如果重新服用多巴胺受体激动药仍无法控制垂体瘤症状性增长或有新症状产生，则有手术治疗的指征。尚无比较多巴胺受体激动药和手术治疗在妊娠期间风险的研究。然而，内分泌学家更倾向于使用多巴胺受体激动药。如果胎儿已临近足月，应在手术治疗前考虑引产。

2. 评估和侧重点 本建议推荐多巴胺受体激动药治疗是因为妊娠期间手术风险可能高于药物对胎儿的影响。

（翻译：刘东方　王　葱）

·解读·

2011年2月美国内分泌学会发布了《高催乳素血症的诊断和治疗：美国内分泌学会临床实践指南》（以下简称指南），根据指南的21条建议，本文将结合2011年中华医学会神经外科学分会、中华医学会妇产科学分会和中华医学会内分泌学分会联合制定的《高催乳素血症诊疗共识》（简称中国共识），对一些重点内容进行解读。

一、高催乳素血症的诊断

临床上，将各种原因引起外周血清催乳素水平持续高于正常值的状态称为高催乳素血症。正常育龄妇女催乳素水平不超过1.14~1.37 nmol/L。规范的血标本采集和准确的实验室测定对于诊断非常重要，催乳素水平轻度升高时需要重复测定。目前常用的实验室测定方法为放射免疫技术和固相夹心法化学发光免疫度量检测法。实验室均应建立严格的质控以提高测定的可靠性，并建立实验室自身的正常值范围及参考试剂盒提供的参数提出的实验室界定血清高催乳素的标准。此外应注意，采血时间在 10~11 时为宜，精神紧张、寒冷、剧烈运动等应激情况可导致催乳素水平升高，因而采血前应嘱其安静 1 h。催乳素水平显著高于正常者 1 次检查即可确定，当催乳素测定结果在正常上限 3 倍以下时至少检测 2 次，以确定有无指标异常。

需要注意某些临床表现和血催乳素水平不一致的情况。对于血清催乳素水平明显升高而无症状或症状不能解释升高程度的患者，需要考虑可能是巨分子催乳素血症，此种巨分子催乳素有免疫活性而无生物活性。个别患者虽然有典型表现，但血清催乳素水平很低或正常，这可能是因为催乳素水平太高导致的 Hook 现象，此时需要用倍比稀释法重复测定血清催乳素水平。

二、高催乳素血症的病因

1. 生理性   很多生理因素会影响血清催乳素水平，血清催乳素水平在不同的生理时期有所改变。许多日常活动，如体力运动、精神创伤、夜间、睡眠、应激以及各种生理现象，如卵泡晚期和黄体期、妊娠、哺乳、产褥期、乳头受到刺激、新生儿期等，均可导致催乳素水平暂时性升高，但升高幅度不大，持续时间较短。

2. 药物性   很多常用药物可引起催乳素水平升高，如多巴胺受体拮抗药、含雌激素的口服避孕药、某些降压药、阿片制剂及 H_2 受体阻滞药等，其中多巴胺受体拮抗药是一些具有安定、镇静或镇吐作用以及抗抑郁、抗精神病类药物。药物引起的血清催乳素水平常<4.55 nmol/L，但也有报道长期服用某些药物使血清催乳素水平高达 22.75 nmol/L，进而引起大量泌乳、闭经。

3. 病理性   病理性原因多见于下丘脑-垂体疾病，以垂体催乳素腺瘤最为多见。此外，其他下丘脑-垂体肿瘤、浸润性或炎症性疾病、结节病、肉芽肿以及外伤、放射性损伤等均可由于下丘脑多巴胺生成障碍或阻断垂体门脉血流致使多巴胺不能到达腺垂体所致。慢性肾衰竭患者由于肾小球滤过清除催乳素障碍而导致高催乳素血症。肝硬化患者由于雌激素及催乳素在肝的灭活障碍导致血催乳素升高。

4. 特发性   此类患者与妊娠、服药、垂体肿瘤或其他器质性病变无关，多因患者的下丘脑-垂体功能紊乱，从而导致催乳素分泌增加。

三、药物引起高催乳素血症的处理

对于因药物引起的高催乳素血症患者，在与其经管医师充分讨论患者病情后，评估患者治疗方案。首先，应充分考虑停药后可能出现的后果，其次，是药物引起的高催乳素血症的症状，最后考虑加用多巴胺受体激动药治疗。

四、高催乳素瘤的治疗

对轻度催乳素升高而月经规则者可以观察，常不需治疗；血清催乳素水平 6.8~9.1 nmol/L，而月经规则时要除外大分子催乳素血症和巨分子催乳素血症，并根据鞍区 MRI 结果决定是否需处理。对高催乳素血症患者，如未发现垂体下丘脑占位性病变，首先要除外药物的影响及系统性疾病。对特发性高催乳素血症患者，如果月经规则，有正常排卵、无黄体期缩短且不影响生育时，可观察。

催乳素腺瘤的分类主要根据 MRI 诊断，垂体微腺瘤指瘤体最大径≤1 cm，垂体大腺瘤指瘤体最大径>1 cm。依肿瘤所在位置（鞍内、鞍外）、生长方式（侵袭性或非侵袭性）及延伸程度（鞍上、鞍旁），还可将催乳素腺瘤进一步分类。正确的分类对外科手术操作、手术效果、是否需术后加用辅助或补充治疗及方案的确定有很大影响，而催乳素腺瘤的大小及生长方式对治疗药物的选择和效果无显著影响。

垂体大腺瘤与垂体微腺瘤的治疗有所不同，尤其是妊娠期。催乳素腺瘤的治疗与其他垂体腺瘤一样，也有外科手术、放疗和药物治疗三种方式。因催乳素腺瘤的药物治疗效果良好，能较好恢复其内分泌功能，故手术治疗不作为首选治疗方法。手术治疗的效果，取决于腺瘤大小、腺瘤生长方式及术者的经验。

治疗催乳素大或巨大腺瘤患者，除控制催乳素水平、保留垂体功能之外，还要缩小肿瘤体积以改善临床症状。除了急性肿瘤卒中诱发视力急剧下降需要急诊手术减压之外，多巴胺激动药仍然是绝大多数催乳素大或巨大腺瘤患者的首选治疗。垂体微腺瘤经蝶鞍一次手术的切除率可达80%~90%，而侵袭性生长的垂体大腺瘤切除率仅为 0~25%。不论垂体大腺瘤还是垂体微腺瘤，术后 5 年的复发率均为 20%~25%。

五、妊娠合并高催乳素瘤的处理

高催乳素瘤患者，尤其是女性患者，其最典型的临床表现是闭经，因此，极少妊娠。使用多巴胺受体激动药溴隐亭后，催乳素瘤妇女有 80%~90% 能够成功妊娠，且溴隐亭对妊娠妇女及胎儿都是安全的。使用溴隐亭后妊娠、分娩时产生意外等的发生率总体没有上升。

催乳素微腺瘤患者妊娠后，可停用溴隐亭，一旦出现视野缺损或海绵窦综合征，则立即加用溴隐亭治疗，症状于 1 周内改善缓解，否则应考虑手术。垂体大腺瘤患者需在溴隐亭治疗缩小肿瘤体积后妊娠，在妊娠期需每 2 个月评估 1 次。妊娠期间断性用药或全程用药者均需密切观察。妊娠期肿瘤再次增大者给予溴隐亭仍能抑制肿瘤生长，但整个妊娠期须持续用药直至分娩。

没有证据支持哺乳会刺激肿瘤生长。对于有哺乳意愿的妇女，除非妊娠诱导的肿瘤生长需要治疗，一般要到患者结束哺乳时再使用多巴胺受体激动药。

（解读：刘泽林）

（审阅：陈　兵）

参考文献

[1] Melmed S, Casanueva FF, Hoffman AR, et al. Diagnosis and treatment of hyperprolactinemia: an Endocrine Society clinical practice guideline. J Clin Endocrinol Metab, 2011, 96 (2): 273-288.

[2] 中华医学会神经外科学分会，中华医学会妇产科学分会，中华医学会内分泌学分会. 高催乳素血症诊疗共识. 中华医学杂志，2011，91（3）：147-154.

[3] Franks S, Murray MA, Jequier AM, et al.

Incidence and significance of hyperpmlactinaemiain women with amenorrhea. Clin Endocrinol, 1975, 4: 597-607.

[4] Josimovich JB, Lavonhar MA, Devanesan MM, et al. Heterogeneous distribution of serum prolactin values in apparently healthy young women, and the effects of oral contraceptive medication. Fertil Steril, 1987, 47: 785-791.

[5] Jacobs HS, Hull MG, Murray MA, et al. Therapy-

orientated diagnosis of secondary amenorrhea. Horm Res，1975，6：268-287.

［6］中国垂体腺瘤协作组（中国垂体腺瘤协作组）. 中国垂体催乳素腺瘤诊治共识（2014 版）. 中华医学杂志，2014，94（31）：2406-2411.

［7］Wu ZB，Yu CJ，Su ZP，et al. Bromocriptine treatment of invasive giant prolactinamas involving the cavernous sinus：results of a long-term follow up. J Neurosurg，2006，104：54-61.

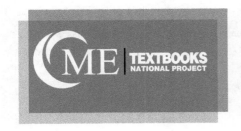

《成人生长激素缺乏症的评估和治疗：美国内分泌学会临床实践指南》与解读

第 4 章

·指南·

一、推 荐 总 结

（一）成人生长激素缺乏症的定义

1. 推荐意见一 作为生长激素（growth hormone，GH）治疗的潜在人群，儿童生长激素缺乏症（growth hormone deficiency，GHD）患者达到成年身高后应该再次评估是否为成人生长激素缺乏症（adult growth hormone deficiency，AGHD），除非具有已知基因突变、胚胎期病变造成的多激素缺乏或不可逆的结构性损害/破坏（1｜⊕⊕⊕⊕）。

2. 推荐意见二 下丘脑/垂体结构性疾病、下丘脑/垂体部位手术或放疗、头部外伤或具有其他垂体激素缺乏证据的成年患者应考虑进行获得性 GHD 的评估（1｜⊕⊕⊕⊕）。

3. 推荐意见三 成年人特发性 GHD 非常罕见，严格的诊断标准是必要的。因为在缺乏临床提示的情况下，单次生长激素激发试验的假阳性率相当高，作出诊断之前应该进行两次试验。低胰岛素样生长因子 1（insulin-like growth factor 1，IGF-1）的存在也增加诊断正确的可能性（2｜⊕○○○）。

（二）GHD 的诊断

1. 推荐意见一 胰岛素耐量试验（insulin tolerance test，ITT）和生长激素释放激素（growth hormone releasing hormone，GHRH）精氨酸试验有足够的敏感性和特异性用以确立 GHD 的诊断。然而，对于最近发生（10 年内）具有明确下丘脑病因（如放射）的疑似 GHD 患者，GHRH-精氨酸检测可能产生误导（1｜⊕⊕⊕⊕）。

2. 推荐意见二 当 GHRH 无法进行，并且存在 ITT 禁忌证或 ITT 无法实施时，胰高糖素刺激试验可用于诊断 GHD（2｜⊕⊕○○）。

3. 推荐意见三 对于伴有多种激素缺乏的结构性病变的 GHD 患儿和携带明确遗传性病因的儿童 GHD，由于其病因的不可逆性，停止 GH 治疗至少 1 个月后，下降的 IGF-1 足以明确持续性 GHD 的诊断，不需要其他兴奋试验（1｜⊕⊕⊕○）。

4. 推荐意见四 正常水平的 IGF-1 并不能排除 GHD 的诊断，这种情况下 GHD 的诊断必须依赖于激发试验（1｜⊕⊕⊕⊕）。但是，不伴有控制极差的糖尿病等分解代谢状况、肝疾病、口服雌激素治疗的低水平 IGF-1 是严重 GHD 的强烈证据。低水平 IGF-1 对于识别可能从治疗中获益进而需要进行 GH 刺激试验的患者可能有用（1｜⊕⊕⊕○○）。

5. 推荐意见五　当存在 1 个或以上垂体轴缺陷时，强烈提示 GHD 的存在，这种情况下，激发试验仅供选择（1｜⊕⊕⊕○）。

（三）GHD 的结局及 GH 治疗的获益

1. 推荐意见一　AGHD 患者接受 GH 治疗可在机体成分、运动能力方面显著获益（1｜⊕⊕⊕○）。

2. 推荐意见二　成年 GHD 患者接受 GH 治疗在骨骼的完整性上显著获益（2｜⊕⊕○○）。

3. 推荐意见三　明确为持续性 GHD 的患者，达到成年身高后应继续 GH 治疗，以便在过渡期获得骨骼/肌肉的充分成熟（1｜⊕⊕○○）。

4. 推荐意见四　GH 治疗改善 GHD 患者若干心血管替代指标，包括内皮功能、心血管炎性生物标记、脂蛋白代谢、颈动脉内膜中层厚度（intima-media thickness，IMT）和心肌功能，但有增加胰岛素抵抗的趋势（2｜⊕⊕○○）。

5. 推荐意见五　尽管垂体功能减退症患者的死亡率增加，GHD 也参与其中，但 GH 尚未被证明能够降低死亡率（2｜⊕○○○）。

6. 推荐意见六　GH 治疗提高了大多数 AGHD 患者的生活质量（2｜⊕⊕○○）。

（四）GH 治疗的相关不良反应和风险

1. 推荐意见一　活动性恶性肿瘤禁忌 GH 治疗（1｜⊕○○○）。

2. 推荐意见二　合并有糖尿病患者接受 GH 治疗时，降糖治疗可能需要调整（1｜⊕⊕⊕○）。

3. 推荐意见三　GH 治疗 AGHD 患者时需要监控甲状腺和肾上腺功能（2｜⊕⊕○○）。

（五）治疗方案

1. 推荐意见一　GH 给药方案应该个体化，而不应该以体重为基础；从低剂量起始，根据临床反应、不良反应和 IGF-1 水平进行调整（1｜⊕⊕⊕⊕）。

2. 推荐意见二　GH 给药时应该充分考虑患者的年龄、性别和雌激素状况（1｜⊕⊕⊕⊕）。

3. 推荐意见三　在 GH 治疗过程中，在剂量滴定阶段应该每隔 1~2 个月对患者进行监测，之后应每半年进行评估。评估的内容包括不良反应、IGF-1 水平及生长激素反应的其他指标（2｜⊕⊕○○）。

二、以证据为基础的临床实践指南发展的方法

美国内分泌学会临床指南小组委员会认为，AGHD 是优先需要临床实践指南的领域，并任命了一个工作组制定以证据为基础的建议，于 2006 年首次发表，根据最近出版的资料已更新该指南，附件中提供了 2006—2011 年发表论文变化的概要。当前版本是以证据为基础的指南，使用了推荐等级、评估、发展与评价（GRADE）系统来描述建议的强度和证据的质量，GRADE 系统是一个在制定、发展以证据为基础的临床指南方面具有专业水准的国际化体系。评级体系的详细描述见参考文献。

所有临床使用的 GH 都是生物合成的人生长激素，根据世界卫生组织（WHO）参比制剂88/624，生物效能为 3 U/mg。

目前，监管机构批准 GH 用于治疗儿童 GHD 及其他非 GHD 原因造成的身材矮小，如特纳综合征或努南综合征、肾衰竭、矮小同源基因（short stature homeobox，SHOX）缺陷、未达到正常生长百分位的小于胎龄儿、普拉德-威利综合征、特发性身材矮小等。既往，一旦达到成年身高则停

止 GH 治疗。下面将讨论达到成年身高后 GH 缺乏儿童的 GH 延续治疗。自 1996 年批准以来，GH 治疗 AGHD 已经积累了很多临床经验，虽然大体上该治疗方法的表现是安全的，但某些方面仍需要长期监测，如葡萄糖耐量降低、垂体和下丘脑肿瘤复发以及癌症的风险。AGHD 患者接受 GH 治疗可以在机体成分、骨骼健康、心血管危险因素及生活质量方面获益。然而，其减少心血管事件和死亡率的作用还有待证实，并且治疗成本始终居高不下。

该指南的目的是总结有关 AGHD 的文献，包括前一版指南发表以来的文献。GH 尚未被美国食品和药品管理局（food and drug administration，FDA）批准用于抗衰老治疗，因此，该应用本指南不予讨论。

AGHD 治疗的决定需要全面、个体化地进行获益和风险的评估，并且对治疗进行定期的再评估是必要的。

（一）AGHD 的定义

AGHD 可以分为既往儿童期 GHD、继发于器质性病变或外伤的获得性 GHD 以及特发性 GHD。儿童 GHD 通常可以进一步分为具有器质性病因者和病因不明者（即特发性 GHD）。

1. 推荐意见一 作为 GH 治疗的潜在人群，儿童 GHD 患者达到成年身高后应该再次评估是否为 AGHD，除非具有已知的基因突变、胚胎期病变造成的多激素缺乏或不可逆的结构性损害/破坏（1 | ⊕⊕⊕⊕）。

在生命早期发挥功能的转录因子突变往往将导致多种垂体激素缺乏（multiple pituitary hormone deficiency，MPHD），而其他突变则造成单一垂体激素缺乏（表 4-1）。

表 4-1　GHD 的病因

先天性	中枢神经系统感染
遗传	下丘脑或垂体肿瘤
转录因子缺陷（PIT-1、PROP-1、LHX3/4 HESX-1、PITX-2）	垂体腺瘤
GHRH 受体基因缺陷	颅咽管瘤
GH 促分泌素受体基因缺陷	Rathke 囊肿
GH 基因缺陷	神经胶质瘤/星形细胞瘤
GH 受体/受体后缺陷	生殖细胞瘤
与大脑结构缺陷相关	转移瘤
胼胝体发育不全	其他
眼-透明隔发育不良	浸润性/肉芽肿性病变
空蝶鞍综合征	朗格汉斯细胞组织细胞增生症
前脑无裂畸形	结节病
脑膨出	肺结核
脑积水	垂体炎
蛛网膜囊肿	其他
与中线结构缺陷有关	头颅照射
单中切牙	垂体或下丘脑手术
唇裂/腭裂	梗死
获得性	自发
创伤	希恩综合征
围生期	特发性
产后	

目前已报道 4 种类型的 GH 基因造成的孟德尔遗传疾病，单纯型 GHD（isolated GHD，IGHD）ⅠA 和ⅠB 型呈常染色体隐性遗传，导致 GH 水平极低或无法检测。IGHD Ⅱ呈常染色体显性遗传，临床表现轻重不等。IGHD Ⅲ呈 X 连锁遗传，一般与低丙种球蛋白血症相关。

GHD 也可由被编码 GHRH 受体的基因突变、导致 GHRH 抵抗的 $GS\alpha$ 基因突变、GH 促分泌素受体基因突变造成。

极少数 GHD 与垂体部位或大脑其他结构的解剖异常有关，通常伴有其他垂体激素的缺乏（表4-1）。

先天性 GHD 往往与各种下丘脑-垂体柄-垂体轴的解剖异常相关，从垂体发育不全到垂体柄发育不全及毗邻下丘脑的神经垂体"异位"。多种激素缺乏通常在以下情况发现：先发现 IGHD（也可未发现），达到成年身高后再次检查是否为 GHD 时首次发现持续性 GHD 并伴有多种激素缺乏。因此，即使磁共振成像显示存在这些解剖缺陷，再次检查 IGHD 也是必要的。

下丘脑垂体部位肿瘤可以自发性引起垂体功能减退，也可以在手术和（或）放疗之后引起垂体功能减退。最常见的肿瘤为垂体腺瘤、颅咽管瘤，其他肿瘤见表 4-1。

下丘脑及垂体柄浸润性疾病（朗格汉斯组织细胞增生症、结节病、结核）通常导致垂体功能减退和尿崩症。淋巴细胞性垂体炎通常波及垂体和垂体柄。

头颅放疗后 GH 的状态随时间延长而进展，并且取决于放射剂量。患者年龄越小、放疗后间隔时间越长、放射剂量越大，放疗后发生 GHD 的可能性越大。如果生物有效剂量>40 Gy，发生GHD 的可能性>50%。

在几乎所有的被研究人群中，特发性 GHD 占儿童 GHD 的绝大多数。在这些研究中，所有患者均由生化检查证明存在儿童期 GH 缺乏，但成年后再评估时大多数特发性 GHD 具有正常的 GH反应。这一发现提出了一些有趣的有关该患者群体儿童期 GH 分泌缺陷实质的问题。GHD 诊断阈值被随意制定，个体兴奋试验时 GH 反应的可重复性很差，仅依据该理由，即可预计相当数量的曾被认为 GH 缺乏症的患者再评估时可能是正常的。部分患者在儿童期诊断为体质性青春发育延迟而不是单纯性特发性 GHD，但最早的 GH 兴奋试验是在没有雌激素"允许作用"的情况下进行的，使区分失去意义。最后，虽然缺乏时间纵向的证据，儿童暂时性 GHD 依然可能是真实存在的。因为儿童期为达到正常生长对 GH 的需求量更大，所以某些患者可能为部分性 GHD，足以阻碍儿童的正常生长，但成年后并不引起症状或达到 GHD 的诊断标准。

与单纯性特发性 GHD 人群相反，诊断为儿童器质性 GHD 的年轻成年患者，若由巨大病变、垂体手术、大剂量放疗引起的下丘脑-垂体轴破坏或以上病因共同造成，其 GH 状态一般不能恢复正常。具有遗传缺陷患者的 GH 也不能恢复至正常状态。

2. 推荐意见二　下丘脑/垂体结构性疾病、下丘脑/垂体部位手术和（或）放疗、头部外伤或具有其他垂体激素缺乏证据的成年患者应考虑进行获得性 GHD 的评估（1｜⊕⊕⊕⊕）。

成人 GHD 最常见的病因是垂体腺瘤，手术和（或）放疗的垂体腺瘤。通常认为，垂体微腺瘤极少与垂体功能减退相关。然而，一项研究表明 42% 的临床无功能垂体微腺瘤患者，虽然其 IGF-1水平均正常，但 GH 对 GHRH-精氨酸的反应低于 4.1 μg/L。垂体大腺瘤经常与垂体激素缺乏相关，30%~60% 的患者有一种或多种垂体激素缺乏。大多数患者垂体功能减退的可能机制是继发于肿瘤扩张或鞍内压力升高导致的垂体柄门脉受压。中枢性内分泌调节紊乱也可发生于垂体占位性病变，如颅咽管瘤、Rathke 囊肿、蛛网膜囊肿、脑膜瘤、无性细胞瘤、转移性肿瘤及星形胶质细胞瘤/神经胶质瘤。

垂体功能减退症可以是垂体手术的结局，取决于肿瘤的大小、浸润的深度和外科医师的经验。然而，50% 的患者在经鼻蝶手术后，至少有一种术前分泌不足的垂体激素得以恢复。如果术后影像学检查未见肿瘤残留，或无神经外科或病理学侵袭性肿瘤的证据，术后改善更有可能发生。与促性腺激素、促肾上腺皮质激素（adrenocorticotropic hormone，ACTH）和促甲状腺素（thyroid stimulating hormone，TSH）相比，生长激素恢复的可能性更小。垂体功能能够在术后立即恢复。

放疗引起的垂体功能减退一般随时间加重。接受普通的分次放疗 10 年后，超过 50% 的患者表现出不同程度的垂体功能减退。单剂量立体定向放疗也会导致垂体功能减退，初步数据显示发生率相似。

创伤性颅脑损伤和蛛网膜下腔出血可导致 GHD，超过 25% 的患者发生垂体功能减退，程度由暂时性至永久性不等。入院后即行垂体功能检查并间断复查，因为某些急性变化经过一段时间后能够缓解，而某些则延迟发生。慢性、多次、轻度的头颅外伤患者，如拳击手，其垂体功能减退发生的时间是不确定的，可能与之前的震荡性事件有关。

3. 推荐意见三 成人特发性 GHD 极其罕见，诊断必须有严格的标准。缺乏可疑的临床表现时，根据单一 GH 兴奋试验结果作出诊断有很高的假阳性率，因此建议对此类患者进行诊断时需开展两个 GH 兴奋试验。低水平的血 IGF-1 也能提高正确诊断的可靠性（2 | ⊕○○○）。

根据严格的激素标准，成人特发性 GHD 是非常罕见的。在可疑 GH 缺乏成年患者中，没有一个单一的生物标志能够提供像生长速度这样与儿童相同的诊断价值。生长激素通常是病变影响的第一个腺垂体激素。因此，MPHD 患者发生 GHD 的可能性非常高。没有研究表明单纯性特发性GHD 能够向多种垂体激素缺失转变。

一个更为棘手的问题是哪些患者应该考虑成人特发性 GHD 的诊断。躯干肥胖患者可以考虑成人特发性 GHD 诊断，目前临床已经证实，非肥胖健康成人的相对脂肪含量，尤其是腹部脂肪，与刺激后 GH 的反应迟钝有关，其生长激素常在正常范围以下。肥胖本身几乎总是与正常的 IGF-1 水平相关。因此，若 IGF-1 低于年龄校正后的正常下限，推断肥胖个体存在特发性 GHD 的可信度大大增加。

（二）GHD 的诊断

临床上，AGHD 患者具有脂肪体积相对增加、肌肉体积相对减少的趋势，并且许多患者具有能量代谢和生活质量的下降。当然，该特征是非特异性的，评估过程的下一步应该进行激素检测。但即使最好的可行的检测方法也不够精确，因此整体准确度在很大程度上依赖于对 GHD 的预测概率。一般情况下不应开展 GHD 的筛查，除非患者具有"可能的病因"——儿童期 GHD 病史或临床表现提示 GHD 的可能。

1. 推荐意见一 ITT 和 GHRH-精氨酸试验有足够的敏感性和特异性用以确立 GHD 的诊断。然而，对于具有明确的最近发生（10 年内）的下丘脑病因（如放射）的疑似 GHD 患者，GHRH-精氨酸检测可能产生误导（1 | ⊕⊕⊕⊕）。

（1）证据：在进行任何 GH 分泌的检测前，患者应充分替代其他缺乏的激素。GH 以脉冲式分泌，多次抽血测定是理想的，但在临床实践中并不实用。基于这个原因，目前 GHD 的确诊检查为GH 激发试验。但该检查具有明显的内在假阳性率。此外，ITT 虽然被认为是经过最广泛验证的"金标准"，但仍能增加发作性疾病或心血管疾病的风险，尽管该检查对于有经验的操作者来说十分安全，但仍需要持续的监测，甚至对于健康成人也应如此。Aimaretti 等推测精氨酸能够减少下丘脑生长抑素的分泌，与 GHRH 联合使用是安全的并能够强烈刺激 GH 的分泌，因此可以作为垂体性 GHD 的替代检查。

有研究评价了 GHRH-精氨酸试验、ITT、单独应用精氨酸、可乐定、左旋多巴、精氨酸联合左旋多巴 5 种试验的相对效能。对 39 例 MPHD 患者、21 例除 GH 外的一种或无其他垂体激素缺乏的患者、依据 34 例性别、年龄和体质量指数（body mass index，BMI）相匹配的对照人群以随机的顺序进行上述 5 种试验。当 GH 的临界值设为中心实验室使用的 4.1 μg/L 时，GHRH-精氨酸试验的敏感度、特异度分别为 95%、91%，与 ITT 具有很好的可比性，后者最佳的 GH 临界值为 5.1 μg/L（敏感度、特异度分别为 96%、92%）。其他试验的检测效能则要差很多。所有检查发现轻微垂体激素缺乏患者的程度均下降，即这类患者面临最大的诊断困难，但是，GHRH-精氨酸对这类患者的检测效能同 ITT 一样。由于普遍耐受性良好，且不会引起低血糖，GHRH-精氨酸检测在疑似垂体源性 GHD 患者中获得了更广泛的应用。然而，由于 GHRH 能够直接刺激垂体，某些下丘脑源性的 GHD 患者可以错误地表现为正常的 GH 反应，如下丘脑-垂体部位接受放疗的患者。

（2）价值和偏好：由于美国唯一的 GHRH 商业制剂在 2008 年停产，因此，目前该方法无法使用。这一状况使各种替代试验得到了更大关注，包括胰高血糖素。利用生长激素释放肽模拟生长激素促分泌素，如生长激素释放肽-2、生长激素释放肽-6 或非肽类生长激素释放肽模拟物已被建议用作 GHD 的检查。这些制剂对垂体的直接影响较弱，因此，其应用需要患者有释放内源性GHRH 的能力，以协同激发 GH 的正常反应。在某些研究中他们产生了与 ITT 相似的反应但不良反应最小。然而，这些制剂还未能上市销售。

（3）评论：由于缺乏年龄、性别、BMI 校正的正常数据，检验的变异、刺激物的应用使AGHD 的生化诊断标准十分混乱。利用多克隆抗体的放射免疫法建立的诊断 AGHD 刺激后 GH 水平的临界值为 3~5 μg/L。新的、敏感度更高的、双位点检测中能否应用较低的临界值，目前尚未有定论。不过，根据上文提及的多中心研究报道，敏感的免疫化学发光双位点分析法中，ITT、GHRH-精氨酸试验分别使用 5.1 μg/L、4.1 μg/L 的临界值时，具有足够的特异度、敏感度诊断为AGHD。

几项来自欧洲的研究提议 GHRH-精氨酸试验使用更高的切点值诊断 AGHD，并且似乎与 BMI 相关。Corneli 等表明，BMI<25 kg/m²、25~30 kg/m²、>30 kg/m² 时诊断 GHD 合适的切点值分别为 11.5 μg/L、8.0 μg/L、4.2 μg/L。这一结果和 Biller 等的数据并不矛盾，多种激素缺乏患者和对照人群的平均 BMI 分别为 30.5 kg/m²、30.3 kg/m²。随后更大规模的研究证实了该结果，该项研究同时发现随着年龄的增长 GH 的切点值逐步降低。因此，GHRH-精氨酸试验中根据 BMI 使用不同的切点值应该是合理的。虽然 ITT 试验中也可见到随着 BMI 的增加 GH 反应也有相似的下降，尚未制定诊断 GHD 的不同 GH 切点值以适应不同的 BMI 水平。

2. 推荐意见二 当无法获取 GHRH 数据，并且存在 ITT 禁忌证或 ITT 无法实施时，胰高血糖素刺激试验可用于诊断 GHD（2｜⊕⊕○○）。

与其他刺激药相比，胰高血糖素用于刺激试验时，GH 的释放可能存在延迟，建议至少监测GH 3 h 以上。胰高血糖素刺激 GH 的机制并不完全清楚，可能涉及内源性胰岛素释放的继发刺激，这就要求必须仔细监测血糖，及时发现可能存在的延迟性低血糖。根据相对小规模的研究数据，介于 2.5~3 μg/L 的切点值，具有合适的特异度和敏感度用于诊断 GHD，但是肥胖者仍然可能会反应迟钝。

3. 推荐意见三 对于伴有多种激素缺乏的结构性病变的 GHD 患儿和携带有明确的遗传性病因的儿童 GHD，由于其病因的不可逆性，停止 GH 治疗至少 1 个月后，下降的 IGF-1 足以明确持续性 GHD 的诊断，不需要其他兴奋试验明确诊断（1｜⊕⊕⊕○）。

（1）证据：从儿童期向成人的过渡是重新评估 GH 状态的合适时间。若 MPHD 患者血清 IGF-1 浓度低于正常范围（停止 GH 治疗），并具有如下一条或以上者，高度提示为持续性 GHD：放射性检查确定的鞍区或鞍上区的先天性异常；已知的获得性下丘脑-垂体疾病，如颅咽管瘤；直接影响下丘脑-垂体部位病变的手术史或包含一次下丘脑-垂体部位大剂量照射的恶性疾病的放疗史；已被证实的影响 GH 分泌的基因/分子缺陷。特发性 GHD 患儿，不论是单纯型还是合并其他激素缺陷，都很少发展为持续性 GHD，应该在成年早期使用上述激发试验再次验证。

试验应该在停止 GH 治疗至少 1 个月后进行，以避免可能的对内源性反应的抑制（没有正式的研究提出这个间隔时间，该推荐基于个人实践）。

（2）评论：有研究建议诊断青少年和年轻 AGHD 的切点值可能高于老年人，GHRH-精氨酸试验和 ITT 试验的切点值分别为 19.0、6.1 μg/L。相似地，Secco 等发现过渡期年轻成人的切点值为 5.6 μg/L。Colao 等也发现 65 岁以上个体的切点值低于中年人。需要进一步的研究以证实不同的患者人群具有不同的切点值。

4. 推荐意见四　正常水平的 IGF-1 不能排除 GHD 的诊断，但是，激发试验能够确立 GHD 的诊断（1｜⊕⊕⊕⊕）。当没有控制极差的糖尿病、肝病、口服雌激素治疗等消耗性状况时，IGF-1 水平下降是诊断 GHD 强有力的证据，而且对于识别能从治疗中获益并需要进行 GH 激发试验的患者可能有益（1｜⊕⊕○○）。

IGF-1 水平正常不能排除 AGHD 的诊断。就像 BMI 的增加能够使 GH 对各种刺激的反应迟钝一样，它甚至会增加已明确为 GHD 患者的 IGF-1 水平。但是，如果 IGF-1 水平在年龄校正的正常范围以下，则有些帮助诊断的作用。因此，IGF-1 水平下降可能有助于真正的 GHD 患者和 BMI 增加导致的单纯 GH 反应迟钝的鉴别。

5. 推荐意见五　当存在 3 个或以上垂体轴缺陷时，强烈提示 GHD 的存在，这种情况下，激发试验仅供选择（1｜⊕⊕⊕○）。

几项有关全垂体功能减退症患者的研究表明，某些特定的情况下，GH 激发试验对于诊断 AGHD 是不必要的。GH 对兴奋试验反应降低患者的比例随其他垂体激素缺乏的数量的增加而增加。3 个或以上其他激素缺乏，联合血清 IGF-1 水平降低（该文献的试验采用<84 ng/ml），和采用的任意 GH 激发试验一样，均可特异性预测 AGHD。因此，可以推断这些患者可以省略 GH 激发。但是，并不是所有的保险公司针对这一信息修正要求，许多公司仍然要求提供 GH 激发试验的结果。

（三）GHD 的结局及 GH 治疗的获益

GHD 患者接受 GH 治疗可以在以下方面获益：机体成分、骨骼健康、心血管疾病的危险因素和生活质量。伴有垂体功能减退患者的死亡率增加，GHD 在其中发挥的作用将予以讨论。

1. 推荐意见一　AGHD 患者接受 GH 治疗可在机体成分、运动能力上显著获益（1｜⊕⊕⊕○）。

（1）证据：GH 治疗最一致的反应之一是增加脂肪分解。治疗之前，AGHD 患者通常有脂肪体积增加，内脏脂肪增加更为明显。几项研究发现 GH 治疗使全身脂肪含量显著降低。研究人员通过计算机断层扫描发现 GH 对内脏脂肪的影响更为显著。这一改变在开始治疗的 6 个月内出现，若继续治疗则持续存在。

未经治疗的 AGHD 患者的瘦体重较年龄、性别匹配的对照人群下降。GH 通常增加肌肉的体积，但变化的程度小于脂肪体积的减少。有研究试图明确肌肉体积的改变是否为力量和（或）运动能力的增加造成的。部分研究发现等长肌力或等速肌力增加。持续 1~5 年的研究发现，患者力量与非 GHD 对照者并不相等。但是，最近一项持续 10 年的观察性研究表明，等长屈膝肌力和握力分别恢复至预测值的 104%~110%、88%~93%。在部分短期和长期研究中，GH 治疗改善了运动能力和体能、最大耗氧量、最大工作能力等参数显著提升。使用较低剂量 GH 的研究未发现工作能力的改善。

由线性生长停止向成人机体成分发育转变的患者代表了一个独特的群体，当评价生长激素替代治疗获益时，需要考虑正常年轻成人在这一发育时期的变化程度。许多已经开展的研究纳入了已停止 GH 治疗数年的患者，尽管存在这一局限，有研究表明重新开始 GH 治疗仍可降低躯干脂肪、增加瘦体重、增加骨矿物质密度（bone mineral density，BMD）。

（2）评论：对未经治疗的 GH 缺乏患者的评估表明，患者的细胞外液容量相对减少。短期治疗后发生再平衡，而长期、对照的比较研究表明细胞外液增加了将近 1000 g。该机制是远端肾单位肾小管对钠的重吸收增加，随之而来的是血浆肾素活性的增加和脑利钠肽的降低。肾小球滤过率、肾血流量、近端肾小管对钠的重吸收没有变化。这种变化依赖于 GH 的剂量，大剂量的 GH 可引起外周水肿。在一项双盲、安慰剂对照研究中，治疗 12 个月后 15% 的患者发生水肿，而安慰剂组患者仅为 3.6%。

2. 推荐意见二　AGHD 患者接受 GH 治疗在骨骼的完整性上显著获益（2 | ⊕⊕○○）。

多项研究表明，GH 严重缺乏的成年患者，即使考虑性腺功能减退及糖皮质激素替代过量的影响，其 BMD 评分仍然低于平均值达一个标准差。20% 的成年起病、35% 的儿童期起病的 AGHD 患者的 BMD T 为 2.5（骨质疏松症的诊断阈值）或更低。GHD 的发病年龄强烈影响骨量减少的严重程度。不论儿童起病还是成年起病，30 岁以下的 GHD 患者的骨量减少最为严重，而 60 岁以上的老年患者与非 GHD 对照人群无明显差异，30～45 岁患者表现为中等程度的骨量减少，GHD 的严重性和骨量减少的严重程度相关。GHD 儿童青春期未接受替代治疗的 GH 缺乏儿童，达到成年身高后的峰值骨量减少，线性生长停止 10 年后才能达到正常。

组织学上，GHD 患者的骨小梁体积增加，骨重吸收增加，类骨质厚度增加，提示矿化延迟。与非 GHD 对照人群相比，骨折的发生率增加 2～5 倍。但是循环及尿液中骨重吸收及骨形成的标志物水平常变化，因此一般不推荐将其用于临床。

GH 替代治疗在整体上对骨骼最终产生效应，但其效应是复杂的，结果具有双面性。GH 可以刺激骨形成和骨重吸收。在治疗的前 12 个月，双能 X 线吸收法（dual-energy X-ray absorptiometry，DXA）测定的 BMD 不会增加，甚至可能下降。但是，治疗 18～24 个月后，大多数研究显示 BMD 增加了 4%～10%，椎骨的 BMD 增加大于股骨。骨矿物质丢失最严重的患者（Z 值<-2）治疗后改善程度最大。男性对 GH 的反应优于女性。GH 替代治疗超过 10 年后机体的 BMD 仍会继续增加，但 5 年后对髋部的影响可能达到平台期。有研究表明，仍然存在骨量减少的患者添加双膦酸盐后可获得进一步的改善。该项研究表明这种联合治疗可以降低骨折风险，但是到目前为止，尚无有关 GH 长期替代治疗对 AGHD 骨折发生率影响的对照研究的报道。

3. 推荐意见三　如持续性 GHD 诊断明确，为达到过渡期肌肉/骨骼的完全成熟，在达到成年身高后仍需继续 GH 治疗（1 | ⊕⊕○○）。

（1）证据：有关儿童起病的 GDH 和从儿童到成人过渡期的特别注意事项。对这些患者 BMD 的评估需考虑骨量测定。有些患者可能尚未达到真正潜在的最大骨量，GH 治疗将继续增加其骨量。DXA 扫描不能直接测定骨量，但可应用校正公式。

重要的是过渡期患者在达到成年身高后是否需 GH 治疗以获得正常的骨峰值。正常成人 20 多岁达到 95% 骨峰值，男性稍迟于女性。不过，腺垂体功能减退的患者由于青春期发育延迟或缺乏促性腺激素正常的分泌，其骨量达峰的年龄将落后。中断 GH 治疗，骨矿物质的获得下降。GH 治疗的中断通常在 15～17 岁，正常人在此年龄间骨量仍增加。关键是 GH 治疗是否需持续或重新开始至少到患者达到骨峰值。4 项研究结果显示，达到成年身高后持续/重新开始长达 2 年的 GH 治疗患者比中断 GH 治疗患者获得更显著的 BMD 增加，1 项研究未得到上述结果。因此，总的来说，研究提示，经年龄调整后 BMD 低的儿童起病的 GDH 患者继续 GH 治疗可获益。正如上所述，大多数研究也显示过渡期持续/重新开始 GH 治疗会提高体重/脂肪组织的比值。

（2）价值和偏好：这些结果建议 GHD 患者 GH 治疗前需行 DXA 测定 BMD，如异常，随后至少每 2 年 1 次。特别强调从儿童到成人过渡期，线性身高增长停止但骨量仍继续增加、肌肉/脂肪比值持续变化，中断 GH 治疗 18 个月以上可能导致不利的影响。因此，在过渡期如 GH 治疗中断，需尽快完成重新检测并重新开始过渡期及随后的成人 GH 剂量。

4. 推荐意见四 对 AGHD 患者，GH 治疗改善包括内皮细胞功能、心血管炎性标志物、脂蛋白代谢、颈动脉 IMT 和心肌功能等心血管替代终点，但往往加重胰岛素抵抗（2｜⊕⊕○○）。

（1）证据：GH 对血管功能有直接作用，同时可通过 IGF-1 对血管起着与直接作用相反的作用。大体上，多数已被确定的 GHD 患者心血管危险与以下 4 个方面的病理生理有关：高血压、炎症、血脂异常和胰岛素抵抗。严重 GHD 患者血压更高，导致对应激和（或）运动的血管扩张反应能力受损。重要的是，已有研究显示 GH 替代治疗可提高血流介导的血管扩张，降低动脉僵硬度。研究显示 GH 治疗能改善血管内皮功能，可能有助于血管张力的改变。大型试验结果提示 GH 替代治疗能轻度降低血压。

GHD 患者炎性标志物水平升高，GH 治疗能降低 C 反应蛋白水平。一项安慰剂对照试验表明 55 例 AGHD 患者 GH 治疗 9 个月能显著降低载脂蛋白 B 和 C 反应蛋白水平。GH 对脂蛋白代谢也有作用。有报道 26% ~ 45% AGHD 患者存在总胆固醇和低密度脂蛋白（low-density lipoprotein，LDL）胆固醇升高、高密度脂蛋白胆固醇降低和载脂蛋白 B-100 升高。多数研究表明 GH 替代治疗后患者高密度脂蛋白胆固醇水平升高，LDL 胆固醇和总胆固醇水平降低。一项大样本观察性研究（$n=1206$）发现，LDL 胆固醇和总胆固醇水平降低 7% 并维持 2 年。不过，没有研究证实"他汀"最佳治疗基础上应用 GH 是否有附加效应；因此，这仍然是一个悬而未决的问题。

文献报道 GHD 患者 IMT 增加和动脉壁动力学异常。一项研究显示 IGF-1 水平低的患者 IMT 显著增加。多项研究显示 GHD 成人和（或）儿童应用 GH 治疗可降低 IMT。流行病学研究表明 IMT 增加可预测大约 8 年后症状性冠状动脉疾病的发生。该结果意味着 IMT 降低可能对心血管终点有显著改善作用，但至今对 GHD 患者这一问题尚未得到明确证据。

GHD 患者心功能可能也有明显受损。儿童起病的 GHD 患者超声心动图检测显示左心室（left ventricular，LV）、心室后壁和室间隔厚度降低，LV 直径和质量下降。与对照组相比，40 岁以下的成人起病或儿童起病的 GHD 患者静息时和峰值体育运动后的 LV 收缩功能异常。多项研究结果一致表明 GH 治疗后患者的 LV 质量、LV 舒张末期容积和每搏量均升高。一项纳入 10 例患者的研究结果显示心脏收缩力的提高。上述指标的改善很可能与研究报道 DHD 患者 GH 替代治疗后运动耐力和精力的提高相关。

（2）评论：GH 替代治疗对胰岛素抵抗的总体效应难以预测。GH 替代减少脂肪组织，升高 IGF-1 水平，改善胰岛素敏感性。不过，GH 对肝和其他组织也有直接拮抗胰岛素的作用。胰岛素钳夹试验显示高剂量 GH 明显降低胰岛素敏感性，从而增加游离脂肪酸的释放，并可能导致肌肉内三酰甘油的堆积。但是，低剂量 GH 应用 6 ~ 12 个月并未改变胰岛素敏感性。最近一项研究显示胰岛素敏感性评估稳态模型（homeostasis model of assessment，HOMA）指数提高。因为不同患者这些参数有不同的敏感性，所以有参数显示 GH 治疗后胰岛素敏感性降低，而其他参数显示敏感性几乎无改变，这种矛盾的结果并不奇怪。一项为期 4 年的研究显示 GH 治疗后血糖升高（0.58±0.19 mmol/L）；但并未显示对脂肪组织有任何作用。安慰剂对照研究的 meta 分析表明 GH 治疗与空腹血糖和空腹胰岛素水平轻度升高有关。

5. 推荐意见五 虽然腺垂体功能减退症患者死亡率增加，且 GHD 与此有关，但是至今未显示 GH 能降低患者死亡率（2｜⊕○○○）。

（1）证据：流行病学调查研究显示与年龄、性别匹配的成人相比，成人腺垂体功能减退症患者，多数是由于垂体瘤或其他垂体病变治疗所致，死亡率升高。过早死亡的原因是心血管和脑血管疾病。有研究者认为接受除 GH 外其他激素替代治疗的腺垂体功能减退症患者由于 GHD 过早死亡。不过，许多因素可能导致死亡危险增加：许多患者因垂体病变接受颅脑放射；不同的糖皮质激素、甲状腺素和性激素替代治疗方案，包括现在看来是高剂量糖皮质激素的使用；调查研究时无法获得有效的高脂血症和高血压治疗措施。因此，成人腺垂体功能减退症患者过早死亡风险增加的原因并不简单，可能是多因素的。

一些回顾性流行病学调查研究显示手术和颅脑放疗的垂体病变患者过早死亡。因为库欣病和肢端肥大症增加发病率和死亡率的风险，随后的研究分析时剔除了库欣病和肢端肥大症患者。一项瑞典研究纳入 1956—1987 年诊断为腺垂体功能减退症的 333 例患者，结果显示心血管疾病死亡率几乎是预期的 2 倍（风险指数为 1.97）。不过，只有 40% 年龄 <50 岁的女性性腺功能减退症患者接受雌激素替代治疗，76% 男性性腺功能减退症患者接受睾酮替代治疗。另一项英国研究纳入 1967—1994 年诊断为部分或全腺垂体功能减退症的 172 例患者，结果显示全因死亡率是预期的 1.73 倍。这项研究还显示心血管疾病死亡率有小幅升高，但无统计学意义，女性患者预后比男性差；预测生存唯一独立的因素是诊断时的年龄和性腺功能减退。一项瑞典研究纳入 1952—1992 年诊断为腺垂体功能减退症的 344 例患者，结果显示脑血管疾病死亡率增加［标准化死亡率（standardized mortality ratio，SMR）为 3.39］，所有心血管疾病 SMR 为 1.75；心血管疾病 SMR 增加低于以前的报道（心脏病 SMR 为 1.41）。女性患者脑血管疾病死亡风险高于男性。88% 患者接受过颅脑放疗。一项 1992—2000 年的英国研究纳入 1014 例腺垂体功能减退症患者，结果显示 SMR 为 1.87。导致过早死亡的因素有年龄小、女性、颅咽管瘤和放疗。过早死亡的原因包括心血管疾病、呼吸系统疾病和脑血管疾病；未治疗的性腺激素缺乏也与过早死亡的风险增加有关。对于颅脑放射与死亡风险增加的关系，Erfurth 等回顾分析了 1952—1996 年 342 例接受手术和颅脑放疗的垂体瘤患者（可能包括 1997 年 Bulow 等报道的患者），结果显示脑血管病变死亡的患者（31 例）与生存的患者（62 例相匹配）接受颅脑放疗的比例无显著差异，但女性患者接受治疗前腺垂体功能减退症状持续时间有显著差异。研究者推断腺垂体功能减退未得到治疗的时间可能是女性患者脑血管病变死亡率增加的一个贡献因素。此外，合并脑血管疾病的腺垂体功能减退症患者和一般人群间卒中类型、卒中临床症状或卒中死亡无显著差异。一项日本对 391 例腺垂体功能减退症患者（1984—1993 年）死因的研究显示与性别、年龄相匹配的对照组比较，腺垂体功能减退症患者脑血管疾病死亡显著增加，而心脏疾病死亡无增加。可惜的是，研究未提供接受颅脑放疗的患者样本量等信息。另一个过早死亡的潜在因素是垂体病变的进展。一项研究纳入 281 例接受手术和颅脑放疗的患者（1946—1988 年），35 例垂体瘤再次生长需再次手术，其中 25 例（25/35）死亡（心血管疾病 SMR 为 3.74；脑血管疾病 SMR 为 3.77）。246 例垂体瘤未再次生长的患者总 SMR 为 1.71（心血管疾病 SMR 为 1.56；脑血管疾病 SMR 为 3.54）。

最近有关腺垂体功能减退症与死亡率的报道包括丹麦 160 例接受经蝶窦切除的垂体无功能腺瘤患者的随访研究，其中 29 例接受放疗。经 12.4 年（中位数，8.1~19.9 年）随访，41 例死亡（预期 34.7 例），SMR 为 1.8［95% 可信区间（confidence interval，*CI*）为 0.87~1.60］。女性腺垂体功能减退症患者 SMR 显著升高（1.97，95%*CI* 1.20~3.21），男性患者 SMR 无升高。女性患者死亡率升高的原因不清楚，但激素替代不足是一种可能。一项来自丹麦的更大型研究纳入 1794 例 GHD 患者和 8014 例年龄、性别相匹配的对照组，结果显示儿童起病或成年起病的 AGHD 患者死亡率均增加。儿童起病的 AGHD 男性患者死亡风险比为 8.3（95%*CI* 4.5~15.1），儿童起病的 AGHD 女性患者死亡风险比为 9.4（95%*CI* 4.6~19.4）。成年起病的男性 GHD 患者死亡风险比为 1.9（95%*CI* 1.7~2.2），女性患者死亡风险比为 3.4（95%*CI* 2.9~4.0）。成年起病的 GHD

患者中，所有年龄组女性患者和最大年龄组男性患者的死亡率增加是因为癌症和循环系统疾病。

一篇纳入 6 项研究的 meta 分析评估 5412 例诊断垂体疾病和腺垂体功能减退症患者（剔除库欣病或肢端肥大症患者）性别特定的死亡率，结果显示垂体疾病和腺垂体功能减退症患者的 SMR 显著增高。女性患者死亡率高于男性；男性患者 SMR 为 0.98～3.36，女性患者 SMR 为 2.11～4.53（$P<0.0001$）。研究者推测女性患者死亡率高可能反映垂体激素缺乏的诊断率低和激素替代不足。

（2）评论：证据支持垂体腺瘤和腺垂体功能减退症患者过早死亡的风险增高。脑血管疾病的死亡风险可能与之前的颅脑放疗有关。不过，导致心脏疾病风险增加的原因尚存疑问。高脂血症可能是危险因素；因为目前的研究并没有广泛应用降脂药物治疗，所以尚不能明确仅与 GHD 相关。不过，推理提示 GHD 可能是一个危险因素。

与未用 GH 治疗的患者回顾性分析比较，Svensson 等对应用 GH 治疗的腺垂体功能减退症患者前瞻性随访结果显示 GH 治疗的患者死亡率较低；不过，研究涉及的时间段不同也会有诸如糖尿病、高血压和高胆固醇血症等并发症治疗方式的戏剧性变化。到目前为止，还没有关于 AGHD 患者的前瞻性、长期、随机研究，比较 GH 和安慰剂对心血管主要终点和死亡率的影响，而且以后可能也不会开展这样的研究。未来对制药公司编辑的数据库里治疗和未治疗患者的数据分析可能有助于明确 GH 治疗对 GHD 患者死亡率和心血管事件的作用。

6. 推荐意见六 GH 治疗提高大多数成人 GHD 患者的生活质量（2 | ⊕⊕○○）。

（1）证据：生活质量常是通过自我管理的调查问卷来评估，该问卷能反映各种健康相关的、经济以及社会的因素。生活质量评价明显相关，但又区别于影响或认知的评估。评估疾病特异性生活质量的调查问卷已被证实有效，并得以广泛应用。

对 GHD 患者生活质量的评估结果显示高度变异性。如未治疗时，有些患者认为生活质量受严重影响，而有些患者认为生活质量不受影响。特别是与成年起病的 GHD 患者相比，儿童起病的 AGHD 患者更少出现生活质量的明显降低。GHD 影响最明显的生活质量是精力和活力。有研究显示 GHD 患者接受 GH 替代治疗后生活质量明显改善，但也有研究显示改善有限或未改善。生活质量改善程度一般与发病时疾病的严重程度成比例，与 IGF-1 水平的升高无关。实践中，这意味着如发病时患者的生活质量正常，那么 GH 治疗则不能提高其生活质量。不管 GHD 的病因是脑肿瘤、垂体器质性病变、外伤性脑损伤或非器质性垂体功能紊乱，生活质量的改善是相同的。有研究显示生活质量改善多在 GH 替代治疗的 3 个月，绝大多数的生活质量改善发生在 GH 替代治疗的第 1 年。一些长期的研究显示与未治疗的患者相比，GH 治疗患者生活质量的某些方面会得到持续改善。

（2）评论：特殊类型的患者是既往有肢端肥大症病史，多年处于 GH 高水平的 GHD 患者。小型研究结果显示与既往有肢端肥大症病史、目前 GH 水平正常的患者，其患者生活质量降低，但各种代谢参数如腰围、身体脂肪百分比、血压、葡萄糖耐受性和脂质成分并无差异。患者应用 GH 治疗会产生不同的结果，有研究显示治疗后患者的身体成分和生活质量改善，而另一些研究显示未能改善。

（四） GH 治疗相关的不良反应和风险

虽然有潜在的癌症和肿瘤再生的风险，但总的来说，AGHD 患者应用 GH 治疗是非常安全的。虽然 GH 治疗降低胰岛素敏感性，但血糖控制的恶化是很轻或短暂的。

1. 推荐意见一 活动性恶性肿瘤患者禁忌应用 GH 治疗（1 | ⊕○○○）。

（1）证据：理论上，GH 治疗及伴随的 IGF-1 水平升高可导致恶性肿瘤的发展或再生，垂体腺瘤的再生/复发，但流行病学调查并未显示风险增加。AGHD 患者颅内或颅外肿瘤复发率未见增加。几乎所有对颅内或颅外恶性肿瘤发展/复发的长期随访数据都来自于儿童 GH 治疗的研究。

Fradkin 等报道 GH 治疗的儿童发生白血病风险增加，但增高的风险可归因于其他肿瘤的存在和（或）放疗。对 1985—2006 年纳入 54 996 名儿童的美国国家生长协作研究最近更新结果显示，与未接受 GH 治疗的相比，接受 GH 治疗的患者白血病发生率并未增加。英国的系列研究显示 1848 例童年时接受 GH 治疗的患者大肠癌和霍奇金病的死亡率增加，但是例数很少（每种只有 2 例），而且治疗参数不同于现代的给药方案。这一队列未发现白血病发病率增加。纳入儿童癌症生存研究的 14 103 例生存者中 361 例接受 GH 治疗，其颅内和颅外肿瘤发生率轻度增加，这种增加大多归因于脑膜瘤。相反，美国国家生长协作研究最近更新结果显示，与未接受 GH 治疗的患者相比，接受 GH 治疗的患者恶性肿瘤的发生率并未增加。而且，对来自 KIGS 数据库的 1038 例患者分析，结果显示 GH 治疗的患者脑肿瘤复发的风险未见增加。

有研究显示垂体腺瘤或颅咽管瘤的 AGHD 患者接受 GH 治疗对肿瘤的再生或复发未见影响。大多数的长期安全性数据来源于开放标签的纵向研究。

（2）价值和偏好：有流行病学研究显示高 IGF-1 水平与癌症风险的相关性。因此，虽然大多数研究并未显示 GH 治疗的患者癌症风险增加，但因为有加剧恶性肿瘤进展的潜在后果，所以仍推荐活动性恶性肿瘤患者禁忌应用 GH 治疗。

2. 推荐意见二　合并糖尿病的患者应用 GH 治疗需调整降糖药物（1｜⊕⊕⊕○）。

（1）证据：早期大型的 GH 临床试验报道小部分患者出现胰岛素抵抗和 2 型糖尿病。如上所述，由于个体间身体成分、年龄和遗传易感性的不同，胰岛素敏感性的变化存在明显变异性。Hoffman 等的安慰剂对照研究显示 GH 治疗与葡萄糖代谢异常有关，13% 患者出现糖耐量降低，4% 患者出现糖尿病，显著高于安慰剂组。因此，应用目前剂量 GH 治疗，糖尿病风险轻度增加；有必要对糖尿病患者进行监测，及时调整药物。

（2）评论：视网膜病变是 GH 治疗极少见的并发症。2 例无糖尿病的患者（1 例成人，另 1 例 9 岁 Turner 综合征儿童）接受 GH 治疗后发生视网膜病变，中断治疗后视网膜病变好转。相反，85 例 IGHD 患儿接受 6.4±2.9 年的 GH 治疗未发生视网膜病变。

儿童接受 GH 治疗与良性颅内高压有关，但成人患者仅报道 2 例发生良性颅内高压。有报道正常老年人接受高剂量 GH 治疗出现男性乳房发育，未见报道发生溢乳。

3. 推荐意见三　AGHD 患者 GH 治疗过程中应监测甲状腺和肾上腺功能（2｜⊕⊕○○）。

虽然 GH 替代治疗无不良反应，但是有研究显示 GH 替代治疗可引起血 FT_4 水平降低。由于纠正了 GH 缺乏时皮质酮向皮质醇转化增加的作用，GH 替代治疗也可引起血皮质醇水平降低，从而使被掩饰的中枢性肾上腺皮质功能减退症得以显现。因此，GH 治疗期间需监测 FT_4 水平，必要时需调整 T_4 的剂量。同样，如果治疗前 GHD 患者下丘脑-垂体-肾上腺轴功能未见异常，在 GH 治疗期间需重新评估下丘脑-垂体-肾上腺轴功能，必要时应启动糖皮质激素替代治疗。

（五）治疗方案

1. 推荐意见一　GH 给药方案应该个体化，而不应该以体重为基础；从低剂量开始，根据临床反应、不良反应和 IGF-1 水平调整（1｜⊕⊕⊕⊕）。

早期成人 GH 治疗剂量参照小儿的临床实践，随后发现这种剂量为超生理剂量并与多种不良反应相关。因此，剂量减少，不良反应随之减少。多数不良反应与剂量相关。最常见的不良反应与水潴留相关，包括感觉异常、关节僵硬、外周水肿、关节痛和肌肉疼痛等，发生于 5%~18% 患者。2% GH 治疗的 AGHD 患者发生腕管综合征。老龄、超重或女性患者更容易发生腕管综合征。随着剂量减少，多数不良反应减轻。水潴留时血压升高，但可通过应用合适剂量避免其发生。

GH 治疗剂量的确定从根据体重计算演变为个体化起始、逐步滴定的策略。与根据体重计算确定治疗剂量法相比，剂量滴定法不良反应发生率减少 1/2 以上。

2. 推荐意见二 GH 治疗剂量的确定应考虑性别、雌激素水平和年龄等因素（1｜⊕⊕⊕⊕）。

（1）证据：Ho 等研究显示雌激素诱导肝 GH 受体后特定的非竞争性抑制因子 SOCS2。由于循环中的 IGF-1 约 85% 来源于肝，口服雌激素对血 IGF-1 水平有很强的抑制作用，女性需更高剂量的 GH 才能达到与男性相同的 IGF-1 反应。不过，即使男女有相同的 IGF-1 反应，女性患者 GH 对诸如身体脂肪、LDL 胆固醇和骨转换的循环标志物等临床终点的影响仍然较弱。Cook 等报道了与上述相似的男女对 GH 反应的差异，女性接受口服雌激素替代治疗的患者需更高剂量的 GH 才能达到相同的 IGF-1 水平。停用雌激素或改口服制剂为经皮吸收的制剂后，需减少 GH 剂量。

GH 分泌随年龄增加而减少，而且老年人对 GH 相关的不良反应敏感性增加。因此，老年患者 GH 剂量低，而过渡期和年轻成人剂量较高。另一方面，不管是儿童起病还是成年起病的 GHD 患者，GH 治疗剂量是相同的，虽然儿童起病的 GHD 患者 IGF-1 的反应较低。30~60 岁患者，GH 起始剂量 200~300 μg/d 通常不会产生不良反应。每 1~2 个月剂量增加 100~200 μg/d，直到出现适当的临床反应，IGF-1 水平达到相应年龄的正常范围，同时无不良反应发生。

（2）评论：常用的 IGF-1 目标是正常范围上限的 1/2，虽然尚无研究提供这方面的指导。治疗 6 个月或以上临床获益可能仍不明显。60 岁以上老年患者起始治疗剂量低（100~200 μg/d）且剂量增加需缓慢。年轻（<30 岁）患者起始治疗剂量较高（400~500 μg/d）；过渡期患者起始治疗剂量可能更高。口服雌激素的妇女通常需要相当高的 GH 剂量，但应用经皮吸收的雌激素制剂患者则不需要。

最近发现 GH 受体有 2 种亚型，一种为全长基因（*fl*）表达的全长受体，另一种是缺失外显子 3 的 GH 受体基因（*GHRd3*）表达的缺失 22 个氨基酸的受体。GH 受体基因型的分布为 50%~59% *fl/fl*，37%~42% *GHRd3/fl* 和 4%~12% *GHRd3/GHRd3*。体外研究显示 *GHRd3* 对 GH 的敏感性轻度增加，GHD 儿童和成人患者的研究显示不同基因型患者对 GH 治疗反应混杂但总体差异微小。因此，部分缺失的 GH 受体在临床上意义似乎不大，患者开始 GH 治疗时没有必要进行检查。

3. 推荐意见三 GH 治疗过程中，剂量滴定阶段应每 1~2 个月，随后每半年进行临床评估。评估内容包括：不良反应、IGF-1 水平及生长激素反应的其他指标（2｜⊕⊕○○）。

（1）证据：GH 治疗达到维持剂量阶段，通常每 6 个月评估 1 次。评估内容包括临床疗效、不良反应及血 IGF-1 水平。每年监测血脂、空腹血糖。如起始患者骨矿物质密度异常，每 1.5~2 年评估 1 次骨矿物质密度对决定是否需加用其他治疗措施有帮助。腰围和生活质量的评估对评价患者的治疗反应提供额外信息。如上所述，接受甲状腺素替代治疗的腺垂体功能减退症患者开始 GH 替代后需调整甲状腺素剂量，下丘脑-垂体-肾上腺轴功能也需重新评估。有关评估的推荐是基于临床经验，并未被大型对照试验所证实。

（2）价值与偏好：目前尚不明确 GH 治疗的总疗程。如有临床获益，没有特殊理由停用 GH。相反，如经 1 年以上的 GH 治疗仍无明显获益，停用 GH 是合适的。

三、结 论

已证实 AGHD 患者可通过 GH 治疗获益。重要的是在临床表现提示可疑 GHD 的患者中确定合适的候选人。起始治疗前 GHD 的确诊是必需的，确诊通常需进行生化检测。GH 治疗的获益包括身体成分、运动能力、骨骼完整性、血脂及生活质量等方面的改善。GH 治疗有降低腺垂体功能减退症患者心血管疾病死亡率的可能，但至今尚未被证实。需强调的是，尚缺乏关于对骨折、心脏病、癌症及死亡率等临床主要终点影响的长期临床研究。GH 治疗剂量需个体化，并注意避免发生不良反应。定期进行不良反应和临床获益的评估是必要的。

四、对 2006 年指南改动的总结

总体上，新指南更新了指南的结构，每章均从推荐和建议开始，接着是证据，最后是评论或价值。新指南回顾了新近的文献，提供更新的信息和参考资料，删除过期的信息和参考资料。引言部分明显缩短。

（一）添加有关"特发性 GHD"的推荐意见

成人特发性 GHD 极其罕见，诊断必须有严格标准。缺乏可疑的临床表现时，根据单一 GH 激发试验结果作出诊断有很高的假阳性率，因此建议对这些患者进行诊断时需开展 2 个 GH 兴奋试验。低水平的血 IGF-1 也能提高正确诊断的可靠性（2｜⊕○○○）。

特别声明诊断成人特发性 GHD，必须有 2 个合适的 GH 兴奋试验提示 GH 反应降低。为再次强调不能在成人中不恰当使用 GH，有必要将以前只对该问题讨论提升到现有的推荐水平。

（二）拓展关于 ITT 和 GHRH-精氨酸兴奋试验的推荐意见

推荐诊断 GHD，ITT 和 GHRH-精氨酸兴奋试验有足够的敏感度和特异度。不过，对那些近期（10 年内）有明确下丘脑病因的疑似 GHD 患者，如放疗史，GHRH-精氨酸兴奋试验结果可能会引起误诊（1｜⊕⊕⊕⊕）。

价值/偏好和评注部分也有拓展，指出目前无法获得 GHRH 以及有关可能需根据 BMI 调整GHRH-精氨酸兴奋试验值切点的附加信息。

（三）添加关于胰高血糖素兴奋试验的推荐意见

建议当无法获得 GHRH 且 ITT 禁忌或不能做时，胰高血糖素兴奋试验可用于诊断 GHD（2｜⊕⊕○○）。

添加该推荐主要因为目前缺乏 GHRH。建议认为如果 ITT 不适合且 GHRH 又无法获得，胰高血糖素兴奋试验是第三个适合的试验，可被应用。

（四）拓展关于儿童起病的 GHD 患者重新评估的推荐意见

推荐对有多种激素缺乏的器质性病变和确诊基因病变的儿童起病的 GHD 患者，因其病因的不可逆性，停止 GH 治疗 1 个月后测得的低 IGF-1 水平足以诊断持续性 GHD，并不需要进行兴奋试验（1｜⊕⊕⊕○）。

添加的评论部分认为青少年和年轻成人可能需要更高的兴奋试验切点值。

（五）有关 GH 治疗潜在获益的推荐意见

该意见现被分成若干推荐，早期版本将其集中。我们认为现在的版本结构更清晰。推荐 GHD 患者应用 GH 治疗对改善身体组成和运动能力有显著的临床获益（1｜⊕⊕⊕○）。推荐 GHD 患者应用 GH 治疗对改善骨骼完整性有显著的临床获益（2｜⊕⊕○○）。推荐如持续性 GHD 诊断明确，为达到过渡期肌肉/骨骼的完全成熟，GH 治疗在达到成年身高后仍需继续（1｜⊕⊕○○）。推荐对 AGHD 患者，GH 治疗改善包括内皮细胞功能、心血管炎性标志物、脂蛋白代谢、颈动脉IMT 和心肌功能等心血管替代终点，但往往加重胰岛素抵抗（2｜⊕⊕○○）。推荐虽然腺垂体功能减退症患者死亡率增加，且 GH 与此有关，但至今未显示 GH 能降低患者死亡率（2｜⊕○○○）。推荐 GH 治疗提高大多数 AGHD 患者的生活质量（2｜⊕⊕○○）。

（六）作为一个特定的推荐添加关于重新评估和过渡期治疗推荐意见

推荐如持续性 GHD 诊断明确，为达到过渡期骨骼/肌肉的完全成熟，GH 治疗在达到成年身高后仍需继续（1｜⊕⊕○○）。现在有来自多项研究的充分证据支持其作为一个特定的推荐。

（七）关于重新评估和过渡期治疗推荐意见

推荐虽然腺垂体功能减退症患者死亡率增加，且 GHD 与此有关，但至今未显示 GH 能降低患者死亡率（2｜⊕○○○）。

建议强调 GH 治疗并不能降低死亡率。大量证据显示腺垂体功能减退症患者死亡率增加，大多数内分泌学家将其等同于 GHD 并认为 GH 治疗可降低死亡率。我们从最近几年的随机对照研究中艰难地认识到看似合乎逻辑的结论在事实上并非如此（如妇女健康倡议、肾病患者促红细胞生成素治疗研究、透析患者他汀类药物治疗等）。因此，我们将这部分从讨论提升为建议。不过，这是个有争议的决定。

（八）考虑不需要特别强调，删除之前关于 GH 治疗可能更有利于重症患者的推荐，只是在各种讨论中提及该观点

（九）添加关于 GHD 患者 GH 治疗期间监测肾上腺和甲状腺功能的推荐意见

推荐 GHD 患者 GH 治疗期间需监测肾上腺和甲状腺功能（2｜⊕⊕○○）。

更多的证据支持 GHD 患者 GH 治疗期间监测肾上腺和甲状腺功能的必要性。因此应以一个具体的建议加以强调。

虽然还不是具体的推荐或建议，在其他领域也增添了如下信息。推荐意见中讨论部分添加了蛛网膜下腔出血引起的腺垂体功能减退症和头部外伤导致腺垂体功能减退症的进展。推荐意见讨论部分添加了既往有肢端肥大症病史的 GHD 患者的治疗。推荐意见讨论部分添加了关于 GH 治疗不增加垂体瘤复发率的明确意见。推荐意见讨论部分添加了关于不同亚型 GH 受体患者对 GH 敏感性可能不同的评论。

（翻译：杨历新　黄敬泽）

·解读·

2011 年美国内分泌学会发布了《成人生长激素缺乏症的评估和治疗：美国内分泌学会临床实践指南》，新指南回顾了新近的文献，提供更新的信息和参考资料，是对 2006 年指南的一个更新。本文对指南部分解读。

一、AGHD 的病因学

AGHD 的病因分为先天性和获得性。其中先天性分为遗传、脑结构缺陷。遗传包括转录因子缺乏、GHRH 受体基因缺乏、GH 促分泌受体基因缺乏、GH 基因缺乏、GH 受体/受体后缺乏、Prader-Willi 综合征。

脑结构缺陷包括胼胝体发育不良、视隔发育不良、空泡蝶鞍综合征、前脑发育畸形症、脑膨胀、脑积水、蛛网膜囊肿。

获得性包括产期、产后、中枢神经系统感染、下丘脑或垂体肿瘤、颅咽管瘤、Rathke 囊肿、神经胶质肿瘤/星形细胞瘤、生殖细胞瘤、转移性肿瘤、浸润/肉芽肿瘤、朗格汉斯组织细胞增多症、脑结核、垂体炎、头颅放疗、手术、特发性和其他。

二、AGHD 的临床表现

AGHD 的临床表现包括脂肪量的相对增多、肌肉量的相对减少、精力下降、生活质量下降等，这些特点是非特异性的，但在适当的临床环境中，可能意味着生长激素缺乏症。

三、AGHD 的诊断与筛查

一些新的高级别的证据指出：儿童起病的 GHD 患者，作为 GH 治疗的候选者在成人期间应该通过再评估判断是否为 AGHD，除非其有已知的突变、先天性损害、不可逆的结构损害/破坏。患有下丘脑/垂体结构损害疾病，经历这些区域的手术或放疗，患其他的垂体激素缺乏症的成人患者，应该考虑诊断为继发性 GHD。

新的建议筛查对象范围已经在 1997 年建议的基础上有所延伸，声明指出 GHD 患者包括所有被证明患下丘脑垂体疾病且有意向接受治疗的患者，包括已有下丘脑垂体疾病的迹象和症状的［内分泌、身体和（或）遗传方面的原因］患者、曾接受头部放疗或肿瘤治疗的患者、患有创伤性脑损伤或蛛网膜下腔出血的患者。

四、AGHD 的诊断试验

1997 年研讨会建议将 ITT 作为诊断试验的选择之一，2007 年研讨会进行了拓展，一致同意将 GHRH+精氨酸、GHRH+生长激素释放多肽（GHRP）刺激试验作为对成人有效的激发试验，并添加了胰高血糖素刺激试验的推荐。建议当无法获得 GHRH，且 ITT 禁忌或不能做时，胰高血糖素兴奋试验可用于诊断 GHD。

胰岛素低血糖兴奋试验具有评估下丘脑垂体轴的完整性并且刺激促肾上腺皮质激素的优点，而结合试验具有评估最大分泌量的优点。

有 3 种或以上垂体激素缺乏症以及 IGF-1 低于参考值范围的患者 GHD 概率高达 97%，因此不需要做激发试验。

关于 ITT 和 GHRH-精氨酸兴奋试验的拓展：该试验对于确诊 GHD 具有良好的敏感度和特异度。然而，对于早期（10 年之内）确认为下丘脑原因的疑似 GHD 患者（如放疗），GHRH-精氨酸试验可能会误导诊断（证据级别高）。

关于儿童起病的 GHD 患者重新评估的拓展：对于存在结构损害并表现为多种性激素缺乏的儿童的 GHD 患者，以及已经确认的遗传因素的患者，由于这两种 GHD 有不可逆的本质原因，如果生长激素中止治疗至少 1 个月之后 IGF 水平较低，可以无须进一步的激发试验诊断为持续性 GHD（证据级别中等）。

IGF-1 水平正常并不能除外 GHD 的诊断，但是在这种情况下如果作 GHD 的诊断必须进行激发试验（证据级别高）。

IGF-1 水平较低，并且没有分解代谢方面和肝疾病，提示为严重的 GHD，而且这种 IGF-1 水平有助于鉴别可能受益于治疗的患者（证据级别中等）。

指南特别声明：诊断成人特发性 GHD，必须有 2 个合适的 GH 兴奋试验提示 GH 反应降低，以防止在成人中不恰当使用 GH。

五、AGHD 治疗

AGHD 对机体产生明显的不良影响，近年的临床研究提示 GH 治疗可获得显著而广泛的临床获益，包括身体成分、运动能力、骨骼代谢、心血管危险因素和生活质量等方面的改善。

1. 身体成分　研究提示 GH 治疗能显著减少全身脂肪总量，CT 扫描显示 GH 治疗减少的主要是腹部内脏脂肪，经 6 个月的治疗这种改变就得以显现，并随着治疗而持续。AGHD 患者与同年龄、同性别的正常人相比肌肉组织明显减少，GH 治疗能明显增加肌肉量，但增加的程度不如脂肪减少明显。儿童起病和成人起病的 GHD 患者上述结果相近。Attanasio 等研究显示经 GH 治疗 3 年，成人发病的女性患者脂肪总量减少并不明显；而肌肉量增加则与年龄相关，年轻患者增加更显著，而>60 岁者无明显变化。

2. 运动能力　GH 能增加肌肉量，提高收缩能力，增加肌细胞最大氧消耗率，从而使运动能力增强。有些短期或长期研究显示 GH 治疗可增加机体的最大氧消耗率和最大工作能力。一项 10 年的观察性研究显示 GH 治疗后，膝关节屈肌群的等距力量恢复正常，手肌群的握力明显增强。

3. 骨代谢　20% 成人起病和 35% 儿童起病的 AGHD 患者合并骨质疏松症，GHD 的严重程度与骨质疏松程度成正比，而且 AGHD 患者骨折发生率增加 2~5 倍。GH 治疗对骨骼的最终总作用是合成作用，但这种作用很复杂且结果存在争议。有研究显示，治疗的 12 个月内，患者 BMD 可能不增反减，18~24 个月后 BMD 增加 4%~10%，通常对椎骨的作用强于股骨。骨质疏松越严重的患者获益越多，男性较女性对治疗的反应更好。联合双膦酸盐治疗效果更好，可降低骨折发生率。

4. 心血管系统　GH 通过直接作用或 IGF-1 的间接作用影响机体的血管功能。大样本试验结果提示 GH 替代治疗能轻度降低 AGHD 患者的血压。GH 治疗能降低 AGHD 患者 C 反应蛋白等炎性因子的水平。GH 对脂蛋白代谢也有作用，多数研究表明 GH 替代治疗后患者高密度脂蛋白胆固醇水平升高，LDL 胆固醇和总胆固醇水平降低。GH 治疗还能降低 AGHD 患者 IMT，虽然 IMT 增加可预测未来症状性冠状动脉疾病的发生，但是 GH 治疗是否对 AGHD 患者的心血管终点有显著改善作用还缺乏证据。超声心动图检测显示 GHD 患者的心功能可能受到明显损伤，左心室、心室后壁和室间隔厚度降低，LV 直径和重量下降，静息和运动后的 LV 收缩功能降低，多项研究结果一致表明 GH 治疗后患者的 LV 重量、LV 舒张末期容积和每搏量均升高，这些指标的改善可能与 GHD 患者 GH 替代治疗后运动耐力和精力的提高相关。

对 AGHD 患者生活质量的评估结果显示高度变异性。未治疗的患者中，有些认为生活质量明显降低，而有些认为生活质量基本正常。与成年起病的 GHD 患者相比，儿童起病的 AGHD 患者更少出现严重的生活质量降低。生活质量受影响最明显的是精力和活力。关于 AGHD 患者接受 GH 替代治疗后生活质量改善的研究结果也不一致，一般认为生活质量改善程度与发病时疾病的严重程度成比例，而与病因和 IGF-1 水平的升高无关，生活质量的改善多在 GH 替代治疗的早期（<1 年）就能观察到。

腺垂体功能减退症患者死亡率增加，表现为多因素心血管和脑血管疾病过早死亡。有研究者认为接受除 GH 外其他激素替代治疗的腺垂体功能减退症患者由于 GHD 过早死亡，但大量研究显示死亡率增加的原因并不简单，可能是多因素的。与未用 GH 治疗患者的回顾性分析数据比较，

Svensson 等的对应用 GH 治疗的腺垂体功能减退症患者前瞻性随访结果显示，GH 治疗的患者死亡率较低。不过，由于研究的时间不同，对糖尿病、高血压和高胆固醇血症等并发症治疗方式的不同可能会导致死亡率的差异。迄今为止，尚无关于 GH 对 AGHD 患者的心血管主要终点和死亡率影响的前瞻性随机对照研究。未来对制药公司数据库进行分析可能有助于明确 GH 治疗对 GHD 患者死亡率和心血管事件的作用。

　　AGHD 患者接受 GH 替代治疗的剂量需个体化。推荐从小剂量起始，并根据临床反应、不良反应和 IGF-1 水平进行剂量滴定。GH 起始治疗剂量的确定应考虑性别、雌激素水平和年龄等因素。女性需要更高剂量的 GH 才能达到与男性相同的 IGF-1 反应。即使男女有相同的 IGF-1 反应，女性患者 GH 对诸如身体脂肪、LDL 胆固醇和骨转换的循环标志物等的影响仍然较弱。口服雌激素对血 IGF-1 水平有很强的抑制作用，女性接受口服雌激素替代治疗的患者需更高剂量的 GH 才能达到相同的 IGF-1 水平。停用雌激素或改口服制剂为经皮吸收的制剂后，则需减少 GH 剂量。随年龄增加 GH 分泌减少，而且对 GH 相关的不良反应更敏感。因此老年患者需要更低的 GH 起始剂量。指南推荐 30~60 岁患者，GH 起始剂量为 200~300 μg/d，通常不会产生不良反应，此后每 1~2 个月剂量增加 100~200 μg/d，治疗目标是达到良好的临床效果且不发生不良反应，IGF-1 水平达到同年龄组正常范围的上 1/2。60 岁以上老年患者起始剂量为 100~200 μg/d，剂量增加需缓慢。30 岁以下年轻患者起始剂量为 400~500 μg/d。达到维持剂量后每 6 个月评估 1 次，包括临床疗效、不良反应及血 IGF-1 水平。对合并骨质疏松症的患者，每 1.5~2 年评估 1 次骨矿物质密度以决定是否需加用双膦酸盐。目前尚不明确 GH 治疗的总疗程。如有临床获益，没有特殊理由停用 GH。相反，如经 1 年以上的 GH 治疗仍无明显获益，可考虑停用 GH。

　　GH 治疗的不良反应与剂量有关。最常见的不良反应与水钠潴留有关，发生于 5%~18% 患者，包括感觉异常、关节僵硬、外周水肿、关节痛和肌肉疼痛等。2% 的 GH 治疗的 AGHD 患者发生腕管综合征，特别是老龄、超重或女性患者。水钠潴留还可导致血压轻度升高，但通过应用合适剂量或减少剂量，可避免或减轻上述不良反应。视网膜病变和良性颅内压增高在 AGHD 患者中罕见。有关 GH 治疗及伴随的 IGF-1 水平升高是否会导致肿瘤复发和恶性肿瘤的发生的争论一直受到关注。几乎所有对颅内或颅外恶性肿瘤发展/复发的长期随访数据都来自于儿童 GH 治疗的研究，但目前也没有形成统一的观点。Fradkin 等报道 GH 治疗的儿童发生白血病风险增加，但增高的风险可归因于其他肿瘤的存在和（或）放疗。纳入 54 996 名儿童的美国国家生长协作研究最近更新的结果显示与未接受 GH 治疗的患者相比，接受 GH 治疗的患者白血病发生率并未增加。英国的系列研究显示 1848 例童年时接受 GH 治疗的患者大肠癌和霍奇金病的死亡率增加，但是例数很少（每种只有 2 例）；同时亦未发现白血病发病率增加。研究也显示垂体腺瘤或颅咽管瘤的 AGHD 患者接受 GH 治疗后肿瘤的再生或复发未见增加。但鉴于流行病学研究显示高 IGF-1 水平与癌症风险的相关性，为避免促进恶性肿瘤进展的潜在严重后果，指南仍推荐活动性恶性肿瘤患者禁忌应用 GH 治疗。有研究显示 GH 治疗与葡萄糖代谢异常有关，GH 治疗后 13% 患者出现糖耐量降低，4% 患者出现糖尿病，显著高于安慰剂组。因此，GH 替代治疗可能使糖尿病风险轻度增加，有必要每年监测空腹血糖；对既往有糖尿病史的患者，应加强血糖监测，及时调整血糖控制方案。研究显示 GH 治疗可通过增加 T_4 的脱碘作用，降低血 FT_4 水平；而且由于纠正了 GH 缺乏时皮质酮向皮质醇转化增加的作用，可引起血皮质醇水平降低，从而使潜在的肾上腺皮质功能减退症得以显现，因此 GH 治疗期间需监测甲状腺和肾上腺轴功能，必要时应进行激素替代或剂量调整。

　　总之，2011 年美国内分泌学会的临床指南《成人生长激素缺乏症的评估和治疗：美国内分泌学会临床实践指南》与 2006 年版指南相比，回顾了新近的文献，提供更新的信息和参考资料，从而提高了科学性和可靠性，但仍有许多问题未得到解决，无论是 AGHD 的诊断标准、GH 治疗剂量以及临床预后等均缺乏足够的循证医学证据，还需要深入的研究进一步完善。

（解读：杨历新　黄敬泽）

（审阅：汤旭磊）

参考文献

［1］ Molitch ME，Clemmons DR，Malozowski S，et al. Evaluation and treatment of adult growth hormone deficiency：an Endocrine Society Clinical Practice Guideline. J Clin Endocrinol Metab，2011，96（6）：1587-1609.

［2］ Molitch ME，Clemmons DR，Malozowski S，et al. Evaluation and treatment of adult growth hormone deficiency：an Endocrine Society Clinical Practice Guideline. J Clin Endocrinol Metab，2006，91（5）：1621-1634.

［3］ Hoffman AR，Strasburger CJ，Zagar A，et al. Efficacy and tolerability of an individualized dosing regimen for adult growth hormone replacement therapy in comparison with fixed body weight-based dosing. J Clin Endocrinol Metab，2004，89（7）：3224-3233.

［4］ Bell J，Parker KL，Swinford RD，et al. Long-term safety of recombinant human growth hormone in children. J Clin Endocrinol Metab，2010，95（1）：167-177.

［5］ Swerdlow AJ，Higgins CD，Adlard P，et al. Risk of cancer in patients treated with human pituitary growth hormone in the UK，1959-85：a cohort study. Lancet，2002，360（9329）：273-277.

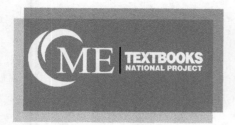

《肢端肥大症：美国内分泌学会临床实践指南》与解读

第 5 章

一、推荐总结

（一）诊断

1. 推荐对具有典型肢端肥大症临床表现，尤其有肢端及面部特征的患者，应检测胰岛素样生长因子 1（insulin-like growth factor 1, IGF-1）水平（1｜⊕⊕⊕○）。

2. 即使无典型肢端肥大症临床表现，但具有多种下述异常时可能与该病相关，如睡眠呼吸暂停综合征、2 型糖尿病、慢性关节炎、腕管综合征、多汗、高血压，建议进行 IGF-1 水平检测（2｜⊕⊕○○）。

3. 推荐对垂体占位患者测定 IGF-1 除外肢端肥大症（1｜⊕⊕⊕○）。

4. 不推荐根据随机生长激素（growth hormone, GH）水平诊断肢端肥大症（1｜⊕⊕⊕○）。

5. 对明确或可能血清 IGF-1 升高的患者，推荐进行糖耐量试验，高血糖时 GH 谷值<1 μg/L 可明确肢端肥大症诊断（1｜⊕⊕⊕○）。

6. 在生化指标进行肢端肥大症诊断后，需明确肿瘤大小、形状、是否侵及鞍上（1｜⊕⊕⊕⊕），建议磁共振成像（magnetic resonance imaging, MRI）作为首选影像学检查，若有应用禁忌或没有 MRI，可应用计算机体层摄影术（computed tomography, CT）（2｜⊕⊕○○）。

7. 若影像学发现肿瘤邻近视交叉，建议进行正规视野检查（2｜⊕⊕⊕○）。

（二）合并症表现、处理及死亡风险

1. 建议对所有肢端肥大症患者进行相关合并症的评估，包括高血压、糖尿病、心血管疾病、骨质疏松性关节炎、睡眠呼吸暂停（2｜⊕⊕○○）。

2. 推荐对合并症进行纵向监测及严格管理（无推荐级别）。

3. 建议对确诊肢端肥大症患者进行结肠镜检查以筛查结肠肿物（2｜⊕⊕○○）。

4. 建议对可触及的甲状腺结节进行超声检查（2｜⊕⊕○○）。

5. 推荐对垂体功能低下进行评估，并对缺乏的激素进行替代治疗（1｜⊕⊕⊕○）。

（三）治疗目标

1. 建议生化指标达标，达到年龄标化血清 IGF-1 范围作为肢端肥大症控制的标准（2｜⊕⊕○○）。
2. 随机 GH<1 μg/L 与肢端肥大症控制相关，建议将该标准作为治疗目标（2｜⊕○○○）。
3. 建议对患者整个治疗过程中应用同一种方法测定血清 GH 及 IGF-1 水平（2｜⊕⊕○○）。

（四）手术

1. 适应证
（1）推荐经蝶窦手术作为大多数患者的主要治疗方法（1｜⊕⊕⊕○）。
（2）患者首次手术后蝶鞍内仍有残留病灶，建议考虑再次手术（2｜⊕⊕○○）。

2. 术前药物治疗
（1）不建议通过术前常规药物治疗提高术后生化指标的控制（2｜⊕⊕○○）。
（2）患者出现咽部严重增厚及睡眠呼吸暂停、高输出量心力衰竭，建议术前采用生长抑素受体配体（somatostatin receptor ligand，SRL）类药物治疗以减少严重并发症（2｜⊕○○○）。

3. 减瘤手术 鞍旁病变很难通过手术全部切除，建议进行减瘤手术，以提高术后药物治疗效果（2｜⊕⊕○○）。

4. 术后检查
（1）建议于手术后 12 周或以上时间测定 IGF-1 及随机 GH 水平（2｜⊕⊕⊕○）。葡萄糖负荷试验 GH 超过 1 μg/L 的患者，建议检测零点 GH 水平（2｜⊕⊕⊕○）。
（2）推荐至少于术后 12 周进行影像学检查了解残余肿瘤及邻近结构（1｜⊕⊕⊕○），建议影像学首选 MRI，若 MRI 禁忌或无法行 MRI，可选 CT（2｜⊕⊕○○）。

（五）药物治疗

1. 推荐手术后病情未控制的患者选用药物治疗（1｜⊕⊕⊕⊕）。
2. 患者病情明显（如出现中重度 GH 增多症状及体征，但无局部占位效应），建议应用 SRL 或培维索孟作为初始辅助治疗（2｜⊕⊕○○）。
3. 患者仅有轻度血清 IGF-1 水平升高及 GH 增多症状、体征，建议应用多巴胺激动药，通常选用卡麦角林作为起始治疗（2｜⊕⊕○○）。
4. 不建议对应用 SRL 的患者进行常规腹部超声检查以监测胆石症（2｜⊕⊕○○）。若患者出现胆石症的症状及体征需行超声检查（2｜⊕⊕○○）。
5. 建议对应用培维索孟的患者行 MRI 检查评估肿瘤大小（2｜⊕⊕○○）。
6. 建议应用培维索孟的患者，在用药最初 6 个月每月监测肝功能，随后每 6 个月测肝功能，若氨基转移酶升高 3 倍以上则考虑停用培维索孟（2｜⊕⊕○○）。
7. 建议对 SRL 反应性不佳的患者加用培维索孟或卡麦角林治疗（2｜⊕⊕○○）。
8. 建议 SRL 作为基础治疗用于：手术不能治愈者、肿瘤侵及海绵窦、无视交叉受压或不适合手术者（2｜⊕⊕⊕○）。

（六）放疗/立体定向放疗

1. 建议放疗（radiotherapy，RT）用于术后仍有残余肿瘤且无法用药、药效差或不耐受的患者（2｜⊕⊕○○）。
2. 建议肢端肥大症患者残余肿瘤效应明显或肿瘤距视交叉近照射量需超过 8 Gy 时，应用立体定向放疗（stereotactic radiotherapy，SRT）优于传统放疗，除非没有该项技术（2｜⊕⊕○○）。

3. 推荐停药后每年重新测定 GH/IGF-1 监测放疗效果（1｜⊕⊕⊕○）。

4. 推荐每年进行激素检测以评估 RT 后患者垂体功能低下及迟发放射反应情况（1｜⊕⊕⊕⊕）。

（七）特殊情况

1. 巨人症患者出现罕见巨人症的表现，推荐本指南的标准治疗流程，使高分泌的 GH 及 IGF-1 达到正常水平（1｜⊕⊕⊕○）。

2. 妊娠

（1）建议拟妊娠前 2 个月即停用长效 SRL 制剂培维索孟，必要时更换短效制剂奥曲肽直至妊娠（2｜⊕⊕○○）。

（2）推荐妊娠期间肢端肥大症只能药物治疗，且仅限于控制肿瘤及头痛（1｜⊕⊕○○）。

（3）建议妊娠期间对垂体大腺瘤患者持续进行视野检查（2｜⊕⊕⊕○）。

（4）不建议妊娠期间监测 GH 及 IGF-1 水平（2｜⊕⊕⊕○）。

二、循证为依据的临床指南制定方法

美国内分泌学会的临床指南委员会（CGS）认为，在实践指南首先需要明确肢端肥大症诊断和治疗，任命了一个工作小组制定以循证为依据的诊治建议。工作小组遵循推荐分级的评价、制定与评估（GRADE）工作组规定，GRADE 工作组是一个国际性组织，其专家组实施并建立了循证为依据的指南，关于该评价体系的详细描述已经公开出版。

美国内分泌学会在制定临床实践指南过程中，严格执行利益冲突审核。所用工作小组成员在担任本指南工作前必须申报任何潜在的利益冲突，在制定指南过程中定期复审。CGS 审查各小组成员的利益冲突后，方可获协会理事批准参与指导小组。指南制定的参与者绝大多数不能有利益冲突，有利益冲突者虽然可参与指南的制定，但是必须申明所有利益冲突。CGS 及工作小组审查所有的声明，同时解决及处理明确的利益冲突。

利益冲突是指存在商业利益的任何以报酬形式的资助，包括基金、研究资助、咨询费、薪酬、股权（如股票、股票期权或股权多元化的基金）、参与演讲、顾问委员会及董事会的酬金或其他形式的报酬或其他经济利益，美国内分泌学会办公室提供完整表格。

本指南资金由美国内分泌学会单独支付，工作小组未从商业及其他实体收取任何资金或报酬。

肢端肥大症是由于 GH 分泌增多引起的慢性疾病。GH 入血刺激肝及周围组织 IGF-1 生成，进而绝大部分介导了 GH 所致的细胞及代谢效应。GH 的高分泌引起 IGF-1 生成过多，导致多系统疾病，表现为躯体过度生长、出现多种并发症、过早死亡、身体变形。多学科处理是肢端肥大症治疗的关键。

肢端肥大症病因 95% 以上 GH 分泌细胞源性的垂体 GH 腺瘤，导致 GH 及 IGF-1 高分泌。GH 在垂体 GH 分泌细胞中合成及贮存，受下丘脑生长激素释放激素（growth hormone releasing hormone，GHRH）调控。生长抑素通过与生长抑素受体亚单位 2 结合介导信号转导抑制 GH 的合成，IGF-1、类固醇及旁分泌的生长因子等周围信号也参与调控 GH 的合成。GH 腺瘤通常包含有浓密或稀疏的颗粒 GH 分泌细胞肿瘤。年轻患者中常见稀疏颗粒 GH 细胞肿瘤，侵袭性强，而致密颗粒肿瘤的瘤体较少且生化活性高。少见催乳素生长激素混合性腺瘤同时分泌 GH 及催乳素（prolactin，PRL）。

不足5%的原因是由于下丘脑或神经内分泌肿瘤（通常来源于肺或胰腺）分泌 GHRH 过多，导致 GH 分泌细胞增生及肢端肥大症。更为罕见的异源性 GH 合成来自于腹部或血液系统肿瘤致肢端肥大症。GH 腺瘤是一种良性单克隆肿瘤，病因与某些基因及细胞周期调控因子有关，见于某些遗传性疾病，包括多发性内分泌腺瘤病（multiple endocrine neoplasia，MEN）1 型、Carney 综合征、McCune-Albright 综合征。家族性肢端肥大症存在生殖细胞的芳香烃受体作用蛋白基因突变，是一种侵袭性更强的肿瘤。

（一）诊断

1. 推荐意见一　对具有肢端肥大症典型表现的患者，尤其典型的肢端及面部表现者，推荐测定 IGF-1 水平（1 │⊕⊕⊕○）。对于无肢端肥大症典型表现的患者，但是具备以下相关情况者：睡眠呼吸暂停、2 型糖尿病、慢性关节炎、腕管综合征、多汗、高血压，建议测定 IGF-1 水平（2 │⊕⊕○○）。

（1）证据：对于所有具备肢端肥大症表现的患者均需进行生化指标筛查，推荐首选测定 IGF-1 水平，因其可作为整体上反映 GH 分泌的指标，IGF-1 与 GH 水平呈线性相关。循环中 IGF-1 的半衰期约为 15 h，血清水平相对稳定，IGF-1 结合蛋白明显延长 IGF-1 半衰期。若 IGF-1 水平正常，可除外肢端肥大症的诊断。但妊娠及青春期晚期时，应用 IGF-1 作为肢端肥大症诊断指标，可导致假阳性。肝肾功能不全、甲状腺功能减退、营养不良、严重感染、糖尿病控制不佳时，可出现 IGF-1 水平假性升高、正常或降低。口服雌激素可削减肝对 GH 的反应，致 IGF-1 水平降低。若发现 IGF-1 升高而 GH 水平正常，需要根据临床表现进行判断，是否存在潜在疾病。

因为超过 1/2 的新诊断病例来自初级保健医师、普通内科医师、妇科医师，所以医师对于肢端肥大症并发症的认识是早期诊断的关键。并发症包括：2 型糖尿病、腕管综合征、慢性关节炎、高血压、睡眠呼吸暂停，若同时存在多种并发症，应考虑进行适当检查。然而，目前尚无充分的证据支持在上述常见疾病患者群中进行生化指标（血清 IGF-1）筛查。

（2）备注：青春期后 IGF-1 水平随着年龄增长而下降，因此，需采用 IGF-1 年龄特异的正常值范围，并且考虑到 IGF-1 测定的批间差异。在 23 个不同的实验室仅采用单一样本测定 IGF-1 诊断肢端肥大症，30% 作出了不正确的除外诊断。临床医师需要充分了解 IGF-1 检查的特殊性。

2. 推荐意见二　推荐在垂体肿瘤患者中常规测定血清 IGF-1 水平检出肢端肥大症（1 │⊕⊕⊕○）。

垂体意外瘤可能分泌任何一种腺垂体激素，而 GH 高分泌可能并无明显表现。某些垂体瘤患者，即使 GH 及 IGF-1 水平升高，可能也会缺乏肢端肥大症的症状及典型体征。

3. 推荐意见三　不推荐根据随机 GH 水平诊断肢端肥大症（1 │⊕⊕⊕○）。推荐对 IGF-1 水平显著或可疑增高患者，行葡萄糖负荷试验以明确诊断，零点 GH 不能<1 μg/L，可确诊（1 │⊕⊕⊕○）。

（1）证据：即使采用 GH 国际正常值范围，但各种商品化免疫分析方法使检测结果不尽相同，因此不同实验室的结果不具有可比性。

尽管随机 GH 水平升高支持肢端肥大症诊断，但是无论是正常人还是垂体腺瘤患者，GH 均呈脉冲式分泌，因此并不建议根据一次随机 GH 检测结果进行诊断。75 g OGTT 后 2 h GH 受抑<1 μg/L，可作为肢端肥大症的除外诊断。轻度 GH 高分泌，随机 GH<1 μg/L，可能出现血清 IGF-1 水平升高。增龄、女性、肥胖、BMI 增加，均会引起 GH 糖负荷后 GH 不能受抑，有必要确定上述情况下的正常值范围。

（2）备注：口服葡萄糖负荷后零点 GH<0.4 μg/L，已作为确诊的依据。然而，目前的 GH 测定方法提高了敏感性，但是 GH<1 μg/L 时，许多方法仍无法准确测定数值。因此，我们建议将葡萄糖负荷后界值定至 GH<1 μg/L 作为除外的诊断依据。在葡萄糖负荷试验前后测定血糖水平很重要，以确定达到高血糖。

血清 GH 测定也有一些问题，包括缺乏规范统一的检测标准，各实验室检测的指标可重复性差，标准不精确，而敏感性高的免疫发光法则缺乏证据充分的正常值范围。大多研究发现，基础 GH 水平与多样本日间曲线及葡萄糖负荷后 GH 明显受抑有关，然而，这些程序费时烦琐。

4. 推荐意见四　在对肢端肥大症检测生化指标进行诊断后，推荐影像学检查肿瘤大小、形态及鞍上受累情况（1｜⊕⊕⊕⊕）。建议选择 MRI，若无 MRI 或有禁忌，可选择 CT（2｜⊕⊕○○）。

（1）证据：推荐垂体 MRI 确定肿瘤大小、位置及侵袭性，77% 的患者是垂体大腺瘤。推荐 MRI 采取 2 mm 层面扫描以发现垂体微腺瘤。分泌 GH 腺瘤在 MRI 的 T_2 相表现为低信号，对 SRL 反应性增强，有 MRI 禁忌者可选择 CT。

（2）备注：患者生化指标明确肢端肥大症，但是 MRI 表现为垂体正常，这种情况少见，若发生则诊断及治疗很困难。肿瘤可能非常微小，常规 MRI 扫描不易发现，需要考虑进一步检查，包括测定血清 GHRH、其他影像学检查［如生长抑素受体显像（奥曲肽扫描）和胸腹部影像学检查］，评估有无异位疾病。

5. 推荐意见五　建议对影像学发现视交叉附近肿瘤的患者进行常规视野检查（2｜⊕⊕⊕○）。

视野缺损源于肿瘤致视神经受压，需要尽快选择治疗。推荐进行视野检查对邻近视交叉的病变进行监测。少数情况下肿瘤侵及海绵窦致其他脑神经功能异常，引起复视、视物模糊、感觉改变。

（二）并发症的表现、处理及死亡风险

1. 推荐意见一　推荐对所有肢端肥大症患者进行并发症的评估，包括高血压、糖尿病、心血管疾病、骨关节炎及睡眠呼吸暂停（2｜⊕⊕○○）。推荐对并发症进行长期动态监测，并给予积极处理（无推荐级别）。推荐肢端肥大症一经诊断，即对结肠肿瘤进行筛查（2｜⊕⊕○○）。推荐对触诊发现甲状腺结节的患者进行超声检查（2｜⊕⊕○○）。

肢端肥大症的发病率及死亡率与下列情况相关：肿瘤压迫、GH/IGF-1 过多、治疗的继发反应。肢端肥大症合并糖尿病、高血压、心血管疾病、脑血管疾病、呼吸系统疾病及恶性肿瘤则死亡率增加约 2 倍。有研究报道接受 RT、合并糖尿病及高血压的患者死亡率增加。

肢端肥大症患者中高血压、胰岛素抵抗、脂代谢紊乱、肥厚型心肌病、内皮功能异常的患病率增加，然而冠状动脉疾病的发病是否增加，尚不明确。GH 高分泌加重胰岛素抵抗，从而引起 15%~38% 的肢端肥大症患者发生糖耐量异常及糖尿病；33%~46% 发生高血压，表现为随年龄增加舒张压明显升高。肢端肥大症患者血脂谱呈三酰甘油（triglyceride，TG）、脂蛋白（lipoprotein，Lp）（a）升高，低密度脂蛋白（low-density lipoprotein，LDL）增多。心脏瓣膜病，尤其主动脉瓣及二尖瓣反流、心律失常、传导系统异常常见。疾病初期控制 GH/IGF-1 过高可改善心肌病变，但无法逆转高血压及瓣膜病。提前对超声心动图的异常进行处理其作用尚不明确。但临床发现对围术期患者，需要充分评估心脏情况。因为心脑血管疾病是肢端肥大症患者的主要死因，所以积极降压、降糖、调脂、控制心力衰竭、戒烟、控制饮食及运动等行为改变，可降低死亡风险。

肢端肥大症未控制者常见睡眠呼吸暂停，发生率为 69%，其发生主要是由于软组织增厚及舌、咽及上呼吸道水肿导致气道阻塞；中枢性原因少见。尽管降低 GH/IGF-1 能够减轻睡眠呼吸暂停的严重程度，但是在控制好的肢端肥大症患者中，仍有高达 40% 的睡眠呼吸暂停并无改善，而有必要起始或逐渐增加气道正压治疗。

肢端肥大症对肿瘤的影响及控制与肿瘤风险的关系存在争议。meta 分析显示，肢端肥大症患者中结肠息肉的风险增加，尽管真实的风险尚不确定。由于肢端肥大症患者的小肠迂曲，且有近端结肠病变，结肠镜筛查存在一定困难，何时进行该项检查有争议；40 岁以下的肢端肥大症患者

19.3%合并结肠肿瘤，而对照组仅为4.4%，所以，患者一经诊断，应行结肠镜检查。治疗后，有结肠息肉者或IGF-1持续升高者每5年复查结肠镜，若无结肠息肉且IGF-1正常者10年复查肠镜。

肢端肥大症与甲状腺体积增大及甲状腺结节增多有关，其病程与人群中甲状腺结节数量相关。多中心研究表明，54%肢端肥大症患者有甲状腺结节（25%毒性结节），18%～20%甲状腺弥漫性肿大，1.2%～2.7%甲状腺癌（>1 cm的滤泡型甲状腺癌）。甲状腺癌是肢端肥大症患者中最常见的癌，一项新的meta分析显示，肢端肥大症患者中甲状腺结节及甲状腺癌的发病率增高。上述研究表明在肢端肥大症患者中有必要对甲状腺疾病进行监测。尽管癌症相关死亡率可能增高，但肢端肥大症患者中乳腺癌及前列腺癌的发生并不增加。

50%的肢端肥大症患者存在头痛，可能表示肿瘤生长过快硬脑膜受到牵拉、侵及海绵窦刺激三叉神经或肿瘤本身GH分泌过多，多达80%的患者出现多汗及脂溢性皮炎，常见症状还包括疲乏、无力。

肢端肥大症患者常出现骨骼肌肉改变及关节炎，主要由于软骨肥大、肌腱松弛、骨赘形成及继发性关节损害。在长期随访中，即使生化指标控制良好的肢端肥大症患者，仍有77%存在关节病变，并且影响生活质量。早期对GH/IGF-1进行干预并有效控制，是减缓关节病变进展的最佳方式，而晚期病变则需要理疗、镇痛及关节置换。

肢端肥大症可能增加骨矿物质密度正常的椎体压缩骨折风险，性腺功能减退则进一步增加骨折风险。因为性腺功能低下导致骨量丢失，所以性腺激素替代治疗非常重要。上下颌骨生长导致牙咬合不正、疼痛，从而需要进行颌面部重建矫形术，该项手术必需待GH/IGF-1水平正常后方可进行，否则扁骨持续生长将使畸形加重。常出现周围神经病变，如手足感觉神经异常，20%～67%患者伴腕管综合征。

有些患者出现精神异常，包括人格改变，由于自尊受损、体貌改变、人际关系中断、社交减少、焦虑抑郁。

2. 推荐意见二　推荐评估是否存在垂体功能低下并予缺乏激素的替代治疗（1｜⊕⊕⊕○）。

肿瘤压迫、手术或放疗可能导致垂体功能低下，推荐进行中枢性肾上腺、性腺及甲状腺功能低下的激素替代治疗，肿瘤分泌致高催乳素血症及垂体柄受损可引起肢端肥大症患者性腺功能低下。

（三）治疗目标

美国内分泌学会推荐两篇系统综述和meta分析，其中一篇对已经采取治疗的肢端肥大症患者比较了手术及药物两种治疗。对35项非对照性研究进行了综述，与药物治疗相比，手术治疗缓解率更高（0.66，95%CI 0.60～0.73；0.45，95%CI 0.32～0.63）。鉴于这些非对照研究的异质性和不精确性，其证据的质量较低。

另外一篇对31项非对照性研究进行了综述，比较了传统疗法、分次放疗及SRT，SRT倾向有较高缓解率（0.53，95%CI 0.41～0.65），且并发症（腺垂体功能减退症、甲状腺功能减退、肾上腺功能低下）发生率低。鉴于这些非对照研究的异质性和不精确性，其证据的质量较低。

基于这些证据的总结，工作小组亲自浏览每一项研究，建议初级医师在处理肢端肥大症患者时多学科治疗是一种办法（图5-1）。

建议生化控制靶点以年龄特异的血清IGF-1正常值范围为目标，这标志着肢端肥大症的控制（2｜⊕⊕○○）。建议采用随机GH < 1 μg/L作为治疗目标，这与肢端肥大症控制相关（2｜⊕○○○）。建议在患者整个治疗过程中采用相同的方法测定GH及IGF-1（2｜⊕⊕○○）。

由于肢端肥大症的异质性，有必要采取个体化的治疗。治疗目标是生化指标达到正常、减少

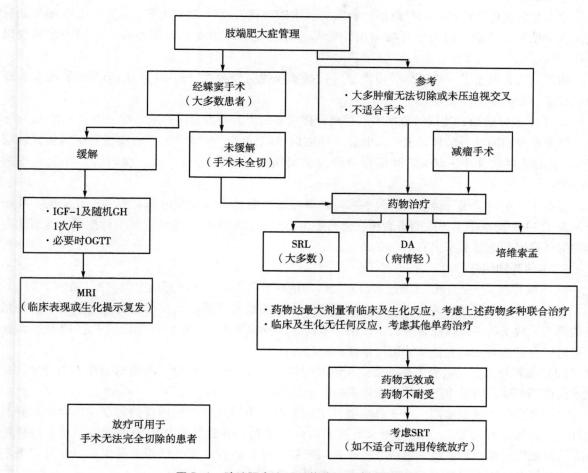

图 5-1 肢端肥大症（垂体瘤）患者治疗流程

注：IGF-1. 胰岛素样生长因子 1；GH. 生长激素；OGTT. 口服葡萄糖耐量试验；SRL. 生长抑素受体配体；DA. 多巴胺拮抗药；MRI. 磁共振成像；SRT. 立体定向放疗

死亡风险、改善症状、缩小肿瘤体积、保持垂体功能正常。

值得考虑的重点是目前缺乏 GH 及 IGF-1 控制在何种水平与预防并发症及逆转死亡风险之间相关。IGF-1 水平与并发症相关，而非葡萄糖抑制的 GH 水平。IGF-1 水平可能比零点 GH 水平更能预测术后的胰岛素敏感性及临床症状评分。以 GH<1 μg/L 还是正常 IGF-1 水平作为靶点，都与死亡风险降低有关。由于 GH 及 IGF-1 测定方法的变异性，在整个治疗过程中对同一患者采用相同测定方法，显得尤为重要。

（四）手术

1. 适应证 推荐绝大多数患者主要采用经蝶窦手术（1│⊕⊕⊕○）。

经蝶窦是最佳手术入路，随着显微外科技术的发展，可使用手术显微镜或内镜操作。尚无充分的证据表明在近期及远期缓解率、复发及并发症方面，内镜比显微镜手术更有优势。外科医师的垂体手术经验是手术成功的决定性因素。多学科团队对获得最佳结果尤为重要。

成功手术可迅速降低 GH 水平，获取肿瘤组织鉴定病理类型。因此，推荐手术作为大多数患者的主要治疗方法。

手术并发症包括出血、脑脊液漏、脑膜炎、水钠失衡及垂体功能低下。主要并发症如颈动脉受损，少见视力减退。因为上呼吸道组织肥厚，有必要行纤维支气管镜检查，加强围术期气道护理。

病理结果有助于进一步区分肿瘤类型，包括发现肿瘤侵袭性（Ki-67）、硬脑膜是否受累、颗粒化程度、细胞非典型表现。

2. 手术治疗效果　建议对首次术后存在蝶鞍病变的患者考虑再次手术治疗（2｜⊕⊕○○）。

对于有经验的外科医师，无论采取显微镜或内镜经蝶窦的显微手术，初次缓解率垂体微腺瘤85%，垂体大腺瘤 40%～50%。肿瘤侵及海绵窦可能意味手术难以切除。疾病的 5 年复发率为2%～8%。

患者术后病情持续不缓解，再次手术对处理可见肿瘤（未侵及海绵窦）有益。新近的一项研究调查了 14 例初次手术失败的患者再次进行手术治疗，其中 57%可达到生化指标控制，这表明有经验的外科医师重复手术仍有治疗意义。

3. 术前药物治疗

（1）推荐意见一：不建议通过术前常规药物治疗获得术后生化指标的改善（2｜⊕⊕○○）。

三项前瞻性对照研究表明，术前应用 SRL 6 个月明显改善垂体大腺瘤患者术后效果。需要指出的是术后效果的评估可能被夸大了，由于术前 SRL 对 IGF-1 的作用仍可持续到术后 12 周。因此需要进行合适的对照研究证实才可以推荐该治疗方法。

（2）推荐意见二：若患者鼻咽部组织增厚明显且有睡眠呼吸暂停、高输出量性心力衰竭，建议术前应用 SRL，以减少严重并发症带来的手术风险（2｜⊕○○○）。

麻醉并发症的风险增高，由于鼻咽喉软组织增厚及声带水肿增加插管的难度。口咽部水肿及舌肿大导致睡眠呼吸暂停，从而使术前及术后病情复杂，并致气管插管的拔管时间延长。应用SRL 治疗能够迅速减轻软组织水肿，改善睡眠呼吸暂停，减少气管插管相关并发症。合并严重咽部组织增厚及睡眠呼吸暂停综合征的患者可考虑术前应用 SRL。

少数新诊断的患者表现为高输出量性心力衰竭，有些患者室性心律失常发生率增高。这些患者应用 SRL 治疗明显改善心功能，使麻醉更为安全，被认为是特定的用药患者群。

4. 外科姑息手术　合并鞍旁病变的患者很难完全切除肿瘤，建议采用外科姑息手术，改善药物治疗的后续反应（2｜⊕⊕○○）。

患者垂体大腺瘤如侵及蝶鞍外，可无肿瘤局部压迫效应，外科治愈可能性小，需考虑外科姑息手术以增强药物治疗的后续效果。外科姑息手术有利于改善 SRL 的后续效应及药物的作用效果。一项前瞻性研究发现，姑息手术前后，GH（31%、69%）及 IGF-1（42%、89%）对兰瑞肽的反应性均有提高。这意味着外科姑息手术能加强药物作用，尤其对具有较高疾病活动度的患者发挥了一定作用。

5. 术后检测

（1）推荐意见一：建议术后 12 周及以后监测 IGF-1 及随机 GH 水平（2｜⊕⊕⊕○），建议对GH 水平>1 μg/L 的患者行葡萄糖耐量试验，观察 GH 水平是否受抑（2｜⊕⊕⊕○）。

尽管 GH 的检测需尽早，在术后 1 天即开始进行，但是术后立即检测 GH 值其意义受限，其升高可能与手术应激使生长激素细胞产生 GH 有关。IGF-1 水平下降迟于 GH 的变化，可能是因为IGF-1 结合蛋白的半衰期不同。术后 12 周 IGF-1 水平可有效地反映手术缓解情况。若 IGF-1 下降，但未达正常水平，因为 IGF-1 测定的变异性，有必要重复测定。血清 GH<0.14 μg/L 表明手术缓解，GH<1 μg/L 意味着病情控制且死亡风险恢复正常。

（2）推荐意见二：推荐至少术后 12 周进行影像学检查，观察残余肿瘤及邻近结构（1｜⊕⊕⊕○）。推荐首选 MRI，有 MRI 禁忌或没有该项检查条件，则选 CT（2｜⊕⊕○○）。

术后影像学检查时间不应早于 12 周，需等到泡沫凝胶及脂肪垫复旧后再检查。这作为之后随访评估新的基线资料。术前有视野缺损的患者，术后需要再次检查视野。有些患者的视野缺损在术后 1 年可有明显改善。

6. 价值或偏好　正常 IGF-1 值和极低水平的 GH 值足以评价是否达到手术缓解。然而，只要可以检测出 GH 水平（>0. 4 μg/L），测定糖负荷后的 GH 水平将更为重要。目前认为，定期随访很麻烦，开始测定 IGF-1 的同时就应进行葡萄糖耐量试验以明确病情。

（五）药物治疗

1. 推荐意见一　推荐对术后病情未缓解的患者应用药物治疗（1｜⊕⊕⊕⊕）。建议对病情严重的患者（GH 过多表现出中重度症状与体征而无肿瘤占位效应）选用 SRL 或匹维索坦作为首选辅助用药（2｜⊕⊕○○）。若血清 IGF-1 水平轻度升高，轻度 GH 过多表现，建议试用多巴胺受体拮抗药，通常首选卡麦角林（2｜⊕⊕○○）。

若术后生化指标及临床评估表明病情未缓解，有必要进行辅助治疗，开始启用药物治疗控制病情。

SRL 类药物目前有两种等效的长效制剂。长效释放剂（long-acting release，LAR）奥曲肽肌内注射，兰瑞肽凝胶制剂深部皮下注射，每月用药 1 次。兰瑞肽凝胶制剂可由患者或他人辅助注射，奥曲肽长效制剂起始剂量每月 20 mg，逐渐增减剂量，3~6 个月调整 1 次，最少每月 10 mg 最多 40 mg。兰瑞肽凝胶制剂的起始剂量每月 90 mg，逐渐增减剂量，最少每月 60 mg 最多 120 mg，根据生化指标反应情况可以在 8 周内给药 120 mg。目前也有奥曲肽短效制剂。通过测定血清 IGF-1 及 GH 评价治疗的有效性，测定时间为用药 12 周后，即下次用药前。以葡萄糖抑制的 GH 水平评估 SRL 治疗效果，其作用并不明确，且没有明显帮助。

（1）SRL 反应的影响因素：SST2 的组织表达与 SRL 反应性有关，但是并不进行常规肿瘤组织 SST 评估。体积小的肿瘤、GH 及 IGF-1 基线水平低是反应性重要的预测指标。根据病理分析的结果，致密颗粒细胞瘤对 SRL 反应性优于疏松的颗粒细胞腺瘤。MRI 的 T_2 加权相呈低信号与肿瘤颗粒的致密性相关，预示 SRL 反应性佳。此外，不推荐行生长抑素受体显像或皮下注射奥曲肽后急性 GH 反应判定 SRL 的反应性，上述两种方法通常无益。

（2）SRL 的反应性：SRL 常可以改善关节痛、多汗、软组织肿胀及头痛症状。SRL 在抑制 GH 及缩小肿瘤体积作用之外，能够直接缓解头痛，单独用药或术后应用 SRL 可以使 17%~35% 患者 IGF-1 达到正常水平。英国肢端肥大症数据库最近分析显示相似的数据。既往研究表明生化指标控制比率高，这反映了患者的异质性、疗程长短，包括事先选定 GH 反应性好的患者。59% 患者 SRL 可使肿瘤体积缩小达 50%，肿瘤体积的缩小通常与激素控制水平相关。大剂量治疗可以提高疗效，有报道奥曲肽剂量每月 60 mg、兰瑞肽凝胶制剂每月 180 mg 可以达到疗效。对于低剂量 SRL 治疗反应性佳的患者，间断治疗可延长疗效。

常见不良反应有腹痛、腹胀、腹泻，通常在持续治疗后可减轻。不良反应还包括注射局部皮肤刺激症状及疼痛，少见不良反应有可逆性脱发，普秃罕见。由于 SRL 可抑制胰岛素、胰高糖素及 GH 的分泌，所以血糖控制得到改善，少见血糖升高。

2. 推荐意见二　不建议对应用 SRL 患者常规检查腹部超声监测胆石症（2｜⊕⊕○○），如果患者出现胆石症症状、体征时需行超声检查（2｜⊕⊕○○）。

（1）证据：25% 胆囊结石或胆石淤滞患者通常没有症状。近来一项研究发现，仅有 4% 胆石症患者有胆汁淤积的生化证据。鉴于胆石症的症状频繁发生，有必要超声监测胆囊变化。在 SRL 停用后可能出现胆囊梗阻性疾病。

（2）评论：帕瑞肽（pasireotide）是一种新型 SRL，能够与更多 SST 结合，且结合作用更强，Ⅲ期临床试验显示 35% 的患者 IGF-1 达到正常。另外，其不良反应与奥曲肽及兰瑞肽相似，帕瑞肽与 57% 受试者高血糖相关。最近研发了一种口服剂型的奥曲肽，并在健康志愿者中进行了试验，对于口服奥曲肽在肢端肥大症患者中的有效性做了评估。

培维索孟是人生长激素受体拮抗药，同内源性 GH 竞争性地结合于 GH 受体，并阻断外周 IGF-1 产生。这种拮抗药不作用于垂体 GH 分泌瘤，所以在用药期间，GH 持续处于高分泌状态。

培维索孟可以皮下给药，剂量为每天 10 mg、15 mg、20 mg。一项关键的临床研究发现，95% 的患者应用每天 40 mg 的培维索孟可以使 IGF-1 达到正常水平，且存在剂量依赖性。最近公布的检测性研究共涉及 1288 例患者，其中 63% 患者 IGF-1 水平得到控制。这些研究药物有效性结果差异明显，第一项研究有效率高，但其不适当地增加培维索孟剂量并不适合临床应用；而第二项研究则是临床对照试验的结果。最近的研究表明，尽管培维索孟大多与 SRL 联合应用，每周 1 次或 2 次是安全的。推荐 IGF-1 作为评价药物有效性的指标，而 GH 不应当作为判定培维索孟有效的指标，因为目前商业化的 GH 测定均受培维索孟的干扰，故 GH 高分泌将持续存在。培维索孟对血糖控制有益，适用于肢端肥大症合并糖尿病的患者。

3. 推荐意见三　建议应用培维索孟治疗的患者进行 MRI 影像学评估肿瘤大小（2｜⊕⊕○○）。

（1）证据：3%~5% 的患者中出现肿瘤生长，但这是由于肿瘤本身的特性，还是低水平的 IGF-1 致负反馈减少目前尚不清楚。培维索孟并没有肿瘤抑制效应，建议在起始治疗后 6 个月、12 个月进行系列影像学检查。如果 1 年后肿瘤大小没有变化，则建议此后每年进行影像学检查。患者大肿瘤压迫视交叉及重要的中线结构，建议考虑更换肿瘤靶向药物治疗。

（2）不良反应：有报道 2.2% 的患者出现注射局部反应，包括局部不适、可逆性脂肪肥厚或萎缩。

4. 推荐意见四　建议培维索孟初始治疗的 6 个月每月监测肝功能，之后每 6 个月监测 1 次，若氨基转移酶升高超过 3 倍则考虑停药（2｜⊕⊕○○）。

（1）证据：德国的一项观察性研究发现，培维索孟可致 9% 的患者氨基转移酶升高，近期的一项研究观察了 1178 例患者，30 例（2.5%）出现天冬氨酸氨基转移酶或丙氨酸氨基转移酶超过正常值上限的 3 倍。基于上述数据，需持续监测肝功能，若肝功能检测指标结果超过 3 倍正常值则停用培维索孟。一项研究发现 UGT1A1 * 28 基因型患者出现 Gilbert 综合征是预测培维索孟引起肝毒性的指标，但是其他研究并未得出该结论。

多巴胺受体激动药 meta 分析显示 30% 患者应用卡麦角林能够达到生化指标的控制。卡麦角林适用于患者的 GH 及 IGF-1 中等度升高，伴或不伴有高 PRL 血症。尽管卡麦角林初治有效，但是其作用随用药时间延长而减弱。一项研究，仅有 21% 的受试者在用药 18 个月后病情得到控制。因此，卡麦角林的疗效有限。不良反应包括胃肠不适、鼻塞、乏力、直立性低血压及头痛。帕金森病患者应用大剂量卡麦角林可出现心脏瓣膜异常，但是大多数研究应用常规剂量（每周 ≤2.0 mg）治疗催乳素瘤并没有发现这种情况。一项研究应用卡麦角林治疗肢端肥大症患者平均 35 个月，结果表明渐进性心瓣膜异常的风险没有增加。

（2）作用与偏好：应用卡麦角林的患者监测心脏瓣膜的频率尚无明确的共识。基线心电图异常的患者应用卡麦角林剂量每周 ≤2 mg，需要定期对心脏瓣膜病进行监测，但是目前并没有推荐的确切循证依据。

（3）联合用药：联合用药可以提高疗效，削弱单药相关的不良反应，减少药物注射的频次及总药量，长期治疗提高潜在的成本效益及改善依从性。

5. 推荐意见五　建议对 SRL 反应性差的患者选用培维索孟或卡麦角林治疗（2 │⊕⊕○○）。

SRL+培维索孟尽管应用大剂量 SRL，病情仍仅达到部分控制（GH/IGF-1 未完全达到正常水平）的患者，再将培维索孟平均剂量增加至每周 60 mg（每周 20～200 mg，1～2 次注射）可使95%患者 IGF-1 达到正常水平，改善生活质量及控制肿瘤大小。然而，有报道联合应用 SRL 及培维索孟患者中 27%有一过性氨基转移酶升高的风险。

SRL+卡麦角林联合应用卡麦角林及 SRL，可以使 42%～60%的患者 IGF-1 达到正常水平，接受 SRL 单药治疗 GH 未达标的患者在联合用药后 21%～71%的患者 GH <2.5 μg/L。这意味着应用 SRL 后 GH/IGF-1 仍轻度升高者可加用卡麦角林。

培维索孟+卡麦角林的一项前瞻性研究调查了 24 例肢端肥大症患者，予卡麦角林 0.5 mg/d，其中 11%的患者 IGF-1 达到正常，而联合应用培维索孟（10 mg/d）可使 68%患者 IGF-1 正常，继之停用卡麦角林则使病情控制者的比例减至 26%。回顾性分析显示，14 例肢端肥大症患者应用 SRL 未能控制病情，换用培维索孟 10～30 mg/d 后，IGF-1 仍然持续升高。加用卡麦角林最终剂量达每周 1.5±0.7 mg 后可使 IGF-1 下降 18%±27.2%，28%患者 IGF-1 水平正常。综上所述，培维索孟及卡麦角林联合用药可能对一些患者有效。

6. 推荐意见六　建议手术无法治愈的患者若无视交叉受压或无法手术治疗者首选 SRL（2 │⊕⊕⊕○）。

（1）证据：患者垂体大腺瘤如侵及鞍外但是无压迫征象，手术难以全部切除肿瘤，需要术后辅助治疗可首先选用 SRL，70%患者生化指标可以控制，尽管后续研究显示控制生化指标的有效性不高。应用 SRL 后 59%患者的肿瘤体积缩小 50%，且伴生化指标下降。因此，以 SRL 为基础的药物治疗适用于侵及鞍外，如侵及海绵窦，而手术无法完全切除的肿瘤。

（2）价值与偏好：推荐病情严重需要手术或不愿意手术的患者选用药物治疗。经济条件也决定了选择什么患者合适，医师采取何种治疗方案。

（六）放疗/立体定位放疗

1. 推荐意见一　建议对于术后残余肿瘤，若缺乏药物、药物治疗无效或无法耐受时，应用放疗（2 │⊕⊕○○）。只要有 SRT 技术，在下述情况下建议应用 SRT 而非传统放疗治疗肢端肥大症，需要解决残余肿瘤的负担，肿瘤距离视交叉近需要超过 8 Gy 的放射量（2 │⊕⊕○○）。推荐放疗后每年测定 GH/IGF-1 水平监测放疗的效果（1 │⊕⊕⊕○）。

RT 通常作为手术及药物仍无法控制病情时的一种辅助治疗，而非基础治疗方案。尽管尚无文献提及，但是在处理侵袭性肿瘤，包括 Ki-67 染色强阳性，此时应考虑应用 RT。放疗有利于生化指标的控制，因此对于需要长期药物治疗者，可减少用药。然而，治疗反应需数年全部显现，部分患者疗效有限。因此需要等到对放疗有反应后再给予药物治疗。RT 之后，推荐根据 GH/IGF-1水平间断停药 1～3 个月（依不同药物而定）。

有报道患者接受 SRT 治疗后随访 15 年，缓解率为 10%～60%。SRT 有多种方式，如γ刀、射波刀、线性加速器，均能释放高能量光子。光子束利用光子微粒，也称作 SRT，因此，可以单一剂量（如γ刀）或以小数剂量治疗。SRT 治疗时，需考虑肿瘤至视觉结构的距离，为避免视交叉受损，其暴露于放射剂量不超过 8 Gy。尽管 SRT 的疗效与 RT 相仿，但是 SRT 的病情缓解时间相对更短。此外，SRT 的治疗时间短，因此比 RT 更有吸引力。

2. 推荐意见二　推荐每年进行激素检测，以评估 RT 治疗后垂体功能低下情况及延迟性放射反应（1｜⊕⊕⊕⊕）。

垂体功能低下5~10年发生率为50%，且随时间延长而升高。SRT与传统RT相比，垂体功能低下发生率相近。肢端肥大症患者接受传统RT后脑血管疾病发生率升高，垂体肿瘤患者接受传统RT治疗的并发症有：放射诱导的脑神经受损、继发性肿瘤、放射性坏死、认知异常，放射性坏死是应用γ刀SRT的一种少见并发症。一些非随机、回顾性研究发现，应用SRT可能限制RT的效果，但是后续的研究已经驳斥了这个结论。因此，在进行RT治疗时无须停用SRT。

（七）特殊情况

1. 巨人症 少数患者表现为巨人症，推荐控制高分泌的GH及IGF-1，治疗标准为使其达到正常范围（1｜⊕⊕⊕○）。

巨人症极为罕见，是由于儿童期或青春期散发或家族性GH分泌腺瘤所致。GH高分泌发生在骨骺闭合前，可导致身高过度生长，而GH及IGF-1水平升高致巨人症不同的表型特征。需要患者积极治疗，迅速控制激素的高分泌，并保持激素水平，可采取手术切除肿瘤、射频消融控制垂体肿瘤。

巨人症极为罕见，循证依据治疗的推荐仅来自非对照的单一或系列病例，该肿瘤通常体积大、呈侵袭性生长、伴有多种激素分泌增多。因此，方法包括手术、联合药物治疗及RT等综合治疗。长效奥曲肽治疗效果佳，应用SRL拮抗药培维索孟以控制躯体并发症及生长速度。

2. 妊娠 建议拟妊娠前约2个月停用长效SRL制剂及培维索孟，如需要可应用短效奥曲肽至妊娠（2｜⊕⊕○○）。推荐妊娠期对于肢端肥大症的治疗仅限于控制肿瘤及头痛（1｜⊕⊕○○）。建议妊娠期对垂体大腺瘤患者定期进行视野检查（2｜⊕⊕⊕○）。建议妊娠期监测GH/IGF-1（2｜⊕⊕⊕○）。

有自主性GH分泌肢端肥大症患者妊娠时，正常垂体及胎盘分泌GH异构体入血，而传统的测定方法通常无法鉴别不同类型的GH。GH的异构体具有生物活性，可以刺激IGF-1产生，使IGF-1水平高于年龄校正的正常值水平。因此，在妊娠期监测GH或IGF-1其作用有限。

肢端肥大症患者妊娠后，是否有刺激肿瘤体积增大、孕妇GH增多的作用以及是否应用药物治疗目前存在争议。4例肢端肥大症患者妊娠后出现肿瘤增大、出血，其中1例出现渐进性视野缺损。因此，对于垂体大腺瘤的肢端肥大症患者，需要检测头痛及视野的临床变化。

GH诱导胰岛素抵抗，因此肢端肥大症患者妊娠期糖尿病发病风险稍增加。妊娠高血压的风险也略有增加，心脏病的问题尚未证实。

在头痛加重和（或）出现肿瘤增大征象的情况下，应考虑药物治疗。800例催乳素瘤患者的报道显示了卡麦角林对于胎儿发育的安全性，这也削弱了卡麦角林用于肢端肥大症孕妇的争议。有报道观察50例肢端肥大症患者，在确知妊娠时即予SRL治疗，并未发现其后代出现畸形。然而，有研究发现短效奥曲肽引起子宫动脉血流减少，1例应用LAR奥曲肽者胎儿出现宫内发育迟缓。奥曲肽与胎盘的生长抑素受体结合，且通过胎盘，影响胎儿组织发育，生长抑素受体广泛分布于胎儿组织，尤其脑组织。由于缺乏安全性数据，推荐拟妊娠者即停用长效SRL皮下埋入制剂，或于用药期间需采取避孕措施。等待妊娠过程中可应用短效皮下注射制剂控制疾病。肢端肥大症病程长，停药9~12个月对于远期效果不利；另一方面，该药物能够控制肿瘤生长、防止肿瘤增大，妊娠期停用上述治疗的危害需要告知患者。2例肢端肥大症孕妇应用GH受体抑制药——培维索孟后未发现危害，但是其安全性尚未明确，因此，不推荐妊娠期应用。

（翻译：邢　倩　卞　华）

·解读·

一、肢端肥大症

最近在美国内分泌学会的临床内分泌与代谢（Journal of Clinical Endocrinology & Metabolism, JCEM）杂志上发表了 2014 版美国内分泌学会肢端肥大症临床实践指南，本指南与欧洲内分泌协会共同发起，本文对指南进行解读。

（一）一般概况

肢端肥大症是一种起病隐匿的慢性进展性内分泌疾病，患者就诊时病程可能已达数年甚至 10 年以上。肢端肥大症的主要病因是体内产生过量的 GH。95% 以上的患者是由分泌 GH 的垂体腺瘤所致。GH 对机体和代谢的影响主要由 IGF-1 介导。长期过度分泌的 GH 使 IGF-1 分泌过多，可导致全身软组织、骨和软骨过度增生，引起面容改变、手足肥大、皮肤粗厚、内脏增大、骨关节病变及睡眠呼吸暂停综合征等。GH 分泌腺瘤最常见的包括稀疏颗粒或密集颗粒分泌生长激素的肿瘤，稀疏颗粒状肿瘤往往较大，多见于年轻患者，进展更快，密集颗粒状肿瘤往往较小但有较强的分泌活性。其中还包括少见的催乳素生长激素混合性腺瘤同时分泌生长激素和催乳素。仅 <5% 的肢端肥大症由下丘脑肿瘤或神经内分泌肿瘤（通常是肺或胰腺）分泌 GHRH 所致。更少见的为异位 GH，多由腹部或造血系统肿瘤产生。极少数肢体肥大症患者是由单基因缺陷等造成的，如 MEN 1 型、McCune-Albfight 综合征和 Carney 综合征等，需进一步对相关合并疾病进行筛查和诊断。

（二）肢端肥大症的诊断

肢端肥大症患者血清 IGF-1 水平增高。指南推荐对下述三类患者进行 IGF-1 检测。①具有典型肢端肥大症临床表现，尤其有肢端及面部特征。②虽然无典型肢端肥大症临床表现，但是具有多种下述异常时可能与该病相关，如睡眠呼吸暂停、2 型糖尿病、无力性关节炎、腕管综合征、多汗、高血压等。③垂体占位患者。GH 呈脉冲分泌，GH 增高可能是生理性抑或病理性的。不推荐根据随机 GH 水平诊断肢端肥大症。IGF-1 与 GH 水平呈线性相关，IGF-1 半衰期大约 15 h，血清水平 IGF-1 水平相对稳定，但 IGFBP 使 IGF-1 的半衰期明显延长。IGF-1 水平正常可以排除肢端肥大症的诊断。青春期后 IGF-1 水平随着年龄增长而下降，本指南强调需采用 IGF-1 年龄特异的正常值范围。较 2013 版中国肢端肥大症诊治指南更为详尽的是，本指南指出，需要考虑到 IGF-1 测定的批间差异；妊娠和青春期晚期，IGF-1 可假性增高；肝及肾衰竭、甲状腺功能减退、营养不良、严重感染、糖尿病控制不良 IGF-1 可假性降低。

对明确与否的血清 IGF-1 升高患者，推荐进行 OGTT 试验（75 g 葡萄糖），零点 GH<1 μg/L 为肢端肥大症确定诊断。但是当病情较轻，GH 可以被抑制 <1 μg/L 以下，此时伴有血清 IGF-1 水平轻度增高。增龄、女性、肥胖或超重使部分患者糖负荷后 GH 不能被抑制到 1 μg/L 相关，对这些患者应该制定相应的标准。另外指南指出，在葡萄糖负荷试验前后测定血糖水平很重要，以确定达到高血糖。

肢端肥大症生化指标进行诊断后，需明确肿瘤大小、形状、是否侵及鞍上，建议 MRI 作为首选影像学检查，分泌 GH 腺瘤在 MRI 的 T_2 相表现为低信号。若有应用禁忌或没有 MRI，可应用 CT。77% 的肢端肥大症患者存在垂体大腺瘤，采取 2 mm 层面扫描以发现垂体微腺瘤。鲜有生化学支持但影像学无发现的肢端肥大症患者，本指南特别指出，如果遇到此类患者建议测量血清

GHRH 以及成像［如生长抑素受体显像（如奥曲肽显像）和胸、腹部成像］发现异位分泌 GH 疾病。

当肿瘤邻近视交叉需要进行视野检查。视神经及海绵窦受累可以引起复视、视物模糊和感觉变化。是否存在视神经压迫决定了治疗的方式及急迫性。

（三）并发症的表现、处理及死亡风险

指南建议对肢端肥大症患者进行高血压、糖尿病、心血管疾病、无力性关节炎和睡眠呼吸暂停评估，并定期随访。GH 高分泌加重胰岛素抵抗，肢端肥大症患者中高血压、糖尿病、胰岛素抵抗、脂代谢紊乱［TG、Lp（a）升高，LDL 增多］、肥厚型心肌病、内皮功能异常的患病率增加。如有并发症时，死亡率增加 2 倍，因此，应进行筛查。心脏瓣膜病、心律失常、传导系统异常在肢端肥大症患者中常见，是否需要常规心脏超声检查目前尚无定论，但是对围术期患者，需要充分评估心脏情况。因为心脑血管疾病是肢端肥大症患者的主要死因，指南建议积极降压、降糖、调脂、控制心力衰竭、戒烟、控制饮食及运动等行为改变可降低危险因素。由于软组织增厚及舌、咽及上呼吸道水肿导致气道阻塞，睡眠呼吸暂停发生率为 69%，降低 GH/IGF-1 能够减轻睡眠呼吸暂停的严重程度，但是在控制好的肢端肥大症患者中，仍有高达 40% 的患者睡眠呼吸暂停并无改善，需要气道正压治疗。

肢端肥大症患者结肠息肉的风险增加，甲状腺结节及甲状腺癌的发病率增高。较 2013 版中国肢端肥大症诊治指南更为详尽的是，本指南特别强调，肢端肥大症一经诊断，就应行结肠镜检查筛查结肠肿瘤。治疗后，有结肠息肉者或 IGF-1 持续升高者每 5 年复查结肠镜，若无结肠息肉且 IGF-1 正常者 10 年复查肠镜。对体检发现甲状腺结节的患者进行甲状腺超声检查。

其他并发症包括：50% 的肢端肥大症患者存在头痛，多达 80% 出现多汗及脂溢性皮炎，常见症状包括疲乏、无力，常出现骨骼、肌肉改变及关节炎。在长期随访中，生化指标控制的肢端肥大症患者仍有 77% 存在关节病变。早期对 GH/IGF-1 进行干预并有效控制是减缓关节病变进展的最佳方式，而晚期病变则需要理疗、镇痛及关节置换。上下颌骨生长导致牙咬合不正、疼痛，从而需要进行颌面部重建矫形术，该项手术必需待 GH/IGF-1 水平正常后方可进行。肢端肥大症可能增加骨矿物质密度正常的椎体压缩骨折风险，性腺功能减退则进一步增加骨折风险。因为性腺功能低下导致骨量丢失，所以性腺激素替代治疗非常重要。常出现周围神经病变，如手足感觉神经异常。有些患者出现精神异常，包括人格改变、焦虑、抑郁。

肿瘤压迫、手术或放疗可能导致垂体功能低下，推荐评估是否存在垂体功能低下并予缺乏激素的替代治疗。肿瘤分泌致高催乳素血症及垂体柄受损可引起肢端肥大症患者性腺功能减退。

（四）治疗目标和方式

治疗目标：指南建议采用多学科团队合作、个体化治疗肢端肥大症。治疗后生化指标达到正常、减少死亡风险、改善症状、缩小肿瘤体积、保持垂体功能正常。生化控制靶点以年龄特异的血清 IGF-1 正常值范围，随机 GH<1 μg/L 作为治疗目标。IGF-1 水平可能比零点 GH 水平更能预测术后的胰岛素敏感性及临床症状评分。由于 GH 及 IGF-1 测定方法的变异性，在整个治疗过程中建议对同一患者采用相同测定方法。具体流程见图 5-1。

1. 手术　成功的手术可迅速降低 GH 水平，并获得肿瘤组织病理，因此，建议手术作为大多数患者的主要治疗方法。经蝶窦是最佳手术入路，可使用手术显微镜或内镜操作等显微外科技术。对于有经验的外科医师，初次缓解率垂体微腺瘤 85%，垂体大腺瘤 40%～50%，5 年复发率为 2%～8%。当肿瘤侵及海绵窦时，手术难以完全切除肿瘤组织。手术并发症包括出血、脑脊液漏、脑膜

炎、水钠失衡及垂体功能低下。严重并发症如颈动脉受损，视力减退等少见。因为肢端肥大症患者存在上呼吸道组织肥厚，建议必要时行纤维支气管镜检查，加强围术期气道护理。

患者术后病情持续不缓解，研究发现再次手术对可见的肿瘤（未侵及海绵窦）是有益的。指南建议对首次术后残存的蝶鞍内病变可考虑再次手术治疗。

关于手术前后 SRL 药物的使用指南有如下建议。①3 项前瞻性对照研究表明术前应用 SRL 6 个月明显改善垂体大腺瘤患者术后效果，但由于术前 SRL 的作用可持续到术后 3 个月，术后效果的评估可能被夸大，所以本指南指出，目前不建议通过术前常规药物治疗获得术后生化指标的改善。②应用 SRL 治疗能够迅速减轻软组织水肿，改善睡眠呼吸暂停，减少气管插管相关并发症。合并严重咽部组织增厚及睡眠呼吸暂停综合征的患者可考虑术前应用 SRL。少数新诊断的患者表现为心力衰竭、室性心律失常。这些患者应用 SRL 治疗明显改善心功能，使麻醉更为安全。③患者垂体大腺瘤如侵及蝶鞍外，外科治愈可能性小，需考虑外科姑息手术以增强药物治疗的后续效果。外科姑息手术有利于改善 SRL 的后续效应及药物的作用效果。

术后短期 GH 升高可能是手术应激所致。因为 IGF-1 结合蛋白的半衰期不同，IGF-1 水平下降迟于 GH 的变化。建议术后 12 周及以后监测 IGF-1 及随机 GH 水平，血清 GH<0.14 μg/L 表明手术缓解，GH<1 μg/L 意味着病情控制且死亡风险恢复正常。对 GH 水平>1 μg/L 的患者行葡萄糖耐量试验，观察 GH 水平是否受抑。术后 12 周 IGF-1 水平可有效地反映手术缓解情况。若 IGF-1 下降，但未达正常水平，因为 IGF-1 测定的变异性，有必要重复测定。

术后影像学检查需等到泡沫凝胶及脂肪垫复旧后进行，时间不应早于 12 周。推荐首选 MRI，次选 CT 扫描。术前有视野缺损的患者，术后需要再次检查视野。有些患者的视野缺损在术后 1 年可有明显改善。

2. 药物治疗　以 SRL 为基础的药物治疗适用于侵及鞍外，如侵及海绵窦，而手术无法完全切除的肿瘤，视交叉无受压或存在手术禁忌的患者。建议对病情严重的患者（中重 GH 过多表现而无肿瘤占位效应）选用 SRL 或培维索孟作为首选辅助用药。若血清 IGF-1 水平轻度升高（轻度 GH 过多表现），建议试用多巴胺受体激动药，首选卡麦角林。术后辅助治疗首先选用 SRL，70% 患者生化指标可以控制，59% 患者的肿瘤体积缩小 50%，后续研究有效性可下降。

（1）生长抑素受体配体：目前有两种等效的长效制剂。长效奥曲肽肌内注射、兰瑞肽深部皮下注射，每月 1 次。奥曲肽长效制剂起始剂量每月 20 mg，逐渐增减剂量，3~6 个月调整 1 次，最少每月 10 mg，最多每月 40 mg。兰瑞肽的起始剂量每月 90 mg，逐渐增减剂量，最少每月 60 mg，最多每月 120 mg。目前也有短效奥曲肽制剂。通过测定血清 IGF-1 及 GH 评价治疗的有效性，测定时间为用药 12 周后，即下次用药前。以葡萄糖抑制的 GH 水平评估 SRL 治疗效果，其作用并不明确。

SRL 可改善关节痛、多汗、软组织肿胀及头痛症状，可以使 17%~35% 的患者 IGF-1 达到正常水平，可使 59% 患者肿瘤体积减小 50%。大剂量治疗可以提高疗效。对于低剂量 SRL 治疗反应佳的患者，间断治疗可延长疗效。致密颗粒细胞瘤对 SRL 反应性优于疏松的颗粒细胞腺瘤。MRI 的 T_2 加权相呈低信号与肿瘤颗粒的致密性相关，预示 SRL 反应性佳。指南不推荐行生长抑素受体显像或皮下注射奥曲肽后急性 GH 反应判定 SRL 的反应性，上述两种方法通常无益。

不良反应常见有腹痛、腹胀、腹泻，通常持续治疗后可减轻，还包括注射局部皮肤刺激症状及疼痛，少见不良反应有可逆性脱发，罕见普秃。由于 SRL 可抑制胰岛素、胰高血糖素及 GH 的分泌，所以血糖控制得到改善，少见血糖升高。SRL 可以有胆泥淤积和胆石症等不良反应，与 2013 版中国肢端肥大症诊治指南不同的是，本指南不建议对应用 SRL 患者常规检查腹部超声监测胆石症，如果患者出现胆石症症状、体征时需行超声检查。在 SRL 停用后可能出现胆囊梗阻性疾病。

帕瑞肽是一种新型 SRL，能够与更多 SST 结合，且结合作用更强，Ⅲ期临床试验显示使 35% 患者 IGF-1 达到正常。其不良反应与奥曲肽及兰瑞肽相似，但对血糖增高影响更明显，使 57% 受试者高血糖。最近研发了一种口服剂型的奥曲肽，并在健康志愿者中进行了试验。

培维索孟为相对较新的肢端肥大症治疗药物，本指南对其做了详尽的介绍。培维索孟是人生长激素受体拮抗药，与内源性 GH 竞争性结合 GH 受体，并阻断外周 IGF-1 产生。这种拮抗药不作用于垂体 GH 分泌瘤，用药期间，GH 持续处于高分泌状态，所以推荐 IGF-1 作为评价药物有效性的指标。培维索孟可以皮下给药，剂量为 10 mg/d、15 mg/d、20 mg/d，疗效有剂量依赖性，40 mg/d 的剂量可以使 95% 的患者 IGF-1 水平达到正常水平。一项针对 1288 例肢端肥大症患者的研究显示，63% 患者 IGF-1 水平得到控制。培维索孟对血糖控制有益，所以适用于肢端肥大症合并糖尿病的患者。3%~5% 的患者中出现肿瘤生长。建议在起始治疗后 6、12 个月进行系列影像学检查。如果 1 年后肿瘤大小没有变化，则建议此后每年进行影像学检查。患者大肿瘤压迫视交叉及重要的中线结构，建议考虑更换肿瘤靶向药物治疗。

不良反应如肝酶增高，注射局部反应，可逆性脂肪肥厚或萎缩等。指南建议初始治疗的 6 个月每月监测肝功能，之后每 6 个月监测，若氨基转移酶升高超过 3 倍则考虑停药。

（2）多巴胺受体激动药：21%~30% 患者应用卡麦角林能够达到生化指标的控制，疗效有限。卡麦角林适用于患者的 GH 及 IGF-1 轻度升高，伴或不伴有高 PRL 血症。其作用随用药时间延长而减效。卡麦角林的不良反应包括胃肠不适、鼻塞、乏力、直立性低血压及头痛。帕金森病患者应用大剂量卡麦角林可出现心脏瓣膜异常，但是应用常规剂量（每周≤2.0 mg）治疗催乳素瘤并未发现此不良反应。一项研究应用卡麦角林治疗肢端肥大症患者平均 35 个月，未发现心瓣膜异常的风险增加。基线心电图异常的患者应用卡麦角林剂量每周≤2 mg，需要定期对心脏瓣膜病进行监测，但是目前并没有推荐的确切循证依据。

联合用药治疗可以提高疗效，减少单一药物相关的不良反应，减少药物注射的频次及总药量，长期治疗提高潜在的成本效益及改善依从性。建议对 SRL 反应性差的患者选用培维索孟或卡麦角林治疗。

SRL+培维索孟大剂量使用 SRL 病情仍仅达到部分控制的患者，加用培维索孟平均剂量每周 60 mg 可使 95% 患者 IGF-1 达到正常水平，改善生活质量及控制肿瘤大小。需要注意的是联合应用 SRL 及培维索孟患者中 27% 有一过性氨基转移酶水平升高的风险。

SRL+卡麦角林联合应用卡麦角林及 SRL，可以使 42%~60% 的患者 IGF-1 达到正常水平，接受 SRL 单药治疗 GH 未达标的患者在联合用药后 21%~71% 的患者 GH <2.5 μg/L。指南建议应用 SRL 后 GH/IGF-1 仍轻度升高者可加用卡麦角林。

培维索孟+卡麦角林研究显示给予卡麦角林 0.5 mg/d，其中 11% 的 IGF-1 达到正常，联合应用培维索孟（10 mg/d）可使 68% 的患者 IGF-1 正常。另一项研究显示 SRL 无效的患者，更换培维索孟后，IGF-1 仍然持续升高，卡麦角林最终剂量可使 IGF-1 下降 18.0%±27.2%。培维索孟及卡麦角林联合用药可能对一些患者有效。

（五）放疗及立体定向放疗

放疗起效慢，且有垂体功能低下等并发症，不作为首选方案，建议对于术后残余肿瘤，若缺乏药物、药物治疗无效或无法耐受时，应用放疗。对于侵袭性肿瘤，包括 Ki-67 染色强阳性，应考虑应用 RT。放疗有利于生化指标的控制，可减少用药。然而，治疗反应需数年全部显现，部分患者疗效有限。因此需要等到对放疗有反应后再给予药物治疗。RT 之后，推荐根据 GH/IGF-1 水平间断停药 1~3 个月（依不同药物而定）。

SRT 有多种方式，如γ刀、射波刀、线性加速器等。SRT 的疗效与 RT 相仿，但达到缓解时间相对更短，且治疗时间短。有报道患者接受 SRT 治疗后随访 15 年，缓解率为 10%~60%。SRT 治疗时，需考虑肿瘤至视觉结构的距离，为避免视交叉受损，其暴露于放射剂量不超过 8 Gy。

5~10 年垂体功能减退发生率 50%，且随时间延长而升高。推荐每年进行激素检测，以评估 RT 治疗后垂体功能减退情况及延迟性放射反应。垂体肿瘤患者接受传统 RT 的并发症有：放射诱导的脑神经受损、继发性肿瘤、放射性坏死、认知异常，脑血管病发病率增加等。放射性坏死是γ刀 SRT 的一种少见并发症。对 SRL 是否限制 RT 的效果结果不一，本指南建议在进行 RT 时无须停用 SRL。

二、特殊情况如巨人症和妊娠

少数表现为巨人症的患者，GH 及 IGF-1 治疗标准同前。巨人症极为罕见，本指南的推荐仅来自于非对照的单一或系列病例，这些肿瘤通常体积大、呈侵袭性生长、伴有多种激素分泌增多，需要积极治疗，迅速控制激素的高分泌并保持激素水平。方法包括手术、联合药物治疗及 RT 等综合治疗。长效奥曲肽治疗效佳，应用 SRL 拮抗药及培维索孟以控制躯体并发症及生长速度。

奥曲肽与胎盘的生长抑素受体结合，且通过胎盘，影响胎儿组织发育，生长抑素受体广泛分布于胎儿组织，尤其脑组织。由于缺乏安全性数据，拟妊娠前约 2 个月停用长效 SRL 制剂及培维索孟，如需要应用短效奥曲肽至妊娠。有自主性 GH 分泌肢端肥大症患者妊娠时，正常垂体及胎盘分泌 GH 异构体入血，而传统的测定方法通常无法鉴别不同类型的 GH。GH 的异构体具有生物活性，可以刺激 IGF-1 产生，使 IGF-1 水平高于年龄校正的正常值水平。因此，不建议妊娠期监测 GH/IGF-1。在妊娠期停用药物治疗的危害需要告知患者。妊娠期对于肢端肥大症的治疗仅限于控制肿瘤大小及头痛，对垂体大腺瘤患者定期进行视野检查，在头痛加重和（或）出现肿瘤增大的征象情况下，应考虑药物治疗。以往对 800 例催乳素瘤患者的研究显示了卡麦角林对于胎儿发育的安全性。另外对 50 例肢端肥大症患者，在确知妊娠时给予 SRL 治疗，并未发现其后代出现畸形。2 例肢端肥大症孕妇应用了 GH 受体抑制药——培维索孟后未发现危害，但是其安全性尚未明确，因此，不推荐妊娠期应用培维索孟。

综上所述，2014 版美国内分泌学会肢端肥大症临床实践指南以循证医学为基础，关注与肢端肥大症评估及治疗相关的临床问题，包括选择恰当生化指标及治疗途径、是单独应用药物治疗或联合药物治疗、巨人症及妊娠期的处理，提高了科学性和可靠性。但还有一些问题没有解决，需要我们进一步工作来完善。

（解读：邢　倩　卞　华）

（审阅：李昌臣　高　鑫）

参考文献

[1] Faje AT, Barkan AL. Basal, but not pulsatile, growth hormone secretion determines the ambient circulating levels of insulin-like growth factor-I. J Clin Endocrinol Metab, 2010, 95 (5): 2486-2491.

[2] Melmed S, Casanueva FF, Klibanski A, et al. A consensus on the diagnosis and treatment of acromegaly complications. Pituitary, 2013, 16 (3): 294-302.

[3] Famini P, Maya MM, Melmed S. Pituitary magnetic resonance imaging for sellar and parasellar masses: ten-year experience in 2598 patients. J Clin Endocrinol Metab, 2011, 96 (6):

1633-1641.

[4] Borson-Chazot F, Garby L, Raverot G, et al. Acromegaly induced by ectopic secretion of GHRH：a review 30 years after GHRH discovery. Ann Endocrinol（Paris）, 2012, 73（6）：497-502.

[5] Sherlock M, Ayuk J, Tomlinson JW, et al. Mortality in patients with pituitary disease. Endocr Rev, 2010, 31（3）：301-342.

[6] Sughrue ME, Chang EF, Gabriel RA, et al. Excess mortality for patients with residual disease following resection of pituitary adenomas. Pituitary, 2011, 14（3）：276-383.

[7] Attal P, Chanson P. Endocrine aspects of obstructive sleep apnea. J Clin Endocrinol Metab, 2010, 95（2）：483-495.

[8] Dworakowska D, Gueorguiev M, Kelly P, et al. Repeated colonoscopic screening of patients with acromegaly：15-year experience identifies those at risk of new colonic neoplasia and allows for effective screening guidelines. Eur J Endocrinol, 2010, 163（1）：21-28.

[9] Wolinski K, Czarnywojtek A, Ruchala M. Risk of thyroid nodular disease and thyroid cancer in patients with acromegaly-meta-analysis and systematic review. PLoS One, 2014, 9（2）：e88787.

[10] Katznelson L, Atkinson JL, Cook DM, et al. American Association of Clinical Endocrinologists medical guidelines for clinical practice for the diagnosis and treatment of acromegaly-2011 update. Endocr Pract, 2011, 17 Suppl 4：S1-S44.

[11] Yamada S, Fukuhara N, Oyama K, et al. Repeat transsphenoidal surgery for the treatment of remaining or recurring pituitary tumors in acromegaly. Neurosurgery, 2010, 67（4）：949-956.

[12] Mao ZG, Zhu YH, Tang HL, et al. Preoperative lanreotide treatment in acromegalic patients with macroadenomas increases short term postoperative cu re rates：a prospective, randomised trial. Eur J Endocrinol, 2010, 162（4）：661-666.

[13] Shen M, Shou X, Wang Y, et al. Effect of presurgical long-acting octreotide treatment in acromegaly patients with invasive pituitary macroadenomas：a prospective randomized study. Endocr J, 2010, 57（12）：1035-1044.

[14] Friedel ME, Johnston DR, Singhal S, et al. Airway management and perioperative concerns in acromegaly patients undergoing endoscopic transsphenoidal surgery for pituitary tumors. Otolaryngol Head Neck Surg, 2013, 149（6）：840-844.

[15] Murray RD, Melmed S. A critical analysis of clinically available somatostatin analog formulations for therapy of acromegaly. J Clin Endocrinol Metab, 2008, 93（8）：2957-2968.

[16] Colao A, Bronstein MD, Freda P, et al. Pasireotide versus octreotide in acromegaly：a head-to-head superiority study. J Clin Endocrinol Metab, 2014, 99（3）：791-799.

[17] Tuvia S, Atsmon J, Teichman SL, et al. Oral octreotide absorption in human subjects：comparable pharmacokinetics to parenteral octreotide and effective growth hormone suppression. J Clin Endocrinol Metab, 2012, 97（7）：2362-2369.

[18] van der Lely AJ, Biller BM, Brue T, et al. Long-term safety of pegvisomant in patients with acromegaly：comprehensive review of 1288 subjects in ACROSTUDY. J Clin Endocrinol Metab, 2012, 97（5）：1589-1597.

[19] Marazuela M, Paniagua AE, Gahete MD, et al. Somatotroph tumor progression during pegvisomant therapy：a clinical and molecular study. J Clin Endocrinol Metab, 2011, 96（2）：E251-E259.

[20] Sandret L, Maison P, Chanson P. Place of cabergoline in acromegaly：a meta-analysis. J Clin Endocrinol Metab, 2011, 96（5）：1327-1335.

[21] Maione L, Garcia C, Bouchachi A, et al. No evidence of a detrimental effect of cabergoline therapy on cardiac valves in patients with acromegaly. J Clin Endocrinol Metab. 2012, 97（9）：E1714-E1719.

[22] Neggers SJ, de Herder WW, Janssen JA, et al. Combined treatment for acromegaly with long-acting somatostatin analogs and pegvisomant：long-term safety for up to 4.5 years（median 2.2 years）of follow-up in 86 patients. Eur J Endocrinol, 2009, 160（4）：529-533.

[23] Neggers SJ, van Aken MO, de Herder WW, et al. Quality of life in acromegalic patients during long-term somatostatin analog treatment with and without pegvisomant. J Clin Endocrinol Metab, 2008, 93（10）：3853-3859.

[24] Higham CE, Atkinson AB, Aylwin S, et al. Effective combination treatment with cabergoline and low-dose pegvisomant in active acromegaly: a prospective clinical trial. J Clin Endocrinol Metab, 2012, 97 (4): 1187-1193.

[25] Bernabeu I, Alvarez-Escolá C, Paniagua AE, et al. Pegvisomant and cabergoline combination therapy in acromegaly. Pituitary, 2013, 16 (1): 101-108.

[26] Lee CC, Vance ML, Xu Z, et al. Stereotactic radiosurgery for acromegaly. J Clin Endocrinol Metab, 2014, 99 (4): 1273-1281.

[27] Molitch ME. Prolactinoma in pregnancy. Best Pract Res Clin Endocrinol Metab, 2011, 25 (6): 885-896.

[28] Maffei P, Tamagno G, Nardelli GB, et al. Effects of octreotide exposure during pregnancy in acromegaly. Clin Endocrinol (Oxf), 2010, 72 (5): 668-677.

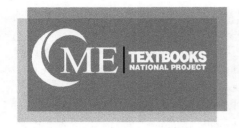

《妊娠期及产后甲状腺功能异常的管理：美国内分泌学会的临床实践指南》与解读

第 6 章

·指南·

一、推 荐 总 结

（一）甲状腺功能减退症的管理：孕产妇和胎儿方面

1. 我们建议谨慎解释妊娠期妇女血清游离 T_4 水平，并且每个实验室如果做血清游离 T_4 测定，应为孕妇制定妊娠早、中、晚三期的特异参考值范围。非妊娠妇女总 T_4 参考范围（5~12 μg/dl 或 50~150 nmol/L）的 1.5 倍适用于妊娠中期和妊娠晚期。此外，妊娠期游离 T_4 指数（"调整后的 T_4"）的测定也可作为较可靠的评估指标。美国预防工作组（US Preventive Service Task Force，USPSTF）推荐级别为 B 级；证据合理（2｜⊕⊕○○）

2. 已知母体甲状腺功能减退症对胎儿有严重不良影响。因此，应该避免母体出现临床甲状腺功能减退症。针对临床甲状腺功能减退症：USPSTF 推荐级别为 A 级，证据较好（1｜⊕⊕⊕○）。根据抗体阳性妇女的记录，亚临床甲状腺功能减退症［血清促甲状腺素（thyroid-stimulating hormone，TSH）浓度超过妊娠各期特异参考值范围的上限，但游离 T_4 正常］可能与母体和后代的不良结局相关。在回顾性研究中，T_4 治疗改善产科不良反应，但未被证实能改善婴儿长期的神经系统发育。然而，考虑潜在的利益大于风险，专家组建议对患有亚临床甲状腺功能减退症，并且甲状腺过氧化物酶抗体（thyroid peroxidase antibody positive，TPOAb）阳性的女性应行 T_4 替代治疗。从产科结局角度：USPSTF 推荐级别为 B 级，证据较强（2｜⊕⊕○○）。从神经系统角度：USPSTF 推荐级别为 I 级，证据缺乏（2｜○○○○）。专家组也建议给患有亚临床甲状腺功能减退症并且 TPOAb 阴性的女性行 T_4 替代治疗。从产科结局角度：USPSTF 推荐级别为 C 级；证据较强（2｜⊕⊕○○）。从神经系统反应角度：USPSTF 推荐级别为I级；证据缺乏（2｜○○○○）。

3. 如果在妊娠前已诊断为甲状腺功能减退症，我们建议调整 T_4 剂量以使孕前 TSH 水平不高于 2.5 mU/L。USPSTF 推荐级别为 C 级，证据缺乏（2｜⊕○○○）。

4. 在妊娠 4~6 周时 T_4 剂量通常需要增加 30% 或更多。USPSTF 推荐级别为 A 级；证据较强（1｜⊕⊕⊕⊕）。

5. 如果妊娠期被诊断为临床甲状腺功能减退症，应尽快规范甲状腺功能测试。应迅速调整 T_4 剂量从而维持妊娠早期血清 TSH 浓度<2.5 mU/L（国际标准检验）或达到妊娠期特异性 TSH 值范围。甲状腺功能测定必须在 30~40 d 后复查，以后为每 4~6 周复查。USPSTF 推荐级别为 A 级，

证据较强（1 | $\oplus\oplus\oplus\oplus$）。

6. 患自身免疫甲状腺病且妊娠早期阶段甲状腺功能正常的女性容易患甲状腺功能减退症，应每4~6 周监测使妊娠期 TSH 高于正常范围。USPSTF 推荐级别为 A 级，证据较强（1 | $\oplus\oplus\oplus\bigcirc$）。

7. 分娩后，大多数甲状腺功能减退症妇女需要减少 T₄ 剂量至孕前所用剂量。USPSTF 推荐级别为 A 级，证据较强（1 | $\oplus\oplus\oplus\oplus$）。

（二）甲状腺功能亢进症的处理：孕妇和胎儿

1. 孕妇的处理

（1）因为甲状腺功能亢进症对孕妇和胎儿均有不利影响，所以当妊娠期 TSH 低于正常时，需与妊娠期生理改变及妊娠期甲状腺毒症相鉴别。Graves 病甲状腺功能亢进症与妊娠期甲状腺毒症的区别在于前者存在自身免疫反应的临床证据、甲状腺肿大以及促甲状腺素受体抗体（TSH receptor antibody，TRAb）阳性。TPOAb 在两种情况下均可能阳性。USPSTF 推荐等级为 B 级（1 | $\oplus\oplus\oplus\bigcirc$）。

（2）Graves 病或甲状腺结节导致的临床甲状腺功能亢进症：一旦确诊，应使用抗甲状腺药治疗，并且尽可能妊娠前开始治疗；既往阳性病史患者，应该调整用药，治疗目标是使母体游离 T₄ 水平达到非妊娠妇女参考范围的上限。USPSTF 推荐等级为 B 级（1 | $\oplus\oplus\bigcirc\bigcirc$）；或维持总 T₄ 在正常参考范围上限的 1.5 倍或游离 T₄ 指数在正常上限。USPSTF 推荐等级为 I 级，证据缺乏（2 | $\oplus\bigcirc\bigcirc\bigcirc$）。

（3）丙硫氧嘧啶（propylthiouraci，PTU）是妊娠 T1 期甲状腺功能亢进症的一线用药，甲巯咪唑（methimazole，MMI）可能与 T1 期胎儿器官生成时的某些先天性畸形有关。如果没有 PTU，患者不能耐受，或存在 PTU 不良反应，也可以使用 MMI。MMI 10 mg 相当于 PTU 100~150 mg。美国食品药品管理局（Food and Drug Administration，FDA）最近的报道指出，少数情况下 PTU 可能与严重的肝毒性相关。因此，我们建议临床医师在妊娠 T1 期之后，将 PTU 更换为 MMI。现有资料提示，MMI 和 PTU 对于妊娠甲状腺功能亢进症疗效相当。临床医师应根据具体情况选择抗甲状腺药物，包括让患者从一种药更换另一种药时可能出现的问题。将 PTU 更换为 MMI 时，应在 2 周后评估甲状腺功能，之后每 2~4 周评估一次甲状腺功能。USPSTF 推荐等级为 B 级，证据合理（1 | $\oplus\oplus\bigcirc\bigcirc$）。虽然肝毒性可能突然出现，建议对服用 PTU 的妊娠妇女每 3~4 周监测肝功能，鼓励患者如有新发不适及时就诊。USPSTF 推荐等级为 C 级，证据缺乏（2 | $\oplus\bigcirc\bigcirc\bigcirc$）。

（4）妊娠 Graves 病行甲状腺次全切除术指征：对抗甲状腺药物有严重不良反应；需持续大剂量抗甲状腺药治疗（MMI>30 mg/d 或 PTU>450 mg/d）；对抗甲状腺药物治疗依从性差，甲状腺功能亢进症不能控制。手术的最佳时机是妊娠中期。USPSTF 推荐等级为 C 级，证据合理（2 | $\oplus\bigcirc\bigcirc\bigcirc$）。

（5）没有证据显示治疗亚临床甲状腺功能亢进症能改善妊娠结局，治疗可能对胎儿有潜在的不良反应。USPSTF 推荐等级为 C 级，证据合理（2 | $\oplus\bigcirc\bigcirc\bigcirc$）。

2. 胎儿的处理

（1）因为 TSH 受体抗体（包括刺激、结合和抑制抗体）可自由穿过胎盘到达胎儿，刺激胎儿甲状腺，因此在患有如下疾病的女性应在妊娠 22 周前检测该抗体：患 Graves 病或有 Graves 病病史、妊娠前使用 ¹³¹I 治疗或行甲状腺切除术、前一个新生儿患 Graves 病及之前有 TRAb 升高。TRAb 阴性且不需要抗甲状腺药物治疗的妇女，其胎儿或新生儿发生甲状腺功能异常的风险很低。USPSTF 推荐等级为 B 级，证据合理（1 | $\oplus\oplus\oplus\bigcirc$）。

（2）妊娠或可疑妊娠的妇女禁用 ¹³¹I 治疗。如果意外使用了 ¹³¹I，应立即告知患者放射对胎儿的风险，包括妊娠 12 周后使用 ¹³¹I 可破坏胎儿甲状腺。USPSTF 推荐等级为 A 级，证据较强（1｜⊕⊕⊕○）。目前尚无证据支持或反对孕妇接触^{131}I后终止妊娠。USPSTF推荐等级为Ⅰ级，证据缺乏（2｜⊕○○○）。

（3）TRAb或甲状腺刺激性Ig高于正常范围2~3倍以上的妊娠妇女，以及服用抗甲状腺药治疗的妊娠妇女，应该在妊娠18~22周进行胎儿超声检查时，检测母体游离T_4，筛查胎儿甲状腺发育异常，之后每4~6周复查一次，或根据具体情况进行调整。胎儿甲状腺功能异常的表现包括甲状腺增大、胎儿生长受限、水肿、结节性甲状腺肿、骨龄提前、心动过速或心力衰竭。如果胎儿患甲状腺功能亢进症可能危及妊娠，应使用MMI或PTU治疗，并定期进行临床、实验室以及超声监测。USPSTF推荐等级为B级，证据合理（1｜⊕⊕⊕○）。

（4）脐带血采样检测仅在临床检测和超声检查不能明确诊断胎儿甲状腺疾病的情况，而脐带采血会改变治疗方案时使用。USPSTF推荐等级为B级，证据合理（2｜⊕○○○）。

（5）所有Graves病妇女的新生儿（TRAb阴性和不需要抗甲状腺药物治疗的妊娠妇女除外）均应评估甲状腺功能，必要时给予治疗。USPSTF推荐等级为B级，证据合理（1｜⊕⊕⊕○）。

（三）妊娠剧吐和甲状腺功能亢进症

1. 有妊娠剧吐（体重减轻5%、脱水、酮尿）和甲状腺功能亢进症临床表现的患者，应行甲状腺功能［TSH、总甲状腺素4（total thyroxine 4，TT_4）、游离T_4指数或游离甲状腺素4（free thyroxine 4，FT_4）］和TRAb检测。USPSTF推荐等级为B级，证据合理（2｜⊕⊕○○）。

2. 大多数妊娠剧吐、临床甲状腺功能亢进症、TSH抑制、FT_4增高的妊娠妇女不需要抗甲状腺药治疗，USPSTF推荐等级为A级，证据较好（1｜⊕⊕⊕⊕）。对有明显甲状腺毒症或TT_3高于妊娠特异性参考值上限的患者应进行临床评估。经产科医师同意后，可使用β受体阻滞药如美托洛尔治疗。USPSTF推荐等级为B级，证据缺乏（2｜⊕○○○）。

3. 妊娠剧吐且诊断为Graves病甲状腺功能亢进症（FT_4升高或TT_4高于妊娠正常上限的150%，TSH<0.000 01 mU/L，TRAb阳性）临床上需要抗甲状腺药治疗。USPSTF推荐等级为A级，证据较好（1｜⊕⊕⊕⊕）。

（四）自身性甲状腺疾病与流产

甲状腺抗体和妇女流产之间存在着显著关联。目前并未推荐针对甲状腺抗体进行普遍筛查和可以采取的治疗方案。至2011年1月，仅有的一项随机干预性试验提示自身抗体阳性且甲状腺功能正常的妇女妊娠早期流产的发生率有所下降，但是在预期疗效出现之前治疗过程却很短暂。然而，由于抗TPOAb水平升高的女性发生甲状腺功能减退症进展的风险增加，考虑到这点，应在妊娠前、妊娠早期和中期筛查血清TSH水平的异常。USPSTF推荐等级为C级，证据较强（2｜⊕○○○）。

（五）甲状腺结节和甲状腺癌

1. 妊娠期发现的直径>1 cm的实性甲状腺结节应行细针穿刺细胞学检查（fine-needle aspiration，FNA）。直径5~10 mm的结节，若有高风险病史或超声有可疑发现，直径1.5~2 cm或更大的复杂结节，也应行FNA检查。若结节在妊娠最后几周发现，FNA可推迟到产后进行。超声引导下细针穿刺活检在合理取材上有很大优势。USPSTF推荐等级为B级，证据合理（1｜⊕⊕⊕○）。

2. 妊娠T1期或T2早期发现的细胞病理学恶性或高度怀疑恶性的结节、生长迅速的结节、伴有颈部淋巴结病理性肿大的结节无须终止妊娠，应于妊娠中期进行手术治疗。若细胞学提示乳头状癌或滤泡状瘤，并且无进展期的证据，若患者希望产后行手术治疗，应告知患者大部分分化良好的甲状腺癌生长缓慢，推延手术到产后，基本不改变疾病相关结局。USPSTF推荐等级为B级，证据合理（1｜⊕⊕○○）。

3. 对既往甲状腺癌已经治疗的妊娠妇女、细针穿刺活检阳性或怀疑癌症的妊娠妇女、延迟手术到产后的妊娠妇女，都可以使用甲状腺激素治疗以抑制 TSH 水平在可测量水平。更大程度的抑制 TSH 对于高风险患者更为有益。理想情况下，FT₄ 或 TT₄ 水平不应高于妊娠正常范围。USPSTF 推荐等级为 I 级，证据缺乏（2｜⊕○○○）。

4. 哺乳期妇女禁用放射性碘治疗，至少停止哺乳 4 周后方可进行。USPSTF 推荐等级为 A 级，证据较好（1｜⊕⊕⊕⊕）。此外，甲状腺癌的妇女接受放射性碘治疗 0.5～1 年内应注意避孕，以维持甲状腺功能稳定并确定甲状腺癌治愈。USPSTF 推荐等级为 B 级，证据合理（1｜⊕⊕○○）。

（六）妊娠期间的碘摄入

1. 处于生育年龄的妇女每天应平均摄入碘 150 μg。妊娠前、妊娠中和母乳喂养期间，只要条件允许均应增加每天平均的碘摄入至 250 μg。USPSTF 推荐等级为 A 级，证据充足（1｜⊕⊕⊕○）。

2. 妊娠和母乳喂养期间的碘摄入量不应超过推荐摄入量（recommended nutrient intake，RNI）的 2 倍，如每天 500 μg。USPSTF 推荐等级为 I 级，证据欠缺（2｜⊕○○○）。

3. 尽管临床实践并不建议，但通过检测人群中每个队列的尿碘浓度评估妊娠期碘摄入是否充足，尿碘浓度应该波动于 150～250 μg/L。USPSTF 推荐等级为 A 级，证据充足（1｜⊕⊕⊕⊕）。

4. 为了让特定人群的碘摄入达到每天推荐的摄入量，应该根据人群不同考虑使用适合的方法。必须区分不同的情况：碘充足或碘化食盐广泛推广的国家；碘化食盐未被推广或仅局部地区推广的国家；未推广碘化食盐和经济条件差的偏远地区。USPSTF 推荐等级为 A 级，证据很充足（1｜⊕⊕⊕⊕）。

5. 推荐分娩前每天摄入以碘化钾或碘酸盐的形式含有 150～200 μg 碘的维生素，这些都被证实可保证所有妊娠妇女避免发生碘缺乏。实际上，碘的摄入应该在妊娠之前开始。包括铁摄入应该和甲状腺激素治疗分开至少 4 h。USPSTF 推荐等级为 B 级，证据充足（2｜⊕⊕○○）。

6. 推荐母乳喂养妇女每天的碘摄入量应保持在 250 μg 以保证每天通过乳汁为婴儿补充 100 μg 的碘。USPSTF 推荐级别为 A 级，证据充足（1｜⊕⊕⊕○）。

（七）产后甲状腺炎

1. 对所有的妇女筛选产后甲状腺炎没有充分的数据支持。USPSTF 推荐级别为 I 级，证据不足（2｜⊕○○○）。

2. TPOAb 阳性的妇女在妊娠 6～12 周及产后 6 个月或有临床表现时应该检测 TSH 水平。USPSTF 推荐级别为 A 级，证据充足（1｜⊕⊕⊕○）。

3. 由于患有 1 型糖尿病、慢性病毒性肝炎或 Graves 病缓解期的妇女中产后甲状腺炎的发病率高于一般人群，建议在产后 3 个月和 6 个月筛查 TSH。USPSTF 推荐级别为 B 级，证据充足（2｜⊕⊕○○）。

4. 有产后甲状腺炎病史的妇女在出现产后甲状腺炎后的 5～10 年期间发展为持久性原发甲状腺功能减退症的危险性显著增加，这些妇女每年都应该监测 TSH 水平。USPSTF 推荐级别为 A 级，证据充足（1｜⊕⊕⊕○）。

5. 对于 TSH 高于正常参考值范围但低于 10 mU/L 的无症状产后甲状腺炎且不想要再次妊娠者不需治疗，如果不治疗，在 4～8 周后复查 TSH 水平。当 TSH 仍高于正常值时，应给予 L-T₄ 治疗。有症状及仍有意愿再次妊娠的妇女应给予 L-T₄ 治疗。USPSTF 推荐级别为 B 级，证据合理（2｜⊕⊕○○）。

6. 没有证据表明产后抑郁与产后甲状腺炎或甲状腺抗体阳性（并没有发展为产后甲状腺炎的妇女中）之间存在联系。USPSTF 推荐级别为Ⅰ级，证据不足（2｜⊕○○○）。然而，因为甲状腺功能减退症可能是造成抑郁症的可逆原因，产后甲状腺炎妇女应该筛查甲状腺功能减退症并适当治疗。USPSTF 推荐级别为 B 级，证据充足（2｜⊕⊕○○）。

（八）妊娠期筛查甲状腺功能紊乱

1. 不推荐妊娠前对健康妇女广泛筛查甲状腺功能紊乱。USPSTF 推荐级别为Ⅰ级，证据不足（2｜⊕○○○）。医护工作者应该根据妇女的病史、物理检查或之前的实验室检查辨别甲状腺疾病高危的个体（表 6-1）。当发现这类妇女时，建议产前监测血清 TSH。如果 TSH 水平超过 2.5 mU/L，应重复检验以确定该结果。虽然没有随机对照试验的指导，专家们认为给予少量 L-T$_4$治疗使得 TSH 低于 2.5 mU/L 是适合的。这个治疗在妇女未妊娠及产后可以停止。USPSTF 推荐级别为Ⅰ级，证据不足（2｜⊕○○○）。

表 6-1　妊娠期需要筛查甲状腺疾病的高危人群

30 岁以上的女性

甲状腺疾病家族史或自身免疫性甲状腺疾病或甲状腺功能减退症的女性

甲状腺肿的女性

甲状腺抗体阳性的女性，主要是甲状腺过氧化物酶抗体阳性

有甲状腺功能减退症的症状或临床表现的女性

有 1 型糖尿病或其他自身免疫性疾病的女性

不孕的女性

有流产或早产史的女性

曾行头颈部放疗或甲状腺手术的女性

目前正在接受左甲状腺素替代的女性

生活在可能是碘缺乏地区的女性

2. 对于所有计划妊娠且有甲状腺功能障碍并接受左甲状腺素治疗的妇女，妊娠之前应检测 TSH 水平。USPSTF 推荐级别为 B 级，证据合理（1｜⊕⊕○○）。如果妊娠前已诊断甲状腺功能减退症，建议先调整 L-T$_4$剂量使血 TSH 水平达到妊娠前不超过 2.5 mU/L。USPSTF 推荐级别为 C 级，证据合理（2｜⊕⊕○○）。所有接受 L-T$_4$治疗的妇女都应该在妊娠前筛查其对于妊娠时使用 L-T$_4$的接纳程度。一旦出现月经停止或怀疑妊娠时应马上联系内科医师或医学专家检测血清 TSH 水平。另外建议在检测血清 TSH 前即应增加 30%L-T$_4$剂量：即每周额外增加 2 d 的药量（每周服 9 d 量而不是 7 d 量）。USPSTF 推荐级别为 B 级，证据充足（2｜⊕⊕○○）。

3. 不推荐在妇女妊娠前或妊娠期筛查 TPOAb。USPSTF 推荐级别为 C 级，证据充足（2｜⊕○○○）。TPOAb 升高的妇女会增加流产、早产、持续性甲状腺功能减退症和产后甲状腺炎的风险。因此一旦发现 TPOAb 升高，在妊娠前及妊娠早期及中期时应该筛查异常血清 TSH。USPSTF 推荐级别为 C 级，证据充足（1｜⊕⊕○○）。

4. 专家委员会对所有首次妊娠的妇女进行筛查的推荐未达成一致，因此出现了两个建议。有成员推荐所有妊娠妇女在第 9 周或首次就诊时应该筛查血清 TSH 是否存在异常。USPSTF 推荐级别为 C 级，证据充足（2｜⊕⊕○○）。有成员既不支持也不反对在所有妊娠妇女首次就诊时筛查异常血清 TSH。这些成员强烈支持对高危妇女积极进行筛查：在其妊娠前和妊娠期第 9 周或首次就

诊时确定和检测 TSH 水平，在有些情况下很难确定高危病例时，也可在妊娠第 9 周或第 1 次产前检查时对所有妇女进行合理的筛查。USPSTF 推荐级别为 I 级，证据不足（2 ｜ ⊕○○○）。如果血清 TSH 检测超过 2.5 mU/L（或妊娠中期>3.0 mU/L），应该进行 L-T$_4$ 治疗。对于临床甲状腺功能减退症患者，USPSTF 推荐级别为 A 级，证据很充足（1 ｜ ⊕⊕⊕⊕）；对于亚临床甲状腺功能减退（subclinical hypothyroidism，SCH）和产科结局，USPSTF 推荐级别为 C 级，证据充足（2 ｜ ⊕⊕○○）；对于 SCH 和神经发育，USPSTF 推荐级别为 C 级，证据不足（2 ｜ ⊕○○○）。

如果 TSH 浓度是 2.5~10.0 mU/L，推荐 L-T$_4$ 的起始剂量为 50 μg/d 或>50 μg/d。不推荐其他甲状腺制剂（例如 LT$_3$）。USPSTF 推荐级别为 C 级，证据合理（2 ｜ ⊕⊕○○）。

5. 有产后甲状腺炎高危因素的妇女在产后数月通过评估血清 TSH 筛查产后甲状腺炎。这些高危因素群体包括：TPOAb 阳性的妇女、1 型糖尿病的妇女、有产后甲状腺炎病史的妇女，应该在产后 6~12 周筛查。Graves 病患者在妊娠期间已进入缓解期在分娩后 3~6 个月时应检测 TSH 筛查是否复发。USPSTF 推荐级别为 C 级，证据不足（2 ｜ ⊕○○○）。

二、临床循证实践指南的制定经过

美国内分泌学会的临床指南分支委员会认为妊娠期甲状腺功能紊乱是一个优先领域，需要实践指南和任命的工作组编制循证建议。工作组遵循美国预防服务工作组和 GRADE 系统的方法评估每条推荐的强度和证据的质量。工作组应用最好的研究证据完善指南推荐。在 USPSTF 系统，推荐强度分为 ABCD 或者 I（如果不足），证据等级分为充分、合理、不足。一般推荐的指南需要更仔细地考虑患者的环境、价值及倾向确定最好的决策。每个推荐是专题讨论组人员用于编写推荐的证据和价值的一种描述，在某些情况下，有些评论，就是专题讨论组人员提供技术性建议的章节，用于检测条件、剂量和监测。这些技术性评论反映了能够适用于典型治疗对象的最佳证据。

指南涉及妊娠妇女的管理，这些妊娠妇女可能患有各种各样已知或未知的甲状腺疾病，如甲状腺功能减退症和甲状腺功能亢进症、自身免疫性甲状腺病、甲状腺结节或碘缺乏。妊娠可能影响甲状腺功能紊乱的过程，相反，甲状腺疾病也可以影响妊娠过程。此外，甲状腺功能紊乱（和管理）可能同时影响妊娠妇女和发育中的胎儿。最后妊娠妇女可能受到多重健康护理专家们的照料，如产科医师、助产护士、全科医师、内分泌和（或）内科医师，使得指南的制定更为重要。

国际工作组是由美国内分泌学会组建的，他们总结该领域最好的证据，制定并完善指南，2007 年发布了指南。因为该领域的进步，2009 年再召开委员会。当前的工作组同样也包括亚洲和大洋洲甲状腺协会和拉丁美洲甲状腺学会。

工作组对过去 20 年与该主题相关的所有英文资料进行回顾（或是更早些工作组的考虑）我们关注原始的报道，并且很大程度上排除综述类文献。现在，除了一些例外的关于碘营养的研究，在该领域只发布了一小部分前瞻性、随机、干预性研究。我们知道大规模的前瞻性干预性试验正在进行中。然而，在过去 10 年，许多高质量研究改变了早先的推荐并极大地改变了处理患者的方法。

妊娠期间的甲状腺问题至少包括了 8 种不同情形，因此我们将报道分成以下几个部分。①甲状腺功能减退症的处理：母亲和胎儿方面。②甲状腺功能亢进症的处理：母亲和胎儿方面。③妊娠剧吐和甲状腺功能亢进症。④自身免疫性甲状腺疾病和流产。⑤甲状腺结节和甲状腺癌。⑥妊娠期碘营养。⑦产后甲状腺炎。⑧妊娠期甲状腺功能紊乱的筛查。

该材料是对报道全文浓缩成的摘要，在网站 http：//www. endo-society. org/guidelines/Current-Clinical-Practice-Gulidelines.cfm. 发布。每个分段提供了推荐及证据的简略检验。每个推荐跟随着推荐强度的声明和证据的质量。我们引出了每个推荐指南依据的特定参考文献。

（一）妊娠期甲状腺功能减退症的处理：母亲和胎儿方面

1. 推荐意见　我们建议谨慎解释妊娠期妇女血清游离 T_4 水平，并且每个实验室如果做血清游离 T_4 测定，应为妊娠妇女制定妊娠早、中、晚三期的特异参考值范围。非妊娠妇女总 T_4 参考范围（$5\sim12$ μg/dl 或 $50\sim150$ nmol/L）的 1.5 倍适用于妊娠中期和妊娠晚期。此外，妊娠期游离 T_4 指数（"调整后的 T_4"）的测定也可作为较可靠的评估指标。美国 USPSTF 推荐级别为 B 级，证据合理（2｜⊕⊕○○）。

母体甲状腺功能减退症已知对胎儿有严重不良影响。因此，应该避免母体出现临床甲状腺功能减退症。针对甲状腺功能减退症：USPSTF 推荐级别为 A 级，证据较好（1｜⊕⊕⊕○）。

根据抗体阳性女性的记录，亚临床甲状腺功能减退症（血清 TSH 浓度超过妊娠各期特异参考值范围的上限，但游离 T_4 正常）可能与母体和后代的不良结局相关。在回顾性研究中，T_4 治疗改善产科不良反应，但未被证实能改善婴儿长期的神经系统发育。然而，考虑到潜在的利益大于风险，专家组建议对患有亚临床甲状腺功能减退症并且 TPOAb 阳性的女性应行 T_4 替代治疗。从产科结局角度：USPSTF 推荐级别为 B 级，证据较强（2｜⊕⊕○○）。从神经系统角度：USPSTF 推荐级别为I级，证据缺乏（2｜○○○○）。专家组也建议给患有亚临床甲状腺功能减退症并且 TPOAb 阴性的女性行 T_4 替代治疗。从产科结局：USPSTF 推荐级别为 C 级，证据较强（2｜⊕⊕○○）。从神经系统反应角度：USPSTF 推荐级别为I级，证据缺乏（2｜○○○○）。

如果在妊娠前被诊断为甲状腺功能减退症，我们推荐在妊娠前调整 T_4 的剂量使 TSH 水平不高于 2.5 mU/L。USPSTF 推荐强度为 C 级；证据不足（2｜⊕○○○）。

在妊娠 $4\sim6$ 周时 T_4 剂量通常需要增加 30% 或更多。USPSTF 推荐级别为 A 级，证据较强（1｜⊕⊕⊕○）。

如果妊娠期被诊断为临床甲状腺功能减退症，应尽快规范甲状腺功能测试。应迅速调整 T_4 剂量从而维持妊娠早期血清 TSH 浓度<2.5 mU/L（国际标准检验）或达到妊娠期特异性 TSH 值范围。甲状腺功能测定必须在 $30\sim40$ d 后复查，以后为每 $4\sim6$ 周复查。USPSTF 推荐级别为 A 级，证据较强（1｜⊕⊕⊕⊕）。

患甲状腺自身免疫病且妊娠早期阶段甲状腺功能正常的女性容易患甲状腺功能减退症，应每 $4\sim6$ 周监测使妊娠期 TSH 高于正常范围。USPSTF 推荐级别为 A 级，证据较强（1｜⊕⊕⊕○）。

分娩后，大多数甲状腺功能减退症产妇需要减少 T_4 剂量至妊娠前所用剂量。USPSTF 推荐级别为 A 级，证据较强（1｜⊕⊕⊕⊕）。

2. 背景和证据　妊娠期发生明显甲状腺功能减退症的概率为 0.3%～0.5%，发生 SCH 的概率为 2%～3%，5%～15%妇女在分娩阶段出现甲状腺自身抗体。慢性自身免疫性甲状腺炎是甲状腺功能减退症的主要原因，除了碘缺乏，其他原因包括甲状腺功能亢进症使用放射碘治疗或手术治疗、甲状腺肿瘤手术、先天性甲状腺功能减退症和少有的淋巴细胞性垂体炎。

甲状腺功能减退症妇女更可能出现不孕，同时流产、贫血、妊娠期高血压、胎盘早剥和产后大出血的发病率增加。与未经治疗的妊娠妇女甲状腺功能减退症相关的新生儿不良结局包括早产、低出生体重和新生儿呼吸窘迫。可能有更多死胎和出生前死亡，并且妊娠妇女妊娠期高血压也增加新生儿整体的风险。在一项研究中，妊娠期 SCH 妇女有更多可能发生早产，且其新生儿进入新生儿重症监护室和患有呼吸窘迫综合征的概率增加。TSH 处于正常范围高值母亲流产的发生率和"正常"较低 TSH 水平母亲相比也会增加。

甲状腺激素对正常胎儿大脑发育至关重要。当中度和重度碘缺乏时，儿童智商显著降低，针对该问题妊娠期补充碘可以预防。在碘充足地区，甲状腺功能减退症母亲的后代也存在神经精神发育指标的显著降低，如智商和学习能力。美国的一项研究表明，未经治疗的甲状腺功能低下妇女的后代智商与健康妇女后代相比平均低 7 分。未经治疗的甲状腺功能减退症母亲的后代智商比平均值低一个标准差的概率是对照组的 3 倍。10 月龄的儿童发育指数降低与妊娠妇女早期游离 T_4 低有关，如果母亲低 T_4 血症持续时间较长（达到妊娠 24 周及其后），则后代的运动和神经发育评分较正常降低 8~10 分。如果在妊娠晚期游离 T_4 自行恢复正常，则婴儿正常发育，提示妊娠期较长时间的低 T_4 血症造成婴儿神经发育的损害。最近 Henrichs 等一项研究证实了游离 T_4 处在正常参考范围下 10% 水平的妊娠妇女，其幼儿早期认知发展过程受到不良影响。

（1）诊断：怕冷、疲劳、皮肤干燥可提示甲状腺功能减退症，但也可能被忽视。因为很多妇女并无症状，产科医护人员应特别注意，仔细作出诊断。如果的确适合筛查，在第 1 次产前检查时就应该检测甲状腺功能，只有甲状腺功能测定才能确诊。

由于雌激素诱导的 T_4 结合球蛋白升高导致血清总 T_4 在妊娠早期迅速上升大约达到 150%。因此，血清 TSH 升高提示原发性甲状腺功能减退症。甲状腺自身抗体滴度（TPOAb 及 TgAb）确定其病因为自身免疫。血 HCG 浓度升高所致拟促甲状腺激素活性通常会引起血清 TSH 值降低，特别是在妊娠早期的末期。因此，在妊娠早期，TSH 的"正常"参考范围降低到 0.1~2.5 mU/L。而处在普通人群的参考范围（0.4~40 mU/L）的血清 TSH 值可能被误诊为"正常"，但对患者而言实际上已存在轻度 TSH 升高，或有的正常妊娠妇女因 TSH 水平降低而误认为甲状腺功能亢进症。

血清 T_4 用于区分 SCH 和临床甲状腺功能减退症，前者正常，而后者明显低于妊娠期特异参考范围。T_4 测量试剂厂家提供的参考范围是通过大量的非妊娠期正常血清水平建立的，不适合孕妇。如果游离 T_4 是唯一可采用的有效检查指标，那么每种检测方法均应该建立妊娠期特异参考范围。非妊娠期总 T_4 的参考范围（5~12 μg/dl 或 50~150 nmol/L）的 1.5 倍可以适用于妊娠中期和妊娠晚期总 T_4 的评估。另外，游离 T_4 指数（校正的 T_4）也是妊娠期一项可靠的测定指标。

（2）治疗：如碘营养充足，可选用 L-T_4 治疗甲状腺功能减退症。甲状腺功能减退症妊娠妇女比非妊娠患者需要更大剂量的 L-T_4。产前接受 L-T_4 治疗的妊娠妇女通常在第 4~6 孕周开始要在妊娠前剂量基础上增加 30%~50%。与有残留甲状腺组织（如桥本甲状腺炎）的妇女相比，没有功能甲状腺组织残留（如放射性碘治疗、甲状腺全切术后）的妇女需要增加更多的剂量。也可根据妊娠期间首次检测的血清 TSH 水平，估测 L-T_4 的平均增加量：TSH 在 5~10 mU/L 时为 25~50 μg/d，TSH 在 10~20 mU/L 时为 50~75 μg/d，TSH>20 mU/L 时为 75~100 μg/d。

对于 TSH 正常而经可靠方法反复测量 T_4 水平低于妊娠期特异参考范围的妊娠妇女，对其治疗缺乏统一的意见，需要进一步研究。然而，目前专家委员会的意见是可以先谨慎给予部分 L-T_4 替代治疗，并持续给予监测。

（二）甲状腺功能亢进症的处理：孕妇和胎儿

1. 孕妇的处理　因为甲状腺功能亢进症对孕妇和胎儿均有不利影响，所以当妊娠期 TSH 低于正常时，需与妊娠期生理改变及妊娠期甲状腺毒症相鉴别。Graves 病甲状腺功能亢进症与妊娠期甲状腺毒症的区别在于前者存在自身免疫反应的临床证据、甲状腺肿大以及 TRAb 阳性。TPOAb 在两种情况下均可能为阳性。USPSTF 推荐等级为 B 级（1| ⊕⊕⊕○）。Graves 病或甲状腺结节导致的临床甲状腺功能亢进症一旦确诊，应使用抗甲状腺药治疗，并且尽可能妊娠前开始治疗；既往阳性病史患者，应该调整用药，治疗目标是使母体游离 T_4 水平达到非妊娠妇女参考范围的上限。USPSTF 推荐等级为 B 级（1| ⊕⊕○○）；或维持总 T_4 在正常参考范围上限的 1.5 倍，或游离 T_4 指数在正常上限。USPSTF 推荐等级为 I 级，证据缺乏（2| ⊕○○○）。

　　PTU 是妊娠 T1 期甲状腺功能亢进症的一线用药，MMI 可能与 T1 期胎儿器官生成时的某些先天性畸形有关。如果没有 PTU，或患者不能耐受，或存在 PTU 不良反应，也可以使用 MMI。MMI 10mg 相当于 PTU 100~150mg。美国 FDA 最近的报告指出，少数情况下 PTU 可能与严重的肝毒性相关。因此，我们建议临床医师在妊娠 T1 期之后，将 PTU 换成 MMI。现有资料提示，MMI 和 PTU 对于妊娠甲状腺功能亢进症疗效相当。临床医师应根据具体情况选择抗甲状腺药物，包括让患者从一种药换到另一种药时可能出现的问题。将 PTU 换为 MMI 时，应在 2 周后评估甲状腺功能，之后每 2~4 周评估一次甲状腺功能。USPSTF 推荐等级为 B 级，证据合理（1 | ⊕⊕○○）。虽然肝毒性可能突然出现，建议对服用 PTU 的妊娠女性每 3~4 周监测肝功能，鼓励患者如有新发不适症状及时就诊。USPSTF 推荐等级为 C 级，证据缺乏（2 | ⊕○○○）。

　　妊娠 Graves 病行甲状腺次全切除术指征：对抗甲状腺药物有严重不良反应；需持续大剂量抗甲状腺药治疗（MMI>30 mg/d 或 PTU>450 mg/d）；对抗甲状腺药物治疗依从性差，甲状腺功能亢进症不能控制。手术最佳时机是妊娠中期。USPSTF 推荐等级为 C 级，证据合理（2 | ⊕○○○）。

　　尚无证据显示治疗亚临床甲状腺功能亢进症能改善妊娠结局，且治疗可能对胎儿有潜在的不良反应。USPSTF 推荐等级为 C 级，证据合理（2 | ⊕○○○）。

　　2. 胎儿的处理　因为 TSH 受体抗体（包括刺激、结合和抑制抗体）可自由穿过胎盘到达胎儿，刺激胎儿甲状腺，因此在患如下疾病的母亲应在妊娠 22 周前检测这些抗体：现患 Graves 病；有 Graves 病病史，妊娠前使用 [131]I 治疗或行甲状腺切除术；前一个新生儿患 Graves 病；之前有 TRAb 升高。TRAb 阴性且不需要抗甲状腺药物治疗的妇女，其胎儿或新生儿发生甲状腺功能异常的风险很低。USPSTF 推荐等级为 B 级，证据合理（1 | ⊕○○○）。妊娠或可疑妊娠的妇女禁用 [131]I 治疗。如果意外使用了 [131]I，应立即告知患者放射对胎儿的风险，包括妊娠 12 周后使用 [131]I 可破坏胎儿甲状腺。USPSTF 推荐等级为 A 级，证据较好（1 | ⊕⊕⊕○）。目前尚无证据支持或反对孕妇接触 [131]I 后终止妊娠。USPSTF 推荐等级为 I 级，证据缺乏（2 | ⊕○○○）。

　　TRAb 或甲状腺刺激性 Ig 高于正常范围 2~3 倍或以上的妊娠妇女，以及服用抗甲状腺药治疗的妊娠妇女，应该在妊娠 18~22 周进行胎儿超声检查时，检测母体游离 T_4，筛查胎儿甲状腺发育异常，之后每 4~6 周复查 1 次，或根据具体情况进行调整。胎儿甲状腺功能异常的表现包括甲状腺增大、胎儿生长受限、水肿、结节性甲状腺肿、骨龄提前、心动过速或心力衰竭。如果胎儿甲状腺功能亢进症可能危及妊娠，应使用 MMI 或 PTU 治疗，并定期进行临床、实验室及超声监测。USPSTF 推荐等级为 B 级，证据合理（1 | ⊕○○○）。

　　脐带血采样检测仅适用于临床检测和超声检查不能明确诊断胎儿甲状腺疾病的情况，而脐带采血会改变治疗方案时使用。USPSTF 推荐等级为 B 级，证据合理（2 | ⊕○○○）。所有 Graves 病妇女的新生儿（TRAb 阴性和不需要抗甲状腺药物治疗的妊娠妇女除外）均应评估甲状腺功能，必要时给予治疗。USPSTF 推荐等级为 B 级，证据合理（1 | ⊕○○○）。

　　妊娠妇女甲状腺功能亢进症的患病率为 0.1%~0.4%，其中 Graves 病占 85%。妊娠期 Graves 病病情会出现波动，T1 期加重，妊娠后期缓解。T1 期高水平的 hCG 会加重甲状腺功能亢进症。

　　正常妊娠时可出现类似甲状腺功能亢进症的非特异症状，若出现甲状腺肿大，特别是合并杂音或震颤时，则提示 Graves 病的诊断。对甲状腺功能检测结果进行分析时应考虑妊娠会降低血清 TSH 水平，升高 T_4、T_3 水平。

　　怀疑甲状腺功能亢进症的妊娠妇女应检测血清 TSH、T_4 或 FT_4、T_3、TRAb 水平。分析结果时应考虑妊娠高 hCG 会降低血清 TSH 水平，而高浓度的甲状腺素结合球蛋白使 T_4 水平升高。正常妊娠妇女 TSH 水平在 T1 的中后期受到抑制。

母体 TRAb 经胎盘传给胎儿导致的胎儿甲状腺功能亢进症很罕见（0.01%），但对于既往或现有 Graves 病的妇女均应考虑此种情况，因为可能需要使用抗甲状腺药物进行治疗。

甲状腺功能亢进症对妊娠和胎儿造成的风险与疾病本身有关，也可能与药物治疗有关。妊娠期甲状腺毒症控制不良会增加早产、胎儿宫内生长受限、低出生体重、先兆子痫、充血性心力衰竭和死胎的风险。另外，硫脲类药物的过度治疗会导致医源性胎儿甲状腺功能减退症，而甲状腺功能亢进症治疗不足会导致先天性中枢性甲状腺功能减退症。

胎儿甲状腺功能亢进症与胎儿宫内生长受限、心动过速、甲状腺肿大、骨龄提前、胎儿水肿、早产和死胎有关。出现这些体征或异常提示甲状腺功能亢进症诊断。母体 TRAb 水平高于正常上限 3 倍可能会诱发胎儿甲状腺功能亢进症。

PTU 和 MMI 或其衍生物卡比马唑是主要的治疗方法。最近，美国 FDA 药物不良反应报道系统主要关注 PTU 与肝毒性的相关性，因此建议妊娠时使用 PTU 应限制在妊娠 T1 期，之后改为 MMI。妊娠 T1 期使用 MMI 可能和胚胎病有关。

（三）妊娠剧吐和甲状腺功能亢进症

1. 推荐意见 有妊娠剧吐（体重减轻 5%、脱水、酮尿）和甲状腺功能亢进症临床表现的患者，应行甲状腺功能（TSH、总 T_4 或游离 T_4 指数或游离 T_4）和 TRAb 检测。USPSTF 推荐等级为 B 级，证据合理（2 | ⊕⊕○○）。

大多数妊娠剧吐、甲状腺功能亢进症、TSH 抑制、游离 T_4 增高的妊娠妇女不需要抗甲状腺药治疗，USPSTF 推荐等级为 B 级，证据较好（1 | ⊕⊕⊕⊕）。对有明显甲状腺毒症或总 T_3 高于妊娠特异性参考值上限的患者应进行临床评估。经产科医师同意后，可使用 β 受体阻滞药如美托洛尔治疗。USPSTF 推荐等级为 B 级，证据缺乏（2 | ⊕○○○）。

妊娠剧吐且诊断为 Graves 病甲状腺功能亢进症（游离 T_4 升高或总 T_4 高于妊娠正常上限的 150%，TSH<0.01 mU/L，TRAb 阳性）临床上需要抗甲状腺药治疗。USPSTF 推荐等级为 A 级，证据较好（1 | ⊕⊕⊕⊕）。

2. 背景和依据 妊娠期甲状腺功能亢进症，也称为妊娠期甲状腺毒症或一过性妊娠期甲状腺功能亢进症，定义为暂时的甲状腺功能亢进症。发生在妊娠前半期，表现为血清游离 T_4 升高，血清 TSH 受抑制或低于检测下限，无甲状腺自身免疫病表现。妊娠甲状腺功能亢进症与妊娠剧吐相关，妊娠剧吐是指妊娠早期严重呕吐，导致体重下降超过 5%、脱水、酮尿，每 1000 名孕妇中有 0.5~10 例发生。目前认为是由 hCG 本身或 hCG 相关的分子变异蛋白刺激甲状腺造成。多胎妊娠是妊娠甲状腺功能亢进症的另一个原因，葡萄胎、绒毛膜癌的患者，hCG 水平很高，也与临床甲状腺功能亢进症有关。*TSHR* 突变后导致对 hCG 高度敏感是严重妊娠甲状腺功能亢进症的罕见原因，其他罕见妊娠甲状腺功能亢进症的病例如胎盘亢进症、高反应性黄素化也有报道。妊娠甲状腺功能亢进症可产生严重病变，患者需要经常急诊就医或住院治疗，矫正脱水与电解质紊乱，寻求心理支持，偶尔可能需要肠外营养。

妊娠甲状腺功能亢进症的妇女，血清 TSH 受抑制或检测不出，血清总 T_4 和游离 T_4 升高，但游离 T_3 通常不升高。患者通常没有其他 Graves 病临床表现，TSH 受体抗体阴性。少数患者表现为临床甲状腺功能亢进症。若甲状腺功能亢进症发生在妊娠之前，存在甲状腺肿大或甲状腺眼病，实验室检查有自身免疫疾病的依据，则支持 Graves 甲状腺功能亢进症的诊断。由于很多甲状腺功能亢进症的症状和体征在正常妊娠中也会出现，临床上区分较为困难。是否需要对所有妊娠剧吐的妇女进行甲状腺功能检测，还是对仅有甲状腺功能亢进症临床表现的妊娠妇女进行甲状腺激素水平检测，目前仍有争议。一些学术权威认为，甲状腺功能检测应仅限于有临床证据提示甲状腺功能亢进症的妇女。

目前尚无研究证明妊娠甲状腺功能亢进症患者在抗甲状腺药治疗后获益，仅有少量患者接受几周抗甲状腺药治疗的报道。现有数据提示大部分妊娠剧吐者，如果甲状腺功能亢进症临床表现轻微或缺如，其 TSH 受抑制及游离 T_4 水平升高的情况都会自然消退。尚无证据明确支持抗甲状腺药对于妊娠甲状腺功能亢进妇女的治疗作用，但如果患者有明显的甲状腺功能亢进症体征，游离 T_4、游离 T_3 上升或总 T_3 高于正常妊娠范围上限，应行临床评估是否治疗。

（四）自身免疫性甲状腺疾病和流产

1. 推荐建议 甲状腺抗体和流产之间存在着显著的相关性。目前并未推荐针对甲状腺抗体进行普遍筛查和可以采取的治疗方案。至 2011 年 1 月，仅有的一项随机干预性试验提示自身抗体阳性且甲状腺功能正常的妇女妊娠早期流产的发生率有所下降，但是在预期疗效出现之前治疗过程短暂。然而，由于抗 TPOAb 水平升高的女性发生甲状腺功能减退症进展的风险增加，考虑到这一点，应在妇女妊娠前、妊娠早期和中期筛查血清 TSH 水平的异常。USPSTF 推荐等级为 C 级，证据较强（2｜⊕○○○）。

2. 背景和依据 患自身免疫性甲状腺疾病但甲状腺功能正常患者的流产风险增加 2~5 倍。大部分研究也证实了甲状腺抗体阳性而甲状腺功能正常与复发性流产之间的关联。然而，数据并不完善，因为甲状腺抗体测定样品的采集时间不规范，甲状腺抗体的患病率差别很大，有的研究测定 TPOAb，有的测定 TgAb 或两者都测。在这些报道中，甲状腺抗体可能只是作为自身免疫性疾病的一个普遍标志。与不存在甲状腺自身免疫的妇女相比，有自身免疫性甲状腺疾病的妇女血 TSH 水平存在轻度但却值得注意的升高（尽管在正常范围内）。

目前尚不清楚因不孕而接受辅助生殖技术的患者其流产率按甲状腺自身抗体是否阳性分层后的数据。1/2 研究发现甲状腺抗体的存在较甲状腺功能正常妇女在接受体外受精后的流产风险增加 2 倍。而在其他研究中没有发现显著的差异，但另一些研究发现甲状腺抗体阳性的流产率有增高的趋势。虽然是回顾性研究，最大的问题是：与抗体阴性接受辅助生殖技术的妇女相比，抗体阳性对流产的不利影响并没有反映出来。根据现有研究数据，无法得出一个明确的结论。

3. 治疗 Negro 在 984 例未筛选的妇女中进行了一项前瞻性随机研究，这些妇女都是 TPOAb 阳性，在她们第一次产前检查时进行了甲状腺功能检测。115 例女性 TPOAb 患者分为三组：A组（$n=57$）包括 TPOAb 阳性妇女应用 L-T_4 治疗；B 组（$n=58$）包括 TPOAb 阳性妇女不给予 L-T_4 干预；C 组（$n=869$）包括所有 TPOAb 阴性妇女，没有人接受 L-T_4 治疗。相比 B组（13.8%），A 组（3.5%）和 C 组（2.4%）的早期流产率明显较低。然而，流产的平均胎龄为 8.5 周，而该研究中平均在妊娠 10.5 周才开始治疗（40% 在妊娠 8 周前开始治疗和 79% 在妊娠 12 周前开始治疗）。但还应该考虑与 C 组相比，B 组妊娠妇女的血 TSH 水平明显增高，而游离 T_4 水平明显降低（虽然在正常范围内）。

在比利时的一项回顾性研究中，42 例 TPOAb 阳性患者妊娠期接受 L-T_4 治疗，以 709 例 TPOAb 阴性的妇女进行比较，在两组之间的产科合并症无统计学意义，但该项研究中没有研究早期的流产率。这项研究的另一缺陷是，没有纳入 TPOAb 阳性但未接受 L-T_4 治疗的孕妇进行比较。

研究表明在甲状腺自身抗体阳性且反复流产的医疗干预方面，L-T_4 或静脉免疫球蛋白治疗可以降低流产率。然而，由于这些妇女有其他自身免疫性疾病的证据和每项研究的设计方面存在的缺陷妨碍对其医疗干预效果作出结论。

一项研究评估了 L-T₄ 治疗对甲状腺功能正常、甲状腺抗体阳性的不孕妇女接受辅助生殖技术的影响。与没有接受 L-T₄ 治疗的孕妇（52%）相比，接受 L-T₄ 治疗的流产率较低（33%），其差异无统计学意义（可能是由于样本量较小）。

有报道表明，复发性流产的妇女毛发和红细胞中硒水平降低。硒的替代治疗和硒蛋氨酸的治疗可以降低甲状腺功能正常受试者 TPOAb 的水平。现在特别需要大型随机对照研究来评估复发性流产病因中硒的贡献和补充治疗的潜在获益。

除了流产的风险，甲状腺自身免疫可能与早产以及低体重儿的发生率相关（较抗体阴性者增高 2 倍和 3 倍）。根据 Negro 等研究，TPOAb 阳性而未接受治疗孕妇的早产率（22.4%）比 TPOAb 阳性但接受 L-T₄ 治疗者（7%）或 TPOAb 阴性者（8.2%）明显更高（$P<0.05$），但是该研究没有详细描述研究对象的分娩时间。

最近，在芬兰进行了一项有 9247 例单胎妊娠妇女的前瞻性研究，与 TPOAb 阴性的产妇相比，妊娠早期 TPOAb 阳性或 TgAb 阳性者围生期的死亡率增高 2~3 倍，而且这些后代绝大多数是早产儿。有 34 例甲状腺功能正常并在妊娠 16~20 周 TPOAb 滴度升高的母亲，对其年龄在 25~30 个月的后代进行智力和运动发育评价，平均智力分数低于对照组 10 分（$P=0.001$）和平均运动评分低于对照组 9 分（$P<0.001$）。需要更多的研究证明，自身免疫性甲状腺疾病是不依赖于甲状腺功能变化而使神经智力发育受损的一个独立危险因素。

（五）甲状腺结节和甲状腺癌

1. 推荐意见 妊娠期发现的直径>1 cm 的实性甲状腺结节应行细针穿刺细胞学检查（fine needle aspiration，FNA）。直径 5~10 mm 的结节，若有高风险病史或超声有可疑发现，直径 1.5~2 cm 或更大的复杂结节，也应行 FNA 检查。若结节在妊娠最后几周发现，FNA 可推迟到产后进行。超声引导下细针穿刺活检在合理取材上有很大优势。USPSTF 推荐等级为 B 级，证据合理（1 | ⊕⊕⊕○）。

妊娠 T1 期或 T2 早期发现的细胞病理学恶性或高度怀疑恶性的结节，生长迅速的结节，伴有颈部淋巴结病理性增大的结节，无须终止妊娠，应于妊娠中期进行手术治疗。若细胞学提示乳头状癌或滤泡状瘤，并且无进展期的证据，若患者希望产后行手术治疗，应使患者安心，告知患者大部分分化良好的甲状腺癌生长缓慢，推延手术到产后基本不改变疾病相关结局。USPSTF 推荐等级为 B 级，证据合理（1 | ⊕⊕○○）。

对既往甲状腺癌已经治疗的妊娠妇女细针穿刺活检阳性或怀疑癌的妊娠妇女、拖延手术到产后的妊娠妇女都可以使用甲状腺激素治疗以抑制 TSH 水平在可测量水平。更大程度地抑制 TSH 对于高风险患者更为有益。理想情况下，游离 T₄ 或总 T₄ 水平不应高于妊娠正常范围。USPSTF 推荐等级为 I 级，证据缺乏（⊕○○○）。

哺乳期妇女禁用放射性碘治疗，至少停止哺乳 4 周后方可进行。USPSTF 推荐等级为 A 级，证据较好（1 | ⊕⊕⊕⊕）。此外，甲状腺癌的妇女接受放射性碘治疗半年到 1 年内应注意避孕，以维持甲状腺功能稳定并确定甲状腺癌治愈。USPSTF 推荐等级为 B 级，证据合理（1 | ⊕⊕○○）。

2. 背景和依据 由于妊娠时碘相对缺乏、hCG 刺激甲状腺和高雌激素水平，妊娠可促进良性或恶性结节的进展，这在生物学上是合理的。目前只有来自轻度碘缺乏地区的数据，提示妊娠妇女甲状腺结节的患病率更高，且妊娠时结节体积增大。一些回顾性研究报道恶性结节比例为 15%，一项研究甚至发现恶性结节比例为 50%。这些有限的数据提示妊娠甲状腺结节恶性比例与普通人群相似或更高。

妊娠单个甲状腺结节或多结节甲状腺肿中单个结节的诊断评估和非妊娠妇女相似，主要依赖甲状腺超声和细针穿刺活检。怀疑高功能的结节，可待产后进行放射性核素扫描。对于导致严重甲状腺功能亢进症的罕见结节，建议使用抗甲状腺药物治疗和手术。妊娠期评估结节可帮助母亲决定是否母乳喂养以及产后是否需要行放射性碘辅助治疗。

目前无确凿证据提示妊娠会缩短分化型甲状腺癌的生存期。然而，如果细针穿刺活检结果支持或高度提示乳头状癌、滤泡癌、未分化癌或髓样癌或超声检查有可疑恶性特征，应在妊娠中期行手术治疗。妊娠早期，手术麻醉可能对胎儿有致畸作用，任何类型的手术都会增加早期流产的风险。妊娠晚期手术可能导致早产。而妊娠中期的流产或其他严重并发症很少发生。如果以血清 Tg 和 TgAb 升高定义复发，有证据表明妊娠期发现的甲状腺癌复发概率较大。然而，如果患者对妊娠期手术犹豫不决，乳头状癌的手术可推迟到产后，几乎不会增加恶化风险，尚无数据提示产后立即手术比妊娠中期手术会影响预后。

妊娠晚期发现疑似恶性的结节，除非结节增长迅速或预后不良，否则可将进一步检查和治疗推迟到产后。对于恶性或可疑恶性的结节，建议使用外源性甲状腺激素，抑制 TSH 水平，保持游离 T_4 和总 T_4 水平在正常范围上限，以避免母亲和胎儿的并发症。

在甲状腺癌治愈的妊娠妇女中研究肿瘤复发的自然病史，结果均不支持妊娠会对甲状腺癌产生不良影响。建议对接受放射性碘治疗的妇女使用 Tg 监测是否复发，使用抑制剂量 L-T_4，并且不发生临床甲状腺功能亢进症。

大量研究提示，妊娠前使用 ^{131}I 并不影响随后的妊娠结局，如不孕、先天畸形、流产、死胎、早熟、低出生体重、婴儿死亡、胎儿患非甲状腺恶性肿瘤的概率或智力发育。哺乳期禁用 ^{131}I 治疗，因为乳汁中有核素，哺乳时会将核素传给婴儿。^{131}I 治疗后应避孕至少 1 年，以确定甲状腺癌治愈甲状腺功能稳定。

（六）妊娠期的碘摄入

1. 推荐意见 处于生育年龄的妇女平均每天应摄入碘 150 μg。在妊娠前、妊娠中和母乳喂养期间，只要条件允许均应该增加碘摄入至平均每天 250 μg。USPSTF 推荐等级为 A 级，证据充足（1｜⊕⊕⊕⊕）。

妊娠和母乳喂养期间的碘摄入量不应超过推荐摄入量的 2 倍，如每天 500 μg。USPSTF 推荐等级为 I 级，证据欠缺（2｜⊕○○○）。

尽管临床实践并不建议，但通过检测人群中每个队列的尿碘浓度评估妊娠期碘摄入是否充足，尿碘浓度应该波动于 150~250 μg/L。USPSTF 推荐等级为 A 级，证据充足（1｜⊕⊕⊕⊕）。

为了让特定人群的碘摄入达到每天推荐的摄入量，应该根据人群不同考虑使用适合的方法。必须区分不同的情况：碘充足或碘化食盐广泛推广的国家；碘化食盐未被推广或仅局部地区推广的国家；未推广碘化食盐和经济条件差的偏远地区。USPSTF 推荐等级为 A 级，证据很充足（1｜⊕⊕⊕⊕）。

推荐分娩前每天摄入以碘化钾或碘酸盐的形式含有 150~200 μg 碘的维生素，这些都被证实可保证所有妊娠妇女避免发生碘缺乏。实际上，这些摄入应该在妊娠前开始。包括铁摄入应该和甲状腺激素治疗分开至少 4 h。USPSTF 推荐等级为 B 级，证据充足（2｜⊕⊕○○）。

推荐母乳喂养妇女每天的碘摄入量应保持在 250 μg，以保证每天通过乳汁为婴儿补充 100 μg 的碘。USPSTF 推荐级别为 A 级，证据充足（1｜⊕⊕⊕○）。

2. 背景和依据 T_4 是促进脑部发育不可或缺的激素，而碘正是合成 T_4 所必需的元素。妇女所提供的 T_4 在妊娠第 13~15 周胎儿甲状腺发育前是其唯一的激素来源；此后，胎儿甲状腺激素的合成仍需母体提供的碘。在妊娠期，甲状腺激素合成增加 20%~40% 以应对雌激素导致的 T_4 结合球蛋白增加和碘清除率的增加。因此，妇女在妊娠期必须每天摄入碘超过 150 μg 以保证足够的碘储量。

　　世界范围，碘缺乏是造成胎儿脑损伤的首要原因。严重的碘缺乏导致地方性甲状腺肿、甲状腺功能减退症、呆小症、生育力减低、流产、婴儿死亡率增高、滋养层或胚胎的严重紊乱和智力发育延迟。即使妊娠期轻度至中度的碘缺乏也会导致 TSH 水平增高，也可能导致母体和胎儿的甲状腺肿。碘缺乏导致的轻度母体亚临床或临床甲状腺功能减退症 也可能导致后代的智力缺陷和（或）神经精神运动缺陷。如果妊娠早期摄入充足的碘，这些问题可能不会发生。

　　母乳喂养的婴儿依赖母体的碘摄入，乳腺组织能够浓缩碘且母乳每天为婴儿提供 100 μg 的碘。在哺乳期，妇女也应该继续保持每天 250 μg 的碘摄入。世界卫生组织专家组根据人口研究，建议妊娠和哺乳妇女保持每天 200~300 μg 的碘摄入以预防母体产生甲状腺功能减退症及母体和胎儿发生甲状腺肿。

　　环境碘含量随着不同区域有所不同，来自食物、盐或食用油中的碘补充也是如此。用来评估人群中碘营养状况是否适当的最佳指标是尿碘排出量（urinary iodine excretion，UIE）。妊娠期尿碘排出量应为每天 150~250 μg。尽管尿碘排出量对于健康人群研究有价值，但其并不能作为一个对个体的可靠诊断标准。

　　碘缺乏（即 UIE<100 μg/d）的发生率高低不等，波动于 11%（北美和南美）~42%（非洲某些地区），甚至在欧洲和中国的某些区域高达 50%。最近针对妊娠妇女碘营养状况的研究受到了限制，针对全球妊娠期碘缺乏状况发生率的评估变得遥不可及。近来更多关于尿碘的研究表明：在局部地区甚至在碘化食盐推广的地区，大量妇女的碘营养状处在次足量状态（定义为妊娠期尿碘低于 150 μg/L）。

　　在美国，尿碘总体上是从 20 世纪 70 至 90 年代开始降低，但在 2002—2004 年分别稳定在 168 μg/L 和 160 μg/L。相伴随的是美国妊娠妇女平均尿碘值于 1971—1974 至 1988—1994 年的 327 μg/L 降至 140 μg/L，中度低尿碘浓度发生率（即<50 μg/L）却从 0.6% 增加到 1.9%。最近开展的针对美国妊娠妇女的国家健康与营养调查数据显示，妊娠期尿碘中位值分别稳定于 141 μg/L（1988—1994）、173 μg/L（2001—2001）和 181 μg/L（2003—2004），但最近的报道表明仍有相当数量的妇女存在低尿碘（21%<100 μg/L、4.7%<50 μg/L）。

　　对于每个妊娠妇女，决定碘是否充足的最佳指标是母体的甲状腺功能。妊娠期的碘限制会导致游离 T_4 降低和 TSH、Tg、T_3/T_4 比率的增高和甲状腺体积增大，继而在母体和胎儿中形成甲状腺肿。然而，Hollowell 和 Haddow 针对尿碘低于 50 μg/L 的美国妊娠妇女的一项小样本调查研究中，未找到导致低 T_4 或高 TSH（高于 4.5 mU/L）的证据。

　　全球范围内，纠正碘缺乏的推荐方法是 USI 项目，但在某些 USI 项目未能推广的国家，儿童和育龄妇女每年都会食用大剂量的缓释含碘油。口服 400 mg 的碘会满足成年人甲状腺功能大约 1 年的需求。

　　对于妊娠妇女来说应该尽早进行预防措施，最佳时机不应晚于妊娠前 3 个月，只有这样才能满足妊娠期日渐增长的需求。值得一提的是，即便在碘摄入充足的人群中，也会存在个别妇女在妊娠前后存在碘摄入量不足的问题，因此强调所有妊娠妇女应以产前摄入维生素的方式保持日常充足的碘摄入量。应该建议妇女在妊娠期补充推荐摄入量的碘，并确保维生素制剂确实能够提供充足的碘，妊娠开始就应尽早给予足量碘摄入。

　　过量的碘摄入反而会增加个体患甲状腺功能减退症等自身免疫性甲状腺疾病的风险，特别是初次对碘缺乏和多发甲状腺结节史的人补充碘的时候容易发生摄入过量。按经验，过量碘摄入是指达到推荐摄入量的 2 倍。

（七）产后甲状腺炎

1. 推荐意见　对所有的妇女筛选产后甲状腺炎尚无充分的数据支持。USPSTF 推荐级别为 I 级，证据不足（2｜⊕○○○）。

TPOAb 阳性的妇女在妊娠 6~12 周及产后 6 个月应该检测 TSH 水平或有临床表现时检测。USPSTF 推荐级别为 A 级，证据充足（1｜⊕⊕⊕○）。

由于患 1 型糖尿病、慢性病毒性肝炎或在 Graves 病缓解期的妇女产后甲状腺炎的发病率高于一般人群，建议在产后 3 个月和 6 个月筛查 TSH。USPSTF 推荐级别为 B 级；证据充足（2｜⊕⊕○○）。

有产后甲状腺炎病史的妇女在出现产后甲状腺炎后的 5~10 年发展为持久性原发甲状腺功能减退症的危险性显著增加，这些妇女每年都应该监测 TSH 水平。USPSTF 推荐级别为 A 级，证据充足（1｜⊕⊕⊕○）。

对于 TSH 高于正常参考值范围但低于 10 mU/L 的无症状产后甲状腺炎妇女且不计划再次妊娠不需给予治疗，如果不治疗，在 4~8 周后复查 TSH 水平。当 TSH 仍高于正常值时，应给予 L-T$_4$ 治疗。有症状及仍计划再次妊娠的妇女应给予 L-T$_4$ 治疗。USPSTF 推荐级别为 B 级，证据合理（2｜⊕⊕○○）。

尚无证据表明产后抑郁与产后甲状腺炎或甲状腺抗体阳性（在并没有发展为产后甲状腺炎的妇女中）之间存在联系。USPSTF 推荐级别为 I 级，证据不足（2｜⊕○○○）。然而，因为甲状腺功能减退症可能是造成抑郁症的可逆原因，产后甲状腺炎妇女应该筛查甲状腺功能减退症并适当治疗。USPSTF 推荐级别为 B 级，证据充足（2｜⊕⊕○○）。

2. 背景和依据　产后甲状腺炎是指妊娠前无甲状腺疾病临床表现，产后 1 年内发生甲状腺毒症、甲状腺功能减退症或甲状腺毒症后发生甲状腺功能减退症。病因是甲状腺在自身免疫因素的影响下释放甲状腺激素所致。产后甲状腺炎几乎均发生于甲状腺抗体阳性的妇女。

（1）未筛选人群中产后甲状腺炎的患病率：全球报道的产后甲状腺炎患病率不同，来自碘充足地区的前瞻性研究（至少 2/3 的患者产后随访 5 个月以上）发现，产后甲状腺炎的平均患病率为 7%。发病受遗传、碘摄入量影响。

（2）1 型糖尿病中产后甲状腺炎的发病率：在家族性自身免疫性糖尿病研究中，1 型糖尿病患者 TPOAb 阳性率为 26.6%。与此一致的是，1 型糖尿病的女性患者产后甲状腺炎的发病率高于普通人群，为 18%~25%。

（3）产后甲状腺炎的预测：产后甲状腺炎是由于妊娠期或产后免疫紊乱所致。部分免疫功能紊乱发生在甲状腺功能异常之前。其中，TPOAb 阳性是预测产后甲状腺功能异常最有效的指标。40%~60% 妊娠早期 TPOAb 阳性的妇女产后会发生甲状腺功能异常。而绝大多数高抗体滴度的孕妇会发生产后甲状腺功能异常。

（4）产后甲状腺炎的甲状腺毒症：甲状腺毒症期发生在产后 1~6 个月（通常为 3 个月），仅持续 1~2 个月。产后甲状腺炎的甲状腺毒症期应和产后初发 Graves 病相鉴别。产后甲状腺炎的甲状腺毒症症状较 Graves 病轻。此外，95% 的 Graves 患者 TSH 受体抗体阳性。与 Graves 病不同，产后甲状腺炎放射碘摄取量（哺乳期妇女禁用 ^{131}I 摄取量测定）下降。20%~30% 的产后甲状腺炎患者仅有甲状腺毒症表现。与甲状腺功能正常的妇女相比，产后甲状腺炎患者易出现疲乏、心悸、体重减轻、怕热、紧张、焦虑、易怒的症状。无甲状腺功能亢进症状的 PPT 有 30%。

（5）产后甲状腺炎的甲状腺功能减退症：产后甲状腺炎的甲状腺功能减退症期出现于 3~8 个月（通常在第 6 个月）。仅出现甲状腺功能减退症的妇女 40%~45% 有症状，而先发生甲状腺功能亢进症后甲状腺功能减退症的妇女 25%~35% 有甲状腺功能减退症状。之前发生甲状腺毒症的甲状腺功能减退症发生较早。甲状腺功能减退期通常持续 4~6 个月。甲状腺功能减退症状主要表现为乏力、注意力不集中、记忆力减退、便秘、抑郁。

（6）PPT 和 PPD（产后抑郁症）的联系：根据《精神疾病诊断与统计手册（第 3 版）》的诊断标准，PPD 在普通人群中发病率为 10%。PPD 与甲状腺功能异常的 PPT 存在潜在的相关性，研究人员试图确认 PPD 与单纯甲状腺抗体阳性之间的相关性，但是已报道的研究中未能得出 PPD 与 PPT 或单纯甲状腺抗体阳性相关的一致结果。

（7）PPT 的最优治疗：目前尚无对照研究评估治疗 PPT 的最优方法。在 PPT 的甲状腺毒症期，对出现心悸、疲乏、怕热、紧张的妇女推荐使用普萘洛尔治疗。PPT 甲状腺功能减退症的治疗应考虑甲状腺功能减退症的程度及患者是否有妊娠计划。无症状且不计划妊娠的患者，若 TSH 在 4~10 mU/L 可以不干预，但需在 4~8 周内复查。如果产后 TSH 持续高于参考范围，应使用 L-T$_4$ 治疗。对 TSH 在 4~10 mU/L，有症状或准备妊娠应使用 L-T$_4$ 治疗。

（8）PPT 的随访：产后甲状腺功能异常通常是一过性的，大部分妇女在产后 1 年内恢复正常。然而，即使甲状腺功能恢复正常，超声检查和（或）碘高氯酸盐试验仍然会提示异常，反映潜在的慢性自身免疫性甲状腺炎。因此，少数患者不能从最初的甲状腺功能减退症恢复，长期随访中，20%~64% 的患者发生永久性甲状腺功能减退症。

（八）在妊娠期间筛查甲状腺功能紊乱

1. 推荐意见　不推荐妊娠前对健康女性广泛筛查甲状腺功能紊乱。USPSTF 推荐级别为 I 级，证据不足（2｜⊕○○○）。

然而医护工作者应该根据妇女的病史，物理检查或之前的实验室检查辨别处于甲状腺疾病高危的个体（表 6-1）。当发现这类妇女时，建议产前监测血清 TSH。如果 TSH 水平超过 2.5 mU/L，应重复检验以确定该结果。虽然尚无随机对照试验的指导，但是专家们认为给予少量 L-T$_4$ 治疗使得 TSH 低于 2.5 mU/L 是适合的。该治疗在妇女未能妊娠及产后可以停止。USPSTF 推荐级别为 I 级，证据不足（2｜⊕○○○）。

对于所有计划妊娠且有甲状腺功能障碍并接受左甲状腺素治疗的妇女，妊娠前应检测 TSH 水平。USPSTF 推荐级别为 B 级，证据合理（1｜⊕⊕○○）。

如果妊娠前已诊断甲状腺功能减退症，建议先调整 L-T$_4$ 剂量使血 TSH 水平达到妊娠前不超过 2.5 mU/L。USPSTF 推荐级别为 C 级，证据合理（2｜⊕⊕○○）。

所有接受 L-T$_4$ 治疗的妇女都应该在妊娠前筛查其对于妊娠时使用 L-T$_4$ 的接纳程度。一旦出现月经停止或怀疑妊娠时应立即联系内科医师或医学专家检测血清 TSH 水平。另外建议在检测血清 TSH 前即应增加 30%L-T$_4$ 剂量：即每周额外增加 2 d 药量（每周服 9 d 量而不是 7 d 量）。USPSTF 推荐级别为 B 级，证据充足（2｜⊕⊕○○）。

不推荐在妇女妊娠前或妊娠期普遍筛查 TPOAb。USPSTF 推荐级别为 C 级，证据充足（2｜⊕○○○）。

TPOAb 升高的妇女会增加流产、早产、持续性甲状腺功能减退症和产后甲状腺炎的风险。因此一旦发现 TPOAb 升高，在妊娠前及妊娠早期及中期时应该筛查异常血清 TSH。USPSTF 推荐级别为 C 级，证据充足（1｜⊕⊕○○）。

专家委员会就对所有首次妊娠的妇女进行筛查的推荐未达成一致，因此出现了两个建议。一些成员推荐所有妊娠妇女在第 9 周或首次就诊时筛查血清 TSH 是否存在异常。USPSTF 推荐级别为 C 级，证据充足（2｜⊕⊕○○）。一些成员既不支持也不反对在所有妊娠妇女首次就诊时筛查异常血清 TSH。这些成员强烈支持对高危妇女积极进行筛查：在其妊娠前和妊娠期第 9 周或首次就诊时确定和检测 TSH 水平，在有些情况下很难确定高危病例时，也可在妊娠第 9 周或第 1 次产前检查时对所有妇女进行合理的筛查。USPSTF 推荐级别为 I 级，证据不足（2｜⊕○○○）。

如果血清 TSH 检测时超过 2.5 mU/L（或在妊娠中期>3.0 mU/L），应该进行 L-T₄ 治疗。对于临床甲状腺功能减退症患者，USPSTF 推荐级别为 A 级证据很充足（1｜⊕⊕⊕⊕）；对于 SCH 和产科结局，USPSTF 推荐级别为 C 级，证据充足（2｜⊕⊕○○）；对于 SCH 和神经发育，USPSTF 推荐级别为 C 级，证据不足（2｜⊕○○○）。

如果 TSH 浓度是 2.5~10 mU/L，推荐 L-T₄ 的起始剂量为 50 μg/d 或>50 μg/d。不推荐其他甲状腺制剂（如 L-T₃）。USPSTF 推荐级别为 C 级，证据合理（2｜⊕⊕○○）。

有产后甲状腺炎高危因素的妇女在产后数月通过评估血清 TSH 筛查产后甲状腺炎。这些高危因素群体包括：TPOAb 阳性的妇女、1 型糖尿病的妇女、有产后甲状腺炎病史的妇女。她们应该在产后 6~12 周筛查。Graves 病的患者在妊娠期已进入缓解期在分娩后 3~6 个月时应检测 TSH 筛查是否复发。USPSTF 推荐级别为 C 级；证据不足（2｜⊕○○○）。

2. 背景和证据 妊娠期甲状腺功能异常（甲状腺功能减退症、甲状腺功能亢进症和自身免疫性甲状腺疾病）可能导致母亲和婴儿产生严重的并发症。对于未确诊甲状腺疾病的女性，筛选试验可以识别功能异常，实现干预，如 L-T₄ 治疗。妊娠期未经处理的甲状腺疾病（特别是甲状腺功能减退症）可导致较多不良后果，使我们考虑在妊娠前或妊娠中对甲状腺功能异常筛查的潜在利弊。可以考虑用妊娠期和产后甲状腺疾病的发生频率筛查异常的 TSH。甲状腺功能减退症在妊娠期发生率为 0.3%~0.5%，SCH 在妊娠期发生率为 2%~4%。许多研究证明甲状腺功能异常（特别是甲状腺功能减退症）或检测到 TPOAb 对妊娠（和胎儿的健康）产生不利影响。妊娠妇女甲状腺功能减退症的积极治疗可以阻止这些并发症。

妊娠妇女 SCH 与越来越高的妊娠不良结局包括早产、胎盘早剥、呼吸窘迫、早期流产和被送到重症监护病房等情况的发生率有关。随机、前瞻性研究证明在血清 TSH 浓度升高为 2.5~5.0 mU/L 且没有 TPOAb 的妊娠早期并发症发生率增加。该数据支持其他回顾性分析。在妊娠前纠正甲状腺功能减退症 可以使妊娠结局达到甲状腺功能正常而单纯抗体阳性的水平。

即使大多数大规模、精心设计的研究发现了轻至中度的妊娠期甲状腺功能减退症较一致的不利影响，一些研究仍有矛盾的结果。尽管如此，专家组认为，大多数可得到的高质量的数据十分支持此结果：亚临床和临床甲状腺功能减退症都增加不良妊娠结局的风险。

特别值得关注的是，妊娠妇女甲状腺功能减退症同样有对胎儿的智力发育产生不利影响的可能性。几个回顾性研究证明临床和亚临床甲状腺功能减退症的妊娠妇女都危害胎儿的大脑发育。

最新两篇报道着重于 SCH 治疗和筛查问题。Negro 等的主要研究结果表明，与未筛查人群相比，9 周的普遍筛查对总的结果毫无益处。然而，在他们研究的两个群体中的高风险个体都进行了测试及治疗。当将筛检到的"低风险"妊娠与妊娠后诊断为低风险甲状腺功能减退症的患者相比时，不良结局的发生率显著降低。必须指出的是在妊娠早期（约 9 周）筛查对照组有 SCH 和阳性 TPOAb。

有关筛查和治疗对神经发育影响的相关信息较少。妊娠期纠正碘缺乏可防止胎儿神经系统发育的不良影响。Lazarus 等最近发表的 CATS 研究，在普遍筛查和尚未筛查孕妇的后代 3 岁时的智商测试总结果没有显著不同。重要的是，该项评估妊娠母体甲状腺功能的研究是在妊娠 12 周或之后开始使用 L-T₄ 治疗。

这两项研究评估了有针对性地筛查妊娠妇女甲状腺功能减退症证据的有效性。Vaidya 等报道 7.4% 的"高风险"孕妇的 TSH>4.2 mU/L，这一比例占总人口的 1.3%。该项研究中，经过有针对性的筛查但仍有 28% 的 TSH 升高的妊娠妇女被漏诊，占总人口的 0.7%。Li 等在一个类似的研究中，有针对性地筛选 TSH>4.0 mU/L 的个体，占总体 36% 的个体漏诊。如何解释这一现象并有效地将上述前瞻性研究转化到临床的复杂性导致了专家组成员之间观点的不同。有人认为该数据支持孕妇第 9 周或首次随访时普遍筛查的建议。Vaidya 和 Li 等的研究表明普遍筛查是很容易做且可靠的，在一个已发表的分析研究中一直被认为是高性价比的，也已经在一些国家得到接纳，但是如此有针对性的筛选方法将无法检测 30%~40% 的妊娠期甲状腺功能异常者，与此同时还具有扩展问卷的负担，并且可能得到不可靠的或不完整的数据。大多数委员会成员认为，虽然次要终点是优化人群的选择（TPOAb 阳性），这两项研究的主要终点是结果为阴性，因此，在这个时候既不赞成也不反对所有女性的普遍筛查。

无论如何，专家组一致认为，推荐针对高危妇女在产前和围生期的筛查（表 6-1）。通过这种方法，该委员会承认有重要数据证实这种情况下将可能漏诊 30% 以上的临床或亚临床甲状腺功能减退症的女性。

最后，已知的有甲状腺功能减退症和接受 $L-T_4$ 治疗的女性产前应特别值得关注。要求在妊娠期 $L-T_4$ 增加 30%~50%，早在妊娠 4~6 周开始。在无残留甲状腺功能的女性，外源性 $L-T_4$ 必须在已知妊娠时加量否则会出现甲状腺功能减退症。该数据表明，在妊娠前筛查已知甲状腺功能减退症（接受左甲状腺素）妇女的 TSH 浓度是有利的。此外，妇女可以接受咨询，使得其能在月经周期消失和确认妊娠的生化检测时知道增加 $L-T_4$ 剂量。一项前瞻性试验证实，从基础剂量开始每周增加 2 d $L-T_4$ 剂量（每周 9 d 剂量代替 7 d 剂量）的建议可以大大减少妊娠早期母体甲状腺功能减退的风险。

（翻译：叶　蕾　李　静）

·解读·

2012 年 8 月美国内分泌协会发布妊娠及产后甲状腺疾病治疗指南（以下简称指南），根据指南的 48 条推荐，本文将结合 2007 年 ENDO/ATA/ETA 共同发布的指南（简称 2007 年指南）、2011 年 ATA 指南（简称 ATA 指南）以及中华医学会内分泌学分会和中华医学会围产医学分会联合制定的中国妊娠和产后甲状腺疾病诊治指南（简称中国指南），对一些重点内容进行解读。

一、关于评价妊娠期甲状腺功能的指标

针对 TSH，均推荐建立妊娠三期特异参考范围。但是针对 T_4，指南建议谨慎解释妊娠期妇女血清游离 T_4 水平，并且每个实验室如果做血清游离 T_4 测定，应为妊娠妇女制定妊娠早、中、晚三期的特异参考值范围。而非妊娠妇女总 T_4 参考范围（5~12 μg/dl 或 50~150 nmol/L）的 1.5 倍仅适用于妊娠中期和妊娠晚期。此外，妊娠期游离 T_4 指数测定也可作为较可靠的评估指标。与此不同，ATA 指南和中国指南更推荐利用建立妊娠期和各种免疫方法特异的游离 T_4 参考范围进行评估，因为利用 LC/MS/MS 方法真正测定游离 T_4 的费用和耗时及设备使其很难在目前的临床工作中实现。

二、针对甲状腺功能减退症的诊治

与其他指南一样，均推荐对甲状腺功能减退症必须治疗。但对于患有亚临床甲状腺功能减退

症的女性，本指南比 2007 年指南更明确地提出，不仅对 TPOAb 阳性者应进行 L-T$_4$ 替代治疗，对于 TPOAb 阴性者也推荐进行 L-T$_4$ 替代治疗（从产科结局：推荐级别为 C 级；从神经系统影响角度：推荐级别为 I 级）。但是 ATA 指南和中国指南基于循证医学的证据不足，仅明确推荐对于 TPOAb 阳性的亚临床甲状腺功能减退症妊娠妇女给予 L-T$_4$ 治疗；对于 TPOAb 阴性的亚临床甲状腺功能减退症妊娠妇女，既不予反对，也不予推荐 L-T$_4$ 治疗（推荐级别为 I 级）。

三、针对甲状腺功能亢进症和妊娠剧吐的诊治

妊娠妇女甲状腺功能亢进症的患病率为 0.1%~0.4%，其中 Graves 病占 85%。因为甲状腺功能亢进症对妊娠妇女和胎儿均有不利影响，所以当妊娠期 TSH 低于正常时，需与妊娠期生理改变及妊娠期甲状腺毒症相鉴别。甲状腺肿大以及 TRAb 阳性提示 Graves 病。甲状腺功能亢进症一旦确诊，应使用抗甲状腺药治疗。与 2007 年指南不同，本次指南增加了妊娠前已患甲状腺功能亢进症的妊娠妇女药物控制目标，除使母体游离 T$_4$ 水平处于非妊娠妇女参考范围的上限外，还增加了以下治疗目标：略微超过非妊娠妇女参考范围的上限；或维持总 T$_4$ 在正常参考范围上限 1.5 倍；或游离 T$_4$ 指数在正常上限。

对于甲状腺功能亢进症的药物治疗，因为美国 FDA 发现 PTU 可能与严重的肝毒性相关，虽然非常少见，本次指南强调 PTU 是妊娠 T1 期甲状腺功能亢进症的一线用药。如果没有 PTU，或患者不能耐受，或存在 PTU 不良反应，也可以使用 MMI。而在妊娠 T1 期之后，本指南建议将 PTU 更换 MMI。将 PTU 更换 MMI 时，应在 2 周后评估甲状腺功能，之后每 2~4 周评估一次甲状腺功能。2011 年 ATA 指南中仅提出了 T1 期后将 PTU 更换 MMI 的可能性，而 2007 年指南认为 PTU 是整个妊娠期的一线用药。另外，本次指南建议对服用 PTU 的妊娠妇女每 3~4 周监测肝功能，并鼓励患者如有新发不适及时就诊。对于妊娠 Graves 病采用甲状腺次全切除术的指征和时机与 2007 年指南、ATA 指南和中国指南相同，本次指南也包括三条：对抗甲状腺药物有严重不良反应；持续大剂量抗甲状腺药物治疗；对抗甲状腺药物治疗依从性差，甲状腺功能亢进症不能控制。但本次指南增加了对大剂量抗甲状腺药物剂量的定义，即 MMI>30 mg/d 或丙硫氧嘧啶>450 mg/d。本次指南依然强调妊娠或可疑妊娠的妇女禁用 [131]I 治疗。如果意外使用了 [131]I，应立即告知患者放射对胎儿的风险，包括妊娠 12 周后使用 [131]I 可破坏胎儿甲状腺。但目前尚无证据支持或反对妊娠妇女接触 [131]I 后终止妊娠。

因为 TSH 受体抗体（TRAb，包括刺激、结合和抑制抗体）可自由穿过胎盘，刺激胎儿甲状腺，本指南建议应该在妊娠 22 周前检测 TRAb。对于 TRAb 或甲状腺刺激性 Ig 高于正常范围 2~3 倍以上以及服用抗甲状腺药治疗的妊娠妇女，与 2007 年指南不同，本次指南给出了详细的监测方案：在妊娠 18~22 周例行胎儿超声检查时，检测母体游离 T$_4$ 并筛查胎儿甲状腺发育异常，之后每 4~6 周复查一次，或根据具体情况进行调整。胎儿甲状腺功能异常的表现包括甲状腺增大、胎儿生长受限、水肿、结节性甲状腺肿、骨龄提前、心动过速或心力衰竭。如果胎儿甲状腺功能亢进症可能危及妊娠，应使用 MMI 或 PTU 治疗，并定期进行临床、实验室以及超声监测。ATA 指南和中国指南推荐应当在妊娠 20~24 周测定血清 TRAb；当 TRAb 高于参考值上限 3 倍以上提示需要对胎儿行密切随访，最好与母婴治疗医师合作。对于脐带血采样，指南认为仅适用于临床检测和超声检查不能明确诊断胎儿甲状腺疾病的情况，而脐带采血会改变治疗方案时使用。对于 Graves 病妊娠妇女的新生儿筛查，与 2007 年指南不同，本次指南认为 TRAb 阴性及无须抗甲状腺药物治疗的妊娠妇女不需要进行新生儿筛查，除此之外，所有 Graves 病妊娠妇女的新生儿均应评估甲状腺功能，必要时给予治疗。

四、自身性甲状腺疾病与流产

尽管甲状腺抗体和妇女并发症之间存在着很明显的关联，ATA 指南不推荐也不反对在妊娠早期对所有女性筛查甲状腺自身抗体和给予 L-T₄ 或静脉免疫球蛋白注射治疗（推荐等级为 I 级）。中国指南推荐应对甲状腺功能正常的甲状腺自身抗体阳性妇女妊娠期定期监测血清 TSH：妊娠前半期，每 4~6 周检测一次，在妊娠 26~32 周应至少检测一次，如果发现 TSH 超过妊娠特异的参考值范围，应该给予 L-T₄ 治疗（推荐级别 B 级）。本指南并不推荐针对甲状腺抗体进行普遍筛查和可以采取的治疗方案。但由于 TPOAb 水平升高的女性发生甲状腺功能减退症风险增加，本指南推荐应在 TPOAb 阳性妇女妊娠前、妊娠早期和中期筛查血清 TSH 水平（推荐等级为 C 级），其推荐强度低于中国指南。

五、甲状腺结节和甲状腺癌

理论上妊娠期的碘相对缺乏、高 hCG 以及高雌激素均可促进良性或恶性结节的进展，但目前仅有有限的数据提示妊娠甲状腺结节恶性比例高于普通人群。妊娠甲状腺结节的诊断评估主要依赖甲状腺超声和细针穿刺活检，禁用放射性核素扫描。指南建议对于妊娠期发现的直径>1 cm 的实性甲状腺结节应行 FNA。除此之外，相对于 2007 年指南，还增加了另外两个 FNA 检查的适应证：伴高风险病史或超声有可疑发现的直径 5~10 mm 结节；直径 1.5~2 cm 或更大的复杂结节。在 ATA 和中国指南尚无此详细的规定。

目前尚无确凿证据证明妊娠会缩短分化型甲状腺癌患者的生存期。妊娠早期手术麻醉可能对胎儿有致畸作用，而妊娠晚期手术可能会导致早产，也无数据提示产后立即手术比妊娠中期手术预后差。本指南细化了妊娠中期进行手术的结节特征：妊娠 T1 期或 T2 早期发现的细胞学恶性或高度怀疑恶性的结节，生长迅速的结节及伴有颈部淋巴结病理性增大的结节，若细胞学提示乳头状癌或滤泡状瘤，并且无晚期疾病的证据，手术治疗可延至产后。对有甲状腺癌病史的妊娠妇女、细针穿刺活检阳性或怀疑恶性的妊娠妇女、希望拖延手术到产后的妊娠妇女，都可以使用甲状腺激素治疗以抑制 TSH 水平在可测量水平。哺乳期妇女禁用放射性碘治疗。此外，接受放射性碘治疗 0.5~1 年内应注意避孕，以维持甲状腺功能稳定并确定甲状腺癌治愈。

六、妊娠和哺乳期碘摄入

世界卫生组织推荐妊娠期和哺乳期妇女碘摄入量都是 250 μg/d。鉴于个体饮食碘摄入量难以准确评估，ATA 和中国指南常规推荐所有妊娠期和哺乳期妇女在每天正常饮食基础上再补碘 150 μg，补碘形式以碘化钾为宜（或含相同剂量碘化钾的复合维生素）。而本指南直接推荐分娩前每天摄入以碘化钾或碘酸盐的形式含有 150~200 μg 碘的维生素，并强调这些摄入应该在妊娠之前开始，且如果补碘制品中含有铁则应该与甲状腺激素的摄入分开至少 4 h。对于进行母乳喂养的妇女，本指南推荐每天碘摄入量也应维持在 250 μg 以保证每天通过乳汁为婴儿补充 100 μg 碘。另外，妊娠和母乳喂养期间的碘摄入量不应超过推荐摄入量的 2 倍（≤500 μg/d）。

七、产后甲状腺炎

产后甲状腺炎是指妊娠前无甲状腺疾病临床表现，产后 1 年内发生甲状腺毒症、甲状腺功能减退症或两者先后出现，它几乎均发生于甲状腺抗体阳性的妇女中。TPOAb 阳性是预测产后甲状腺功能异常最有效的指标。本指南提出目前尚无足够证据表明应在所有妊娠妇女筛查产后甲状腺炎。指南建议对于 TPOAb 阳性的妊娠妇女，应在妊娠 6~12 周和产后 6 个月时或有相应临床表现时检测 TSH 水平。与 2007 年指南不同，本次指南建议只在高危人群中进行两次 TSH 筛查（产后 3 个月、6 个月），包括 1 型糖尿病、缓解期 Graves 病和慢性病毒肝炎的女性患者。对于无症状的患者，指南建议若 TSH 高于参考范围但<10 mU/L，且无妊娠计划，可以不干预，但需要 4~8 周再次检测，如果 TSH 仍然高于参考范围，应使用 L-T$_4$ 治疗；对于有症状、TSH 高于正常以及有妊娠计划的妇女，应使用 L-T$_4$ 治疗。因为其在 5~10 年内发生永久性甲状腺功能减退症的风险大大增高。因此，指南建议每年检测 TSH 水平。

八、妊娠期间甲状腺功能紊乱的筛查

尽管妊娠期甲状腺功能紊乱可能对母体和后代均造成不良影响，本指南与 ATA 指南一样，仍不推荐在妊娠前对健康妇女广泛筛查是否存在甲状腺功能紊乱（即普查）；也建议应根据病史、物理检查或化验辨别出处于甲状腺疾病高危的个人（高危患者）而进行筛查。但本指南特别明确提出应监测血清 TSH：如血 TSH 水平超过 2.5 mU/L，应再重复一次检验进行确定；并建议给予少量 L-T$_4$ 治疗使得 TSH 低于 2.5 mU/L，但若妇女未能妊娠或分娩后可以停止 L-T$_4$ 治疗。本指南还明确提出不推荐在妇女妊娠前或妊娠期广泛筛查 TPOAb；然而一旦发现 TPOAb 阳性，在妊娠前及妊娠早、中期时均应该筛查血清 TSH 是否存在异常。在筛查方面，中国指南的态度更积极，支持国内有条件的医院和妇幼保健部门对妊娠早期妇女开展甲状腺疾病筛查，筛查指标选择血清 TSH、游离 T$_4$、TPOAb，筛查时机选择在妊娠 8 周以前，最好是在妊娠前筛查（推荐级别为 B 级）。

（解读：李　静　叶　蕾）

（审阅：单忠艳）

参考文献

[1] De Groot L, Abalovich M, Alexander EK, et al. Management of thyroid dysfunction during pregnancy and postpartum：an Endocrine Society clinical practice guideline. J Clin Endocrinol Metab，2012，97（8）：2543-2565.

[2] Endocrine Society, American Association of Clinical Endocrinologists, Asia & Oceania Thyroid Association, et al. Management of thyroid dysfunction during pregnancy and postpartum：an Endocrine Society Clinical Practice Guideline. J Clin Endocrinol Metab，2007，92（8 Suppl）：S1-S47.

[3] Stagnaro-Green A, Abalovich M, Alexander E, et al. Guidelines of the American Thyroid Association for the diagnosis and management of thyroid diseases during pregnancy and postpartum. Thyroid，2011，21：1081-1125.

[4] 中华医学会内分泌学分会，中华医学会围产医学分会. 妊娠和产后甲状腺疾病诊治指南. 中华内分泌代谢杂志，2012，28（5）：354-371.

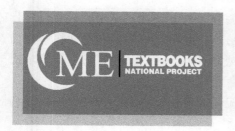

《先天性甲状腺功能减退症筛查、诊断及治疗：欧洲儿科内分泌学会共识指南》与解读

第 7 章

·指南·

一、推 荐 总 结

（一）新生儿筛查

1. 先天性甲状腺功能减退症筛查的获益 新生儿筛查项目中，先天性甲状腺功能减退症（congenital hypothyroidism，CH）的早期发现及治疗可预防神经系统发育不良，并且能改善生长发育的预后（1｜⊕⊕⊕）。

2. CH 筛查策略的分析方法、效力和效应尺度 原发性 CH 的筛查应在全世界推广。新生儿 CH 筛查应该包括所有类型的原发性 CH：轻度、中度和重度。诊断原发性 CH 最敏感的方法是促甲状腺素（thyroid-stimulating hormone，TSH）水平测定（1｜⊕⊕⊕）。

3. 有 CH 风险的特殊新生儿的筛查 以下情况建议再次筛查：早产儿；低体重儿和超低体重儿；新生儿重症监护室（neonatal intensive care units，NICU）中患病和早产新生儿；出生后 24 h 采样的新生儿；多胞胎（尤其同性别双胞胎）（2｜⊕⊕○）。

（二）诊断标准

1. 决定起始治疗的生化标准 新生儿筛查中，除非静脉血甲状腺功能检测（thyroid function test，TFT）能够当天得到结果，否则当末梢血中 TSH≥40 mU/L，在尽快采集静脉血标本后立即开始治疗，不必等待静脉血样结果（1｜⊕⊕○）。若末梢血 TSH<40 mU/L，且 TFT 能在第 2 天得出结果，临床医师可等待静脉 TFT 结果（1｜⊕⊕○）。

2. 发现 TSH 升高的处理 筛查中若发现 TSH 升高应通过电话或当面告知专业人员（如筛查实验室工作人员或儿科内分泌工作团队）（2｜⊕○○）。对于达到入托或学龄期 CH 患儿，不应告知其教育者和教师该患儿的病情，以免被贴上"标签"（2｜⊕○○）。

3. 基于静脉 TFT 结果的治疗决策 若静脉血游离甲状腺素 4（free thyroxine 4，FT_4）浓度低于同龄正常水平，应立即予以治疗（1｜⊕⊕⊕）。若静脉血 TSH 浓度>20 mU/L，即使 FT_4 浓度正常也应予以治疗（2｜⊕⊕○）。对于<21 d 的正常婴儿，若 FT_4 浓度正常，而静脉 TSH 浓度≥6 mU/L且<20 mU/L，我们推荐：完善检查（包括诊断性影像学检查）尝试得到最终诊断。与家属讨论后可考虑立即补充甲状腺素，一段时间后停止治疗再重新检测，也可不予治疗 2 周后重新检测（2｜⊕⊕○）。

4. 影像学方法在评估 CH 严重程度和病因中的应用   膝关节 X 线片可通过显示股骨和胫骨骨骺的有无评估宫腔内甲状腺功能减退的严重程度（2｜⊕⊕⊕）。针对甲状腺应行放射性核素扫描（闪烁扫描术）（可结合高氯酸盐排泌试验）或超声检查，抑或两者均行（1｜⊕⊕○）。影像学检查不应导致治疗延后（1｜⊕○○）。

5. CH 相关畸形和综合征   所有 TSH 浓度高的新生儿都应仔细检查发育不良（尤指心脏）和畸形特征（1｜⊕⊕⊕）。

（三）CH 的治疗和管理

1. CH 的治疗和监测   药物治疗 CH 推荐单独应用 L-T$_4$（1｜⊕⊕○）。L-T$_4$ 疗法推荐尽早开始，应在出生 2 周内实施。对于第 2 次常规筛查的 CH 婴儿，应在血清学检查结果证实后立即治疗（1｜⊕⊕○）。L-T$_4$ 起始剂量推荐每天 10~15 μg/kg（1｜⊕⊕○）。治疗前总甲状腺素 4（total thyroxine 4，TT$_4$）或 FT$_4$ 极低的重度患儿，应予最高的起始剂量（1｜⊕⊕○）。L-T$_4$ 应口服给药；如需静脉给药，剂量须低于口服剂量的 80%，给药剂量随后应根据 TSH 和 FT$_4$ 水平调整（1｜⊕⊕○）。L-T$_4$ 药片应碾碎置于小勺内，混合数毫升水或乳汁喂入。应选用品牌 L-T$_4$ 而非普通 L-T$_4$，尤其是婴儿和重症患者（2｜⊕⊕○）。只有专业药剂师配制的 L-T$_4$ 溶液才能应用（1｜⊕⊕○）。给家长提供的 L-T$_4$ 治疗方案应附书面说明（1｜⊕○○）。

2. 剂量监测及随访   L-T$_4$ 最后一次给药至少 4 h 后再测量血清或血浆 FT$_4$（或 TT$_4$）和 TSH 浓度（1｜⊕⊕○）。TSH 浓度应维持在同龄参考范围内；TT$_4$ 或 FT$_4$ 浓度应维持在同龄参考范围的 1/2 内（1｜⊕⊕○）。治疗期间，不能根据单次 FT$_4$ 浓度升高而减少 L-T$_4$ 剂量（1｜⊕⊕○）。首次随访应在 L-T$_4$ 治疗开始后 1~2 周进行（1｜⊕○○）。随后应每 2 周随访 1 次，直至 TSH 浓度正常为止。TSH 浓度正常后应 1~3 个月随访 1 次，直至患儿 1 岁（1｜⊕○○）。1~3 岁的患儿定期进行临床及实验室评估（每 2~4 个月）（1｜⊕○○）。此后每 3~12 个月评估 1 次直到成年（1｜⊕○○）。若依从性可疑或指标异常，随访应更频繁（1｜⊕○○）。若 L-T$_4$ 剂量或剂型改变，应 4~6 周后额外随访 1 次（1｜⊕○○）。儿童时期适当的治疗非常必要，但应该避免过度治疗（1｜⊕⊕⊕）。

3. 甲状腺功能再评估   对于婴儿期未行诊断性评估，特别是因早产及患病转诊的婴幼儿，对其甲状腺轴功能应当重新评估（1｜⊕⊕⊕）。若为精确诊断，L-T$_4$ 治疗应当在 4~6 周内逐步撤除，如果确认存在甲状腺功能减退，应该进行包括生化检测及甲状腺影像检查在内的全面重新评估（2｜⊕⊕○）。若仅确定是否存在 CH，而不是精确诊断，可以在 2~3 周内减少 L-T$_4$30% 的给药剂量后再次评估，如果 TSH≥10 mU/L，CH 即可诊断。否则可进一步减少给药剂量，并在 2~3 周后再次检查（2｜⊕⊕○）。

4. CH 女性妊娠期的治疗和监测   推荐在月经推迟或尿妊娠试验阳性的 CH 患者立即增加 25%~30% 的 L-T$_4$ 给药剂量（1｜⊕○○）。妊娠期每 4~6 周监测 TSH 和 FT$_4$（或 TT$_4$），目的是使妊娠期前 3 个月 TSH 水平<2.5 mU/L，之后 TSH<3 mU/L（1｜⊕○○）。

（四）患者的治疗预后

1. 患者预后   CH 患者精神运动的发展和学习进程均应被检测和记录，特别是在一些危险事件（如膝关节骨骺的缺失、诊断时 TT$_4$ 或 FT$_4$ 非常低、TSH 非常高、甲状腺缺失、TSH 恢复正常时间延长、第 1 年控制差、治疗延误）（1｜⊕⊕⊕）。严重的 CH 患儿，如果影响学习进程，应当制定个体化教育方案（2｜⊕⊕○）。从诊断开始到学龄期，应当始终对患者进行行为关怀（2｜⊕⊕○）。针对性训练可以使记忆力缺陷得到纠正（2｜⊕⊕○）。在学龄前（不仅是新生儿时期）或需要时，应进行重复的听力检测（2｜⊕⊕○）。推荐评价视觉障碍的相关依据（不仅是视力问题）（2｜⊕○○）。推荐 3 岁时筛选出有语言障碍的患儿，并进行治疗（2｜⊕⊕○）。

2. 健康相关生活质量（health-related quality of life，HrQOL） 在患者的一生中，治疗的依从性应不断提高（1｜⊕⊕⊕）。在青少年患者中，尤其是未达到最佳治疗标准的患者，其有健康相关生活质量降低的风险（2｜⊕○○）。

3. 患者教育、依从性和依附性 有关 CH 的医疗教育应该不断更新并在各个阶段不断提高（1｜⊕⊕⊕）。对患者及父母的教育很重要，尤其是在转变为成年人的过渡期和妊娠期（1｜⊕⊕⊕）。

4. 生长、青春期及妊娠期 治疗的依从性影响生长发育并应该不断提高（1｜⊕⊕⊕）。如果依从性良好，患者可以有正常的生长发育、青春期及妊娠过程（1｜⊕⊕⊕）。

5. 骨骼健康 先天性甲状腺功能减退症的患者应该给予足量的甲状腺激素和每天800～1200 mg 钙的摄入，如果食物中的钙摄取量不够，应当补充外源性钙剂（2｜⊕○○）。

6. 代谢和心血管健康 推荐生活方式干预，包括饮食和运动，目的在于最大化改善先天性甲状腺功能减退症患者的体重和健康状况（2｜⊕○○）。

（五）遗传咨询和产前管理

1. 遗传咨询的标准 遗传咨询应当根据家族史和甲状腺形态学解释有 CH 患者的家族再发 CH 的风险（1｜⊕⊕○）。每一个 CH 患儿的家族应当获知 CH 两种主要形式（发育不全和甲状腺激素合成障碍）的相关信息，并且如果可能的话，应该得知该病的遗传率和再发率（1｜⊕⊕○）。遗传咨询应当是有针对性的而不是泛泛的（2｜⊕⊕○）。

2. CH 诊断和治疗中的分子生物学 分子遗传学分析之前应该仔细描述 CH 患者的表型（包括甲状腺形态学）（1｜⊕⊕○）。任何合并综合征的 CH 均应进行基因检测，以识别新的 CH 基因，提供适当的遗传咨询（1｜⊕⊕○）。如果家族中同辈或父辈有甲状腺发育不全家族史，应该筛查 TSH 受体或 *PAX8* 突变（2｜⊕⊕○）。

3. CH 的产前诊断、筛查及胎儿 CH 可能的治疗 建议如果在胎儿超声检查时意外发现甲状腺肿，合并家族甲状腺激素合成障碍和与甲状腺功能或发育有关的基因缺陷时，产前 CH 诊断可以成立（1｜⊕⊕○）。对患儿的治疗要符合当地法律要求（1｜⊕⊕○）。评估胎儿甲状腺功能应当选择脐带穿刺而不是羊膜穿刺，但只有准备进行产前干预时才进行（1｜⊕⊕⊕）。甲状腺正常的孕妇，如果胎儿存在巨大甲状腺肿并羊水过多、有早产和（或）气管闭塞风险，则符合胎儿宫内治疗的标准（1｜⊕⊕○）。羊膜腔内 L-T_4 注射这种干预措施应仅由多学科专家团队执行（1｜⊕⊕⊕）。

（六）结论

还需要更进一步的研究提高对这一异质性疾病的病理生理和治疗管理的认识。

二、前 言

甲状腺激素对早期神经系统发育有重要作用，因此，重度 CH 患者若不治疗，可能导致神经和精神系统缺陷，包括智力缺陷、痉挛状态、步态障碍和协调障碍。CH 是最常见的可预防的引起智力低下的原因之一。过去 30 年中，几乎所有工业化国家都开展了 CH 的筛查，使得许多患 CH 的婴儿早期即得到诊治，同时减少了许多由于 CH 诊断过晚导致的严重神经系统发育缺陷。研究表明，CH 患者出生后即开始治疗，尽管一些患者有轻微神经认知缺陷，但大部分患者认知功能可正常发育。

　　诊断方法不同，CH 的患病率估计也不同。在各国筛查还未普及前，CH 患病率 1/6700，而开展筛查后，CH 患病率 1/（2000~3000）。最近的研究表明，一些国家原发性 CH 的发病率可能正在增长，尤其是甲状腺位置正常，功能轻度异常的病例。目前原因还不清楚，但可能和筛查的临界值改变有关。

　　新生儿 CH 筛查计划的结果有助于确定不同潜在病因的 CH 的甲状腺功能缺陷谱。CH 可以根据发病部位分为原发性（甲状腺）CH 和继发性［垂体和（或）下丘脑］CH；根据严重程度分为代偿性 CH（FT$_4$ 水平在同龄正常水平之类）和失代偿性 CH（FT$_4$ 水平低于同龄正常水平）。最常见的 CH 是原发性甲状腺功能减退症，TSH 水平高意味着各类甲状腺发育异常和功能障碍。继发性甲状腺功能减退症比原发性 CH 少见得多，其病因可能为 TSH 的 β 亚基、TRH 受体或 IGSF1（免疫球蛋白超家族成员 1）失活性突变导致孤立性 TSH 缺乏，更常见的是伴随垂体其他激素不足的 TSH 缺乏。

　　甲状腺激素缺乏可能是暂时的，也可能是永久性的，后者需终身治疗，对于患者来说，甲状腺功能障碍可能随生长发育而改变。新生儿时期 TSH 水平高，后期停止治疗后 TFT 结果正常，这种情况称为一过性原发性 CH。"高促甲状腺素血症"是指甲状腺激素水平正常而 TSH 浓度轻度升高（如，6~20 mU/L），也是代偿性 CH 的一种。高促甲状腺素血症可能是一过性的，也可能是永久的。

三、循证推荐的产生方法

　　CH 的优化筛查、快速诊断、适当治疗非常重要，并且世界范围内实施方法有许多不同，需定期开展取得共识会议，欧洲儿科内分泌学会（European Society for Pediatric Endocrinology，ESPE）决定检验目前 CH 的最佳方案，建立基于循证医学依据的推荐方案。召集 ESPE 的专家和来自北美儿科内分泌学会（Pediatric Endocrine Society，PES）、亚太儿科内分泌学会（Asia Pacific Pediatric Endocrine Society，APPES）、日本儿科内分泌学会（Japanese Society for Pediatric Endocrinology，JSPE）、拉丁美洲儿科内分泌学会、澳洲儿科内分泌学组（Australasian Pediatric Endocrine Group，APEG）、印度儿科内分泌学会（Indian Society for Pediatric，ISPAE）的特邀专家组成专家组，召开关于 CH 的共识会议。

　　指南的目标读者是全科或专科儿科医师、为 CH 患者提供护理的专业人员、决策者，尤其是目前刚开展新生儿 CH 筛查项目的发展中国家的决策者。

　　制定指南的参与者来自欧洲、北美（美国和加拿大）、拉丁美洲、亚洲和澳洲，具备相当的专业资历和知识，并且特聘了一位研究循证医学指南方面的专家作为顾问。专家组成员在会议开始就已经表明潜在的利益冲突。

　　32 位参与者组成了 5 个小组中的 1 个组，负责 1~5 个主题中的 1 个，每组任命 1 个主席。每位参与者在会议开始之前分配特定的主题，准备 1 篇相关文献的总结（会议在 2011 年 11 月召开了 2 天）。每个组复习各自的总结，随后在全体会议中汇报。这篇文章正是建立在会议讨论的问题基础上。

　　详细的分级方案已在别处发表。推荐的依据是已发表的研究结果和专家意见。现有的最佳研究结果是制定推荐的证据，倾向于选择 PubMed 主题词中收录的英文文献。

（一）新生儿筛查

1. CH 筛查的获益

（1）推荐意见：过去 40 年，CH 的新生儿筛查项目获得了高度成功，取得了经济利益。患儿

出生后很短时间内即被诊断，大部分患儿尚未出现临床症状和体征。早期诊断和治疗可预防发病，尤其是神经发育缺陷（1 | ⊕⊕⊕）。

（2）证据：许多研究证实了早期 CH 筛查成功地使重度原发性 CH 患儿认知功能发育正常，而且甲状腺功能恢复正常的时间可影响结果。CH 筛查可预防患儿智力缺陷，因此节省的花费远超筛查和诊断的费用。

2. CH 筛查策略的分析方法、效力和效应尺度

（1）推荐意见：原发性 CH 的筛查应尽可能在当地资源许可的基础上向全世界推广。作为新的项目，还需确定筛查的范围，以确定新生儿筛查策略。新生儿 CH 筛查应该包括所有程度的原发性 CH：即轻度、中度和重度，尤其是致病率高的重度 CH 患儿。诊断原发性 CH 最敏感的方法是 TSH 浓度测定（1 | ⊕⊕⊕）。

尽管最佳"测试窗"是出生后 48~72 h，脐带血和出生 24 h 后的血样同样可有效进行原发性 CH 筛查。血样滴在滤纸上晾干，洗脱至缓冲液行 TSH 分析。相比于初始 T_4 水平筛查，该方法诊断原发性 CH 更有效。初始 T_4 筛查加上 TSH 验证会使一些轻度原发性 CH 病例漏诊，但能发现一些中枢性 CH（central CH，CCH）病例。CCH 的筛查策略有两条途径：初始 T_4 结合 TSH 筛查；初始 T_4 筛查、第 2 步 TSH 检测，随后行 T_4 结合蛋白测定。T_4 结合蛋白测定降低了假阳性率。阳性标准必须符合目标疾病的定义，也要随筛查项目的资源调整（1 | ⊕⊕⊕）。

（2）证据：全世界每个国家扩大新生儿 CH 筛查最有说服力的理由就是 CH 筛查是患者群预防智能缺陷、确保智商正常的最有效方法。由于世界范围内碘缺乏是最常见的可预防的智能缺陷、发育畸形及 CH 的病因，所以 CH 新生儿筛查可看作是一种反映新生儿和母亲碘营养的敏感指标。因为原发性 CH 患者 3 个月内不治疗导致的残疾最严重，所以选择新生儿筛查项目的策略重点在于尽早发现更多重度 CH 患者。TSH 筛查是发现原发性 CH 最敏感的方法，在所有单独筛查项目中应该是最重要的检查。如果筛查的 TSH 分界线下调，可以预见到原发性 CH 的报道发病率会上升。轻度 CH 患者只有中度 TSH 升高，而 T_4 水平正常，是否会永久残疾？甲状腺功能障碍是永久性的还是一过性的？这些问题还有待长期研究证实。

一些已发表的证据表明新生儿 CCH 筛查也可能满足疾病筛查项目的标准：CCH 相对较为常见，在某些种族中发病率与苯丙酮尿症接近；筛查试验可行且廉价；治疗可行且有效；尽管尚无结局研究证实筛查结果优于临床表现，但众所周知若诊断延期，后果可能不良。

3. 有 CH 风险的特殊新生儿的筛查

（1）推荐意见：特殊新生儿筛查一过性和永久性 CH 风险应采用特异性生化指标，对于患儿，最初的筛查可能不合适或检查结果正常。以下情况建议再次筛查：早产儿（孕周<37 周）；低体重儿和超低体重儿；NICU 中患病和早产新生儿；出生后 24 h 内采样的新生儿；多胞胎（尤其同性别双胞胎）。第 2 次采样应该在出生后约 2 周或首次采样 2 周后。筛查结果的解读需考虑到多样本的各次采样的结果。筛查阳性标准制定应随测量分析参数、检测方法、采样时对象的年龄和成熟度（孕周/出生体重）而调整（2 | ⊕⊕○）。

（2）证据：有数据表明，对于孕周<37 周的早产儿、低体重儿和超低体重儿；NICU 中患病的早产儿；出生后 24 h 内采样的新生儿；多胞胎（尤其同性别双胞胎）应多次采样。原发性 CH 可能被其他原因导致的异常，包括药物、下丘脑-垂体轴不成熟、多胞胎血样混合或其他严重的新生儿疾病。因此，许多医疗中心在高危患儿出院时重新测量干血斑（dried blood spot，DBS）的 TSH。重复筛查并不被所有筛查项目采纳，一些医疗中心认为现有的有限数据表明尽管存在新生儿延迟性 TSH 升高，但多是一过性的。对于这种复杂的新生儿群体，还需要进一步的预后数据来改善临床实践。

一些新生儿筛检项目起初只检测 T_4，并用首次采样评估 TSH 水平。然而大多数项目先评估

T_4，对于 T_4 水平低（通常为当天 T_4 水平最低的 10%）的新生儿，随后检测 TSH 浓度。若 TSH 浓度高，该婴儿需重新评估检测。如果 T_4 水平低于相应孕周水平的切点，则重复 DBS 采样。若首次筛查 TSH 水平正常，但重复检测 TSH 水平高，应评估并立即开始合理治疗一过性（大多数病例）或永久性原发性 CH。DBS 检查 T_4 水平持续低的新生儿应检测血清 FT_4 和 TSH 以确定或排除 CCH。

（二）诊断标准

1. 高 TSH 浓度或低 FT_4 浓度婴幼儿开始治疗的生化标准

（1）推荐意见：当全血 DBS TSH≥40 mU/L 时，我们推荐立即开始治疗。若全血 DBS TSH<40 mU/L，治疗推迟 1~2 d，待血清 TSH 和 FT_4 结果（1｜⊕⊕○）。血清 FT_4 浓度低于同龄正常水平，无论 TSH 浓度如何，我们推荐立即开始治疗（1｜⊕⊕⊕）。当静脉 TSH 浓度持续>20 mU/L，即使血清 FT_4 浓度正常，我们也建议开始治疗（2｜⊕○○）。若婴幼儿无临床症状、体征，静脉 TSH 浓度为 6~20 mU/L，FT_4 浓度在同龄正常范围内，我们建议行诊断性影像学检查以确诊（2｜⊕○○）。如果 TSH 浓度持续升高超过 3~4 周，我们建议（经过与家长讨论）可以开始 L-T_4 补充治疗，一段时间后停药再次检测；也可不治疗，2 周后再次检测（2｜⊕○○）。

（2）证据：由于未治疗的失代偿性 CH 对身体生长和神经系统发育有不利影响，所以静脉血 FT_4 或 TT_4 水平低，即应立即开始 L-T_4 治疗。先前的研究表明如果 DBS TSH 水平高于 40 mU/L，很可能为失代偿性甲状腺功能减退症，应立即开始治疗。出生后 3 年是神经认知发育至关重要的时期，因此多数临床医师在 TSH 浓度>20 mU/L 即开始治疗，并仔细监测甲状腺功能以避免过度治疗，如果甲状腺位置正常，3 年后再次检测。对于 TSH 浓度轻度升高（6~20 mU/L）、FT_4 水平正常的病例，是否治疗仍有争论。当出现这种"灰色区域"时应告知家长，但许多临床医师会建议这种情况下，为"保险起见"应在儿童时期早期开始治疗。

2. 向筛查发现促甲状腺激素升高的婴幼儿家属、家庭医师以及当地儿科医师告知结果

（1）推荐意见

1）告知初次发现的末梢血促甲状腺素升高结果：筛查发现高促甲状腺素水平的结果应当由经验丰富的检验员或儿科内分泌医师告知（2｜⊕○○）。通过电话或当面尽早告知（2｜⊕○○）。直接或通过家庭医师、保健随访人员或助产师告知家属（2｜⊕○○）。

2）高促甲状腺素水平婴幼儿的临床检查、监测及治疗：若条件允许，于告知当日或次日对婴幼儿进行临床评估和静脉血甲状腺功能检测（1｜⊕○○）。医疗机构应当使用合适的语言提供先天性甲状腺功能减退的诊断及治疗信息，以便于交流（2｜⊕○○）。临床医师或药师应给患儿父母演示如何给予 L-T_4 的首剂（2｜⊕○○）。

3）告知家庭医师、当地儿科医师及教育者：可以通过电话或信件告知家庭医师或当地儿科医师暂定诊断和治疗方案（1｜⊕○○）。与临床医师协商符合当地水平的护理措施（1｜⊕○○）。对于幼儿园或学龄期先天性甲状腺功能减低患者，为避免特殊对待，专家不建议将患病情况告知教育者和老师（2｜⊕⊕○）。

（2）证据：欧洲儿科内分泌学会几乎未提及关于高促甲状腺素水平婴幼儿家庭接触及咨询方面的信息。英国儿科医师 2006—2007 年的一项研究表明，在被调查的 119 名儿科医师中，54 名（43%）医师被告知当天查看患儿，而其他医师则会晚些时间去查看婴儿。法国一项大型队列研究报道，婴幼儿开始治疗的年龄大小（均从首月开始）并不影响其受教育程度，但达成共识的是：为避免认知的不可逆损害，建议婴儿出生后即开始 L-T_4 治疗。

3. CH 严重程度的临床、生化及影像学评估标准

（1）推荐意见：CH 严重程度评估：临床上主要依据甲状腺功能减退症状；生化学方面，依

据 FT_4 水平，<5 pmol/L、5~10 pmol/L 及 10~15 pmol/L，可分别划分为重度、中度和轻度甲状腺功能减退；还可以依据膝部 X 线片显示的骨骺成熟延迟及 CH 病因（1 | ⊕⊕⊕）。血清甲状腺球蛋白浓度低于可检测范围高度提示甲状腺缺如或完全性甲状腺球蛋白合成缺陷（2 | ⊕⊕⊕）。

（2）证据：CH 临床症状及体征包括嗜睡、喂养不易唤醒、进食差和缓慢、四肢发凉、黄疸期延长、倦怠、肌张力减低、巨舌、脐疝、皮肤干燥伴或不伴皮肤粗糙及颜面水肿。后囟不闭合、前囟及矢状缝增宽提示骨成熟度延迟，可以通过膝部 X 线片进一步检查。一侧或双侧膝关节骨骺缺乏与以下两个方面有关：CH 时 T_4 浓度；IQ 预后，这是宫内 CH 的可靠指标。关于血清总 T_4 水平偏低对 IQ 值影响的研究认为，首次发现总 T_4 水平低于 40 nmol/L 的婴幼儿较正常者 IQ 得分可相差 10 个点。82 例出生 10 d 的新生儿甲状腺素水平的第 2.5 百分位数、中位数及 97.5 百分位数分别为 15.2 pmol/L（1.18 ng/dl）、22.5 pmol/L（1.75 ng/dl）及 32 pmol/L（2.49 ng/dl），为通过血浆游离甲状腺激素浓度（<5 pmol/L，5~10 pmol/L，10~15 pmol/L）划分 CH 严重程度提供生化依据。甲状腺显像可揭示由于甲状腺缺如、严重发育不良或完全性有机化障碍所导致的严重原发性 CH。此外，甲状腺显像可以判断异位或正常形态、部位甲状腺的严重程度。结合临床病史、体格检查、血液生化指标、膝关节 X 线片及甲状腺显像（有可能获得）结果，可以对 CH 的严重程度做出实用的判断。

4. 闪烁扫描显像（过氯酸盐释放试验）的影像技术地位和超声检查在 CH 诊断中的运用

（1）推荐意见：推荐使用影像学技术寻找具体病因（1 | ⊕⊕○）。在促甲状腺激素水平高的新生儿中，建议行闪烁扫描显像和超声检查（2 | ⊕⊕○）。影像检查不能延迟治疗，闪烁扫描显像应在 $L-T_4$ 开始治疗的 7 d 内进行（1 | ⊕⊕○）。在未明确诊断的婴幼儿中，若影像检查发现甲状腺位置、大小正常，则应随其年龄增长进一步评估甲状腺轴功能情况（1 | ⊕⊕○）。

（2）证据

1）闪烁扫描显像：10~20 mBq 的 ^{99m}Tc 或 1~2 mBq 的 ^{123}I 可用于显像试验，^{99m}Tc 较 ^{123}I 应用更广泛、更廉价、更加迅速。然而，^{123}I 能够被甲状腺特异性摄取，且较 ^{99m}Tc 显像更清晰。显像试验能够鉴别甲状腺功能缺失（无摄取）、甲状腺发育异常（有无偏侧甲状腺）、位置大小正常的甲状腺有无异常高摄取以及由舌部盲孔到甲状软骨处正常胚胎组织分化而来的异位甲状腺。涎腺处显影剂的异常聚集可导致误诊，尤其在侧视图中。但通过在进行显像试验前给予婴幼儿进食排空涎腺的办法排除干扰。若甲状腺在正常位置，在过氯酸盐试验 2 h，若 ^{123}I 排泄率>10% 则提示有机化缺陷。若存在甲状腺碘摄入过量（如消毒制剂的使用）、母体来源的阻断性 TSH 受体抗体、$L-T_4$ 治疗引起的 TSH 抑制以及 TSH 受体和钠碘转运体失活突变的情况，尽管甲状腺部位正常，显像试验也可能提示为无摄取。

2）超声检查：甲状腺属于表浅组织，可以使用高频线阵探头（10~15 mHz）超声成像，分辨率为 0.7~1.0 mm。纵向和横向超声成像可以观察甲状腺是否缺如、甲状腺大小、回声纹理及原位甲状腺结构。尽管彩色多普勒超声检查可以通过标记增多的甲状腺血流，使得识别甲状腺组织更加容易，但使用超声检查舌及舌下异位甲状腺仍有漏检。超声检查高度依赖于观察者，研究者应特别警惕将甲状腺窝非甲状腺组织误诊为发育不良的原位甲状腺。甲状腺组织较肌肉回声强，而比脂肪组织弱。若甲状腺不在正常位置内，气管两侧近似脂肪组织回声的高回声组织可能会被误认为甲状腺。甲状腺缺如有时也会被描述成囊肿。

3）显像技术和超声的联合使用：显像技术和超声联合使用在患者中的获益提高了诊断的准确性；能够识别正常的、增大的或发育不良的甲状腺，从而可进一步指导诊断研究，包括分子遗传学研究；可防止因显像试验发现甲状腺无摄取被误诊为甲状腺功能缺失，而超声检查为原位正常甲状腺；可靠地检测异位甲状腺。表 7-1 显示的是超声检查、显像技术及血清甲状腺球蛋白检测联合应用在诊断甲状腺发育不良、内分泌功能障碍及某些暂时性先天性甲状腺功能减退疾病方面的模式。

表 7-1 甲状腺发育不全、内分泌功能障碍、某些疾病的一过性甲状腺
功能减退症三种类型在甲状腺彩色超声、核素显像、血清 Tg 的差异

疾病	甲状腺彩色超声	甲状腺核素显像	血清 Tg 浓度
甲状腺发育不全			
显性甲状腺缺失	未见甲状腺组织	未摄入	可检测（≥2 μg/L）
真性甲状腺缺失	未见甲状腺组织	未摄入	不可被发现
异位	未见甲状腺组织或异位甲状腺组织（舌下或甲状腺外周）	异位甲状腺摄入显像	经常增高或正常或降低
原位发育不全	小的原位甲状腺	正常原位组织的低摄入显像	正常或降低
半侧甲状腺	半侧甲状腺	半侧甲状腺摄入显像	正常
内分泌功能障碍			
NIS/SCL5A5	甲状腺腺体增大	未吸收或者↓↓	↑
甲状腺过氧化物酶（TPO）	甲状腺腺体增大	高水平摄入或过氯酸盐释放试验阳性	↑↑
过氧化酶 2 成熟因子（CDUOX2）/过氧化物酶突变因子（CDUOXA2）	甲状腺腺体增大	高水平摄入或过氯酸盐释放试验阳性	↑
甲状腺球蛋白	甲状腺腺体增大	正常摄入或正常的释放试验	↓↓或不能发现
Pendrin 综合征 Pendrin PDS/SCL26A4	正常/扩大的腺体	高水平摄入或过氯酸盐释放试验阳性	↑
脱卤素酶 IYD/DEHAL1	扩大的腺体	正常摄入或正常的释放试验	↑
一过性的先天性甲状腺功能减退症			
急性碘过量	正常原位甲状腺	未摄入	正常或↓
慢性碘缺乏	扩大的甲状腺	摄入较高	↑
母系的封闭性抗体	正常或缩小的腺体	摄入减少或缺乏	正常或↓
TSH 受体+/-	正常或缩小的腺体	摄入减少或缺乏	正常或↓

5. 在 CH 的婴幼儿中系统的普查先天性畸形及综合征

（1）推荐意见：所有促甲状腺激素水平高的新生儿均应针对先天性畸形（尤其与心脏相关）进行全面的体格检查，在儿童中则应针对潜在的畸形综合征或神经发育障碍进行筛查。

（2）证据：与一般人群相比，CH 患者先天畸形的发生率较高，尤其是心脏畸形（包括中隔缺损）和肾异常。同时神经发育障碍的风险也增高。然而，对有或无甲状腺外畸形的 TSH 升高的患儿，包括心脏和大血管畸形，如动脉导管疾病，必须注意区别真性和暂时性 CH。对于甲状腺外的畸形，尚无证据表明额外的检查优于细致的临床体检。

唐氏综合征与新生儿前期轻度 TSH 升高相关（尽管在新生儿筛查时升高水平很少），同时 FT_4 分布位于正常值区间左侧，所以平均 FT_4 低于普通人群。有或无甲状腺肿的 Pendred 综合征和假性甲状旁腺功能减退在新生儿期都表现为轻中度 TSH 升高，应该包含在原位甲状腺性 CH 的鉴别诊断中。

（三）CH 的治疗和管理

1. 初始治疗和治疗方案

（1）推荐意见：我们推荐 CH 患儿应单用 $L-T_4$（1｜⊕⊕○）。$L-T_4$ 治疗应尽早开始，应不迟于出生后 2 周，或在首次常规筛查中通过血清检测确诊的婴幼儿立即给药。我们推荐 $L-T_4$ 的初始剂量是 $10\sim15$ μg/（kg·d）。对于治疗前 TT_4 或 FT_4 浓度极低的病情较严重的患儿应给予更高的初始剂量，对于轻中度甲状腺功能减退症患儿，应给予相对较低的初始剂量（1｜⊕⊕○）。$L-T_4$ 应口服给药。如果无法口服给药，则可静脉给药，静脉给药的剂量应不超过口服剂量的 80%。给药剂量还应该根据 TSH 和 FT_4 浓度进行调整（1｜⊕⊕○）。我们推荐 $L-T_4$ 以片剂的形式补充。对于新生儿和婴儿，可将药片磨碎，用小汤匙给药，必要时可用少许水或母乳将药溶成悬液再行给药。$L-T_4$ 须在早晨或晚上给药，在喂食之前或与食物同时给药，但必须在每天以同一方式给药。给药剂量应根据 TSH 和 FT_4 浓度进行调整，以达到合适的剂量。新生儿出生后第 1 周应注意补充维生素 D，服用 $L-T_4$ 的同时，注意不要服用大豆油、铁剂、钙片等（1｜⊕⊕⊕）。患儿的父母应掌握 $L-T_4$ 的用法说明，以降低由于不确定因素导致的依从性下降（1｜⊕○○）。

（2）证据：T_3 是具有生物活性的激素，也许是由于高度缺乏内源性的脱碘酶———一种将 T_4 分解为 T_3 的酶，目前尚无证据表明 $L-T_3$ 和 $L-T_4$ 联合治疗比单用 $L-T_4$ 效果好。市场上销售的 $L-T_4$ 主要以片剂形式（使用最广泛的形式）存在，还有制药厂生产并得到许可证的液体剂型。与药剂师配制的悬液不同，这种得到许可的 $L-T_4$ 液体剂型有特定的剂量，方便婴幼儿及儿童的给药途径。近期研究结果表明，品牌和一般的 $L-T_4$ 并不等效，所以对于严重的患儿而言，必须谨慎用药，最好使用品牌的 $L-T_4$。

受食物（大豆油）和矿物（铁剂、钙剂）的影响，口服激素的生物利用度为 $50\%\sim80\%$。CH 的婴儿进行 $L-T_4$ 治疗的前几周会出现对维生素 D 的高度敏感，导致高钙血症发生，这可能是由于维生素 D 的预防性给药剂量不当所致。对于成人而言，根据甲状腺激素水平睡前给予 $L-T_4$ 似乎比晨起给药更有效，但目前认为睡前给予 $L-T_4$ 与空腹状态下晨起给药效果相同。

在出生后两周，$L-T_4$ 的早期治疗对患儿的神经发育和正常的智力发育是非常关键的。较严重的 CH，即具有极低的初始甲状腺激素水平（由于甲状腺功能的缺失）和严重延迟的骨龄，已被证明对神经发育的影响是一个很重要的预测因素。对于病情较严重的患儿，给一个更高的初始 $L-T_4$ 剂量也许更有效，它可以使甲状腺激素水平迅速达到正常，从而使患儿拥有更好的智力水平。

2. 治疗和不良反应监测

（1）推荐意见：了解 $L-T_4$ 的治疗效果应通过定期检测血清或血浆的 FT_4、TT_4、TSH 浓度评估。用于检测的血液样品应在使用 $L-T_4$ 后至少 4 h 留取（1｜⊕⊕○）。我们推荐 TSH 应在维持特定年龄的正常参考范围内（尽量避免 TSH<0.05 mU/L 时检测不到的情况），FT_4、TT_4 应维持在特定年龄正常参考范围的上半部分（1｜⊕⊕○）。必要时，使用药物剂量需要根据检查结果进行调整，但不能仅根据单一的 FT_4 水平增高就降低 $L-T_4$ 剂量（1｜⊕⊕○）。临床医师应该熟悉对于所检测实验作用方法及正常值范围（1｜⊕○○）。我们推荐行 $L-T_4$ 治疗 $1\sim2$ 周后，进行第 1 次随访，严格随访应超过 1 年（每 2 周随访 1 次直到 TSH 完全正常，随后每 $1\sim3$ 个月复查 1 次，直到满 12 个月）。$1\sim3$ 岁的患儿应频繁进行临床和实验室检查，每 $2\sim4$ 个月 1 次，随后每 $3\sim12$ 个月

规律检测 1 次，直到完全长大。如服药依从性受到质疑或检测指标在正常值范围以外，则需要更为频繁的检测，并且当 L-T$_4$ 剂量或剂型发生变化（从品牌换成非品牌的产品）后 4~6 周，必须进行实验室检查（1｜⊕○○）。

L-T$_4$ 治疗期间，不良反应的发生率是很低的。在初始治疗和维持治疗期间，我们推荐仔细监测甲状腺激素水平可以降低风险（1｜⊕○○）。

对于已存在心功能不全的患儿，我们推荐 L-T$_4$ 的给药剂量为替代治疗的 50%，2 周后依据 FT$_4$ 的水平增加给药剂量（2｜⊕○○）。

（2）证据：在出生后第 1 年，甲状腺激素水平快速正常化和相对较高的 FT$_4$ 维持浓度将对智力发展有更好的作用。频繁监测 TSH 和 FT$_4$ 水平对达到上述目标是必要的，同时也可以防止甲状腺激素出现长期的超生理剂量水平。调整 L-T$_4$ 剂量之后 4~6 周应重新检测甲状腺功能，该推荐与美国儿科协会指南一致。CH 的适当治疗可以减少治疗相关不良反应的风险。由于偶尔发生神经疾病和心脏病相关的并发症（即使主要发生在不适当 T$_4$ 治疗的患者中），对于预先存在健康状况的患儿或诊断较晚的患者，治疗期间应予以特殊关注。

3. 重新评判甲状腺轴的标准　目的是鉴别永久性先天性甲状腺功能减退症和短暂性 TSH 升高，也是为甲状腺位置正常儿童停止治疗的标准。

（1）重新评估甲状腺轴功能

1）推荐意见：我们推荐对初期未进行病因诊断评估的患儿和（或）开始治疗时存在其他疾病的患儿（如早产儿），进行甲状腺轴功能的重新评估。对于首次评估时显示甲状腺位置正常（不论有无甲状腺肿）、新生儿期甲状腺抗体阳性、治疗过程中始终不需要增加 L-T$_4$ 治疗量、尚未发现酶缺陷的患儿（不论酶缺陷是因为没有进行分子遗传学检测，还是因为基因突变检测阴性），此类情况的患者均应强制进行甲状腺轴功能的重新评估（1｜⊕⊕○）。

1 岁以后，如果静脉血中 TSH 水平上升，不论 TSH 升高是由于 L-T$_4$ 的给药剂量不够或是患者的治疗依从性差，均应停止与治疗相脱离的重复检测（1｜⊕⊕○）。若影像学检查显示甲状腺发育不全（除外 *DUOX.2* 基因缺陷和 Pendred 综合征患者）或通过遗传学检测已证实激素合成缺陷，不推荐对甲状腺轴功能进行重新评估（1｜⊕⊕⊕）。

2）证据：新生儿期尚未最终确诊 CH 的患者，进行甲状腺轴功能的重新评估很重要。有文献指出，1/3 甲状腺位置正常的 CH 患者可能存在短暂性甲状腺功能不全。如果新生儿期甲状腺影像学显示甲状腺异位或有"显性"或真性甲状腺缺如，则没有必要进行甲状腺功能的重新评估。但是，如果只依靠核素显像诊断甲状腺功能减退，则应当对重新评估甲状腺功能引起足够的重视，因为超声检查显示腺体位置正常者有可能由于过度碘暴露发生摄取异常、来自母体的抗体阻碍 TSH 受体发挥作用或 *NIS* 基因缺陷出现假性异常（*NIS* 基因可能引起甲状腺激素转运缺陷和 CH）。重新评估对早产儿或新生儿期患其他疾病者非常重要。首次超声评估显示甲状腺正常或轻度减小的婴儿，而甲状腺闪烁扫描检查显示摄取很少或没有摄取的也需要重新评估，因为这均提示母体抗体结合 TSH 受体，阻止其发挥作用，TSH 受体等位基因发生突变。碘缺乏可以模拟体内激素合成缺陷（甲状腺体积增大和碘摄取增加），研究指出需要对有轻度激素合成缺陷的儿童进行重新检测。短暂的 CH 也证实与基因缺陷有关，如 *DUOX2* 基因杂合突变。

（2）甲状腺重新评估的时机

1）推荐意见：应在 3 岁以后对甲状腺功能进行与治疗无关的重新评估（1｜⊕⊕○）。如果临床高度提示有暂时性 TSH 水平升高的可能，建议越早进行甲状腺重新评估越好。如新生儿血中检测到甲状腺过氧化物或 TSH 受体抗体；超声显示甲状腺位置和大小正常（2｜⊕⊕○）。

2）证据：MRI 研究显示新生儿中枢神经系统髓鞘在 36~40 周成熟，这时对甲状腺进行影像学检查比 1 或 2 岁时的配合度高。如果 TSH 水平增高很可能是暂时性的，临床医师可能从 1 岁就开始停止治疗。

（3）甲状腺重新评估的方法

1）推荐意见：如果要寻求精确的诊断，需要超过 4~6 周逐渐停用 L-T$_4$（取决于维持量的大小），并在结束后进行全面的重新评估，如果甲状腺功能减退症已确认，则需要生化检验和甲状腺影像学检查证实（2｜⊕○○）。如果临床医师仅需明确甲状腺功能减退存在与否，而不是要求精确的诊断，L-T$_4$ 的给药剂量在 2~3 周内应减少 30%。如果停药后实验室检查显示 TSH 升高 ≥ 10 mU/L，即可诊断为持续性甲状腺功能减退症。相反，如果甲状腺功能仍然正常，重复上述减量和复查来确认（2｜⊕⊕○）。

2）证据：到 2~3 岁时，甲状腺功能受损的严重性可能是因 L-T$_4$ 剂量不足或依从性差导致，虽然已经给予治疗，但是 TSH 水平仍较高。

4. CH 女性的妊娠期治疗和监测

（1）推荐意见：对于准备妊娠的 CH 者，应尽最大努力确保其甲状腺激素水平正常。在刚妊娠的女性，即刚发现停经或妊娠试验阳性者，我们建议将 L-T$_4$ 增加原用量的 25%~30%（1｜⊕○○）。

确定妊娠以后立即测定 TSH 和游离 T$_4$ 水平，并于每 4~6 周或每次调整剂量后的 4 周复查（1｜⊕⊕⊕）。治疗的目标是妊娠期前 3 个月维持 TSH 低于 2.5 mU/L，随后妊娠期 TSH 水平低于 3 mU/L（1｜⊕○○）。

（2）证据：目前尚无专门针对 CH 孕妇治疗方案的依据。因此，我们参考了美国甲状腺协会和内分泌学会的相关指导意见制定妊娠期甲状腺疾病孕妇的管理。

（四）患者的治疗预后

1. 神经发育预后

（1）神经认知、行为、记忆、精神运动、学习成绩、语言、听力和视觉空间能力。

1）推荐意见：监测和记录所有 CH 儿童的精神运动、语言发育和学习成绩（1｜⊕⊕○）。临床医师尤其应该关注患者第 1 年的发育迟缓及学习障碍，也要关注严重的 CH 患儿所遇到的问题（甲状腺缺如、膝关节骨骺缺失、诊断时极低的 T$_4$ 水平和极高的 TSH 水平）或严重内分泌功能失调，尤其是经济困难家庭的患儿（1｜⊕⊕⊕）。如果需要的话，我们建议专门对运动功能发育进行刺激，并且如果学业受影响，应量身定制教育计划（2｜⊕⊕○）。针对性训练可以纠正记忆力缺陷（2｜⊕⊕○）。行为关怀应从诊断时延续到学龄期（2｜⊕⊕○）。儿童期充分的干预治疗是必须的，但要避免过度治疗（1｜⊕⊕⊕）。其他缺陷的决定因素需要进一步研究。

2）证据：通过早期和充足的治疗，智力低下（IQ<70 分）的 CH 患儿智力得到提高，其智商比初选时平均提高了 10~30 分。许多 CH 患儿神经认知和行为后遗症可能持续至青春期和成年，程度与病情的严重程度相关。认知功能的改善与治疗开始的年龄和 L-T$_4$ 给药剂量相关，也有可能影响学业。认知功能的改善还与其父母的社会教育形式有关。

CH 患儿入学时行为评分通常在正常范围，并且 CH 对他们行为的影响因为年龄和其父母的不同而改变。告知老师患儿 CH 的病情有何影响尚未展开研究。CH 者患注意力缺陷-多动症的风险并没有增加。但是患者可能存在更多的维持注意力方面的问题，这与过度治疗有关，对于严重病例存在信息处理过程减慢。

研究者观察发现 CH 患者存在细微及特定记忆力缺陷和海马体积缩小，同时有精细运动损伤的风险。但是，大多数早期治疗的患者融入社会的能力和学习能力并没有明显损伤。

（2）听力、视力和语言发育

1）推荐意见：在学龄前（不仅在新生儿期）应该进行反复的听力测试（2｜⊕⊕○）。对患者的视觉处理问题（不仅是视力）进行评估（2｜⊕○○）。如果需要治疗语言障碍的患儿，则推荐3岁时筛查语言能力发育迟缓的患儿（2｜⊕⊕○）。

2）证据：观察发现，即使排除了Pendred综合征的患者，在CH患者中，听力障碍的发病率也比参考人群（少儿阶段需要助听器的人数）高。如果听力问题未被诊断，可能在语言发育、学习成绩和社会交流等众多方面有不利的影响。听力障碍可能与甲状腺激素在耳蜗发育和听觉功能建立时起作用有关，同样也对视觉造成一定影响。

2. 与健康相关的生活质量

（1）推荐意见：整个生命过程应当提高对治疗的依从性（1｜⊕⊕⊕）。在今后的健康相关生活质量研究中，"聚焦幻觉"应当被关注（2｜⊕○○）。

（2）证据：如果治疗不充分，则健康相关生活质量，尤其是在心理测量方面，有微小下降的风险。

3. 患者和专业教育，依从性和依附性

（1）推荐意见：关于CH的健康教育应在各个阶段不断提高、不断更新（1｜⊕⊕⊕）。我们建议应当将社区内的资源共享，这样患者就能针对其现状进行自我管理并且不断更新与CH相关的知识。同时对患者父母和患者的教育是必须的，尤其应该关注的是对患者过渡到成年人时期的关怀和妊娠期管理（1｜⊕⊕⊕）。

（2）证据：内科医师对指南的遵从性很差。各个年龄段患者的治疗均存在不规范和不准确的问题。

4. 生长、青春期和妊娠期

（1）推荐意见：治疗依从性会影响生长并且需要提高（1｜⊕⊕⊕）。若治疗充分，则向患者及父母提供对其生长、青春期发育及妊娠的保证是恰当的（1｜⊕⊕⊕）。

（2）证据：通过充分治疗的CH患者身高的增加在正常范围内。在儿童及成年早期，患者可能会超重。头围可能大于正常，但这主要是骨骼而非大脑的发育。青春期、初潮年龄、月经周期都是正常的。除了比较严重的CH女性患者，生育能力一般是正常的。

5. 骨骼健康

（1）推荐意见：我们推荐CH患者应该给予足量的L-T$_4$，并且每天摄入800～1200 mg钙，全部由食物摄取最理想，如果由食物摄取钙量不足，需要补充外源性钙剂（2｜⊕○○）。

（2）证据：甲状腺激素对骨骼的重塑影响很大。给予过多L-T$_4$治疗的患者骨吸收的水平远高于骨生成水平，导致了骨量逐渐流失。治疗的目的是在维持患者甲状腺功能正常，TSH水平正常。仅少量研究评估了长时间进行L-T$_4$治疗对骨矿物质密度的影响。两项研究报道，CH的儿童和青少年时期的骨矿物质密度在正常范围。目前使用的治疗剂量的影响仍需更多的证据证实。

6. 代谢和心血管健康

（1）推荐意见：严密监测CH个体的体重，并且鼓励对其生活方式干预，包括饮食和锻炼（2｜⊕○○）。CH患者的优化治疗对心血管健康是必要的（1｜⊕○○）。

（2）证据：CH患者有发生超重和代谢性并发症的高风险。除了先天性心脏病的发生高风险以外，在治疗不当的CH年轻人中，心血管疾病发病风险稍有增加。

（五）遗传咨询和产前管理

1. 遗传咨询标准

（1）推荐意见：遗传咨询应根据家族史和甲状腺形态，提供有CH史的家族出现CH的风险，受影响的每一个家庭均应获知CH的两种主要形式（甲状腺发育不全和功能不全）的相关信息和获得该病的遗传率及家族再发率的解释。某些病例应该有经过认证的遗传学家或基因顾问（取决于有关国家的卫生保健机构）介入。在这些病例中，鉴于当前的知识状况，在特殊临床情况（表 7-2）下，我们建议针对性而不是泛泛的遗传咨询（2 ｜ ⊕⊕○）。

表 7-2　需要提供遗传咨询的情况

1. 孕妇

　　孤立 CH 的阳性家族史

　　　　内分泌功能障碍（之前受影响的孩子）（1 ｜ ⊕⊕⊕）

　　　　甲状腺发育不全（家族中至少有 1 人）（2 ｜ ⊕⊕○）

　　合并综合征的 CH 家族史

　　　　神经障碍，包括不能解释的智能缺陷

　　　　耳聋

　　　　先天性心脏病、表面活性物质缺乏综合征

　　　　腭裂

　　　　肾畸形

　　　　Albright 遗传骨病的任何症状和体征（*GNAS* 突变）（1 ｜ ⊕⊕○）

　　家族成员不明原因的 T_4、T_3、TSH 水平异常（轻型 CH）（2 ｜ ⊕⊕○）

2. GH 患儿（2 ｜ ⊕⊕○）

　　患儿

　　　　耳聋

　　　　神经系统异常（肌张力低、徐动症、智力缺陷）

　　　　肺部异常（表面活性物质缺乏综合征、间质性肺病）

　　　　先天性心脏病

　　　　腭裂

　　　　肾畸形

　　　　Albright 遗传骨病的任何症状和体征（*GNAS* 突变）

　　家族史

　　　　血亲

　　　　肾畸形

　　　　耳聋

　　　　特殊畸形（如上所述）

　　　　家族成员无法解释的智力缺陷（不论是否充分治疗 CH）

　　　　Albright 遗传骨病的任何症状和体征（*GNAS* 突变）

（2）证据：在原发 CH 中，80% 是甲状腺发育不全，20% 甲状腺激素合成障碍。甲状腺激素合成障碍是由于参与甲状腺激素合成蛋白的突变基因所致：SCL5A5/NIS（碘化物转运缺陷；OMIM No. 274400），pendrin，SCL26A4/PDS（Pendred 综合征；OMIM No. 274600）；甲状腺球蛋白，TG（OMIM No. 274700）；甲状腺过氧化物酶，TPO（OMIM：No. 274500）；双氧化酶成熟因子 2，DUOX2（OMIM No. 607200）；双氧化酶成熟因子 2，DUOX2A（OMIM No. 274900）；碘化酪氨酸脱碘酶，IYD/DEHAL1（OMIM No. 274800）。这些突变是常染色体隐性遗传，除了 Pendred 综合征的耳聋与其他畸形无关。孤立甲状腺发育不全（OMIM No. 218700）通常是散发疾病。有研究表明（迄今为止遗传基础未知）：家族发病率高，比偶发高 15 倍以上；甲状腺发育不全患者的一级亲属有轻微甲状腺异常形态；相关甲状腺外畸形发病率高。合并综合征和非综合征性甲状腺发育不全和 TSH 抵抗这些特殊的遗传类型可能与下列基因的突变有关：NK2 同源框 1（NKX2-1 脑-肺-甲状腺综合征；OMIM No.610978）；Forkhead 盒 E1（FOXE-1 Bamforth-Lazarus 综合征；OMIM No.24185），配对盒基因 8（PAX8；OMIM No.218700），NK2 同源框 5（NKX2-5；OMIM No.225250），TSH 受体（TSHR；OMIM No.275200）；Gs α（GNAS，假性甲状旁腺功能减退症 1 型，OMIM No.103580）（表 7-3）。

表 7-3 基因诊断来探查个体的 CH 分子学基础

CH 的类型	甲状腺形态学，应用超声和（或）闪烁成像评估	家族史	
		血亲或兄弟姐妹/表兄妹患 CH	父母有 CH
孤立 CH	正常位置的甲状腺且过氯酸盐释放试验正常	TSH 受体（如果有发育不全）、TG（如果有甲状腺肿，低 TG 水平）	*PAX8*
	正常位置的甲状腺且过氯酸盐释放试验不正常（如碘有机化障碍）	*TPO*、*DUOX2/DUOXA2 +/-TG*	
	超声显示正常位置的甲状腺，闪烁照相无碘摄取	*SCL5A5/NIS*、*TSH-R*（如果有发育不全）	
合并综合征的 CH			
耳聋	甲状腺位置正常	*SCL26A4/PDS*	
身材矮小，肥胖，低钙血症	甲状腺位置正常		*GNAS*
腭裂，"钉状"头发	功能缺失（发育不全）	*FOXE1*（至今在异位或正常大小和位置的甲状腺患者的突变未被描述）	
肾发育不全或任何泌尿系畸形	甲状腺功能缺失、异位甲状腺、正常位置甲状腺（有或没有甲状腺发育不全）	*PAX8*	*PAX8*
徐动症或神经系统疾病	正常位置甲状腺、甲状腺发育不全（功能缺失）	*NKX2-1*（迄今为止在异位甲状腺的病例未发现突变）	*NKX2-1*
肺部异常（表面活性物质缺乏，间质性肺病）	正常位置甲状腺、甲状腺发育不全（功能缺失）	*NKX2-1*（迄今为止在异位甲状腺的病例未发现突变）	*NKX2-1*
心脏缺陷	异位（功能缺失）	*NKX2-5*	*NKX2-5*

2. CH 诊断和治疗中的分子生物学

（1）推荐意见：仔细描述 CH 患者的表型（包括甲状腺形态分析）是必需的，我们建议任何相关综合征均应该进行基因分析，以识别 CH 相关的新基因和确保医疗人员能够提供适当的遗传咨询。出现甲状腺发育不全病例的家族应该搜寻 *TSHR* 和 *PAX8* 基因突变（2｜⊕⊕○）。CH 的基因诊断可能会促进特定的跨学科的跟进和支持治疗（1｜⊕⊕○）。表 7-3 中列出了相关特性。

（2）证据：分子生物学技术可以在家族史和甲状腺形态的基础上识别 CH 的原因。*NKX2-1* 突变患儿应该特别注意后续出现的神经发育问题和肺部疾病。存在 *FOXE1* 突变要特别注意神经发育。*PAX8* 突变的患者应进行肾和泌尿系超声检查，如果发现畸形则可能需要监测肾功能。*SLC26A4/PDS* 突变者特别要关注听力。*TG* 或 *TPO* 突变意味着成年甲状腺肿患者有罹患甲状腺癌的风险，这在极少的长期随访研究中被证实，目前尚不清楚甲状腺癌是基因特异性的还是与甲状腺肿发展相关。*GNAS* 突变的识别应引起临床医师关注其他潜在的相关内分泌和非内分泌的紊乱。尽管进行了密集的和重点的研究，迄今为止在 CH 患者中发现这些基因突变的仍少于 10%，并且常见的同卵双胞胎之间的不一致仍然无法解释。

3. 胎儿甲状腺功能减退症的产前诊断、筛查方法的潜在适应证和胎儿宫内治疗的标准

（1）推荐意见

1）我们建议如果在胎儿系统性超声检查时意外发现甲状腺肿应进行产前诊断，涉及甲状腺激素合成障碍（1｜⊕⊕⊕）、由甲状腺激素合成障碍所致的家族性再发 CH（再发率25%）（1｜⊕⊕⊕）及已知参与甲状腺功能或发育并有潜在遗传性的基因缺陷（1｜⊕⊕○）。一些有潜在的死亡和可能是嵌合体的特殊情况应考虑为合并综合征的病例（如 *NKX2-1* 基因突变/缺失和严重肺功能障碍可能通过嵌合体遗传）。在这种情况下，产前诊断的讨论应该是开放的。影响胎儿的治疗管理应遵守有关国家的法律（1｜⊕⊕○）。由于发育不全所致的家族性再发 CH（家族发生率2%）需要进一步研究，以确定产前检测的可行性及临床意义。

2）为评价胎儿甲状腺体积，我们建议在 20～22 孕周行超声波检查监测胎儿甲状腺增大和潜在的胎儿甲状腺功能障碍。甲状腺肿或甲状腺组织缺如也可以用该技术检测。测量应当基于孕龄，测量甲状腺的周长和直径以明确是否有甲状腺肿（1｜⊕⊕⊕）。

3）我们建议采用脐带穿刺，而不是羊膜穿刺的方法评估胎儿甲状腺功能。已经建立了以胎龄为基础的标准。这种检查应该在准备进行产前干预时才被考虑（1｜⊕⊕⊕）。

4）在大多数情况下，胎儿甲状腺功能可以从总体情况和超声波标准来推断，因此，只有特殊要求时才需要对胎儿进行血液检查（2｜⊕⊕○）。

5）甲状腺功能正常的孕妇，如果发现胎儿巨大甲状腺肿伴进行性羊水过多和有早产和（或）气管闭塞的风险，则是胎儿在宫内治疗的标准（1｜⊕⊕○）。

6）对甲状腺功能减退症的孕妇，首选 L-T$_4$ 治疗孕妇，而不是胎儿（1｜⊕⊕○）。

7）对于胎儿非免疫性甲状腺肿导致的甲状腺功能减退所致的羊水过多，已报道羊膜腔内注射 L-T$_4$ 可以减少胎儿甲状腺肿。然而相关经验有限，引发早产或感染的风险需谨慎评估。因此，后续研究确定胎儿医学干预的有效性和可能的不良长期后果非常重要。此类干预措施应该由多学科专家团队执行（包括有产前保健和处理经验的儿科内分泌专家、成人妊娠期内分泌专家、新生儿专家及产科医师）（1｜⊕⊕⊕）。

8）研究已经证实羊膜腔内注射 L-T$_4$ 的可行性和安全性，该治疗能有效减轻甲状腺肿。然而，诸多 L-T$_4$ 方案中，没有一种可以确保出生时甲状腺正常。因此不能依据当前数据制定指南。专家小组提出的使用 10 μg/kg（估计胎儿体重），15 d 方案进行羊膜腔内注射。风险/效益评估中应该考虑胎儿面临的风险和父母的心理负担（2｜⊕○○）。

9）确定胎儿非免疫性甲状腺肿所致的甲状腺功能减退的产前治疗适应证和最优模式将需要更大、精心设计的研究，最好通过多学科联合的国际合作医疗团队执行。还应该研究通过给予孕妇药物治疗胎儿的方法（2｜⊕○○）。

（2）证据：胎儿成像技术（超声）和胎儿内分泌学的近期发展使得鉴别胎儿甲状腺功能障碍成为可能，并且有可能通过给予孕妇药物治疗子宫内的胎儿。一些干预措施被推荐改善甲状腺功能减退症胎儿的预后，将胎儿当作治疗对象并直接进入羊膜腔干预。这些措施从效益明显和风险可以忽略不计的公共卫生干预措施（如增加所有孕妇的碘摄入），到风险-获益比不清的措施（如脐带穿刺来确定伴甲状腺肿胎儿的甲状腺功能和重复羊膜腔内注射 L-T$_4$）（表7-4）。

表7-4　筛查、预防和管理胎儿甲状腺功能减退症

所有的孕妇均应给予足量的碘摄入（250 μg/d）

有甲状腺病史或家族史的女性，应当在妊娠前、妊娠开始时和妊娠期监测血清 TSH 和 FT$_4$ 水平

在妊娠 22 周和 32 周的超声检查中，应当测量胎儿甲状腺的直径和周长；如果大于该同孕龄的第 95 百分位数

如果孕妇正在接受 L-T$_4$ 治疗，要保证在妊娠期的用量得到了合适的增加

如果胎儿的甲状腺肿已经确定，应行脐穿刺确定胎儿血清 FT$_4$ 和 TSH 水平，如果有严重甲状腺功能减退症并有进行性羊水过多应当给予羊膜腔内注射 L-T$_4$

（六）结论

　　CH 患者受益于新生儿筛查，这使立即启动必要的替代疗法成为可能。该共识凸显需要确定不增加假阳性结果的 CH 筛查切点。然而，目前对假阳性结果人群的长期前瞻性研究的结果还不足以制定基于循证医学依据的诊断和管理建议。根据目前的依据，治疗应该立即启动，而且对大多数患者来说需要终身保持足够的 L-T$_4$ 治疗，特别强调 1 岁以内的治疗和优化 CH 孕妇的治疗。仔细的神经发育和感觉神经的评估应该在生命早期开始，发育的关键阶段需要重复进行，用于评价诊断时疾病的严重程度，需要时提供适当的干预措施。后续应该关注教育患者和监护人，以确保充分的治疗持续到成年。未来的研究应该致力于提高对这种异质性疾病病理生理的理解，确定对甲状腺发育或功能特定缺陷的认识能否改善患者治疗和预后。

（翻译：张海清　袁　刚）

·解读·

　　2014 年 1 月，由欧洲儿科内分泌学会的 32 位专家和其他 5 个主要儿科内分泌学领域的学会共同发布了此指南，目的是为 CH 的筛查、诊断和治疗提供实践指南。本文将结合中华医学会儿科学分会内分泌遗传代谢学组和中华预防医学会儿童保健分会新生儿疾病筛查学组 2011 年发布的 CH 诊疗共识，对一些重点内容进行解读。

一、CH 的筛查

　　研究证实早期 CH 筛查成功地使重度 CCH 患儿认知功能发育正常，预防患儿智力缺陷，节省的花费远超过了筛查和诊断的费用。因此 CH 的筛查应尽可能在当地资源许可的基础上向全世界推广。

　　新生儿 CH 筛查应该包括所有程度的原发性 CH，即轻度、中度和重度，尤其是致病率高的重度 CH 患儿。诊断原发性 CH 最敏感的方法是 TSH 水平测定。尽管最佳"测试窗"是出生后 48～72 h，脐带血和出生 24 h 的血样检测 TSH 同样可有效进行原发性 CH 筛查。相比于初始 T$_4$ 水平筛查，这种方法诊断原发性 CH 更有效。我国共识推荐新生儿 CH 筛查方法为足月新生儿出生 72 h 到 7 d，充分哺乳，足跟采血滴于专用滤纸测定 DBS 的 TSH 值。TSH 测定不能检出 CCH。CCH 的

筛查策略有两条途径：初始 T_4 结合 TSH 筛查；初始 T_4 筛查、第 2 步 TSH 检测，随后行 T_4 结合蛋白测定。

对于有 CH 风险的特殊新生儿，最初的筛查可能不合适或检查结果正常。以下情况建议再次筛查：早产儿（孕周<37 周）；低体重儿和超低体重儿；NICU 中患病和早产新生儿；出生后 24 h 采样的新生儿；多胞胎（尤其同性别双胞胎）。第 2 次采样应该在出生后大约 2 周，或首次采样 2 周后。

二、CH 的诊断

DBS TSH≥40 mU/L 时，推荐立即开始治疗。若全血 DBS TSH<40 mU/L，治疗推迟 1~2 d，待血清 TSH 和 FT_4 结果。当血清 FT_4 低于同龄正常水平，无论 TSH 如何，推荐立即开始治疗。当静脉 TSH 持续>20 mU/L，即使血清 FT_4 正常，也建议开始治疗。若婴幼儿无临床症状体征，静脉 TSH 在 6~20 mU/L，FT_4 在同龄正常范围内，建议行诊断性影像学检查以确诊。这种患儿是否治疗仍有争议。此时应告知家长，但许多临床医师会建议这种情况下，为"保险起见"应在儿童时期早期开始治疗。

CH 的临床症状及体征包括：嗜睡、喂养不易唤醒、进食差和缓慢、四肢发凉、黄疸期延长、倦怠、肌张力减低、巨舌、脐疝、皮肤干燥伴或不伴有皮肤粗糙及颜面水肿。后囟不闭合、前囟及矢状缝增宽提示骨成熟度延迟，可以通过膝部 X 线进一步检查。一侧或双侧膝关节骨骺缺乏与以下两个方面有关：CH 诊断时 T_4 水平；IQ 预后，这是宫内 CH 的可靠指标。CH 的严重程度评估：临床上主要依据甲状腺功能减退症状；依据游离 T_4 水平，<5 pmol/L、5~10 pmol/L 及 10~15 pmol/L，分别划分为重度、中度和轻度甲状腺功能减退。依据膝部 X 线显示的骨骺成熟延迟、血清甲状腺球蛋白浓度、甲状腺显像、超声检查可以对 CH 的严重程度和病因作出实用的判断。

所有促甲状腺激素水平高的新生儿均应针对先天性畸形（尤其与心脏相关的）进行全面的体格检查，在儿童中则应针对潜在的畸形综合征或神经发育障碍进行筛查。

三、CH 的治疗和管理

CH 患儿应单用 L-T_4，目前尚无证据表明 L-T_3 和 L-T_4 联合治疗比单用 L-T_4 效果好。治疗应尽早开始，应不迟于出生后 2 周，或在第二次常规筛查中通过血清检测确诊的婴幼儿立即给药。推荐 L-T_4 的初始剂量是 10~15μg/（kg·d）。对于治疗前 TT_4 或 FT_4 水平极低的病情较严重的患儿应给予更高的初始剂量，对于轻中度甲状腺功能减退患儿，应给予相对较低的初始剂量。对于已存在心功能不全的患儿，推荐 L-T_4 的给药剂量为替代治疗的 50%，2 周后依据 FT_4 的水平增加给药剂量。推荐口服给药。如果无法口服给药，则可静脉给药，静脉给药的剂量应不超过口服剂量的 80%。L-T_4 须在早晨或晚上给药，在喂食之前或与食物同时给药，但必须在每天以同一方式给药。给药剂量应根据 TSH 和 FT_4 水平进行调整，以达到合适的剂量。

通过定期检测血清或血浆的 FT_4、TT_4、TSH 水平了解 L-T_4 的治疗效果。TSH 应在维持在特定年龄的正常参考范围内，FT_4 和 TT_4 应维持在特定年龄正常参考范围的上半限。行 L-T_4 治疗 1~2 周后，应进行第一次随访，严格随访应超过 1 年（每 2 周随访一次直到 TSH 完全正常，随后每 1~3 个月复查一次，直到满 12 个月）。

四、甲状腺轴功能的再评估

主要目的是鉴别永久性先天性甲状腺功能减退和暂时性 TSH 升高，这对于 CH 的合理治疗有重要意义。对于任何诊断有疑问的 CH 患儿，建议在 3 岁时重新评估甲状腺功能。我国的专家共识中建议尝试停药 1 个月，复查甲状腺功能、甲状腺 B 超或甲状腺放射性核素显像。治疗剂量较大的患儿可先减半量，1 个月后复查。本指南根据不同的要求推荐了两种再评估方法：一是如果要精确的诊断，需要超过 4~6 周逐渐停用 L-T$_4$，并在结束后进行全面的重新评估，如果确认存在甲状腺功能减退，则需要全面进行生化检验和甲状腺影像学检查证实；二是如果仅需明确甲状腺功能减退是否持续存在，可以将 L-T$_4$ 的剂量在 2~3 周内减少 30%。如果停药后化验显示 TSH 升高（≥10 mU/L），即可诊断为持续性甲状腺功能减退。如果减量后甲状腺功能仍然正常，可以重复上述减量和复查来确认。

五、CH 患者生长发育的有关问题

建议监测所有 CH 儿童的精神、语言发育和学习成绩，重点关注患者 1 岁以内的发育迟缓及学习障碍，我国的共识中建议在 1、3 和 6 岁时进行智力发育评估。在学龄前应该进行反复的听力和视觉测试，3 岁时筛选语言能力发育迟缓的患儿。强调相关的健康教育，不仅针对患者，还要包括其父母。患者在给予足量的 L-T$_4$ 的同时，每日摄入 800~1200 mg 的钙，最理想是由食物摄取，必要时补充外源性钙剂。严密监测 CH 个体的体重，鼓励包括饮食和锻炼的生活方式干预。

六、遗 传 分 析

在原发 CH 中，80% 是甲状腺发育不全，20% 甲状腺激素合成障碍。遗传分析技术可以在家族史和甲状腺形态的基础上识别 CH 的病因。建议 CH 患者发现任何相关综合征均应该进行基因分析，以识别 CH 相关的新基因和确保医疗人员能够提供适当的遗传咨询。出现甲状腺发育不全病例的家族应该搜寻 *TSHR* 和 *PAX8* 基因突变。

七、产 前 管 理

如果在胎儿系统性超声检查时意外地发现甲状腺肿应进行产前诊断，建议在 20~22 孕周行超声波检查监测胎儿甲状腺增大和潜在的胎儿甲状腺功能障碍。如果特殊要求评估胎儿甲状腺功能，建议采用脐带穿刺。

甲状腺正常的孕妇，如果发现胎儿巨大甲状腺肿伴进行性羊水过多和有早产和（或）导致气管闭塞的风险，则是胎儿在子宫内治疗的标准。有报道羊膜腔内注射 L-T$_4$ 可以减少胎儿甲状腺肿。然而相关经验有限，引发早产或感染的风险需谨慎评估。此类干预措施应该由多学科专家团队执行（包括有产前保健和处理经验的儿科内分泌专家、成人妊娠期内分泌专家、新生儿专家及产科医师）。在甲状腺功能减退的孕妇，首要的是应用 L-T$_4$ 治疗孕妇，而不是胎儿。

（解读：张海清　袁　刚）

（审阅：赵家军）

参考文献

[1]　Léger JJ, Olivieri A, Donaldson M, et al. European Society for Paediatric Endocrinology consensus guidelines on screening, diagnosis, and management of congenital hypothyroidism. J Clin

Endocrinol Metab，2014，99（2）：363-384.

［2］中华医学会儿科学分会内分泌遗传代谢学组，中华预防医学会儿童保健分会新生儿疾病筛查学组. 先天性甲状腺功能减低症诊疗共识. 中华儿科杂志，2011，49（6）：421-424.

［3］Ribault V，Castanet M，Bertrand AM，et al. Experience with intraamniotic thyroxine treatment in nonimmune fetal goitrous hypothyroidism in 12 cases. J Clin Endocrinol Metab，2009，94（10）：3731-3739.

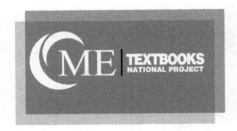

无症状性原发性甲状旁腺功能亢进症的管理指南：第四届国际工作组的意见汇总

第 8 章

·指南·

本届研讨会重点是患有原发性甲状旁腺功能亢进症（primary hyperathyoidism，PHPT）的患者，因缺乏甲状旁腺素过多或高钙血症导致的常见特殊症状或体征，其被称为无症状性原发性甲状旁腺功能亢进症。在世界大部分地区，其占原发性甲状旁腺功能亢进症人群的大多数。本次研讨会没有涉及具有典型原发性甲状旁腺功能亢进症的症状、体征、外科手术明确的患者。自 2008 年关于这部分患者的国际研讨会之后，不断发展的诊断手段和新的临床信息正在改变我们的观点，这些观点包括何时推荐甲状旁腺手术和如何管理没有做甲状旁腺手术的患者。一方面，有些无症状的患者，手术不是强制性的。另一方面，即使这些人不符合甲状旁腺切除术的标准，常选择外科手术，因为手术是唯一有效治疗原发性甲状旁腺功能亢进症的手段。表 8-1 是建议外科手术的指南，表 8-2 是监测未做甲状旁腺手术的患者指南。

一、材料和方法

根据他们对现在我们所理解的无症状甲状旁腺功能亢进症所作出的主要贡献，研讨会的组织者，邀请专家参加此次研讨会。由专家组成四个讨论小组，每组有 1 名受邀请的组长。根据以往的研讨会，通过对同行评审文献的全面综述提出需要解决的问题。根据问题及从综述中收集的证据进行研讨会的演讲。收集证据应在研讨会之前进行。每个专题小组起草循证稿，并依据研讨会会议记录进行修改，并且由该报告的作者组成的专家小组取得共识。我们谨记本报告的目的，是为医师处理无症状性原发性甲状旁腺功能亢进症患者提供实践指导。

该指南所依据的证据记录在总结声明下面四个文件中。个人报告解决 25 个问题，这些问题经过了参与者提出、研究及讨论。这里记录了四个专题小组及解决的问题。

（一）专题小组 1：PHPT 的诊断（问题 1~3）

问题 1：①现在有血清 PTH 的最佳参考区间吗？该区间是依据不缺乏维生素 D 的人血清 PTH 制定的吗？②临床中第三代 PTH 测定比第二代 PTH 检测对诊断 PHPT 更好吗？③正常血钙的 PHPT 是 PHPT 诊断谱的一部分吗？

表 8-1　无症状性原发性甲状旁腺功能亢进症手术指南：最新的建议与之前的比较[a]

指标	1990 年	2003 年	2008 年	2013 年
检测[b]				
血清钙>正常上限	0.25~0.4 mmol/L（1.0~1.6 mg/dl）	0.25 mmol/L（1.0 mg/dl）	0.25 mmol/L（1.0 mg/dl）	0.25 mmol/L（1.0 mg/dl）
骨骼	骨矿物质密度 Z 值<-2.0（未明示部位）	任何部位骨矿物质密度 T 值<-2.5[b]	任何部位骨矿物质密度 T 值<-2.5[b]，以往脆性骨折[c]	A. 腰椎、髋关节、股骨颈或桡骨远端 1/3 [b]骨矿物质密度 T 值<-2.5　B. X 线、CT、MRI 或椎体骨折评估（VFA）检测出的椎体骨折
肾	A. eGFR 比预期下降 30%　B. 24 h 尿钙>400 mg/d（10 mmol/d）	A. eGFR 比预期下降 30%　B. 24 h 尿钙>400 mg/d（10 mmol/d）	A. eGFR<60 ml/min　B. 24 h 尿钙未建议	A. 肌酐清除率<60 ml/min　B. 24 h 尿钙 > 400 mg/d（10 mmol/d）及肾结石风险增加则行尿结石生化危险分析 [d]　C. X 线、超声、CT 检查发现存在的肾结石和肾钙化
年龄（岁）	<50	<50	<50	<50

注：eGFR. 估计肾小球滤过率；MRI. 磁共振成像；患者只需满足这些标准中的一个即可建议甲状旁腺手术；患者不需要满足一个以上；a. 对于医学监测既不需要也不可能的患者及选择手术的患者，外科手术是明确的，不需要满足任何指南，只要没有禁忌证即可；b. 与 ISCD 确立的标准一致，绝经前妇女及 50 岁以下男性，用 Z 值代替 T 值评价骨矿物质密度；c. 任何部位的脆性骨折病史表明该患者有 PHPT 的并发症，因此手术是必然的考虑；d. 大多数临床医师首先得到的是 24 h 尿钙排泄。如果存在明显的高尿钙（>400 mg/d 或>10 mmol/d），应进一步通过尿石生化分析寻找含钙结石证据，大多数商业实验室可作尿石生化分析。异常结果表明含钙结石存在的风险增加和显著的高尿钙，这也是外科手术的一个指征

表 8-2　对于无症状性原发性甲状旁腺功能亢进症的患者不进行甲状旁腺手术监测指南：
目前的建议与之前的比较[a]

监测指标	1999 年	2002 年	2008 年	2013 年
血清钙	每半年 1 次	每半年 1 次	每年 1 次[a]	每年 1 次
骨骼	双能 X 线骨矿物质密度仪每年 1 次（前臂）	双能 X 线骨矿物质密度仪每年 1 次（3 处位置）	双能 X 线骨矿物质密度仪每 1~2 年 1 次（3 处位置）	如果临床有症状（如身高缩短、背部疼痛）每 1~2 年 1 次（3 处位置）[a]，双能 X 线骨矿物质密度仪或脊柱椎体骨折评估
肾	eGFR 每年 1 次；血清钙每年 1 次	eGFR 未建议；血清钙每年 1 次	eGFR 未建议；血清钙每年 1 次	eGFR 每年 1 次；血清钙每年 1 次。如怀疑肾结石，行 24 h 尿石生化分析，以及 X 线、超声或 CT 肾显像

注：eGFR. 估计肾小球滤过率；a. 本建议承认国家的特殊建议及根据临床需要更加频繁地监测

问题2：①对所有怀疑PHPT患者都应该检测25羟-维生素D吗？②怎样解释不同检测方法的参考范围？③什么能够体现过度医疗的临界值？④PHPT患者测定25羟-维生素D有用吗？在什么情况下测定有用？

问题3：①PHPT综合征与非综合征的遗传基础是什么？②临床实践中基因检测的价值是什么？③高钙血症患者基因检测的临床方法是什么？

（二）专题小组2：PHPT的介绍（问题4~10）

问题4：无症状性PHPT已知的自然病程是什么（包括高钙血症与正常血钙）及对每个不同的个体，该资料怎样帮助决定外科手术合适的时间？

问题5：PHPT临床表现在区域地理上的差异会导致手术指导方针的区域差异吗？

问题6：典型特征——骨骼。有新的无症状性PHPT骨骼方面的资料吗？①关于PHPT骨骼表现的新资料是一种支持外科手术的骨骼复审标准吗？②该资料能够改变对有无甲状旁腺手术患者的监测指南吗？③是否应该改变手术密度阈值？④是不是应该区别对待腰椎、髋关节、桡骨远端1/3处骨矿物质密度对于外科手术的建议？⑤骨折风险评估工具如FRAX。⑥对评价PHPT患者发生骨折风险有作用吗？这种评估应该作为外科手术的建议吗？

问题7：典型特征——肾。有新的无症状性PHPT肾方面的资料吗（结石、尿钙排泄、肾功能）？

问题8：非典型特征——心血管。无症状性PHPT患者有心血管异常吗？

问题9：非典型特征——神经认知。无症状性PHPT患者的神经认知障碍能被检测吗？这种因果关系的证据是什么？

问题10：对无症状性PHPT患者非手术治疗的管理，考虑到血清钙、肾功能、骨矿物质密度这些参数的长期变化性，什么是临床上重要的变化？

（三）专题小组3：PHPT的外科手术（问题11~18）

问题11：外科手术的明确指征是什么？

问题12：恰当的术前评估是什么？

问题13：恰当的生化适应证是什么？

问题14：恰当的术前影像学检查是什么？

问题15：手术的选择是什么？

问题16：术中应该怎样及什么时候检测PTH？

问题17：遗传综合征患者进行手术时有特殊考虑吗？

问题18：甲状旁腺手术有哪些并发症？

（四）专题小组4：PHPT的医学管理（问题19~25）

问题19：PHPT患者钙摄入的推荐量应该与正常人群不同吗？

问题20：缺乏维生素D的PHPT患者补充维生素D后受益了吗？缺乏维生素D或维生素D不足的PHPT患者应该怎样管理？

问题21：雌激素受体靶向治疗在绝经后PHPT女性患者中是否有效？

问题22：在男性和女性PHPT患者中，双膦酸盐疗效及安全性是什么？

问题23：利用血清光谱钙离子浓度评价西那卡塞是治疗PHPT患者高钙血症既有效又安全的方法吗？它符合成本-效益吗？

问题 24：西那卡塞治疗家族性 PHPT 有效吗？

问题 25：西那卡塞和双膦酸盐能联合使用治疗 PHPT 吗？

这些问题在单独的源文献中进行了讨论，附在这份声明后。

本指南声明总结了由专家小组采纳的专题小组的结论。该文件提出了一系列的证据，提供了这种疾病某些特征新的见解，但是缺乏完整的知识。本文和源文献都表明需要更多的资料。

二、原发性甲状旁腺功能亢进症的诊断

高钙血症是原发性甲状旁腺功能亢进症患者的典型表现。白蛋白的任何异常影响血清总钙浓度，主要是钙结合蛋白。使用的公式是：校正后钙＝总血清钙（单位 mg/dl）＋0.8×（0.4-患者的血清清蛋白的浓度（g/dl）。血清钙离子可以检测，但是大多数检测中心不能检测游离钙浓度。因而，推荐使用校正后的血清钙浓度。

PTH 的第二代检测方法和第三代检测方法对诊断 PHPT 同样有效。PTH 的正常参考范围受维生素 D 浓度的影响，尽管维生素 D 浓度阈值仍饱受争议。医学研究所（Institute of Medicine, IOM）推荐 25 羟-维生素 D 的阈值是 50 nmol/L（20 ng/ml），其他权威团体，如欧洲内分泌学会推荐的阈值为 75 nmol/L（30 ng/ml）。一般情况下，维生素 D 充足的研究人群使用正常参考范围，该范围低于维生素 D 不充足的研究人群的推荐范围。有部分研究对象尽管存在高钙血症，但 PTH 水平，无论用哪一代检测方法都在正常参考范围——这也许是该部分研究对象维生素 D 充足的原因。25 羟-维生素 D 水平>75 nmol/L（30 ng/ml）的研究对象中，PTH 在正常参考范围内的占较大比例。维生素 D 正常者 PTH 的参考范围尚未确立，因而它是未来的一个研究方向。

目前，血钙正常的 PHPT 被公认为是 PHPT 的一种变型。该研究人群血清总钙和离子钙的浓度都正常，无任何已知的造成 PTH 升高的原因。对于正常血钙 PHPT 患者自然病程的认识还不完整。有些人后来患有高钙血症，有些人出现靶器官的受累（如骨矿物质密度减少）。无论怎样，似乎都表现为 PTH 水平持续升高和正常的血清钙浓度。PHPT 的研究对象都应该检测 25 羟-维生素 D。有证据表明当研究人群维生素 D 不足〔< 50 nmol/L（20 ng/ml）〕或缺乏时〔<25 nmol/L（10 ng/ml）〕，这种疾病更加活跃，这是根据医学研究所规定的标准。还有证据表明，当 25 羟-维生素 D 不足的患者，25 羟-维生素 D 水平正常后，仍可以出现 PTH 的水平降低。有报道指出 PHPT 患者 25 羟-维生素 D 正常后，PTH 水平仍比较低。尽管 1,25(OH)$_2$D 水平在正常值的上限，并且偶尔会升高，但测量该活性代谢产物似乎没有任何意义。因此，不推荐检测 1,25(OH)$_2$D 水平。

能够发现>10% 的 PHPT 患者发生了一个基因突变，该基因是与 PHPT 综合征与非综合征两种类型有关的 11 个基因之一。随着基因检测费用的下降，基因检测很可能成为常规检测，由此帮助临床管理和治疗 PHPT 的患者及家属。

三、原发性甲状旁腺功能亢进症的典型表现

PHPT 的自然病史显示，尽管无症状患者病情通常是稳定的，但是并非持续稳定。疾病可能出现进展，如在一项长达 15 年的前瞻性随访研究显示，1/3 的患者会出现更明显的特征性病变（如肾结石、高钙血症恶化、骨量减少）。虽然在症状方面疾病呈现一些变异（亚洲和拉丁美洲较欧洲及北美症状更多），但是对于无症状患者，该研究并未给出地区特异性治疗方案。

（一）骨骼

评价骨骼的新方法显示，双能 X 线骨矿物质密度仪尽管非常有用，但不能提供 PHPT 患者骨小梁部分的完整信息。作为皮质疾病的标志物，对于所有 PHPT 患者应当强调测量桡骨远端 1/3（一个皮质骨部位）骨矿物质密度的重要性。其他方式，如椎体骨折评估（vertebral fracture assessment，VFA）、双能 X 线骨矿物质密度仪骨小梁评分（trabecular bone score，TBS）和高分辨率外周定量分析 CT（high-resolution peripheral quantitative computed tomography，HRpQCT），均可证实很多无症状 PHPT 患者骨小梁受累。这些新的影像学技术显示除骨小梁外，更多全身骨骼受累，PHPT 患者逐渐升高的骨转换生化指标可以证实。在更多的回顾性研究中，PHPT 骨折发病率数据显示非椎体和椎体骨折风险均增加。判断骨折风险评估工具（如 FRAX）能否被用来预测 PHPT 患者骨折发病率将是未来研究领域。

（二）肾

肾是 PHPT 的主要靶器官，肾结石和肾钙化是最常见的并发症，结石是多因素的，而且并不能明确其只在尿钙排泄基础上出现。另一方面，肾影像学（腹部 X 线、超声、CT）可以判断肾钙化和无症状性肾结石，完整的尿液评估和影像学一样可以识别高风险人群。目前推荐这种更广泛的肾功能评价（表 8-3）。正常钙摄入饮食但有明显高尿钙的患者，应进一步评估其肾结石风险。大多数商业化实验室可以进行 24 h 尿液分析，以此了解含钙结石的成分。正常钙摄入但有明显低尿钙的患者，可能是家族性低尿钙性高钙血症的表现。尿钙/肌酐清除率<0.01 的患者亦应进一步评估家族性低尿钙性高钙血症可能性。

表 8-3 无症状 PHPT 患者评估建议

推荐

生化项目（钙、磷、碱性磷酸酶活性、BUN、肌酐）、25 羟-维生素 D

第二代或第三代免疫法测定 PTH

DXA 测定骨矿物质密度

腰椎、髋部、桡骨远端 1/3

椎体评估

X 线、VFA、DAX

24 h 尿：钙、磷、肌酐清除率

腹部影像学检查：X 线、超声、CT 扫描

选择

HRpQCT

DXA 的 TBS

骨转化标志物［骨特异性碱性磷酸酶活性、骨钙素、1 型胶原氨基端肽（选择一个）；血清 I 型胶原交联羧基末端肽及 I 型胶原交联氨基末端肽（选择一个）］

新鲜尿液样本中的部分钙排泄

如果怀疑遗传性 PHPT 行 DNA 测试

注：BUN. 血尿素氮；该评估表只针对 PHPT，而不能用来鉴别 PHPT 与其他原因引起的高钙血症

四、原发性甲状旁腺功能亢进症的非典型表现

（一）心血管系统

少量证据显示轻度甲状旁腺功能亢进症患者有血管或心血管功能障碍，但其预测价值并不确定。目前关于轻度甲状旁腺功能亢进症心血管事件尚无前瞻性研究数据。严格随机对照试验显示，手术对于心血管事件结局没有任何益处。由此可以得出一个合理的结论，即评估 PHPT 没有必要进行心血管系统检查，即使存在心血管系统异常，也不应通过行甲状旁腺切除术来改善心血管结局。

（二）神经认知

患者的症状和医务人员发现的体征提示人们需要重视一些非特异性表现，如注意力不集中、认知功能改变、抑郁症、生活质量总体下降。这些特征是否与 PHPT 直接相关，目前的相关研究尚未得出一致结论。甲状旁腺切除后，预后亦不相同。除非有更明确的证据，这些非特异性表现不能作为甲状旁腺切除术指征。尽管如此，一些有神经症状的患者确实能够从手术干预中获益。尽管与该疾病研究课题相符，但并不推荐进行正式的神经精神病学和神经认知测试。

（三）管理

推荐使用表 8-3 评估无症状甲状旁腺功能亢进症患者。非手术治疗患者应进行监测（表 8-2）。检查重点在于血清钙浓度，骨矿物质密度是否显著下降，脆性骨折发生以及肾结局的改变。

1. 手术指南　血钙持续高于正常值上限 0.25 mmol/L（1.0 mg/dl），为推荐手术的阈值。

（1）骨骼指南

1）骨矿物质密度：骨矿物质密度降低始终是 PHPT 需要关注的问题，包括患者的临床表现及检查结果。腰椎、股骨颈、全髋部、桡骨远端 1/3 骨矿物质密度 T 值≤-2.5 的围绝经期或绝经后女性以及 50 岁及以上男性，推荐手术治疗。绝经前女性及 50 岁以下男性，Z 值≤-2.5 推荐手术治疗。Z 值替代 T 值评估甲状旁腺功能亢进症患者骨矿物质密度是国际社会骨矿物质密度检测机构的官方立场。但是在 PHPT 中，PTH 对于骨的尺寸和结果的作用可以影响骨折倾向。其他评价骨骼的方法，如腰椎 X 线、椎体骨折评估、TBS、HRpQCT 可以提供信息以决定是否推荐手术治疗。TBS 或 HRpQCT 检测出大量的骨小梁病变可建议手术，考虑到该检测手段并非常规可行，故不能广泛应用。

2）骨折：如果 X 线或 VFA 提示存在椎体骨折，则推荐手术，即使没有病史记录。

（2）肾指南

1）肾功能：肌酐清除率<60 ml/min 继续作为手术标准。

2）肾结石：目前推荐使用 X 线、超声或 CT 评估肾结石，如果结石或肾钙化存在，建议手术。

3）24 h 尿钙帮助鉴别诊断家族性低尿钙性高钙血症。如果有明显高尿钙（如>400 mg/d），应考虑更全面的尿结石生化分析。如果存在出现含钙结石增加的风险和明显高尿钙，应该建议手术。低于 50 岁仍是手术循证指南的界限。

（3）在监测过程中发生的特殊终点事件而建议行甲状旁腺手术（表 8-4）。

表 8-4   监测期间甲状旁腺手术的适用证

监测指标	2013 版指南给出的范围
血清钙（>正常值上限）	>0.25 mmol/L（1 mg/dl）
骨骼	A. T 值<-2.5 腰椎、全髋关节、股骨颈或桡骨远端 1/3；骨矿物质密度严重降低
	B. X 线、CT、MRI 或 VFA 可见的椎体骨折
肾	A. 肌酐清除率<60 ml/min
	B. 肾结石或影像学（X 线、超声、CT）的临床进展

1）血清钙增加，高于正常值上限 0.25 mmol/L（1 mg/dl）以上。

2）骨矿物质密度减少，明显低于基线以及 T 值低于-2.5。如果患者存在任何部位骨矿物质密度可见的进行性下降以及 T 值降至-2.5～-2.0，医师可能会建议手术，尽管未严格符合指南要求。

3）脆性骨折发生。

4）肾结石发生。

5）肌酐清除率降至 60 ml/min 以下。对于血钙正常的 PHPT 患者，图 8-1 提供一个合理的方法来应对这一变异。

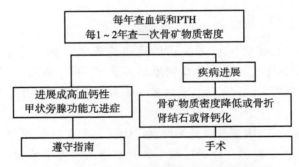

图 8-1   血钙正常 PHPT 患者的检查方法

2. 目前存在的手术治疗问题   会议上的信息，上述总结及源文件指出目前甲状旁腺切除术应用较前增加。成功的甲状旁腺术后，骨矿物质密度改善，骨折发生率下降（队列研究），既往有肾结石患者发作频率下降，尽管尚未被随机对照试验证实，一些神经认知问题会得到改善。随着手术技术有效性和安全性的提升，手术成功的信心增加使得甲状旁腺外科专家在手术中倾向于切除异常甲状旁腺组织。另外，一系列术前影像学技术的发展给外科医师提供了可靠的路线图。影像学可以用来辅助手术，但不能用作诊断目的。最常用的技术是核素⁹⁹ᵐ锝 MIBI 显像配合单光子发射CT。超声亦是一种常用影像学方法。随着三维成像技术及第四维度（时间）出现，CT 扫描技术灵敏性增加，得以更广泛应用。

在大量手术方法中，微创甲状旁腺切除术被普遍应用。术中可以测量 PTH，微创手术缩小手术范围，缩短手术时间。在切除所有功能亢进的甲状旁腺组织（如单腺瘤、增生腺体）之后的10～15 min，PTH 水平有望下降 50%，降至正常范围。对于遗传性 PHPT，手术方案应根据潜在的基本异常制定。甲状旁腺手术只能由经验丰富的外科医师操作。

3. 目前存在的医疗管理问题   尽管较上版指南而言，新修订的指南更倾向于推荐手术治疗，但是未达到手术标准的无症状患者至少可以在非手术治疗下安全随访数年。有部分患者拒绝手术或因为一些医疗问题而不能进行手术，对于这些人需要一种非手术疗法。这些患者应每年或每两年检测血清钙（表 8-2）。BMD 也应定期复查，其频率视不同国家的 DXA 指南而定。根据临床判断确定个别 PHPT 患者合适的复查时间间隔。有的案例，可能需要每年复查骨矿物质密度，其他的每两年 1 次也可以接受。推荐用 VFA 检测亚临床骨折的发生。

非手术治疗随访的患者应具备充足的维生素 D。应适当给予维生素 D 使其血液浓度达到最低水平以上，即 25 羟-维生素 D>50 nmol/L（20 ng/dl）。通常，起始剂量为 800~1000 U。有证据显示>30 ng/ml 可以进一步降低 PTH 水平，以比这个更高的阈值为目标是合理的。钙摄入量应遵循既定的针对所有个体（一般人群）的指南。不建议限制 PHPT 患者钙摄入量。

尽管还没有被食品药品管理局或其他监管机构批准，药物治疗是可以使用的。考虑到有效性和安全性，大多数药物的长期数据还不充分。在双膦酸盐类药物中，证据最充足的是使用阿仑膦酸钠，它可以改善腰椎骨矿物质密度而不会影响血清钙和 PTH 浓度。拟钙剂盐酸西那卡塞可以将大部分人血清钙浓度降至正常，但是降低 PTH 作用较小，骨矿物质密度不会改变。西那卡塞已经被批准用于治疗 PHPT。关于双膦酸盐类与西那卡塞联合使用的数据很少。应当根据目标选择药物。改善骨矿物质密度应选择双膦酸盐类药物。如果目的在于降低血钙水平应选择西那卡塞。如果既不打算改善骨矿物质密度又不需要降低血清钙浓度，则不需要使用药物。

五、未来研究展望

研讨会确定了未来五年需要进一步研究的领域，将其列为以下大类以进一步研究。①血钙正常的 PHPT：自然史和病理生理学。②确定使 PTH 维持在正常范围的 25 羟-维生素 D 浓度阈值：确定可以控制 PTH 水平的最合适浓度。③缺乏维生素 D 患者安全补充维生素 D 的方案；确定血清 25 羟-维生素 D 要达到的目标水平。④关于非传统 PHPT 的前瞻性、随机对照队列研究：甲状旁腺切除术术前、术后神经机制和血管功能的改变，确定预警指标。⑤若手术成功，术前术后的骨折发生率。⑥BMD 的对比和预测值，高分辨率成像，以及它们与 PHPT 骨折风险的相关性分析。⑦建立与 FRAX-等效的工具评估 PHPT 骨折风险。⑧通过腹部影像确定无症状 PHPT 亚临床肾结石的发病率。⑨通过尿液生化分析和已经存在和（或）发展的肾结石来确定 PHPT 发生结石风险的预测值。⑩药物治疗 PHPT，包括联合使用双膦酸盐和西那卡塞；狄诺塞麦：成本-效益分析。

六、结　　论

无症状原发性甲状旁腺功能亢进症管理国际研讨会回顾了 2008 年上一届会议至今发现的证据。新修订的指南可以帮助内分泌学家及外科医师决定甲状旁腺手术的可行性。PHPT 典型并发症的风险增加是符合指南进行手术需要具备的一个要素。只要没有临床禁忌证，符合任何手术指征的患者可以适时行手术治疗。尽管对于很多无症状 PHPT 患者来说手术治疗不失为一种有吸引力的选择，但仍有部分患者因不符合手术指征、不能或不愿意接受甲状旁腺切除术，而应予随访监测。如果患者符合手术指南而不能行甲状旁腺手术，可以考虑特定的旨在改善高钙血症及骨量减少的药物治疗。但是药物干预的获益仍需进一步研究。

（翻译：戴晨琳）

（审阅：朱　梅）

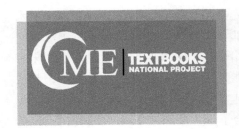

《嗜铬细胞瘤和副神经节瘤：美国内分泌学会临床实践指南》与解读

第 9 章

一、推 荐 总 结

（一）诊断嗜铬细胞瘤和副神经节瘤的生化检测

1. 我们推荐诊断嗜铬细胞瘤和副神经节瘤（pheochromocytoma and paraganglioma，PPGL）首选的生化检测方法是测定血浆游离或尿分馏的甲氧基肾上腺素类物质，包括甲氧基肾上腺素及甲氧基去甲肾上腺素（1｜⊕⊕⊕⊕）。

2. 我们建议使用液相色谱法结合质谱分析法或电化学检测方法进行嗜铬细胞瘤和副神经节瘤的生化诊断，而不是其他实验室方法（2｜⊕⊕○○）。

3. 关于血浆中甲氧基肾上腺素及甲氧基去甲肾上腺素的测定，我们建议患者采血时取仰卧位，并且使用在同一体位下建立的参考值范围（2｜⊕⊕○○）。

4. 我们推荐所有具有阳性试验结果的患者均应根据测定值升高的程度及临床表现接受适当的随访（1｜⊕⊕○○）。

（二）影像学

1. 我们推荐一旦有 PPGL 存在的明确生化证据，就应该通过影像学方法对 PPGL 进行定位（1｜⊕⊕○○）。

2. 我们建议采用计算机体层摄影术（computed tomography，CT）而不是磁共振成像（magnetic resonance imaging，MRI）作为首选影像学检查，因为 CT 对胸、腹部和盆腔具有很好的空间分辨率（2｜⊕⊕⊕○）。

3. 我们推荐 MRI 可应用于探查颅底和颈部副神经节瘤的 PPGL 转移瘤患者、因体内存留手术夹子会造成 CT 出现伪影的患者、对 CT 造影剂过敏的患者及需减少放射性暴露的人群（如儿童、孕妇、已知种系突变的患者和最近过度辐射的患者）（1｜⊕⊕⊕○）。

4. 我们建议在应用其他影像方法发现转移性 PPGL 并且计划使用[131]I-间碘苄胍显像（metaiodobenzylguanidine，MIBG）进行放疗的患者时，偶尔在原发肿瘤体积较大、肾上腺外的、多灶性肿瘤（除颅底和颈部 PPGL 以外）、肿瘤复发等造成转移风险增高的部分患者中，应用[123]I-MIBG 显像作为功能性成像方法（2｜⊕⊕○○○）。

5. 我们建议使用 ^{18} 氟代脱氧葡萄糖（^{18}F-fluorodeoxyglucose，^{18}F-FDG）正电子发射（PET）/CT 患者的转移性肿瘤。对于转移的 PPGL，首选 ^{18}F-FDG PET/CT 影像学方法，其远优于 ^{123}I-MIBG 显像（2｜⊕⊕⊕○）。

（三）基因检测

1. 我们推荐所有 PPGL 患者均应参与讨论并共同作出基因检测决定（1｜⊕⊕⊕○）。

2. 我们推荐使用临床特征驱动在疑似种系突变的 PPGL 患者中建立特定基因检测的优先策略（1｜⊕⊕⊕○）。

3. 我们建议副神经节瘤患者接受琥珀酸脱氢酶（succinate dehydrogenase，SDH）基因突变的检测并且有转移的患者接受 *SDHB* 基因突变的检测（2｜⊕⊕⊕○）。

4. 我们推荐，PPGL 的基因检测应进入卫生保健的框架。具体来说，应该进行检测前和检测后的咨询。所有 PPGL 基因检测应该在有资质的实验室进行（推荐未分级）。

（四）围术期管理

1. 我们推荐所有有激素分泌功能的 PPGL 患者都应进行术前阻滞药治疗，以防止围术期心血管并发症（1｜⊕⊕○○）。建议 α 肾上腺素受体阻滞药作为治疗首选（2｜⊕⊕○○）。

2. 我们推荐术前药物治疗 7~14 d，以便有足够的时间恢复正常的血压和心率。治疗还包括高钠饮食和液体摄入，以逆转儿茶酚胺引起的术前血容量不足，防止肿瘤切除后引起严重的低血压（1｜⊕⊕○○）。

3. 我们推荐在术后立即监测血压、心率和血糖水平及调整相关的治疗（1｜⊕⊕○○）。

4. 我们建议通过在随访中测定血浆或尿液中的甲氧基肾上腺素类物质水平，诊断可能持续存在的疾病。我们建议终身一年一次的生化检测评估肿瘤的复发或转移（2｜⊕⊕○○）。

（五）手术

1. 我们推荐对大多数肾上腺嗜铬细胞瘤进行微创手术（如腹腔镜）（1｜⊕⊕○○）。我们推荐对大肿瘤（如>6 cm）或侵袭性嗜铬细胞瘤进行开放式切除术以确保完整切除肿瘤，防止肿瘤破裂并避免局部复发（1｜⊕○○○）。我们建议对副神经节瘤进行开腹手术，但对于解剖位置适合的体积较小的并且非侵袭性副神经节瘤也可以进行腹腔镜手术（2｜⊕○○○）。

2. 我们建议对遗传性嗜铬细胞瘤或单侧小肿瘤并且已经进行了对侧肾上腺全切除术患者进行肾上腺部分切除术，以保留部分肾上腺皮质，防止发生永久性肾上腺皮质功能减退（2｜⊕○○○）。

（六）个体化管理

1. 认识了遗传性 PPGL 不同的基因型-表型表现，我们推荐管理患者的个体化方法（即生化检验、影像、外科手术和随访）（推荐未分级）。

2. 我们推荐 PPGL 患者在有经验的中心由多学科团队进行评估和治疗，以确保最佳疗效。尤其推荐下列患者到该中心进行系统诊治，如合并妊娠、肿瘤转移，在生化诊断、定位、基因检测的实施与解释、术前准备、手术治疗和随访方面较复杂或疑难的患者（推荐未分级）。

二、循证临床实践指南的制定方法

美国内分泌学会的临床指南委员会（clinical guidelines subcommittee，CGS）认为嗜铬细胞瘤和副神经节瘤的诊断尤其需要临床实践的指导，因此授权特别专家组制定基于循证医学的推荐。特别专家组采用了推荐、判定、发展和评价（GRADE）的评级组推荐的方法，GRADE组是以开发和实施以证据为基础制定指南的国际专家组。已在相关杂志发表了如何进行详细分级的评定方案。特别专家组使用最有效的研究证据来制定推荐规范语言和图形来表述推荐的强度及证据的质量。依据推荐的强度，强烈地推荐使用"我们推荐"这个词汇和数字1，而使用"我们建议"这个词汇和数字2表示较弱的推荐。十字圆圈表示证据的质量，例如⊕○○○表示极低质量证据；⊕⊕○○表示低质量证据；⊕⊕⊕○表示中等质量证据；⊕⊕⊕⊕表示高质量证据。

　　制定指南的资金由美国内分泌学会单独提供，因此特别专家小组不接受任何商业或团体的资助和报酬。

（一）嗜铬细胞瘤和副神经节瘤的定义、患病率及临床意义

　　1. 嗜铬细胞瘤和副神经节瘤的定义　嗜铬细胞瘤是源于肾上腺髓质的肿瘤，嗜铬细胞可产生儿茶酚胺类物质如肾上腺素、去甲肾上腺素、多巴胺。很少情况下，该肿瘤的生化检测是正常的。副神经节瘤起源于分布椎旁如胸部、腹部和骨盆交感神经节的肾上腺外嗜铬细胞。副神经节瘤也可来源于沿颈部和颅底分布的舌咽、迷走神经的副交感神经节；这些副神经节瘤不产生儿茶酚胺。本指南中对颈部和颅底的副神经节瘤覆盖内容很少。80%~85%的嗜铬细胞来源肿瘤为嗜铬细胞瘤，而15%~20%为副神经节瘤。这里统称为PPGL。

　　2. PPGL的患病率　PPGL的患病率在普通高血压门诊为0.2%~0.6%。PPGL可能不会在患者的有生之年被确诊；尸体解剖研究显示，有0.05%~0.1%的尸检中发现了这些未明确诊断的肿瘤。在高血压患儿中，嗜铬细胞瘤和副神经节瘤的患病率为1.7%。接近5%的患者在解剖影像学意外发现肾上腺肿物最终被证实为嗜铬细胞瘤。

　　至少1/3的PPGL患者存在致病的种系突变（遗传突变存在于身体的所有细胞）。在携带PPGL易感种系基因突变的个体中，PPGL患病率为50%。遗传性与散发性肿瘤患者相比，通常表现为多灶性，发病年龄更为年轻化。

　　3. PPGL的临床意义　疑诊、确诊、定位、治疗和切除肿瘤这几个步骤都很重要，基于以下几种原因，肿瘤大多分泌过多儿茶酚胺，如果未经治疗，心血管疾病发病率和死亡率高；另外，PPGL会随时间而增大，并侵犯或延伸至邻近组织器官引起占位效应的相应表现。

　　对家族性疾病而言，鼓励个例探查的另一个原因是肿瘤先证者的检测可以促使家族成员得到早期诊断和治疗。另一个原因是部分PPGL具有恶变的潜能。恶性定义为在非嗜铬组织中存在转移，患病率为10%~17%。在编码琥珀酸脱氢酶β亚单位的基因突变（SDH subunit B，SDHB）可导致40%或更多的患者发生转移。

　　4. 疑诊PPGL的原因　诊断PPGL最重要的步骤是首先认识有无肿瘤的可能性。其他研究也进行了详尽的综述，关键是识别PPGL的症状、体征及其他的临床表现以提示需要进行生化检测（表9-1，表9-2）。对PPGL综合征有必要进行生化检测，这些综合征有特定的临床表现，见表9-3。

表9-1　需要检测PPGL的临床情况

PPGL的症状和体征，尤其是表现为阵发性时

PPGL的症状是由某些药物的不良反应激发的（表9-2）

肾上腺意外瘤，有或无高血压

遗传倾向或症候群综合征表明是遗传性的PPGL

有PPGL既往史

表 9-2 与不良反应有关的，会引发嗜铬细胞瘤患者临床危象的药物

药物种类	举例
多巴胺 D_2 受体拮抗药（包括镇吐药和抗精神病药）	甲氧氯普胺、舒必利、阿米舒必利、硫必利、氯丙嗪、普鲁氯嗪（奋乃静）、氟哌利多
β 肾上腺素受体阻滞药[a]	普萘洛尔、索他洛尔、噻吗洛尔、纳多洛尔、拉贝洛尔
拟交感神经类药物	麻黄碱、伪麻黄碱、芬氟拉明、哌甲酯、芬特明、右苯丙胺
阿片类镇痛药	吗啡、哌替啶、曲马朵
去甲肾上腺素再摄取抑制药（包括三环类抗抑郁药）	阿米替林、丙咪嗪
5-羟色胺再摄取抑制药（罕有报道）	帕罗西汀、氟西汀
单胺氧化酶抑制药	超环苯丙胺、吗氯贝胺、苯乙肼
皮质类固醇	地塞米松、泼尼松、氢化可的松、倍他米松
多肽类	促肾上腺皮质激素、胰高血糖素
神经肌肉阻滞药	琥珀酰胆碱、筒箭毒碱、阿曲库铵

注：a. 尽管大多数病案报道指的是非选择性 β 肾上腺素受体阻滞药，但是选择性 β 肾上腺素受体阻滞药也可能引发危象，因为在高剂量时，它们可能会失去对 β 肾上腺素受体的选择性

表 9-3 PPGL 综合征的临床特征

多发性内分泌腺肿瘤 2A 型	甲状腺髓样癌、甲状旁腺功能亢进症、皮肤苔藓样淀粉样变性
多发性内分泌腺肿瘤 2B 型	甲状腺髓样癌、黏膜皮肤的神经瘤、骨骼畸形（如脊柱后侧凸、脊柱前凸）、关节松弛、角膜神经髓鞘化、肠神经节瘤（先天性巨结肠病）
von Hippel-Lindau 综合征	成血管细胞瘤（涉及小脑、脊髓、脑干）、视网膜血管瘤、肾透明细胞癌、胰腺神经内分泌肿瘤和浆液性囊腺瘤、中耳内淋巴囊腺瘤、附睾和子宫阔韧带的乳头状囊腺瘤
神经纤维瘤病 1 型	神经纤维瘤、多发性牛奶咖啡斑、腋窝和腹股沟的斑点、虹膜错构瘤（Lisch 结节）、骨异常、中枢神经系统神经胶质瘤、巨头畸形、认知障碍

（二）嗜铬细胞瘤/副神经节瘤的生化检查

1. 可行的试验和试验的效能

（1）推荐意见：我们推荐诊断 PPGL 首选的试验方法包括测定血浆游离或尿分馏的甲氧基肾上腺素类物质，包括甲氧基肾上腺素及甲氧基去甲肾上腺素（1│⊕⊕⊕⊕）。

（2）证据：有充分证据表明测定血浆游离或尿中分馏的甲氧基肾上腺素类物质诊断 PPGL 优于其他检测儿茶酚胺过多的方法；其理论基础是对儿茶酚胺代谢过程认识的不断提高。目前研究表明，游离甲氧肾上腺素类物质是通过与膜结合的儿茶酚胺氧位甲基转化酶在肾上腺嗜铬细胞（或来源于嗜铬细胞的肿瘤）中转化形成。在去甲肾上腺素起初代谢的主要部位交感神经中缺乏此酶，也就意味着儿茶酚胺氧位甲基转化酶的代谢物会成为嗜铬肿瘤的相对特异标记。更重要的是代谢物质在瘤体中持续生成，此过程不受儿茶酚胺激素出胞作用的影响，而在某些肿瘤中，儿茶酚胺释放率很低或天然就呈阵发性释放。

Manu T 和 Runge 在 meta 分析中首次提出测定尿甲氧基肾上腺素类物质诊断 PPGL 的敏感性优于直接检测儿茶酚胺和三甲氧四羟苦杏仁酸（vanillylmandelic acid，VMA）。之后有报道检测尿儿茶酚胺原型和 VMA 诊断 PPGL 出现了假阴性结果，并且通过测定尿甲氧基肾上腺素类物质的方法提高诊断的准确性。

起初，Lenders 等最早证实了通过血浆测定游离甲氧肾上腺素类物质诊断 PPGL 的优势，指出该法诊断特异性与其他方法基本相同，而敏感性更高。其次，美国国立卫生研究院（National Institute of Health，NIH）进行了筛查遗传性 PPGL 患者的研究，血浆测定游离甲氧肾上腺素类物质诊断的敏感度高达 97%，超出了其他检测方法 47%~74%。最后 NIH 报道，通过总结 800 多例患者的经验，即便与其他方法结合起来相比，测定血浆甲氧基去甲肾上腺素的方法对于诊断的优势仍然很明显。

15 项独立的研究已确认了测定血浆游离甲氧肾上腺素类物质对诊断的高度准确性（表 9-4）。

在上述 9 项研究中血浆游离 MNS 的受试者工作曲线（receiver operating characteristic，ROC）下面积从 0.965 到 1。除了两项研究外，与其他生物化学测试的结果比较，数据均表明测量血浆中甲氧基肾上腺素类物质的敏感度和特异度比血液中儿茶酚胺（$n=4$）和尿液中的儿茶酚胺（$n=7$）及 VMA（$n=1$）更高。这两项研究中的其中一项通过 ROC 曲线下面积表明，同时测量尿儿茶酚胺及总甲氧基肾上腺素（通过分光光度法测定结合形式的甲氧基去甲肾上腺素和甲氧基肾上腺素）与测量血浆中甲氧基肾上腺素一样提高了诊断的准确性。

这 15 篇中的 5 篇文献涉及血浆游离甲氧肾上腺素类物质与尿液分馏的甲氧基肾上腺素类物质的比较，结果表明血浆检测比尿液检测甲氧基肾上腺素类物质具有更高特异度（表 9-5）；然而，这 5 项研究都有一定局限性，其中没有任何一个研究通过质谱分析方法进行头对头的比较。

正如 Perry 等的研究表明的那样，通过质谱分析法检测尿液分馏的甲氧基肾上腺素类物质对诊断 PPGL 有更高的敏感度（97%）和特异度（91%），ROC 曲线下面积为 0.991，与测量血浆中甲氧基肾上腺素类物质的研究结果一致（表 9-4）。因此，除非有用"金标准"质谱分析法直接比较血浆和尿液甲氧基肾上腺素类物质的数据，否则不能推荐其中一种方法优于另一种。这包括了检测尿液分馏的甲氧基肾上腺素类物质是一个可选择的测试方法。所有检测尿液分馏的甲氧基肾上腺素类物质方法均推荐作为最初筛查方法。

（3）评论与优选：委员会认为，当最初的检测结果为阴性时，首先考虑进行诊断敏感度高的试验显得很重要，避免遗漏潜在的致命性肿瘤及避免进一步的检查（如影像学检查）。我们推荐最初的检测应该包括对血浆及尿液甲氧基肾上腺素的检测，但并不排除使用其他的生化检测方法。尽管单次尿标本有其便利之处，但仍没有证据表明它可取代标准的 24 h 尿液收集。

（4）附注：当检测 24 h 尿液分馏的甲氧基肾上腺素时，应该检测尿肌酐从而保证尿液收集的完整性。

2. 检测方法

（1）推荐意见：我们建议使用液相色谱法结合质谱分析法或电化学检测方法进行嗜铬细胞瘤和副神经节瘤的生化诊断，而不是其他实验室方法（2│⊕○○○）。

（2）证据：分馏的甲氧基肾上腺素的检测方法包括液相色谱结合电化学或荧光检测（liquid chromatography with electrochemical or fluorometric detection，LC-ECD）、液相色谱结合串联质谱检测（liquid chromatography with tandem mass spectrometry，LC-MS/MS）或免疫检测方法。越来越多的证据显示这些方法的诊断效果差异较大，我们在选择时要加以考虑。包括迄今为止 8 项使用 LC-ECD 或 LC-MS/MS 研究结果与 7 项使用免疫检测的研究结果对比显示，后者较前者诊断敏感度低（表 9-4）。

表 9-4 涉及诊断 PPGL 方法的血浆游离甲氧基去甲肾上腺素及甲氧基肾上腺素的 15 项研究的总结

第一作者，发表年份	分析方法	抽血体位	URL NMN (nmol/L)	URL MN (nmol/L)	诊断敏感度（%）	诊断特异度（%）	ROC 曲线下面积	分析测试比较
Raber, 2000	LC-ECD	卧位	0.66	0.30	100 (17/17)	100 (14/14)	无数据	UC
Lenders, 2002	LC-ECD	卧位	0.61	0.31	99 (211/214)	89 (575/644)	0.985	UFM, UTM, UC, UV, PC
Sawka, 2003	LC-ECD	坐位	0.90	0.50	97 (30/31)	85 (221/261)	0.965	UTM, UC
Unger, 2006	RIA	坐位	0.69[a]	0.19[a]	96 (23/24)	79 (54/68)	无数据	UFM, UC, PC
Giovanella, 2006	LC-ECD	未阐明	0.50	NMN, MN	95 (42/44)	94 (140/148)	无数据	CgA
Vaclavik, 2007	LC-ECD	卧位	0.61	0.31	100 (25/25)	96.7 (1194/1235)	无数据	无
Gao, 2008	EIA	卧位	0.73	0.47	97 (29/30)	86 (44/51)	0.965	无
Hickman, 2009	LC-ECD	未阐明	0.90	0.60	100 (22/22)	98 (40/41)	0.993	UFM, UC, UV, PC
Procopiou, 2009	EIA	未阐明	1.09	0.46	91 (20/22)	100 (156/156)	0.987	UC
Grouzmann, 2010	LC-ECD	卧位	1.39	0.85	96 (44/46)	89 (102/114)	0.993	UFM, PC
Peaston, 2010	LC-MS/MS	坐位	1.18	0.51	100 (38/38)	96 (108/113)	1.000	EIA 检测 PM
Mullins, 2011	EIA	坐位	0.98	0.46	100 (13/13)	88 (51/60)	0.969	LC-MS/MS 检测 PM
Sarathi, 2011	EIA	坐位	0.98	0.46	94 (32/34)	94 (62/66)	无数据	无
Christensen, 2011	EIA	坐位	1.09	0.46	91 (10/11)	99 (172/174)	0.970	UC
Unger, 2012	EIA	坐位	0.91[a]	0.13[a]	90 (17/19)	90 (54/60)	无数据	UFM, CgA

注：CgA. 嗜铬粒蛋白 A；EIA. 酶免疫测定；MN. 血浆游离甲氧基肾上腺素；NMN. 血浆游离甲氧基去甲肾上腺素；PC. 血浆游离甲氧基甲肾上腺素；PM. 血浆 MNS；RIA. 放射免疫法；UC. 尿儿茶酚胺；UFM. 尿分馏 MNS；URL. 参考区间上限；UTM. 尿总甲氧基肾上腺素类物质；UV. 尿 VMA；a. URL 通过 ROC 曲线确定，酶免疫测定试剂盒说明书

表9-5　5项研究血浆游离与尿液分馏甲氧基肾上腺素类物质诊断效能的比较

第一作者，发表年份	敏感度（%）		特异度（%）	
	血浆	尿液	血浆	尿液
Lenders，2002	98.6（211/214）	97.1（102/105）	89.3（575/644）	68.6（310/452）
Unger，2006	95.8（23/24）	93.3（14/15）	79.4（54/68）	75.0（39/52）
Hickman，2009[a]	100（14/14）	85.7（12/14）	97.6（40/41）	95.1（39/41）
Grouzmann，2010	95.7（44/46）	95.0（38/40）	89.5（102/114）	86.4（121/140）
Unger，2012	89.5（17/19）	92.9（13/14）	90.0（54/60）	77.6（38/49）

注：a. 数据限于表9-4研究中做过上述检测的有效数据

其他证据来源于实验室之间的质量保证项目，表明免疫检测方法不仅与LC-ECD及LC-MS/MS方法相比不够严密，还大大低估了甲氧基肾上腺素及甲氧基去甲肾上腺素的血浆浓度。另外两项研究进一步证实免疫检测法与LC-MS/MS相比诊断效能更低。第一项研究证实免疫检测法与LC-MS/MS相比检测的血浆甲氧基去甲肾上腺素的值偏低，其中在2例嗜铬细胞瘤患者中使用免疫检测法检测反复出现假阴性，而LC-MS/MS测定后该值增高更使这个问题凸显。

（3）评论与优选：委员会认为，采取何种检测方法可因地域的差别而不同。因此建议，对于PPGL的诊断，选何种生化试验方法主要考虑该方法是否适用于该地区，在当地该方法是否可行。当选择条件受限时，应该考虑测定方法升级，采用更准确与更精确的测定方法，或将患者或样本送到专门的检测中心。

3. 分析前采集血样的条件及参考区间

（1）推荐意见：关于血浆中甲氧基肾上腺素及甲氧基去甲肾上腺素的测定，我们建议患者采血时取仰卧位，并且使用在同一体位下建立的参考值范围（2｜⊕⊕○○）。

（2）证据：诊断PPGL时血浆中甲氧基肾上腺素类物质的测定，患者采血时应取仰卧位；因为充分考虑了以下因素，代谢物在循环中的快速清除、交感神经兴奋和立位体位可使去甲肾上腺素释放并代谢为甲氧基去甲肾上腺素的强烈影响以及PPGL患者可能缺乏这种反应。Raber等已证实了PPGL患者血浆中的甲氧基去甲肾上腺素对立位体位缺乏反应的现象，但该现象被错误的解释为采样可以不考虑体位或其他因素影响了交感神经和血浆中甲氧基去甲肾上腺素的水平。

认识到坐位采样的问题，Lenders等收集了60例原发性高血压患者坐位和卧位休息30 min后的血液样本，在这一阶段研究者记录到血浆中甲氧基去甲肾上腺素水平持续降低。通过分析872例患者进一步接受PPGL检查的数据，表明坐位采血将导致假阳性结果增加2.8倍。

立位采血比卧位采血血浆甲氧基肾上腺素类物质浓度偏高已被其他研究所证实，解释了坐位确定的参考区间上限是仰卧位2倍的原因。因此，Lenders等推测使用坐位而不是仰卧位收集的样本确定的参考区间的上限，使得诊断敏感性下降同时假阴性结果增加3倍。由于PPGL患者没有表现出因体位改变而致的甲氧基肾上腺素类物质显著增加，所以将坐位取样的参考值范围应用于仰卧位和坐位取样时的结果判断，两者发生的漏诊风险相同。

坐位而不是仰卧位采血会导致误诊的潜在可能，在分别进行的5项仰卧位采血和7项涉及坐位采血的研究数据中均显而易见（表9-4），其中坐位采血导致诊断的准确性下降。因此，诊断PPGL时采血最好取仰卧位，当坐位采血结果为阳性时，应在仰卧位重复测定。此外，解释及分析结果时应使用不降低诊断敏感度的参考区间。对于老年人中高浓度的血浆甲氧基去甲肾上腺素水平，保持诊断的敏感度并减少假阳性的一个方法是对上限进行年龄调整。

（3）评论与优选：委员会认识到在大多数临床中心采血者常规采取坐位采血。仰卧位采血需要额外的时间、精力并增加费用。因此，采血可能取坐位，但必须认识到这样会增加假阳性的可能性并需要后续随访再进行仰卧位采血。在以下情况下不做这样的要求，如进行了可替代的尿液分馏的 MNS 测定或患者转诊到了有上述推荐方法的专家中心。

委员会还认识到血浆游离 MNS 参考区间的报告均来自于坐位采血的结果或试剂盒中的说明（表 9-4）。在这种情况下，临床医师应该意识到这样将增加假阴性结果的可能性。

（4）附注：仰卧位血浆 MNS 的测定，采血前患者应充分平卧至少 30 min。

4. 试验结果的解读及随访

（1）推荐意见：所有具有阳性试验结果的患者均应根据测定值升高的程度及临床表现接受适当的随访（1｜⊕⊕○○）。

（2）证据：虽然血浆游离或尿液中分馏的 MNs 诊断的敏感性很高，几乎所有有症状的儿茶酚胺分泌性肿瘤都可以检测出阳性结果，但这并不意味着所有阳性结果均提示存在肿瘤。它们对 PPGL 患者预测率通常<1%，且诊断特异性并不理想，这意味着该试验假阳性结果远多于真阳性结果。正如 Yu 和 Wei 对 1896 例试验结果的回顾性分析所报道的假阳性结果很常见，血浆游离 MNs 和尿中分馏的 MNs 的假阳性率均高达 19%～21%。然而，一项对试验结果阳性的患者进行核查的研究显示，仅有 28% 的患者接受了适当的随访。

在所有的 PPGL 患者中，通过阳性结果升高的程度及特点可以轻易识别超过 75% 的患者。如 NMN 和 MN 均升高很少是假阳性结果，而至少超过 1/2 的肾上腺嗜铬细胞瘤患者会有此表现。因此具有该试验结果的患者应高度怀疑。相似的，NMN 或 MN 单独升高 3 倍或远超过正常上限者假阳性也很罕见，此类患者中的大部分病例应该随访，通过影像学检查确定肿瘤位置。

阳性试验结果解读的更大难题在于界值，1/4 的 PPGL 患者涉及此问题，他们混在更多有类似升高的试验结果而无肿瘤的患者中。在大多数情况下是因为不恰当采样造成的，通过重复仰卧位采血很容易解决。如果试验结果仍升高，可乐定抑制试验通过测定血浆中的 NMN 提供了鉴别 NMN 真阳性与假阳性临界性升高的方法。该试验据称诊断特异度高达 100%，敏感度 97%，但至今尚未在任何前瞻性研究中得到证实（表 9-6）。也有学者提出，联合检测嗜铬粒蛋白及尿中分馏 MNs 可作为血浆 MNs 升高患者的随访。在检查结果处于临界阳性而当时肿瘤的可能性偏小的情况下，在初始检查结果轻微升高而在随访 6 个月或更久后持续增高时，等待-复测的方法表明了一个小肿瘤逐渐增大的可能性很大。

直接干扰检测方法的药物（如对乙酰氨基酚、美沙拉嗪、柳氮磺吡啶）可影响 LC-ECD 检测方法或影响儿茶酚胺分布的药物（如三环类抗抑郁药）可导致生化检查结果轻度至显著升高（表 9-7）。在解读血浆及尿中 MNs 显著升高时，应考虑严重疾病所导致的生理应激（如重症监护），以及检验错误等的影响。在这种情况下，排除假阳性原因后进行确诊检测是很有帮助的。

对血浆游离 MNs 检测，只有检测中包括多巴胺代谢产物 3-甲氧酪胺时需注意饮食因素，应于隔夜空腹后取样进行该检测。

（3）评论与优选：委员会推荐，所有阳性结果均应随访。然而，阳性结果的性质、是否在首次随访进行综合检查或有关的生化检验步骤、采取等待-复测的方法，抑或直接进行影像学判断，仍然要基于对于肿瘤存在可能性、与患者表现相关的阳性结果升高的程度及方式以及其他影响解读检验结果的分析前注意事项的临床判断。

表 9-6　可乐定抑制试验的方案

原理	可乐定是一种 α_2 肾上腺素受体激动药，它可以抑制非 PPGL 患者的神经元释放去甲肾上腺素，但不能抑制 PPGL 肿瘤自主性分泌儿茶酚胺
适应证	用于区分因交感神经兴奋所致的血浆 NMN 轻度增高和 PPGL 检测结果的升高
测试前条件	试验前至少 48 h 停用抗交感神经药物（如 β 肾上腺素受体阻滞药） 患者进行该试验时取仰卧位 如果患者基础血压 <110/60 mmHg 或容量不足时取消该试验
步骤	将静脉套管置于肘前静脉 平卧 20 min 后抽取第 1 次血样 给予口服可乐定 300 μg/70 kg 体重 于试验前和试验中定时测量血压及心率 给药 3 h 后抽取第 2 次血样 血样试管应立即置于冰上 血液样品用于血浆 NMN 的分析
解读	提示 PPGL 的异常结果包括可乐定给药 3 h 后血浆 NMN 升高或与基线值相比下降 <40%

表 9-7　可导致血浆和尿 MN 试验结果假性升高的主要药物

药物	血浆		尿	
	NMN	MN	NMN	MN
对乙酰氨基酚[a]	++	−	++	−
拉贝洛尔[a]	−	−	++	++
索他洛尔[a]	−	−	++	++
α-甲基多巴[a]	++	−	++	−
三环类抗抑郁药[b]	++	−	++	−
丁螺环酮[a]	−	++	−	++
酚苄明[b]	++	−	++	−
单胺氧化酶抑制药[b]	++	++	++	++
拟交感神经药[b]	+	+	+	+
可卡因[b]	++	+	++	+
柳氮磺吡啶[a]	++	−	++	−
左旋多巴[c]	+	+	++	+

注：MN. 甲氧基肾上腺素；NMN. 甲氧基去甲肾上腺素；++. 明显增加；+. 轻度增加；−. 未增加；a. 对部分而非全部采用 LC-EDC 的方法有分析干扰；b. 药物动力学干扰导致所有分析方法水平升高；c. 部分 LC-ECD 检测的分析性干扰，以及药动学干扰对所有分析方法均可增加多巴胺代谢产物 3-甲氧基酪胺

（三）影像学研究

1. 推荐意见一　一旦有 PPGL 的明确生化证据，就应该通过影像学对 PPGL 进行定位（1 ｜ ⊕⊕○○）。

（1）证据：目前无随机对照试验支持在有明确生化证据的 PPGL 患者中限制影像学检查。当

然这种推荐的强度是基于正确实施的现代生化检测对诊断的高敏感性。

即便正确进行了样本采集和生化测定，临床医师仍需了解生化结果阴性的 PPGL 的情况。

1）颅底和颈部的副神经节瘤常表现为生化结果正常，影像学为确诊的主要手段。

2）*SDHx* 基因突变的副神经节瘤。新的证据表明某些副神经节瘤缺乏产生儿茶酚胺的生物合成机制，可能表现出生化结果阴性的特征。这些肿瘤体积最终会很大。因此，只有影像学才能发现这些生化结果阳性的副神经节瘤。

（2）评论和优选：考虑到成本-效益以及避免不必要的辐射，PPGL 患者进行影像学检查前需有生化证据。委员会认为目前尚无足够的证据制定具有生化检测阴性风险的 PPGL 患者何时及如何进行影像学检查的指南。

2. 推荐意见二　我们建议采用 CT 而不是 MRI 作为首选影像学检查，因为 CT 对胸、腹部和盆腔具有很好的空间分辨率（2｜⊕⊕⊕○）。

（1）证据：增强 CT 为 PPGL 定位提供了一种很好的初步检查方法，其敏感度介于 88%～100%。CT 的断层分辨率很好，但与 MRI 一样缺乏特异性。PPGL CT 为均质或不均质表现，伴有部分钙化的坏死、实性或囊性改变。尽管 87%～100% 的 PPGL 在 CT 平扫上表现为超过 10HU 的平均衰减，但是偶有 PPGL 在增强 CT 15 min 延迟相上表现为超过 60% 的造影剂被清除。MRI T2 加权相中的高信号（亮）可能对发现 PPGL 有益；然而最近的一项研究表明，这一发现在嗜铬细胞瘤中相对少见。

非离子型造影剂是安全的，因此增强 CT 可以应用于未使用肾上腺素受体阻滞药的患者中。现代 CT 扫描可以检测 5 mm 及以上的肿瘤。由于大多数 PPGL 位于腹部，所以腹部和盆腔的 CT 扫描应该是首选。一些研究显示 CT 对肾上腺外的、残余的、复发或转移性肿瘤的敏感度低至 57%，低于 MRI。在发现肺转移灶方面 CT 优于 MRI。对于颅底和颈部的副神经节瘤，MRI 的敏感度介于 90%～95%。超声检查因其敏感度不理想通常不建议应用。

（2）评论和优选：委员会认为，考虑到 CT 或 MRI 扫描的类型以及包括诊断标准、患者选择和对照的研究设计的不同，应谨慎解读现在与以往的研究结果。委员会认为，PPGL 因其体积较小或位置问题、外科手术夹的使用或术后改变而未被任何解剖影像学发现是非常罕见的，而这类肿瘤只能通过功能成像检出。

3. 推荐意见三　我们推荐 MRI 可应用于探查颅底和颈部副神经节瘤的 PPGL 转移瘤患者、CT 因体内存留手术夹子会造成 CT 出现伪影的患者、对 CT 造影剂过敏的患者及需减少放射性暴露的人群（如儿童、孕妇、已知种系突变的患者和最近过度辐射的患者）（1｜⊕⊕⊕○）。

使用颅内动脉瘤夹的患者不应行 MRI 检查。

4. 推荐意见四　我们建议在应用其他影像方法发现转移性 PPGL 的患者计划使用 ^{131}I-MIBG 进行放疗时，偶尔在原发肿瘤体积较大、肾上腺外、多灶性肿瘤（除颅底和颈部 PPGL 以外）、肿瘤复发等造成转移风险增高的部分患者中，应用 ^{123}I-MIBG 显像作为功能性成像方法（2｜⊕○○○）。

（1）证据：[123]I-MIBG 与 ^{131}I-MIBG 相比对发现 PPGL 具有更高的敏感性，因此仅推荐前者用于影像学检查。[123]I-MIBG 较 ^{131}I-MIBG 的另一个优势是它可用于 SPECT 成像。由于 50% 的正常肾上腺组织可生理性摄取 ^{123}I-MIBG，因此假阳性结果是一个问题。正常肾上腺组织的不均匀摄取会进一步导致错误解读。

^{123}I-MIBG 对嗜铬细胞瘤诊断的敏感度为 85%～88%，对副神经节瘤的敏感度则为 56%～75%，而其特异度分别为 70%～100% 和 84%～100%。而 ^{123}I-MIBG 对转移性 PPGL 诊断的敏感度 56%～83%，复发性 PPGL 将近 75%。一项 meta 分析结果显示 ^{123}I-MIBG 对于嗜铬细胞瘤诊断的敏感度和

特异度达 90%，副神经节瘤的敏感度达 98%，而恶性 PPGL 的敏感度仅为 79%。另一项包含 15 个 ^{123}I-MIBG 显像的 meta 分析显示，其诊断敏感度为 94%，特异度为 92%。[123]I-MIBG 对 *SDHx* 相关 PPGL，特别是 *SHDB* 相关的 PPGL，整体敏感度不到 50%。类似敏感度不理想的结果亦见于对颅底和颈部、胸腔、膀胱及复发性副神经节瘤检出的报道。

^{123}I-MIBG SPECT 已广泛应用，近来的研究显示，对于嗜铬细胞瘤的检出，该检查与使用 [18]F-氟多巴胺、[18]F-氟代二羟苯丙氨酸（[18]F-fluorodihyuroxy-phenylalanine，[18]F-FDOPA）或 ^{18}F-FDG 的 PET 扫描效果相似。对副神经节瘤或包括 *SDHx* 相关肿瘤在内的转移性疾病，[123]I-MIBG 劣于 ^{18}F-FDG-PET、[18]F-FDOPA 及应用 [111]In-二乙三胺五乙酸（[111]In-diethylene triamine pentaacetic acid，DTPA）-喷曲肽的生长抑素受体显像。

（2）评论和优选：在制订该推荐时，委员会认真考虑了由美国内分泌学会发起的 PPGL 功能成像系统回顾的结果，以及上述关于 ^{123}I-MIBG 显像特别是对转移性 PPGL 以及 *SDHx* 相关的 PPGLs 因敏感度欠佳而使用受限的证据。尽管如此，对于无法手术的转移性 PPGL 患者，[123]I-MIBG 检查仍是有用的，如果其结果阳性，患者可考虑应用 ^{131}I-MIBG 治疗。推荐 MIBG 仅适用于已转移或有转移风险的患者，是认识到这些患者需要这种治疗。这种功能显像的广泛适用性以及可确定其他传统显像不能识别的病变。

（3）附注：几种药物可减少 ^{123}I-MIBG 的累积量，如拟交感神经药；阻断经去甲肾上腺素转运体转运儿茶酚胺的药物，如可卡因和三环类抗抑郁药；钙通道阻滞药、某些兼有 α 和 β 肾上腺素受体阻滞药（如拉贝洛尔）等药物。因此，绝大多数上述药物需停用大约两周后方能进行 ^{123}I-MIBG 显像。[123]I-MIBG 在坏死肿瘤组织中的累积量也会明显减少。妊娠是 ^{123}I-MIBG 显像的禁忌证。委员会推荐，[123]I-MIBG 显像的操作及结果评估均应由有经验的核医学科医师完成。

5. 推荐意见五　我们建议使用 ^{18}F-FDG PET/CT 扫描患者的转移性肿瘤。对于转移的 PPGL，首选 ^{18}F-FDG PET/CT 影像学方法，其远优于 ^{123}I-MIBG 显像（2｜⊕⊕⊕○）。

（1）证据：在 Shulkin 等的初始研究中，[18]F-FDG PET 的总体敏感度为 76%，但对转移 PPGL 患者诊断的敏感度（88%）高于良性 PPGL（58%）。该研究与随后的几项研究显示，[18]F-FDG PET 对转移性 PPGL 的检出优于 ^{131}I-MIBG 显像。总体而言，[18]F-FDG PET 的敏感度为 74%～100%，在转移性，特别是 SDHB 相关的 PPGL 中敏感度最高。

（2）评论和优选：委员会认为，有研究提示对于某些患者，[18]F-FDG PET 与其他功能成像具有互补性。目前在不同基因突变患者中应用各种 PET 成像的数据非常有限。

（3）附注：妊娠女性为 PET 成像的禁忌。某些药物也可显著降低 PPGL 对 PET 放射性药物的摄取，但该方面的数据十分有限，需要进一步的研究。

（四）基因检测

1. 推荐意见一　我们推荐所有 PPGL 患者均应参与基因检测的共同决定（1｜⊕⊕⊕○）。

（1）证据：自 1990 年起，已报道了 14 个不同的 PPGL 易感基因：*NF1*、*RET*、*VHL*、*SDHD*、*SDHC*、*SDHB*、*EGLN1/PHD2*、*KIF1β*、*SDH5/SDHAF2*、*IDH1*、*TMEM127*、*SDHA*、*MAX*、*HIF2α*。*EGLN1/PHD2*、*KIF1β*、*IDH1* 的作用尚未被其他研究验证，说明这些基因突变在遗传性 PPGL 中是不常见的病因。在少数患者中报道的 *HIF2α* 的体细胞及胚系突变的作用仍需要更大型的系列研究验证。

所有 PPGL 患者均需考虑基因检测基于以下一些原因：至少 1/3 的 PPGL 患者有引起疾病的种系突变；SDHB 突变导致 40% 或以上的患者出现转移；在先证者建立一个遗传性综合征可帮助其亲属更早诊断和治疗 PPGL 及其他症候群综合征。

　　在临床中，PPGL 患者可表现出提示高度遗传性病因可能性的特征。这些特征包括阳性家族史（基于家谱或亲属中证实的 PPGL 易感基因突变）、症候群的特征、多灶性、双侧或转移性疾病。然而，很多 PPGL 患者并没有上述特征。

　　随着 Neumann 等的初始报道，8 个研究项目进行了 PPGL 主要易感基因（SDHB、SDHD、VHL、RET）的基因分型，每项研究包括了 200 多例患者，共包括 3694 例研究对象，发现 1250 例（33.8%）有种系突变（表 9-8）。如此高的频率证明每个 PPGL 患者均需基因检测。种系突变频率最高的为 SDHB（10.3%）、SDHD（8.9%）、VHL（7.3%）、RET（6.3%）和 NF1（3.3%）。SDHC、SDHA、MAX、TMEM127 的种系突变频率<2%。在 315 例散发的 PPGL 患者中未发现 SDHAF2 种系突变。

表 9-8　所有 PPGL 患者中已发现的种系突变

第一作者，发表年份	病例数量	突变										总数（例）	百分比（%）
		SDHB	SDHD	SDHC	VHL	RET	NF1	SDHA	SDHAF2	TMEM127	MAX		
Lefebvre, 2012	269	21	12	6	ND	ND	ND	ND	0	5	ND	44	16.3
Amar, 2005 Burnichon, 2009	721	99	131	16	25	16	13	ND	ND	ND	ND	300	41.6
Mannelli, 2009	501	24	47	4	48	27	11	ND	ND	ND	ND	161	32.1
Cascón, 2009	237	25	11	1	20	36	ND	ND	ND	ND	ND	93	39.2
Jafri, 2012	501	121	44	ND	19							184	36.7
Erlic, 2009	1149	73	28	2	120	80	43	ND	ND	ND	ND	346	30.1
Korpershoek,	316	16	26	2	19	26	21	5	5	2	ND	122	38.6
总数（例）	3694	379	299	31	251	185	88	5	5	7		1250	33.8
突变率（%）		10.3	8.9	1.0 (31/ 3193)	7.3 (251/ 3425)	6.3 (185/ 2924)	3.3 (88/ 2687)						

注：ND. 未确定

　　将仅包含以下 4 个标准中至少 3 项的患者进行分析的文献进行系统性综述，即：PPGL 阴性家族史、无症候群特征、非双侧疾病、非转移性疾病，结果显示 PPGL 患者基因突变率达 11.6%。

　　（2）评论和优选：委员会推荐，每位患者均需考虑基因检测并不意味着所有患者必须进行该检测。特别是从经济的角度考虑，基因检测对单侧嗜铬细胞瘤、无症候群表现或恶性特征者、无阳性家族史患者增加的价值有限。对于高危家族遗传病诊断的重要性必须与基因检测的任何负面因素和经济支出相权衡。基因检测的支出将随着新一代测序方法的应用而降低。与现在应用可变的国家保险对健康保健覆盖有特异的限制相比，可能将更支持广泛的基因检测。

　　2. 推荐意见二　我们推荐使用临床特征驱动的方法在疑似种系突变的 PPGL 患者中建立特定基因检测的优先策略（1 │⊕⊕⊕○）。

（1）证据：委员会提出了一个根据症候群及转移表现选择优先检测基因的序贯诊断流程（图9-1）。推荐出现 PPGL 临床表现时年轻、阳性家族史、多灶性 PPGL 表现或双侧肾上腺肿物亦为基因检测的优先筛查患者。因此肿瘤的定位和儿茶酚胺生化表型可能进一步指导检测基因的选择。

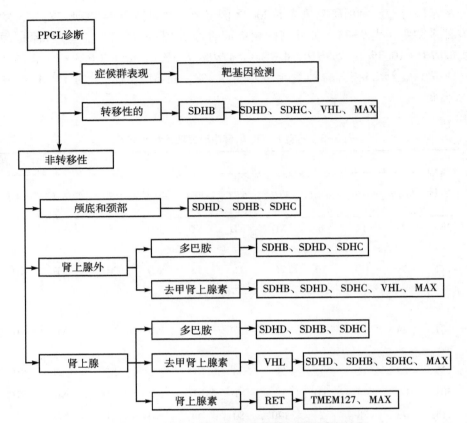

图 9-1　已证实为 PPGL 患者的基因检测诊断流程

注：多巴胺、去甲肾上腺素和肾上腺素表型分别定义为 3-甲氧基酪胺、甲氧基去甲肾上腺素和甲氧肾上腺素的显著增加，相对应的是三种代谢产物的联合产生

PPGL 患者具备阳性家族史和症候群表现不仅提示了优先进行的基因检测，而且可能直接指向种系突变检测。临床怀疑以下 6 种不同的家族性常染色体显性疾病：神经纤维瘤病 1 型（neurofibromatosis type 1，NF1）、多发性内分泌腺瘤 2 型（multiple endocrine neoplasia type 2，MEN2）、von Hippel-Lindau（VHL）综合征（表 9-3）、*SDHB* 突变的肾细胞癌、Carney 三联征（副神经节瘤、胃间质瘤、肺软骨瘤）及 Carney-Stratakis 综合征（副神经节瘤和胃间质肉瘤）。MEN2 和 VHL 综合征常以典型的临床症候群为特征，指向 *RET* 基因和 *VHL* 基因的检测。*NF1* 基因突变的检测很复杂，尽管专业实验室可以进行基因检测，但 NF1 通常仅依靠临床表现进行诊断。然而，也报道一些 NF1 又合并了看起来像是散发的 PPGL，这些患者具有该病的轻微特征；这些结果说明在所有 PPGL 患者中仔细观察潜在突变基因可能相关的临床特征的重要性。

自 2003 年，几项研究已经报道了确定种系 *SDHB* 基因突变是 PPGL 患者肿瘤恶性的一项重要危险因素，也提示转移性 PPGL 患者预后差。另一方面，有研究报道 30% 转移性 PPGL 患者发生致病性的 *SDHB* 突变。在最近的一篇综述中，Pasini 和 Stratakis 证明了在恶性 PPGL 中 *SDHB* 突变率为 36%。而且，在一项对于儿童的系列研究中观察到了更高的风险。一个对 12 项研究进行的荟萃分析进一步表明，*SDHB* 基因突变携带者为恶性 PPGL 的发病率和患病率的合并风险分别为 17% 和 13%。以上证据证明转移性 PPGL 患者应进行 *SDHB* 基因检测（图 9-1）。

当缺乏症候群、家族性或转移性表现时，肿瘤位置和生化表型可指导检测基因的选择（图 9-1），但优先根据年龄或多发肿瘤的表现决定检测顺序。种系突变的 PPGL 患者较无突变患者出现 PPGL 表现时的年龄更小已是公认的事实。尽管目前尚无进行基因检测年龄界值的一致意见，<45 岁无症候群表现的 PPGL 患者发生基因突变的可能性是 >45 岁患者的 5 倍。儿童 PPGL 患者种系突变的患病率尤其高，这证实了所有病例均应进行基因突变筛查。

双侧或多灶性 PPGL 患者种系突变的患病率也很高。*SDHB* 突变主要导致肾上腺外肿瘤的发生。在一项无症候群 PPGL 患者的大型研究中，多发性 PPGL 种系突变的患病率为孤立性 PPGL 的 5 倍（54% 与 11.5% 比较）。在同一研究中，肾上腺外肿瘤携带 *SDHx* 基因种系突变的发生率为肾上腺肿瘤的 4 倍。很多研究都证实了这种与肾上腺外肿瘤相关基因突变的高风险，这些都说明需推荐在受累患者中进行 *SDHx* 基因突变筛查。

正如 Pasini 和 Stratakis 的综述所言，几项国际注册的研究已评估了 *SDHx* 相关基因型-表型的相关性。多发性颅底和颈部肿瘤或有父系 PPGL 家族史皆提示 *SDHD* 相关性 PPGL。相反，无任何家族史的单个肾上腺外肿瘤则常诊断为 *SDHB* 相关性 PPGL。*SDHC* 突变携带者十分罕见，但可能会表现出本病的所有特征。*SDHA* 和 *SHDAF2* 突变仅出现在少数患者中。肿瘤组织 SDHB 免疫组化阴性提示 *SDHx* 基因中出现了一个突变。检测 NMN 及甲氧基酪胺是发现具有激素分泌功能的 *SDHx* 相关 PPGLs 的最好方法。血中甲氧基酪胺的升高，尤其在 *SDHx* 突变导致的 PPGLs 患者中很常见，证明要靶向检测该生化表现相关的这些突变（图 9-1）。

对位于肾上腺且不伴症候群表现的肿瘤而言，突变发生率远低于肾上腺外肿瘤，其突变包括所有已知的肿瘤易感基因。如患者发病时年轻或为双侧肿瘤，其突变基因检测应遵循诊断流程（图 9-1）。

TMEM127 或 *MAX* 突变所致的遗传性 PPGL 并不常见，该病患者在诊断时常在生命后期，以肾上腺占位为主，常伴有阳性家族史（表 9-8）。*TMEM127* 相关 PPGLs 以分泌肾上腺素为主，而 *MAX* 相关肿瘤的生化表型则介于肾上腺素型与去甲肾上腺素型之间。

当无更常见的种系突变时，应考虑如 SDHA 种系突变的罕见病例。例如与肿瘤组织 SDHB 和 SDHA 免疫组织化学阴性相关的颅底和颈部或胸-腹-盆腔副神经节瘤的患者应考虑 SDHA 种系突变。

（2）评价和优选：在推荐的根据突变风险优先选择基因检测的序贯流程中，委员会参考了系统性回顾的结果，即目前的证据不支持不加选择地进行 PPGL 易感基因的检测。随着下一代测序技术的发展，PPGL 易感基因的分析将会更加迅速和低成本化，而当今推荐的基因检测的选择性方法也可能会淘汰。突变的致病性，尤其与这种技术产生的大量意义未明的变异（VUSs）相关致病性的解读，也需要增加对基因型-表型关系的精确了解，而这也是目前序贯流程的基础。

3. 推荐意见三

（1）我们建议副神经节瘤患者接受琥珀酸脱氢酶（SDH）基因突变的检测并且有转移的患者接受 *SDHB* 基因突变的检测（2 | ⊕⊕⊕○）。

（2）我们推荐，PPGL 的基因检测在卫生保健的框架中进行。具体来说，应该进行检测前和检测后的咨询。所有 PPGL 基因的检测应该在有资质的实验室进行（推荐未分级）。

1）证据：2002 年，经济合作与发展组织（OECD）出台了旨在保证分子遗传学检测质量的指南。该指南涵盖了分子遗传学检测的总原则和最佳实践、质量保证体系和熟练检测程序、报告结果的质量及实验室工作人员教育和培训的标准。所有的分子遗传学检测服务应该在有资质的实验室进行，在保证质量的框架内提供和实施。根据国家相关规定，签署必需的知情同意书。检测前、检测后应该有咨询，分子遗传学检测实验室应有政策和程序，对所有实施检测的有效性分析备有记录。

欧洲分子遗传学质量网络对 VHL 病和 MEN2 提供外部质量评估方案（见 www.emqn.org）。在与其他 18 个国家实验室的分子遗传学检测数据进行比较的调查之后，美国推荐实施这些指南。基于 ISO 9001 和 ISO 15189 的认证和资质认可分别被广泛地用于人类分子遗传学实验室。

PPGLs 患者会从种系突变检测前和检测后的遗传咨询中受益，目的是了解不同的疑似遗传性疾病以及诊断和治疗、相对应的遗传学检测的诊断性实施以及家族性传递的风险。获得国内/国际专业网络/转诊中心和患者支持组的帮助也变得较为便利。

除了 NF1 和 SDHA，所有已知的 PPGL 易感基因可常规测序，专业化的遗传学实验室可以应用商业性的多重连接依赖式探针扩增（MLPA）试剂盒和（或）定量 PCR 技术搜索大的基因缺失。误解基因检测的结果或结果不正确可能会对患者及其家属造成有害的后果。应该谨慎解读每一个识别的变异，PPGL 基因检测可能是阳性（所识别的突变显然破坏基因功能）、阴性（在 DNA 序列中没有发现变异或发现已知的无功能多态性）或不确定（当检测到一段 VUS 序列）。预测一个 VUS 的临床意义的根据为变异分类系统，这个系统结合患者的临床、生化和家族性背景和该 VUS 在总体上和（或）特定的多态性/突变数据库中的发生频率，或用计算机模拟的预测工具以及进行功能试验进行预测。

2）评价和优选：在制定上述推荐时，委员会意识到使用基因检测方法和相关遗传学咨询质量的重要性，采纳了 OECD 的推荐。

3）附注：有几个分子遗传学测试的质量保证指数项目包应该适用于 PPGL 基因检测，如进行阳性结果的确证试验及分析时，在种系 DNA 的第二等分使用阳性和阴性对照。认证的实验室应该分析 VUSs 序列并使用强有力的方法学进行解释。报告的解读应与患者个体和临床情况相适应。在适当的时候，基因测试结果应反馈给有资质的医疗保健专业人员，便于清晰及时地对患者和家属进行检测结果的解释并制定医疗决策。

（五）围术期管理

1. 推荐意见一 我们推荐所有有激素分泌功能的 PPGL 患者都应进行术前阻滞药治疗，以防止围术期心血管并发症（1│⊕⊕○○）。建议 α 肾上腺素受体阻滞药作为治疗首选（2│⊕⊕○○）。

（1）证据：目前还没有非选择性 α 肾上腺素受体阻滞药与选择性 α_1 肾上腺素受体阻滞药治疗效果的随机对照研究的证据。回顾性研究支持使用 α 肾上腺素受体阻滞药作为首选药物，以尽量减少围术期并发症。回顾性研究表明：α_1 肾上腺素受体阻滞药与较低的术前舒张压、较低的术中心率及更好的术后血流动力学恢复有关，与非选择性受体阻滞药相比，α_1 肾上腺素受体阻滞药的不利影响较少，如反应性心动过速、持续的术后低血压。然而，另一研究显示选择性与非选择性 α 肾上腺素受体阻滞药差异无统计学意义。

为了有利于血压控制，在已经使用 α 肾上腺素受体阻滞药的情况下，钙通道阻滞药是最经常被用来追加的药物以控制血压（表9-9）。然而，一些研究建议这类药物也可作为手术前治疗的首选。单用钙通道阻滞药，除非患者只是非常轻微的术前高血压或使用 α 肾上腺素受体阻滞药有严重的体位性低血压。

术前合用 β 肾上腺素受体阻滞药的目的是控制心动过速，并且仅在使用 α 肾上腺素受体阻滞药之后。在未使用 α 肾上腺素受体阻滞药的情况下，不推荐使用 β 肾上腺素受体阻滞药。因为没有对抗 α 肾上腺素受体有潜在的引起高血压危象的可能。尚无证据支持选择 β_1 肾上腺素受体阻滞药优于非选择性 β 肾上腺素受体阻滞药。拉贝洛尔因其固定的、有更强的 β 肾上腺素受体阻滞药活性（α:β 相当于 1:5）不应该用作初始治疗，因为它可能导致反常高血压甚至发生高血压危象。

表 9-9　术前药物准备

药品	开始时间	开始剂量	最终剂量[b]
准备 1			
酚苄明	术前 10~14 d	10 mg，每天 2 次	1 mg/（kg·d）
或多沙唑嗪	术前 10~14 d	2 mg/d	32 mg/d
准备 2			
硝苯地平[a]	需要时追加到准备 1	30 mg/d	60 mg/d
或氨氯地平[a]	需要时追加到准备 1	5 mg/d	10 mg/d
准备 3			
普萘洛尔	准备 1 后至少 3~4 d	20 mg，每天 3 次	40 mg，每天 3 次
阿替洛尔	准备 1 后至少 3~4 d	25 mg/d	50 mg/d

注：a. 当血压不能被 α 肾上腺素受体阻滞药（准备 1）控制时增加；b. 更大剂量通常没有必要

α-甲基对位酪氨酸（甲酪氨酸）抑制儿茶酚胺合成，可以短期联合使用 α 肾上腺素受体阻滞药，手术前以进一步稳定血压以减少术中失血和血容量不足。

有报道，术前 $α_1$ 肾上腺素受体阻滞药对于正常血压的 PPGL 患者术中血流动力学的维护没有益处。然而，委员会的观点是，对于这类患者 α 肾上腺素受体阻滞药和（或）钙通道阻滞药仍然推荐使用，以避免手术中不可预知的血压升高。

（2）评价和优选：我们建议在术前开始使用肾上腺素受体阻滞药，防止在手术过程中出现不可预知的血压不稳定，其次关注这些药物潜在的与药物相关的不良反应。

2. 推荐意见二　我们推荐术前药物治疗 7~14 d，以便有足够的时间恢复正常的血压和心率。治疗还应当包括高钠饮食和液体摄入，以对抗手术前儿茶酚胺激素导致的血容量不足，以防止肿瘤切除后引起严重的低血压（1 | ⊕⊕○○）。

（1）证据：尚无随机对照研究的证据。回顾性研究报道 α 肾上腺素受体阻滞药应至少在术前 7 d 使用，以使血压正常和对抗血容量不足。已报道手术前 3 d 每天静脉滴注酚苄明 5 h 为一种有效的方法。

尚无包括高钠饮食和液体摄入的随机对照研究的证据。回顾性研究报道，α 肾上腺素受体阻滞药治疗几天后开始高钠饮食可以逆转血容量不足，防止术前直立性低血压并减少术后显著低血压的风险。手术治疗前晚上连续给予生理盐水（1~2 L）也是有益的。单纯 α 肾上腺素受体阻滞药治疗显示可逆转 60% 患者的血容量不足。需要警惕心、肾功能衰竭患者的容量负荷。

尚无随机对照研究的证据以确定最佳的目标血压。根据回顾性研究和机构的经验，坐位时目标血压<130/80 mmHg，目标心率 60~70 次/分，站立位收缩压大于 90 mmHg，心率 70~80 次/分似乎是合理的。这些目标应根据患者年龄和伴随的心血管疾病而有适当的变化。应该注意的是，任何剂量的降压药以及联合使用其他药物也不能完全防止术中高血压和心动过速。

（2）评价和优选：推荐手术前至少 7 d 使用 α 肾上腺素受体阻滞药，首先是要高度重视药物的潜在益处即防止在手术过程中不可预知的血压不稳定，其次关注药物潜在的与药物相关的不良反应。关于手术前容量负荷的推荐，也是将预防肿瘤切除后出现的严重和持续的低血压放在首位，其次关注潜在的不良反应如血压升高。

3. 推荐意见三　我们推荐在术后立即开始监测血压、心率和血糖水平及调整相关的治疗(1 | ⊕⊕○○)。

（1）证据：潜在的术后主要并发症是高血压、低血压、血糖回落至低血糖发生。我们推荐术后 24~48 h 密切监测血压、心率和血糖，主要是基于回顾性研究的结果和机构的经验。因为潜在的肾上腺皮质功能不全，我们需要特别关注接受双侧肾上腺切除术、双侧肾上腺部分切除、孤立肾上腺的单侧肾上腺部分切除的患者。尚无文献记载确切的患病率，但有很多术后发生低血糖的病例报道。

（2）评价和优选：委员会推荐，防止血压和心率不稳定以及术后低血糖意义重大。

4. 推荐意见四　我们建议通过在随访中测定血浆或尿液中的 MNS 水平诊断可能持续存在的疾病。我们建议每年一次的生化检测评估肿瘤的复发或转移（2| ⊕⊕○○）。

（1）证据：尚无随机对照研究的证据。这些推荐取决于个人和机构的经验。一些研究报道了手术切除后的高复发率或转移率。

（2）评价和优选：我们推荐术后每年检测血浆或尿液 MNS，更重视监测肿瘤的复发或转移，其次考虑避免生化检测费用的增加。

（3）附注：为记录成功切除肿瘤，患者从手术恢复时就应该进行生化检测（如手术后2~4周）。

（六）手术

1. 推荐意见一　我们推荐对大多数肾上腺嗜铬细胞瘤进行微创手术（如腹腔镜）（1| ⊕⊕○○）。我们推荐对大肿瘤（如>6 cm）或侵袭性嗜铬细胞瘤进行开放式切除术以确保完整地切除肿瘤，防止肿瘤破裂，并避免局部复发（1| ⊕○○○）。我们建议对副神经节瘤进行开腹手术，但对于处于外科手术有利位置的小肿瘤、非侵袭性副神经节瘤也可以进行腹腔镜手术（2| ⊕○○○）。

（1）证据：目前尚无前瞻性比较腹腔镜与开放手术切除肾上腺嗜铬细胞瘤的随机对照研究。几个大的单机构系列研究（部分与历史对照）显示与开放肾上腺切除术相比，腹腔镜肾上腺切除术痛苦小，出血少，住院天数较短，手术并发症更少。尚无数据显示开放肾上腺切除术与腹腔镜肾上腺切除术相比在复发率方面有差异。其死亡率为1%，转换率和输血率为5%（腹腔镜肾上腺切除术转换为开放肾上腺切除术的发生率受肿瘤大小和医师经验的影响）。由于嗜铬细胞瘤罕见，不太可能通过前瞻性随机对照研究比较开放肾上腺切除术和腹腔镜手术。

两种最常见的腹腔镜方法是侧腹部经腹/经腹膜入路（Gagner）的方法和后部腹膜后入路（Walz）的方法。前者考虑腹腔内评估并具有更大的空间切除较大的肿瘤。后者对于以前有腹部手术史或需要双侧肾上腺切除的患者可能是优选。因为副神经节瘤更有可能为恶性，经常发生在腹腔镜切除较困难的区域，所以副神经节瘤比嗜铬细胞瘤更可能需要开腹手术，但有些肿瘤也可由经验丰富的外科医师经腹腔镜安全地切除。

（2）评价和优选：患者更愿意选择痛苦少、恢复较早、住院天数较短手术方式，而腹腔镜手术更加可能成为患者的首选。

（3）附注：安全的腹腔镜肾上腺切除术需要有在先进的腹腔镜外科领域中具备手术技能和经验的外科医师，以及在嗜铬细胞瘤术前和术后管理中有相应专业知识的中心，包括麻醉学、内分泌学和重症监护。选择经腹膜或腹膜后的腹腔镜肾上腺切除术取决于外科医师的偏爱和专业知识。

如果嗜铬细胞瘤在切除过程中破裂，肾上腺床或整个腹腔的肿瘤播散和复发可能会发生，这就要求精确和轻柔的切除。用标本袋收取肿瘤不能撕裂。如果腹腔镜手术比较困难，就应该转换为开腹手术。对于难以切除的大肿瘤，助手或机器人辅助可能有帮助，这取决于外科医师的判断。

2. 推荐意见二 我们建议对遗传性嗜铬细胞瘤，或单侧小肿瘤并且已经进行了对侧肾上腺全切除术的患者进行肾上腺部分切除术，以保留部分肾上腺皮质，防止发生永久性肾上腺皮质功能减退（2│⊕○○○）。

（1）证据：部分肾上腺切除术是安全的，与完全肾上腺切除术相比没有增加手术风险。利用超声剪刀和双极封闭器等能量装置可以降低肾上腺切口边缘出血的风险。选择性切除髓质组织仅保留皮质是一种尝试，但通常仍然会残留一些髓质组织，这可能导致肿瘤复发。

对于此前已进行对侧肾上腺切除术的患者，成功地进行保留足够皮质功能的肾上腺部分切除术可以防止术后肾上腺皮质功能不全以及糖皮质激素和盐皮质激素替代的需求。90%的患者无须外源性皮质激素替代。肿瘤较大可能导致更小的肾上腺留存组织，这样不依赖皮质激素的可能性会低些。肾上腺部分切除术增加了肿瘤在残余组织复发的风险。VHL 患者 10 年以上预测的复发率是 10%~15%。MEN2 患者保留肾上腺手术后的 5 年和 10 年累积复发率是 38.5%，包括同侧和对侧腺体复发。最近有 96 例遗传性双侧嗜铬细胞瘤患者，主要是 MEN2 和 VHL，残存肾上腺的 3 年复发率为 7%，而不需外源补充皮质激素补充的患者为 78%。在先前切除位置切除复发肿瘤的外科并发症风险可能比初次手术要高，再次手术可能需要开放的肾上腺切除术。

（2）评价和优选：有的外科医师提倡对后续对侧肾上腺切除高危可能的初诊的部分嗜铬细胞瘤患者行肾上腺部分切除术，决定是否行肾上腺部分切除术取决于对两个相抵触问题的权衡。完全的双侧肾上腺切除术会导致肾上腺皮质功能减退，需要终身依赖类固醇激素替代，在生理和病理应激情况下需要调整类固醇激素剂量。而肾上腺部分切除术必然会残留部分肾上腺髓质组织，会带来复发的风险。必须权衡潜在可能再手术（再次手术困难可能更大些，由腹腔镜转化为经腹手术及并发症概率会更高些）和长期治疗肾上腺皮质功能不全两者孰轻孰重。不幸的是，受益于肾上腺部分切除术的那些患者正是残余组织嗜铬细胞瘤复发风险较高的那些患者。

（3）附注：对于较小的、边缘的以及远离主要肾上腺静脉的肿瘤，肾上腺部分切除术更可能保留足够的肾上腺皮质功能。为保存肾上腺皮质功能和避免皮质功能不全，通常需要保留一侧肾上腺的 1/3（如果中央静脉被保留）至 1/2，尽管一侧肾上腺保留 15%其功能就已经够用。

（七）个性化管理

1. 推荐意见一 认识了遗传性 PPGLs 不同的基因型-表型表现，我们推荐管理患者的个体化方法（即生化检验、影像、外科手术和随访）（推荐未分级）。

（1）证据：越来越多的证据表明，不同基因导致的遗传性 PPGLs 存在不同的临床表现、生物学行为和遗传方式。

RET 和 *NF1* 基因突变几乎总是与产生甲氧基去甲肾上腺素和甲氧基肾上腺素的肾上腺肿瘤相关。相比之下，*VHL* 和 *SDHx* 基因突变的肿瘤产生的甲氧基肾上腺素水平不明显。*SDHx* 基因突变的患者中肿瘤的 70%以多巴胺的代谢产物甲氧酪胺额外升高为特征。在这些遗传状况中生化筛查和检测的解读会从个体化处理中获益，因为个体化处理考虑了基因型-生化表型的相关性。

然而 VHL 相关肿瘤主要发生在肾上腺部位，*SDHx* 基因突变的肿瘤主要位于肾上腺外，包括颅底和颈部副神经节瘤，具体发生部位因突变的 *SDH* 亚单位的不同而有所不同。*SDHB* 基因突变患者值得特别关注，因为这些患者恶性肿瘤的发生风险高为典型的较大瘤体又是肾上腺外相关的肿瘤。瘤体大和肾上腺外是恶性 PPGLs 的独立危险因素，都应该作为任何 PPGL 患者个体化治疗加以考虑的一部分。血浆甲氧酪胺升高也是转移性 PPGLs 患者一个常见的特征，也是用以识别这些患者的有前景的新型生物标志物。

　　除了生化检测和检测解读的个体化方法外，上述观察到的现象提示对肿瘤的部位进行个体化处理的需要。这种需要因为另外的发现而被进一步强化，即潜在的突变和相关的生物学行为影响功能成像方式的选择（图9-2）。

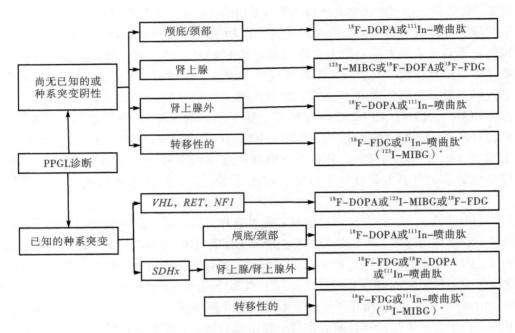

图9-2　功能成像证实 PPGL 患者的策略

注：＊.当考虑使用放射性标记的生长抑素类似物时；+.当考虑使用 ^{131}I-MIBG 时

　　虽然 *RET* 和 *NF1* 突变患者或血、尿甲氧基肾上腺素浓度升高的任何患者定位应首先关注肾上腺，但是 *SDHx* 基因突变的患者应采取适当的策略定位肾上腺外的肿瘤。

　　最近的研究支持基因型特异性的成像方法用于 PPGLs 的定位。对于探测 *SDHx* 和非 *SDHx* 相关的原发性颅底和颈部副神经节瘤，^{18}F-FDOPA PET 优于 CT/MRI 或其他任何功能成像方式。在评价原发的 PPGLs（除头、颈部外），^{18}F-FDOPA PET 整体上是最敏感的方法，但利用率有限。在 *SDHx* 突变携带者中探测 PPGLs，虽然不如解剖学成像，但是 ^{111}铟-二乙三胺五乙酸-喷曲肽显像（octreoscan）被认为是一种非常不错的成像方法。

　　手术方式不仅应该根据肿瘤的大小和位置而且也根据潜在的突变采取个体化的处理。对于双侧肾上腺疾病，应考虑肾上腺皮质保留的手术，然而因 *SDHB* 突变的患者有恶性高风险，应考虑最大限度地减少复发或转移可能性的方法。

　　最后，对于所有 PPGLs 基因突变携带者应该考虑接受每年的生化监测。这种监测应该考虑上述的基因型-表型关系的特定影响基因，也应该考虑该疾病的外显率和潜在严重性。例如，因为 PPGLs 在 *NF1* 基因的外显率低，除非有体征或症状显示，否则不需要考虑筛选这些肿瘤。疾病谱的另一方面，*SDHB* 基因突变而未诊断 PPGLs 患者有高的发病率，需要密切关注。除了生化检测，应考虑定期 MRI 成像检测生化检查正常的肿瘤。为了避免电离辐射，CT 和核医学成像方式在进一步特征性地探测肿瘤时才考虑使用。

（2）评价和优选：委员会承认，目前尚无明确的研究提出个体化的处理能改善结局。尽管如此，个体化方式很可能使患者获益，但是也需考虑成本。如下所述，任何有关成本效益分析的要点是，只有通过适当的多学科专业知识的专家转诊中心，个体化的处理才是可行的。

2. 推荐意见二 我们推荐 PPGLs 患者在有相关经验的中心由多学科团队进行评估和治疗，以确保最佳疗效。尤其推荐下列患者到该中心进行系统诊治，如合并妊娠、肿瘤转移，或在生化诊断、定位、基因检测的实施与解释、术前准备、手术治疗和随访方面较复杂或疑难的患者（推荐未分级）。

（1）证据：尚无试验表明在接诊能力大的中心被接诊数量多的外科专家/多学科团队诊断和治疗的患者其结果优于没有专科团队、接诊能力小的医院处理的患者。然而，有横断面研究表明，接诊能力大的中心比接诊能力小的医院有较低的术后死亡率和较短的住院天数。有研究表明，与接诊能力大的中心相比，接诊能力小的无转诊中心发生并发症的概率和由腔镜手术转变为开腹手术的概率要大些，但是其研究并没有集中于嗜铬细胞瘤患者。

上述差异并非预想不到，因为同样的结果在复杂的治疗中也能显示出来，如血管外科。食管癌手术患者病例数量与手术后死亡率呈明确的相反关系，也是基于能够实施这些复杂治疗的医院条件。

（2）评价和优选：PPGL 是一种非常罕见的疾病，甚至在较大的医疗中心每年也少于 5 例。PPGL 的临床表现和病程可变性大，可能是许多不同器官受累的多系统综合征的一部分。大多数医师不大可能积累处理这种疾病的足够经验。对于一个正确的诊断，临床医师需要有适当的经验解释临床和实验室检测结果，其中包括基因检测的结果。其他医师比如放射医学和核医学专家，对于可靠、准确的解释影像学结果也起到了至关重要的作用；心脏病专家、麻醉医学专家和重症监护医师必须参与为患者量身定制的恰当治疗中。因此，委员会认为，一个具有丰富经验的治疗这些患者的多学科团队能提供最好的结局。

（翻译：闫朝丽 高 莹 左春林）

·解读·

PPGL 分别起源于肾上腺髓质或肾上腺外交感神经节的肿瘤，主要合成和分泌大量儿茶酚胺，如去甲肾上腺素、肾上腺素及多巴胺。80%～85% 的嗜铬细胞来源肿瘤为嗜铬细胞瘤，而 15%～20% 为副神经节瘤，这里统称为 PPGL。嗜铬细胞瘤源于肾上腺髓质，生化检测一般表现为异常。副神经节瘤起源于肾上腺外嗜铬细胞，分布于胸部、腹部和骨盆的椎旁交感神经节及沿颈部和颅底分布的舌咽、迷走神经的副交感神经节，这些副神经节瘤不产生儿茶酚胺。

PPGL 的患病率在普通高血压门诊为 0.2%～0.6%。在儿童高血压患者中，嗜铬细胞瘤和副神经节瘤的患病率为 1.7%。恶性 PPGL 在非嗜铬组织中存在转移病灶，发病率为 10%～17%。

PPGL 如果未能及时诊断与治疗，有极高的心血管疾病发病率和死亡率。因此出现以下情况需要进一步检测 PPGL，如有阵发性高血压发作或有 PPGL 的其他症状和体征者；症状是由如甲氧氯普胺、普萘洛尔、麻黄碱、吗啡等药物的不良反应激发的；发现肾上腺意外瘤，有或无高血压者；有遗传倾向或症候群综合征表现的或有既往史的 PPGL 患者。

一、诊断 PPGL 的生化检测

诊断 PPGL 基本的试验方法是测定血浆游离或尿分馏的甲氧基肾上腺素类物质，包括甲氧基肾上腺素及甲氧基去甲肾上腺素。对于诊断 PPGL，有充分证据表明血浆游离或尿中分馏的甲氧基肾上腺素类物质的测定优于其他方法。但并不排除在条件受限的情况下，使用其他方法检测儿茶酚胺。目前并不认为血浆测定比尿液测定甲氧基肾上腺素类物质更有优势，因为尚无质谱分析法直接比较血浆和尿液甲氧基肾上腺素类物质的数据，尿液分馏的甲氧基肾上腺素类物质仍是一个可选择的方法。

对于 PPGL 诊断的敏感性，使用 LC-ECD 或 LC-MS/MS 检测法明显高于免疫检测法。而且免疫检测方法与 LC-ECD 及 LC-MS/MS 方法相比，测定的甲氧基肾上腺素及甲氧基去甲肾上腺素的血浆浓度偏低。

尽管甲氧基肾上腺素及甲氧基去甲肾上腺素敏感度和特异度高于血儿茶酚胺及尿儿茶酚胺，但我国仅个别单位可以开展此项检测，其应用受到了限制。因此，中华医学会内分泌学会推荐检测血或尿去甲肾上腺素、多巴胺浓度以帮助诊断。建议采用高效液相电化学检测法（HPLL）进行浓度测定，其诊断 PPGL 的敏感度 69%~92%，特异度 72%~96%。

血浆中甲氧基肾上腺素及甲氧基去甲肾上腺素的测定，采血前患者应充分平卧至少 30 min，并且使用同一体位的参考值范围。因为立位采血比卧位采血血浆甲氧基肾上腺素类物质浓度偏高，如果按照坐位收集的样本确定参考区间的上限将使诊断的敏感性下降，同时增加了假阴性的结果。

血浆游离或尿液中分馏的甲氧基肾上腺素类物质诊断的敏感性很高，但假阳性率亦高达19%~21%。因此所有具有阳性试验结果的患者均应根据测定值升高的程度及临床表现接受适当的随访。当甲氧基肾上腺素类物质和甲氧基肾上腺素均升高或甲氧基肾上腺素类物质或甲氧基肾上腺素单独升高 3 倍或远超过正常上限者应通过影像学检查确定肿瘤位置。当检测结果处于临界阳性而肿瘤的可能性偏小时，需要随访动态观察。

二、影像学方面

一旦有 PPGL 的明确生化证据，该指南推荐通过影像学对 PPGL 进行定位。因为 CT 空间分辨率高，建议采用 CT 而不是 MRI 作为首选影像学检查。在发现肺转移灶方面 CT 优于 MRI。对于颅底和颈部的副神经节瘤推荐 MRI。建议在应用其他影像方法发现转移性 PPGL 的患者计划使用 ^{131}I-MIBG进行放疗时，偶尔在原发肿瘤体积较大或肾上腺外、多灶性肿瘤（除颅底和颈部 PPGL 以外）或肿瘤复发等造成转移风险增高的部分患者中，应用 ^{123}I-MIBG 显像作为功能性成像方法。对于转移的 PPGL，首选[18]F-FDG PET/CT，其远优于[123]I-MIBG 显像。

三、基 因 检 测

推荐所有 PPGL 患者参与基因检测的共同决定。出现 PPGL 临床表现时年轻、有阳性家族史、多灶性 PPGL 表现或双侧肾上腺肿物的患者为基因检测的优先筛查对象。副神经节瘤患者接受 SDH 基因突变的检测并且有转移的患者接受 SDHB 基因突变的检测。

目前国内对所有 PPGL 患者在有测试资质的实验室进行基因检测还存在困难。在有条件的单位率先开展对副神经节瘤患者进行 SDHx 突变检查，对转移性患者进行 SDHB 突变检查应该是下一步努力的方向。

四、围术期管理

术前对有功能的 PPGL 患者给予 α 肾上腺素受体阻滞药，高钠饮食和合理的液体摄入量，在使用 β 肾上腺素受体阻滞药之前必须先使用 α 肾上腺素受体阻滞药。术后监测血压、心率和血糖。

五、手　　术

指南推荐对副神经节瘤进行开腹手术，但对于处于外科手术有利位置的小肿瘤、非侵袭性副神经节瘤也可以进行腹腔镜手术。

国内，微创手术在较大的医院已经广泛采用，对于大多数副神经节瘤普遍采用开腹手术。

六、个体化管理

PPGL 患者应有多学科综合评估和个体化治疗，确保最佳疗效。

（解读：闫朝丽　高　莹　左春林）

（审阅：苏颋为）

参考文献

[1] Lenders JW, Eisenhofer G, Mannelli M, et al. Phaeochromocytoma. Lancet, 2005, 366: 665-675.

[2] Plouin PF, Fitzgerald P, Rich T, et al. Metastatic pheochromocytoma and paraganglioma: focus on therapeutics. Horm Metab Res, 2012, 44: 390-399.

[3] Peaston RT, Graham KS, Chambers E, et al. Performance of plasma free metanephrines measured by liquid chromatography-tandem mass spectrometry in the diagnosis of pheochromocytoma. Clin Chim Acta, 2010, 411: 546-552.

[4] 中华医学会内分泌学分会肾上腺学组. 嗜铬细胞瘤和副神经节瘤诊断治疗的专家共识. 中华医学会内分泌代谢杂志, 2016, 32 (3): 181-187.

[5] Lenders JW, Willemsen JJ, Eisenhofer G, et al. Is supine rest necessary before blood sampling for plasma metanephrines? Clin Chem, 2007, 53: 352-354.

[6] Yu R, Wei M. False positive test results for pheochromocytoma from 2000 to 2008. Exp Clin Endocrinol Diabetes, 2010, 118 (9): 577-585.

[7] Timmers HJ, Chen CC, Carrasquillo JA, et al. Staging and functional characterization of pheochromocytoma and paraganglioma by 18F-fluorodeoxyglucose (18F-FDG) positron emission tomography. J Natl Cancer Inst, 2012, 104: 700-708.

[8] Timmers HJ, Kozupa A, Chen CC, et al. Superiority of fluorode-oxyglucose positron emission tomography to other functional imaging techniques in the evaluation of metastatic SDHB-associated pheochromocytoma and paraganglioma. J Clin Oncol, 2007, 25: 2262-2269.

[9] Pacak K. Preoperative management of the pheochromocytoma patient. J Clin Endocrinol Metab, 2007, 92: 4069-4079.

[10] Briggs RS, Birtwell AJ, Pohl JE. Hypertensive response to labetalol in pheochromocytoma. Lancet, 1978, 1: 1045-1046.

[11] Scholten A, Cisco RM, Vriens MR, et al. Pheochromocytoma crisis is not a surgical emergency. J Clin Endocrinol Metab, 2013, 98: 581-591.

[12] Goers TA, Abdo M, Moley JF, et al. Outcomes of resection of extra-adrenal pheochromocytomas/paragangliomas in the laparoscopic era: a

comparison with adrenal pheochromocytoma. Surg Endosc, 2013, 27: 428-433.

[13] Eisenhofer G, Lenders JW, Timmers H, et al. Measurements of plasma methoxytyramine, normetanephrine, and metanephrine as discriminators

of different hereditary forms of pheochromocytoma. Clin Chem, 2011, 57: 411-420.

[14] Bergamini C, Martellucci J, Tozzi F, et al. Complications in laparoscopic adrenalectomy: the value of experience. Surg Endosc, 2011, 25: 3845-3851.

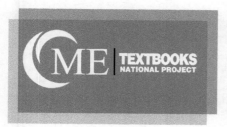

《多发性内分泌腺瘤 1 病型：2012 年美国内分泌学会临床实践指南》与解读

第 10 章

一、推 荐 总 结

（一）一般推荐

多发性内分泌腺瘤（multiple endocrine neoplasia，MEN）1 病型患者及家属应由在内分泌肿瘤诊治方面具有丰富经验的相关专家组成的多学科协作组（multidisciplinary team，MDT）进行管理（2｜⊕⊕○○）。

MDT 成员应包括神经内分泌肿瘤（neuroendocrine tumors，NET）诊治领域的内科专家（如内分泌学家、胃肠病学家及肿瘤学家）、内分泌外科医师、组织病理学家（擅长 NET）、放射学家（包括核医学专家）及临床遗传学家（2｜⊕⊕○○）。

（二）基因测试

MEN1 先证者及其一级亲属，无论有无症状，均应进行 *MEN1* 种系突变检测（1｜⊕⊕⊕○）。无症状亲属的 *MEN1* 突变检测应尽早进行，因为 *MEN1* 的临床表现在 5 岁左右即可出现（2｜⊕⊕○○）。

MEN1 突变检测也推荐应用于具有不典型 *MEN1* 表现的患者（如累及多个腺体的甲状旁腺功能亢进）（2｜⊕⊕○○）。

所有个体在进行 *MEN1* 突变检测前应给予遗传咨询（1｜⊕⊕⊕⊕）。

MEN1 突变检测应由具有 *MEN1* 基因突变分析资质的临床遗传学实验室进行（1｜⊕⊕⊕⊕）。如果不能识别编码区的 *MEN1* 突变，则需进一步针对部分或全基因组缺失进行检测，或对 *MEN1* 基因进行单倍型分析，或考虑分析其他的基因（1｜⊕⊕⊕○）。

确诊为 *MEN1* 基因突变患者的亲属，在进行 MEN1 肿瘤生化及影像学检查前，应首先进行 *MEN1* 种系突变检测，以避免多种检查带来的不便和经济负担（1｜⊕⊕⊕○）。

具有 *MEN1* 种系突变的个体应定期（如每年）筛查 MEN1 相关肿瘤（1｜⊕⊕⊕○）。

（三）肿瘤筛查

MEN1 肿瘤高危人群（如先证者）及其确诊有 *MEN1* 基因突变的亲属应给予下文所述的临床、

生化及放射影像学的综合筛查。筛查内容和时机取决于当地资源、临床判断及患者选择（2｜⊕⊕○○）。

（四）甲状旁腺肿瘤

1. 诊断   应每年测定血钙及甲状旁腺素（parathyroid hormone，PTH）浓度以筛查原发性甲状旁腺功能亢进症（1｜⊕⊕⊕⊕）。

2. 治疗   手术是治疗首选，应由经验丰富的内分泌外科医师进行。最佳手术时间尚无定论。手术方式推荐甲状旁腺次全切（至少3.5个腺体）加常规开放式双侧探查术或行甲状旁腺全切术（1｜⊕⊕⊕○）。建议手术同时行胸腺切除术（2｜⊕⊕○○）。可以考虑甲状旁腺全切并自体移植术（2｜⊕⊕○○）。因为常有多个腺体受累，因此不推荐微创甲状旁腺切除术（1｜⊕⊕⊕○）。

（五）胰腺 NET

1. 诊断   胃、胰 NET 的筛查应包括至少每年 1 次的空腹血胃肠道激素水平检测，包括胃泌素、胰高血糖素、血管活性肠肽、胰多肽、嗜铬粒蛋白A、胰岛素及同步血糖水平（2｜⊕⊕○○）。最佳影像学检查时间尚未达成共识，这取决于当地资源、临床判断及患者选择。建议至少每年行胰十二指肠 MRI、CT 或超声内镜检查（2｜⊕⊕○○）。

2. 治疗   治疗的主要目的是尽可能延长无病或无症状时间，保持良好的生活质量（1｜⊕⊕⊕⊕）。对于有症状的功能性胰腺 NET，包括胰岛素瘤，其治疗目标是如有可能，通过手术治愈肿瘤（1｜⊕⊕⊕⊕）。在进行特定治疗前应对病情进行充分评估（1｜⊕⊕⊕○）。

胃泌素瘤的最佳治疗方案尚有争议。对于胰腺内非转移性胃泌素瘤，应考虑由经验丰富的内分泌外科医师进行手术治疗有可能治愈（2｜⊕⊕○○）。然而，大多数 MEN1 患者为十二指肠黏膜下多个小的胃泌素瘤，对这类肿瘤的处理仍有争议。我们建议对大多数患者给予质子泵抑制药（2｜⊕⊕○○）。但在经验丰富的手术中心，若患者同意，可考虑行局部肿瘤切除加淋巴结清扫术、十二指肠切除术或更不常用的胰十二指肠切除术，这样能够提高治愈率（2｜⊕⊕○○）。尽管 Whipple 胰十二指肠切除术能够最大程度治愈 MEN1 的胃泌素瘤，但对大部分患者我们并不推荐该手术方式，因为该手术方式会增加手术死亡率和长期病死率，并且较小范围手术的长期生存率也比较理想（2｜⊕⊕⊕○）。

药物治疗包括质子泵抑制药及生长抑素类似物，以抑制胃酸过多分泌（1｜⊕⊕⊕⊕）。高胃泌素血症的患者应定期进行胃肠镜检查，以排除消化性溃疡及胃类癌可能（2｜⊕⊕○○）。

手术在无功能性胰腺肿瘤治疗中的作用存在争议。对 1 cm 以上或过去 6~12 个月生长明显的肿瘤，建议考虑手术治疗（2｜⊕⊕○○）。

应由擅长 NET 的组织病理学家检查所有肿瘤组织，并根据 2010 年世界卫生组织（World Health Organization，WHO）分类标准、国际肿瘤控制联盟 TNM 分级标准（第七版）及欧洲神经内分泌肿瘤协会 T 分期系统对肿瘤进行分级（1｜⊕⊕⊕⊕）。不能手术切除肿瘤的治疗，包括生长抑素类似物、生物疗法、靶向放射核素治疗、局部治疗及化疗（1｜⊕⊕⊕○）。无法手术或已经转移的胰腺 NET 可考虑化疗（1｜⊕⊕⊕○）。舒尼替尼及依维莫斯可用于分化良好的晚期进展性胰腺 NET（1｜⊕⊕⊕○）。

（六）垂体瘤

1. 诊断   是否进行垂体瘤的生化筛查取决于临床判断及当地资源，内容包括每年检测血浆催乳素及胰岛素样生长因子 1（insulin-like growth factor 1，IGF-1）水平（2｜⊕⊕⊕○），同时每 3~

5 年行垂体 MRI 检查（2｜⊕⊕○○）。检查结果异常的患者，应进行下丘脑-垂体轴检测以明确垂体病变的性质以及对其他垂体激素分泌的影响（1｜⊕⊕⊕○）。

2. 治疗　MEN1 相关垂体瘤的治疗与非 MEN1 垂体瘤相似，包括适宜的药物治疗（如治疗催乳素瘤的多巴胺受体激动药；治疗生长激素瘤的奥曲肽或兰瑞肽）或选择性经蝶垂体瘤切除术联合残存肿瘤组织的放疗（1｜⊕⊕⊕⊕）。

（七）胸腺、支气管及胃 NET

1. 诊断　检测尿 5-羟吲哚乙酸及嗜铬粒蛋白 A 对诊断无帮助（1｜⊕⊕⊕⊕）。推荐每 1~2 年行胸部 CT 或 MRI 检查以发现胸腺及支气管类癌（2｜⊕○○○）。推荐高胃泌素血症的患者每 3 年行胃镜检查（同时行组织活检）以发现消化性溃疡及 Ⅱ 型胃类癌（2｜⊕⊕○○）。超声内镜及生长抑素受体闪烁显像可能有助于诊断（1｜⊕⊕⊕⊕）。

2. 治疗　如有可能，对于胸腺及支气管类癌应行根治性手术治疗（1｜⊕⊕⊕⊕）。如果疾病处于晚期无法行根治性手术，可采取放疗及化疗（2｜⊕○○○）。Ⅱ 型胃类癌的最佳治疗方法尚无定论，<10 mm 的病变可通过内镜检查随访观察。较大的病变需要内镜下切除加部分或全胃切除术。生长抑素类似物在 Ⅱ 型胃类癌中的使用指征尚未明确（2｜⊕⊕○○）。

（八）肾上腺瘤

1. 诊断　至少每 3 年进行 1 次腹部 CT 或 MRI 检查（2｜⊕⊕○○）。肾上腺病变应持续给予影像学监测并评估是否有恶性可能（1｜⊕⊕⊕○）。应由擅长肾上腺成像的影像学专家进行读片（1｜⊕⊕⊕○）。生化检查应限于有临床症状或肾上腺瘤>1 cm 的患者，并应着重于原发性醛固酮增多症及原发性皮质醇增多症的评估（1｜⊕⊕⊕○）。

2. 治疗　MEN1 相关肾上腺瘤的治疗类似于非 MEN1 肾上腺瘤。手术适用于功能性肿瘤（如原发性醛固酮症及原发性皮质醇增多症）；瘤体>4 cm 或 6 个月内显著生长的不典型无功能腺瘤，也有手术指征（1｜⊕⊕⊕○）。

二、临床实践指南制定方法

本指南是在 2001 版基础上更新而成。作者是国际上 MEN 及其相关内分泌疾病领域的学术带头人，他们自发组成编写小组，通过对 MEN 的文献回顾形成推荐意见，因此本指南仅代表这些作者的观点。然而，与美国内分泌学会一贯遵循的原则一致，推荐的强度及证据质量的评价均依据 GRADE 分级系统。

关于 MEN1 的诊断、筛查及治疗目前尚无临床对照试验证据。鉴于此，本指南中许多推荐是基于 MEN1 领域专家意见的综合，而不是证据水平。因为 MEN1 属于少见疾病，临床对照试验很难开展，因此本指南中许多推荐意见的强度较弱。本指南并不是旨在形成一个严谨的治疗方案，而是为 MEN1 患者及家属的诊疗提供参考依据。指南的临床应用应谨慎灵活，以避免增加患者及家属的焦虑情绪及经济负担。我们坚信临床工作中如果遵循指南中强力推荐的条款对患者进行管理，患者的收益必然大于风险，而对于指南中推荐力度较弱的条款需综合考虑患者的处境、治疗价值及意愿，只有这样才能制定出最佳的治疗方案。

（一）多发性内分泌腺瘤

MEN 的特征是同一患者发生 2 个或以上内分泌腺肿瘤。MEN 主要有两种类型：MEN1、

MEN2，每种类型以在特定的内分泌腺发生肿瘤为特征（表 10-1）。MEN1 特点是同时合并甲状旁腺瘤、胰岛细胞瘤及腺垂体肿瘤。MEN2 特点是同时合并甲状腺髓样癌及嗜铬细胞瘤，可分为 3 种临床类型：MEN2A、MEN2B 及甲状腺髓样癌（表 10-1）。MEN1 及 MEN2 为常染色体显性遗传，也可散发（即无家族史）。然而，有时难以区分散发性或家族性 MEN，因为在一些散发性病例，没有家族史的原因可能是由于患有此病的父母在症状出现之前已经去世。另外，有些患者的父母可能因为没有症状而漏诊。本指南总结了 MEN1 的临床特征及其诊断、MEN1 相关肿瘤的治疗以及选择性肿瘤筛查方案的遗传学进展。

表 10-1　多发性内分泌腺瘤综合征、肿瘤类型及相关基因异常

类型 （染色体定位）	肿瘤（估计外显率）	基因 最常见突变密码子
MEN1（11q13）	甲状旁腺腺瘤（90%）	*MEN1*
	肠胰腺肿瘤（30%～70%）：胃泌素瘤（40%）、胰岛素瘤（10%）、无功能瘤及胰多肽瘤（20%～55%）、胰高血糖素瘤（<1%）、VIP 瘤（<1%）	83/84，4-bp 缺失（≈4%） 119，3-bp 缺失（≈3%） 209～211，4-bp 缺失（≈8%）
	垂体腺瘤（30%～40%）：催乳素瘤（20%）、生长激素瘤（10%）、促肾上腺皮质激素瘤（<5%）、无功能瘤（<5%）	418，3-bp 缺失（≈4%） 514～516，缺失或插入（≈7%） 内含子 4 ss（≈10%）
	其他肿瘤：肾上腺皮质瘤（40%）、嗜铬细胞瘤（<1%）、支气管肺 NET（2%）、胸腺 NET（2%）、胃 NET（10%）、脂肪瘤（30%）、血管纤维瘤（85%）、胶原瘤（70%）、脑膜瘤（8%）	
MEN（10cen-10q11.2）		
MEN2A	甲状腺髓样癌（90%）	*RET*
	嗜铬细胞瘤（50%）	634，错义突变
	甲状旁腺腺瘤（20%～30%）	例如 Cys→Arg（~85%）
仅甲状腺髓样癌	甲状腺髓样癌（100%）	*RET* 618，错义突变（>50%）
MEN2B（MEN3）	甲状腺髓样癌（>90%）	*RET*
	嗜铬细胞瘤（40%～50%）	918，Met→Thr（>95%）
	伴随异常（40%～50%）如： 　黏膜神经瘤 　马方综合征体型 　有髓角膜神经纤维 　巨结肠	
MEN4（12q13）	甲状旁腺腺瘤[a] 垂体腺瘤[a] 生殖器官肿瘤（如睾丸癌、宫颈神经内分泌肿瘤）[a] 肾上腺+肾肿瘤[a]	*CDKN1B* 迄今未明确突变部位

注：a. 无足够数量提供患病率

1. MEN1

（1）流行病学：MEN1 的发病率在一项随机尸体解剖研究中为 0.25%，原发性甲状旁腺功能亢进症患者 1%~18%，胃泌素瘤患者 16%~38%，垂体瘤患者中不足 3%。任何年龄均可发生 MEN1，但报道的发病年龄在 5~81 岁。MEN1 是常染色体显性遗传病，外显率高。在 50 岁之前，80%MEN1 患者有临床症状，超过 98% 的患者有生化异常。

（2）临床表现：MEN1 的临床表现与肿瘤的部位及分泌的产物有关（表 10-1）。甲状旁腺瘤引起的原发性甲状旁腺功能亢进症是 MEN1 最常见的特征，发生率为 95%。胰岛肿瘤，又称胰腺 NET，包括胃泌素瘤、胰岛素瘤、胰高血糖素瘤、血管活性肠肽瘤（VIP 瘤）及无功能胰腺 NET，发生率为 40%~70%。腺垂体肿瘤，包括催乳素瘤、生长激素瘤、促肾上腺皮质瘤及无功能腺瘤，发生率为 30%~40%。此外，某些 MEN1 患者可合并肾上腺皮质瘤、脂肪瘤、类癌、面部血管纤维瘤、胶原瘤及脑膜瘤（表 10-1）。病变腺体的数目、种类及各自的病理特征（如甲状旁腺增生、单个或多个甲状旁腺瘤）在同一家族的不同成员之间，甚至是同卵双生间也会有所不同。家族性 MEN1 是常染色体显性遗传病，但 8%~14%MEN1 患者是非家族性的（即散发），分子遗传学研究证实 10%MEN1 患者是 *MEN1* 基因的新发突变。在不治疗的情况下，内分泌肿瘤可致 MEN1 患者早期死亡。因此未经治疗 MEN1 患者的预期寿命缩短，50% 的可能性死于 50 岁之前，50%~70% MEN1 患者的死亡原因是恶性肿瘤及并发症。尽管针对胃泌素瘤及卓-艾综合征（Zollinger-Ellison syndrome，ZES）采取抑酸治疗大大改善了 MEN1 患者的预后，但来自法国及比利时的多中心研究表明，70%MEN1 患者的死亡是 MEN1 直接导致的，尤其是恶性胰腺 NET 及胸腺类癌与死亡风险显著增加相关（$HR>3$，$P<0.005$）。这些研究使人注意到 MEN1 的死亡原因已由胃泌素瘤引起的 ZES 转变为 MEN1 相关的恶性肿瘤。

（3）诊断：MEN1 的诊断可依据以下三个标准之一（图 10-1），同时合并 2 个或以上原发性 MEN1 相关内分泌肿瘤（即甲状旁腺瘤、肠胰腺肿瘤及垂体腺瘤）（图 10-1）；临床诊断为 MEN 患者的一级亲属发生一个 MEN1 相关肿瘤；确定有 *MEN1* 种系突变，无论患者有无症状及提示肿瘤发生的血清生化或放射影像学异常（图 10-1）。

（4）治疗：MEN1 相关内分泌肿瘤的治疗原则与相应的非 MEN1 肿瘤大抵相同。然而 MEN1 相关肿瘤的治疗效果欠佳，除了垂体 NET 外，MEN1 相关肿瘤通常是多发的，因此手术效果不理想。如 MEN1 患者常并发多个十二指肠黏膜下胃泌素瘤，因此与散发单个肿瘤相比，其手术治愈率下降。MEN1 患者胃泌素瘤的术后治愈率仅为 15%，而非 MEN1 患者为 45%，5 年后治愈率分别下降至 5% 及 40%。MEN1 患者也常发生多性甲状旁腺瘤，甲状旁腺次全切后，MEN1 患者 10 年内持续或复发高钙血症的比例为 20%~60%，而非 MEN1 患者为 4%。其次，与散发性内分泌肿瘤相比，MEN1 相关 NET 患者常合并不易发现的转移性疾病。如高达 50% 的 MEN1 相关胰岛素瘤患者合并肿瘤转移，而非 MEN1 患者不到 10% 发生转移。再次，MEN1 相关肿瘤可能更大，更具有侵袭性，对治疗更不敏感。如 MEN1 患者 85% 腺垂体肿瘤在诊断时为大腺瘤，而非 MEN1 患者为 64%。MEN1 患者 30% 的垂体瘤侵犯周围组织（Hardy 分级 III 期及 IV 期），而非 MEN1 患者的比例为 10%。MEN1 患者超过 45% 的垂体瘤经过适宜的药物、手术及放疗后仍持续分泌过多激素，而非 MEN1 患者的比例为 10%~40%。

2. 甲状旁腺瘤

（1）临床表现与诊断：原发性甲状旁腺功能亢进症在 MEN1 患者中最常见，发生率为 90%（表 10-1）。患者可有无症状的高钙血症、肾结石、纤维囊性骨炎、高钙血症伴随的不典型症状（如多尿、烦渴、便秘或不适）或偶尔发生的消化性溃疡。生化检查提示高钙血症，通常伴有血清 PTH 浓度升高。高钙血症通常是轻度的，严重时会引起高钙血症危象，甲状旁腺癌非常罕见。与

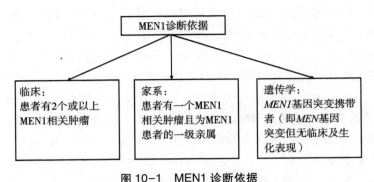

图 10-1   MEN1 诊断依据

注：基于临床和家系的诊断有可能与拟表型混淆

非 MEN1 患者相比，MEN1 患者的原发性甲状旁腺功能亢进症的起病年龄更早（20~25 岁与 55 岁比较），骨矿物质密度下降更明显，无性别差异（1：1 与 1：3 比较）。术前影像学检查（如颈部超声及 ^{99} 锝-MIBI 甲状旁腺闪烁成像）的诊断价值有限，因为所有的甲状旁腺均可能受累，无论术前肿瘤定位如何，颈部探查都是必要的。

（2）治疗：手术切除 MEN1 患者异常活跃的甲状旁腺腺瘤是根本性治疗措施，但是行甲状旁腺次全切（3.5 个腺体）还是全切、手术应在疾病的早期还是晚期阶段进行均有争议。推荐双侧颈部开放性探查，而非微创甲状旁腺切除术，这是因为尽管组织学上难以区分，但 4 个甲状旁腺通常同时发生腺瘤或增生。MEN1 患者很少出现甲状旁腺癌，迄今为止仅报道了 3 例 MEN1 种系突变的患者患有甲状旁腺癌。甲状旁腺次全切除术（即切除≤3.5 个腺体）后 10~12 年，持续或复发高钙血症的发生率为 40%~60%，因低钙血症需长期维生素 D 或活性维生素 D 治疗的患者比例为 10%~30%。与之相比，非 MEN1 患者行甲状旁腺次全切除术后复发高钙血症的概率为 4%~16%，而低钙血症为 1%~8%。新鲜或冻存的甲状旁腺组织均被用于甲状旁腺全切术并自体移植，但手术疗效依赖于冻存腺体细胞的活性，其活性会随着冷冻到移植的时间间隔延长而下降。替代方法之一是术中快速检测 PTH 水平，以判断是否成功切除了功能亢进的甲状旁腺组织，并帮助决策是否进行前臂甲状旁腺组织移植。有功能的自体甲状旁腺组织移植可导致 50% 以上的 MEN1 患者复发高钙血症，而手术切除移植的甲状旁腺组织并不一定有效。为了提高甲状旁腺自体移植的效果，有研究报道使用更少的甲状旁腺组织（如约 10 个 1 mm³ 的甲状旁腺组织）来减少高钙血症的复发及甲状旁腺功能减退症的发生率。前臂甲状旁腺组织自体移植对甲状旁腺次全切除术是有益的，因为可以避免维生素 D 替代治疗。如有高钙血症复发，可以在局部麻醉下切除移植的甲状旁腺组织，并避免了全身麻醉下颈部再次手术。MEN1 患者原发性甲状旁腺功能亢进症的初始治疗建议选择甲状旁腺次全切除术，但在一些病例中也可考虑甲状旁腺全切加自体甲状旁腺移植术。病变广泛患者在初次及再次手术时可以考虑甲状旁腺全切。持续性低钙血症可给予口服骨化三醇（1,25-二羟维生素 D），但某些患者即使应用了维生素 D 及钙剂替代治疗，其甲状旁腺功能减退症的处理仍比较棘手。有症状的 MEN1 高钙血症患者推荐行甲状旁腺全切，而对于无症状的患者不推荐行甲状旁腺手术，但要对症状和并发症做定期评估，一旦出现，应行甲状旁腺次全切除和胸腺切除术。然而手术时机的选择应慎重考虑，同时还应考虑到手术经验、长时间定期检测血钙的可行性、是否能买到骨化三醇（维生素 D 类似物）及患者的意愿等。拟钙药（如西那卡塞）可通过钙敏感性受体起作用，可应用于手术失败或有手术禁忌的原发性甲状旁腺功能亢进症患者。

3. 胰岛细胞瘤   在不同研究中，MEN1 患者胰腺 NET 的发生率为 30%~80%。这些肿瘤大多分泌过量的激素［如胃泌素、胰岛素或血管活性肠肽（vasoactive intestinal polypeptide，VIP）］并伴有明显的临床症状，而有些（如分泌胰多肽的肿瘤）可能与临床症状无关或是不分泌激素（即无功能）。与非 MEN1 患者相比，MEN1 患者的胰腺 NET 发病年龄较早。由于 MEN1 相关的胰腺 NET 常是多发的，并且性质不确定，因此准确诊断及治疗面临着很大挑战。如在功能性肿瘤综合征中（如胃泌素瘤、胰岛素瘤），影像学检查到的肿瘤与激素过多分泌不一定有关。

4. 胃泌素瘤

（1）临床表现与诊断：胃泌素瘤常伴有胃酸分泌明显增多及反复消化性溃疡，两者同时存在时称 ZES。在所有 MEN1 患者的神经内分泌胰十二指肠肿瘤中，胃泌素瘤至少占 50%（表 10-1），同时有 20% 的胃泌素瘤患者并发 MEN1。胃泌素瘤常很小（直径<5 mm），并且是黏膜深处多发结节样病变。胃泌素瘤通常生长较慢，但易转移至胰腺周围的淋巴结，偶尔转移到肝。胃泌素瘤极少发生在胰腺，一旦发生则与无功能性神经内分泌胰腺肿瘤很难区分，选择性动脉内促胰液素注射试验（SASI 试验）有助于定位胃泌素瘤。胃泌素瘤在 30 岁以上的 MEN1 患者中较常见，严重的反复发作的多发消化性溃疡（引起穿孔）发生率很高。ZES 患者常有腹泻和脂肪泻。诊断主要依据空腹血清胃泌素水平升高同时合并基础胃酸分泌增多（胃内 pH<2）。有时需要进行肠促胰液素（2 U/kg）或钙输注［4 mg Ca^{2+}/（kg·h），持续 3 h］激发试验鉴别 ZES 与其他高胃泌素血症疾病，如胃窦 G 细胞增生等。然而，在 MEN1 患者，ZES 只能是伴随原发性甲状旁腺功能亢进症发生，且有研究报道高胃泌素血症与高钙血症有关。因此在某些 MEN1 患者，ZES 的诊断比较困难。此外，成功治疗原发性甲状旁腺功能亢进症恢复血钙正常，能够显著改善 20%MEN1 合并 ZES 患者的临床症状和生化指标异常。超声、超声内镜、CT、MRI、选择性腹部血管造影术或生长抑素受体闪烁成像有助于肿瘤定位。动脉内钙注射联合肝静脉胃泌素采样能够有效定位胃泌素瘤。

（2）治疗：MEN1 和 ZES 患者的药物治疗旨在将基础胃酸分泌降至 10 mmol/L 以下，壁细胞 H$^+$-K$^+$-ATP 酶抑制药（如奥美拉唑或兰索拉唑）可以达到这种效果，成为治疗胃泌素瘤的首选药物。有些患者可能还需要组胺 H$_2$ 受体抑制药（如西咪替丁或雷尼替丁）的辅助治疗。手术治疗 MEN1 相关胃泌素瘤存在争议。手术的目标是减少肿瘤转移风险并提高存活率，合并胃泌素瘤的 MEN1 患者预后与肿瘤大小及是否合并肝转移有关。因此，肝转移的风险随着肿瘤体积的增大而增加，如胰腺 NET 超过 4 cm 的患者中有 25%~40% 合并肝转移，而瘤体介于 2~3 cm 的 MEN1 患者，有 50%~70% 合并淋巴结转移。胃泌素瘤<2.5 cm 的 MEN1 患者的 15 年存活率是 100%，尽管淋巴结的转移似乎不影响生存率，但合并转移的患者其 15 年存活率是 52%。胰腺内非转移性胃泌素瘤的理想治疗是手术切除，我们推荐手术治疗胰腺胃泌素瘤，因为 2 cm 以上的肿瘤患者的生存率在术后得以提高。然而，对于大多数 MEN1 患者来说，胃泌素瘤是多发的，且多位于十二指肠，有研究表明手术切除难度大。一项研究显示 MEN1 胃泌素瘤患者的术后治愈率仅为 16%，5 年治愈率下降到 6%。而非 MEN1 胃泌素瘤患者的治愈率均较高，分别为 45% 和 40%。然而，近来有研究报道，高达 77% 的高胃泌素血症的 MEN1 患者在行十二指肠切除术、胰十二指肠切除术或者胰腺全切术后 6 个月随访时血清胃泌素水平正常，肠促胰液素激发试验阴性。手术能否达到长期缓解并提高生存率还需要进一步研究。尽管 Whipple 胰十二指肠切除术的治愈率可达到 65%，但也常合并较高的手术死亡率和远期并发症，包括体重下降、糖尿病和吸收不良。因此，大多数医疗中心对大部分 MEN1 患者不采取 Whipple 切除术，主要是因为次全切术（或非手术治疗）的生存率也不错，如伴或不伴肿瘤转移的 15 年生存率分别为 52% 和 100%。事实上，许多医学中心对 MEN1 患者采取非手术治疗，一旦明确胰腺胃泌素瘤在 2 cm 以上，仍推荐手术切除。然而在一些专业的医疗中心，对 MEN1 相关胃泌素瘤进行了术前及术中肿瘤成像和定位的基础上（如十二指肠透视），也可以考虑手术切除。由于大范围切除会增加死亡率，我们推荐应根据术前检查、病

史（如胰岛素依赖性糖尿病病史）及患者选择采取个体化方案。播散性胃泌素瘤的治疗很困难，化疗（氟尿嘧啶）、激素疗法（生长抑素类似物奥曲肽或兰瑞肽）、肝动脉栓塞、人干扰素以及祛除可切除的肿瘤，这些措施偶尔有效。

5. 胰岛素瘤

（1）临床表现与诊断：胰岛素瘤，即分泌胰岛素的胰岛 β 细胞肿瘤，在 MEN1 患者的胰腺肿瘤中占 10%~30%（表 10-1）。胰岛素瘤通常是单发的，直径>5 mm。10%的 MEN1 患者在确诊为胰岛素瘤时还合并胰腺其他神经内分泌肿瘤，且这两个肿瘤可能是在不同时间产生的。胰岛素瘤在 40 岁以下的 MEN1 患者中常见，并且许多病例发生在 20 岁以下，而在非 MEN1 患者中，胰岛素瘤常发生在 40 岁以上。10%MEN1 患者的首发临床表现是胰岛素瘤，4%胰岛素瘤患者同时合并MEN1。胰岛素瘤患者会在空腹及劳累后出现低血糖症状，进食葡萄糖后症状缓解。最可靠的诊断方法是 72 h 饥饿试验，在出现低血糖的同时伴有血浆胰岛素水平升高。血液循环中 C 肽及胰岛素原水平升高也有助于诊断。低血糖发作时检测血或尿标本排除口服降糖药物（如磺脲类药物）的影响很重要。术前通过超声内镜、MRI、CT 或腹部血管造影、选择性动脉内激发试验并肝静脉取血进行定位，以及术中直接行胰腺超声可能会提高手术成功率。

（2）治疗：药物治疗，包括频繁进食碳水化合物、二氮嗪或奥曲肽，效果不理想。手术是最佳治疗方法。单个肿瘤剔除、胰腺远端切除、胰腺部分切除或切除所有可见的胰腺肿瘤并摘除剩余胰腺内结节，其根治效果在许多患者身上得以验证。另外，术中监测胰岛素/血糖比值对于判断胰岛素瘤是否成功切除具有一定价值。化疗包括氟尿嘧啶和多柔比星或肝动脉栓塞已用于发生转移的患者。

6. 胰高血糖素瘤

（1）临床表现与诊断：胰高血糖素瘤即分泌胰高血糖素的胰腺肿瘤，在 MEN1 患者中的发病率不到 3%，但有些无功能性胰腺 NET 的免疫染色为胰高血糖素（表 10-1）。典型临床表现如皮疹（坏死性迁移性红斑）、体重下降、贫血及口腔炎可能缺如，无症状患者可通过胰腺影像学检查或糖耐量异常及高胰高血糖素血症发现肿瘤。

（2）治疗：胰腺尾部是胰高血糖素瘤的好发部位，手术切除是治疗首选。然而，治疗会有一定难度，因为 50%~80%患者在诊断时已经发生转移。药物治疗如生长抑素类似物（奥曲肽或兰瑞肽）或应用氟尿嘧啶或二甲基三氮烯咪唑进行化疗对部分患者有效，肝动脉栓塞术用于伴肿瘤转移的患者。

7. VIP 瘤

（1）临床表现与诊断：VIP 瘤只见于少数 MEN1 患者（表 10-1），表现为水样泻、低钾血症及胃酸缺乏（watery diarrhea, hypokalemia, achlorhydria, WDHA）综合征。该临床综合征又被称为弗纳-莫里森综合征、WDHA 综合征、VIP 瘤综合征。排除使用泻药及利尿药，空腹状态下粪便量每天超过 0.5~1.0 L 或血浆 VIP 浓度显著升高即可确定诊断。

（2）治疗：VIP 瘤大多位于胰腺尾部，通过手术可以达到治愈。对于不能手术切除的患者，生长抑素类似物如奥曲肽和兰瑞肽、链脲佐菌素联合氟尿嘧啶、糖皮质激素、吲哚美辛、甲氧氯普胺及碳酸锂有一定疗效，肝动脉栓塞可用于转移灶的治疗。

8. 无功能性胰腺 NET

（1）临床表现和诊断：无功能性胰腺肿瘤常无明显的临床症状，可能会引起胰腺某些激素水平（胰多肽、胰高血糖素）的轻微升高但无临床表现。尽管其现在被归为一类，但是无功能性胰腺 NET 可能表现出很高的异质性，有很多不同的亚型。随着影像学筛查方法敏感度的不断增加，无功能胰腺 NET 检出率增加。如一项超声内镜研究显示 55%的 MEN1 患者存在无功能胰腺 NET

（表 10-1），还有研究报道这种无功能胰腺 NET 可发生于 15 岁以下的无症状患者。

识别无功能胰腺 NET 在临床上有重要意义，原因如下：第一，恶性的胰腺 NET 是 MEN1 患者最常见的死因；第二，越来越多的无功能肿瘤被发现，目前研究表明该肿瘤是与 MEN1 相关的最常见的肠胰肿瘤，并且与有功能的胰岛素瘤和胃泌素瘤相比，预后更差；第三，如果没有影像学检查，缺乏临床症状和特异性生化异常表现会延误无功能胰腺 NET 的诊断。因此，MEN1 患者应该在 10 岁前开始肠胰肿瘤的影像学筛查（表 10-2），但最优的筛查方法和间隔时间仍需进一步研究。有研究表明，超声内镜对于发现小的胰腺肿瘤有着最高的敏感度，而生长抑素受体显像技术是发现转移肿瘤最可靠的方法。然而，定期进行超声内镜筛查的可行性取决于当地的医疗资源。此外，对于无症状患者体内较小的胰腺肿瘤（<1 cm），其临床意义仍需进一步评估。

表 10-2　MEN1 高风险患者的生化和影像学筛查

肿瘤	发病年龄（岁）	每年生化筛查（血浆或血清）	影像学筛查（时间间隔）
甲状旁腺	8	降钙素、甲状旁腺激素	无
胰腺肿瘤			
胃泌素瘤	20	胃泌素（±胃 pH）	无
胰岛素瘤	5	空腹血糖、胰岛素	无
其他 NET	<10	嗜铬粒蛋白 A、胰多肽、胰高血糖素、血管活性肠肽	CT、MRI 或者 EUS（每年）
腺垂体	5	催乳素、IGF-1	MRI（每 3 年）
肾上腺	<10	不需要，除非提示肿瘤有功能或和影像学上>1 cm	MRI 或 CT（每年）
胸腺和支气管类癌	15	无	CT 或者 MRI（每 1~2 年）

注：EUS. 超声内镜；IGF-1. 胰岛素样生长因子-1

（2）治疗：对无症状的胰腺无功能性 NET 的治疗是有争议的。治疗目标是减少转移相关疾病的发病率和死亡率、保护胰腺组织及减少手术并发症。目前推荐应根据肿瘤大小决定手术方式，因为体积大的肿瘤转移率增加。有研究表明，>3 cm 的无功能 NET 患者同时发现转移为 43%，肿瘤体积为 2.1~3.0 cm 者为 18%，肿瘤<1 cm 的仅为 4%，但是这种相关性在其他的研究中没有发现。因此，对手术适应证尚未达成共识。胰头十二指肠切除术能成功切除 80% 的肿瘤，但有些患者出现并发症，包括糖尿病、频繁脂肪泻、早期和晚期倾倒综合征及其他胃肠道症状。尽管有的中心建议只有>2 cm 的胰腺无功能性 NET 才考虑手术切除，我们依然建议，>1 cm 的可考虑手术治疗。<1 cm 的肿瘤如果生长迅速也可考虑手术切除，例如：肿瘤体积在 3~6 个月内体积翻倍并且>1 cm。由于存在潜在的手术并发症风险，治疗方法选择要取得患者的知情同意。此外，在考虑这些建议时，很重要的一点是要考虑有相当一部分患者在首发症状时已存在隐匿性转移（即影像学检查未发现肿瘤），而且肿瘤可在术后残存的胰腺组织复发。

有报道称，酪氨酸激酶受体抑制药（tyrosine kinase receptor, TKR）和哺乳动物雷帕霉素（mammalian target of rapamycin, mTOR）信号通路抑制药能有效治疗胰腺 NET。胰腺 NET 可表达 TKR、血管内皮生长因子受体及血小板来源生长因子受体，有些肿瘤表现为 IGF 介导的自泌性 mTOR 信号通路的激活，即一种丝苏氨酸激酶，它可刺激细胞增殖分化和血管形成。晚期分化良好的胰腺 NET 患者和安慰剂组相比，应用 TKR 抑制药苹果酸舒尼替尼能改善总体存活率，使无进展生存期提高 1 倍（11.4 个月与 5.5 个月比较，$P<0.001$）。晚期的低或中分化的胰腺 NET 患者，应用 mTOR 抑制药依维莫司（everolimus），也能使无进展生存中位数提高 1 倍（11.0 个月与 4.6 个月比较，$P<0.001$）。这两项研究主要包括非 MEN1 患者，如在苹果酸舒尼替尼研究中纳入 171 例患者，仅有 2 例为 MEN1，而且均未分在治疗组；在依维莫司研究中，共纳入 410 例患者，但无 MEN1 患者详细资料。尽管如此，这两项研究仍体现了治疗非 MEN1 的恶性胰腺 NET 的最新进展，并很有可能被扩展应用于合并胰腺 NET 的 MEN1 患者中。

9. 其他胰腺肿瘤　有报道发现，某些 MEN1 患者合并分泌生长素释放激素（growth hormone releasing hormone，GHRH）的 NET 或称生长激素释放激素瘤（GHRH 瘤）。有 33% 的 GHRH 瘤患者合并其他 MEN1 相关肿瘤。GHRH 瘤可通过测定循环中升高的 GH 或 GHRH 浓度而诊断。50% 以上的 GHRH 瘤位于肺部，30% 在胰腺，10% 在小肠。手术切除是治疗该肿瘤的方法。生长抑素瘤，分泌生长抑素从而抑制生长激素分泌，并引起高血糖、胆结石、胃酸分泌减少、脂肪泻、腹痛、贫血和体重减轻，称为生长抑素瘤综合征。尽管有 7% 的 MEN1 胰腺肿瘤患者分泌生长抑素，但是在 MEN1 患者中尚无生长抑素瘤综合征的报道。

10. 垂体瘤

（1）临床表现和诊断：MEN1 患者垂体瘤发生率为 15%～50%（表 10-1），发病年龄 5～90 岁，平均发病年龄 38.0±15.3 岁。MEN1 垂体瘤女性多见，且多为大腺瘤，即直径>1 cm（MEN1 与非 MEN1 比较为 85%、42%，$P<0.001$）。此外，1/3 的垂体瘤具有组织侵袭性，容易侵袭到正常垂体组织。然而，尚无具体的组织学参数区分 MEN1 和非 MEN1 垂体肿瘤。尽管具有体积大、侵袭性高、治疗反应差等特点，MEN1 患者垂体腺癌的发生率并没有增加。60% MEN1 相关的垂体瘤分泌催乳素，<25% 分泌生长激素，5% 分泌促肾上腺皮质激素，其余的为无功能性腺瘤，其中有些分泌糖蛋白亚单位（表 10-1）。但有报道在澳大利亚塔斯乌尼亚的一个大家族，无功能腺瘤比例可达 25%。然而，MEN1 患者的垂体瘤可对多种激素呈现免疫反应，尤以生长激素催乳素瘤发生率最高。事实上，与非 MEN1 患者相比，多种激素的同时表达在 MEN1 相关的垂体瘤更常见。垂体瘤，通常是催乳素瘤，可能是 15% MEN1 患者的首发表现。尽管基因型与表型之间并不存在明确相关性。<3% 的腺垂体肿瘤患者会成为 MEN1。其临床表现和非 MEN1 的垂体瘤患者类似，均取决于肿瘤分泌的激素和肿瘤的大小。因此患者可表现为高催乳素血症（闭经、不孕、女性溢乳、男性阳痿和不育），或有肢端肥大或库欣综合征表现。此外肿瘤体积增大压迫周围组织，如视交叉或正常垂体组织，可引起视觉障碍和（或）垂体功能减退。*MEN1* 基因突变携带者发生肿瘤的概率较高，需定期监测生化指标，如催乳素和 IGF-1 水平以及垂体 MRI 检查（表 10-2）。如果结果异常，需行下丘脑-垂体功能检查以明确垂体病变的性质及对垂体其他激素水平的影响。

（2）治疗：MEN1 患者垂体肿瘤治疗与非 MEN1 患者类似，包括适当的药物治疗（如溴隐亭和卡麦角林治疗催乳素瘤，奥曲肽及兰瑞肽治疗生长激素腺瘤）。如果可能，可行选择性经蝶垂体瘤切除术，联合放疗残留的不能手术切除的肿瘤组织。但是 MEN1 患者垂体肿瘤有较高的侵袭性，对药物和手术治疗反应较差。因此与非 MEN1 患者相比，药物治疗对分泌激素的垂体腺瘤效果很差，很难将升高的激素水平降至正常（MEN1 与非 MEN1 比较为 42%、90%，$P<0.001$）。此外，对 85 例合并催乳素瘤的 MEN1 研究表明，治疗仅能使 37 例（44%）催乳素水平降至正常。因此，尽管关于 MEN1 相关垂体瘤的研究很少，但与非 MEN1 垂体瘤相比，MEN1 相关的垂体瘤可能更多地需要手术治疗。其他类型垂体瘤的治疗效果，尚无足够病例数量分别与相应的散发病例进行可靠比较。

11. 相关肿瘤　MEN1 患者除了甲状旁腺、胰腺、垂体外，其他组织也会有肿瘤发生。因此，类癌、肾上腺皮质肿瘤、面部血管纤维瘤、胶原瘤、甲状腺肿瘤、脂肪瘤、脑膜瘤也有报道与 MEN1 相关（表 10-1）。

（1）类癌

1）临床表现和诊断：类癌在所有 MEN1 患者中发病率超过 3%（表 10-1），可位于支气管、胃肠道、胰腺或胸腺。支气管类癌主要发生在女性（男女比例 1∶4）。相反，欧洲 MEN1 相关的胸腺类癌主要发生在男性（男女比例 20∶1），吸烟者发生风险更高；而日本胸腺类癌发生率性别差异没有如此显著（2∶1）。MEN1 相关的胸腺类癌貌似有很强的侵袭性。有报道，胸腺肿瘤可明显增加 MEN1 患者死亡风险（$OR=4.29$），相比而言支气管类癌未报道有死亡风险增加。胸腺瘤患者中位生存时间为 9.5 年，70% 直接死于肿瘤本身。确立诊断时患者多无症状，也无类癌综合征的临床表现。重要的是，也没有与胸腺或支气管类癌相一致的激素或生化异常（如血浆嗜铬粒蛋白 A）。因此，这些肿瘤的筛查依赖于影像学检查。最优的筛查方法仍无定论，CT 和 MRI 检查对胸腺和支气管肿瘤敏感，但反复的 CT 扫描有增加电离辐射暴露的担忧。奥曲肽显像也能发现支气管和胸腺类癌，但目前无证据支持其作为常规检查。我们建议每 1~2 年复查 CT 或 MRI，以早期发现胸腺和支气管肿瘤（表 10-2）。胃类癌中的 Ⅱ 型胃肠嗜铬样细胞（enterochromaffin-like，ECL）类癌（ECLomas）与 MEN1 和 ZES 相关，可能会在为主诉消化不良的 MEN1 患者做胃镜检查时偶然发现。70% 以上的 MEN1 患者可发生这些肿瘤，通常是多发的，且 <1.5 cm。

2）治疗：如果可以切除，手术是类癌的首选治疗。值得注意的是，有报道显示做了预防性胸腺切除术的患者，仍可发生胸腺类癌，说明即使做了这类手术仍需给予影像学监测。对不能切除的和转移性肿瘤，可给予放疗或化疗（如顺铂、依托泊苷）。此外，生长抑素类似物如奥曲肽或兰瑞肽，可改善症状并缩小肿瘤。虽然对 Ⅱ 型 ECLomas 的恶性潜能了解甚少，但生长抑素类似物如奥曲肽和兰瑞肽，可使这类肿瘤缩小。

（2）肾上腺皮质肿瘤

1）临床表现和诊断：文献报道的 MEN1 患者无症状肾上腺皮质肿瘤的发生率为 20%~73%，这取决于采用何种影像学检查方法（表 10-1）。大部分肿瘤是无功能性的，包括皮质腺瘤、增生、多发腺瘤、结节性增生、囊肿和癌。事实上，<10% 的肾上腺增生的患者有激素分泌增加，而其中醛固酮症和非促肾上腺皮质激素（adrenocorticotropic hormone，ACTH）依赖的库欣综合征最常见。偶尔见到雄激素过多，与肾上腺皮质癌有关。与 MEN1 相关的嗜铬细胞瘤少见。对于有明显症状或瘤体 >1 cm 的肿瘤需进行相关生化指标检测（肾素、醛固酮浓度、小剂量地塞米松抑制试验、尿儿茶酚胺等）。MEN1 患者肾上腺皮质癌的发病率为 1%，但当瘤体 >1 cm 时发病率为 13%。因此，有肾上腺肿瘤的 MEN1 患者需每年进行影像学检查（表 10-2）。当肿瘤表现不典型的影像学特征（如 CT 平扫时发现 CT 值增加）、生长迅速或 >4 cm 时，需手术切除。

2）治疗：由于大部分肿瘤是良性的，因此对 MEN1 相关无功能肿瘤治疗尚未达成共识。尽管在 MEN1 患者中也发现了直径 <4 cm 的肾上腺皮质癌，但当肿瘤直径 >4 cm 时，其恶性程度明显增加。因此我们建议的手术指征为：直接 >4 cm；直径 1~4 cm 但有非典型的和可疑的影像学特征；6 个月内有明显可测量的体积增大。对于有功能的腺瘤，处理同非 MEN1 患者。

（3）脑膜瘤：在 MEN1 患者中发现的神经系统肿瘤有脑室管膜瘤、神经鞘瘤和脑膜瘤（表 10-1）。脑膜瘤见于不到 10% 的 MEN1 患者（表 10-1），这些患者常有 15 年以上的其他临床表现（如原发性甲状旁腺功能亢进症）。大部分脑膜瘤不会引起症状，60% 的不会增大。治疗同非 MEN1 患者。

12. MEN1 的皮肤表现　超过 33% 的 MEN1 患者有皮下脂肪瘤（表 10-1），常为多发。此外，皮下脂肪瘤也可发生于内脏、胸膜、腹膜后。建议非手术治疗，如果因为美容原因切除后，通常不会复发。

13. 面部血管纤维瘤和胶原瘤　MEN1 患者多发性面部血管纤维瘤的发生率为 22%~88%，胶原瘤为 0~72%（表 10-1）。其皮肤表现在 MEN1 患者比较常见，可以为 MEN1 患者亲属的症状前诊断提供线索。通常无须治疗。

14. 甲状腺肿瘤　甲状腺肿瘤包括腺瘤、胶质性甲状腺肿和癌在 MEN1 患者中发病率超过 25%。然而，由于甲状腺疾病在一般人群中的患病率很高，提示 MEN1 患者与甲状腺异常的关系可能是偶然的，没有临床意义。治疗同非 MEN1 患者。

15. *MEN1* 的基因检测和筛查

（1）*MEN1* 基因：*MEN1* 基因是位于染色体 11q13，由 10 个外显子组成，编码含 610 个氨基酸的蛋白质 menin 具有调节转录、基因组稳定、细胞分裂和增殖的作用。但是，menin 蛋白在肿瘤发生和作为治疗新靶点中的确切作用还有待探讨。种系 *MEN1* 基因突变的遗传性使个体易罹患肿瘤，发生在体细胞突变之后，可能是点突变或更多见的基因缺失，导致肿瘤 DNA 发生杂合性缺失（loss of heterozygosity，LOH），这与 Knudson 的二次打击假说及 menin 蛋白的抑癌作用一致。因此，患者的非肿瘤细胞（如白细胞）是由野生型（正常）和 *MEN1* 突变等位基因组成的杂合子，而肿瘤细胞 90% 以上的患者表现为 LOH，只有 *MEN1* 突变等位基因。不到 10% 的 *MEN1* 相关肿瘤未观察到 LOH，野生型等位基因失活的常见原因为点突变或 *MEN1* 基因编码区或剪接位点的微小缺失或插入。

（2）*MEN1* 胚系突变：在 *MEN1* 基因被发现以来的 10 年，即有 1336 个 *MEN1* 突变被确认，包括 1133 个胚系突变和 203 个体细胞突变。1133 个胚系突变由 459 种不同的突变组合而成，遍布 *MEN1* 基因的整个 1830 bp 编码区和剪接位点。大多数（75%）*MEN1* 胚系基因突变是失活的，与预期中的抑癌基因一致。*MEN1* 基因 9 个位点的突变占了所有胚系突变的 20%（表 10-1）。与 MEN2 不同，MEN1 患者基因型/表型明显缺乏关联（表 10-1），且在 *MEN1* 基因 1830 bp 的编码区存在广泛多样的突变，这使得应用突变分析诊断 MEN1 比 MEN2 困难。超过 10% 的 *MEN1* 胚系突变为新发突变，可以传递给下一代。当一个以前未知的错义突变或框内缺失被发现时，通过分子学诊断 MEN1 仍然困难，因为突变本身的致病性尚不清楚。值得注意的是，5%~25% 的 MEN1 患者在 *MEN1* 基因编码区没有胚系突变，这些患者可能有整个或部分基因缺失，或是启动子或非编码区的突变，这仍有待研究。对在 *MEN1* 基因编码区和剪接位点未发现突变的患者，我们推荐采用多重连接依赖式探针扩增技术分析外显子的缺失。

（3）*MEN1* 基因多态性：目前报道有 24 个不同的 *MEN1* 基因多态性。识别这些多态性非常重要，因为在行基因诊断分析时需要将它们和突变鉴别，而且这种多态性有时可以帮助我们对未发现 *MEN1* 基因突变的家系进行分离分析。

（4）*MEN1* 肿瘤体细胞突变：有超过 90% 的 MEN1 肿瘤患者 11q13 表现为 LOH，这也被作为 *MEN1* 是抑癌基因的证据，与 Knudson 的二次打击学说一致。然而，LOH 只是二次打击发生的机制之一，其他机制还包括基因内缺失和点突变。肿瘤 DNA 基因突变分析确定体细胞突变是目前研究的热点，但其临床价值不大（或没有），因为 11q13 染色体上的 *MEN1* 基因杂合性缺失在 5%~50% 的其他散发肿瘤（非 MEN1 肿瘤）中也同样存在。如最近的一项研究中，对非 MEN1 胰腺 NET 患者约 18 000 个蛋白编码基因进行了外显子测序，结果发现：这些肿瘤中 44% 为体细胞失活性 *MEN1* 基因突变；43% 为死亡结构域相关蛋白（death domain-associated protein，DAXX）和 X 染色体连锁的 α-地中海贫血伴智力低下综合征（α-thalassemia mental retardation syndrome X-linked，ATRX）突变，后者编码转录/染色质重塑复合体亚单位；15% 是 mTOR 通路上的基因（*PTEN*、*TSC2* 和 *PIK3CA*）突变。有研究显示具有 *MEN1*、*DAXX/ATRX* 或 *MEN1* 和 *DAXX/ATRX* 联合突变的患者，其生存期比胰腺 *NET* 没有这种突变的患者还要长。

（5）*MEN1* 变异：*MEN1* 基因变异的家系只表现出 MEN1 的部分临床特征。如一些家族成员仅表现出甲状旁腺肿瘤的内分泌病变，称为家族性孤立性甲状旁腺功能亢进症（familial isolated hyperparathyroidism，FIHP）。*MEN1* 基因突变已在 42 个 FIHP 家系中报道，其中 38% 是错义突变，不到 31% 的是无义或移码突变，后者导致蛋白质缩短且可能失活。这与在 MEN1 患者中观察到的基因型明显不同（$P < 0.01$），MEN1 患者中超过 65% 胚系突变导致蛋白缩短，仅 23% 是错义突变。该观察结果表明错义突变可能与 *FIHP* 变异有关，但需要注意的是，FIHP 有关的突变与 *MEN1* 基因胚系突变相似，分散在整个编码区而并不成簇存在。此外，FIHP 患者的蛋白质缩短突变，尤其是缺失，如涉及密码子 83~84 的 4 bp，在 MEN1 患者中也存在，使得很难建立一个明确的表型-基因型相关性。然而，具有 *MEN1* 突变的 FIHP 家系仅表现甲状腺旁腺肿瘤值得注意，但引起突变发生表型改变的机制尚有待阐明。有 Burin 或催乳素瘤变异的 MEN1 家系，含有错义突变（Tyr312Stop 和 Arg460Stop），其临床特点是催乳素腺瘤发生率高而胃泌素瘤发生率低。来自澳大利亚塔斯马尼亚的一个 MEN1 家系，从不出现生长激素腺瘤，结果发现此家系有剪接位点突变（c.446-3c→g）。

（6）*MEN1* 拟表型和其他基因突变：5%~25% 的 MEN1 患者尚未发现 *MEN1* 基因的突变，这种发生率的差异可能部分是由于突变检测方法的差异；如大多数研究没有系统地检测大的基因缺失，而这种基因缺失可能发生在多达 33% 的没有编码区突变的患者。此外，这种差异可能是由于表型的不确定性造成的，因为有些研究纳入了只发生两个（或更少）内分泌肿瘤的非家族性（即散发性）患者，这些患者 *MEN1* 基因突变的检出率 <5%。而有 MEN1 的相关肿瘤但无 *MEN1* 基因突变的患者，可能是拟表型或是其他基因突变。拟表型是指出现某种疾病的临床表现，且这种表现通常与某种特定的基因突变有关，但其实不是，而是其他原因所导致。拟表型在 MEN1 家系中的发生率为 5%~10%。拟表型在两种情况下发生：第一，家族性 MEN1（图 10-1），其中某个患者有一种 MEN1 相关肿瘤，如催乳素瘤，但没有家族性突变；第二，临床表现为 MEN1，即有两个 MEN1 相关肿瘤，但没有 *MEN1* 基因突变，且被证明是其他基因所致。这些基因可能包括：*CDC73*，编码 parafibromin 蛋白，导致甲状旁腺功能亢进症-腭肿瘤（hyperparathyroid-jaw tumor，HPT-JT）综合征；*CaSR*，其突变导致家族性良性低尿钙性高钙血症（familial benign hypocalciuric hypercalcemia，FBHH）；芳香烃受体相互作用蛋白（early hydrocarbon receptor-interacting protein，AIP），位于染色体 11q13 的肿瘤抑制基因，其突变与家族性孤立性垂体腺瘤（familial isolated pituitary adenomas，FIPA）有关。FIPA 占所有垂体腺瘤的 2.5%，为一组具有异质性的家族性垂体腺瘤病，其中最常见的是生长激素瘤，但也可以是催乳素腺瘤、促肾上腺皮质激素腺瘤和无功能腺瘤；*AIP* 突变可能发生在 20% 的 FIPA 患者中，其中 30%~50% 为家族性肢端肥大症。MEN1 拟表型的诊断可能和 MEN1 相混淆（图 10-1），因此建议对 MEN1 家系中有症状的所有成员，以及有两个或以上内分泌肿瘤的先证者（即患者），应行基因检测，以确定是否有 *MEN1* 基因突变。如果在有两个或以上的内分泌肿瘤的先证者中未发现 *MEN1* 突变，则应考虑做其他疾病的临床和遗传检测，如 HPT-JT、FBHH 或 FIPA，因为这些患者可能为 MEN1 的拟表型（图 10-2）。

另一个基因 *CDKN1B*，编码 196 个氨基酸的细胞周期蛋白依赖性激酶抑制蛋白 p27 kip1，也被报道见于没有 *MEN1* 基因突变、但有 MEN1 相关肿瘤的患者。在这些患者及其家系中，*CDKN1B* 突变占 1.5%，被称为 MEN4（表 10-1）。此外，细胞周期蛋白依赖性激酶抑制药 P15、P18、P21 的胚系突变可能分别有 1%、0.5%、0.5% 的概率导致 *MEN1*。

（7）*MEN1* 突变分析的临床应用：*MEN1* 突变分析在临床实践中起重要作用，包括证实临床诊断；识别 MEN1 家族成员是否有 *MEN1* 突变，有利于肿瘤早期筛查和早期治疗；识别 MEN1 家系

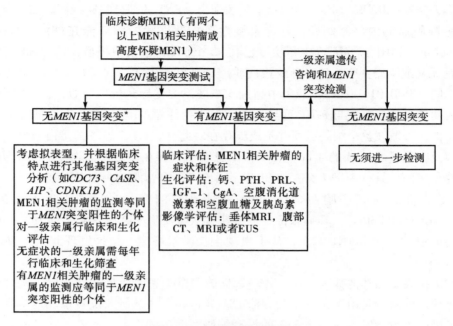

图 10-2　MEN1 的筛查步骤

注：先证者或临床高度怀疑 MEN1（如甲状旁腺多发腺体疾病、甲状旁腺+肾上腺肿瘤）应进行遗传咨询和 *MEN1* 突变检测。家族性 MEN1（即有一个 MEN 1 相关肿瘤及确诊有 *MEN1* 突变者的一级亲属）也应进行 *MEN1* 突变检测。确诊有 *MEN1* 胚系突变者应立即纳入一个定期筛查计划（包括临床、生化和影像学检查），与此同时，其亲属应给予遗传咨询和 *MEN1* 突变检测。具有 *MEN1* 突变的个体，即使没有症状，也应定期筛查。无 *MEN1* 突变的一级亲属无须随诊，这也消除了由于担心发生 MEN1 相关肿瘤所带来的焦虑。对于先证者，如果 *MEN1* 突变检测（包括部分或完全基因缺失检测）阴性（*），则需根据其特定临床表现进行其他基因检测，如与家族性甲状旁腺综合征相关基因突变，包括 *HPT-JT* 相关的 CDC73 及 FBHH 相关的钙离子敏感受体（CASR）；在临床 MEN1 中比较罕见的细胞周期蛋白依赖性激酶 1B（CDKN1B）和 *AIP* 基因。10%的临床 MEN1 家族可能是 MEN1 拟表型，因此准确的基因检测十分重要。对于 *MEN1* 突变检测阴性的家系，应给予有 MEN1 临床症状的患者系统的临床、生化和影像学筛查，无症状的一级亲属也应给予每年一次的临床和生化筛查。PRL. 催乳素；CgA. 嗜铬粒蛋白 A；EUS. 超声内镜

中没有基因突变的50%家族成员，从而消除他们的疑惑和对未来患肿瘤的紧张不安。最后一点尤为重要，因为这不但有助于减轻患者及其后代的经济负担，也有助于健康服务部门避免对该人群进行不必要的生化和影像学检查（表 10-2）。因此，*MEN1* 基因突变分析在临床实践中很有价值（表10-3）。

（8）*MEN1* 突变分析的适应证：*MEN1* 基因突变分析应用如下。①患有两种或以上 MEN 相关肿瘤（即甲状旁腺、胰腺、垂体肿瘤）的先证者；②一个已知 *MEN1* 突变携带者的无症状的一级亲属；③表现出家族性 MEN1 特征（即有一个或多个 MEN1 相关肿瘤的症状、体征、生化或者影像学特征）的 *MEN1* 突变携带者的一级亲属；④可疑或非典型的 MEN1 患者，包括 30 岁之前发生甲状旁腺瘤的患者；任意年龄的多腺体甲状旁腺疾病、胃泌素瘤或多发性胰腺 NET；患有两个或更多 *MEN1* 相关的肿瘤，但不发生在经典的甲状旁腺、胰岛和腺垂体三联腺体者（如同时有甲状旁腺瘤和肾上腺肿瘤者）（表 10-3）。

表 10-3　*MEN1* 突变筛查方法的临床应用

临床意义

　证实临床诊断

　识别 MEN1 家族成员是否有 *MEN1* 突变，有利于肿瘤早期筛查和早期治疗

　识别 MEN1 家系中没有基因突变的 50% 家族成员，从而消除其疑惑和对未来患肿瘤的紧张不安

临床适应证

　先证者

　　符合 MEN1 诊断标准（即有两种或以上 MEN 相关肿瘤或诊断为家族性 MEN1）疑似（即 40 岁之前的多腺体甲状旁腺疾病；复发性甲状旁腺功能亢进症；任意年龄的胃泌素瘤或多发胰腺神经内分泌肿瘤）或不典型 MEN1（即有两个非经典的 MEN1 相关肿瘤，例如甲状旁腺和肾上腺）

　已确诊有 *MEN1* 突变家系中的一级亲属

　　无症状一级亲属

　　家族性 MEN1（即有一个 MEN1 相关肿瘤）的一级亲属

何时筛查

　越早越好（如 5 岁之前的无症状个体）

在哪里筛查

　在有 *MEN1* 基因检测资质的部门/实验室

　　因为有 MEN1 相关肿瘤在 10 岁发病的报道，所以儿童 *MEN1* 突变分析需在 10 岁之前进行，并考虑给予恰当的干预，包括生化检测和（或）治疗。MEN1 相关肿瘤最早的报道年龄分别为：垂体瘤 5 岁，甲状旁腺瘤 8 岁，胰岛素瘤 8 岁，无功能胰腺 NET 12 岁。此外，有研究分析了 MEN1 家系中年龄 <20 岁的成员发现，12 例儿童中超过 40% 的会发生一个或多个 MEN1 相关肿瘤。这些研究表明，通过基因突变检测早期发现高患病风险的个体是有益的，但还需进一步进行成本效益分析。因此，对于 1 例经 DNA 检测确诊的突变基因携带者，他可能是无症状的 MEN1 患者的亲属，应给予更早更频繁的生化和影像学筛查，而非立即给予药物或手术治疗。相反，没有 *MEN1* 基因突变的亲属，其发展为 MEN1 相关内分泌肿瘤的风险已降至普通人群水平，因而无须进行临床检测。因此，*MEN1* 基因突变的识别，对 MEN1 患者及其亲属的临床管理有一定帮助。最后，对已知 *MEN1* 突变家系中有症状的家庭成员（即已有 MEN1 临床表现的患者）进行 *MEN1* 基因突变分析已被质疑，认为对这些患者没有必要进行基因分析即可诊断，但有两项研究报道 5%~10% 的 MEN1 家族成员出现拟表型，这可能混淆诊断（图 10-1）。因此，我们建议患一种 MEN1 相关肿瘤的 MEN1 家族成员应做 *MEN1* 基因突变分析。

　　（9）非家族性单发内分泌肿瘤年轻患者的 *MEN1* 基因突变分析：对在年幼时期呈现单一、散发的 *MEN1* 相关肿瘤的患者应考虑进行 *MEN1* 胚系突变分析（表 10-3）。MEN1 胚系突变的发生率在散发性非家族性甲状旁腺腺瘤中为 1%，胃泌素瘤为 5%，催乳素瘤为 1%，前肠类癌为 2%。两项关于 40 岁前发生非家族性（即散发性）甲状旁腺肿瘤患者 *MEN1* 基因突变的研究发现，36 例中只有 3 例存在这样的突变。这 3 例都患有甲状旁腺多腺体疾病，而无 *MEN1* 突变的患者中多数（95%）为单一甲状旁腺腺瘤。我们建议年龄在 40 岁以下、由多个腺体疾病导致原发性甲状旁腺功能亢进症的患者进行 *MEN1* 基因突变检测。*MEN1* 基因突变在单一的显性非家族性（即散发性）胰腺 NET 年轻患者中的发生率尚不清楚。我们建议，胃泌素瘤或多发性胰腺 NET 患者也应考虑进行 *MEN1* 基因突变分析。

　　16. MEN1 肿瘤的检测　对无症状的 MEN1 家族成员进行 MEN1 肿瘤的生化筛查，至少对肿瘤的早期诊断和治疗是有益的，可能有助于降低发病率和死亡率（图 10-2）。年龄相关的外显

率（即在某一给定年龄，基因携带者表现出疾病症状或体征的比例）已得到确认，该突变在年龄<5 岁的人群中没有外显性。之后，*MEN1* 基因突变外显率很高，20 岁时外显率超过 50%，40 岁时超过 95%。MEN1 肿瘤的筛选比较困难，因为同一家系中不同家族成员的临床和生化表现不尽相同。对无症状的 MEN1 患者亲属进行肿瘤筛选，很大程度上依赖于测定血清钙离子、胃肠激素（如胃泌素）、催乳素和 IGF-1 浓度，以及腹部和垂体影像学检查（表 10-2）。甲状旁腺功能亢进症所致的高钙血症几乎始终是疾病的首发表现，并已成为实用简便的生化筛查指标。此外，高催乳素血症（可能是无症状）是 15% 患者的首发症状，因此也是一个实用简便的生化筛查指标。空腹血浆胃泌素浓度、胰多肽、胰高血糖素和嗜铬粒蛋白 A 的测定以及腹部影像学检查，可以发现无症状患者的胰腺受累。

我们建议 MEN1 高危患者（即突变基因携带者）至少每年进行一次生化筛查（图 10-2），同时进行垂体和腹部影像学检查（如 MRI 或 CT），之后每隔 1~3 年复查一次（表 10-2）。筛查应尽可能在儿童早期进行，因为一些个体在 5 岁即已发病；同时要终生复查，因为有些患者直到 80 岁才发病。病史和体格检查的筛查应针对高钙血症、肾结石、消化性溃疡病、神经低血糖症、垂体功能减退症、溢乳和闭经、肢端肥大症、库欣综合征、视野缺损、皮下脂肪瘤、血管纤维瘤及胶原瘤引起的症状和体征。我们建议生化检测应包括血清钙、PTH、胃肠激素（如胃泌素、胰岛素和空腹血糖、胰高血糖素、血管活性肠肽和胰多肽）、嗜铬粒蛋白 A、催乳素以及 IGF-1，对表现出某种临床综合征的症状或体征的患者，则应进行更加特异的内分泌功能试验（表 10-2）。我们建议影像学检查应包括胰腺、肾上腺和垂体的 MRI（或 CT 扫描），初始检查作为基线，之后每 1~3 年复查；每 1~2 年也应进行胸腺和支气管类癌的 CT 或 MRI 影像学检查（表 10-2）。

我们推荐 MEN1 患者及其家庭由在 MEN1 诊治方面有经验的中心进行管理，因为 MEN1 临床表现多样，且诊断、筛查和治疗复杂。此外，MEN1 方面的内分泌专家应负责协调患者和家属的整个医疗过程。我们建议 MEN1 相关肿瘤的患者应定期复查（如每 3~6 个月或根据临床表现认为合适时），无症状的一级亲属应根据本指南每年进行适当的临床、生化和影像学筛查（表 10-2）。患者应在专业的中心终生随诊。此外，患者应能直接接触一个广义的 MDT 团队，其中包括内分泌学家和胃肠病学家；擅长 MEN1 相关肿瘤外科治疗的内分泌、肝胆、心胸和垂体外科医师；在胃胰 NET、胸腺和支气管类癌方面有一定经验的肿瘤学家；放射学家（包括核医学专家）；具有 NET 分期和分级专业知识的组织病理学家；基因诊断和咨询的临床遗传学家。另外，我们特别推荐所有胃胰 NET、胸腺和支气管类癌的病例，应由一个有适当资质的神经内分泌 MDT 团队共同讨论。这一过程有利于各专业的交流，有利于提高诊疗水平。鉴于 MEN1 相关肿瘤治疗策略的多样性，诊治 MEN1 患者的中心必须具有相应的设备。此外，我们建议患者的详细资料应输入一个伦理批准的地方或国家 MEN1 登记系统。

可疑 MEN1 的患者及其亲属应给予临床遗传咨询服务（图 10-2 和表 10-3）。所有患者在进行突变检测前均应接受遗传咨询，以便做出明智的决定。MEN1 患者应知情相关信息。每一次咨询，均应和患者共同讨论诊断和治疗决策。能与具有 MEN1 相关肿瘤管理经验的专科护士交流，并接受额外的信息和支持，对患者可能是有益的。这种额外的支持和信息也可以通过国家和国际患者支援小组获得〔如多发性内分泌肿瘤病协会（Association of Multiple Endocrine Neoplasia Disorders，AMEND），英国〕。

（二）未来方向

目前在 MEN1 的诊断以及通过定期筛查早期发现肿瘤方面已取得了显著进展。然而由于缺乏足够临床试验验证，许多 MEN1 相关肿瘤的最佳治疗仍待商榷。不过应该指出的是这种试验可能很难进行，因为要从一个国家中心招募到足够数量的 MEN1 患者并使试验结果具有统计学意义几乎是不可能的。要克服这个问题，应鼓励发展国家和国际的 MEN1 登记注册与合作。这种方法已有成功案例，如 TRK 抑制药治疗 MTC 和胰腺 NET，以及 mTOR 抑制药治疗胰腺 MET。这种登记注册的价值也在其他很多不同的方面得到验证，包括 MEN1 患者肾上腺病变的自然病程研究和手术对无功能胰腺 NET 的作用。对 MEN1 肿瘤生物学分子水平的理解，可以为新的和选择性的治疗提供理论基础。最近两项研究的结果证实了这一点，并有望成为治疗靶点。这两项研究是破坏 menin 和混合性白血病蛋白 1（mixed lineage leukemia protein 1，MLL1）间的相互作用，后者是一种组蛋白 H3 赖氨酸 4 甲基转移酶，作为致癌辅助因子有上调基因转录的功能。人类 menin 包含一个与 MLL1 短肽结合的深袋状区，采用高通量筛选研究发现，噻吩并嘧啶有靶向性的与 menin 结合并抑制其与 MLL1 的相互作用的功能。进一步的结构活性分析生成了两种噻吩并嘧啶类似物，它们与野生型 menin 结合，但不与涉及结合 MLL 相互作用位点的 menin 突变体结合。未来类似这样的研究有助于研发更多的治疗 MEN1 肿瘤的药物。另一可行的方法为对肿瘤分子表型进行分析从而指导治疗。如对胰腺肿瘤分子表型分析发现有些肿瘤存在 mTOR 信号通路激活，而 mTOR 信号通路激活提示预后欠佳，因此，临床上需早期应用 mTOR 抑制药从而改善预后。此外，在非 MEN1 患者，在 *MEN1* 或 *DAXX/ATRX* 发生突变的胰腺 NET 患者的预后要优于在 mTOR 信号通路发生突变的患者，这一发现需要在 MEN1 患者进行前瞻性评估。因此这些努力是值得鼓励的，如 MEN1 相关肿瘤生物库的建立。最后，患者应该意识到这些正在进行的研究的重要性，并积极参与其中，这也与为患者提供个体化的治疗目标相一致。

（翻译：华　飞　董　明）

·解读·

MEN 是内分泌科少见病，其临床特征是同一个患者的两个或以上内分泌腺发生肿瘤病变。MEN 可分为两种类型，MEN1 及 MEN2。MEN1 的特点是同时合并甲状旁腺瘤、胰岛细胞瘤及垂体瘤。MEN2 特点是同时合并甲状腺髓样癌及嗜铬细胞瘤。在临床实践中很多医师对该疾病认识还有很多不足，因此美国内分泌学会早在 2001 年就发布了对 MEN1 和 MEN2 疾病的诊疗指南。10 余年后，2012 年美国内分泌学会专门针对 MEN1 评估、治疗及基因检测进行了指南更新，指南强调由于 MEN1 属于少见疾病，临床对照试验很难开展，因此关于 MEN1 的诊断、筛查及治疗目前尚无充足的临床对照试验证据，指南中许多推荐意见是基于 MEN1 领域专家的综合意见，而不是证据水平，目的是为关注 MEN1 的医师、患者及其家属提供参照依据。现对指南进行部分解读如下。

一、MEN1 概述

随机尸体解剖研究估计 MEN1 的发病率为 0.25%，原发性甲状旁腺功能亢进症患者发病率为 1%~18%，胃泌素瘤患者 16%~38%，垂体瘤患者中不足 3%。任何年龄均可发生 MEN1，MEN1 是常染色体显性遗传性疾病，50 岁之前，MEN1 患者 80% 有临床异常表现，超过 98% 有生化异常表现。MEN1 的临床表现与肿瘤的部位及其分泌的产物有关。甲状旁腺瘤引起的原发性甲状旁腺功能亢进症是 MEN1 最常见的特征，发生率 95%。胰岛肿瘤，又称为胰腺 NET，发生率 40%~70%。腺垂体肿瘤发生率为 30%~40%。MEN1 的诊断可依据以下三个标准之一：同时合并 2 个或以上原发性 MEN1 相关肿瘤（如甲状旁腺瘤、胰腺内肿瘤及垂体瘤）；临床诊断为 MEN 患者的一级亲属发生一个 MEN1 相关肿瘤；确诊有 *MEN1* 种系突变，无论患者有无症状均提示肿瘤发生的血清生化或放射影像学异常。MEN1 相关内分泌瘤的治疗原则与非 MEN1 相关内分泌瘤大抵相同，但是治疗效果不如非 MEN1 相关内分泌瘤。

二、主要 MEN1 相关内分泌瘤的临床表现、诊断及治疗

（一）甲状旁腺肿瘤

原发性甲状旁腺功能亢进症在 MEN1 患者中最常见，发生率 90%。患者可有无症状的高钙血症、肾石病、纤维性骨炎、高钙血症伴随的不典型症状（如多尿、烦渴、便秘或抑郁）或偶尔发生的消化性溃疡。生化检查提示高钙血症，通常伴有血清 PTH 浓度升高。因此推荐每年测定血钙及 PTH 浓度以筛查原发性甲状旁腺功能亢进症。治疗方面主要是手术治疗，手术方式推荐甲状旁腺次全切（至少 3.5 个腺体）并行常规双侧开放式探查或行甲状旁腺全切。术后注意检测血钙水平。

（二）胰腺 NET

MEN1 患者中胰腺 NET 的发生率为 30%~80%。在所有 MEN1 患者的神经内分泌胰十二指肠肿瘤中，胃泌素瘤至少占 50%（表 10-1），常伴有胃酸分泌明显增多及反复消化性溃疡。10%MEN1 患者的首发临床表现是胰岛素瘤，会在空腹及劳累后出现低血糖症状，进食葡萄糖后症状改善。胰高血糖素瘤在 MEN1 患者中的发病率不到 3%。VIP 瘤在少数伴水样泻、低钾血症及胃酸缺乏的 MEN1 患者中有所报道。推荐胃胰内分泌瘤的筛查应包括：至少每年应检查空腹胃肠道激素水平，包括胃泌素、胰高血糖素、血管活性肠肽、胰多肽、嗜铬粒蛋白 A、胰岛素及同步血糖水平。建议每年行胰十二指肠的 MRI、CT 或超声内镜检查。

胰腺 NET 治疗的主要目的是尽可能延长无病或无症状时间，保持良好的生活质量。对于有症状的功能性胰腺 NET，尽量通过手术治愈肿瘤。胰腺内非转移性胃泌素瘤由经验丰富的内分泌外科医师进行手术治疗有可能治愈。对于十二指肠黏膜下有多个小的胃泌素瘤建议采用质子泵抑制药治疗。胃酸分泌过多的患者应定期进行胃肠镜检查以排除消化性溃疡病及胃肿瘤可能。无功能性胰腺肿瘤中对 1 cm 以上或过去 6~12 个月生长明显的肿瘤建议手术治疗。不能手术切除的肿瘤的治疗包括生长抑素类似物、生物疗法、靶向放射核素治疗、局部区域治疗及化疗等。无法手术或已经转移的胰腺肿瘤可考虑化疗。舒尼替尼及依维莫司可用于分化良好成熟的胰腺肿瘤。

（三）垂体瘤

MEN1 患者垂体瘤发生率为 15%~50%，发病年龄 5~90 岁，女性多见，且多为大腺瘤（直径>1 cm），1/3 具有组织侵袭性，容易侵袭正常垂体组织。60%MEN1 相关的垂体瘤分泌催乳素，<25%分泌生长激素，<5%分泌促肾上腺皮质激素，剩余的分泌无功能的糖蛋白亚基。根据具体情况选择每年检测血浆催乳素及 IGF-1 水平，同时每 3~5 年行垂体 MRI 检查，检查结果异常的患者，应进行下丘脑垂体功能检查以明确垂体病变的性质以及对其他垂体激素分泌的影响。MEN1 相关垂体瘤的治疗与非 MEN1 相关垂体瘤相似，包括适宜的药物治疗（如治疗催乳素瘤的多巴胺受体激动药，治疗生长激素瘤的奥曲肽或兰瑞肽）、经蝶骨垂体瘤切除术以及残存垂体瘤组织的放疗。

（四）其他 MEN1 相关肿瘤

1. 类癌　类癌在所有 MEN1 患者中发病率>3%，类癌生长在支气管、胃肠道、胰腺、胸腺。建议每 1~2 年行胸部 CT 或 MRI 检查以早期发现胸腺及支气管肿瘤。如有可能，对于胸腺及支气

管类癌应行根治性手术治疗。如无法手术可采取放疗及化疗（顺铂、依托泊苷）。此外生长抑素类似物如奥曲肽、兰瑞肽应用有助于改善症状，缩小某些肿瘤。关于Ⅱ型胃类癌瘤的最佳治疗方案尚无定论。

2. 肾上腺瘤　MEN1 患者无症状肾上腺皮质肿瘤发生率为 20%～37%，推荐每 3 年行腹部 CT 或 MRI 检查。生化检查应限于有临床症状或肾上腺瘤<1 cm 的患者，应着重于原发性醛固酮症及原发性皮质醇增多症的评估。MEN1 相关肾上腺瘤的治疗类似于非 MEN1 相关肾上腺瘤。手术适用于功能性肾上腺瘤（如原发性醛固酮增多症及原发性皮质醇增多症），瘤体<4 cm、直径1～4 cm 但有非典型的和可疑的影像学特征或 6 个月内显著生长者的无功能腺瘤。

3. 脑膜瘤　在 MEN1 患者中发现的神经系统肿瘤有脑室管膜瘤、神经鞘瘤和脑膜瘤。大部分脑膜瘤不会引起症状，60% 的不会增大。治疗同非 MEN1 患者。

4. 皮肤表现　超过 33% 的 MEN1 患者有皮下脂肪瘤，常为多发，也可发生于内脏、胸膜、腹膜后，建议非手术治疗。面部血管纤维瘤和胶原瘤有助于 MEN1 的诊断，无须治疗。

三、MEN1 的基因检测和测序

（一）*MEN1* 突变分析能够指导临床实践包括

①证实临床诊断；②识别 MEN1 家族成员是否有 *MEN1* 突变，有利于肿瘤早期筛查和早期治疗；③识别 MEN1 生殖细胞突变的 50% 家族成员，从而消除疑惑和对未来患肿瘤的紧张不安；④*MEN1* 突变分析有助于临床实践。

（二）*MEN1* 突变分析的适应证

①患有两种或以上 MEN 相关肿瘤（即甲状旁腺、胰腺、垂体肿瘤）的先证者；②一个已知 *MEN1* 突变携带者的无症状的一级亲属；③表现出家族性 MEN1 特征（即有一个或多个 MEN1 相关肿瘤的症状、体征、生化或影像学特征）的 *MEN1* 突变携带者的一级亲属；④可疑或非典型的 MEN1 患者，包括 30 岁之前发生甲状旁腺瘤的患者，任意年龄的多腺体甲状旁腺疾病、胃泌素瘤或多发性胰腺 NET，患有两个或更多 MEN1 相关的肿瘤，但不发生在经典的甲状旁腺、胰岛和腺垂体三联腺体者（如同时有甲状旁腺瘤和肾上腺肿瘤者）。相关推荐：①MEN1 先证者及一级亲属，无论有无症状均应进行 *MEN1* 种系突变检测；②无症状亲属的 *MEN1* 种系突变检测应尽早进行，因为早在 5 岁左右即可出现 MEN1 的症状；③对于非典型 MEN1 患者（如多个甲状旁腺增生引起的甲状旁腺功能亢进症），也可以推荐 *MEN1* 种系突变检测；④所有个体在进行 *MEN1* 突变检测前应给予遗传咨询；⑤*MEN1* 基因突变检测应由具有 *MEN1* 基因突变分析资质的临床遗传学实验室进行；⑥如果不能确定 *MEN1* 的突变区域，应检测部分或全基因组缺失可能，或对 *MEN1* 基因位点做单倍型分析，或分析其他可能的基因；⑦确诊为 *MEN1* 基因突变患者的亲属在进行 MEN1 肿瘤生化及影像学检查前，应首先进行 MEN1 种系突变测试，以避免多种检查带来的不便和经济负担；⑧具有 *MEN1* 种系突变的个体应定期（如每年）筛查 MEN1 相关肿瘤；⑨MEN1 肿瘤高危人群及 *MEN1* 基因突变的亲属应给予临床、生化及放射联合筛查。筛查内容及时机取决于当地资源、临床判断及患者选择。

四、组织管理

MEN1 患者及其家属应由在内分泌肿瘤诊治方面具有丰富经验的相关专家组成的多学科小组

进行管理。多学科小组成员应包括诊治神经内分泌肿瘤的内科专家（如内分泌学家、胃肠病学家及肿瘤学家）、内分泌外科医师、组织病理学家（擅长肿瘤）、放射学家（包括核医学专家）及临床遗传学家。

　　最后指南提到，虽然目前在诊断 MEN1 和早期发现 MEN1 相关肿瘤方面有着显著进展。但是因为缺乏足够的数据支持，对于 MEN1 相关肿瘤最优的治疗方案仍不明确。单一国家很难有足够数量人群进行相关试验，因此我们鼓励国际合作和 MEN1 患者注册，有助于新药的研发和对疾病进一步认识。

（解读：华　飞　董　明）

（审阅：王卫庆）

参考文献

[1] Thakker RV，Newey PJ，Walls GV，et al. Clinical Practice Guidelines for Multiple Endocrine Neoplasia Type 1（MEN1）. J Clin Endocrinol Metab，2012，97（9）：2990-3011.

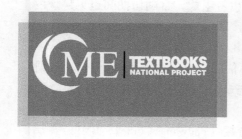

《胰岛素原和胰岛素在胰岛素瘤诊断中的作用:对美国内分泌学会临床实践指南的评价》与解读

第11章

·指南·

当外周葡萄糖浓度降低时，正常胰腺 β 细胞反应性抑制胰岛素的分泌。胰岛素瘤患者中，当血浆葡萄糖水平降低时，血清胰岛素水平仍然保持不恰当的高水平状态。回顾既往胰岛素瘤病例提示，在有症状的空腹低血糖患者中，血清胰岛素浓度≥5~6 μU/ml 被认为胰岛素抑制不足。在这些病例中，诊断阈值定义为 5~6 μU/ml 可以包含≥95%的胰岛素瘤患者；因此满足较好的诊断试验的特征（即具备良好的诊断敏感性）。该阈值的提出促进了胰岛素免疫分析的特异性，并且其与胰岛素原及降解产物的交叉反应也相应减少。基于特异性的检测，很多文献报道了饥饿试验末胰岛素浓度<5 μU/ml 的胰岛素瘤的病例（即假阴性病例）。临床实践指南建议，将胰岛素抑制不足的诊断阈值降低到血清胰岛素浓度≥3 μU/ml；但新阈值的诊断价值尚未被验证。

长期以来，胰岛素瘤患者的饥饿状态下的血浆胰岛素原浓度被认为是升高的。在胰岛素原检测商业化之前，胰岛素原通过间接法检测，并且其浓度采用胰岛素免疫反应的百分比定量。在过去 20 年，用免疫分析直接测定胰岛素原浓度的方法被广泛应用。在胰岛素原的直接检测被应用之前，一篇回顾了我们研究中心病例的综述证实，90%胰岛素瘤患者的饥饿试验末胰岛素原浓度超过了正常上限。利用相关性分析表明，当胰岛素原浓度 ≥ 22 pmol/L 时，利用间接检测法和直接法定义胰岛素原水平异常的阈值是一致的。在美国内分泌学会临床实践指南中，饥饿试验末胰岛素原浓度 ≥ 5 pmol/L，被认为是有效的诊断临界值。

本研究的目的是在美国国家卫生研究院（National Institute of Health，NIH）2000—2011 年的病例队列中，利用目前的检测方法，对饥饿试验末胰岛素原浓度≥3 μU/ml 和饥饿试验末胰岛素原浓度≥5 pmol/L 作为胰岛素瘤诊断临界值的诊断性能进行评估。

一、材料和方法

1. 研究人群 纳入研究的所有受试者均签署了参与美国国家卫生低血糖症研究的书面协议（临床试验注册号：NCT00001276）知情同意。为了确定病例组和对照组，从 2000 年 6 月到 2011 年 4 月，所有在 NIH 进行的监控下的饥饿试验均接受回顾性分析。选择该时间段是为了避免病例与之前已发表的病例重叠。56 例 48 h 饥饿试验阳性并确诊患有胰岛素瘤。其中 44 例为局部非复发性病灶，6 例为恶性肿瘤，6 例为存在胰岛素瘤的多发性内分泌腺瘤综合征（multiple endocrine neoplasia，MEN）。对照组由 29 例在此期间无低血糖症发生的患者组成，且随访期间也无疾病发生（21 例有非潜在性低血糖症，4 例未发现有低血糖，但有 1 例诊断为 MEN-1，4 例诊断为做作性障碍）。

各组间人口学和其他基线特征相似，并且对在我们中心评估的成年低血糖患者谱具有代表性。在这两个群体中，女性均占受试者的大多数（分别是 66% 和 76%）。病例组患者的平均年龄比对照组要大（均数±标准差，48.3±15.9 岁与 41.4±12.0 岁比较）。通过测量血清肌酐评估的肾功能正常（0.84±0.2 mg/dl 和 0.78±0.2 mg/dl）。体重和体质量指数（body mass index，BMI）在病例组和对照组是相似的（体重分别为 83.4±19.9 kg 和 79.1±17.9 kg；体质量指数 30.0±6.6 kg/m² 和 28.8±6.1 kg/m²）。

所有受试者在饥饿试验前一天晚上入住 NIH 临床中心。饥饿试验当天晨起给予每个受试者一份医院的标准早餐。餐后半小时之内测定基线血糖、胰岛素、C-肽、胰岛素原和抗胰岛素抗体滴度，并进行磺酰脲类的筛查。随后，葡萄糖、胰岛素和 C 肽在固定时间间隔内被检测。当医护人员观察到受试者有低血糖症状并同时存在血糖检测值偏低时，重复测定所有的基线实验室资料，并给予受试者缓解症状。

2. 临床试验　在 NIH 临床中心实验室，采用免疫化学发光法测定血清胰岛素和 C 肽（西门子 IMMULITE 2500）。胰岛素水平的测定参考数为 6.0~27.0 μU/ml，批内变异系数为 3.3%~5.5%，批间变异系数为 4.1%~7.3%。C-肽水平的测定参考数为 0.9~7.1 ng/ml，批内变异系数为 1.9%~3.2%，批间变异系数为 2.9%~5.4%。血浆胰岛素原浓度在梅奥诊所的医学研究实验室采用免疫化学发光法测定，测定参考数为 3~20 pmol/L，批内变异系数为 4.4%~5.1%，批间变异系数为 7.2%~8.8%。

3. 统计分析　分类变量的描述性数据汇总采用频率或百分比。连续性变量的描述性数据汇总采用均数，标准偏差或中位数和四分位数间距。ROC 曲线通过 logistic 回归使用 JMP® 统计软件建模生成。

二、结　果

1. 饥饿试验特征　胰岛素瘤患者的饥饿试验特征与以往报道的结果一致。医务人员观察到在饥饿 24 h 和 48 h 后分别有 79%（44/56）和 100%（56/56）的胰岛素瘤病例出现 Whipple 三联征。在饥饿试验结束时，血糖的均值（标准差）为 36.4（6.5）mg/dl（SI 单位：1.9±0.4 mmol/L）。抗胰岛素抗体滴度低于两组的定量限定值。对照组中有 3 例受试者，磺酰脲类药物筛查呈阳性；1 例受试者承认其在医务人员未允许情况下进行了胰岛素注射。

2. 饥饿试验末胰岛素的浓度　目前基于新一代胰岛素测定的一系列研究中，饥饿试验末胰岛素浓度≥5 μU/ml 可以诊断 91% 的病例（51/56）。如果依据美国内分泌学会指南，将定义胰岛素抑制不足的阈值降低到≥3 μU/ml，检测的敏感度提高到 98%（55/56）。利用该阈值能诊断出大多数病例，然而少数胰岛素瘤患者（2%）的饥饿试验末胰岛素浓度低于 3 μU/ml。正常对照组中，40%（10/25）（如假阳性率）的受试者的饥饿试验末胰岛素≥3 μU/ml（注：数据排除了 4 例在医务人员未允许情况下使用药物）。

3. 饥饿试验末胰岛素原的浓度　图 11-1 描述了胰岛素瘤患者与对照组受试者的饥饿试验末胰岛素原浓度。该图证实了胰岛素瘤患者中饥饿试验末胰岛素原浓度升高。在胰岛素瘤患者与对照组中，空腹胰岛素原浓度的中位数分别是 100 pmol/L 和 6.8 pmol/L。50% 的病例组饥饿试验末胰岛素原浓度控制在 53~270 pmol/L。然而，50% 的对照组饥饿试验末胰岛素原浓度控制在 4.2~

12 pmol/L。病例组和对照组间的饥饿试验末胰岛素原水平差异显著（秩和检验 $P<0.000\ 1$）。最重要的是，该图显示，病例组的饥饿试验末胰岛素原浓度最小值（27 pmol/L）与对照组的饥饿试验末胰岛素原浓度最大值（19 pmol/L）之间没有重叠。在这些受试者中，饥饿试验末胰岛素原浓度在病例组和对照组间差异显著。

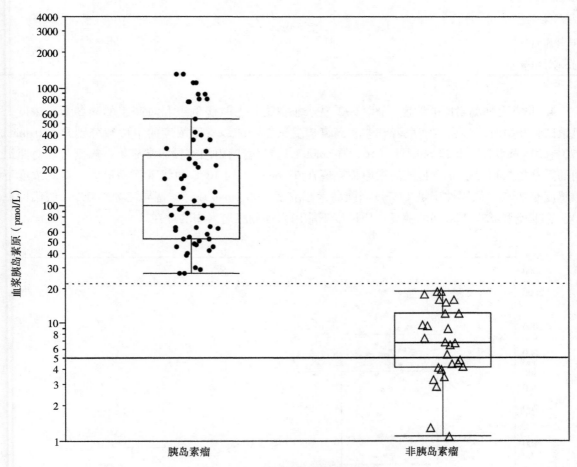

图 11-1　饥饿试验末胰岛素原浓度

注：该图显示 56 例胰岛素瘤患者和 29 例对照组无胰岛素瘤（无瘤）的受试者的饥饿试验末胰岛素原的分布（对数）和各自的箱图。实线和虚线分别表示 5 pmol/L、22 pmol/L 的切点值

　　表 11-1 总结了在两组患者中，饥饿试验末胰岛素原切点浓度的诊断效能。第一个切点值（≥5 pmol/L）是美国内分泌学会临床实践指南提出的。该值诊断了 100% 的病例（即 100% 敏感度），但是不能准确区分病例组（即患者）和对照组（即正常人）。59% 的非胰岛素瘤的受试者的饥饿试验末胰岛素原浓度≥5 pmol/L。假阳性率偏高使该临界值的临床应用价值有限。表 11-1 显示的第二个切点值是数据中能产生最高敏感度和最低假阳性率的点。由于病例组的饥饿试验末胰岛素原浓度的最小值与对照组饥饿试验末胰岛素原浓度最大值之间没有重叠，因此，27 pmol/L 是病例组中能观察到的胰岛素原浓度的最小值。该切点值包括了所有病例（敏感度 100%），排除了所有对照组受试者（特异度 100%）。将胰岛素原的临界值从 5 pmol/L 提高到 27 pmol/L 并不降低敏感度，反而增加了特异度。这些数据显示，在该研究的病例中，胰岛素原浓度≥27 pmol/L 比≥5 pmol/L 能更精确地预测胰岛素瘤。

表 11-1　饥饿试验末胰岛素原的诊断效能

饥饿试验末胰岛素原	≥5 pmol/L	≥27 pmol/L
敏感度（%）	100	100
假阴性（%）	0	0
特异度（%）	41	100
假阳性（%）	59	0

4. 非空腹胰岛素原的浓度　图 11-2 显示非空腹状态时病例组和对照组的胰岛素原浓度。在饥饿试验开始时，胰岛素瘤患者和非胰岛素瘤受试者的胰岛素原浓度的中位数分别是 120 pmol/L（70~420 pmol/L）和 29 pmol/L（16~56 pmol/L）。尽管两组间差异非常显著，病例组和对照组之间的重叠依然可见。非空腹胰岛素原临界值在 67 pmol/L 时 ROC 曲线下面积最大。在此浓度下的敏感度是 78%，假阳性率是 17%。当胰岛素原浓度>100 pmol/L 时，特异度为 100%（假阳性率为0）。在非空腹状态下得到的胰岛素原浓度不能用来预测胰岛素瘤的存在。

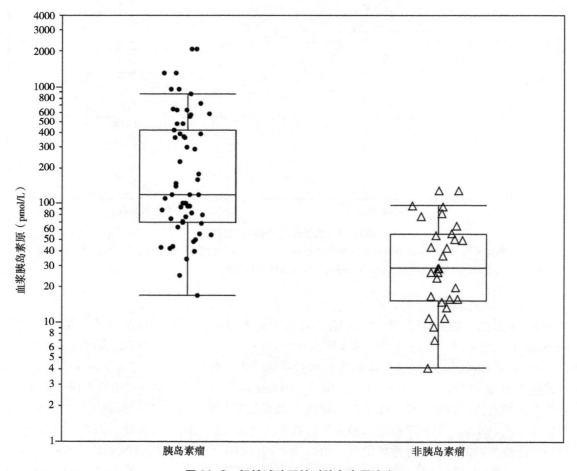

图 11-2　饥饿试验开始时胰岛素原浓度

注：该图表示 56 例胰岛素瘤患者和 29 例无瘤对照组受试者中，48 h 饥饿试验开始时，胰岛素原的浓度分布和相应的箱式图

5. 饥饿试验末 C-肽的浓度　图 11-3 显示病例组和对照组饥饿试验末 C 肽浓度。所有胰岛素瘤患者的饥饿试验末 C 肽浓度均大于美国内分泌学会临床实践指南推荐的 0.6 ng/ml（即敏感度 100%）。大部分对照组受试者的 C 肽水平为 0.6 ng/ml。C 肽浓度为 2.3 ng/ml 时，在 ROC 曲线上最容易区分病例组和对照组。这一临界值的敏感度是 84%，假阳性率为 24%。

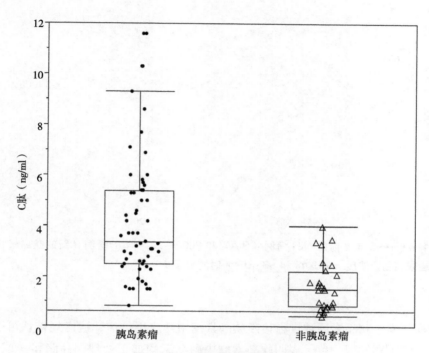

图 11-3　饥饿试验末 C 肽浓度

注：该图表示，56 例胰岛素瘤患者和 29 例无瘤对照组受试者中，饥饿试验 48 h 末，C 肽的浓度分布和相应的箱式图。实线表示浓度为 0.6 ng/ml

三、讨　论

图 11-4 比较了在美国国家卫生研究院临床研究中心，在不同时期和使用不同检测技术测定的饥饿试验末胰岛素浓度为 5 μU/ml 和 3 μU/ml 时的诊断敏感度。值得注意的是，1995 年发表的文章中，胰岛素是用放射免疫法（radioimmunoassay，RIA）测定的。目前的病例中，有症状性的低血糖患者，胰岛素浓度 ≥ 5 μU/ml 能诊断 97% 的胰岛素瘤患者。在使用新的胰岛素检测时，91% 的胰岛素瘤患者的饥饿试验末胰岛素 >5 μU/ml。该结果显示，在新的胰岛素检测方法检测的临界值 ≥5 μU/ml 时，可能导致空腹结果的误读，胰岛素瘤患者中假阳性率升高到 9%。将临界值降低到 3 μU/ml 时，增加测试的敏感度，但不排除胰岛素瘤（即假阳性率）。这一发现与已发表的仅依靠胰岛素原浓度升高诊断胰岛素瘤的报道一致。

胰岛素水平是依赖于葡萄糖水平的，如果不考虑其他数据，仅依靠饥饿试验末胰岛素浓度 ≥3 μU/ml 诊断胰岛素瘤缺乏敏感度，很难从对照组中区分这些病例。当同时考虑其他数据（即症状和观测到的饥饿试验末血糖水平）时，检测的敏感度增加。最近一项研究显示了结合饥饿试验末胰岛素浓度和葡萄糖浓度的诊断效能（即修订的胰岛素与葡萄糖比值）。

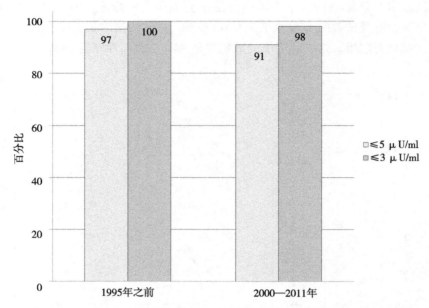

图 11-4　1995 年之前的 NIH 病例（RIA）和 2000—2011 年的病例（新的胰岛素直接检测）的饥饿试验末胰岛素浓度>5 μU/ml 和 >3 μU/ml 时的敏感度

　　我们的数据证实了胰岛素原浓度在诊断胰岛素瘤中的应用价值，这已经被认可了 40 多年。这似乎与组织病理学观察发现一致，表明胰岛素瘤中胰岛素的加工处理，存储和（或）分泌可能存在异常。采用相关分析发现，直接测量的胰岛素原浓度在 22 pmol/L 时，与采用间接组织学法定义的胰岛素原升高的值是相关的。图 11-5 总结了将直接检测的空腹胰岛素原浓度高于22 pmol/L定义为空腹胰岛素原浓度升高的诊断实用性。我们的病例数据与两个已发表的病例结果完全一致。并且在大多数胰岛素瘤患者中，饥饿试验末胰岛素原浓度>22 pmol/L。因此可以得出结论，该切点值提供了足够的敏感度。

　　更重要的是，几乎没有受试者饥饿试验末胰岛素原浓度高于 22 pmol/L。因此结论是，饥饿试验末胰岛素原水平升高是诊断胰岛素瘤的最具体的单一指标。将 5 pmol/L 作为饥饿试验末胰岛素原的临界值是无效的；因为相比于 22 pmol/L，这个阈值既不能产生更高的敏感度，也不能从对照组中筛选出病例（即特异度低）。

　　当胰岛素浓度降低或被抑制时，我们发现胰岛素原测试非常有效。在这种情况下，胰岛素原水平升高提示胰岛素瘤。在我们的病例中，7 例胰岛素瘤饥饿试验末胰岛素浓度低于5 μU/ml，7例中有 4 例空腹胰岛素值低于 3 μU/ml。从患者中观察到的空腹胰岛素浓度最低为 3 μU/ml，最低胰岛素原浓度为 42 pmol/L。在 14 例抑制后的胰岛素值低于 5 μU/ml 的对照组受试者中，饥饿试验末最高胰岛素原浓度为 16 pmol/L。另 1 例表明了胰岛素原的潜在诊断价值，该患者的空腹血糖，胰岛素和 C 肽水平提示隐匿胰岛素注射（即饥饿试验过程中胰岛素浓度升高 6 倍，而 C 肽水平无同步升高）。患者出院时被诊断为人为性低血糖。出院后获得患者饥饿试验末胰岛素原检测结果，并显示浓度为 66 pmol/L。患者随后因反复低血糖发作，接受了剖腹探查，并发现了胰岛素瘤。

　　在这些患者中，饥饿试验末胰岛素原浓度对于区分良恶性肿瘤并无价值。非恶性肿瘤患者饥

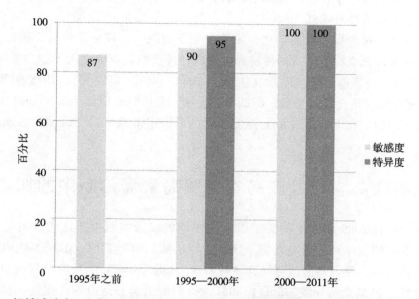

图 11-5 饥饿试验中，3 个时期 NIH 患者的饥饿试验末胰岛素原浓度≥22 pmol/L 时的诊断效能

注：其数据代表 176 例胰岛素瘤和 50 例对照组受试者。1995 年之前的胰岛素原浓度并非直接测得；非直接测定的胰岛素原浓度通过相关性转换为直接测定的胰岛素原浓度

饿试验末胰岛素原浓度（27～890 pmol/L）与恶性肿瘤患者饥饿试验末胰岛素原浓度（45～1300 pmol/L）之间存在相当大的重叠。虽然本研究系列恶性病例（$n=6$）样本量小，对于证明饥饿试验末胰岛素原测定的诊断效能可信度可能有限，但与我们过去的临床经验一致。

总之，严密监控下的饥饿试验末胰岛素原浓度≥22 pmol/L，具有足够的敏感度和特异度，应高度提示存在胰岛素分泌肿瘤。

（翻译：毕宇芳）

·解读·

胰岛素瘤是一种少见的胰腺内分泌肿瘤，临床表现为低血糖综合征，其交感神经兴奋和精神症状往往复杂多变，早期诊断比较困难，从发病到确诊平均需时 3 年。为此，2009 年美国内分泌学会专门制定了针对成人低血糖的诊治指南。该指南就糖尿病及非糖尿病个体低血糖的发病机制、分类、诊断标准及治疗等问题分别进行了讨论，并提出推荐。同时该指南特别提出了对于胰岛素瘤的定性诊断方法及诊断切点。2013 年 FDA 的 Guettier 等发表于《临床内分泌代谢杂志》的一项研究，设计了美国国家卫生研究院临床研究中心低血糖疾病研究方案，并开展相关临床研究，旨在对该指南进行评估。本文结合此项研究内容及 2009 年指南要点进行分析解读，以助临床内分泌科医师提高胰岛素瘤早期诊断的准确性。

一、胰岛素瘤的定义、临床表现及诊断试验

胰岛素瘤为功能性胰岛细胞瘤，是由胰腺内分泌部的胰岛 β 细胞形成的具有分泌功能的腺瘤或癌，多为单发，直径多<2 cm，大部分为良性肿瘤，过度分泌胰岛素原、C 肽和胰岛素，其病程

发展较缓慢。胰岛素瘤发生率较低，可见于所有种族和年龄，女性中发病率稍高。不到 10% 的患者为恶性胰岛素瘤、多发性肿瘤或 MEN-1。

胰岛素瘤的临床特征为神经低血糖症，主要发生于空腹时，偶见于餐后。胰岛素瘤的自主性胰岛素分泌引起自发性低血糖，伴有两种特异性表现：神经性低血糖症状（视力失调、精神错乱、嗜睡、智力减退等），交感神经刺激症状（饥饿、心悸、出汗、震颤等）。1938 年 Whipple 指出的胰岛素瘤三联征至今仍有重要诊断意义，即低血糖症状，发作时血糖低于 2.8 mmol/L（50 mg/dl），摄入葡萄糖症状可缓解。在无自发性低血糖发作时，可采用饥饿试验，该试验为胰岛素瘤定性诊断的经典试验。

二、血清胰岛素原及胰岛素在胰岛素瘤诊断中的切点探讨

美国内分泌学会在 2009 年推出的关于成人低血糖的临床实践指南认为，当低血糖原因不明时，应在自发性低血糖发作时，测定血糖、胰岛素、C 肽、胰岛素原、β-羟丁酸浓度，检查血液中是否有口服降糖药物，并观察血糖对静脉注射 1.0 mg 胰高血糖素的反应。其步骤有助于区分由内源性（或外源性）胰岛素所导致的低血糖和其他机制所引起的低血糖。此外，胰岛素抗体亦需检测。如不能观察到自发性低血糖发作，应创造条件诱发症状性低血糖，即禁食（最长 72 h）或进食混合餐。如出现低血糖症状和（或）体征，血糖 < 3.0 mmol/L（55 mg/dl），胰岛素 ≥ 3.0 μU/dl（18 pmol/L），C 肽 ≥ 0.2 nmol/L（0.6 ng/ml），胰岛素原 ≥ 5.0 pmol/L，则支持内源性高胰岛素血症；但以上新阈值的诊断价值尚未在低血糖人群的临床研究中进行验证。

近期发表于《临床内分泌代谢杂志》的一项研究，在美国 NIH 2000—2011 年的病例队列中，首次对该指南提出的诊断切点进行了评估，在真实世界中探讨了饥饿试验末胰岛素浓度 ≥ 3 μU/ml 和胰岛素原浓度 ≥ 5 pmol/L 诊断胰岛素瘤的敏感度和特异度。该临床研究在 2000 年 6 月至 2011 年 4 月期间，入组了该临床研究中心收治的低血糖患者，进行 48 h 饥饿试验，其中 56 例低血糖患者最终被诊断为胰岛素瘤，另外 29 例排除了胰岛素瘤的诊断，并被纳入对照组。该临床研究中胰岛素及胰岛素原的测定均采用免疫化学发光方法，分别在 NIH 临床研究中心及梅奥临床药物试验中心进行中心化测定。

研究结果发现，饥饿试验末胰岛素浓度 ≥ 5 μU/ml 对胰岛素瘤的诊断敏感度为 91%（51/56）。如果依据美国内分泌学会指南的建议，将内源性高胰岛素血症定义为 ≥ 3 μU/ml，检测的敏感度提高到 98%（55/56）。利用该阈值可诊断出大多数病例，但仍有少数胰岛素瘤患者（2%）的饥饿试验末胰岛素浓度低于 3 μU/ml。而 25 例对照组中，10 例饥饿试验末胰岛素 ≥ 3 μU/ml，假阳性率为 40%。

依据美国内分泌学会指南的建议，采用饥饿试验末胰岛素原水平 ≥ 5 pmol/L 为诊断切点时，对于胰岛素瘤的诊断价值不高，假阳性率达 59%。如果采用饥饿试验末胰岛素原水平 ≥ 27 pmol/L，本研究中所有胰岛素瘤患者的饥饿试验末胰岛素原浓度均 ≥ 27 pmol/L，而对照组无一例高于此切点，诊断胰岛素瘤的敏感度和特异度均达到 100%。

三、胰岛素检测方法的更新对于诊断效能的影响

早在 1995 年，Gorden 等在总结过去 25 年的临床数据，报道采用 RIA 测定胰岛素含量并按照胰岛素浓度 ≥ 5 μU/ml 的诊断标准，能在目前有症状性低血糖的病例中诊断 97% 的胰岛素瘤患者。但是，在此临床研究中，采用新的胰岛素测定方法（化学发光方法），则只能诊断出 91% 的胰岛

素瘤患者。其结果显示，使用化学发光方法采用胰岛素临界值≥5 μU/ml 时，可能导致结果的误读，使胰岛素瘤患者中假阳性率升高到 9%。而将临界值降低到 3 μU/ml 时，可以增高测试的敏感度。当然作者也提出，由于胰岛素水平受到血糖水平的影响，单纯依靠胰岛素指标仍缺乏特异度，且并不能完全排除胰岛素瘤的可能，建议将该标准与血糖水平及其他临床指标联合考虑，可以提高其对胰岛素瘤的诊断价值。

四、胰岛素原的诊断价值

值得注意的是，该研究数据表明胰岛素瘤患者血清胰岛素原水平较非胰岛素瘤人群显著升高，再次证实了胰岛素原在胰岛素瘤诊断中的重要价值，这与既往研究发现类似。肿瘤源性的胰岛素合成、剪切、加工、储存及分泌过程可能存在异常。该研究表明，大多数胰岛素瘤患者在饥饿试验末血浆胰岛素原水平均>22 pmol/L，因此饥饿试验末的胰岛素原水平>5 pmol/L 作为切点时，假阳性率高达 59%。研究者继而推荐使用 22 pmol/L 作为饥饿试验末胰岛素原水平升高的切点，以提高诊断的敏感度和特异度。但这一诊断切点目前尚不能用来区分恶性与非恶性胰岛素瘤。

五、总结

单独采用饥饿试验末血清胰岛素浓度≥3 μU/ml 作为胰岛素瘤的诊断标准，具备较好的敏感度，但特异度不足。饥饿试验末血浆胰岛素原水平≥22 pmol/L 可能是一个较理想的，同时具备足够敏感度和特异度，且可以独立诊断胰岛素瘤的诊断切点，值得推荐使用。

鉴于该临床研究首次对美国内分泌学会推出的低血糖临床诊治指南中有关胰岛素瘤诊断切点的诊断效能进行验证，但研究的样本量较小，建议可在更大样本量以及不同地区、种族人群中进一步检验该诊断切点的诊断效能。

（解读：毕宇芳）

（审阅：王卫庆）

参考文献

[1] Vanderveen K, Grant C. Insulinoma. Cancer Treat Res, 2010, 153：235-252.

[2] Cryer PE, Axelrod L, Grossman AB, et al. Evaluation and management of adult hypoglycemic disorders：an endocrine society clinical practice guideline. J Clin Endocrinol Metab, 2009, 94 (3)：709-728.

[3] Guettier JM, Lungu A, Goodling A, et al. The role of proinsulin and insulin in the diagnosis of insulinoma：a critical evaluation of the endocrine society clinical practice guideline. J Clin Endocrinol Metab, 2013, 98 (12)：4752-4758.

[4] Gorden P, Skarulis MC, Roach P, et al. Plasma proinsulin-like component in insulinoma：a 25-year experience. J Clin Endocrinol Metab, 1995, 80 (10)：2884-2887.

[5] Gutman RA, Lazarus NR, Penhos JC, et al. Circulating proinsulin-like material in patients with functioning insulinomas. N Engl J Med, 1971, 284 (18)：1003-1008.

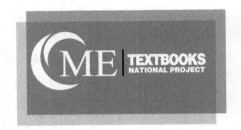

《低血糖与糖尿病：美国糖尿病协会与美国内分泌学会工作组报告》与解读

第 12 章

美国糖尿病协会（American Diabetes Association，ADA）低血糖工作组曾于 2005 年发表了一项报告，题目为"在糖尿病患者中确定和报告低血糖"。该报告主要建议 FDA 将低血糖作为糖尿病新的治疗方案研究的终点事件。2009 年，美国内分泌学会发布了一项临床指南，名为《成人低血糖症的评估和管理》，概括了临床医师应该如何管理糖尿病患者的低血糖。之后，低血糖与 2 型老年糖尿病患者以及与 1 型糖尿病儿童的不良结局之间的联系又获得了新的证据。

为指导如何将新的资料与临床实践很好结合，ADA 和美国内分泌学会在 2012 年 4 月组建了一个新的工作组，就以下问题给予解答：①应该如何确定糖尿病患者的低血糖，如何进行报告？②低血糖对糖尿病患者的短期和远期结局意味着什么？③在糖尿病患者的治疗目标中，低血糖意味着什么？④为预防低血糖发生应了解什么措施？对于有低血糖风险的个体有哪些临床建议？⑤我们对低血糖的理解目前还有哪些认识上的空白？需要哪些研究填补这些空白？

一、应该如何确定糖尿病患者的低血糖，如何进行报告

低血糖导致患者身体受损，甚至有死亡的风险，因此工作组将糖尿病患者的医源性低血糖定义为因为血糖浓度的异常降低对患者造成潜在危害的一系列表现。在糖尿病患者中并不能设定唯一的血浆葡萄糖界值来定义低血糖，因为对于出现低血糖症状的血糖界值可以从近期发生低血糖后较低的血浆葡萄糖浓度转向血糖控制差的糖尿病患者和偶发低血糖患者中稍高的血浆葡萄糖浓度。

3.9 mmol/L（70 mg/dl）仍可作为糖尿病患者低血糖的警戒值。与以往的建议内容相同，工作组建议糖尿病患者的低血糖分类如下。①严重低血糖。严重低血糖是指需要其他人帮助给予碳水化合物、胰高血糖素或其他处理措施的情况。在低血糖出现时并不一定知道血浆葡萄糖浓度，但是血糖恢复正常后神经系统表现的缓解足以说明该情况是由于血糖水平过低所引起。②记录有症状的低血糖。记录有症状的低血糖是指具有典型的低血糖症状，同时血浆葡萄糖浓度低于 3.9 mmol/L（70 mg/dl）仍可作为糖尿病患者低血糖的警戒值。③无症状低血糖。无症状低血糖是指没有典型低血糖症状，但血浆葡萄糖浓度低于 3.9 mmol/L（70 mg/dl）。④可能的症状性低血糖。可能的症状性低血糖是指有典型低血糖症状，但没有血浆葡萄糖水平的数值，症状很可能是由于血浆葡萄糖浓度低于 3.9 mmol/L（70 mg/dl）所致。⑤假性低血糖。假性低血糖是指糖尿病患者报告有某种典型的低血糖症状，血浆葡萄糖浓度超过 3.9 mmol/L（70 mg/dl），但接近这一水平。

此外，血糖仪检测的准确性也影响对糖尿病患者低血糖的判断。0.28 mmol/L（5 mg/dl）的样本要达到±0.84 mmol/L（15 mg/dl）。尽管有这种相对大的容许变异范围，但 Freckmann 等仍发现

几年前在欧洲市场出售的 27 种血糖仪中只有 15 种符合在低血糖范围内±0.84 mmol/L（15 mg/dl）的测量标准。27 种血糖仪中有 2 种可以达到±0.56 mmol/L（10 mg/dl）的变化范围，没有一种血糖仪能够达到±0.28 mmol/L（5 mg/dl）的血糖检测水平。

无论对于门诊还是住院的胰岛素治疗的患者而言，均需要在血糖低于 4.18 mmol/L（75 mg/dl）时仍能够精确测定血糖的仪器，但是对于服用不会导致低血糖药物的门诊患者来讲，血糖仪的精确度并不那么重要。在特护病房，即时检测（point of care，POC）血糖仪的精确度尤其重要，其对血糖的检测可能受到药物（升压药、对乙酰氨基酚），治疗措施（吸氧）以及患者临床情况（低血压、贫血）的影响。这种干扰因素会影响特护病房患者胰岛素治疗方案的安全性，也可以部分解释在大多数针对入院患者强化降糖治疗的临床研究中会出现高的低血糖发生率。

回顾性和实时动态血糖监测（continuous glucose monitor，CGM）反映了技术上的革新，使得血糖检测的总体精确度明显提高，但是通过误差表格分析发现在低血糖时 CGM 的精确度还是很低。目前的 CGM 装置对于 2.23~4.46 mmol/L（40~80 mg/dl）的样本检测精确度只能达到 60%~73%，像 POC 血糖仪一样，CGM 检测装置同样受到住院患者很多因素的影响，在影响因素存在的情况下，CGM 装置是用 POC 血糖仪校准的，所以在这种情况下并不建议 CGM 用于入院患者的血糖管理。

二、低血糖对糖尿病患者的短期和远期结局意味着什么

内源性胰岛素明显缺乏的患者最常出现医源性低血糖，包括 1 型糖尿病以及疾病进展阶段的 2 型糖尿病。随着 2 型糖尿病病程延长，低血糖发生率增加，主要是由于使用磺脲类、格列奈类药物或胰岛素治疗所致，1 型糖尿病患者中低血糖的发生频率是 2 型糖尿病患者的 2~3 倍。1 型糖尿病中每 100 人年发生的严重低血糖事件为 115~320 次，2 型糖尿病中每 100 人年发生严重低血糖的次数为 35~70 次。但是，因为 2 型糖尿病患病率高于 1 型糖尿病，所以大多数低血糖事件包括严重低血糖主要发生在 2 型糖尿病患者中。

毫无疑问，低血糖产生的危害可以是致死性的。除了在 1 型糖尿病和 2 型糖尿病患者因为低血糖导致死亡的病例报道，在最近的 4 个关于死亡率的报道中均提到 1 型糖尿病患者的死亡原因中分别有 4%、6%、7% 以及 10% 是由于低血糖所致。曾有研究报道 1 例 1 型糖尿病患者被发现死于病床上，通过分析其携带的 CGM 装置，证实了过低的皮下葡萄糖浓度与患者死亡之间的时效关系。尽管严重的、长时间的低血糖会引起脑死亡，但有可能其他原因如心室颤动导致致死性低血糖的出现。在这部分内容中，我们将谈及低血糖本身对发展为无症状低血糖的影响以及医源性低血糖是如何影响特定患者的结局。

1. 无症状低血糖以及低血糖相关自主神经功能衰竭　糖尿病患者出现急性低血糖时会导致精神错乱、意识丧失，甚至死亡，但是具体每位患者对于血糖下降出现何种反应取决于该患者出现低血糖的频繁性。反复出现的低血糖会降低低血糖发生时纠正低血糖所需的升糖系统激活的血糖水平。因此，经常出现低血糖的患者直至血糖水平降至非常低时才会出现因为血糖下降所致的肾上腺系统兴奋的症状。对某些患者而言，引起肾上腺系统兴奋所需的血糖水平低于出现神经低血糖症所达到的血糖水平。在这些患者中，低血糖症的首要表现是精神错乱，往往需要依赖其他人的帮助发现低血糖并进行处理。这些患者会发展为无症状低血糖。血糖的反向调节出现问题（胰岛素分泌不能减少、胰高血糖素水平不能增加，联同延迟出现的肾上腺素水平的增加）和无症状低血糖（交感肾上腺系统活性的延迟增加的后果）是糖尿病患者低血糖相关自主神经功能衰竭（hypoglycemia-associated autonomic failure，HAAF）的组成部分。HAAF 是功能性交感肾上腺系统衰

竭的一种形式，而交感肾上腺系统衰竭最常见是由近期事先经历医源性低血糖所引起，严格注意避免低血糖出现至少可以部分逆转这种情况。确实，反复医源性低血糖会导致 HAAF 的出现，在强化胰岛素治疗的患者中，HAAF 的发展使得严重低血糖的发生风险增加 25 倍甚至更多。典型的自主神经病变与 HAAF 不难鉴别，因为自主神经病变是糖尿病神经病变的一种表现形式。交感肾上腺系统激活障碍一般限于针对低血糖所出现的反应，其他器官如心脏、胃肠道和膀胱的自主神经功能并不受影响。

从临床角度而言，HAAF 既可以看作机体适应性的表现，也可以看作机体的不适应性所致。一方面，无症状低血糖以及 1 型糖尿病患者在低血糖时的认知功能测试成绩优于能够正常检测的低血糖患者。此外，无症状低血糖患者在血糖恢复正常后认知功能完全恢复的时间短于能正常测得低血糖的患者。在人体由于反复低血糖刺激导致的交感肾上腺系统习惯性衰竭与大鼠由于反复束缚应激使得下丘脑-垂体-肾上腺皮质轴反应所出现的习惯性表现类似，在一次严重低血糖的过程中，反复出现过中度低血糖的大鼠在与未曾反复出现过低血糖的大鼠相比，脑细胞死亡数更少，总体死亡率更低。

另一方面，HAAF 明显是机体不适应的表现，因为血糖调节机制缺陷和无症状低血糖明显增加严重低血糖致残率以及可能的致死风险。严重低血糖会强烈地激活交感肾上腺系统，带来致死性的后果，即使不频繁发作也可以带来灾难性后果。

2. 低血糖对儿童糖尿病的影响 由于胰岛素的使用剂量、饮食习惯的改变、运动量的多变以及更小的儿童自我检测血糖能力受限，在 1 型糖尿病儿童中低血糖是一个常见的问题。婴幼儿、儿童甚至青少年在饮食方面往往缺乏预计性，进食时可能吃不完所有的食物，餐间饮食也没有规律，使得夜间空腹的时间延长，增加了低血糖的风险。因此，选择合适的餐前胰岛素量往往很困难。在婴儿和幼童往往需要非常低的胰岛素泵基础量和餐时追加量，这使得在应用胰岛素泵治疗时需要使用极少量的基础率，每次调整 0.5 U，在控制血糖时几乎很少需要用到稀释的胰岛素，如 10 U/ml。婴儿和儿童可能意识不到低血糖的症状，也缺乏很好地表达不适感的能力。监护人必须特别注意其行为的改变，如不发脾气有时也可能是低血糖的一种表现。

青春期的出现与胰岛素抵抗有关，然而青春期的这一正常发育阶段也会导致青少年对糖尿病有所疏忽，增加低血糖的风险。随着儿童的成长，通常每天的活动量变化非常大，使得容易出现低血糖。在管理儿童糖尿病过程中，需要教育父母、患者以及看护者共同参与才能有助于减少低血糖对糖尿病儿童的影响。

患者的年龄越小，越容易受到低血糖造成的不良影响。中枢神经系统的逐渐成熟使孩子们在发生低血糖时更容易出现认知障碍。最近研究阐明了在儿童出现低血糖对认知功能和大脑结构的影响，发现 5 岁前曾出现过低血糖的患儿比更晚出现低血糖的儿童更容易受到影响。5 岁前出现低血糖对认知功能的长期影响还不明确。

3. 低血糖对 1 型糖尿病患者的影响研究 低血糖对 1 型糖尿病患者影响的具有里程碑意义的资料来源于 DCCT 研究及后续随访研究，该研究系统检测了患者的认知功能随观察时间变化的情况。在一个随访 18 年的研究队列中，发现该队列的患者神经认知综合储备能力的得分与既往经历或未经历低血糖的受试者得分相似。尽管有可靠的研究结果，但随着影像技术的更新，最新的研究表明成人 1 型糖尿病患者低血糖时需要更多的大脑容量完成记忆功能。该结果表明成人 1 型糖尿病在出现低血糖时与未出现低血糖的患者相比，需要动员更多的大脑半球保存认知功能。未来需要进行更多的研究以明确上述观察结果对 1 型糖尿病患者长期认知能力改变的重要性。

4. 低血糖对 2 型糖尿病的影响 越来越多的证据表明 2 型糖尿病患者可能更容易受到低血糖相关不良事件的影响。在过去 10 年，有 3 项大型的临床试验观察血糖下降对 2 型糖尿病患者心血管事件的影响：ACCORD 研究、ADVANCE 研究以及 VADT 研究。在这些研究中，24 000 例具有心血管高危因素的患者被随机分配到强化血糖治疗组或标准治疗组。每项研究中，被随机分配到强化治疗组的患者与随机分配到标准治疗组的患者相比，出现更多的低血糖事件。在 ACCORD 研究中，随机分配到强化治疗亚组的患者死亡率增加 20%，由于这一结果使得该项针对血糖控制的研究被提前终止。尽管 VADT 研究的目的是观察强化降糖和死亡率之间的关系，但无论在 ADVANCE 研究或 VADT 研究中都没有观察到两者之间的关系。针对 ACCORD 研究的结果出现过很多种解释，包括研究结果的概率性、强化治疗组体重增加更为明显以及某些特定药物对心血管结局的影响，但可能最令人信服的原因仍是低血糖，在 ACCORD 研究中强化治疗组低血糖事件增高了 3 倍。

根据审判委员会曾对 ACCORD 研究死亡率增加的问题进行了盲法分析，结果表明，低血糖对其中 1 例受试者死亡有决定性作用，有很大可能导致 3 例受试者死亡，比较有可能与 38 例受试者死亡有关，这表明在强化血糖干预的研究人群中记录到的死亡原因有不到 10% 是由于低血糖的作用。研究者因此提到 ACCORD 研究强化治疗亚组低血糖事件增多可能并不是死亡率增加的原因。我们可能永远不会知道 ACCORD 研究的其他受试者死亡时是否检测到低血糖，但是，可能由低血糖引发的潜在致死性机制会使得死亡处于低血糖事件下游，这就增加了鉴别两者之间因果关系的难度。

这三项试验都明确表明一次严重低血糖事件与随后死亡率增加的风险相关。在 ACCORD 研究中，无论是在强化降糖组还是在常规降糖组，出现一次或多次低血糖事件的个体比没有出现低血糖事件的个体死亡率更高（风险比 1.41，95% CI 1.03~1.93）。有 1/3 的死亡原因归结于心血管事件，低血糖与更高的心血管死亡率相关。在 VADT 研究中，近期一次严重低血糖事件是患者在 90 d 死亡的最强独立预测因素。在 ADVANCE 研究中，低血糖发生率相对较低，但仍可以看到相同的趋势。当然，在事件发生后再进行分析并不能明确因果关系，有可能低血糖仅是众多容易导致患者死亡的其中一个因素。

在 2 型糖尿病中也观察了低血糖与后续认知功能之间的关系。在一项大样本的研究中发现，在 1980—2002 年需要入院或入急诊室的低血糖事件使得患者在 2003 年后痴呆的发生风险成倍增加。但是由于研究人群在 2003 年之前并没有详细的认知功能检测，有可能痴呆患者在出现严重低血糖事件之前实际上已经存在中度认知功能失调。ACCORD 研究的分析结果同样证实中度认知功能失调可能会增加发生严重低血糖的发生风险。在 ACCORD MIND 研究中对认知功能进行了纵向评估，结果发现尽管强化治疗组低血糖事件增加 3 倍，但强化降糖组与标准治疗组相比，认知功能评分随时间下降的程度没有差异。由于现有的资料在某些方面存在争议，还需要进一步的观察来阐明这一问题。

5. 低血糖对老年人的影响 老年患者更容易受到低血糖的影响。流行病学研究表明在美国低血糖是老年人最常出现的代谢性并发症。尽管在 1 型糖尿病和 2 型糖尿病老年患者中均常出现严重低血糖，但 2 型糖尿病患者住院时间更长，医疗花费更大。据 Tennessee 医疗中心的研究结果显示，出现这种情况最重要的预测因素包括年龄的逐渐增大、近期住院以及联合应用多种药物。随着年龄增长会导致肾功能下降和肝酶活性的下降，这都可能影响磺脲类药物和胰岛素的代谢，因此增强了药物的降糖疗效。高龄患者容易受到严重低血糖带来危害的部分原因是和年龄相关的肾上腺受体功能进行性下降有关。已有报道在老年糖尿病患者中存在年龄相关的升糖激素反应的缺陷，尤其表现为胰高血糖素和生长激素的下降。在老年患者中神经低血糖的症状最常见。随着 2 型糖尿病病程的延长，在高龄患者中经常会看到低血糖后胰高血糖素反应的缺乏。在高龄患者中血糖控制的变化强度与使得肾上腺素释放和出现低血糖的血糖阈值的增幅下降有关。因此，在高龄患者中血糖水平的变化对低血糖的发生风险有明显的影响。

老年糖尿病患者出现各种并发症和伴发病的发生率非常高，所有这些情况都会在低血糖时加重，某些并发症和伴发病还会导致低血糖发生。年长的糖尿病患者更容易出现衰老相关的症状，包括跌倒、尿失禁、身体虚弱、认知受损以及抑郁症的表现。与衰老相关的认知和执行力下降将影响患者进行适当的自我护理和遵循治疗方案的能力。

为减少老年患者低血糖的风险，应对低血糖的症状和处理方法进行认真教育，并定期强化，因为这些患者在低血糖知识方面存在认识缺口。此外，作为整体临床评估的一部分，很重要的是要评估老年患者的功能状态以制定个体化的血糖控制目标。在长期的护理工作中经常会用到短效胰岛素，应该避免随意增减短效胰岛素的用量。应停用格列本脲，更换短效的胰岛素促泌药或不会引起低血糖的药物。最近在 2012 年发表的在长期护理中禁止使用的药物清单中特别提到应该避免胰岛素的递增方案和使用格列本脲作为治疗方案，尤其对于机体各项功能逐渐下降的患者，应简化复杂的治疗方案。此外，针对低血糖的发生原因、如何进行规范的检测和适当的处理需要教育和指导参加长期护理工作的护理者和工作人员。

6. 低血糖对住院患者的影响　糖尿病患者比非糖尿病患者入院的可能性增加 3 倍，25% 的住院患者存在高血糖（包括非糖尿病患者）。住院患者的高血糖与住院时间延长和多种不良结局包括死亡的发生有关。由于担心住院患者高血糖会带来不良的后果，受该因素的影响，以及一些研究提出的强化血糖控制能改善外科 ICU 患者的结局，使得在 ICU 患者中普遍采用强化血糖管理方案。但是，后续研究表明在 ICU 患者中强化降糖并不完全获益，反而明显增加严重低血糖的风险，且可能和死亡率增加有关。

目前尚未明确住院糖尿病患者低血糖的发生率。2007 年一个学术医疗中心曾对普通病房住院的 31 970 例患者进行了回顾性研究，发现共有 3349 例（10.5%）至少出现过一次低血糖事件［低于 3.9 mmol/L（70 mg/dl）］。在另外一个针对 5365 例 ICU 患者的回顾分析，发现有 102 例（1.9%）至少出现过一次严重低血糖事件［低于 2.23 mmol/L（40 mg/dl）］。住院患者低血糖的危险因素包括高龄、并发症、糖尿病、降糖药物的数量增加、严格血糖控制、感染性休克、肾功能受损、机械通气和严重疾病。有一项回顾性研究分析了低血糖对普通病房住院的 4368 例住院患者（包括 2582 例糖尿病患者）的影响，发现严重低血糖［低于 2.78 mmol/L（50 mg/dl）］与住院日延长和入院患者的死亡概率增加以及出院 1 年内死亡增加有关。

7. 妊娠时低血糖的影响　妊娠时维持血糖水平接近健康妊娠妇女在减少高血糖对母体和胎儿带来的不利影响方面是非常重要的。无论对于妊娠前已经诊断糖尿病的女性或对于妊娠糖尿病患者而言这一点都是明确的。妊娠时的正常血糖水平比非妊娠妇女低 20%，使得在妊娠妇女中明确和检测出低血糖更具有挑战性。对于 1 型糖尿病而言，在妊娠早期严重低血糖的发生率与妊娠前 1 年的发生率相比会提高 3~5 倍，在妊娠后期发生率降低。妊娠时严重低血糖的危险因素包括妊娠前 1 年严重低血糖病史、低血糖时存在意识障碍、病程长的糖尿病、妊娠早期的低 HbA1c 水平、血糖波动以及餐间过量使用胰岛素。令人感到惊奇的是，妊娠时恶心和呕吐似乎并不增加低血糖发生风险。如果采用 CGM 比较妊娠和非妊娠妇女的血糖水平，会发现所有妊娠妇女中度低血糖更常见［作者将低血糖定义为血糖低于 3.34 mmol/L（60 mg/dl）］，无论其是否患有糖尿病，是在妊娠前或妊娠时情况都如此。当低血糖发生时母亲能避免受到伤害，胎儿一般不会有危险。对于妊娠前已有糖尿病而言，妊娠时胰岛素需要量增加，在胎盘娩出后迅速减少，这时需要迅速减少胰岛素的剂量以避免产后低血糖。在使用胰岛素治疗中，哺乳也可能是低血糖的一个危险因素。

8. 低血糖对生活质量和日常生活行为的影响　对 1 型和 2 型糖尿病患者而言，低血糖以及对低血糖的恐惧对生活质量有明显的影响。尤其夜间低血糖会影响第 2 天的幸福感，因为低血糖影响了睡眠时间和质量。在一些反复出现低血糖的患者中，已经发现存在慢性情绪异常包括抑郁和焦虑，但是很难明确低血糖和情绪变化的因果关系。在糖尿病患者中出现低血糖会影响人际关系，与一小部分原本健康的 1 型糖尿病年轻人进行深入访谈后，发现他们确实存在人际关系冲突、害怕独处、情绪易失控。这些人在与其他人交流低血糖相关的问题时也存在困难。这种困难感会带到他们的工作中，导致生产力降低。低血糖也会影响人的驾驶能力，许多行辖区都要求糖尿病患者在取得驾驶机动车执照之前提供未曾出现过低血糖的证明。但是，低血糖时意识障碍并不总是与车辆碰撞的风险增加有关。

三、低血糖对糖尿病的治疗目标而言意味着什么

对于任何一个患者而言，血糖控制的目标取决于年龄、预期寿命、并发症、意愿，并需要评估低血糖对其生活的影响。这种以患者为中心的策略需要临床医师花费时间为其制定个体化的治疗策略。对于幼儿而言，鉴于严重低血糖对大脑发育存在影响，需要不惜一切代价避免低血糖。对于糖尿病患者而言，合理的血糖控制目标应该是不引起严重低血糖时的尽可能低的 HbA1c 水平，低血糖时仍保持意识正常，使得记录的症状性低血糖事件能在可接受的次数内。目前的治疗策略中，1 型糖尿病患者需要尽量减少出现慢性并发症的风险，但完全避免低血糖似乎不可能。对于病程长、有严重并发症的 1 型糖尿病患者或没有并发症但因为其他疾病预期寿命减少的患者，血糖目标可以适当放松。在这些患者中，血糖控制目标以低到不出现高血糖相关的症状为宜。

对 2 型糖尿病患者而言，低血糖风险与使用的药物有关。疾病早期，大多数患者在生活方式基础上联合二甲双胍治疗，该方案不会出现低血糖。对于许多新发的 2 型糖尿病来讲，HbA1c 低于 7% 是合适的。随着疾病进展，很可能会加用有低血糖风险的药物，这意味着，除了考虑已经存在的影响寿命的并发症或之外，血糖控制的目标也不应非常严格。尽管对于存在心血管并发症的发生风险但预期寿命足够长的 2 型糖尿病患者仍提倡 HbA1c 低于 7% 可以获益，对于已经出现心血管并发症、多种并发症或预期寿命短的患者，控制目标不十分严格是合适的。

步态不稳和虚弱的老年患者在低血糖发作时容易跌倒，进而可能带来致命的伤害，因此对于老年患者避免出现低血糖尤为重要。存在认知障碍的患者可能很难坚持复杂的治疗方案以达到低的 HbA1c 控制目标，这样一些患者能从一个以尽可能预防低血糖发生为目标的简单治疗方案中获益。此外，易感个体中强化血糖控制是否获益还未得知。

四、已知的什么措施可以预防低血糖？对于有低血糖高危因素的患者有什么临床建议

反复出现的低血糖增加严重低血糖的风险，也会发展为无症状低血糖和 HAAF。可以降低医源性低血糖风险的有效方法包括患者教育、改变饮食、运动方式和药物的调整，患者详细的血糖监测以及临床医师的认真检测。

1. 患者教育及自我管理教育模式　对低血糖发生率或预防低血糖发作的影响研究较少，但有明确证据表明糖尿病教育改善患者预后。作为教育计划的一部分，糖尿病患者以及家庭需要认识低血糖的症状，低血糖出现时能够迅速给予口服糖类或胰高血糖素注射。应该与接受胰岛素治疗或磺脲类药物/格列奈类药物治疗的患者定期讨论低血糖的问题，包括其危险因素和其预防措施，尤其针对有反复低血糖病史或无症状低血糖的患者。此外，患者应该知道其服用的药物是如何发

挥作用的以便能减少药物所致低血糖的风险，应指导患者了解药物经典的药动学。在评估患者所记录的低血糖报告时，很重要的是要通过面谈的方法指导患者正确识别低血糖事件发生的诱发因素。在低血糖事件出现之前通过这种启发式的谈话方式分析可能的因素（漏餐或用餐不规律，不同于以往的耗费体力、饮酒、胰岛素剂量出现问题等）能深化患者对容易出现低血糖的行为因素的认识。

有确切的证据表明，在正式的培训计划中指导患者通过使用基础胰岛素和餐时胰岛素的生理替代的方法能够减少严重低血糖的风险。Mühlhauser 和 Berger 发展的胰岛素治疗和培训计划已经能够达到与 DCCT 研究媲美的良好血糖控制，还可以减少严重低血糖的发生。该培训方案已经成功移植到其他中心，同样发现可以减少低血糖的发生风险。频繁出现低血糖的患者也能从参加血糖意识训练计划中获益。在计划中，将培训患者和其亲属识别低血糖出现的细微线索和早期识别低血糖的症状，在致残性低血糖出现之前进行干预。

2. 饮食干预　需要告知糖尿病患者哪些食物含有碳水化合物，了解饮食中的碳水化合物是如何影响血糖的。为避免出现低血糖，应鼓励采用长效促泌药以及固定胰岛素治疗方案的患者遵循预先设定的饮食方案。采用更灵活的胰岛素治疗患者应知道注射餐前胰岛素后必须进餐。进餐和胰岛素注射的脱节会使得血糖出现大幅度波动。应该指导使用会出现低血糖药物的患者随时携带碳水化合物以预防低血糖。为防止 1 型糖尿病患者出现夜间低血糖，有研究调查了最佳的睡前零食，但没有达成明确的共识。这些报道存在争议，也说明睡前进零食应该是个体化的，并作为综合管理策略（饮食均衡、患者教育、合适的药物以及咨询体力活动）的一部分预防夜间低血糖。

3. 锻炼体力　运动增加葡萄糖利用，会增加低血糖风险，劳累性低血糖的危险因素包括运动时间过长、与以往不同的锻炼强度以及相对于高胰岛素血症的不适当的能量供应。锻炼前后认真检测血糖能够预防劳累后低血糖的发生。如果预计血糖水平明显下降，在锻炼前应进零食。准备锻炼时糖尿病患者应该随身携带容易吸收的碳水化合物，包括在打扫房间或工作时。因为速效胰岛素和中效胰岛素的药动学不同，在计划运动的当天应根据经验仔细调整胰岛素剂量，尤其在血糖控制良好且曾有运动相关低血糖病史的糖尿病患者更是如此。

4. 药物调整　有时传统的因素（漏餐或用餐不规律，与以往不同的锻炼方式，饮酒等）并不能完全解释低血糖事件的发生，低血糖可能和治疗糖尿病的药物过量有关。详细检查一天之内的血糖变化形式能发现一天中血糖低的时间，为调整当前的降糖方案提供依据。方案的调整可以包括将常规胰岛素替换为速效胰岛素（赖脯胰岛素、门冬胰岛素、赖谷胰岛素），将 NPH 替换为甘精胰岛素或地特胰岛素以降低低血糖的风险。持续皮下胰岛素输注可以通过更灵活的调节其剂量和注射方式以避免医源性低血糖的出现。对于 2 型糖尿病患者，磺脲类药物最容易导致医源性低血糖的出现，在应用磺脲类药物出现低血糖时，可以考虑将其替换为其他类的口服降糖药物甚至GLP-1 类似物。有意思的是，在 1 型糖尿病患者中成功移植整个胰腺或分离的胰岛细胞会使得血糖明显改善，几乎不出现医源性低血糖。因为频发的低血糖会导致患者进展为无症状性低血糖，为避免这种频发低血糖，必须采用严格避免低血糖的治疗方案（表 12-1）。在已发表的研究中，都提到需要临床医师和患者之间的密切（几乎每天）联系，依据血糖水平调整热量摄入和胰岛素使用。通过这种方法，低血糖所导致的自主神经症状障碍将在 2 周内恢复，3 个月可以完全消除无症状性低血糖。在某些报道中，低血糖症状的恢复将伴随有肾上腺素分泌能力的改善。低血糖症状的恢复将使得 HbA1c 出现中等程度的上升（0.5%），但也有报道提到并不会影响血糖控制。

表 12-1 在 HAAF 患者中恢复低血糖反应的方法

监测和目标设定

　鼓励餐前、睡前以及出现可疑低血糖症状时自我监测血糖

　每周至少 3 次在凌晨 2~5 时进行自我血糖监测

　餐前血糖的目标设定在 5.57~8.36 mmol/L（100~150 mg/dl）

患者教育

　教育患者识别低血糖的症状，了解无症状低血糖的发病过程中反复低血糖的作用

　消除患者疑虑避免低血糖能逆转无症状低血糖的发生

　教育患者在早期神经低血糖症状出现前迅速识别做出反应

饮食指导

　确保足够的热量摄入

　建议餐间和睡前进食零食

　保证随时容易获得容易吸收的碳水化合物

　如果可以的话，考虑摄入中等量含黄嘌呤的饮料

运动建议

　鼓励运动前、运动中及运动后进行自我血糖监测

　如果血糖低于 7.8 mmol/L（140 mg/dl）建议在锻炼前给予热量摄入

　如果运动中或运动后血糖低于 7.8 mmol/L（140 mg/dl）建议额外的热量摄入

药物调整

　调整胰岛素剂量以获得血糖控制

　使用速效胰岛素以降低餐间低血糖的风险

　使用基础胰岛素类似物以降低夜间低血糖的风险

　视情况考虑持续皮下胰岛素输注

　考虑使用 CGM 装置

5. 血糖监测 在管理有低血糖风险患者时必须进行血糖监测。无论何时，只要使用胰岛素、磺脲类药物或格列奈类药物治疗的患者出现低血糖的症状时都应该监测血糖以确定其能够通过进食碳水化合物缓解症状，并收集医师会用到的信息以调整治疗方案，避免再次出现低血糖。应用基础胰岛素治疗的患者应该在每餐前监测血糖水平，并根据数值计算每餐前需要的速效胰岛素用量，通过精细调整胰岛素剂量有可能减少低血糖风险。

近期出现的技术上的发展为患者提供新的血糖监测工具。实时 CGM 凭借其具有发现血糖变化方向和血糖变化幅度的能力，为佩戴者提供有价值的信息，可以主动测量血糖以避免低血糖，它还能指导患者何时进食零食或自动暂停胰岛素泵入。CGM 的音频和（或）震动功能尤其有助于避免夜间严重低血糖的出现，有助于重新恢复低血糖意识。在一小批 1 型糖尿病患者和无症状低血糖患者中进行的高胰岛素正糖钳夹实验表明，将最低血糖界限设定到 6.01 mmol/L（108 mg/dl），使用 CGM 监测 4 周即可恢复肾上腺素系统的反应，改善交感神经兴奋的症状。

根据精密设定的运算程序，将人工胰腺联同 CGM 连接到一个胰岛素泵装置中，很可能完全避免出现低血糖。有数个国际合作组织正在研究人工胰腺的各种改进方法，这一研究方向的第一步是向欧洲供应低血糖推迟泵，该装置目前已在美国用于临床试验。一旦组织间液的

糖浓度达到预设值，该装置将休止长达 2 h 之久的胰岛素输注，能够减少夜间低血糖的时间。

6. 评估低血糖风险　监督临床医师和教育者必须在应用胰岛素和促泌药治疗的患者每次就诊时评估低血糖的风险。一个有效的评估方法是让患者在诊室外等待期间就完成表 12-2 的问卷。通过回顾完成的问卷，临床医师会了解患者出现症状性和无症状性低血糖的次数，确保患者知道如何正确处理低血糖，提醒双方关注低血糖时驾车的相关风险。为确保每次就诊时都充分评估低血糖，就诊者可能会用到低血糖问题清单（表 12-3）。

表 12-2　患者低血糖问卷

姓名

日期

1. 低血糖时根据出现的症状你能描述到什么程度？

　　A. 从不，B. 很少，C. 有时，D. 经常，E. 一直

2. 在 1 周中，你的血糖会有多少次低于 3.9 mmol/L（70 mg/dl）？

　　　　次数/周

3. 血糖低于 3.9 mmol/L（70 mg/dl）时最常见的原因是什么？

4. 出现过多少次严重低血糖事件（需要其他人的帮助，自己不能处理）？

　　自上一次就诊发生　　次数

　　去年一年发生　　次数

5. 出现过多少次中度低血糖事件（不能清楚思考，不能灵活控制身体，不得不停止正在做的事情，但能处理低血糖）？

　　自上一次就诊发生　　次数

　　去年一年发生　　次数

6. 你是否经常携带点心或糖果以预防低血糖？

　　A. 从不，B. 很少，C. 有时，D. 经常，E. 几乎一直

7. 血糖水平低于多少你认为应该处理？

　　少于　　mmol/L

8. 处理低血糖时你一般服用什么食物或饮料，用量多少？

9. 驾车前是否检测血糖？选择如下

　　是的，经常是的，有时，从不

10. 你认为血糖降到多低就不宜驾车？　　mmol/L

11. 驾车的时候有多少次血糖低于 3.9 mmol/L（70 mg/dl）？

　　自上一次就诊　　次数

　　去年一年　　次数

12. 如果你注射胰岛素，是否携带胰高血糖素急救包？

　　是　否

13. 你的配偶，亲属或身边的其他人是否会注射胰岛血糖素？

　　是　否

表 12-3　患者低血糖清单

姓名

日期

1. 回顾低血糖患者的问卷

2. 询问患者出现严重低血糖或中度低血糖时的周围环境

3. 讨论避免患者出现低血糖的方法

4. 在临床许可的情况下调整药物治疗方案

5. 可能的话建议随时携带零食或糖块，指导患者如何服用（先吃 15 g 糖，等待 15 min 后，复测血糖，如果低血糖持续，重复上述步骤）

6. 如果可能的话处方胰高血糖素

每次就诊医师应该详细回顾患者记录的血糖监测日记，应记录近期出现的低血糖事件的日期、正确的时间、周围的环境以及出现低血糖相关症状的意识情况。低血糖时可靠的记录自主神经系统反应的障碍（发抖、出汗、心悸和饥饿感）可能是诊断无症状低血糖的最可行的方法。如果症状消失或复发性低血糖在数小时到数天内频繁发作，很可能患者存在 HAAF。如果患者在前一年曾经历多于一次的需要别人帮助的严重低血糖事件或有家庭成员报告其发现更频繁的低血糖事件，这可能提供一些线索，说明患者进展为无症状低血糖。通过自我报告的方式发现的低血糖时自主神经症状的消失与实验室确认的无症状低血糖密切相关。

五、我们在认识低血糖方面存在哪些知识缺陷？需要进行什么研究弥补这些缺陷

自 2005 年低血糖工作组前一个报道发表以来，低血糖对患者结局的影响有了越来越多的认识，但是低血糖仍然会增加糖尿病患者的致残率甚至死亡率。如果患者能从血糖降至接近正常水平中得到微血管并发症减少的获益，必须进行更深入的研究防止低血糖和 HAAF 的出现。首先，应该发展新的监控手段以提供持续的报告低血糖的方法，这样才能完全明确预防及治疗低血糖的任何一种干预措施的作用。应加强对最容易出现低血糖的高危患者的关注，开拓新的教育策略，有效减少高危者发生低血糖事件的次数。针对 1 型和 2 型糖尿病患者都应探寻不会引起低血糖新的治疗措施包括人工胰腺。监测血糖的仪器必须更精确、更可信、容易操作及价格低廉。必须明确低血糖时患者不能通过提高自身胰高血糖素水平以对抗低血糖出现的机制，也要明确 HAAF 发生的机制，这样才能寻找新的措施保证患者在将要出现神经低血糖症状时早期做出反应。应更好地明确低血糖对患者短期结局（如死亡率）的影响以及对远期结局（如认知障碍）的影响，明确低血糖和患者结局之间关系的机制。集中研究需要优先关注的领域能弥补我们对低血糖的认识缺陷，最终减少医源性低血糖对糖尿病患者的危害。

（翻译：任　萌　刘　萍）

·解读·

低血糖是糖尿病患者长期维持正常血糖水平的制约因素。因此，低血糖风险最小化成为糖尿病管理中要解决的一个重要问题。ADA 和美国内分泌学会在 2012 年 4 月组建了一个新的工作组，针对低血糖与糖尿病的问题进行了报告。

低血糖是由多种原因引起的血糖浓度过低状态，血糖降低并出现相应的症状和体征时，称为低血糖症。在该工作组报告中，对低血糖进行了详细定义以及分类。对于有低血糖风险（即应用磺脲类、格列奈类或胰岛素治疗）的患者在自我血糖监测或持续皮下血糖监测时血糖浓度低于3.9 mmol/L（70 mg/dl）应该警惕出现低血糖的可能性。糖尿病患者在血糖接近 3.9 mmol/L（70 mg/dl）时并不全都需要处理。除摄入碳水化合物以外，还需重复测量血糖、改变生活习惯（如避免饮酒或直至血糖水平升高才进行锻炼）以及调整治疗方案。

在该工作组报告中，对低血糖进行了详细的分类，包括严重低血糖、记录有症状的低血糖、无症状低血糖、可能的症状性低血糖、假性低血糖，其中无症状性低血糖也称为无感知性低血糖，使重度低血糖的风险明显增加。

此外，在该工作组的报告中，提到在诊断低血糖时，应关注血糖检测仪器的准确性。对于重症患者而言，使用血糖仪检测是否存在低血糖可能受到药物（升压药、对乙酰氨基酚），治疗措施（吸氧）以及患者临床情况（低血压、贫血）的影响。此外，使用动态血糖监测系统（CGM）检测低血糖的精确度并不高，同样会受到很多因素的影响。

低血糖对机体（儿童糖尿病、1 型糖尿病、2 型糖尿病以及老年糖尿病）存在着不同程度的影响。儿童糖尿病患者出现低血糖将对认知功能和大脑结构存在影响；5 岁前曾出现过低血糖的患儿比更晚出现低血糖的儿童更容易受影响。5 岁前出现低血糖对认知功能的长期影响还不明确。在 1 型糖尿病儿童中出现低血糖是一个常见的问题。在婴儿和幼童往往需要非常低的胰岛素泵基础量和餐时追加量，在使用胰岛素泵治疗时需要使用更少量的基础率，每次调整 0.5 U。

此外，老年糖尿病患者出现各种临床并发症和伴发病的发生率非常高。作为整体临床评估的一部分，很重要的是评估老年患者的功能状态以制定个体化的血糖控制目标，避免随意增减短效胰岛素的用量。应停用格列本脲，更换为短效的胰岛素促泌药或不会引起低血糖的药物。

另一个特殊情况是低血糖对妊娠的影响，妊娠时严重低血糖的危险因素包括妊娠前 1 年严重低血糖病史、低血糖时存在意识障碍，长病程的糖尿病、妊娠早期的低 HbA1c 水平、血糖波动以及餐间过量使用胰岛素。妊娠时恶心和呕吐并不增加低血糖发生风险。对于妊娠前已有糖尿病的而言，妊娠时胰岛素需要量增加，在胎盘娩出后迅速减少，这时需要迅速减少胰岛素的剂量以避免出现产后低血糖。在使用胰岛素治疗过程中，哺乳也可能是低血糖的一个危险因素。

由于低血糖对机体存在的影响，因此低血糖对糖尿病个体化治疗目标的设定具有重要的意义。对于年龄小的儿童，鉴于其严重低血糖对大脑发育存在影响，需要不惜一切代价避免低血糖。对于糖尿病患者合理的血糖控制目标应该是不引起严重低血糖时尽可能低的 HbA1c 水平，低血糖时保持意识正常，使得记录的症状性低血糖事件能在可接受的次数内。对于病程长、有严重并发症的 1 型糖尿病患者或无并发症但因为其他疾病导致预期寿命减少的患者，血糖目标可以适当放松，以低到不出现高血糖相关的症状为宜。对 2 型糖尿病患者低血糖风险与使用的药物有关。对于存在心血管并发症的发生风险但预期寿命足够长的 2 型糖尿病患者仍提倡 HbA1c 低于 7% 可以获益，但对于已经出现心血管并发症、多种并发症或预期寿命短的患者，控制目标可适当放松。步态不稳和虚弱的老年患者如果低血糖发作时跌倒会出现致命的损伤。此外，存在认知障碍的患者可能也很难坚持复杂的治疗方案以达到低的 HbA1c 控制目标，这些患者需要简单的治疗方案以尽可能预防低血糖的发生。最后，该工作组报告对于有低血糖高危因素的患者进行了临床建议，以降低医源性低血糖风险，包括患者教育、改变饮食、运动方式和药物的调整，患者详细的血糖监测以及临床医师的认真检测。

（解读：任　萌　刘　萍）

（审阅：严　励）

参考文献

[1] 中华医学会内分泌分会. 中国糖尿病患者低血糖管理的专家共识. 中华内分泌代谢杂志, 2012, 28 (8)：619-623.

[2] McGill DE, Levitsky LL. Management of Hypoglycemia in Children and Adolescents with Type 1 Diabetes Mellitus. Curr Diab Rep, 2016, 16 (9)：88.

[3] Yun JS, Ko SH. Risk Factors and Adverse Outcomes of Severe Hypoglycemia in Type 2 Diabetes Mellitus. Diabetes Metab J, 2016, 40 (6)：423-432.

[4] Melmer A, Laimer M. Treatment Goals in Diabetes. Endocr Dev, 2016, 31：1-27.

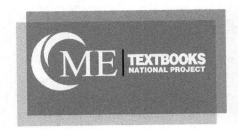

《非急诊住院患者高血糖的管理：2013年美国内分泌学会临床实践指南》与解读

第 13 章

·指南·

一、推 荐 总 结

（一）住院患者糖尿病的诊断和识别

推荐医师应对所有住院患者进行糖尿病病史的询问，对于既往有糖尿病的患者，该诊断应在病历上明确记载（1｜⊕○○○）。建议对所有患者，无论有无糖尿病病史，在入院时应常规筛查静脉血浆葡萄糖（2｜⊕○○○）。推荐既往无糖尿病病史的住院患者，如住院时筛查静脉血浆葡萄糖>7.8 mmol/L（140 mg/dl），应行床边快速血糖监测至少24~48 h。血糖持续>7.8 mmol/L的患者需持续床边监测血糖，并进行合适的干预治疗（1｜⊕○○○）。推荐既往血糖正常的患者如果接受可能导致血糖升高的治疗（如糖皮质激素、奥曲肽、肠内营养以及肠外营养等），应在治疗开始后行床边快速血糖监测至少24~48 h。血糖持续高于7.8 mmol/L的患者需持续床边监测血糖，并进行合适的干预治疗（1｜⊕○○○）。推荐既往有糖尿病病史或有高血糖（>7.8 mmol/L）的住院患者，如果近2~3个月未检测HbA1c，则应检测HbA1c水平（1｜⊕○○○）。

（二）非急诊住院患者的血糖监测

推荐使用床边手指毛细血管血糖监测指导住院患者的个体化血糖控制（1｜⊕○○○）。推荐在急性病程的住院患者使用的血糖监测仪必须经过校正（1｜⊕○○○）。推荐血糖监测的时点与患者的营养摄取、用药方案匹配（1｜⊕○○○）。建议使用如下血糖监测方案：进食的患者，可行餐前、睡前血糖监测；禁食或接受持续肠道营养的患者，应每4~6小时监测手指毛细血管血糖（2｜⊕○○○）。

（三）非急诊住院患者的血糖控制目标

推荐对于非急诊住院的绝大多数患者餐前血糖控制目标应低于7.8 mmol/L（140 mg/dl），随机血糖控制目标应低于10.0 mmol/L（180 mg/dl）（1｜⊕○○○）。建议根据临床实际情况调整血糖控制目标。对于不发生低血糖就能控制血糖的患者，血糖控制目标可以适当更严格。对于终末期和（或）预期寿命短，容易发生低血糖的患者，血糖控制目标应该适当放宽（<11.1 mmol/L或200 mg/dl）（2｜⊕○○○）。为避免低血糖，进行如下建议。当血糖<5.6 mmol/L（100 mg/

dl）应对降糖方案进行重新评估；当血糖<3.9 mmol/L（70 mg/dl）则通常对降糖方案进行调整（2｜⊕○○○）。

（四）非急诊住院患者高血糖的处理

1. 医学营养治疗　推荐糖尿病和高血糖住院患者的血糖控制计划中应当包括医学营养治疗（medical nutrition therapy，MNT）（1｜⊕○○○）。建议每餐均应含有一定量的碳水化合物，而相应剂量速效胰岛素的使用有利于碳水化合物的吸收（2｜⊕○○○）。

2. 从住院前到住院状态的转换　推荐有高血糖的患者住院期间血糖控制首选胰岛素治疗（1｜⊕⊕○○）。建议大多数情况下，因急性病住院的 2 型糖尿病患者，应停用口服降糖药物，开始使用胰岛素治疗（2｜⊕○○○）。建议患者在住院前的胰岛素治疗方案应根据住院时的状态加以调整，以减少低血糖或高血糖的发生风险（2｜⊕○○○）。

3. 药物治疗　推荐对于所有糖尿病患者，如果入院前为胰岛素治疗，入院后应采用预定的皮下胰岛素注射治疗方案（1｜⊕⊕⊕⊕）。建议有糖尿病病史的患者住院期间，应避免长期应用动态剂量胰岛素（sliding scale insulin，SSI）作为血糖控制的唯一方法（2｜⊕○○○）。推荐对于正常进餐的患者，可采用皮下胰岛素治疗方案（包括每天 1 次基础胰岛素或中效胰岛素，联合使用餐前速效或短效胰岛素）（1｜⊕⊕⊕○）。建议在采用胰岛素治疗的过程中如果血糖值超过预定控制目标，可增加校正胰岛素剂量有效地控制血糖（2｜⊕○○○）。

4. 从住院到出院后的转换　建议对于糖尿病患者，出院前应重新设定其降糖方案（包括胰岛素或口服降糖药物方案），出院时的方案应当是患者能够坚持而且在治疗上没有禁忌证的方案（2｜⊕○○○）。建议如果出院时拟采用胰岛素治疗，应在出院前至少 1 天试用该方案，以评估其安全性和有效性（2｜⊕○○○）。推荐出院时，患者和其家属或照护者应接受关于血糖控制的口头和书面指导，该指导意见应描述得清晰易懂，使患者或帮助患者治疗的人能够理解（1｜⊕⊕○○）。

（五）特殊情况

1. 从静脉胰岛素持续注射到皮下胰岛素治疗　推荐所有 1 型和 2 型糖尿病患者至少在停用静脉胰岛素持续注射（iv continuous insulin infusion，CII）1～2 h 前，起始皮下胰岛素治疗方案（1｜⊕⊕⊕⊕）。推荐对于无糖尿病病史的患者，如住院期间发现高血糖并且血糖的控制需要 CII，同时胰岛素剂量超过 2 U/h 者，则在停用 CII 前，起始皮下胰岛素治疗方案（1｜⊕⊕⊕○）。推荐停用 CII 后，应行手指血糖进行监测，以调整皮下胰岛素治疗方案（1｜⊕⊕⊕○）。

2. 接受肠内营养及肠外营养的患者　推荐无论有无糖尿病病史，一旦接受肠内营养或肠外营养，就应当进行手指血糖监测（1｜⊕⊕⊕⊕）。建议如果患者无糖尿病病史，正常摄食后 24～48 h，不需要胰岛素治疗而血糖控制在 7.8 mmol/L 者，可以停止手指血糖监测（2｜⊕○○○）。建议住院期间如果发现有高血糖（标准为血糖超过 7.8 mmol/L），而且需要持续使用胰岛素 12～24 h，无论有无糖尿病病史，都应启动胰岛素治疗计划（2｜⊕○○○）。

3. 围术期血糖控制　推荐所有的 1 型糖尿病患者，如接受手术，无论手术大小，都应给予 CII 或皮下胰岛素（基础量+餐时量）方案，以预防围术期高血糖的发生（1｜⊕⊕⊕⊕）。推荐对于围术期有高血糖的糖尿病住院患者，术前应停用口服降糖药物，起始胰岛素治疗（1｜⊕○○○）。推荐术后使用皮下胰岛素治疗的方案：对于禁食的患者，可以使用基础胰岛素；对于可以进食的患者，予以基础胰岛素加餐时量胰岛素（1｜⊕⊕⊕○）。

4. 糖皮质激素诱发的糖尿病　推荐对于接受糖皮质激素治疗的患者，无论既往有无糖尿病病史，都应行手指血糖监测（1｜⊕⊕⊕○）。建议对于非糖尿病患者，如果所有的血糖监测结果均低于 7.8 mmol/L，而且近 24 ～ 48 h 未接受胰岛素治疗，则可以停止手指血糖监测（2｜⊕○○○）。推荐对于接受糖皮质激素治疗而持续有高血糖的患者，应开始胰岛素治疗（1｜⊕⊕○○）。建议如果使用皮下胰岛素（基础量+餐时量）方案，患者仍然有严重而持续的高血糖，则可以换用 CII 方案（2｜⊕○○○）。

（六）院内低血糖的识别和处理

推荐院内推行的血糖控制方案中应包括针对低血糖的预防以及发生低血糖后的处理方案的项目（1｜⊕⊕○○）。推荐低血糖的定义为，血糖监测低于 3.9 mmol/L。院内推行标准化的低血糖治疗方案，主要由护士执行，确保一旦发现低血糖，能迅速识别并加以处置（1｜⊕⊕○○）。推荐建立专门的系统，追踪低血糖事件发生的频率，分析其来源并辨别其对患者的潜在危害(1｜⊕⊕○○)。

（七）院内血糖控制计划的推行

推荐医院管理方案应提供行政支持，政策导向，建立跨学科指导委员会，致力于改进高血糖和糖尿病的住院患者的医疗工作（1｜⊕⊕⊕○）。推荐每家医疗机构建立统一的方法，收集和评估床旁血糖监测数据和胰岛素使用的相关信息，作为监测其血糖控制计划安全性和有效性的重要手段（1｜⊕○○○）。推荐各机构应当提供精准的设备用于床边血糖监测，并且确保医护人员能够正确使用设备进行血糖评估（2｜⊕○○○）。

（八）患者的教育

推荐糖尿病自我管理的教育，短期目标是让患者学习延长生存率的技巧，包括进餐计划、合理给药、血糖监测以及低血糖和高血糖的识别、治疗和预防等（1｜⊕○○○）。推荐在社区寻找合适的患者，使其能够在出院后坚持继续参加糖尿病自我管理的教育活动（1｜⊕○○○）。推荐持续的员工培训，更新糖尿病相关知识，一旦院内发生与血糖控制相关的不良事件，可作为反面教材，针对性地进行相应的糖尿病知识培训（1｜⊕○○○）。

二、工作组循证的临床实践指南完善方法

美国内分泌学会的临床委员会认为非常有必要制定非急诊住院患者高血糖管理的临床实践指南，并设立特别工作组制定基于循证证据的推荐。特别工作组采用了国际上专业于循证指南改进和实施的组织推荐的分级评估、制定与评价（简称 GRADE）方法。关于该评价体系的更详细的描述已在多处发表。特别工作组采用最佳的已知的研究证据来提出一些推荐，而且工作组使用高度一致的语言对推荐力度和证据质量进行生动的描述。在一些情况下，专门工作组成员给出关于实验条件、剂量、监测的专业化建议的摘要，这些专业化意见反映了已知的研究证据应用于典型患者的情况，通常这些证据来自于专门工作组成员非系统的观察和他们的价值分析和倾向性，所以这些摘要也被认为是建议。

美国的糖尿病发病率逐年升高，疾病预防和控制中心最近报道美国有 2580 万糖尿病患者，占总人口的 8.3%。糖尿病是导致死亡的第 7 位原因，而且是美国住院患者的第 4 位伴随疾病。大约每 4 例住院患者中有 1 例有糖尿病病史，30% 的糖尿病患者在任一年中需要两次或以上住院，高龄或需要护理器具的患者糖尿病发生率更高，有报道在 65 ～ 75 岁的患者中糖尿病患病率高达 1/3；80 岁以上的患者糖尿病患病率更是高达 40%。

有很多的证据表明住院患者的高血糖（无论既往有无糖尿病病史）与住院期间并发症及死亡率的风险增加密切相关，而且入院时血糖及住院期间的平均血糖均与之相关。虽然不少随机对照试验观察了急诊患者高血糖治疗对临床转归的影响，在普内科或普外科住院的非急诊患者中只有一些零星的观察资料支持对患者进行高血糖管理。在这些患者中，高血糖与住院时间延长、感染风险增加、出院后的致残率和死亡率增加有关。这份资料包括内分泌学会和其他涉及住院患者糖尿病管理的健康管理专家协会对非急诊住院患者高血糖管理的共识推荐，包括美国糖尿病协会（American Diabetes Association，ADA）、美国心脏病协会（American Heart Association，AHA）、美国糖尿病教育者协会（American Association of Diabetes Educator，AADE）、欧洲内分泌学会和医院医学会。本指南的主要目的是提供简明易懂、可操作性强、安全可靠的血糖控制目标，并阐述血糖达标的正规方法以及系统性完善的方法。该指南是写给健康管理专家、支持团队、医院管理者以及着眼于住院患者高血糖管理的所有利益相关者。

（一）对住院患者糖尿病的诊断和识别

1. 推荐意见一　推荐医师应对所有住院患者进行糖尿病病史的询问，对于既往有糖尿病的患者，该诊断应在病历上明确记载（1｜⊕○○○）。建议对所有患者，无论有无糖尿病病史，在入院时应常规筛查静脉血浆葡萄糖（2｜⊕○○○）。推荐既往无糖尿病病史的住院患者，如住院时筛查静脉血浆葡萄糖>7.8 mmol/L（140 mg/dl），应行床边快速血糖监测至少 24~48 h。血糖持续高于 7.8 mmol/L 的患者需持续床边监测血糖，并进行合适的干预治疗（1｜⊕○○○）。推荐既往血糖正常的患者如果接受可能导致血糖升高的治疗（如糖皮质激素、奥曲肽、肠内营养以及肠外营养等），应在治疗开始后行床边快速血糖监测至少 24~48 h。血糖持续>7.8 mmol/L 的患者需持续床边监测血糖，并进行合适的干预治疗（1｜⊕○○○）。

（1）证据：住院高血糖的定义是血糖数值>7.8 mmol/L（140 mg/dl）。高血糖不仅发生于已知糖尿病的患者，也发生于既往未诊断糖尿病的患者，还有一些是"应激性"高血糖——即血糖在急性疾病期间升高，出院时缓解。观察性研究报道在社区医院中 32%~38% 的患者有高血糖，41%的急性冠脉综合征的急诊患者中有高血糖，心力衰竭患者中有 44%，心脏手术后患者中有 80%。在这些报道中，1/3 的非重症监护患者和 80% 的重症监护患者入院前并无糖尿病病史。

ADA 临床实践指南支持对所有入院患者（包括既往有糖尿病病史或无明确糖尿病病史但接受与血糖升高有关治疗的患者）均进行血糖检测。我们同意该推荐并建议对所有住院患者在入院时检测其静脉血浆葡萄糖，无论患者既往是否有糖尿病病史或无明确的糖尿病病史但接受与血糖升高有关的治疗。提出该推荐的理由是住院患者高血糖的高发病率以及其与不良预后相关，而新发糖尿病是极易诊断的。由于患者住院时间通常不会太长，需要在住院的早期就给予血糖控制的措施，对此而言，床边快速血糖监测优于静脉血糖测定。根据床边"点血糖"快速监测可以确定起始或改变患者的血糖控制策略，床边快速血糖监测在实施胰岛素治疗以达到并维持血糖达标和辨别低血糖事件也是必须的。虽然最常用的床边血糖检测仪是用于测定毛细血管全血血糖，但经校正后可输出反映血浆血糖的数值，从而达到与实验室血糖测定类似的结果。

（2）价值分析和倾向性：我们的推荐反映其考虑到了护理小组成员在诊断糖尿病或高血糖时面对患者意见征询和医患沟通的有效性。虽然缺乏随机对照试验结果，但是血糖监测和糖尿病病史记录的风险获益足以支持该方法。

2. 推荐意见二　推荐既往有糖尿病病史或有高血糖（>7.8 mmol/L）的住院患者，如果近 2~3 个月未检测 HbA1c，则应检测 HbA1c 水平（1｜⊕○○○）。

我们支持美国 ADA 指南推荐的以 HbA1c 实验室测定结果诊断糖尿病或识别糖尿病高危人群。

美国 ADA 指南指出患者 HbA1c≥6.5% 可以确诊为糖尿病，HbA1c 为 5.7%~6.4% 则诊断为糖尿病风险增加。

住院期间 HbA1c 检测有助于识别从血糖强化控制获益的糖尿病患者。在新发现血糖升高的患者，HbA1c 有助于鉴别是既往未诊断的糖尿病还是应激所致血糖升高。有必要指出的是目前尚无随机对照试验表明住院患者中使用 HbA1c 水平诊断糖尿病或对既往有糖尿病患者的血糖管理进行调整可以改善患者预后。我们的推荐反映了该策略一致的观点和实践意义。

临床医师必须注意在未诊断糖尿病的患者中使用 HbA1c 6.5% 的切点检出的病例较使用空腹血糖升高检出的病例少。数项流行病学研究报道在门诊患者 HbA1c≥6.5% 敏感度低（44%~66%），但特异度高（76%~99%）。有报道显示住院高血糖患者中，HbA1c>6.0% 诊断糖尿病的特异度 100%，敏感度 57%，而 HbA1c<5.2% 可有效排除糖尿病的诊断。

在住院患者治疗方案的调整及出院计划制定时需考虑患者血糖和 HbA1c 的数值以及既往史。简而言之，出院计划最好包括糖尿病的诊断（如果有的话）、短期和长期的血糖控制推荐、随访、需要教育的内容清单，以及对糖尿病伴随疾病的合适的筛查和治疗意见。

HbA1c 在住院患者中作为糖尿病的诊断标准有不足之处：包括相对较低的诊断敏感度以及其数值易受血红蛋白病（如血红蛋白 C 或血红蛋白 SC）、高剂量水杨酸、血液透析、输血、缺铁性贫血等影响。使用 HbA1c 诊断糖尿病必需应用美国国家糖化血红蛋白标准化计划确认的方法测定，而床边 HbA1c 检测作为诊断是不够精确的。

（二）非急诊住院患者的血糖监测

1. 推荐意见　推荐使用床边手指毛细血管血糖监测指导住院患者的个体化血糖控制（1│⊕⊕○○）。推荐在急性病程的住院患者使用血糖监测仪必须经过校正（1│⊕○○○）。推荐血糖监测的时点与患者的营养摄取、用药方案匹配（1│⊕○○○）。建议使用如下血糖监测方案：进食的患者，可行餐前、睡前血糖监测；禁食或接受持续肠道营养的患者，应每 4~6 小时监测血糖（2│⊕○○○）。

2. 证据　和院外患者一样，住院患者的点血糖监测时点需与患者营养摄入和糖尿病治疗策略相匹配。定点血糖监测通常每天检测 4 点血糖：进餐的患者检测三餐前和睡前血糖，餐前血糖在餐前 1 h 内尽量接近下一餐进餐时间；禁食或接受持续肠内营养的患者，推荐每 4~6 小时监测 1 次血糖。在持续静脉胰岛素输注的患者或有下列情况需更频繁地监测血糖：可能导致血糖改变的治疗，如皮质类固醇激素的使用、突然停止肠内、肠外营养或频繁发作低血糖。

结合毛细血管血糖数值和前 24 h 的胰岛素剂量可方便地调节胰岛素治疗方案。由于血糖测定结果会因不同次的采血以及不同针刺部位或不同血糖仪与实验室实测值的不同而不同，故必须采取一致的采样部位和方法。在非住院患者，血糖急性升高或下降可导致指测血糖结果错误。

血糖仪质量控制标准须符合美国 FDA 标准并保持血糖监测的安全性、精确性和可靠性。美国 FDA 要求精确的血糖仪实测值达到与中心实验室的结果差异在 10% 以内而且两个血糖仪之间的误差在 20% 以内；但是新近有报道呼吁提高血糖仪的准确性。使用含条形识别码的血糖仪可以减少医疗记录中的数据录入错误。毛细血管血糖数值可因下列因素改变：不同的血糖仪，尤其是血红蛋白水平过低或过高，低组织灌注或外源物质。虽然患者可以将自己的血糖仪带到医院，我们不推荐患者使用个人血糖仪监测血糖并依据其结果进行高血糖治疗。医院的血糖仪必须根据质量控制标准定期进行校正以确保结果的准确性和可靠性。含有数据处理程序的医院系统可以将测试结果电子存档以便全院模式的血糖控制。

健康护理工作者必须注意到很多的手持血糖仪都是远远不够精确的。指测血糖不精确的可能原因除了固有技术上的原因之外，还有不同的试纸批号、不正确的采样部位、不同的血红蛋白浓度以及其他在急性疾病中的血液学因素的干扰。美国疾病预防中心（Center for Disease Control，CDC）的一项研究表明，5 种常用的血糖仪与中心实验室的平均差异高达 32%，即便是一位经过培训的医学技术员测定结果的变异系数也高达 6%~11%。

最近的研究表明动态血糖监测仪的使用有助于减少急症护理中严重低血糖事件。但动态血糖仪监测在住院患者中的精确性和可靠性尚需要更多的研究认证。动态血糖监测在急症护理中的作用还没有获得充分验证，所以虽然看似前途光明，目前还未推荐用于住院患者。

（三）非急诊住院患者的血糖控制目标

1. 推荐意见　推荐对于非急诊住院的绝大多数患者餐前血糖控制目标应低于 7.8 mmol/L（140 mg/dl），随机血糖控制目标应低于 10.0 mmol/L（180 mg/dl）（1｜⊕⊕○○）。建议根据临床实际情况调整血糖控制目标。对于不发生低血糖就能控制血糖的患者，血糖控制目标可以适当更严格一些。对于终末期和（或）预期寿命短的患者，容易发生低血糖的患者，血糖控制目标应该适当放宽（<11.1 mmol/L 或 200 mg/dl）（2｜⊕○○○）。为避免低血糖，进行如下建议：当血糖<5.6 mmol/L（100 mg/dl）应对降糖方案进行重新评估；当血糖<3.9 mmol/L（70 mg/dl）则通常对降糖方案进行调整（2｜⊕○○○）。

2. 证据　特别工作组通过分析大量的观察性研究和随机研究的综述和 meta 分析结果评估强化血糖控制对非急诊住院患者发病率和死亡率的影响。一共纳入 9 项随机对照试验研究和 10 项观察性研究的结果，发现强化血糖控制与感染发生风险下降有关（相对危险度 0.41；95%可信区间 0.21~0.77）。在外科的研究中最常见的是低血糖风险的增加（相对危险度 1.58；95%可信区间 0.97~2.57）。死亡、心肌梗死和卒中的发生则无统计学差异。"强化控制"的定义在不同的研究中有差异，但血糖控制基本目标都遵循 ADA/AACE 的临床内分泌实践指南。美国 ADA 指南推荐在大多数胰岛素治疗的非急症患者中餐前血糖<7.8 mmol/L（140 mg/dl），随机血糖<10.0 mmol/L（180 mg/dl）。为防止低血糖（<3.9 mmol/L），在血糖为 3.9~5.6 mmol/L（70~100 mg/dl）时即应减少胰岛素剂量。相对的，在终末期或有严重伴随疾病的患者，无法频繁监测血糖或需要护理却缺乏密切护理监督的患者高一点的血糖控制范围是可以接受的。实际上在这些患者中，为了预防症状性低血糖需谨慎地维持血糖控制目标低于 11.1 mmol/L（200 mg/dl）。

（四）非急诊住院患者高血糖的处理

1. 医学营养治疗

（1）推荐意见：推荐在糖尿病和高血糖住院患者的血糖控制计划中应当包括 MNT（1｜⊕○○○）。建议每餐中均应含有一定量的碳水化合物，而相应剂量的速效胰岛素的使用有利于碳水化合物的吸收（2｜⊕○○○）。

（2）证据：MNT 是住院患者血糖管理过程中的重要组成部分。MNT 是指在营养师的指导下，对患者的营养状况进行评估，制定个体化配餐计划。住院患者 MNT 的控制目标是：优化血糖控制，提供代谢所需的足够热量，并制定出院后饮食管理计划，以利院外回访。虽然大多数非急诊住院患者通过三餐或外加一些计划中的零食来满足一日营养所需，但是也有一些患者需要肠内营养或肠外营养支持。

忽视住院患者的 MNT 可导致血糖控制不佳。患者居家和住院的营养需求是不一样的，而且食物种类或摄入方式都可能改变，譬如固体食物可为肠内营养或肠外营养代替。在住院患者中医院常规的、为了确诊的试验或检查导致进餐的突然中断，基础疾病导致的食欲改变，食物选择的受限以及胰岛素注射和进餐的不匹配使营养管理更显复杂，使预测血糖管理策略效果变得困难。

住院患者定量的碳水化合物进餐计划系统有利于血糖控制。这个系统相较于每餐特定的热量摄入更关注总的碳水化合物摄入量。大部分患者每天摄入总计 1500~2000 卡，是 12~15 份碳水化合物。大部分碳水化合物应该是全谷类、水果、蔬菜和低脂奶，并应限制含蔗糖食物的总量。定量的碳水化合物餐计划的一个获益是可以使餐时胰岛素剂量与摄入的碳水化合物总量相匹配。另一个获益是巩固多数糖尿病患者对进餐计划关注的教育。目前无比较不同住院患者营养策略的随机对照研究，仅有一项研究发现从定量碳水化合物饮食转换为患者控制进餐计划血糖测定数值相似，而低血糖发生减少。

2. 从住院前到住院状态的转换

（1）推荐意见：推荐有高血糖的患者住院期间血糖控制首选胰岛素治疗（1｜⊕⊕○○）。建议大多数情况下，因急性病住院的 2 型糖尿病患者应停用口服降糖药物，并开始使用胰岛素治疗（2｜⊕○○○）。建议患者住院前的胰岛素治疗方案应根据住院时的状态加以调整，以减少低血糖或高血糖的发生风险（2｜⊕○○○）。

（2）证据：1 型糖尿病患者绝对需要胰岛素治疗，而且为避免严重高血糖和糖尿病酮症酸中毒需要基础—餐时胰岛素治疗方案。很多的入院前使用基础—餐时胰岛素治疗方案或每天多次胰岛素注射的患者如果中断胰岛素治疗可导致院内严重高血糖。家庭胰岛素治疗方案在入院时的调整非常重要，因为应激因素、住院的基础疾病、饮食热量摄入和运动的变化均可导致胰岛素需要量改变，医疗方案的改变也可影响血糖水平。一些患者为防止低血糖需减少胰岛素用量，另一些患者为防止或治疗未控制的高血糖需增加胰岛素剂量。

2 型糖尿病患者住院前的糖尿病治疗包括饮食、口服药、非胰岛素的针剂、胰岛素或上述合用。入院时认真评估患者住院前糖尿病治疗的合理性是必要的，口服或其他非胰岛素治疗的患者住院时需调整治疗方案，因为住院后常有这些药物的禁忌证（如脓毒血症、禁食状态、注射对比剂、胰腺疾病、肾功能不全等）。可选择临床情况稳定、饮食规律、无该类药物禁忌证的患者在住院期间延续之前的口服药治疗。目前可用的每一类抗糖尿病药物的特点限制了其在住院糖尿病患者中的应用。磺脲类具有长效促胰岛素分泌的作用，从而可能导致严重的、长时间的低血糖反应，尤其是老年、肾功能不全以及营养摄入不足的患者。虽然没有短效促胰岛素分泌药（瑞格列奈、那格列奈）在住院患者中使用的数据，但其低血糖的风险与磺脲类是相似的，这意味着住院期间需监测血糖。二甲双胍在以下状态必须禁用：失代偿性充血性心力衰竭、肾功能不全、低灌注、慢性肺部疾病或存在肾衰竭、乳酸酸中毒的潜在风险的患者以及需使用静脉造影剂或外科手术时。噻唑烷二酮需数周时间方可起到全效降糖作用，而住院患者需要较快血糖达标，故限制了其使用。另外，在充血性心力衰竭血流动力学不稳定或肝功能不全时均禁忌使用。DPP-Ⅳ抑制药抑制酶活性增加内源性 GLP-1 的分泌，有效降低餐后血糖漂移，但 DPP-Ⅳ抑制药在禁食或本身口服摄入量不够的患者中作用较弱。

2 型糖尿病血糖管理中，基于定点血糖监测，从而转换为基础—餐时胰岛素治疗是安全且有效。正常进餐血糖监测>7.8 mmol/L（120 mg/dl）的患者可以根据体重计算全天基础—餐时胰岛素总剂量。禁食患者可仅使用基础胰岛素治疗并联合每 4 小时一次的速效胰岛素类似物或每 6 小时一次的常规胰岛素治疗。基础—餐时胰岛素治疗方案以及常用的剂量调整方案可参考表13-1、表13-2。另外，也有文献报道很多其他成功的胰岛素治疗方案。

住院期间停止糖尿病口服药治疗而开出动态剂量胰岛素注射的医嘱会导致低血糖或高血糖不良事件。在某一研究中发现，强化动态剂量胰岛素注射治疗可使高血糖（血糖>11.1 mmol/L

或 200 mg/ml）的危险性增加 3 倍。

（3）价值分析和倾向性：住院时中止除胰岛素外的其他药物治疗部分是基于以下考虑：大部分患者住院期间存在药物使用禁忌证，此外在新诊断糖尿病患者中使用口服降糖药等会延缓血糖达标而导致不良后果。

（4）评价：鼓励医院提供提示性标语警示护理工作者该患者正在接受可能为住院期间禁忌使用的口服降糖药物治疗（如磺脲类或双胍类使用者伴有肾功能不全、TZD 使用者伴有心力衰竭）。住院期间对患者正确使用胰岛素实施教学计划。

表 13-1 非急诊 2 型糖尿病住院患者基础+餐时胰岛素治疗方案的制定

基础胰岛素的预设

入院后停用口服药及非胰岛素的注射药物

启用胰岛素治疗，根据下列计算每天总胰岛素用量

0.2~0.3 U/（kg·d）胰岛素用量适用人群：年龄≥70 岁和（或）肾小球滤过率<60 ml/min

0.4 U/（kg·d）胰岛素用量适用人群：血糖未达标，血糖值为 7.8~11.1 mol/L（140~200 mg/dl）

0.5 U/（kg·d）胰岛素用量适用人群：血糖未达标，血糖值为 11.2~22.2 mol/L（201~400 mg/dl）

胰岛素总量 50% 作为基础胰岛素，50% 作为餐时胰岛素

在固定时间给予基础胰岛素每天 1 次（甘精胰岛素/地特胰岛素）或每天 2 次（地特胰岛素/NPH）注射

三餐前给予等剂量的速效餐时胰岛素注射

根据床旁血糖检测结果调整胰岛素的剂量

校正剂量的调整

若患者饮食规律则在每餐前和睡前注射短效/速效胰岛素，剂量参考表 13-2 调整

若患者不能正规进食则每 6 小时给予短效胰岛素或每 4~6 小时注射速效胰岛素，参照校正规则中"敏感"列调整

若空腹血糖和餐前血糖持续高于 7.8 mol/L 且无低血糖发生，胰岛素比例可适当增加，校正量从"敏感"改为"常规"列或从"常规"改为"抵抗"列

若患者发生低血糖现象（血糖<3.8 mol/L）应减少胰岛素剂量，校正剂量从"抵抗"降到"常规"或从"常规"降到"敏感"列

表 13-2 胰岛素校正规则

血糖（mmol/L）（mg/dl）	敏感	常规	抵抗
7.8~10.0（141~180）	2	4	6
10.1~12.2（181~220）	4	6	8
12.3~14.4（221~260）	6	8	10
14.5~16.7（261~300）	8	10	12
16.7~19.4（301~350）	10	12	14
19.5~22.2（351~400）	12	14	16
>22.2（>400）	14	16	18

注：每一列中的数字表示短效或速效胰岛素类似物单位剂量，胰岛素校正剂量与预设胰岛素基础量合用，睡前补充校正量的 1/2。若患者饮食规范，在三餐前按照"常规"列剂量加用到餐时胰岛素；不能进食或肾功能受损的患者起始校正剂量参考"敏感"列；每天所需胰岛素总量>80 U 或正接受糖皮质激素治疗的患者，校正量参考"抵抗"列

3. 药物治疗

（1）推荐意见：推荐对于所有糖尿病患者，如果入院前为胰岛素治疗，入院后应采用预定的皮下胰岛素注射治疗方案（1｜⊕⊕⊕⊕）。建议有糖尿病病史的患者住院期间，应避免长期应用动态剂量胰岛素（SSI）作为血糖控制的唯一方法。SSI 即采用胰岛素从小剂量起始、逐渐递增剂量的方案控制高血糖（2｜⊕○○○）。推荐对于正常进餐的患者，可采用皮下胰岛素治疗方案［包括每天 1 次基础胰岛素或者中效胰岛素（neutral protamine Hagedorn，NPH），联合使用餐前速效或短效胰岛素］（1｜⊕⊕⊕○）。建议在采用胰岛素治疗的过程中如果血糖值超过预定控制目标，可增加校正胰岛素剂量有效地控制血糖（2｜⊕○○○）。

（2）证据：住院患者高血糖管理首选的皮下注射胰岛素治疗方案包括基础胰岛素加餐时胰岛素两种不同的胰岛素应用，常联用的追加胰岛素部分。基础胰岛素部分需长效或中效胰岛素每天 1 次或 2 次皮下注射给药，餐时部分需短效或速效胰岛素与进餐或营养输送相一致（表 13-1）。追加胰岛素指餐时胰岛素常规剂量治疗时，因血糖超目标值，需额外补充的短效或速效胰岛素剂量。对于不能进食的患者，继续每天 1 次给药（甘精胰岛素或地特胰岛素）或每天 2 次给药（地特胰岛素、NPH），必要时加速效胰岛素类似物（门冬胰岛素、赖脯胰岛素、赖谷胰岛素）作为追加剂量或每 4~6 小时给予常规胰岛素。追加剂量胰岛素不应与动态剂量胰岛素混淆，后者通常指为控制高血糖设定的胰岛素剂量，而不考虑进食时间、之前是否使用胰岛素甚至个体胰岛素敏感度。而追加胰岛素需与每个患者胰岛素敏感度相匹配。多数标准化的胰岛素治疗方案，依据患者体重或每天胰岛素需要量，提供几种不同的追加剂量标准供选择。

无论新诊断的高血糖还是已诊断的 2 型糖尿病、非急诊住院患者，预定的基础加餐时胰岛素的安全性已得到几项研究的证实。一项研究中，130 例血糖>10 mmol/L，仅用胰岛素治疗的 2 型糖尿病患者，随机采用基础加餐时胰岛素治疗（甘精胰岛素和赖谷胰岛素）或仅用 SSI 治疗，结果发现基础加餐时组的平均血糖水平 2 d 后降至 10 mmol/L 以下，4 d 后降至 8.8 mmol/L 以下，且低血糖的发生无增加，而仅用 SSI 组 14%因血糖>13.3 mmol/L 需改为基础加餐时胰岛素治疗。另一项多中心研究比较了两种基础加餐时胰岛素疗法（地特胰岛素加门冬胰岛素、NPH 加普通胰岛素）在 130 例非手术的 2 型糖尿病（其中 56%在入院前接受胰岛素治疗）中的治疗，结果发现两组间血糖控制水平及低血糖频率均无显著差异，绝大多数低血糖事件发生在继续维持原有胰岛素剂量时。这一发现强调了在住院期间重新评估家庭胰岛素治疗的重要性。

（3）评价：对于大多数非重症监护室的糖尿病住院患者，建议基础加餐时胰岛素治疗，建议仅用胰岛素治疗的起始剂量基于患者体重和每天总量 0.2~0.5 U/kg（表 13-1）。每天总量可分为基础胰岛素部分和餐时部分，其中基础部分每天给药 1 次（甘精胰岛素、地特胰岛素）或 2 次（NPH、地特胰岛素），餐时部分于患者餐前给予，对持续肠内、肠外营养患者，每隔 4~6 小时给予。对禁食或不能进食者，待恢复进食后才能给予餐时胰岛素；但当血糖高于目标值时，可继续追加胰岛素。基础和餐时胰岛素剂量调整，基于前一 24 h 追加胰岛素的总量。当多数餐前需追加胰岛素时，基础胰岛素常需加量；当某一点血糖持续增高，则餐时胰岛素需调量。许多患者需每天调量以达标及避免低血糖。当患者摄入不足、肾功损害或血糖<5.6 mmol/L，需在入院前基础与餐时胰岛素总量上酌减。

这些建议适用于 1 型和 2 型糖尿病患者，但 1 型糖尿病因内源性胰岛素绝对缺乏，即使在禁食时，需不断给予外源基础胰岛素，以抑制糖异生和酮体生成。未用基础胰岛素的 1 型糖尿病患者，可致严重高血糖和糖尿病酮症酸中毒。通常 1 型糖尿病患者，尤其非肥胖者，因无胰岛素抵抗，每天胰岛素需要量较 2 型糖尿病患者更低。

随着胰岛素泵治疗开展的增加，许多机构允许患者在院期间使用胰岛素，引起了对不熟悉装置应用的关注，尤其是不会管理胰岛素泵治疗的患者。在门诊使用胰岛素泵持续皮下输注治疗的患者，如果有精力和体力做到的话，可推荐糖尿病院内自我管理。对于胰岛素泵持续皮下输注治疗，医院必须有专业技术人员。重要的是护理人员至少每天常规记录基础率和餐前大剂量。机构需建立清晰的程序，及指导急诊时技术的继续应用。

4. 从住院到出院的转换

（1）推荐意见：建议对于糖尿病患者，出院前应重新设定其降糖方案（包括胰岛素或口服降糖药物方案），出院时的方案应当是患者能够坚持而且在治疗上无禁忌证的方案（2｜⊕○○○）。建议如果出院时拟采用胰岛素治疗，至少应在出院前 1 天试用该方案，以评估其安全性和有效性（2｜⊕○○○）。推荐出院时，患者和其家属或照护者应接受关于血糖控制的口头和书面指导。该指导意见应描述得清晰易懂，使患者或帮助患者治疗的家属能够理解（1｜⊕⊕⊕○）。

（2）证据：出院是一个关键时点，代表着确保患者安全过渡到门诊就诊及减少急诊与再入院的需求。若在不同服务机构，或向康复设施转运，或出院时，患者护理协调不当，将导致医疗差错和再次入院。

对于初用胰岛素治疗方案的出院患者，重要的是患者教育、药量调整的方法及时机的书面指导和低血糖的识别与治疗。总之，拟采用胰岛素治疗者，至少应在出院前一天试用该方案，以评估其安全性和有效性。胰岛素治疗通常复杂，常需应用两种不同胰岛素，而且需按居家时血糖情况调整方案。因为患者及家属可能对出院感到紧张，仅口头上的交流指导常不够。因此，给患者建立规范的出院指导，以明确胰岛素治疗和血糖监测。此外，患者及院外护理者应知道，胰岛素治疗方案及相关的其他药物（如皮质类固醇、奥曲肽）可能需要调整。

住院期间 HbA1c 水平检测有助于调整糖尿病患者出院时血糖管理方案。如无治疗禁忌（如 TZD 和心力衰竭；二甲双胍和肾衰竭），HbA1c<7% 者出院后常维持原有门诊方案（口服降糖药和胰岛素治疗）；HbA1c>7% 者，需加强原门诊降糖治疗（口服药、胰岛素联合治疗）；重度或有症状的高血糖患者，继续胰岛素治疗（基础或基础—餐时胰岛素）可更加获益。

（3）评价：建议转运或出院记录的高血糖管理应包括如下内容。主要诊断或存在问题列表；治疗药物，包括胰岛素治疗；出院后血糖监测时机、频率的建议；关于低血糖和高血糖迹象、症状及如何处理等相关信息；记录指血糖和实验室血糖检测结果的表格或日记；院外回报的实验室结果记录表；负责后续糖尿病治疗和高血糖管理人员的认证。

鼓励医院采用标准化的出院指导说明及提供主要诊断、住院期间重要检测结果、胰岛素剂量调整时机与方案、家庭血糖监测、低血糖和高血糖的迹象和症状。

（五）特殊情况

1. 从静脉胰岛素持续输注到皮下胰岛素治疗

（1）推荐意见：推荐所有 1 型和 2 型糖尿病患者至少在停用 CII 1~2 h 前，起始皮下胰岛素治疗方案（1｜⊕⊕⊕⊕）。推荐对于无糖尿病病史的患者，如住院期间发现高血糖，且应用 CII 控制的胰岛素剂量超过 21 U/h 者，则在停用 CII 之前，起始皮下胰岛素治疗方案（1｜⊕⊕⊕⊕）。推荐停用 CII 后，应行手指血糖进行监测以调整皮下胰岛素治疗方案（1｜⊕⊕⊕○）。

（2）证据：当患者危重症恢复，开始规律进食或转入普通病房时，胰岛素治疗需从 CII 改为皮下注射，以维持理想的血糖水平。包括用更少的经费和更少的护理时间，被证实能减少致死率和致残率的过渡方案和高血糖的管理策略。

有几个不同的 CII 改为皮下注射的胰岛素指导方案。多数没有糖尿病病史的患者应用 CII 治疗，胰岛素用量≤1 U/h 时，可不用胰岛素皮下注射治疗。很多患者应用追加胰岛素治疗以决定是否需要胰岛素皮下注射。相反地，1 型糖尿病和多数入院前应用口服降糖药或胰岛素治疗的 2 型糖尿病患者，需在停用 CII 后，改为皮下注射长效和短效胰岛素。

为防止改为皮下注射时血糖再次升高，重要的是 CII 与皮下注射胰岛素至少作用叠加 1~2 h，基础胰岛素可在转换前给予，并且每天 1 次（甘精胰岛素/地特胰岛素）或 2 次（地特胰岛素/NPH）继续应用。速效胰岛素类似物或常规胰岛素应于餐前给予，血糖较高时可追加胰岛素。

（3）评价：转换时，一般皮下注射胰岛素的起始剂量和分配，至少根据近 6~8 h 到 24 h 由静脉输注胰岛素的需要量推算，应用每天总量的 60%~80% 为基础胰岛素被证实为安全、有效。术后能进餐的患者，中度高血糖患者，将每天总量分为基础胰岛素和餐时胰岛素联合应用是安全的。

重要的是要基于患者的营养状况、药物及连续血糖监测指导胰岛素剂量的调整，因为胰岛素敏感度在应激时可能改变。当血糖值超过预定范围，可应用速效胰岛素类似物或常规胰岛素作为追加剂量。鼓励医院制定胰岛素从 CII 到皮下注射过渡方案，以避免血糖波动。方案的应用有助于减少高血糖或无察觉的低血糖。

2. 接受肠内营养及肠外营养的患者

（1）推荐意见：推荐无论有无糖尿病病史，一旦接受肠内营养或肠外营养，就应当进行手指血糖监测（1｜⊕⊕⊕⊕）。如果患者无糖尿病病史，正常摄食后 24~48 h，不需要胰岛素治疗而血糖控制在 7.8 mmol/L 以下者，可以停止手指血糖监测（2｜⊕○○○）。建议住院期间如果发现有高血糖（标准为血糖超过 7.8 mmol/L），而且需要持续使用胰岛素 12~24 h，无论有无糖尿病病史，都应启动胰岛素治疗计划（2｜⊕○○○）。

（2）证据：据报道，近 40% 的危重患者出现营养不良可导致更多的院内并发症、更高的死亡率、住院时间延长及更多的住院费用。改善营养状况可恢复免疫力，减少院内感染的频率及严重程度。

几个回顾性和前瞻研究表明，无论有无糖尿病病史，肠内营养与肠外营养是高血糖的始动或加重的独立危险因素。患者的高血糖导致心脏并发症、感染、败血症、急性心力衰竭及死亡率增加。在一项研究中，肠外营养所致高血糖与临床预后恶化相关性强。对曾有血糖>150 mg/dl 及 24 h 内启动肠外营养者，监测血糖可预测住院患者并发症及死亡率。同样，有结果表明，进行早期干预、防止或纠正高血糖可改善接受肠内营养及肠外营养患者的临床预后。

为解释这一问题，几项临床实验研究了改善肠内营养高血糖风险的糖尿病患者专用公式的作用，糖尿病专用公式与标准公式区别在于，降低糖类和替代的饱和脂肪酸所占百分比，作为管理脂肪能量的重要部分。一项数据分析研究与标准公式对比，餐后血糖下降 1.03~1.59 mmol/L。结果表明，接受这种营养支持的高血糖患者多数仍需胰岛素降糖治疗。

接受肠内营养患者的血糖尤难达标。何时拔除鼻饲管的不确定性，因呕吐间断给予的临时营养，因用药（如 T_4、苯妥英钠）或诊断性检测，及不同饮食习惯患者鼻饲给予肠内营养，都使预定的胰岛素治疗加大难度。在一项研究中，将血糖持续>7.2 mmol/L、接受肠内营养的患者随机分为两组，一组给予甘精胰岛素每天 1 次，起始剂量为 10 U，同时联合 SSI 给予常规胰岛素每 6 小时 1 次，另一组仅给予 SSI。结果 50% 的 SSI 患者需加 NPH 治疗使血糖均值<10 mmol/L。甘精胰岛素剂量根据手指血糖监测结果调整，如果此前 24 h 有一次以上血糖>10 mmol/L，应按前一天胰岛素总量的百分比增加甘精胰岛素剂量，使血糖均值达 8.8 mmol/L 以减少高血糖风险。

表 13-3 显示接受持续的、周期性或间断的肠内营养的患者皮下胰岛素治疗的方法。考虑到更长的作用时间及更少的注射次数，大多数本写作组成员更倾向于短效常规胰岛素和 NPH，而不是速效胰岛素类似物。

对接受肠外营养的患者，应用常规胰岛素既安全又有效，常需皮下追加胰岛素。当开始肠外营养时，单独皮下注射胰岛素的起始剂量有助于估算每天所需胰岛素总量，单独静脉注射胰岛素用于治疗明显的高血糖。

表 13-3　肠内营养患者胰岛素治疗方法

持续肠内营养

　给予基础胰岛素每天 1 次（甘精胰岛素、地特胰岛素）或每天 2 次（地特胰岛素/NPH），联用短效胰岛素或速效胰岛素类似物，每 4 小时 1 次（赖脯胰岛素、门冬胰岛素、赖谷胰岛素）或每 6 小时 1 次（普通胰岛素）

周期性肠内营养

　给予基础胰岛素（甘精胰岛素、地特胰岛素或 NPH）。当肠内营养开始时，联合短效胰岛素或速效胰岛素类似物。肠内营养进行中，每 4 小时重复给予速效胰岛素类似物（赖脯胰岛素、门冬胰岛素、赖谷胰岛素）或每 6 小时给予普通胰岛素，最后一次剂量给予肠内营养结束前 4 h（速效胰岛素类似物）~6 h（普通胰岛素）为佳

鼻饲

　每餐前给予短效胰岛素或速效胰岛素类似物（赖脯胰岛素、门冬胰岛素、赖谷胰岛素）

3. 围术期血糖控制

（1）推荐意见：推荐所有 1 型糖尿病患者，如接受手术，无论手术大小，都应行 CII 或皮下胰岛素（基础量+餐时量）方案，以预防围术期高血糖的发生（1｜⊕⊕⊕⊕）。推荐对于围术期有高血糖的糖尿病住院患者，术前应停用口服降糖药物，起始胰岛素治疗（1｜⊕○○○）。推荐手术后使用皮下胰岛素治疗的方案：对于禁食的患者，可以使用基础胰岛素；对于可以进食的患者，给予基础胰岛素加餐时胰岛素（1｜⊕⊕⊕○）。

（2）证据：病例对照研究表明，择期非心脏手术前后，高血糖患者预后不良风险增加。术后血糖>11.1 mmol/L 可导致住院时间延长和术后并发症风险增加，如切口感染、心律失常。一项研究中，术后血糖>12.2 mmol/L 患者感染的风险是血糖<12.2 mmol/L 的 2.7 倍。新近报道 3184 例非心脏的普外科患者，术前血糖>8.3 mmol/L 可导致住院时间延长、院内并发症及术后死亡率增加。

围术期治疗建议通常基于糖尿病类型、外科手术类型和范围、术前药物治疗和术前代谢控制情况。治疗成功的关键是血糖监测频率足够以及时发现任何代谢变化。

术前使用胰岛素者，围术期均需胰岛素治疗。多数患者需用基础胰岛素（NPH、地特胰岛素、甘精胰岛素）联合追加剂量的常规胰岛素或速效胰岛素类似物，使血糖控制在 8.3~11.1 mmol/L。一项非随机的质量改进研究表明，术前给予基础胰岛素剂量的 50% 是安全的，按建议治疗的 584 例患者，77% 血糖在 3.9~11.1 mmol/L，仅 1.7% 患者发生低血糖（<3.9 mmol/L）。

经饮食、运动疗法达到良好控制的 2 型糖尿病患者，术前可能不需对糖尿病特殊干预。该组患者血糖水平往往用小剂量短效胰岛素即可控制。应用胰岛素治疗或口服降糖药控制不良的患者，需静脉给予胰岛素或皮下注射基础加餐时胰岛素以获得理想的血糖控制。

1 型糖尿病患者无论手术大小，需按血糖监测结果予 CII 或应用基础加餐时胰岛素，以防 DKA 发生。一项研究显示，1 型糖尿病患者给予全量甘精胰岛素并将禁食日与正常进食日血糖相对照，结果发现这两日平均血糖值无显著差异，表明患者禁食时给予全量基础胰岛素是安全的。对血糖控制良好的 1 型糖尿病患者，建议基础胰岛素稍微减量（10%~20%）即可，而血糖控制不良

者（血糖>10 mmol/L）可给予全量基础胰岛素。

因 NPH 药动学与甘精胰岛素、地特胰岛素不同，建议剂量减少 25%～50%，同时给予短效胰岛素或速效胰岛素使血糖>8.3 mmol/L（表 13-4）。

表 13-4　皮下注射胰岛素的药动学[a]

胰岛素	起效	达峰（h）	持续（h）
速效胰岛素类似物	5～15 min	1～2	4～6
普通胰岛素	30～60 min	2～3	6～10
NPH	2～4 h	4～10	12～18
甘精胰岛素	2 h	无峰	20～24
地特胰岛素	2 h	无峰	12～24

注：a. 肾衰竭可致胰岛素作用时间延长及药动学改变

糖尿病患者术后高血糖时，不推荐 SSI 延长治疗。一项研究显示，211 例行普外科手术的 2 型糖尿病患者随机给予基础加餐时胰岛素和 SSI，前者的血糖控制和病情愈后明显优于后者。应用 SSI 治疗的患者指血糖更高，术后并发症也更多，包括切口感染、发热、呼吸衰竭、急性肾衰竭和菌血症。研究结果表明，对行普外科手术的 2 型糖尿病患者，每天 1 次甘精胰岛素加餐前速效胰岛素类似物可改善血糖控制，减少院内并发症。

（3）价值分析及倾向性：我们认为保持血糖达标意义重大，尽管低血糖难以避免，大部分患者及时在某一短时期内（如因手术或其他情况禁食时）应用常规剂量长效胰岛素或 NPH 是安全的，即使在早晨应用也同样安全。

（4）评价：建议医院制定方案以指导手术中、术后患者高血糖的安全管理。手术患者应避免随意不合理的血糖管理。

4. 糖皮质激素诱发的糖尿病

（1）推荐意见：推荐对于接受糖皮质激素治疗的患者，无论既往有无糖尿病病史，都应行手指血糖监测（1｜⊕⊕⊕○）。建议对于非糖尿病患者，如果所有的血糖监测结果均低于 7.8 mmol/L，而且近 24～48 h 未接受胰岛素治疗，则可以停止手指血糖监测（2｜⊕○○○）。推荐对于接受糖皮质激素治疗而持续有高血糖的患者，应开始胰岛素治疗（1｜⊕⊕○○）。建议如果使用皮下胰岛素（基础量+餐时量）方案，患者仍然有严重而持续的高血糖，则可以换用 CII 方案（2｜⊕○○○）。

（2）依据：高血糖是无糖尿病病史患者应用糖皮质激素治疗的常见并发症，占 20%～50%。氢化可的松治疗增加肝糖原生成，减少外周组织摄取葡萄糖，刺激蛋白质分解，导致循环中氨基酸增加，促进糖异生。糖皮质激素治疗抑制葡萄糖摄取，似乎是导致餐后高血糖的重要的早期缺陷，尽管糖皮质激素诱发的高血糖很常见，其临床后果如致死率、致残率尚未明确。对糖皮质激素诱发高血糖治疗的疗效鲜有报道。通常建议糖尿病患者停用原有口服降糖药物，启用基础加餐时胰岛素皮下注射治疗，起始剂量和用药时机遵循个体化原则，依据高血糖程度、糖皮质激素治疗的时间和剂量。对于大剂量糖皮质激素治疗的患者及难以控制的严重高血糖者 CII 更优。普通病房和接受大剂量糖皮质激素者应用 CII 可达到快速平稳的血糖控制，且低血糖事件发生率与近期重症监护室试验报道相似。多数糖尿病患者用皮下注射基础加餐时胰岛素治疗可控制血糖，起始剂量为 0.3～0.5 U/（kg·d）。

当糖皮质激素剂量改变时，胰岛素也要相应调整。糖尿病患者停用或减少糖皮质激素剂量时，低血糖风险增加。

（六）院内低血糖的识别处理

1. 推荐意见　院内推行的血糖控制方案中应包括专门针对低血糖的预防以及发生低血糖后处理方法的项目（1｜⊕⊕○○）。低血糖的定义为血糖监测结果低于 3.9 mmol/L。院内推行标准化的低血糖治疗方案，主要由护士执行，确保一旦发现低血糖，能迅速识别并加以处置（1｜⊕⊕○○）。推荐建立专门的系统，追踪低血糖事件发生的频率，分析来源，并识别其对患者的潜在危害（1｜⊕⊕○○）。

2. 证据　低血糖的定义为血糖<3.9 mmol/L，这是门诊患者的标准定义，与升血糖激素释放的启动极限有关。严重低血糖的定义为血糖<2.2 mmol/L，尽管低于正常个体发生认知障碍的2.8 mmol/L。

担心低血糖是血糖控制达标的主要障碍。尽管低血糖不像高血糖普遍，但仍是确诊为糖尿病住院患者熟知和恐惧的并发症。住院期间低血糖风险更高是由于胰岛素敏感度变化与潜在疾病，疾病致升血糖激素的改变及平素营养摄入的中断。

低血糖事件的流行病学资料因不同研究中低血糖定义和指定的评估人群而变化。在一项为期 3 个月的连续医疗记录的前瞻性研究中，接受降糖治疗的 2174 例住院患者中有 206 例（9.5%）经历了 484 次低血糖发作。一项来自 126 家医院的应用床旁手指血糖检测的研究报道，非重症监护室患者低血糖（<3.9 mmol/L）发生率为 3.5%。一项随机对照研究报道，应用皮下注射胰岛素治疗的内科和外科 2 型糖尿病患者，低血糖发生率占 3%~30%。

住院患者低血糖事件预测的关键包括老龄、严重疾病（感染性休克、机械通气治疗、肾衰竭、恶性肿瘤和营养不良）、糖尿病及应用口服降糖药或胰岛素。医源性低血糖风险包括，意外的营养摄入改变而血糖治疗未相应变化（如营养支持的停止和调整）、血糖监测中断（如转病房）、降糖药物的偏差、血糖下降时未能及时调整治疗或重要治疗被延误。

在各种住院患者中，低血糖均导致致死率增加。急性心肌梗死等患者中，观察到 J 形死亡曲线。与无低血糖的类似患者相比，低血糖也导致住院时间延长。有报道，4%低血糖患者发生严重不良事件。

尽管研究为临床医师控糖提供保障，但低血糖事件仍有潜在危害，应加以避免，尽管缺乏专门减少低血糖的设计巧妙的研究，仍有一些合理的策略，其中包括安全的、有循证医学证据的低血糖的使用，建立院内策略，为护理团队识别高危患者、发现和治疗低血糖的标准化程序提供指导。许多患者需每天调整胰岛素以避免低血糖（血糖<3.9 mmol/L）。当血糖在 3.9~5.6 mmol/L，基础和餐时胰岛素应减量。

另一使低血糖风险最小化的方法是避免低血糖风险较高的药物（如磺脲类），特别是老年患者、肾功能损害或摄入量不足者。血糖<5.6 mmol/L 时调整治疗，有助于减少低血糖事件，当血糖<3.9 mmol/L，建议减少每天胰岛素总量20%，除非有其他影响因素（如误餐等）。

血糖监测频率有助于及时发现和治疗低血糖。追踪低血糖事件频率和严重程度的系统有助于进行血糖管理项目的安全性分析，可方便、快速纠正低血糖的方案，防止其发作的延长和加重及相关的不良后果。低血糖的标准化治疗方案的应用，某些情况下可成功减少严重低血糖事件频率。低血糖防治的关键概要见表 13-5；有代表性的由护士实施的低血糖管理方案见表 13-6。

低血糖治疗方案的成功，取决于床边护士识别低血糖迹象、症状，不延误启动恰当治疗及在治疗间歇复查血糖的能力。因此，反复强化实施方案的教育启动是必需的。

表 13-5　低血糖防治预案关键点

低血糖及严重低血糖的院内定义

入院时停用磺脲类及其他可致低血糖口服降糖药的指导

营养摄入变化时（计划中或突发的），调整胰岛素剂量或应用含葡萄糖的静脉滴注液体的指导

低血糖症状识别、治疗，根据患者血糖水平、营养不良程度及复查血糖水平，定时复查血糖的专业指导

低血糖事件记录与报告的标准化，包括严重程度、潜在原因、提供的治疗、医师通知及患者治疗结果

表 13-6　低血糖治疗的护士预案

对于血糖<3.9 mmol/L 清醒的正常进食患者，给予15~20 g 迅速起效的碳水化合物，如[a]

　　一份15~30 g 葡萄糖水或4 g 葡萄糖片（终末期肾衰竭者更适合）

　　113~170 g 橘汁或苹果汁

　　170 g 普通甜苏打饼干

　　227 g 脱脂奶

对于血糖<3.9 mmol/L，清醒但禁食或不能吞咽患者，静脉给予50%葡萄糖溶液 20 ml，并开始5%葡萄糖溶液
　　静脉滴注（100 ml/h）

对于血糖<3.9 mmol/L，意识改变的患者，静脉给予50%葡萄糖溶液 25 ml（1/2 安瓿），并开始5%葡萄糖溶液
　　静滴（100 ml/h）

对意识改变而无静脉通路患者，给予胰高糖素 1 mg 肌内注射，最多两次

每隔 15 分钟复查血糖并重复治疗，直到血糖≥4.4 mmol/L

注：a. 剂量依赖于低血糖事件的严重性

（七）院内血糖控制计划的推行

1. 推荐意见　医院管理方应提供行政支持、政策导向，建立跨学科指导委员会，致力于改进高血糖和糖尿病住院患者的医疗工作（1｜⊕⊕⊕○）。每个医疗机构建立统一的方法，收集和评估床边血糖监测的数据和胰岛素使用的相关信息，作为监测其血糖控制计划的安全性和有效性的重要手段（1｜⊕○○○）。各机构应当提供精准的设备用于床旁血糖监测，并且确保医护人员能够正确使用设备进行血糖评估（1｜⊕○○○）。

2. 证据　医疗机构有必要通过政策导向创建和支持致力于改善高血糖和糖尿病住院患者的医疗工作的专业系统。专业委员会理论上包括内科医师、护士、药师、病案管理人员、营养师、联络员和质控人员专业委员会被授权：在质控框架内通过改进不足，达到血糖管理程序的安全性和有效性；以明确的策略、流程和规则完善指导医师与其他人员的策略，以及做出支持使用计算机医嘱登录系统完整决定的指令系统；考虑将检测表、算式及标准化交流应用于患者转运和出院；监控指令系统和方案的应用，巩固方案的实施，必要时修正方案使之完整、清晰，易于使用；开展医疗、护理及营养人员的继续教育，促进方案落实。

院内糖尿病患者高血糖的个体化治疗是复杂的，包括分布在院内不同领域或专家在内的、不同程度的多个提供者。多学科的系统途径有助于破除临床惯性、获得安全的血糖控制，防止低血糖，并为患者医疗过渡提供准备。

在临床治疗组各护理单元间转移是住院高血糖患者医疗差错的主要原因。血糖监测、膳食配送和胰岛素应用三者之间不匹配是获得血糖良好控制的障碍。

系统途径应用的获益源于：勤奋、可信赖的组织；基于一致意见和经验的专业组织的认同；

应用于其他疾病经验的推断；经这种途径不断成功的控糖尝试。

涵盖多学科途径，方案和规则制定，策略完善，监测方法及流程持续改进的资源可在出版物及互联网上获得。

（八）患者的教育

1. 推荐意见　糖尿病自我管理的教育，短期目标致力于让患者学习一些生存技能：包括进餐计划、合理给药、血糖监测以及低血糖和高血糖的识别、治疗和预防等（1｜⊕○○○）。

在社区寻找合适的患者，使其能够在住院后坚持继续参加糖尿病自我管理的教育活动（1｜⊕○○○）。持续的人员培训，更新糖尿病相关知识，一旦院内发生与血糖控制相关的不良事件，可作为反面教材，针对性地进行相应的糖尿病知识培训（1｜⊕○○○）。

2. 证据　糖尿病自我管理的教育可缩短住院时间，提高出院后效果。在一项包含 47 个关于糖尿病知识教育、自我管理、代谢控制及教育干预研究的荟萃分析结果表明，糖尿病自我管理的教育可增加患者实施自我管理的知识和能力。AADE 院内工作策略推荐，住院期间及早启动糖尿病自我管理教育，可为解决患者知识潜在不足争取时间。随着早期干预，患者有更多机会实践及掌握生存技能，也包括能支持和加强自我管理教育的家属。

院内糖尿病患者教育目标应关注生存技能：基本的进餐计划、用药、手指血糖检测及低血糖的识别、治疗和预防。院内糖尿病教育更复杂，因为重病患者在遭受痛苦，心情低落，将学时浓缩为最小段可营造有效的学习氛围。

健康教育人员的学时记录可促进下一次教育人员与助教执行计划的交流。当难以按需教育住院患者进行糖尿病自我管理时，教育应着眼减少患者再入院（如糖尿病酮症酸中毒）。出院时写下书面出院自我管理指南，尽可能提供重要的口头指导，对护理人员及转运中看护人员进行教育整合，使教育意义最大化，最好为转运人员提供建议。

员工培训中，能力测试可提高护理人员为住院糖尿病患者提供管理和教育的能力。根据患者认知、情感及医疗状况决定住院患者教育的时机和策略。糖尿病教育者和内分泌专家可借助课程发展和教学及糖尿病护士为护理人员提供示范和信息来源。员工教育题目应包括糖尿病类型的识别，低血糖、高血糖的症状、治疗与预防，血糖管理严格和非严格的目标，以及急性并发症如糖尿病酮症酸中毒。美国 ADA 联合委员会提高了住院糖尿病患者治疗的资格至少应包括糖尿病员工培训，正规手指血糖检测，低血糖与高血糖预案，低血糖频率与程度追踪，提供糖尿病自我管理教育，为先进团队开展血糖控制行动计划提供认证。

院内糖尿病教育和管理原则适用于 1 型和 2 型糖尿病患者。由于缺乏内源性胰岛素，1 型糖尿病患者需长期提供外源胰岛素以防严重高血糖及糖尿病酮症酸中毒，而且 1 型糖尿病患者鲜有胰岛素抵抗，比 2 型糖尿病患者更易发生低血糖事件。注意糖尿病类型，以及家庭支持、心理和情感成熟是发展和实施优化糖尿病管理方案所必需的。

（翻译：董风芹　侯　英）

·解读·

美国 AACE 致力于每年临床实践指南的更新和完善，以提高临床医师、糖尿病教育者和所有糖尿病相关健康保健专业人员的治疗水平。在 2012 年初出版的《临床内分泌代谢杂志》上，AACE 发布了《非急诊住院患者高血糖的管理：内分泌医师协会临床实践指南》。该指南对非急诊住院患者的血糖管理进行了阐述，旨在弥补既往指南对于非急诊住院患者高血糖管理的空白。

指南全文 23 页，由来自 ADA、AHA、AADE、欧洲内分泌学会和医院医学会的 8 名专家共同编撰而成。主要内容包含 8 个部分：非急诊住院患者高血糖与糖尿病的诊断与识别、血糖监测、血糖控制目标、高血糖的处理、特殊情况、低血糖的识别与处理、血糖控制项目的实施及患者与医务人员教育。

一、对住院患者糖尿病的诊断和识别

推荐医师对所有住院患者询问糖尿病病史，有糖尿病病史的患者，应在病历上明确记载（1｜⊕○○○）。建议对所有患者，无论有无糖尿病病史，在收入院时应常规筛查静脉血浆葡萄糖（2｜⊕○○○）。推荐既往无糖尿病病史的住院患者，如住院时筛查血糖 > 7.8 mmol/L（140 mg/dl），应行床边快速血糖监测至少 24~48 h。血糖持续高于 7.8 mmol/L 的患者需持续床边监测血糖，并进行合适的干预治疗（1｜⊕○○○）。推荐既往血糖正常的患者如果接受可能导致血糖升高的治疗（如糖皮质激素、奥曲肽、肠内营养以及肠外营养等），应在治疗开始后行床边快速血糖监测至少 24~48 h。血糖持续高于 7.8 mmol/L 的患者需持续床边监测血糖，并进行合适的干预治疗（1｜⊕○○○）。推荐既往有糖尿病病史或有高血糖（> 7.8 mmol/L）的住院患者，如果近 2~3 个月未检测糖化血红蛋白（HbA1c），则应检测 HbA1c 水平（1｜⊕○○○）。

2011 年 ADA 的临床指南建议已确诊的糖尿病患者和高血糖患者在入院时接受血糖检测，本指南基于以上建议，将入院血糖检测的范围扩大为所有的住院患者。虽然后者只是建议，但考虑有助于诊断新发糖尿病和高血糖患者并及时治疗，因此值得推广。ADA 在指南中将 HbA1c ≥ 6.5% 作为糖尿病的诊断标准之一，但需要注意的是住院患者情况复杂，高剂量水杨酸、透析、输血等都可能影响血红蛋白检测结果，从而影响 HbA1c 的测定结果，而且 HbA1c 作为诊断糖尿病的敏感度不如静脉血糖。鉴于我国高原地区和平原地区 HbA1c 切点可能会不同，而且其标准化检测方法尚未在各级医院普及，故未将其作为糖尿病的诊断标准。但糖尿病学界公认的观点是，HbA1c 可以反映过去 2~3 个月静脉血糖的平均水平。因此，HbA1c 既可以用来评估糖尿病患者近期的血糖控制情况，又有助于鉴别住院患者的高血糖是否为近期新发生的，如是否为应激所致的短期血糖升高状态。

二、非急诊住院患者的血糖监测

推荐使用床边手指毛细血管血糖监测指导住院患者的个体化血糖控制（1｜⊕○○○）。推荐急性病程的住院患者，使用的血糖监测仪必须经过校正（1｜⊕○○○）。推荐血糖监测的时点与患者的营养摄取、用药方案匹配（1｜⊕○○○）。建议使用如下血糖监测方案：进食的患者，可行餐前、睡前血糖监测；禁食或接受持续肠道营养的患者，应每 4~6 小时监测血糖（2｜⊕○○○）。

手指血糖检测的优点是方便快捷，便于各级医院、各个专科以及患者自我血糖监测。其监测方式灵活，在进食的患者中应监测每餐前及睡前血糖，禁食或接受肠内营养的患者每 4~6 小时检测一次血糖。专家提醒有以下情况应该增加血糖检测频率：持续使用静脉胰岛素滴注降糖治疗方案改变；使用皮质类固醇激素；频繁发作低血糖的患者。手指血糖检测的缺点是其准确性不如静脉血糖测定，且手指血糖检测的操作方法不当、血糖试纸受潮和过期等因素均可干扰血糖测定的结果，因此应该对血糖监测的方法进行规范化培训，定期对血糖仪进行校正，如手指血糖检测结果可疑，应立即检测静脉血糖进行对比。住院患者不建议自行使用血糖仪。

三、非急诊住院患者的血糖控制目标

推荐对于非急诊住院的绝大多数患者餐前血糖控制目标应低于 7.8 mmol/L（140 mg/dl），随机血糖控制目标应低于 10.0 mmol/L（180 mg/dl）（1｜⊕○○○）。建议根据临床实际情况调整血糖控制目标，在不发生低血糖的前提下，可以采用更严格的血糖控制目标值。对于终末期和（或）预期寿命短的患者，容易发生低血糖的患者，血糖控制目标应该适当放宽（<11.1 mmol/L 或 200 mg/dl）（2｜⊕○○○）。为避免低血糖，指南建议当血糖<5.6 mmol/L（100 mg/dl）时对降糖方案进行重新评估；当血糖<3.9 mmol/L（70 mg/dl）则需要对降糖方案进行调整（2｜⊕○○○）。

"强化控制"的定义在不同的研究中有差异，但血糖控制基本目标都遵循 ADA/AACE 的临床内分泌实践指南。ADA 指南推荐在大多数胰岛素治疗的非急症患者餐前血糖<140 mg/dl（7.8 mmol/L），随机血糖<10.0 mmol/L（180 mg/dl）。专家通过大量文献复习和 meta 分析评估了强化血糖控制对非急诊住院患者并发症发生率和死亡率的影响，一共纳入了 9 项随机研究对照试验和 10 项观察性研究结果，发现强化血糖控制与感染发生风险下降有关（相对危险度 0.41；95%可信区间 0.21~0.77）；但在外科患者的研究中低血糖风险增加（相对危险度 1.58；95%可信区间 0.97~2.57）；而强化控制血糖对总体死亡率、心肌梗死和脑卒中的影响并不显著。为防止低血糖（<3.9 mmol/L），在血糖 3.9~5.6 mmol/L（70~100 mg/dl）时即应考虑改变降糖药物治疗方案。强调血糖控制个体化，针对不同患者制定个体化的血糖控制目标，在终末期或有严重伴随疾病的患者以及无法及时监测血糖的患者应制订较为宽松的血糖控制目标，将血糖控制目标定为低于 11.1 mmol/L（200 mg/dl）即可。

四、非急诊住院患者高血糖的处理

1. 医学营养治疗（MNT） 推荐在糖尿病和高血糖住院患者的血糖控制计划中应当包括 MNT（1｜⊕○○○）。建议每餐均应含有一定量的糖类，而相应剂量的速效胰岛素的使用有利于糖类的吸收（2｜⊕○○○）。

2. 从住院前到住院状态的转换 推荐高血糖患者住院期间血糖控制首选胰岛素治疗（1｜⊕⊕○○）。建议大多数情况下，因急性病住院的 2 型糖尿病患者停用口服降糖药物，并开始使用胰岛素治疗（2｜⊕○○○）。建议患者在住院前的胰岛素治疗方案应根据住院时的状态加以调整，以减少低血糖或高血糖的发生风险（2｜⊕○○○）。

3. 药物治疗 推荐对于所有糖尿病患者，如果入院前为胰岛素治疗，入院后应采用预定的皮下胰岛素注射治疗方案（1｜⊕⊕⊕⊕）。建议有糖尿病病史的患者住院期间，应避免长期应用动态剂量胰岛素（SSI）作为血糖控制的唯一方法（2｜⊕○○○）。推荐对于正常进餐的患者，可采用皮下胰岛素治疗方案（包括每天 1~2 次基础胰岛素或中效胰岛素，联合使用餐前速效或短效胰岛素）（1｜⊕⊕⊕○）。建议在采用胰岛素治疗的过程中如果血糖值超过预定控制目标，可增加校正胰岛素剂量有效地控制血糖（2｜⊕○○○）。

4. 从住院到出院后的转换 建议对于糖尿病患者，出院前应重新设定降糖方案（包括胰岛素或口服降糖药物方案），出院时的方案应当是患者能够坚持而且在治疗上无禁忌证的方案（2｜⊕○○○）。建议如果出院时拟采用胰岛素治疗，应在出院前至少 1 天试用该方案，以评估其安全性和有效性（2｜⊕○○○）。推荐出院时，患者和其家属或照护者应接受关于血糖控制的口头和书面指导。该指导意见应描述得清晰易懂，使患者或帮助患者治疗的人能够理解

（1｜⊕⊕○○）。

　　MNT 是指在营养师的指导下，对患者的营养状况进行评估，以及制订个体化配餐计划。住院患者 MNT 的目标是：优化血糖控制，提供足够的热量，达到机体代谢的供需平衡，并制定相应的出院后饮食方案，以利于随访。但目前我国 MNT 的受重视程度远不及欧美等发达国家，专门为住院的糖尿病患者制定精准的个体化配餐在全国远未普及，而这除需要糖尿病医师的持续努力之外，还有待医院行政管理者不断提高对院内血糖控制重要性的认识并加强这方面的资源配备。

　　1 型糖尿病患者不论是否住院，必须采用胰岛素治疗。而对 2 型糖尿病患者而言，如果住院前使用胰岛素，住院后应当继续使用，但其方案应进行调整，胰岛素剂量的调整应根据患者个体的情况，如应激因素、住院的基础疾病、饮食热量摄入和体力的变化等。由于住院前使用口服抗糖尿病药物的患者，住院后常存在有口服降糖药物的禁忌证，如感染、禁食、胰岛素分泌功能受抑制、肝肾功能受损等，所以对住院患者采用口服降糖药物的治疗应十分慎重。新指南强调应根据床旁即时检测（bedside point of care，POC）血糖监测结果制定基础+餐时胰岛素治疗方案，有助于安全有效地控制高血糖。胰岛素治疗方案的制定可参考表 13-1。

　　一旦患者出院，通常意味着患者的病情得以改善，但是患者在住院期间，医护人员能对其进行密切的床边血糖监测，并据此精细调节血糖；而患者出院后，则主要是依靠自我血糖监测，定期在门诊调节降糖用药方案。医师在制定其出院后糖尿病血糖控制方案时，一方面要继续有效地控制血糖，减少其急、慢性并发症发生的风险；另一方面要力求使治疗方案简便易行以提高患者的依从性；另外，由于糖尿病是一个需要长期治疗的疾病，治疗费用也是医师需要考虑的问题，医师给出的长期治疗方案必须是患者家庭经济所能够承受的。因此应考虑患者的实际情况，包括患者的受教育程度、生活方式、进餐方式、工作性质、经济条件、家庭关系、自我监测血糖的习惯等确定患者长期治疗方案。口服抗糖尿病药物比胰岛素使用更方便，通常更容易为患者接受；一旦病情需要患者出院后继续使用胰岛素，需要在出院前几天对患者及家属培训胰岛素的注射方法及相关知识，避免出现因胰岛素使用不当导致的低血糖。

五、特殊情况

　　1. 从静脉胰岛素持续输注到皮下胰岛素治疗　推荐所有 1 型和 2 型糖尿病患者至少在停用 CII 1~2 h 前，起始皮下胰岛素治疗方案（1｜⊕⊕⊕⊕）。推荐对于没有糖尿病病史的患者，如住院期间发现高血糖，且应用 CII 控制的胰岛素剂量超过 21 U/h 者，则在停用 CII 之前，起始皮下胰岛素治疗方案（1｜⊕⊕⊕⊕）。推荐在停用 CII 后，应行手指血糖进行监测以调整皮下胰岛素治疗方案（1｜⊕⊕⊕○）。

　　与 2010 年美国 ADA 糖尿病诊疗指南一样，当患者危重症恢复，开始规律进食或转入普通病房时，建议所有患者胰岛素治疗需从 CII 改为皮下注射，以维持理想的血糖水平。基础胰岛素或基础胰岛素加餐时胰岛素治疗是新指南的关键建议，应避免将长期 SSI 治疗作为唯一的控糖方法。转换时，一般皮下注射胰岛素的起始剂量和分配至少根据近 6~8 h 到 24 h 由静脉输注胰岛素的需要量推算的。应用每天总量的 60%~80% 基础胰岛素为安全有效的。术后能进餐的患者中，对中度高血糖患者，将每天总量分为基础胰岛素和餐时胰岛素联合应用为安全的。

　　2. 接受肠内营养及肠外营养的患者　推荐无论有无糖尿病病史，一旦接受肠内营养或肠外营养，就应当进行手指血糖监测（1｜⊕⊕⊕⊕）。如果患者无糖尿病病史，正常摄食后 24~48 h，不需要胰岛素治疗而血糖控制在 7.8 mmol/L 以下者，可以停止手指血糖监测（2｜⊕○○○）。建议住院期间如果发现有高血糖（标准为血糖超过 7.8 mmol/L），而且需要持续使用胰岛素 12~

24 h，无论有无糖尿病病史，都应启动胰岛素治疗计划（2｜⊕○○○）。

与其他指南相同，40%的危重患者出现营养不良，改善营养状况可恢复免疫力，减少院内感染的频率及严重程度。但肠内营养与肠外营养是高血糖的始动或加重的独立危险因素，进行早期干预、防止或纠正高血糖可改善接受肠内营养及肠外营养患者的临床预后。接受营养支持的高血糖患者多数仍需胰岛素降糖治疗。对接受肠外营养的患者，应用常规胰岛素既安全又有效。

3. 围术期血糖控制　推荐所有 1 型糖尿病患者，如接受手术，无论手术大小，都应行 CII，或皮下胰岛素（基础量+餐时量）方案，以预防围术期高血糖的发生（1｜⊕⊕⊕○）。推荐对于围术期有高血糖的糖尿病住院患者，术前应停用口服降糖药物，起始胰岛素治疗（1｜⊕⊕⊕○）。推荐手术后使用皮下胰岛素治疗的方案：对于禁食的患者，可以使用基础胰岛素；对于可以进食的患者，予以基础胰岛素加餐时胰岛素（1｜⊕⊕⊕○）。

指南均建议围术期使用皮下注射胰岛素控制血糖，可选择基础胰岛素或基础胰岛素加餐时胰岛素治疗方案。治疗成功的关键是血糖监测频率足够及时发现任何代谢变化。

4. 糖皮质激素诱发的糖尿病　推荐对于接受糖皮质激素治疗的患者，无论既往有无糖尿病病史，都应行手指血糖监测（1｜⊕⊕⊕○）。建议对于非糖尿病患者，如果所有的血糖监测结果都低于 7.8 mmol/L，而且近 24 ~ 48 小时未接受胰岛素治疗，则可以停止手指血糖监测（2｜⊕○○○）。推荐对于接受糖皮质激素治疗而持续高血糖的患者，应开始胰岛素治疗（1｜⊕⊕○○）。建议如果使用皮下胰岛素（基础量+餐时量）方案，患者仍然有严重而持续的高血糖，则可以换用 CII 方案（2｜⊕○○○）。

与其他指南相同，高血糖是应用糖皮质激素治疗的常见并发症，建议启用皮下注射基础加餐时胰岛素治疗。当糖皮质激素剂量改变时，胰岛素也要相应调整。糖尿病患者停用氢化可的松或减量时，低血糖风险增加。

六、院内低血糖的识别处理

院内推行的血糖控制方案中应包括，专门针对低血糖的预防以及发生低血糖后的处理方法的项目（1｜⊕⊕⊕○）。低血糖的定义为，血糖监测结果低于3.9 mmol/L。院内推行标准化的低血糖治疗方案，主要由护士执行，确保一旦发现低血糖，能迅速识别并加以处置（1｜⊕⊕⊕○）。推荐建立专门的系统，追踪低血糖事件发生的频率，分析来源，并辨识其对患者的潜在危害（1｜⊕⊕⊕○）。

与其他指南无异，低血糖是血糖管理主要的限制因素，心脑血管疾病患者尤甚。血糖<3.9 mmol/L为低血糖，<2.8 mmol/L 会出现认知障碍，<2.2 mmol/L 为严重低血糖。有报道称尽管采用小剂量胰岛素输注，仍然有 10%~25%的 DKA 患者发生低血糖。建议全院范围内推行从护士开始的低血糖治疗预案，关注低血糖并分析原因是重要的防治措施。

七、院内血糖控制计划的推行

医院管理方应提供行政支持、政策导向，建立跨学科指导委员会，致力于改进高血糖和糖尿病住院患者的医疗工作（1｜⊕⊕⊕○）。每个医疗机构建立统一的方法，收集和评估床边血糖监测的数据和胰岛素使用的相关信息，作为监测其血糖控制计划的安全性和有效性的重要手段（1｜⊕⊕⊕○）。各机构应当提供精准的设备用于床旁血糖监测，并且确保医护人员能够正确使用设备进行血糖评估（2｜⊕⊕⊕○）。

指南均推荐，血糖控制需医院统一管理与团队协作。糖尿病患者并不局限在糖尿病专科就诊，其他专科的住院患者常合并高血糖情况，需要各科室通力合作。医院管理者应重视院内血糖管理，建立跨学科委员会，合理调配医疗资源，组织人员培训及制定系统的全院血糖控制计划，改善糖尿病、高血糖患者的诊疗水平。

八、患者的教育

糖尿病自我管理的教育，短期目标是让患者学习延长生存率的技巧包括进餐计划、合理给药、血糖监测以及低血糖和高血糖的识别、治疗和预防等（1│⊕○○○）。在社区寻找合适的患者，使其能够在出院后坚持继续参加糖尿病自我管理的教育活动（1│⊕○○○）。持续的人员培训，更新糖尿病相关知识，一旦院内发生与血糖控制相关不良事件，可作为反面教材，针对性地进行相应的糖尿病知识培训（1│⊕○○○）。

与 2010 年美国 ADA 糖尿病诊疗指南无异，糖尿病患者的自我教育是糖尿病治疗的最基本组成部分，必须长期坚持开展，使患者和家属获得足够的信息与训练，从而能在家中自觉进行自我管理与护理。寻找依从性好的患者作为榜样和宣传员，现身说法，教育效果会更好，使有限的健康教育资源发挥最大效力，并坚持开展员工培训，不断更新糖尿病相关知识。

（解读：董凤芹　侯　英）

（审阅：李　红　李　强）

参考文献

[1] Swiglo BA, Murad MH, Schünemann HJ, et al. A case for clarity, consistency, and helpfulness: state-of-the-art clinical practice guidelines in endocrinology using the grading of recommendations, assessment, development, and evaluation system. J Clin Endocrinol Metab, 2008, 93 (3): 666-673.

[2] Schmeltz LR, DeSantis AJ, Thiyagarajan V, et al. Reduction of surgical mortality and morbidity in diabetic patients undergoing cardiac surgery with a combined intravenous and subcutaneous insulin glucose management strategy. Diabetes Care, 2008, 30 (4): 823-828.

[3] Umpierrez GE. Basal versus sliding-scale regular insulin in hospitalized patients with hyperglycemia during enteral nutrition therapy. Diabetes Care, 2010, 32 (4): 751-753.

[4] Cryer PE, Axelrod L, Grossman AB, et al. Evaluation and management of adult hypoglycemic disorders: an Endocrine Society Clinical Practice Guideline. J Clin Endocrinol Metab, 2009, 94 (3): 709-728.

[5] 中华医学会糖尿病学分会. 中国高血糖危象诊断与治疗指南. 中国糖尿病杂志, 2013, 5 (8): 449-461.

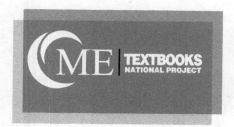

《血糖持续监测：美国内分泌学会临床指南》与解读

第 14 章

·指南·

一、推 荐 总 结

（一）实时血糖监测在成年住院患者中使用

对于重症监护室或手术室的糖尿病患者，目前不推荐单纯使用实时血糖监测（real-time continuous glucose monitoring，RT-CGM）来监测血糖，除非将来有更充足的证据证实其准确性和安全性。

（二）RT-CGM 在儿童和青少年门诊患者中使用

对于 1 型糖尿病儿童或青少年患者，如果糖化血红蛋白（hemoglobin，HbA1c）能够维持在 7.0% 以下，推荐使用目前批准的 RT-CGM 设备，因为其既能协助患者维持 HbA1c 在目标水平，又能减少低血糖发生的风险。对于 HbA1c 在 7.0% 的 1 型糖尿病儿童或青少年患者，如果几乎每天都能够规律使用 RT-CGM 设备，推荐使用 RT-CGM。对于年龄<8 岁的 1 型糖尿病患者不推荐使用 RT-CGM。对于能够安全、有效地利用 RT-CGM 提供信息的糖尿病患者，建议将此治疗指南提供给他们。对于儿童糖尿病患者的短期回顾性分析，如果临床医师担心会发生夜间低血糖、黎明现象、餐后高血糖、反复低血糖而未觉察者、降糖治疗方案将要做大调整的糖尿病患者（如更换新的胰岛素或从每天多针注射改为胰岛素泵治疗的患者），建议间歇使用 CGM。

（三）RT-CGM 在成人门诊患者中使用

对于 HbA1c 水平至少在 7.0% 的成年 1 型糖尿病患者，如果其几乎每天都可以规律使用 RT-CGM 设备，推荐使用 RT-CGM。对于 HbA1c 水平<7.0% 的成年 1 型糖尿病患者，如果其几乎每天都可以规律使用 RT-CGM 设备，推荐使用 RT-CGM。对于一些成年糖尿病患者的短期回顾性分析，如监测夜间低血糖、黎明现象、餐后高血糖监测未被觉察的低血糖、降糖治疗方案将做大调整的患者（如更换新的胰岛素或从每天多针注射改为胰岛素泵治疗的患者），建议间歇使用 CGM 系统。

二、以循证医学为基础的临床实践指南的形成方法

美国内分泌学会的临床指南制定委员会认为一些血糖持续监测（continuous glucose monitoring，CGM）的试验性机构需要一个实践指南，并任命了一个特别工作组制定该指南。工作组采用了建议、评估、形成、评价（Grading of Recommendations，Assessment，Development，and Evaluation，GRADE）等逐级描述的方法。工作组任命其中一个国际团体负责证据的收集，主要通过对使用CGM 的随机对照试验的一些文献报道进行回顾分析，形成新的推荐。

工作组意识到 CGM 可能会给糖尿病患者和家庭带来教育和实际负担，糖尿病保健提供者也需要提供支持、建议和教育。而且这些建议所需要的技术也必然需要相应的成本，因此，最终这项技术的常规使用取决于成本与效率的综合评估。我们考虑了使用 CGM 的成本-效益问题，认为在大多数糖尿病患者中，临床收益与成本消耗是合理的。但是这种价值观不一定能被所有的医疗机构接受（如资源受限的机构、临床医师不能给患者和家属提供充分支持的机构）。一些个人或健康机构可能不同意我们的相对价值观，在这些情况下我们的建议可能不适用，因此适时地修改这些建议可能是必要的。

（一）引言

糖尿病患者常面临日常管理血糖水平、外出时避免低血糖和高血糖的挑战。严重的低血糖和过高的血糖可能会对患者心理和生理功能产生直接影响。而且，维持接近正常水平的血糖可以显著减少糖尿病所继发的微血管和大血管并发症的发生。

使用便携式设备的毛细血管血糖测定法是最常用的评估血糖方法，以便提供给糖尿病患者可靠的治疗指导，纠正低血糖或高血糖。然而，即使频繁的、多个时间点采集血样测定葡萄糖，一些患者仍然不能够管理血糖水平。据推测，如果给这类患者提供一个持续的实时血糖监测系统，他们可能会受益。然而，在接受血糖持续监测作为常规（甚至专业）血糖测定方法之前，还有许多问题需要考虑：首先，在较长的时期内，维持一个直接的、可持续进入血液的途径是不切实际的。因此，许多不同的技术已经被评估，包括侵入性和非侵入性间接评估血糖的方法。其次，在这些技术被正式应用之前，关于其在准确度和精确度方面的可靠性需要有正式的文件描述。最后，由于财政紧缺，这些新技术所带来的社会经济结果仍需要持续评估。

研究证实组织液（interstitial fluid，ISF）中的葡萄糖浓度可以合理评价，甚至可用于门诊患者的长期监测。目前大多数可用的技术，包括正在研发的技术，都直接或间接采用 ISF 监测葡萄糖浓度。关于这一点，特别有趣的是，脑脊液 ISF 中的葡萄糖浓度已被证实反映了大脑葡萄糖的浓度和动力学。持续监测 ISF 的葡萄糖浓度对于糖尿病的各个临床阶段、糖尿病的不同亚人群中维持接近正常的血糖水平是具有临床价值的。

（二）成年住院患者 RT-CGM 的使用

1. 推荐意见　在 ICU 病房或手术室处理糖尿病患者的血糖方面，不主张单独使用 RT-CGM，除非有更多的研究、更充分的证据证实在该机构中使用 RT-CGM 是安全可靠的。

2. 证据　在 Van den Berghe 等研究显示，在外科 ICU 病房治疗高血糖危重患者时，强化胰岛素治疗（intensive insulin therapy，IIT）较传统胰岛素治疗（conventional insulin therapy，CIT）相比，能够显著降低死亡率和发病率。然而，在后续的研究中，对医学 ICU（MICU）、手术室或MICU/外科 ICU 患者的研究中，均不能重复上述研究结果。实际上，在 NICE-SUGAR 报道之前，

一个 meta 分析显示对于 ICU 患者，IIT 治疗并无益处，而且，接受 IIT 治疗的患者与接受 CIT 治疗的患者相比较，低血糖是更常见的。NICE-SUGAR 研究显示 IIT 治疗的患者死亡率增加，虽然死亡率增加的原因尚不清楚，但回顾性分析的结果均表明低血糖是死亡率增加的一个独立危险因素。然而，在这一系列的研究中，该危险性仅限于自发性低血糖患者，而胰岛素治疗后的医源性低血糖与高死亡率并不相关。

该试验中使用了各种各样的床旁（point-of-care，POC）设备测试葡萄糖，这些设备均使用葡萄糖脱氢酶测定葡萄糖浓度。最近，美国 FDA 警告，该测定方法可能受麦芽糖、半乳糖、木糖等物质影响，产生误差。另外，使用葡萄糖氧化酶法测定血糖有可能产生比实际值更低的错误结果，这是由于补充供养而产生的高氧张力，上述方法都可能受各种药物的影响。

更为重要的是，在重症监护病房中所需要的血糖精确度尚未决定。Kost 等建议在重症监护病房，血糖低于 5.6 mmol/L（100 mg/dl）时，血糖测量误差应在参考测量值的 0.84 mmol/L（15 mg/dl）以内，而血糖高于 5.6 mmol/L（100 mg/dl）者，测量误差应在参考测量值的 15% 以内。国际标准化组织（International Organization for Standardization，IOS）建议血糖低于 4.2 mmol/L（75 mg/dl），误差界限应在 0.84 mmol/L（15 mg/dl）以内。除了应用的标准问题以外，危重患者使用 POC 测试本身也是有争议的，因为危重患者常合并一些尚未解决的、影响血糖测定精确度的状况，如酸中毒，低体温和低血压，药物，如多巴胺、甘露醇、对乙酰氨基酚，加压器等的使用。这种情况下组织血流灌注减少，可能使通常情况下脑脊液和循环葡萄糖之间的关联不存在。不同来源的样本，如毛细血管、静脉或动脉，可能导致不同的结果，一些研究观察了 ICU 病房中 POC 测试的精确度，发现如果动脉样本被使用的话，精确度会提高。还有更广泛的研究显示毛细血管样本可能显示了边缘性或临床不可接受的精确度。尽管这样，POC 毛细血管样本仍是 ICU 患者最广泛使用的血糖测定标本。Kulkarni 等发现 IIT 处理的患者如果有低血压或使用加压处理的，与没有低血压或没有加压处理的患者在准确度上存在显著差异。

CGM 可能优于 POC 测试，因为它可以减少 POC 测试中发生的未知低血糖事件的可能性。该设备用 ISF 而不是血样来测定血糖，但是，对于重症患者 ISF 与血样的相关性目前仅有有限的研究。一些研究已经评估了 ICU 中常见的情况，如使用/未使用升压药的低血压状态、低体温、水肿、肾衰竭、肝衰竭、高胰岛素血症和酸中毒对 CGM 准确度的影响。如 De Block 等研究了 50 例成年 ICU 患者，发现使用 inotropes 的患者准确度较差，而急性肾衰竭、感染性休克的患者往往准确性较好。然而，Holzinger 等观察了 27 例去甲肾上腺素处理休克的 ICU 患者，发现与另外 23 例无休克的患者相比较，inotropes 对准确度并无影响。研究显示 1 型糖尿病患者其 CGM 不受轻微酮症的影响（无酸中毒），但酮症酸中毒或乳酸酸中毒的影响尚未评估。其他一些研究也指出，低血压、低体温和水肿并不影响 CGM 精度。

有 9 项研究评估了在 ICU 病房以 ISF 为基础的 CGM 安全性，大多数研究采用了回顾性分析。每一个研究只包括少数患者（17~50 例，总数 256 例），关于低血糖时的数据非常少。Goldberg 等发现 98.7% 的结果位于 Clarke 等报道的误差网 A 和 B 区域，虽然他们使用了毛细血管样本作为参考方法。在 546 对配对者中，仅有 4 例发现了血糖低于 60 mg/dl。Corstjens 等发现 100% 的 MICU 患者的阅读值是在 A 和 B 区域。Holzinger 等也发现 98.6% 与临床一致，无一例在威胁生命的区域。Rabiee 等对照了 DexCom 对 3 种不同血糖测定的影响，其中 2 种用指尖的毛细血管血（Accu-Chek 和 One Touch），而另 1 个采用血清（Hitachi 917），用 Hitachi 917 测定的有 85 对数值，其中 100% 数值是在 A 区和 B 区。然而，当用 Accu-Chek（1065 对，与 Dexcom 比较）和 One Touch（232 对，和 Dexcom 比较）测定时，CGM 普遍过高评估了实际血清葡萄糖，以致 30 个实际低血糖发作（50%）被丢失，导致医师认为在 ICU 病房，它不是非常安全的使用方法。

在住院患者中，贫血、异常的氧含量、低血压均可能降低 CGM 设备的准确性。Tonyushkina 和穆拉兹等使用了一个以计算机为基础的预测模型控制运算法研究了 10 例心血管手术后的患者，发现 97% 的数据是临床可接受的（A 区和 B 区），24 h 内也没有明显的低血糖发作。然而对照组 10 例观察者中 5 例有低血糖发作。在唯一 1 例对儿童患者的观察研究中，Piper 等发现临床准确性非常高，20 例心脏手术后的患者 98.8% 的数值都在 A 区和 B 区。然而，246 对变量中只有 2 个低于 4.2 mmol/L（75 mg/dl）。最后，Yamashita 等使用静脉 CGM，发现 100% 数值在 A 区和 B 区。然而这些令人振奋的成果又被其他一些研究否定。Price 等发现当血糖低于 4.54 mmol/L（81 mg/dl）时，CGM 和毛细血管、动脉血样之间存在非常弱的相关性。CGM 高估了毛细血管或动脉血葡萄糖 1.01 mmol/L（18 mg/dl），在葡萄糖浓度低于 4.50 mmol/L（80 mg/dl），甚至高估了 23% 或以上（虽然在其范围内仅仅有 36 个对照）。Logtenberg 等对比了心血管手术后的 ICU 患者的毛细血管、动脉、静脉参考标准，发现 96.0%、92.1% 和 84.6% 的数值分别位于 Clarke 误差网格的 A 区和 B 区，3.3%、7.4% 和 14.7% 数值分别位于 D 区。血糖水平低于 3.36 mmol/L（60 mg/dl）也是非常罕见的。总之，尽管 CGM 的使用很有前途，但是它必须要经过更多、更严格的测试才能够推荐给 ICU 中采用 IIT 方案治疗的糖尿病患者使用。

（三）RT-CGM 在儿童和青少年门诊患者中的使用

1. 推荐意见一　我们推荐目前使用的 RT-CGM 设备可用于 HbA1c 在 7% 以下的 1 型糖尿病儿童或青少年患者，因为它既能帮助患者维持理想的 HbA1c 水平，又能减少低血糖发生的风险。

青少年糖尿病研究基金会动态血糖监测（Juvenile Diabetes Research Foundation Continuous Glucose Monitoring，JDRF CGM）研究显示对于 1 型糖尿病患者，如果 HbA1c 在 7% 以下，与标准血糖检测仪比较，在 6 个月的研究周期中，使用 RT-CGM 可以减少低血糖发生的频率［血糖水平< 3.92 mmol/L（70 mg/dl）］，并且维持 HbA1c 在 7% 以下。在 129 名招募对象中，62 名（或 48%）年龄<25 岁，67 名（或 52%）年龄>25 岁。与对照组比较，使用 CGM 的糖尿病患者，每天血糖水平在 3.92 mmol/L（70 mg/dl）或更低的中位数时间是更少的，然而，这个差异无统计学意义。在该研究中，几乎所有其他分析［包括每天血糖≤3.36 mmol/L（60 mg/dl）］的时间，血糖为 3.97~10 mmol/L（71~180 mg/dl）的时间，以及 HbA1c 水平与低血糖综合考虑均提示 CGM 组优于对照组，治疗结果在两组之间是相似的。

2. 推荐意见二　对于 2 型糖尿病儿童或青少年患者，如果 HbA1c 为 7%，几乎每天能够规律使用 RT-CGM 设备，我们推荐对这些患者可使用 RT-CGM。

DirecNet GlucoWatch 2 Biographer、Guard Control、STAR-1 和 JDRF 随机临床试验均显示对于年轻的 1 型糖尿病患者，CGM 在降低 HbA1c 方面，存在使用频率－作用依赖性关系；如 DirecNet Gluco-Watch 研究观察 CGM 使用者之所以没有观察到 CGM 的作用，主要因为这些患者很少规律地使用 CGM。在 JDRFCGMRCT 试验 6 个月的过程中，1 型糖尿病患者，如果其 HbA1c 在 7.0% 或更高，83% 成年患者佩戴 CGM 6~7 天/周，与对照者相比，HbA1c 降低 0.53%。CGM 之所以在降低 HbA1c 方面没有效果，多与年轻患者没有更频繁使用该设备有关。年龄 8~17 岁的患者如果佩戴 CGM 设备 6~7 天/周，可降低 HbA1c 0.8%。而且，能够持续使用该设备的患者中，血糖水平的改善维持了 12 个月。值得关注的是，在整个儿童队列 12 个月严重低血糖的发生率，每年 100 例患者只有 11.2 次事件。相比之下，在糖尿病控制与并发症研究（Diabetes Control and Complications Trial，DCCT）中强化治疗的青少年患者严重低血糖的发生率是每年 100 例 86 次事件。因此，对于强化治疗的 1 型糖尿病儿童和青少年患者，CGM 的使用可以提高其安全性。

多因素分析 JDRFCGMRCT 数据显示，目前尚无很好的方法预测 1 型糖尿病患者几乎每天能够规律使用该设备。除老年患者外，唯一可以预测每天 CGM 使用情况的特征是进入试验前每天血糖监测的情况。

在一项随机对照、多中心的欧洲/以色列的研究中，所有的被研究者是 1 型糖尿病儿童或成年患者，他们的 HbA1c 都在 7%以下，结果显示，儿童患者发生低血糖［<3.53 mmol/L（63 mg/dl）］的时间减少了 64%（$P<0.001$）。

3. 推荐意见三 我们不推荐 RT-CGM 设备用于年龄<8 岁的 1 型糖尿病儿童，在这方面尚需要更多的研究。

虽然对年轻患者的随机试验已经开始，但目前尚无结果被报道。从非随机研究得到的有限数据显示，该设备可以成功地用于<8 岁的儿童。但这些证据目前尚不充分支持推荐 CGM 用于这组人群。

4. 推荐意见四 我们建议对于能够安全有效利用 RT-CGM 所提供信息的患者，指南应该提供给他们。

DirecNet 研究人群已经为 RT-CGM 的使用形成了有用的指南。对患者以及健康机构的人员如何正确使用 CGM 是非常有必要的，另外，尚需要研究评估目前以及未来的指南在以下方面的有效性：如甘精胰岛素的使用时间，运动期间葡萄糖趋势的观察，以及当启动普兰林肽治疗时使用 RT-CGM 的有效性。

5. 推荐意见五 对于儿童糖尿病患者的短期回顾性分析，如果临床医师担心其会发生夜间低血糖、黎明现象、餐后高血糖、反复低血糖而未觉察者或降糖治疗方案将做大调整的糖尿病患者（如要更换新的胰岛素或从每天多针注射改为胰岛素泵治疗的患者），建议间歇使用 CGM。

当 MiniMed CGM 首次用于血浆葡萄糖水平的 3d 回顾性分析时发现这种血糖监测方式揭示了餐后高血糖和夜间低血糖，而这些对于 1 型糖尿病儿童是标准 SMBG 方法所不易发现的。几项小型的临床试验表明，甚至 CGM 设备的一两次使用就可能为 1 型糖尿病患者带来长时间的血糖控制水平的提高。这些发现的合理性使得人们对 RT-CGM 的研究结果产生了疑问，是否需要几乎每天使用 CGM 设备来获得和维持 HbA1c 水平降低。然而，据许多糖尿病护理工作者判断，短期 CGM 轮廓的回顾性分析对于 HbA1c 水平持续升高，而原因尚不清楚的患者是有非常有利的。

（四）RT-CGM 在成年门诊患者中的使用

1. 推荐意见一 对于 HbA1c 至少为 7%的 1 型成年糖尿病患者，如果他们几乎每天都能够规律使用 RT-CGM 设备，我们推荐使用 RT-CGM。

JDRF CGM、Guard Control、O'Connell 等研究显示，HbA1c 7%的成年糖尿病患者使用 CGM 后，与间歇使用 SMBG 者相比，HbA1c 有很大程度降低，且与使用 SMBG 者不同，HbA1c 水平的改善并没有伴随着低血糖现象的增加；使用 CGM 者，在 JDRF 6 个月随机对照试验结束后的 6 个月观察期，HbA1c 的改善仍持续存在。甚至在 6 个月的观察期间减少随访频率至日常状态（2.7+1.2 次/6 个月），这种 HbA1c 的改善仍然持续存在。其低血糖的发生率从最初 6 个月随机试验中每年每 100 人 20.5 次，到 6 个月随访观察期每年每 100 人 12.1 次事件。在一项随机、对照、多中心的欧洲/以色列对 1 型糖尿病儿童（年龄 10~17 岁）或成年人的研究中，这些患者的 HbA1c 水平均在 7.5%以下，多因素方差分析显示对于成年患者发生低血糖［<3.53 mmol/L（63 mg/dl）］的时间减少了 50%（$P=0.02$）。

2. 推荐意见二 对于 1 型糖尿病成年患者，如果 HbA1c 在 7%以下，几乎每天能够规律使用 RT-CGM 设备，我们推荐对这些患者可使用 RT-CGM。

JDRF CGM 研究显示对于 1 型糖尿病患者，如果 HbA1c 在 7%以下，与标准血糖检测仪比较，在 6 个月的研究周期中，使用 RT-CGM 可以减少低血糖发生的频率［血糖水平＜3.92 mmol/L（70 mg/dl）］，并且维持 HbA1c 在 7% 以下。在 129 名招募对象中，62 名（或 48%）年龄＜25 岁，67 名（或 52%）年龄＞25 岁。与对照组相比，用 CGM 的糖尿病患者，其每天血糖水平在 3.92 mmol/L（70 mg/dl）或更低的中位数时间是更少的，然而，该差异无统计学意义。在这个研究中，几乎所有其他分析［包括每天血糖≤3.36 mmol/L（60 mg/dl）］的时间，血糖为 3.97～10 mmol/L（71～180 mg/dl）的时间，以及 HbA1c 水平与低血糖综合考虑均提示 CGM 组优于对照组，但治疗结果在两组之间是相似的。对于年龄 25 岁或更大一点的 CGM 使用者，在 6 个月的随机对照事件中严重低血糖发生率是每年每 100 人 21.8 次事件；随机对照试验结束后（观察期）持续使用 CGM 6 个月，每年每 100 人严重低血糖发生率是 7.1 次事件。对于 HbA1c 7% 以下的 CGM 使用者，6 个月的随机对照试验中，每年每 100 人低血糖发生率是 23.6 次事件，随机对照试验结束后（观察期间）持续使用 CGM 6 个月，每年每 100 人严重低血糖发生率是 0。长期血糖控制的提高依赖于使用者对 CGM 技术的掌握程度，这些可以部分解释为何有些随机试验招募对象血糖控制差，而且严重低血糖事件未显示减少。

3. 推荐意见三　对于成年糖尿病患者的短期回顾性分析，如监测夜间低血糖、黎明现象、餐后高血糖、监测未被觉察的低血糖或降糖治疗方案将做大调整的患者（如更换新的胰岛素或从每天多针注射改为胰岛素泵治疗的患者），建议间歇使用 CGM 系统。

这些研究和结论已经在前面关于成年患者和儿童患者时介绍。

CGM 维持血糖在目标水平和减少低血糖风险方面是有利的，工作组用最好的、最完整的数据对 CGM 在三个临床方面的使用做了推荐：RT-CGM 在成年住院患者中的使用；RT-CGM 在儿童和青少年门诊患者中的使用；RT-CGM 在成年门诊患者中的使用。依据强有力的、高质量的证据，工作组推荐在第 2、3 种情况下使用 CGM。工作组目前不推荐成年住院患者使用 CGM，另外，年龄＜8 岁的儿童患者也不推荐使用 CGM，因为目前缺乏数据。

（翻译：任　艳　刘靖芳）

·解读·

2011 年美国内分泌学会在 JCEM 上发布了《动态血糖监测的临床实践指南》（以下简称指南）。该指南推荐了使用 CGM 的糖尿病患者群，并按照 GRADE 对推荐的强度及证据的质量进行了描述。在该指南发表后至今，有关 CGM 及 RT-CGM 的临床研究证据陆续发表，进一步充实了指南的内容。本文将对该指南进行部分解读，并介绍指南发表后的一些重要的询证证据。

指南首先介绍了动态血糖监测的重要性和指南编写的背景。糖尿病患者在面临每天血糖管理的同时还需要避免低血糖和极端高血糖的发生。然而，对于患者而言，使用便携式设备进行每日数次血糖的监测并不能更好地管理血糖水平，而动态血糖监测可通过多种设备的应用，监测组织间液的葡萄糖水平，帮助糖尿病患者制定饮食、药品和运动方案。因此，该指南旨在帮助医师在临床实践中选择适用动态血糖监测技术的患者。

指南将糖尿病患者分成以下三种人群进行动态血糖监测的推荐：ICU 和手术的糖尿病患者、儿童及青少年 1 型糖尿病患者、门诊成人糖尿病患者。

一、ICU 及手术糖尿病患者

由于缺乏足够的在此类患者中使用 RT-CGM 的证据支持其准确性和安全性，因此指南并不推荐在 ICU 或手术室中单独采用实时动态血糖监测。

van den Berghe 等在外科 ICU 进行的一项研究显示，接受 IIT 的患者病死率和院内并发症的发生率较接受 CIT 的患者明显降低。该研究结果导致全球范围内倾向于对重症患者进行强化血糖控制。然而，接下来在其他 ICU 进行的研究并没有能够重复该研究的结果。而在 NICE-SUGAR 研究之前的一项 meta 分析已经发现对 ICU 患者进行 IIT 并没有获益。此外，很多研究显示接受 IIT 的 ICU 患者低血糖的发生显著增加。NICE-SUGAR 研究则进一步发现在接受 IIT 治疗的患者中死亡率明显增加。因此，ICU 患者是否应采用强化血糖控制目前尚存疑问。此外，ICU 患者常无法给予医师有关低血糖症状的反馈，且由于存在药物因素的干扰及重症患者外周组织低灌注等多重影响因素的作用，床旁血糖监测技术在此类患者的准确性尚未达成共识。

二、门诊儿童及青少年 1 型糖尿病患者中 RT-CGM 的应用

此类患者共包括以下推荐意见：指南推荐在 HbA1c<7.0% 的儿童及青少年 1 型糖尿病患者中使用 RT-CGM，有助于在维持 HbA1c 达标的同时减少低血糖的发生（1｜⊕⊕⊕⊕）。指南推荐在有能力每日使用仪器的 1 型糖尿病儿童及青少年中使用 RT-CGM 进行监测（1｜⊕⊕⊕○）。由于缺乏循证医学证据，指南对 8 岁以下儿童中使用该项技术既不推荐也不反对。

指南建议对使用该技术的患者同时提供相关培训，以确保该技术所获得的数据能有效利用（2｜⊕○○○）。

对出现以下情况的儿童和青少年糖尿病患者可以给予间断 CGM 监测以获得短期回顾性分析，包括：医师担心可能存在夜间低血糖、黎明现象、餐后高血糖、无症状性低血糖、糖尿病治疗方案发生重要改变（如开始新的胰岛素治疗或从 MDI 转变为胰岛素泵）（2｜⊕○○○）。

上述建议的证据主要来源于 JDRF、STAR、Guard Control 等多项大型临床试验。其中 JDRF 研究显示血糖控制良好（HbA1c<7%）的糖尿病患者使用 CGM 技术可以在保持血糖控制的同时显著降低低血糖发生率；而纳入的儿童及青少年 1 型糖尿病患者在每周佩戴 RT-CGM 6~7 天并治疗 6 个月后，HbA1c 下降 0.8%，且低血糖的发生风险并未增加。但由于儿童及青少年的依从性较差，因此指南强调对儿童及青少年患者应实行相关的教育，以确保 CGM 技术得到充分、安全而有效的利用。

三、门诊成人糖尿病患者 CGM 的应用

指南推荐 RT-CGM 用于 HbA1c > 7.0% 且有能力每天使用的成人 1 型糖尿病患者（1｜⊕⊕⊕⊕）。指南推荐 RT-CGM 用于 HbA1c<7.0% 且有能力每天使用的成人 1 型糖尿病患者（1｜⊕⊕⊕⊕）。指南建议对成人 1 型糖尿病患者给予间断 CGM 监测以获得短期回顾性地分析有助于识别夜间低血糖、黎明现象、餐后高血糖；帮助处理无症状性低血糖或用于糖尿病治疗方案发生重要改变时（如开始新的胰岛素治疗或从 MDI 转变为胰岛素泵）（2｜⊕○○○）。

JDRF 研究、Guard Control 研究及 O'Connel 研究均显示在 HbA1c>7.0% 的成人 1 型糖尿病患者中使用 RT-CGM 技术较简短的自我血糖监测（SMBG）更显著地降低 HbA1c 水平；且 HbA1c 的改善并未增加低血糖的发生。同时，JDRF 研究还显示对 HbA1c<7.0% 的患者使用 RT-CGM 技术可以在长达 6 个月的治疗中保持 HbA1c<7.0% 的同时降低低血糖的发生频率。

但是，该指南并没有对以下糖尿病患者给出推荐或建议，包括：妊娠糖尿病、住院的非 ICU 糖尿病、老年糖尿病、年龄<8 岁的 1 型糖尿病患者等。原因可能为缺乏在上述糖尿病患者中大型

前瞻性临床研究的证据。我们期待更多的相关询证证据，以进一步丰富和完善指南，更好地指导RT-CGM 在临床的应用。

（解读：任　艳）

（审阅：童南伟）

参考文献

[1] Klonoff DC, Buckingham B, Christiansen JS, et al. Continuous glucose monitoring: an endocrine society clinical practice guideline. J Clin Endocrinol Metab, 2011, 96（10）: 2968-2979.

[2] Van den Berghe G, Wouters P, Weekers F, et al. Intensive insulin therapy in critically ill patients. N Engl J Med, 2001, 345（19）: 1359-1367.

[3] Arabi YM, Dabbagh OC, Tamim HM, et al. Intensive versus conventional insulin therapy: A randomized controlled trial in medical and surgical critically ill patients. Crit Care Med, 2008, 36（12）: 3190-3197.

[4] Brunkhorst FM, Engel C, Bloos F, et al. Intensive insulin therapy and pentastarch resuscitation in severe sepsis. N Engl J Med, 2008, 358（2）: 125-139.

[5] NICE-SUGAR Study Investigators, Finfer S, Chittock DR, et al. Intensive versus conventional glucose control in critically ill patients. N Engl J Med, 2009, 360（13）: 1283-1297.

[6] Juvenile Diabetes Research Foundation Continuous Glucose Monitoring Study Group, Beck RW, Hirsch IB, et al. The effect of continuous glucose monitoring in well controlled type 1 diabetes. Diabetes Care, 2009, 32（8）: 1378-1383.

[7] Diabetes Research in Children Network（DirecNet）Study Group, Buckingham B, Beck RW, et al. Continuous glucose monitoring in children with type 1 diabetes. J Pediatr, 2007, 151（4）: 388-393.

[8] Deiss D, Bolinder J, Riveline JP, et al. Improved glycemic control in poorly controlled patients with type 1 diabetes using real-time continuous glucose monitoring. Diabetes Care, 2006, 29（2）: 2730-2732.

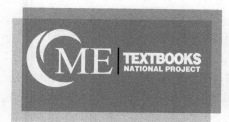

《糖尿病与妊娠：美国内分泌学会临床实践指南》与解读

第 15 章

·指南·

一、推 荐 总 结

（一）糖尿病妇女的妊娠前保健

1. 妊娠前咨询 我们推荐所有有妊娠计划的糖尿病妇女均进行妊娠前咨询（1｜⊕⊕○○）。

2. 妊娠前血糖控制 我们建议患糖尿病的妇女准备妊娠前在不出现低血糖的前提下尽量将血糖和糖化血红蛋白（hemoglobin A1c，HbA1c）控制在接近正常水平（2｜⊕⊕○○）。

3. 胰岛素治疗 我们推荐患糖尿病的妇女在准备妊娠前使用每天多次胰岛素注射或持续皮下胰岛素注射或预混胰岛素注射。因为前者的治疗方式更容易使血糖在妊娠前达到目标值，而在妊娠期也更有利于灵活精确的调整胰岛素剂量（1｜⊕⊕○○）。我们建议治疗方案在更改为胰岛素尤其是持续皮下胰岛素泵输注应在不进行避孕时就开始或有专家指导并制定胰岛素治疗方案（未分级的推荐）。我们建议准备妊娠的妇女使用速效胰岛素类似物（如门冬胰岛素、赖脯胰岛素）较常规胰岛素更佳（2｜⊕⊕○○）。我们建议糖尿病患者在妊娠前若使用长效胰岛素类似物，如地特胰岛素或甘精胰岛素应在妊娠前及妊娠中继续使用（2｜⊕⊕○○）。

4. 叶酸的补充 我们推荐糖尿病妇女在停止避孕前 3 个月或准备妊娠时应开始每天叶酸的补充，以减少神经管畸形（1｜⊕⊕○○）。建议剂量为每天 5 mg，该剂量在理论上是有益的（2｜⊕⊕○○）。

5. 妊娠前、妊娠中及产后眼的保健 我们推荐所有准备妊娠的糖尿病妇女均应在停止避孕前或试孕时由眼科医师进行眼的评估（1｜⊕⊕⊕⊕）。对于已有视网膜病变的患者，应提前告知其妊娠可能会加重视网膜病变。如果视网膜病变的程度需要治疗，则应暂缓妊娠计划直至视网膜病变被治疗并处于稳定状态（1｜⊕⊕⊕⊕）。我们推荐对于已确诊视网膜病变的女性应每 3 个月由专科医师检查一次眼底（1｜⊕○○○）。我们建议对于已妊娠但尚未确诊糖尿病视网膜病变的患者，一旦妊娠应尽快评估视力情况并在妊娠期间定期进行复评（2｜⊕⊕○○）。

6. 肾功能（妊娠前及妊娠期） 我们建议所有的女性糖尿病患者在拟妊娠前进行肾功能评估 [包括尿蛋白肌酐排泄率、血肌酐、估计肾小球滤过率（glomerular filtration rate，GFR）]（未分级的推荐）。建议 GFR 明显下降的糖尿病妇女在妊娠前由肾内科专家进行评估，包括基础肾功能及妊娠可能导致的肾功能恶化风险（未分级的推荐）。建议妊娠前已经存在肾功能不全的糖尿病患者在妊娠后常规进行肾功能监测（未分级的推荐）。

7. 高血压的处理　我们推荐准备妊娠前血压应控制并稳定在 130/80 mmHg（1｜⊕⊕○○）。我们推荐所有使用血管紧张素转换酶抑制药（angiotensin-converting enzyme，ACEI）或血管紧张素受体阻滞药（angiotensin-receptor blocker，ARB）的糖尿病女性在准备妊娠前更换降压药物（1｜⊕⊕○○）。我们建议当存在严重肾功能不全或不确定将妊娠的情况下，内科医师需与患者讨论是否继续使用 ACEI 或 ARB 类药物。患者须被告知停止使用这类药物后肾功能的保护将会丧失，如果继续使用则可能出现胎儿畸形（未分级的推荐）。我们推荐一旦确定妊娠后应立即停用之前使用的 ACEI 类药物或 ARB 类药物（1｜⊕⊕○○）。

8. 血管病变风险提高　我们推荐如果糖尿病妇女有足够多血管病变的风险（尤其是糖尿病病程和患者的年龄）应在准备妊娠前进行冠状动脉粥样硬化性心脏病（coronary artery disease，CAD）的筛查（1｜⊕○○○）。我们推荐如果糖尿病妇女在妊娠前已经患有 CAD，应确定其严重程度并进行治疗，同时在准备妊娠前告知患者妊娠对孕妇及胎儿的潜在风险（1｜⊕⊕⊕⊕）。

9. 血脂紊乱的治疗　我们推荐有妊娠计划的糖尿病女性停用他汀类药物（1｜⊕⊕○○）。因为缺乏妊娠期间的安全性证据，因此不建议准备妊娠的糖尿病患者常规使用纤维素或烟酸治疗高三酰甘油血症（2｜⊕⊕○○）。我们建议糖尿病女性可以使用胆酸螯合树脂治疗高胆固醇血症，虽然这很少被证实（2｜⊕⊕○○）。

10. 甲状腺功能　1 型糖尿病患者在准备妊娠前建议查血清促甲状腺素（thyroid-stimulating hormone，TSH）水平，如果甲状腺过氧化物酶情况不详，建议在准备妊娠前查甲状腺过氧化物酶抗体水平（1｜⊕○○○）。

11. 超重和肥胖　超重或肥胖的糖尿病患者在妊娠前应进行减重（1｜⊕⊕⊕○）。

（二）妊娠期糖尿病

1. 妊娠早期显性糖尿病的筛查　我们推荐在首次进行产检（妊娠 13 周或此后任何时候）时，对既往无糖尿病病史的孕妇通过测定空腹血浆血糖，糖化血红蛋白或随机血浆血糖筛查糖尿病（1｜⊕⊕○○）。确诊显性糖尿病而非妊娠期糖尿病时如无临床高血糖症状进行第二项检查（空腹血浆血糖、随机血浆血糖或 OGTT），如有异常需择日重复检查后进行诊断（表 15-1）。

表 15-1　既往无糖尿病病史的孕妇首次产检时显性糖尿病及妊娠期糖尿病的诊断标准[a]

诊断	空腹血浆血糖[b]［mmol/L（mg/dl）］	随机血浆血糖[b]［mmol/L（mg/dl）］	糖化血红蛋白[c]（%）
显性糖尿病（1 型糖尿病、2 型糖尿病及其他类型糖尿病）	≥7.0（126）	≥11.1（200）	≥6.5
妊娠期糖尿病	5.1~6.9（92~125）	NA	NA

注：NA. 不适用；a. 这一在妊娠早期诊断显性糖尿病的标准与美国糖尿病协会（American Diabetes Association，ADA）的标准一致，与 IADPSG 标准略有差别；b. 试验应使用血浆血糖在实验室进行分析测定而不能使用指尖血糖仪测定的毛细血管血糖；c. 测定应使用美国国家糖化血红蛋白标准化计划（National Glycohemoglobin Standardization Program，NGSP）认证的方法和糖尿病控制及并发症试验（Diabetes Control and Complications Trail，DCCT）引用的方法进行测定

2. 妊娠 24~28 周诊断妊娠期糖尿病　我们推荐所有妊娠 24 周前未被诊断糖尿病的妊娠妇女在妊娠 24~28 周时行口服葡萄糖耐量试验（OGTT），以明确是否存在妊娠期糖尿病（表 15-2）（1｜⊕⊕⊕○）。建议妊娠期糖尿病的诊断使用国际妊娠与糖尿病研究组织（International Association of Diabetes and Pregnancy Study Group，IADPSG）标准（1｜⊕⊕⊕○）。

表 15-2 妊娠 24~28 周时 OGTT 诊断显性糖尿病和妊娠期糖尿病的诊断标准[a]

诊断	空腹血浆血糖[b][mmol/L（mg/dl）]	1 小时血浆血糖［mmol/L（mg/dl）]	2 小时血浆血糖［mmol/L（mg/dl）]
显性糖尿病（1 型糖尿病、2 型糖尿病及其他类型糖尿病）	≥7.0（126）	NA	≥11.1（200）
妊娠期糖尿病	5.1~6.9（92~125）	≥180（≥10.0）	8.5~11.1（153~199）

注：NA. 不适用；a. 这一在妊娠 24~28 周经糖耐量试验诊断显性糖尿病的标准与 ADA 及 IADPSG 标准略有不同；b. 试验应使用血浆血糖在实验室进行分析测定而不能使用指尖血糖仪测定的毛细血管血糖

OGTT 应在过夜空腹 8~14 h 以后进行，此前几天不应减少常规糖类摄入，试验过程中受试者保持坐位，不吸烟。除非诊断显性糖尿病，否则任意数值不正常均可诊断妊娠期糖尿病。对于缺少高血糖症状的患者，需择日复测空腹血浆血糖、随机血浆血糖、HbA1c 或 OGTT 异常才能确诊显性糖尿病。

3. 高血糖的处理　我们推荐妊娠期糖尿病患者的目标血糖尽量控制在接近正常人（1｜⊕⊕○○）。我们推荐初始治疗包括医学营养治疗和每天至少 30 min 的适度运动（1｜⊕⊕⊕○）。我们推荐如妊娠期糖尿病患者通过生活方式干预不能将血糖降至正常水平应启用降糖药物治疗（1｜⊕⊕⊕⊕）。

4. 产后护理　我们推荐妊娠期糖尿病患者的产后护理包括产后 24~72 h 空腹血浆血糖或空腹指尖血糖检测，以除外仍持续的高血糖（1｜⊕○○○）。我们推荐妊娠期糖尿病患者在产后 6~12 周进行 OGTT 试验，以除外糖尿病前期或糖尿病（1｜⊕⊕⊕○）。如果结果正常，建议在下一次妊娠前定期复查 OGTT 或其他确诊试验（1｜⊕⊕○○）。我们建议无论是否为妊娠期糖尿病患者生产的婴儿均将婴儿的出生体重记录入他（她）的永久医疗记录（未分级的推荐）。我们推荐所有曾经诊断妊娠期糖尿病的患者接受如何进行生活方式干预的咨询，以减少未来 2 型糖尿病的发生风险。对于未来的妊娠应做好充分计划，尤其在下一次妊娠前应做好规律的糖尿病筛查（1｜⊕○○○）。我们建议妊娠期糖尿病患者分娩后立即停用降糖药物，对于怀疑有显性糖尿病的患者产后是否继续进行降糖药物治疗需视具体情况而定（2｜⊕⊕○○）。

（三）血糖监测及血糖控制目标

1. 自我血糖监测　我们推荐所有妊娠期糖尿病及显性糖尿病的孕妇均进行自我血糖监测（1｜⊕⊕⊕⊕）。建议测定餐前及开始进餐后 1 h 或 2 h 血糖（餐后测定的时间选择由餐后血糖峰值常出现的时间决定）及睡前和夜间血糖（2｜⊕⊕○○）。

2. 血糖控制目标（表 15-3）　我们推荐所有显性糖尿病及妊娠期糖尿病孕妇的餐前血糖目标值为 ≤5.3 mmol/L（95 mg/dl）（1｜⊕⊕○○，空腹血糖靶目标；1｜⊕○○○，其他餐前靶目标）。我们建议在不发生低血糖的前提下空腹血糖应该控制在更低的水平 ≤5.0 mmol/L（90 mg/dl）（2｜⊕○○○）。我们建议所有显性糖尿病及妊娠期糖尿病孕妇进餐后 1 h 的靶目标值为 ≤7.8 mmol/L（140 mg/dl），2 h 的靶目标值为 ≤6.7 mmol/L（120 mg/dl）（2｜⊕○○○）。但达到这一目标值应以避免低血糖发生为前提。我们建议所有显性糖尿病及妊娠期糖尿病孕妇 HbA1c≤7%（理想值为 ≤6.5%）（2｜⊕○○○）。

3. 连续血糖监测　我们建议显性糖尿病及妊娠期糖尿病孕妇当进行自我血糖监测（或显性糖尿病患者 HbA1c 水平），出现不能有效评估血糖控制情况（包括高血糖及低血糖）时建议使用连续血糖监测（2｜⊕⊕○○）（表15-3）。

表15-3　显性糖尿病及妊娠期糖尿病孕妇血糖控制目标[a]

血糖测定时间	目标值［mmol/L（mg/dl）］
餐前血糖	≤5.3（95）[b]
进餐后1小时血糖	≤7.8（140）
进餐后2小时血糖	≤6.7（120）

注：a. 血糖仪使用的是毛细血管血，但是经过校正现实的结果与血浆血糖相同；b. 如果可以避免低血糖，餐前血糖的目标值应≤5.0 mmol/L（90 mg/dl）

（四）显性糖尿病及妊娠期糖尿病孕妇的营养治疗及体重增长目标

1. 营养治疗　我们推荐所有的显性糖尿病及妊娠期糖尿病孕妇均应进行医学营养治疗，使患者血糖在营养充足的情况下血糖能够达标并得到很好地控制（1｜⊕⊕○○）。

2. 体重控制　我们建议显性糖尿病及妊娠期糖尿病孕妇在孕期体重增长速度应参照美国医学研究所制定的标准（表15-4）（未分级的推荐）。我们建议肥胖的显性糖尿病及妊娠期糖尿病孕妇妊娠后较妊娠前能量的摄入减少1/3，每天能量摄入为6700~7500 kJ（2｜⊕⊕○○）。

表15-4　2009年医学研究所关于通过妊娠前BMI管理妊娠期体重增加及增加速率指南

妊娠前BMI	体重增加		妊娠中晚期体重增长速率[a]	
	范围（kg）	范围（lb）	均数（范围）kg/周	均数（范围）lb/周
体重不足（<18.5 kg/m²）	12.5~18.0	28~40	0.51（0.44~0.58）	1.0（1.0~1.3）
正常体重（18.5~24.9 kg/m²）	11.5~16.0	25~35	0.42（0.35~0.50）	1.0（0.8~1.0）
超重（25.0~29.9 kg/m²）	7.0~11.5	15~25	0.28（0.23~0.33）	0.6（0.5~0.7）
肥胖（>30.0 kg/m²）	5.0~9.0	11~20	0.22（0.17~0.27）	0.5（0.4~0.6）

注：a. 妊娠早期体重增加0.5~2.0 kg（1.1~4.4 lb）

3. 碳水化合物的摄入　我们建议显性糖尿病及妊娠期糖尿病孕妇碳水化合物的摄入应占每天总热量摄入的35%~45%，分布在3次正餐及2~4次加餐（包括夜宵）中（2｜⊕⊕○○）。

4. 营养素的补充　我们推荐显性糖尿病及妊娠期糖尿病孕妇与非糖尿病孕妇一样遵循指南中维生素及矿物质的补充建议（1｜⊕⊕○○）。不同的是在准备妊娠前3个月应开始每天5 mg叶酸的补充。妊娠12周起建议将叶酸减量至每天0.4~1.0 mg，直至母乳喂养结束（2｜⊕⊕○○）。

（五）妊娠期间的降糖药物治疗

1. 胰岛素治疗　我们建议对于使用适当剂量的中效胰岛素（neutral protamine hagedorn，NPH）曾经出现或可能出现低血糖的孕妇应使用长效胰岛素类似物——地特胰岛素作为起始胰岛素。如在妊娠前已经使用地特胰岛素的妇女可在妊娠后继续使用（2｜⊕⊕⊕⊕）。我们建议如孕妇在妊娠前使用甘精胰岛素，在妊娠后可继续使用（2｜⊕⊕○○）。

我们建议在有糖尿病的孕妇中使用速效胰岛素类似物——赖脯胰岛素及门冬胰岛素应优于常

规胰岛素使用（2｜⊕⊕⊕○）。我们推荐在妊娠前已经使用胰岛素泵治疗的孕妇建议在妊娠期间继续使用（1｜⊕⊕⊕○）。不建议在妊娠期间起始胰岛素泵治疗，除非已经尝试了多次胰岛素皮下注射治疗并被证实无效（2｜⊕⊕○○）。

2. 非胰岛素的降糖治疗 我们建议在妊娠25周后妊娠期糖尿病患者经过1周充分的营养运动治疗血糖仍不能达标，即空腹血浆血糖≥6.1 mmol/L（110 mg/dl）时，可以考虑使用格列本脲或胰岛素降糖治疗，其中胰岛素的降糖治疗则更为推荐（2｜⊕⊕○○）。

我们建议妊娠期糖尿病妇女在经过饮食和运动治疗后如血糖仍不能达标，且拒绝或不能使用胰岛素或格列苯脲时可以使用二甲双胍，但不建议在妊娠早期使用（2｜⊕⊕○○）。

（六）分娩过程、哺乳期及产后护理

1. 分娩过程的血糖控制目标 建议显性或妊娠期糖尿病孕妇在整个生产过程中将血糖控制在4.0~7.0 mmol/L（72~126 mg/dl）（2｜⊕⊕○○）。

2. 哺乳期 我们推荐所有显性糖尿病或妊娠期糖尿病产后尽可能进行母乳喂养（1｜⊕⊕⊕⊕）。我们推荐在妊娠期间使用二甲双胍或格列苯脲成功控制血糖的产妇在母乳喂养时如有必要可继续使用（1｜⊕⊕⊕⊕）。

3. 产后避孕 我们推荐糖尿病或妊娠糖尿病病史妇女的产后避孕不要受到糖尿病或妊娠糖尿病病史的影响（1｜⊕⊕⊕○）。

4. 产后甲状腺炎的筛查 我们建议1型糖尿病患者在产后3~6个月筛查产后甲状腺炎（2｜⊕⊕○○）。

二、基于证据的临床研究指南的方法

美国内分泌学会临床指南委员会认为糖尿病和妊娠的诊断与治疗需要更新并委托编写小组起草基于证据的建议。编写小组依据两项系统分析及可得到的最佳研究证据进行建议。

小组成员在很少地方使用了未分级的推荐。其建议仅被间接证据所支持或虽没有被委员会成员进行系统观察但经讨论同意或经临床实践总结得出。其推荐仅被认作是建议（如脱离这些推荐是不合理的）而且明确表明未被分级是因为缺少直接证据。

（一）简介及背景

近年来，糖尿病与妊娠领域出现了重要的新研究。该指南建立在其文献基础上，目的是帮助保健工作者使用有证据支持的策略更好地处理患有显性糖尿病或妊娠期糖尿病的孕妇。

该指南中除非特别指明，"糖尿病" "显性糖尿病" "妊娠期糖尿病"均包括1型糖尿病及2型糖尿病。

传统的方式描述妊娠期糖尿病，它通常被认为是"妊娠期间首次发现的任何程度的糖耐量异常"，然而目前更恰当地说法是妊娠期高血糖。由于使用的普遍性，我们保留了妊娠期糖尿病这一名称。

因为妊娠期糖尿病妇女常有相关的甲状腺疾病，所以在糖尿病与妊娠指南当中选择了甲状腺的推荐内容。在2012年美国内分泌学会临床实践指南中对妊娠与甲状腺疾病做了详细的讨论。

该指南提倡使用基于既往及现代的医学文献进行分析最佳实践。然而在某些领域由于经济花费及可行性而不能实施我们的推荐。

（二）糖尿病妇女的妊娠前保健

1. 妊娠前咨询

（1）推荐意见：我们推荐所有有妊娠计划的糖尿病妇女都进行妊娠前咨询（1｜⊕⊕○○）。

（2）证据：糖尿病妇女的妊娠前咨询可以使血糖控制得更加理想，而且对妊娠结局包括降低先天畸形发生率自然流产发生率也更为有利，在妇女得知妊娠的时候很多胎儿的器官已经形成。

（3）备注：提供妊娠前咨询的最好由多学科团队组成，其中应该包括糖尿病专科医师、糖尿病教育工作者、营养师；产科医师及健康教育人员。如果可能，经患者同意后患者的配偶可参与支持辅导治疗。妊娠前咨询应针对以下内容进行讨论。①妊娠应在充分地控制血糖、恰当的评估及治疗并发症（包括高血压及糖尿病视网膜病变）后有计划地进行；停止使用在妊娠期间可能不安全的药物；提前补充叶酸（具体推荐及证据见相关部分）。②戒烟的重要性。③无论是妊娠前还是妊娠期均需要患者的自我管理及健康保健团队的保障共同努力。④一旦妊娠立即通知健康保健团队的重要性。

2. 妊娠前血糖控制

（1）推荐意见：我们建议患糖尿病的妇女准备妊娠前在不出现低血糖的前提下尽量将血糖和HbA1c控制在接近正常水平（2｜⊕⊕○○）。

（2）证据：妇女在妊娠早期几周内的高血糖增加了胎儿畸形、自然流产及围产儿死亡的风险。理想的妊娠前血糖水平并未被最终制定，先天异常的确切风险与 HbA1c 水平的关系也未被清晰地知道。有报道显示，妊娠前 HbA1c 水平越高风险增高的越大，虽然与一般人群比较这一风险的增高可以观察到 HbA1c 为 6.4%。也有报道指出当妊娠前 HbA1c 达到 10.4% 时异常的风险为 3.9% ~ 5.0%，而当 HbA1c>10.4% 时风险则增高到 10.9%。

3. 胰岛素治疗

（1）推荐意见：我们推荐患糖尿病的妇女准备妊娠前使用每天多次胰岛素注射或持续皮下胰岛素注射或预混胰岛素注射，因为前者的治疗方式更容易使血糖在妊娠前达到目标值，而在妊娠期也更有利于灵活精确的调整胰岛素剂量（1｜⊕⊕○○）。我们建议治疗方案在更改为胰岛素尤其是持续皮下胰岛素泵输注应在不进行避孕时就开始或有专家指导并制定胰岛素治疗方案（未分级的推荐）。我们建议准备妊娠的妇女使用速效胰岛素类似物（如门冬胰岛素、赖脯胰岛素）较常规胰岛素更佳（2｜⊕⊕○○）。我们建议糖尿病患者妊娠前如使用长效胰岛素类似物，如地特胰岛素或甘精胰岛素应在妊娠前及妊娠中继续使用（2｜⊕⊕○○）。

（2）证据：速效胰岛素类似物与常规人胰岛素比较可以更好地使餐后血糖达标的同时较少出现低血糖；对于胎儿的影响则是类似的。与 NPH 相比，长效胰岛素类似物地特胰岛素或甘精胰岛素可以减少夜间低血糖的发生率。地特胰岛素而非甘精胰岛素已经获美国 FDA 批准可用于妊娠期妇女。虽然长效胰岛素类似物比 NPH 贵很多，但是这两种长效胰岛素类似物都广泛应用于孕妇，并被证明使用是安全的。

（3）备注：美国 FDA 没有批准甘精胰岛素用于妊娠期间治疗，而且甘精胰岛素在理论上有促有丝分裂作用，因而在糖尿病妇女妊娠前的使用也是需要讨论的。此时甘精胰岛素可以适当地更换为地特胰岛素或 NPH。谷赖胰岛素在妊娠期间使用的安全性尚未被证实（相关研究正在进行），目前美国 FDA 未批准其应用于妊娠期间。就其本身而言，门冬胰岛素和赖脯胰岛素（被证实妊娠期间使用是安全的，且被美国 FDA 批准）被认为是比较好的。

4. 叶酸的补充

（1）推荐意见：我们推荐糖尿病妇女在停止避孕前 3 个月或准备妊娠时应开始补充叶酸，以减少神经管畸形（1｜⊕⊕○○）。建议剂量为每天 5 mg，该剂量在理论上是有益的（2｜⊕⊕○○）。

（2）证据：妊娠前每天补充叶酸可以减少发生神经管畸形的风险。应该补充多少叶酸是理想剂量并不清楚，但每天补充 5 mg 有很好的理论依据。

5. 妊娠前、妊娠中及产后眼的保健

（1）推荐意见：我们推荐所有准备妊娠的糖尿病妇女均应在停止避孕前或试妊娠时由眼科医师进行眼的评估（1｜⊕⊕⊕⊕）。对于已有视网膜病变的患者，应提前告知其妊娠可能会加重视网膜病变。如果视网膜病变的程度需要治疗，则应暂缓妊娠计划直至视网膜病变被治疗并处于稳定状态（1｜⊕⊕⊕⊕）。我们推荐对于已确诊视网膜病变的女性应每 3 个月由专科医师检查一次眼底（1｜⊕○○○）。我们建议对于已妊娠但尚未确诊糖尿病视网膜病变患者，一旦妊娠尽快评估视力情况并在妊娠期间定期进行复评（2｜⊕⊕○○）。

（2）证据：由于妊娠期间及 1 年后可能出现快速进展，妊娠可使视力急剧恶化。妊娠前的视网膜病变越重妊娠期视网膜病变进展的风险越高。如果妊娠前没有视网膜病变，则孕期出现显著视网膜病变的可能性非常小；尽管如此，即使妊娠前视网膜病变是未被识别的，妊娠仍是视网膜病变进展的额外危险因素。妊娠期间视网膜病变进展的额外危险因素包括事先存在的高血压、妊娠期间未得到很好控制的血压、子痫前期、妊娠初期及妊娠期间未能很好控制的血糖。

6. 肾功能（妊娠前及妊娠期）

（1）推荐意见：我们建议所有的女性糖尿病患者拟妊娠前进行肾功能的评估〔包括尿蛋白肌酐排泄率、血肌酐、估计 GFR〕（未分级的推荐）。建议 GFR 明显下降的糖尿病妇女妊娠前由肾内科专家进行评估，包括基础肾功能及妊娠可能导致的肾功能恶化的风险（未分级的推荐）。建议妊娠前已经存在肾功能不全的糖尿病患者在妊娠后常规进行肾功能监测（未分级的推荐）。

（2）证据：1 型糖尿病孕妇的肾功能与胎儿分娩的不良风险增加包括子痫前期风险增加有关。轻度的肾功能不全仅显现出微量白蛋白尿，可能在妊娠期间进展为大量蛋白尿。然而，这一恶化的特点是如果在妊娠期间血糖和血压都得到很好控制则产后是可逆的。GFR 水平的下降及血肌酐水平的升高更为严重的肾功能改变在妊娠期间可能进一步恶化并且是不可逆的。

7. 高血压的处理

（1）推荐意见：我们推荐准备妊娠前血压应控制并稳定在 130/80 mmHg（1｜⊕⊕○○）。我们推荐所有使用 ACEI 或 ARB 类药物的糖尿病女性在准备妊娠前更换降压药物（1｜⊕⊕○○）。我们建议当存在严重肾功能不全或不确定妊娠的情况下，内科医师需与患者讨论是否继续使用 ACEI 或 ARB 类药物。患者须被告知停止使用这类药物后肾功能的保护将会丧失，而如果继续使用则可能出现胎儿畸形（未分级的推荐）。我们推荐在一旦确定妊娠后应立即停用之前使用的 ACEI 或 ARB 类药物（1｜⊕⊕○○）。

（2）证据：ACEI 及 ARB 类药物是可以致畸的。这些药物在中晚期使用的致畸作用已经很好地被证明了。妊娠前妇女的高血压将增加妊娠不良结局的风险尤其是子痫前期的风险。

（3）备注：在妊娠期间可以安全有效降压而替代 ACEI 及 ARB 类药物包括甲基多巴、拉贝洛尔、地尔硫䓬、可乐定以及哌唑嗪。

8. 血管病变风险提高

（1）推荐意见：我们推荐如果糖尿病妇女有足够多的血管病变的风险（尤其是糖尿病病程和患者的年龄）应在准备妊娠前进行 CAD 的筛查（1｜⊕○○○）。我们推荐如果糖尿病妇女在妊娠前已经患 CAD，应确定其严重程度并进行治疗，同时在准备妊娠前告诉患者一旦妊娠对孕妇及胎

儿的潜在风险（1｜⊕⊕⊕⊕）。

（2）证据：妊娠期间心肌梗死对母婴都是非常不利的甚至是致死性的。与以往研究相比更多的近期证据表明妊娠的预后有所进步，但是仍可见到很高的母（11%）、婴（9%）死亡率。

9. 血脂紊乱的治疗

（1）推荐意见：我们推荐有妊娠计划的糖尿病女性停用他汀类药物（1｜⊕⊕○○）。因为缺乏妊娠期间的安全性证据，因此不建议准备妊娠的糖尿病患者常规使用纤维素或烟酸治疗高三酰甘油血症（2｜⊕⊕○○）。我们建议糖尿病女性可以使用胆酸螯合树脂治疗高胆固醇血症，虽然这很少被证实（2｜⊕⊕○○）。

（2）证据：血脂异常如果不进行药物治疗，较少会对糖尿病妇女妊娠前几个月的健康造成影响。而且在妊娠期间没有确定安全的他汀类药物。

10. 甲状腺功能

（1）推荐意见：当 1 型糖尿病患者准备妊娠停止避孕前，我们建议检测 TSH 水平，如果既往不了解 TPOAb 的水平同样应当进行测定（1｜⊕⊕⊕⊕）。

（2）证据：育龄期 1 型糖尿病妇女自身免疫性甲状腺疾病的患病率高达 44%。甲状腺功能减退在 1 型糖尿病患者中非常常见。妊娠期间未经治疗或不足量的治疗会增加流产及胎儿脑部发育缺陷的风险。

11. 超重及肥胖

（1）推荐意见：建议肥胖及超重的糖尿病患者妊娠前进行减重（1｜⊕⊕⊕⊕）。

（2）证据：妊娠前肥胖或超重的妇女会增加妊娠期间并发症的风险。

（三）妊娠期糖尿病

1. 妊娠早期显性糖尿病的筛查

（1）推荐意见：我们推荐在首次进行产检（妊娠 13 周或此后任何时候）时对既往无糖尿病病史的孕妇通过测定空腹血浆血糖，糖化血红蛋白或随机血浆血糖筛查糖尿病（1｜⊕⊕○○）。确诊显性糖尿病而非妊娠期糖尿病时如无临床高血糖症状进行第二项检查（空腹血浆血糖、随机血浆血糖或 OGTT），如有异常需择日重复检查后进行诊断。

（2）证据：患有显性糖尿病的孕妇如在妊娠早期血糖控制不佳则糖尿病视网膜病变及肾病变风险及胎儿先天异常的风险都是增高的。早期诊断之前未发现的患有显性糖尿病的妊娠妇女并尽快治疗可能使上述风险下降。一项回顾性综述及 meta 分析表明异常的筛查试验可能导致更糟的母婴不良结局。关于筛查的支持证据并不高，因为目前尚无关于筛查与不筛查随机研究去衡量患者的预后。

（3）备注：我们知道，如果在妊娠早期进行关于糖尿病的普查则会出现较高的假阳性率。而且有阳性结果的孕妇会出现焦虑并完成额外的检查。然而，我们推荐常规检查，因为这样可以最大限度减少胎儿并发症。编写小组设定这些值及参数在大多数孕妇中适用。

2. 妊娠 24～28 周诊断妊娠期糖尿病

（1）推荐意见：我们推荐所有妊娠 24 周前未被诊断糖尿病的妊娠妇女在妊娠 24～28 周时行 OGTT 以明确是否存在妊娠期糖尿病（表 15-2）（1｜⊕⊕⊕○）。建议妊娠期糖尿病的诊断使用国际妊娠与糖尿病研究组织标准（1｜⊕⊕⊕○）。OGTT 应在过夜空腹 8～14 h 以后进行，此前几天不应减少常规碳水化合物摄入，试验过程中受试者保持坐位，不吸烟。除非诊断显性糖尿病，否则任意数值不正常均可诊断妊娠期糖尿病。对于缺少高血糖症状的患者，需择日复测空腹血浆血糖、随机血浆血糖、HbA1c 或 OGTT 异常才能确诊显性糖尿病。

（2）证据：发展为妊娠期糖尿病的孕妇其妊娠不良结局的风险是增高的，而这时可以通过适当的治疗手段避免。"高血糖与妊娠不良结局研究"及其他研究已经证实母体的血糖水平与出生体重>90 百分位的可能性、剖宫产率、新生儿低血糖、胎儿 C 肽水平（可以间接反映胎儿的高胰岛素血症）的增高是相关的，同样的子痫前期、肩难产、产伤、高胆红素血症及进入新生儿重症监护病房的风险也是增高的。编写小组的回顾性综述分析了预先进行妊娠期糖尿病筛查的效益、实用性及益处，这一综述分析了 39 项研究，涉及 87 830 名妇女。没有一项研究比较了妇女是否进行筛选的母婴结局的不同。但这些研究描述了筛选试验阳性与分娩巨大儿及妊娠期高血压具有统计学的相关性。筛查试验的准确性及获益是可以恰当的预测妊娠期糖尿病未来的发展同时明确与危险因素之间的关系。这些证据的质量都是低的。然而编写小组进行了几项假设，是关于患者的预期，包括在防止妊娠并发症方面更有兴趣及在筛查时花费、负担更少。

（3）备注：目前的妊娠期糖尿病的定义（妊娠期间首次发现或发生任何程度的葡萄糖不耐受）包括孕妇之前诊断的显性糖尿病而出现的与之相关的显著高血糖。除外将已经确诊的显性糖尿病患者诊断为妊娠期糖尿病。大多数委员会成员认为应该根据高血糖与妊娠不良结局研究的界定重新定义妊娠期糖尿病，即妊娠期糖尿病是"妊娠期间的较显性糖尿病略轻的高血糖状态，其妊娠不良结局的风险是增高的"。

基于之前的证据及相关分析，委员会多数成员推荐筛查时使用的方案及界值应使用国际妊娠与糖尿病研究组织的标准。读者可以参考国际妊娠与糖尿病研究组织推荐的关于妊娠期高血糖及分级。

我们的推荐虽然与国际妊娠与糖尿病研究组织及美国糖尿病协会的推荐一致，但美国妇产科学会、美国国家卫生研究院等其他组织有不同的推荐。众所周知该推荐是有争议的，实际上我们的委员会在该推荐上也没有能够达成一致意见。如果使用国际妊娠与糖尿病研究组织标准将使被诊断为妊娠期糖尿病的孕妇大量增加，随之而来的是需要医疗处理的妊娠以及个人和社会的医疗支出的增加。尽管有上述原因，大多数委员会成员认为没有更多的证据之前采用国际妊娠与糖尿病研究组织标准是有保障的。

3. 高血糖的处理

（1）推荐意见：我们推荐妊娠期糖尿病患者的目标血糖尽量控制到接近正常（1｜⊕⊕○○）。我们推荐初始治疗包括医学营养治疗和每天至少 30 min 的适度运动（1｜⊕⊕⊕○）。我们推荐如妊娠期糖尿病患者通过生活方式干预不能将血糖降至正常水平应启用降糖药物治疗（1｜⊕⊕⊕⊕）。

（2）证据：血浆血糖持续作用于胎儿，即使很轻微高血糖也会改变妊娠的正常代谢。纠正母体的高血糖可以减少或阻止不良结局的发生。对妊娠期糖尿病患者生活方式的干预可以减少低出生体重、大于胎龄儿及子痫前期的发生率。在妊娠糖尿病孕妇有氧运动及非承重训练均可见低血糖。在生活方式干预不能有效时降糖药物的治疗可以有效控制妊娠糖尿病妇女的不良结局。

4. 产后护理

（1）推荐意见：我们推荐妊娠期糖尿病患者的产后护理包括产后 24~72 h 空腹血浆血糖或空腹指尖血糖检测，以除外仍持续的高血糖（1｜⊕○○○）。我们推荐妊娠期糖尿病患者在产后 6~12 周进行 OGTT 试验，以除外糖尿病前期或糖尿病（1｜⊕⊕⊕○）。如果结果正常，建议在下一次妊娠前定期复查 OGTT 或其他确诊试验（1｜⊕⊕○○）。我们建议无论是否为妊娠期糖尿病患者生产的婴儿均建议将婴儿的出生体重记录入他（她）的永久医疗记录（未分级的推荐）。我们推荐所有曾经诊断妊娠期糖尿病的患者接受如何进行生活方式干预的咨询，以减少未来 2 型糖尿病的发生风险。对于未来的妊娠应做好充分计划，尤其在下一次妊娠前应做好规律的糖尿病筛查（1｜⊕○○○）。我们建议妊娠期糖尿病患者分娩后立即停用降糖药物，对于怀疑有显性糖尿病的患者产后是否继续进行降糖药物治疗需视具体情况而定（2｜⊕⊕○○）。

（2）证据：曾经患妊娠期糖尿病的女性发展为空腹血糖受损、糖耐量异常、显性糖尿病及代谢综合征的风险较高。妊娠期糖尿病妇女产出的胎儿发展为2型糖尿病的风险也是高的。

（3）备注：除以高血糖为表现的显性糖尿病不能单纯依靠生活方式满意控制外，降糖药物在妊娠期糖尿病妇女产后应停用。

（四）血糖监测及血糖控制目标

1. 自我血糖监测　我们推荐所有妊娠期糖尿病及显性糖尿病的孕妇均进行自我血糖监测（1｜⊕⊕⊕⊕）。建议测定餐前及开始进餐后1 h或2 h血糖（餐后测定的时间选择由餐后血糖峰值常出现的时间决定）以及睡前和夜间血糖（2｜⊕⊕○○）。

2. 血糖控制目标（表15-3）　我们推荐所有显性糖尿病及妊娠期糖尿病孕妇的餐前血糖目标值为≤5.3 mmol/L（95 mg/dl）（1｜⊕⊕○○，空腹血糖靶目标；1｜⊕○○○，其他餐前靶目标）。我们建议在不发生低血糖的前提下空腹血糖甚至应该控制在更低的水平≤5.0 mmol/L（90 mg/dl）（2｜⊕○○○）。我们建议所有显性糖尿病及妊娠期糖尿病孕妇进餐后1 h的靶目标值为≤7.8 mmol/L（140 mg/dl），2 h的靶目标值为≤6.7 mmol/L（120 mg/dl）（2｜⊕○○○）。但达到这一目标值应以避免低血糖发生为前提。我们建议所有显性糖尿病及妊娠期糖尿病孕妇HbA1c≤7%（理想值为≤6.5%）（2｜⊕○○○）。

3. 连续血糖监测

（1）推荐意见：我们建议显性糖尿病及妊娠期糖尿病孕妇进行自我血糖监测（或显性糖尿病患者HbA1c水平）不能有效评估血糖控制情况（包括高血糖及低血糖）时使用连续血糖监测（2｜⊕⊕○○）。

（2）证据：特别委员会在系统综述中评估了妊娠期糖尿病及显性糖尿病患者在妊娠期间不同血糖控制目标对母婴结局的影响。这项综述共涉及34项研究，9433例妇女（15项为随机对照研究，18项为队列研究，1项为病例对照研究）。meta分析的结果显示空腹血糖界值在5.0 mmol/L（90 mg/dl）时可最大程度的减少分娩巨大儿的风险（比值比0.53，95%可信区间为0.31~0.90，$P=0.02$）。该作用主要在妊娠糖尿病妇女妊娠晚期被证实。其他餐的餐前血糖界值<5.0 mmol/L（90 mg/dl）时同样可降低风险，但是未达到统计学差异，可能是由于该亚组人群的样本量过小（比值比0.69，95%可信区间0.17~2.94，$P=0.58$）。目前1型糖尿病优于2型糖尿病餐后血糖目标值的数据还不多。分析可以控制研究干预、糖尿病分型、妊娠分期，但是不能控制母亲的体质量指数水平。分析与显著的特异度有关。这些证据的综合质量并不高。编写小组认为严格控制血糖的假定益处及低血糖风险的增加与她们不愿意出现妊娠并发症是一致的。因此，编写小组推荐餐前血糖<5.3 mmol/L（95 mg/dl），如果没有低血糖建议餐前血糖<5.0 mmol/L（90 mg/dl）。编写小组同样建议（而非推荐）了餐后目标，但是餐后目标较餐前目标的证据质量等级低。

1型糖尿病的孕妇低血糖的风险，包括严重低血糖的风险是增高的，尤其在早孕期。2型糖尿病孕妇低血糖风险同样也是增加的。母亲的低血糖尚未被证明对胎儿有害，尤其是没有发现与先天畸形风险的增高有关。

虽然缺少关于在妊娠期间进行连续血糖监测的文献，但有证据表明它可以发现有临床意义的自我血糖监测未发现的低血糖和餐后高血糖。同样有证据表明在显性糖尿病妊娠期间连续血糖监测较HbA1c更有意义。连续血糖监测的成本效益比目前尚未建立。

（3）备注：建议在进餐后固定的时间测定血糖可以保证不同背景、个人饮食习惯及第一时相分泌时的一致性。在妊娠期间常规检测尿酮（或血酮）是没有依据的，除非孕妇患显性糖尿病

（尤其是 1 型糖尿病）疑诊或确诊酮症酸中毒。

有数据表明超声监测胎儿腹围增加可以帮助确定妊娠期糖尿病妇女何时起始胰岛素治疗。我们目前认为这些数据不足以使用其参数作为决定妊娠期糖尿病患者何时启用胰岛素或其他降糖药物的证据。

（五）显性糖尿病及妊娠期糖尿病孕妇的营养治疗及体重增长目标

1. 营养治疗

（1）推荐意见：我们推荐所有的显性糖尿病及妊娠期糖尿病孕妇均应进行医学营养治疗，使这些患者的血糖在营养充足的情况下能够达标并得到很好地控制（1｜⊕⊕○○）。

（2）证据：虽然营养干预是显性糖尿病和妊娠期糖尿病的基础治疗，但缺乏证据支持的数据。然而营养治疗仍被认为可以促进显性糖尿病患者和妊娠期糖尿病患者的血糖控制。

（3）备注：医学营养治疗定义为"一种碳水化合物控制，可以获得适当的营养及适当的体重增加，血糖正常且没有酮体的饮食计划"，是一种适合妊娠期需求的个性化定制的营养计划。其强调在考虑个人饮食习惯、妊娠前体质量指数、目标体重、身体状况血糖水平及控制目标基础上健康食物的选择，蛋白质的控制及良好的烹饪方法。

2. 体重控制

（1）推荐意见：我们建议显性糖尿病及妊娠期糖尿病孕妇在妊娠期体重增长速度应参照美国医学研究所制定的标准（表 15-4）（未分级的推荐）。我们建议肥胖的显性糖尿病及妊娠期糖尿病孕妇较妊娠前能量的摄入减少 1/3，每天能量摄入为 6700~7500 kJ（2｜⊕⊕○○）。

（2）证据：目前仍没有关于妊娠期糖尿病及显性糖尿病患者最佳体重增长的证据——有关于妊娠期额外增加的体重可能会保留到胎儿出生以后，妊娠前超重或肥胖的妇女在妊娠期间的并发症的风险是增加的（包括高血压并发症、死产及剖宫产的风险增加）——令人欣慰的是控制母亲的体重增加并不意味着减轻胎儿出生体重，我们认为根据医学研究所的关于妊娠期间体重增加推荐虽然不是特指显性或妊娠期糖尿病妇女，但同样适用于这些女性（表 15-4）。

显性糖尿病妇女妊娠期间适度的能量摄入的控制（6700~7500 kJ/d），可以在不抑制胎儿生长、减轻出生体重及发生酮症的情况下改善平均血糖，空腹胰岛素水平。妊娠期糖尿病妇女无论体质量指数如何，每天摄入 8600 kJ 热量可以控制母亲的体重增长、维持血糖正常、避免尿酮出现及使平均出生体重控制在 3542 g。

（3）备注：有文献指出，每天摄入 6300~11700 kJ 的热量可以有良好的妊娠结局；然而大多数研究表明这一范围比较小，需依靠患者进行自我饮食记录。严格的热量摄入的控制（<6300 kJ/d 或较妊娠前减少 50%的摄入）是应该避免的，有证据表明至少在 1 型糖尿病孕妇，如此严格的热量控制会增加酮症的发生从而损害胎儿脑部发育。适度的热量摄入的限制（6700~7500 kJ/d 或较妊娠前减少 33%的摄入）不会导致明显的酮症，这种控制适用于超重或肥胖的显性糖尿病及妊娠期糖尿病患者。体重正常或消瘦的显性糖尿病及妊娠期糖尿病患者只要胎儿的生长及体重的增长符合目标则不适于进行这样的热量控制。

3. 碳水化合物的摄入

（1）推荐意见：我们建议显性糖尿病及妊娠期糖尿病孕妇碳水化合物的摄入应占每天总热量摄入的 35%~45%，分布在三顿正餐及 2~4 次加餐（包括夜宵）中摄入（2｜⊕⊕○○）。

（2）证据：对于显性糖尿病及妊娠期糖尿病妇女的碳水化合物摄入应占何种比例合适并没有有力的证据。从热量摄入的 40%~45%到 60%（碳水化合物为多种来源）都是被推荐的。有权威人士建议每天至少摄入 175 g 碳水化合物，这比对非妊娠妇女的 130 g/d 要多很多。尽管如此，限制总碳水化合物量的摄入利于血糖控制，可以分散碳水化合物的摄入为几次正餐及加餐、进行碳水化合物的消耗及选择升糖指数低的食物。虽然没有干预性研究，但仍认为糖尿病孕妇应运用升糖指数。

4. 营养素的补充

（1）推荐意见：我们推荐显性糖尿病及妊娠期糖尿病孕妇与非糖尿病孕妇一样遵循指南关于维生素及矿物质的补充建议（1｜⊕⊕○○）。不同的是在准备妊娠前 3 个月应开始每天 5 mg 叶酸的补充。在妊娠 12 周时起建议将叶酸减量至每天 0.4～1.0 mg，直至母乳喂养结束（2｜⊕⊕○○）。

（2）证据：显性糖尿病或妊娠期糖尿病的孕妇较其他孕妇需要补充更多的叶酸，除此之外没有证据表明显性糖尿病或妊娠期糖尿病的孕妇不必遵守与其他孕妇一样的营养素摄入指南。

（六）妊娠期间的降糖药物治疗

1. 胰岛素治疗

（1）推荐意见：我们建议对于使用适当剂量的 NPH 曾经出现或可能出现低血糖的孕妇应使用长效胰岛素类似物——地特胰岛素作为起始胰岛素。如在妊娠前已经使用地特胰岛素的妇女可在妊娠后继续使用（2｜⊕⊕⊕⊕）。我们建议如孕妇在妊娠前使用甘精胰岛素，则在妊娠后可继续使用（2｜⊕⊕○○）。我们建议有糖尿病的孕妇使用速效胰岛素类似物——赖脯胰岛素及门冬胰岛素应优于常规胰岛素使用（2｜⊕⊕⊕○）。我们推荐在妊娠前已经使用胰岛素泵治疗的孕妇妊娠期间继续使用（1｜⊕⊕⊕○）。不建议在妊娠期间起始胰岛素泵治疗，除非已经尝试了多次胰岛素皮下注射治疗并被证实无效（2｜⊕⊕○○）。

（2）证据：在非妊娠妇女使用地特胰岛素较 NPH 出现较少的低血糖。地特胰岛素没有表现出对母婴的不良反应。在大型队列研究中，妊娠期间甘精胰岛素的使用没有出现意外的母婴不良结局；然而缺少对照组及属于回顾性研究都限制了结论的解读。几项孕妇的回顾性队列病例对照研究发现，使用甘精胰岛素与使用 NPH 治疗相比妊娠结局没有差异甚至优于后者。

比较这两种长效胰岛素，妊娠期间地特胰岛素在理论上优于甘精胰岛素，这是因为甘精胰岛素与 IGF-1 受体的亲和力更高从而引起关注的是其促有丝分裂作用。然而，甘精胰岛素不能透过胎盘，动物实验未见甘精胰岛素有胎毒性，在妇女妊娠早期使用甘精胰岛素出现先天畸形的发生率与使用 NPH 治疗的类似。地特胰岛素被美国 FDA 认证可在妊娠期间使用（分级 B），而甘精胰岛素未得到相关认证。当孕妇使用甘精胰岛素或地特胰岛素前，临床医师应全面认真考虑与使用 NPH 相比的优劣，而甘精胰岛素缺少美国 FDA 批准应用于孕妇。

与人常规（可溶性）胰岛素相比，妊娠期间使用速效胰岛素可以使生活方式更为灵活、更为满意的同时提高生活质量，且能够更好地控制餐后血糖，使 HbA1c 水平下降。然而速效胰岛素类似物较常规胰岛素更为昂贵。在其他方面，妊娠期间使用速效胰岛素类似物与常规胰岛素是具有可比性的。此外，两者对于早产、剖宫产、视网膜病变恶化、高血压并发症、肩难产及进入新生儿重症病房、新生儿低血糖的影响率是类似的。速效胰岛素类似物并不增加致畸的风险。

我们建议谷赖胰岛素不被用于孕妇，因为没有被美国 FDA 批准应用于妊娠期间，且没有证据表明它优于赖脯胰岛素和门冬胰岛素。

与一日多次胰岛素注射相比显性糖尿病妇女在妊娠期间持续胰岛素皮下注射可以得到类似或更好的血糖及妊娠结局，不增加孕妇低血糖的风险甚至可能降低该风险。而且，与每天多次胰岛素注射相比，持续胰岛素皮下输注可以增加生活方式的灵活性，使有晨吐的孕妇更容易控制血糖，且有益于围生期的血糖控制。然而有报道显示母亲酮症酸中毒的风险及新生儿低血糖的风险增加。

由于起始持续胰岛素皮下注射时存在血糖控制更差、酮症酸中毒及低血糖的潜在风险，妊娠期间的使用应限于妊娠前已经成功使用该胰岛素给药方法控制血糖的孕妇及在妊娠期间使用一日多次胰岛素注射等其他胰岛素治疗方案不能很好控制血糖的患者。

2. 非胰岛素的降糖治疗

（1）推荐意见：我们建议妊娠 25 周后妊娠期糖尿病患者经过一周充分的营养运动治疗血糖仍不能达标时，即空腹血浆血糖≥6.1 mmol/L（110 mg/dl），可以考虑使用格列本脲或胰岛素降糖治疗，其中胰岛素的降糖治疗则更为推荐（2｜⊕⊕○○）。我们建议妊娠期糖尿病妇女在经过饮食和运动治疗后如血糖仍不能达标，且拒绝或不能使用胰岛素或格列苯脲时可以使用二甲双胍，但不建议在妊娠早期使用（2｜⊕⊕○○）。

（2）证据：使用格列本脲的孕妇，脐带血中检测不到格列本脲的浓度或只能检测到很低的浓度。格列本脲可以有效控制妊娠期糖尿病妇女的血糖，而且可以减少新生儿的不良结局，如大于胎龄儿、巨大儿、进入 NICU 及新生儿低血糖。尽管有证据显示孕妇使用格列本脲与使用胰岛素相比分娩大于胎龄儿或巨大儿的比例会增加，然而新生儿的身体成分、血糖控制及生化代谢指标都是类似的。一项涉及了 6 项高质量方法学研究的随机试验的 meta 分析显示，妊娠期间使用格列本脲是安全的。该分析显示血糖控制、新生儿低血糖、出生体重大于胎龄儿发生率在使用口服降糖药（二甲双胍或格列本脲）治疗的母亲与使用胰岛素治疗的母亲没有显著差异。然而，格列本脲被认为对于在 100 g OGTT 或 50 g 糖筛空腹血糖>6.1 mmol/L（110 mg/dl）的妊娠期糖尿病妇女、25 周前诊断妊娠期糖尿病的孕妇、妊娠 30 周后开始使用格列本脲的孕妇、空腹血糖>6.1 mmol/L（110 mg/dl）或餐后 1 h 血糖>7.8 mmol/L（140 mg/dl）的孕妇或妊娠期间体重增加>12 kg 的孕妇中使用控制血糖并不理想。

妊娠后及妊娠早期使用二甲双胍的妊娠结局是被认可的。与妊娠期糖尿病使用胰岛素相比使用二甲双胍，母亲血糖控制使用没有显著差异，新生儿低血糖显著减少，不增加先天畸形及其他严重母婴并发症的风险。虽然尚无研究显示二甲双胍对胎儿有害，但可以进入胎盘，母体与胎儿体内循环中的二甲双胍浓度是类似的，长期随访研究的安全性并没有被证实。而且近 1/2 使用二甲双胍单药治疗妊娠期糖尿病妇女的血糖均不能达标，而需要转为胰岛素治疗。另外二甲双胍治疗的妊娠期糖尿病妇女的早产比例也是增加的。

与胰岛素相比，二甲双胍的治疗更为便捷、廉价、发生低血糖风险更低。然而值得关注的是正如描述的一样仍不将二甲双胍作为妊娠期糖尿病的常规治疗。因为关于妊娠期间使用的非胰岛素类降糖药物的安全性及有效性数据，包括妊娠期间使用肠促胰素基础上的治疗的数据都未得到，因此我们在这里并不推荐这些治疗。

（七）分娩过程、哺乳期及产后护理

1. 分娩过程的血糖控制目标

（1）推荐意见：我们建议显性或妊娠期糖尿病孕妇在整个生产过程中将血糖控制在 4.0～7.0 mmol/L（72～126 mg/dl）（2｜⊕⊕○○）。

（2）证据：生产及分娩过程中母体的血糖升高增加了新生儿低血糖及胎儿窘迫的风险，同样出生后窒息及胎儿心脏异常的发生率也增加，尽管这些情况被证实主要发生在 1 型糖尿病的观察研究中。

（3）备注：因为我们没有一个最好的方法确定生产及分娩过程中血糖控制的靶目标，我们无法提供如何达到该目标的推荐。相反，应该采用个体化治疗策略。

2. 哺乳期

（1）推荐意见：我们推荐所有显性糖尿病或妊娠期糖尿病患者产后尽可能进行母乳喂养

（1｜⊕⊕⊕⊕）。我们推荐在妊娠期间使用二甲双胍或格列苯脲成功控制血糖的产妇在母乳喂养时如有必要可继续使用（1｜⊕⊕⊕⊕）。

（2）证据：由糖尿病妇女分娩的婴儿在儿童时期肥胖，此后出现糖耐量受损及糖尿病风险的增加可以因母乳喂养而有所降低。母乳喂养还可以促进产后体重的减轻并降低胎儿发展为 2 型糖尿病的风险。

二甲双胍在母乳中的浓度非常低，仅为 0.28%～1.08% 的体重正常的母体剂量，远低于母乳中安全剂量。在婴儿的前 6 个月，与人工喂养的婴儿相比，服用二甲双胍的母亲其子代生长发育、社会适应能力及并发疾病发生率相似。格列本脲在母乳中不能被检测到，且没有观察到因服用格列本脲妇女哺乳的婴儿发生低血糖的情况。基于可得到的有限数据预计通过母乳暴露于二代磺脲类药物（如格列吡嗪、格列本脲）的婴儿是非常少的。即使该药物有风险，母乳喂养也将利大于弊。

3. 产后避孕

（1）推荐意见：我们推荐糖尿病或妊娠糖尿病妇女的产后避孕不要受到糖尿病或妊娠糖尿病病史的影响（1｜⊕⊕⊕○）。

（2）证据：1 型糖尿病患者使用复方口服避孕药并不会存在血糖控制及增加靶器官损害的风险。复方口服避孕药用于既往曾经患妊娠期糖尿病的妇女不会增加其发展为 2 型糖尿病的风险。使用避孕贴片或阴道环对代谢的影响与口服避孕药相似。有糖尿病的妇女与没有糖尿病的妇女相比使用宫内节育器（铜制或释放左炔诺孕酮）并不增加不良反应。孕酮单方口服避孕药并不影响 1 型糖尿病血糖或血压的水平；然而，有限的证据显示这些药物有增加既往妊娠期糖尿病患者发展为 2 型糖尿病的风险。

4. 产后甲状腺炎的筛查

（1）推荐意见：我们建议 1 型糖尿病患者在产后 3~6 个月筛查产后甲状腺炎（2｜⊕⊕○○）。

（2）证据：产后甲状腺炎在 1 型糖尿病妇女是很常见的。

（翻译：王　昕）

·解读·

美国内分泌学会于 2013 年在《临床内分泌代谢杂志》上发布了《糖尿病与妊娠：美国内分泌学会临床实践指南》（以下简称指南），以进一步规范妊娠期高血糖的诊治。该指南由糖尿病和妇产科专家共同制定，以循证医学为基础，用 GRADE 系统描述证据质量和推荐级别。指南制定了糖尿病合并妊娠患者妊娠前综合管理、妊娠期糖尿病诊断、妊娠期高血糖血糖监测、控制目标、营养和药物治疗、分娩、哺乳及产后的管理等诊疗规范，并详述了相关循证依据。本文对该指南要点进行分析解读。

一、糖尿病妇女妊娠前管理

1. 妊娠前咨询　指南推荐所有计划妊娠的糖尿病妇女进行妊娠前咨询。有证据表明接受妊娠前咨询的糖尿病妇女妊娠前血糖控制和妊娠结局更好，且先天畸形发生率和自然流产率更低。妊娠前咨询由糖尿病专家、糖尿病教育工作者、营养师、产科医师和其他医疗服务者多学科合作完成，为患者提供支持、指导和治疗，如果可能，其配偶也应参与。妊娠前咨询应包括：患者的血糖控制情况，是否合适妊娠、评估和处理高血压和视网膜病变等并发症、停用妊娠期不安全药物、补充叶酸、戒烟、保证妊娠前和妊娠期间自我管理和配合医疗团队；一旦确认妊娠及时告知医疗人员。

2. 妊娠前血糖控制　妊娠早期高血糖会增加流产、胎儿畸形的风险及围生儿死亡率，其风险可能随着围孕期 HbA1c 水平的升高而增加。当围孕期 HbA1c 水平<10.4%时，胎儿先天性畸形发生率为 3.9%~5.0%，但 HbA1c 水平≥10.4%，胎儿先天性畸形的发病率则上升至 10.9%。目前尚未制定妊娠前理想血糖水平和特定 HbA1c 水平所对应出现胎儿先天异常发生率，但与正常糖耐量孕妇相比，糖尿病妇女即使 HbA1c 在 6.4%，其胎儿先天异常风险仍增加。因此指南推荐所有计划妊娠的糖尿病妇女在避免发生低血糖的前提下，尽可能将血糖和 HbA1c 控制到正常水平。2015 年英国国立优质卫生和保健研究所指南推荐，在未发生低血糖的情况下 HbA1c 控制在 6.5%；2014 年中华医学会妇产科学分会产科学组及中华医学会围生医学分会妊娠合并糖尿病协作组联合颁布的《中国妊娠合并糖尿病诊治指南》则建议计划妊娠的糖尿病患者 HbA1c<6.5%，使用胰岛素者 HbA1c 可<7%。

3. 胰岛素治疗　妊娠前糖尿病并已使用胰岛素治疗的妇女准备妊娠时，指南推荐选择每天多次注射或持续胰岛素泵皮下注射，以便灵活和精确调整胰岛素用量，不推荐使用预混胰岛素。准备启动胰岛素治疗（特别是使用持续胰岛素泵皮下注射胰岛素方案）的患者在不采用避孕措施前，应在专家指导下制定胰岛素治疗方案。

胰岛素剂型选择，研究显示速效胰岛素类似物（门冬胰岛素和赖脯胰岛素）与正规胰岛素相比，胎儿不良结局发生率相似，但能较好控制餐后血糖并减少低血糖的发生风险。因此，指南建议需接受胰岛素治疗并计划妊娠的妇女优先选用速效胰岛素类似物。对于已经接受长效胰岛素类似物（地特胰岛素或甘精胰岛素）治疗且血糖控制良好的患者，无须更换胰岛素治疗方案。妊娠期间使用长效胰岛素类似物与 NPH 相比，安全性相当，前者夜间低血糖发生率更低，但其价格昂贵，可根据实际情况选择使用。但需要注意的是，美国 FDA 尚未批准甘精胰岛素用于妊娠期妇女，必须充分告知围孕期妇女使用甘精胰岛素存在促进有丝分裂的风险，在知情同意下可用地特胰岛素或 NPH 替代甘精胰岛素。

4. 补充叶酸　指南推荐从计划妊娠前 3 个月起，妇女应每天补充 5 mg 叶酸以防止胎儿神经管缺陷。

5. 关注眼部（妊娠前、妊娠中和产后）　糖尿病妇女计划妊娠之前应在经过专业眼科医师处进行一次全面的眼科检查，若已存在糖尿病视网膜病变，必须告知患者妊娠可能会使病情恶化威胁视力。如糖尿病视网膜病变需要治疗，指南建议患者推迟妊娠直到视网膜病变得到控制。有证据表明妊娠前高血压、血压控制不佳、先兆子痫和妊娠期高血糖都可增加其恶化风险。视网膜病变程度越高，妊娠期间恶化的可能性越大。即使妊娠前未发现视网膜病变，妊娠期间依然有发展为视网膜病变的可能。因此，已确诊视网膜病变的妇女妊娠期间每 3 个月复查一次，产后 3 个月内进行复查。妊娠前未接受眼科检查的糖尿病妇女应在确定妊娠后尽快接受评估并定期随访。

6. 关注肾功能（妊娠前和妊娠中）　指南建议糖尿病患者计划妊娠前进行肾功能评估（测定尿白蛋白肌酐比值、血清肌酐和估计 GFR）。研究表明，1 型糖尿病孕妇肾功能不全可增加产妇和胎儿不良结局，如先兆子痫风险。产前轻度肾功能损伤仅表现为微量白蛋白尿的妇女，只要妊娠期间血压、血糖控制良好，虽然妊娠期间可能出现大量白蛋白尿，但产后肾功能仍可恢复到妊娠前水平。若妊娠前已有 GFR 下降或血肌酐升高等的严重肾功能不全的表现，妊娠期间可能出现不可逆转的肾功能恶化。因此，糖尿病合并 GFR 显著下降妇女，妊娠前应前往肾内科评估肾功能，以确定肾功能基线水平并评估妊娠期肾功能恶化的风险，并在妊娠期间定期监测肾功能。

7. 高血压的管理　围孕期高血压会增加妊娠不良结局（尤其是先兆子痫）的风险，指南推荐妊娠前血压应控制在 130/80 mmHg 以下，并停用 ACEI 和 ARB，宜改用甲基多巴、拉贝洛尔、地尔硫䓬、可乐定或哌唑嗪。对严重肾功能不全、不确定何时妊娠者，在告知患者妊娠期使用 ACEI 或 ARB 类药物可致胎儿畸形，但停用可能导致肾功能进一步恶化之后，由医师和患者共同决定是否继续使用 ACEI 或 ARB 类药物治疗。一旦确定妊娠则应立即停用 ACEI 或 ARB 类药物。

8. 心血管风险　对存在多种心血管危险因素（糖尿病病程和年龄）的糖尿病患者，计划妊娠前应先筛查 CAD。文献报道，若妊娠期间发生心肌梗死，与既往相比，产妇和胎儿死亡率虽然明显下降，但仍然达到了 11% 和 9%。指南推荐对已有 CAD 的糖尿病妇女，应首先进行心血管疾病严重程度分级、制订治疗方案，并充分告知妊娠对产妇和胎儿的潜在风险，然后再计划妊娠。

9. 血脂异常的管理　即使未经系统的药物治疗，妊娠前数月或妊娠期间短时间的血脂异常不会对糖尿病妇女造成严重后果。指南禁止使用他汀类药物治疗围孕期糖尿病合并高脂血症。围孕期糖尿病合并高三酰甘油血症的妇女，可使用胆汁酸螯合剂降低血清三酰甘油水平。贝特类和（或）烟酸类药物在妊娠期使用安全性不明，不推荐常规使用。

10. 甲状腺功能　甲状腺功能异常未经治疗或替代不足可导致不孕、流产以及胎儿大脑发育受损。1 型糖尿病妇女常合并自身免疫性甲状腺疾病（发病率高达 44%）和甲状腺功能减退。指南推荐 1 型糖尿病妇女先测定血清 TSH 水平和甲状腺过氧化物酶抗体水平评估甲状腺功能后再计划妊娠。

11. 超重和肥胖　妊娠前超重或肥胖的妇女妊娠期出现并发症的风险增加，指南推荐超重和肥胖的糖尿病患者在妊娠前减重。

二、妊娠期糖尿病

1. 妊娠早期筛查显性糖尿病　尽早确诊妊娠前未发现的显性糖尿病并控制血糖可以减少胎儿先天性畸形，防止糖尿病视网膜病变和肾病的恶化。指南推荐于首次产检（妊娠 13 周之前或稍晚）测定空腹血糖、HbA1c、随机血糖及 OGTT 以筛查妊娠前有无糖尿病（表 15-1）。妊娠早期血糖筛查有很高的假阳性率，一旦误诊为显性糖尿病将可能导致孕妇焦虑并且增加其他检查的负担。然而本指南仍然推荐的早期血糖筛查（与大多数孕妇想法一致），可以最大限度减少胎儿的围生期并发症。

2. 妊娠 24~28 周筛查妊娠期糖尿病　高血糖与不良妊娠结局研究表明孕妇血糖水平与大于胎龄儿（体重大于第 90 百分位）、剖宫产率、新生儿低血糖、脐带血 C 肽水平升高（代表胎儿高胰岛素血症）以及先兆子痫、早产、肩难产/产伤、高胆红素血症和新生儿转重症监护室的发生风险成正相关，并且通过积极治疗可以降低妊娠期糖尿病引起的不良妊娠结局的风险。

对于既往无显性糖尿病或妊娠期糖尿病的孕妇应在妊娠 24~28 周时进行 OGTT 试验筛查妊娠期糖尿病（表 15-2）。OGTT 应在空腹至少 8 h（不超过 14 h）后进行。试验过程中，受试者静坐、禁烟，不做剧烈运动，试验前数日应正常饮食，避免低碳水化合物饮食。超过诊断标准一个点或以上异常即可诊断妊娠期糖尿病。若检测结果达到显性糖尿病诊断标准，无高血糖症状者还需择日再次检测（空腹血糖、随机血糖、HbA1c 或 OGTT），结果异常方能诊断为显性糖尿病。

为了明确妊娠期糖尿病筛查带来的获益，指南编写委员会对纳入 87 830 名妇女的 39 项原始研究进行了系统评价。虽然尚无一项研究对妊娠 24~28 周血糖筛查和未筛查孕妇的母婴结局进行比较，但这些研究结果显示血糖筛查结果阳性与巨大儿及妊娠期高血压的发生显著相关。血糖筛查试验可预测将来妊娠期糖尿病的风险，并与目前糖代谢异常的高危因素相关。编写委员会认为对于患者而言，她们更关注预防妊娠期并发症，并不介意血糖筛查的费用。

既往妊娠期糖尿病的定义为"妊娠期首次发现或发生的任何程度的糖耐量异常"，包括了妊娠前未发现的显性糖尿病。为了排除显性糖尿病，大部分指南编写委员会成员支持将妊娠期糖尿病按照 HAPO 研究重新定义为"血糖低于显性糖尿病但不良妊娠结局风险增加的高血糖状态"，因此将妊娠 24~28 周 OGTT 检测结果达到糖尿病诊断标准的孕妇诊断为显性糖尿病。

本指南有关妊娠期高血糖的诊断和分型与 2010 年国际妊娠和糖尿病研究组所推荐的标准基本一致。但 2010 年国际妊娠和糖尿病研究组中妊娠 24~28 周的显性糖尿病仅定义为空腹血糖 ≥ 7.0 mmol/L，未提及 OGTT 2 h 血糖。本指南与 2013 年世界卫生组织颁布的《妊娠期新发现的高血糖诊断标准和分类》、2014 年《中国妊娠合并糖尿病诊治指南》、2015 年美国糖尿病协会颁布的《糖尿病诊断和分型》不完全相同。WHO 的诊断标准提出妊娠期间的糖尿病（diabetes mellitus in pregnancy）和妊娠期糖尿病，并以妊娠期间的血糖值进行分型。妊娠期间的糖尿病诊断标准同 2006 年世界卫生组织糖尿病诊断标准，但不推荐 HbA1c 作为诊断指标，而使用空腹血糖（≥ 7 mmol/L）、OGTT 2 h 血糖（≥ 11.1 mmol/L）、伴有典型的高血糖症状随机血糖值（≥ 11.1 mmol/L）中超过任何一点即可诊断。妊娠期糖尿病为在妊娠期任何时间，空腹血糖（5.1~ 6.9 mmol/L）、OGTT 1 h 血糖（≥ 10 mmol/L），OGTT 2 h 血糖（8.5~11.0 mmol/L）中超过任何一点即可诊断。《中国妊娠合并糖尿病诊治指南》建议妊娠期高血糖分为妊娠前糖尿病和妊娠期糖尿病，妊娠前糖尿病诊断为：妊娠前已诊断糖尿病者；妊娠前未进行血糖检查的孕妇，尤其存在糖尿病高危因素者，首次产前检查时需明确是否存在糖尿病，若血糖水平达到非孕期糖尿病诊断标准则诊断妊娠前糖尿病。若孕妇未被诊断为妊娠前糖尿病或妊娠期糖尿病者，在妊娠 24~28 周及 28 周后首次就诊时行 OGTT，空腹血糖 ≥ 5.1 mmol/L，1 h 血糖 ≥ 10 mmol/L，2 h 血糖 ≥ 8.5 mmol/L 中任意一点即可诊断妊娠期糖尿病。而具有妊娠期糖尿病高危因素或医疗资源缺乏地区，建议妊娠 24~28 周首先检查空腹血糖。若空腹血糖 ≥ 5.1 mmol/L，可以直接诊断妊娠期糖尿病，不必行 OGTT；空腹血糖 < 4.4 mmol/L，发生妊娠期糖尿病可能性极小，可以暂时不行 OGTT；空腹血糖 ≥ 4.4 mmol/L 且 < 5.1 mmol/L 时，应尽早行 OGTT。中国指南并未将首次产检时空腹血糖 ≥ 5.1 mmol/L 定义为妊娠期糖尿病。2015 年美国糖尿病协会颁布的《糖尿病诊断和分型》认为，在妊娠早期到达糖尿病诊断标准者应诊断为妊娠前糖尿病（主要为 2 型糖尿病）。该指南对妊娠期糖尿病的诊断标准设置更为灵活，美国糖尿病协会指南推荐既往无糖尿病病史且未被诊断为显性糖尿病的妇女于妊娠 24~28 周筛查妊娠期糖尿病，可采取"一步法"或"两步法"。其中"一步法"诊断标准同本指南。"两步法"诊断标准为妊娠 24~28 周先行 50 mg 葡萄糖负荷试验，若 1 h 血糖 ≥ 7.8 mmol/L（140 mg/dl），则需进行第二步 3 h 100 g OGTT 试验。100 g OGTT 诊断标准可选用 Carpenter/Coustan 诊断标准或 NDDG 诊断标准。Carpenter/Coustan 诊断标准为 100 g OGTT 满足空腹血糖 ≥ 5.3 mmol/L（95 mg/dl），1 h 血糖 ≥ 10.0 mmol/L（180 mg/dl），2 h 血糖 ≥ 8.6 mmol/L（155 mg/dl），3 h 血糖 ≥ 7.8 mmol/L（140 mg/dl），其中任意两点或以上超过上述诊断为妊娠期糖尿病；NDDG 诊断标准为 100 g OGTT 满足空腹血糖 ≥ 5.8 mmol/L（105 mg/dl），1 h 血糖 ≥ 10.6 mmol/L（190 mg/dl），2 h 血糖 ≥ 9.2 mmol/L（165 mg/dl），3 h 血糖 ≥ 8.0 mmol/L（145 mg/dl），血糖达到其中任意两点或以上诊断为妊娠期糖尿病。NIH 2013 有关妊娠期糖尿病的诊断标准同美国糖尿病协会 2015 两步法。2015 年 NICE 的诊断指南为 OGTT 达到下面任意血糖值，空腹血糖 ≥ 5.6 mmol/L，2 h 血糖 ≥ 7.8 mmol/L。

迄今为止，有关妊娠期糖尿病的诊断及分型未得到统一，但是以下的观点受到大部分指南的推荐：于妊娠早期或首次产检在所有或高危人群筛选显性糖尿病（妊娠前糖尿病），以减少高血糖相关的不良妊娠结局；国际妊娠和糖尿病研究组、世界卫生组织、美国糖尿病协会及中国妊娠合并糖尿病指南根据 HAPO 研究所制定的新的妊娠期糖尿病诊断标准，将使妊娠期糖尿病的患病率升高，随之带来医疗费用增加，但与减少母亲和胎儿的不良妊娠结局相比，更多学者还是支持新的诊断标准。

3. 高血糖的控制　HAPO 显示血糖与围生期不良事件发生呈连续线性关系，即使是轻度血糖升高也会对胎儿造成危害。因此指南推荐妊娠期糖尿病患者血糖应控制在正常水平。妊娠期糖尿病患者首先采用饮食加运动（每天至少 30 min）的方法，当生活方式干预不能将血糖控制到正常水平时，选择低血糖风险小的药物控制血糖。研究表明妊娠期糖尿病的生活方式干预能降低低体重儿、大于胎龄儿和先兆子痫的发生率，有氧锻炼和非负重锻炼可以有效降低妊娠期糖尿病患者的血糖水平，在生活方式干预后血糖仍不能达标的患者应加用药物，以控制血糖，并能明显改善妊娠结局。

4. 产后护理　妊娠期糖尿病的妇女产后发展为空腹血糖受损、葡萄糖耐量减退、糖尿病和代谢综合征，其新生儿发展为肥胖和 2 型糖尿病的风险也增加。指南推荐所有妊娠期糖尿病患者产后均应进行生活方式干预以防止 2 型糖尿病的发生。新生儿的出生体重、母亲是否罹患妊娠期糖尿病，应作为永久医疗记录保存；妊娠期糖尿病患者产后 24~72 h 应送检实验室检测血糖或自我检测血糖以排除高血糖；在产后 6~12 周应进行 OGTT 试验以排除糖尿病前期或糖尿病，若 OGTT 结果正常，下次妊娠前应定期复查 OGTT；妊娠期糖尿病患者产后可立即停用降糖药物，若疑似显性糖尿病，可根据患者血糖情况产后继续使用药物控制血糖。

三、血糖监测和血糖控制目标

1. 血糖监测方法　推荐所有妊娠期糖尿病及显性糖尿病患者自我监测每餐前及餐后 1 h 或 2 h（选择餐后最有可能出现血糖峰值的时间）以及睡前和夜间的血糖。连续血糖监测：若妊娠合并高血糖患者在自我血糖监测过程中血糖未达标或出现低血糖、高血糖波动，应进行连续血糖监测。有证据显示，连续血糖监测有助于控制显性糖尿病患者 HbA1c 水平，并且能够检测到自我血糖检测中遗漏但有临床意义的低血糖和餐后高血糖。鉴于连续血糖监测的费用较自我血糖检测高，其成本效益比尚未知。

2. 血糖控制目标　为了明确妊娠期间血糖控制目标，指南编写委员会对入组 9433 名妇女的 34 项原始研究（15 项随机对照研究，18 项队列研究和 1 项病例对照研究）进行了系统评价，结果发现，妊娠期糖尿病妊娠晚期空腹血糖的切点为 5.0 mmol/L（90 mg/dl）时，孕妇出现巨大儿的风险最低（比值比 0.53，95%可信区间 0.31~0.90，$P=0.02$）；若以此血糖值作为其他餐前血糖的切点，由于样本量较小，巨大儿发生风险同样下降，但无统计学差异（比值比 0.69，95%可信区间 0.17~2.94，$P=0.58$），以上结果调整了妊娠周，糖尿病类型，但是没有调整孕妇体质量指数，结果可信度相对较低。另一方面，关于 1 型和 2 型糖尿病血糖控制目标及餐后血糖控制目标的研究较少。因此指南推荐所有妊娠期糖尿病及显性糖尿病患者餐前血糖应控制在≤5.3 mmol/L（95 mg/dl），在避免严重低血糖的情况下，可以控制空腹血糖≤5.0 mmol/L（90 mg/dl）；并且建议控制餐后 1 h 血糖≤7.8 mmol/L（140 mg/dl），餐后 2 h 血糖≤6.7 mmol/L（120 mg/dl），显性糖尿病患者 HbA1c≤7%（最好≤6.5%）（表 15-3）。2015 年 NICE 指南餐后 2 h 血糖的目标值为≤6.4 mmol/L。

虽然糖尿病合并妊娠的患者在妊娠期低血糖的风险增加，如 1 型糖尿病妊娠早期间。但目前的研究显示，母亲的低血糖与胎儿发育障碍及先天畸形无关。

除非患有显性糖尿病（尤其是 1 型糖尿病）疑诊或确诊酮症酸中毒，一般不推荐常规做血酮和尿酮检测。

四、营养治疗和体重控制

1. 营养治疗 营养治疗即"在保证充足的营养、适当增重、正常血糖、不出现酮症的前提下限制碳水化合物的饮食计划"，营养治疗能显著改善妊娠期糖尿病和显性糖尿病患者的血糖。指南推荐所有显性糖尿病或妊娠糖尿病患者在保证必要的营养需求基础上进行医学营养治疗。

2. 体重管理 妊娠前超重或肥胖的妇女妊娠期更易出现并发症（高血压、死胎和剖宫产等），限制产妇体重增加不会引起胎儿出生体重过低，因此指南建议糖尿病患者遵照美国医学研究院发布的妊娠期体重指南（表 15-4）控制体重。目前研究报道妊娠期热量摄入 6300~11 700 kJ/d 都可获得良好的妊娠结局，但是大多数研究样本量较少并且数据来源于患者自己提供的热量摄入量。在适当限制热量（6700~7500 kJ/d）后，可明显改善妊娠期糖尿病和显性糖尿病孕妇平均血糖和胰岛素并且不影响胎儿生长发育。但有证据表明对 1 型糖尿病妇女，严格限制热量摄入量（6300 kJ/d 或较妊娠前减少 50%）会增加酮症风险、损伤胎儿脑部发育，而适当的热量限制（6700~7500 kJ/d，减少 33%）则不诱发明显的酮症。对此，指南建议肥胖的显性糖尿病或妊娠期糖尿病孕妇应比妊娠前减少 1/3 的热量摄入，不低于 6700~7500 kJ/d 的最低摄入量。

3. 碳水化合物的摄入量 指南建议显性糖尿病或妊娠期糖尿病孕妇碳水化合物的摄入量占总热量的 35%~45%，并分配到每天 3 餐和每天 2~4 次的加餐（包括夜宵）中。目前尚无统一的最佳碳水化合物摄入量，各指南推荐碳水化合物占摄入总能量的比例从 40%~45% 到 60%（多种来源）。有专家建议每天应最少摄入 175 g 碳水化合物，高于非妊娠女性 130 g/d 的推荐摄入量。限制总的碳水化合物摄入量，将碳水化合物分配到各餐中、控制碳水化合物的种类、选择低升糖指数食物有助于控制血糖。

4. 营养素补充 指南推荐显性糖尿病和妊娠期糖尿病孕妇与非糖尿病孕妇矿物质和维生素摄入量相同，但显性糖尿病和妊娠期糖尿病患者应在计划妊娠之前的 3 个月开始补充叶酸 5 mg/d；妊娠 12 周后，叶酸的量减为 0.4~1.0 mg/d，补充至停止哺乳。

五、妊娠期血糖控制的药物选择

1. 胰岛素治疗 指南建议对于需要基础胰岛素治疗的妊娠期妇女，首选长效胰岛素类似物地特胰岛素。有证据证明，与 NPH 相比，地特胰岛素较少引起低血糖且不增加母婴不良结局。指南建议妊娠前使用甘精胰岛素者妊娠期继续沿用原方案。几项回顾性以及病例对照研究显示甘精胰岛素治疗效果与 NPH 相当，且也不增加母婴不良结局，但是由于回顾性研究的局限性以及缺乏对照组，其安全性仍有待进一步评估。与地特胰岛素相比，甘精胰岛素与 IGF-1 受体的亲和力更为高，可能具有促有丝分裂作用，然而其不能透过胎盘，动物实验未证实甘精胰岛素对胚胎的不良影响，在妇女妊娠早期使用甘精胰岛素出现先天畸形的发生率与使用 NPH 治疗的类似。由于美国 FDA 尚未批准甘精胰岛素用于妊娠期患者，使用前需向患者告知妊娠期使用该药的利弊。

与常规人胰岛素相比，速效胰岛素导致围生期的不良结局的风险相似，但使用更灵活、患者满意度高、更有利于餐后血糖的控制和降低 HbA1c，故指南建议优先采用速效胰岛素类似物（赖脯胰岛素、门冬胰岛素）控制血糖。赖谷胰岛素并未显示其优于上述胰岛素类似物，同时尚未被美国 FDA 批准。胰岛素泵连续皮下注射胰岛素能降低血糖波动性，更好管理围生期血糖，妊娠结局更好，但是初始使用连续性皮下注射胰岛素可能出现暂时性血糖控制不佳、酮症、低血糖风险，因此指南推荐妊娠前已采用胰岛素泵治疗的患者可以继续使用，对于其他患者，除外其他胰岛素治疗方案（包括每天多次注射胰岛素）治疗失败，不推荐妊娠期间首选胰岛素泵治疗。

2. 口服降糖药治疗　格列本脲极少通过胎盘，且能有效控制妊娠期糖尿病患者的血糖，改善高血糖引起的大于胎龄儿、巨大儿、新生儿低血糖等胎儿不良结局。指南建议经过 1 周的生活方式干预后血糖不达标的妊娠期糖尿病孕妇可以采用格列本脲（商品名优降糖）治疗，但妊娠 25 周前检出妊娠期糖尿病者、妊娠 30 周后开始启用格列本脲，空腹血糖>6.1 mmol/L（110 mg/dl）或餐后 1 h 血糖>7.8 mmol/L（140 mg/dl），或妊娠期间体重增加>12 kg 的孕妇，鉴于在上述情况下格列本脲控制血糖并不满意，应首选胰岛素治疗。与胰岛素治疗相比，格列苯脲价格低廉、使用方便，是妊娠期糖尿病患者安全有效的治疗药物。但是，美国 FDA 尚未批准格列苯脲用于妊娠期，因此临床医师必须告知患者可能的获益和风险。对于大多数 2 型糖尿病合并妊娠的妇女，仍应首选胰岛素治疗控制血糖。

二甲双胍不增加围生期母婴不良事件发生风险，服用方便、价格低廉，低血糖发生风险低。然而二甲双胍能通过胎盘，其在母体与胎儿循环中浓度相似，缺乏长期的随访研究证实其治疗的安全性，且二甲双胍单药治疗血糖控制不佳，因此指南建议二甲双胍仅用于妊娠超过 3 个月后生活方式干预血糖不达标拒绝或无法采用胰岛素或格列本脲治疗者。我国的指南指出：二甲双胍可增加胰岛素的敏感性，在妊娠早期应用对胎儿无致畸性，对于多囊卵巢综合征的患者，其对早期妊娠的维持有重要作用。由于该药可以透过胎盘屏障，妊娠中晚期应用对胎儿的远期安全性尚有待证实。

其他的非胰岛素降糖药物在妊娠期的安全性及有效性的研究较少，因此本指南不推荐使用包括肠促胰素等其他降糖药物。

六、分娩、哺乳期及产后的护理

1. 分娩时的血糖控制目标　对 1 型糖尿病的观察性研究显示，孕妇分娩时高血糖会增加新生儿低血糖、胎儿窘迫、新生儿窒息和胎儿心率异常的风险，因此指南建议显性糖尿病和妊娠期糖尿病孕妇分娩时的血糖应控制到 4.0~7.0 mmol/L（72~126 mg/dl）。鉴于尚无唯一有效方法以达到分娩时血糖目标，指南建议医师根据患者情况制定有效的血糖控制方案。

2. 哺乳期的血糖药物治疗　指南推荐显性糖尿病和妊娠期糖尿病产妇应尽可能采用母乳喂养，有研究表明母乳喂养可以降低其子代儿童期肥胖、远期糖耐量受损和糖尿病风险，同时母乳喂养有助于减轻产妇产后体重，并降低产妇发展为 2 型糖尿病的风险。糖尿病合并妊娠的患者，若妊娠期间使用二甲双胍和格列苯脲且血糖控制良好，哺乳期间可继续原治疗方案。虽然在母乳中可以检测到微量二甲双胍，但其在母乳中的浓度仅为 0.28%~1.08% 的体重标化的母亲剂量，远低于母乳中安全剂量。在婴儿的前 6 个月，与用配方奶喂养的婴儿相比，服用二甲双胍的母亲其子代生长发育、社会适应能力及并发疾病发生率相似。母乳中检测不到格列本脲，服用格列本脲的母亲母乳喂养婴儿未发现低血糖。因此母乳喂养的获益远大于口服药物带来的风险。

3. 产后避孕　服用复方口服避孕药不影响 1 型糖尿病妇女的血糖，不增加其靶器官损伤；不增加妊娠期糖尿病的患者发展为 2 型糖尿病的风险。避孕贴和阴道避孕环对机体代谢的影响与口服避孕药相似。与非糖尿病妇女相比，糖尿病妇女产后放置宫内节育器（铜环或左炔诺孕酮宫内缓释系统）不增加不良反应的发生风险。仅极少数研究表明孕激素口服避孕药物可增加妊娠糖尿病妇女发展为 2 型糖尿病的风险。因此指南认为显性糖尿病或妊娠期糖尿病不影响产后避孕方式的选择。

4. 筛查产后甲状腺炎 鉴于 1 型糖尿病妇女产后甲状腺炎的高发病率，本指南建议 1 型糖尿病产妇在产后 3~6 个月应检测 TSH 筛查产后甲状腺炎。

（解读：王育璠）

（审阅：彭永德 陈晓平）

参考文献

[1] Blumer I, Hadar E, Hadden DR, et al. Diabetes and pregnancy：an endocrine society clinical practice guideline. J Clin Endocrinol Metab, 2013, 98 (11)：4227-4229.

[2] 中华医学会妇产科学分会产科学组，中华医学会围产医学分会妊娠合并糖尿病协作组. 妊娠合并糖尿病诊治指南 (2014). 中华妇产科杂志，2014, 49 (8)：561-569.

[3] International Association of Diabetes and Pregnancy Study Groups Consensus Panel, Metzger BE, Gabbe SG, et al. International association of diabetes and pregnancy study groups recommendations on the diagnosis and classification of hyperglycemia in pregnancy. Diabetes Care, 2010, 33 (3)：676-682.

[4] American Diabetes Association. Classification and diagnosis of diabetes. Diabetes Care, 2015, 38 (Suppl 1)：S8-S16.

[5] Vandorsten JP, Dodson WC, Espeland MA, et al. NIH consensus development conference：diagnosing gestational diabetes mellitus. NIH Consens State Sci Statements, 2013, 29 (1)：1-31.

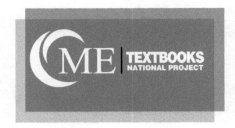

《高三酰甘油血症评估与治疗：美国内分泌学会临床实践指南》与解读

第 **16** 章

一、推荐总结

（一）诊断与定义

1. 重度和极重度高三酰甘油血症可增加胰腺炎的风险，轻中度高三酰甘油血症可能是心血管疾病的一个危险因素。因此，与国家胆固醇教育计划成人治疗组（National Cholesterol Education Program Adult Treatment Panel，NCEP ATP）第三次指南委员会的建议类似，本指南推荐成人应至少每 5 年进行 1 次高三酰甘油血症的筛查，并作为血脂筛查的一部分（1｜⊕⊕○○）。

2. 本指南推荐高三酰甘油血症诊断应基于空腹三酰甘油水平，而不是非空腹三酰甘油水平（1｜⊕⊕⊕○）。

3. 本指南不推荐高三酰甘油血症患者常规检测脂蛋白颗粒的异质性（1｜⊕⊕○○）。建议检测有临床价值的载脂蛋白 B（apoB）或 Lp（a）水平，而检测其他载脂蛋白水平的临床价值不大（2｜⊕⊕○○）。

（二）原发性和继发性三酰甘油升高的原因

1. 指南推荐空腹三酰甘油水平任一程度升高的个体应评估引起继发性高脂血症的原因包括内分泌疾病及用药情况。应注重这类继发性病因的治疗（1｜⊕⊕○○）。

2. 指南推荐应对原发性高三酰甘油血症患者进行其他心血管疾病风险因素评估，如中心型肥胖、高血压、葡萄糖代谢异常以及肝功能异常（1｜⊕⊕○○）。

3. 指南推荐临床医师应评估原发性高三酰甘油血症患者血脂异常与心血管疾病的家族史，以评判其遗传性病因以及未来心血管疾病的风险（1｜⊕⊕○○）。

（三）高三酰甘油血症的管理

1. 指南推荐将改善生活方式作为轻中度高三酰甘油血症的初始治疗，包括通过饮食咨询合理化膳食结构、体育锻炼以及制定针对超重和肥胖个体的减肥计划（1｜⊕⊕○○）。

2. 对于重度和极重度 ［>11.2 mmol/L（1000 mg/dl）］高三酰甘油血症，指南推荐减少饮食中脂肪和单一碳水化合物的摄入，同时联合药物治疗，以降低胰腺炎的发生风险

（1 | ⊕⊕⊕⊕）。

3. 指南推荐中度高三酰甘油血症患者的治疗目标值参考美国 NCEP ATP 指南中非高密度脂蛋白（high density lipoprotein，HDL）胆固醇水平（1 | ⊕⊕○○）。

4. 指南推荐贝特类药物作为降三酰甘油的一线药物以降低其诱发胰腺炎的风险（1 | ⊕⊕⊕○）。

5. 对于中重度高三酰甘油血症患者，指南建议三类药物如贝特类、烟酸、n-3 脂肪酸可单独使用或与他汀类药物联合应用（2 | ⊕⊕○○）。

6. 对于重度或极重度高三酰甘油血症患者，指南不推荐单独使用他汀类药物治疗。但在中度高三酰甘油血症者应用他汀类药物治疗可能有益于心血管风险的缓解（1 | ⊕⊕○○）。

二、制定循证指南的方法

指南工作小组采用推荐分级的评价、制定与评估（GRADE）工作组创立的证据评级系统（已经出版）。

在制定高三酰甘油血症管理推荐过程中，工作小组承认现有证据的客观性以及对流行病研究的依赖性。然而，工作小组仍根据患者的价值观和个人意愿设想制定了一些强推荐。这些价值观包括：患者更倾向于生活方式的改善/治疗而不是药物干预；患者愿意接受针对高脂血症（包括高三酰甘油血症）的合理、符合成本效益实验室筛查，且这些筛查能起到预防心血管事件的作用。工作小组还认为对于大多数高风险患者来说，可能更重视预防临床重要疾病如心血管事件和胰腺炎，而非长期药物治疗的负担，如不良反应、治疗费用以及需要长期监测。

（一）诊断与定义

迄今为止，高脂血症的治疗主要集中在管理血浆总胆固醇和低密度脂蛋白（low density lipoprotein，LDL）胆固醇的水平。虽然已有强有力的证据表明低密度脂蛋白与心血管疾病（cardiovascular disease，CVD）的相关性，但三酰甘油与 CVD 之间的关系暂无定论。代谢综合征与 CVD 风险息息相关，而高三酰甘油是代谢综合征的组分之一。众多证据支持未经校正的高三酰甘油是 CVD 的独立危险因素。然而，升高的三酰甘油在 CVD 直接危险因素中占的比重如何或它更有可能是作为与 CVD 风险相关的其他脂蛋白异常的标志？这些需进一步研究。

1. 推荐意见一 重度和极重度高三酰甘油血症可增加胰腺炎的风险，轻中度高三酰甘油血症可能是心血管疾病的一个危险因素。因此，与 NCEP ATP 第三次指南委员会的建议类似，本指南推荐成人应至少每 5 年进行 1 次高三酰甘油血症的筛查，并作为血脂筛查的一部分（1 | ⊕⊕○○）。

常规在空腹情况下检测血清三酰甘油水平，以便获得稳定的浓度，计算低密度脂蛋白胆固醇水平。此外，高三酰甘油血症和餐后高血脂可影响高密度脂蛋白胆固醇的测定，进而影响非高密度脂蛋白胆固醇的计算。NCEP ATP 第三版指南随机将空腹血清三酰甘油水平分为四个不同等级（表 16-1）。根据大型前瞻性观察研究的结果，将血清三酰甘油水平高于 1.7 mmol/L（150 mg/dl）定义为高三酰甘油。然而，仍不清楚血清三酰甘油开始为 CVD 带来风险或成为 CVD 风险标志的具体数值，也许比 1.7 mmol/L（150 mg/dl）还低。男性的血清三酰甘油水平高于女性，且无论男女均随着年龄增长而增加。尽管在不同种族和人种间存在差异，1.7 mmol/L（150 mg/dl）的血清三酰甘油水平常低于不同人群的第 75 百分位点。

表 16-1　空腹三酰甘油水平升高的诊断标准

正常水平	<150 mm/dl	<1.7 mmol/L
三酰甘油正常高限	150~199 mg/dl	1.7~2.3 mmol/L
高三酰甘油	200~499 mg/dl	2.3~5.6 mmol/L
极高三酰甘油	≥500 mg/dl	≥5.6 mmol/L
	美国内分泌学会 2010	
正常	<150 mg/dl	<1.7 mmol/L
轻度高三酰甘油血症	150~199 mg/dl	1.7~2.3 mmol/L
中度高三酰甘油血症	200~999 mg/dl	2.3~11.2 mmol/L
高度高三酰甘油血症	1000~1999 mg/dl	11.2~22.4 mmol/L
极重度高三酰甘油血症	≥2000 mg/dl	≥22.4 mmol/L

注：本指南制定的标准主要用于评估预患 CVD 风险和胰腺炎风险的能力。轻中度高三酰甘油血症相当于作为评估预患 CVD 风险的主要指标的血三酰甘油范围，此范围涉及绝大多数高三酰甘油血症患者；重度高三酰甘油血症可能间歇性地升高到 2000 mg/dl，并随之产生胰腺炎的风险；极重度三酰甘油血症意味着一定有患胰腺炎的风险。此外，这几种类型的病因学不同。轻中度高三酰甘油血症通常是由一些占主导地位的原因导致的，而重度或极重度高三酰甘油血症更可能是由多因素共同促成

　　由于极高三酰甘油水平是胰腺炎的危险因素，指南工作小组重新调整了 NCEP ATP Ⅲ 对三酰甘油水平的分层，增加了极重度高三酰甘油血症，即三酰甘油水平高于 22.4 mmol/L（2000 mg/dl）。虽然重度高三酰甘油 [11.2~22.4 mmol/L（1000~1999 mg/dl）] 不是胰腺炎的成因，但是预示了发展成极重度高三酰甘油血症的风险。值得注意的是，重度高三酰甘油血症经治疗后转变为轻中度高三酰甘油血症，仍是心血管疾病风险因素。

　　三酰甘油水平升高常见于一些代谢异常疾病，这些代谢异常疾病可增加 CVD 风险。导致血清三酰甘油水平升高的原因包括肥胖、缺乏体育锻炼、饮酒过量、代谢综合征或 2 型糖尿病，以及某些遗传性代谢紊乱 [家族性高三酰甘油血症（familial hypertriglyceridemia，FHTG）、家族性混合高脂血症（familial combined hyperlipidemia，FCHL）以及家族性异常 β 脂蛋白血症] （表 16-2）。高三酰甘油血症通常是由于遗传因素和导致三酰甘油的脂蛋白分泌增加或清除障碍的其他因素共同引起。根据 NCEP ATP Ⅲ 的分级，高三酰甘油血症在成人以及青年、青少年中的患病率普遍很高，反映过去的几十年人群的体重和肥胖普遍增加。1999—2004 年全国健康和营养检查调查（National Health and Nutrition Examination Surveys，NHANES），在近 6000 名参与者中，33%（37% 男性，30% 女性）的参与者血清三酰甘油水平 ≥1.7 mmol/L（≥150 mg/dl）。在 60 岁及以上人群中，42% 的参与者血清三酰甘油水平 ≥1.7 mmol/L（≥150 mg/dl）。在所有高三酰甘油血症中，14% 为轻度高三酰甘油血症 [1.7~2.3 mmol/L（150~200 mg/dl）]，16% 的血清三酰甘油水平为 2.3~5.6 mmol/L（200~500 mg/dl），2% 的血清三酰甘油水平超过 5.6 mmol/L（500 mg/dl）。最近，美国 NHANES（1996—2006）和德国关于青年和青少年的研究发现 20%~25% 参与者存在血脂异常。最终，一项由美国内分泌学会完成的观察性研究的系统回顾和 meta 分析发现，高三酰甘油血症与心血管事件和胰腺炎的风险增加相关。

表 16-2 导致高三酰甘油血症的原因

原发性高三酰甘油血症
  家族性联合高脂血症
  家族性高三酰甘油血症
  家族性异常 β 脂蛋白血症
  家族性低 α 脂蛋白血症
  家族性乳糜微粒血症及相关疾病
原发性基因易感性疾病
  代谢综合征
  接受治疗的 2 型糖尿病
继发性高三酰甘油血症
  过量饮酒
  药物诱导性（如噻嗪类、β 受体阻断药、雌激素、异维 A 酸、糖皮质激素、胆酸吸附树脂、抗反转录病毒蛋
    白酶抑制药、免疫抑制药、抗精神病药物等）
  未经治疗的糖尿病
  内分泌疾病
  肾疾病
  肝疾病
  妊娠
  自身免疫病

2. 推荐意见二 本指南推荐高三酰甘油血症诊断应基于空腹三酰甘油水平，而不是非空腹三酰甘油水平（1｜⊕⊕⊕○）。

前瞻性研究发现，与空腹水平相比，非空腹血清三酰甘油水平在一般人群中可能是 CVD 事件更好或相似的预测指标。在一系列利用标准餐研究餐后血脂和 CVD 的关系中，发现增加的高三酰甘油血症与更多的 CVD 危险相关。

研究者在多重危险因素干预试验（Multiple Risk Factor Intervention Trial，MRFIT）中发现，空腹三酰甘油水平均值 [2.11 mmol/L（187 mg/dl）] 和非空腹三酰甘油水平均值 [3.21 mmol/L（284 mg/dl）] 预测非致死性和致死性冠状动脉性心脏病的能力是相似的，危险比分别为 1.64 和 1.46。近期有两项人群研究涉及 CVD 风险与非空腹三酰甘油水平的关系。丹麦哥本哈根心脏研究（Copenhagen City Heart Study）从人群中招募、纳入 7587 例女性与 6394 例男性，年龄为 20 ~ 93 岁，平均随访 26 年。校正其他心血管危险因素（年龄、总胆固醇、体质量指数、高血压、糖尿病、吸烟、饮酒、运动不足、降脂治疗、绝经以及女性激素替代治疗），非空腹三酰甘油水平危险比的五分位数与参考值<1.0 mmol/L（<89 mg/dl）的比较如下：心肌梗死女性为 1.7 ~ 5.4，男性为 1.4 ~ 2.4；缺血性心脏病女性为 1.2 ~ 2.6，男性为 1.1 ~ 1.5；总死亡率女性为 1.3 ~ 3.3，男性为 1.2 ~ 1.8。所有的结果都呈现出随三酰甘油水平增加而增加的显著趋势。这项分析的不足之处在于只有一小部分患者有高三酰甘油；未对 HDL 胆固醇进行校正；缺乏与空腹三酰甘油的对比。

妇女健康研究（Women's Health Study，WHS）随访了 26 509 名 45 岁以上的美国健康女性，平均随访 11.4 年；检测了 20 118 名参与者的空腹三酰甘油水平和 6391 名参与者的非空腹三酰甘油水平。随访过程中，心血管事件总发生率为 3.46/1000 人年。尽管空腹三酰甘油水平能预测心血管事件，但在校正潜在的混杂因素后，并没有发现空腹三酰甘油水平与心血管事件独立相关。相反，高的非空腹三酰甘油水平是独立的危险因素，随着三酰甘油水平的增加，未来事件发生的

相对危险度分别为：1.0 ［对照组，<1.17 mmol/L（104 mg/dl）］、1.44 ［95% 可信区间（*CI*）0.90~2.29；1.18~1.92 mmol/L（105~170 mg/dl）］ 和 1.98 ［95% *CI* 1.21~3.25；>1.93 mmol/L（171 mg/dl）（*P*=0.006）］。若在餐后 2~4 h 采血检测指标的相关性最显著，但将随着受试者最后一次进餐后时间的延长而减弱。WHS 中三酰甘油水平和心血管事件发生率低于丹麦哥本哈根心脏研究中的数据。

尽管这些研究对非空腹血脂水平或餐后血脂水平较空腹血脂水平具有更强的 CVD 危险预测能力的假说提供了一些支持，但由于缺乏标准化以及相关参考数据，阻碍了非空腹三酰甘油或剩余颗粒检测的推广。仍需要更多的研究工作以明确最详实的餐后血脂采集步骤及进食对三酰甘油测定影响的特征。因此，目前对高三酰甘油血症的诊断，仍然基于空腹血三酰甘油水平的检测，空腹状态指至少 12 h 没有进食热量，但允许摄入无热量的液体。

3. 推荐意见三 本指南不推荐高三酰甘油血症患者常规检测脂蛋白颗粒的异质性（1 ｜ ⊕⊕○○）。建议检测有临床价值的载脂蛋白 B（apoB）或 Lp（a）水平，而检测其他载脂蛋白水平的临床价值不大（2 ｜ ⊕⊕○○）。

大多数高三酰甘油血症患者的 LDL 和 HDL 易转换为更小的颗粒。代谢综合征患者、接受治疗的 2 型糖尿病患者以及家族性混合高脂血症患者的小而密 LDL 和 HDL 颗粒的数量以及 apoB 的水平是增加的。肝酯酶及胆固醇酯转化蛋白均有助于重塑程序，肝酯酶或胆固醇酯转化蛋白是否对 LDL 和 HDL 颗粒的大小和密度起决定性作用主要取决于极低密度脂蛋白（very low density lipoprotein，VLDL）中三酰甘油的含量。尽管在这些情况下患者的 LDL 胆固醇水平通常是正常的，但由于存在大量小而密的 LDL 颗粒，故 LDL 颗粒的浓度通常是升高的。因此，检测 LDL 颗粒的大小和密度并非十分重要；然而，检测非 HDL 胆固醇和（或）apoB 水平却能预测 LDL 颗粒增加。

流行病学研究对于大或小 LDL 颗粒与动脉粥样硬化性心血管疾病之间是否存在独立关联的结论不一。一些前瞻性研究发现，与大而轻的 LDL 颗粒相比，循环中小而密的 LDL 颗粒水平是预测冠状动脉粥样硬化、颈动脉粥样硬化以及反映治疗效果的更好指标。然而，如果不考虑颗粒的大小，LDL 浓度在预测冠状动脉性心脏病方面是广泛被认可的，但 LDL 胆固醇的浓度并不能反映小而密 LDL 颗粒的增多。他汀类药物可降低各种各样大小的 LDL 颗粒浓度，因此，他汀类药物对 CVD 治疗的优势是有广泛人群基础。尽管小的 LDL 颗粒在单因素分析中能预测心血管风险，但在多因素变量分析中，LDL 颗粒的大小或小而密 LDL 颗粒的浓度都不能增加标准脂类危险因素对 CVD 的预测能力。前瞻性多变量研究发现，大颗粒 LDL 对动脉粥样硬化和冠状动脉性心脏病有预测作用。有报道认为对总体 CVD 风险的预测，检测 apoB 优于检测 LDL，甚至优于非 HDL 胆固醇的检测。

Lp（a）与 LDL 有许多相同的成分，但 Lp（a）含有一种独特的蛋白质即载脂蛋白（a），其通过二硫键与 apoB-100 相连。近年来，对 Lp（a）的研究逐渐升温，主要是由于在过去 10 年的研究中发现并坚信 Lp（a）是心血管疾病的危险因素。但是，目前能够改善 Lp（a）水平的治疗方法有限，且缺少直接临床结局证据支持其作为特殊治疗的靶点。

高三酰甘油血症中小 HDL 颗粒与载脂蛋白 A-I 的高代谢有关，在向心性肥胖、胰岛素抵抗患者中可能与肝酯酶活性增强有关，这可能导致 HDL 不能从外周细胞摄取足够的胆固醇。流行病学研究尚未得出有效的证据支持检测 HDL 颗粒的大小是否能预测风险。基于上述原因，不推荐检测脂蛋白异质性作为高三酰甘油血症的评估项目。

（二）原发性和继发性三酰甘油升高的原因

单位质量的三酰甘油热量最高，是一种重要的能量来源。食物中的三酰甘油在肠道内重新合成乳糜微粒，再与毛细血管内皮细胞腔面的脂蛋白酯酶（lipoprotein lipase，LpL）相互作用，释放游离脂肪酸。游离脂肪酸可穿过细胞膜，在这过程中丢失 50% 的乳糜微粒三酰甘油，剩余的脂蛋白被称为乳糜微粒残粒，包含胆固醇酯、视黄酯及 apoB-48 等脂质。载脂蛋白（apolipoproteins，apo）可调节 LpL 作用及肝内脂蛋白的清除。apoC-Ⅱ 是 LpL 作用的必要辅助因子。apoC-Ⅲ 可阻断肝内受体摄取脂蛋白并损害 LpL。apoE 是肝摄取富含三酰甘油残粒的配体。极低密度脂蛋白（very low density liporotein，VLDL）颗粒由肝产生，所含的三酰甘油源自于一系列底物，包括脂蛋白三酰甘油、游离脂肪酸及通过碳水化合物从头合成的脂肪酸。VLDL 三酰甘油通过 LpL 作用释放游离脂肪酸后形成 VLDL 残粒，也被称作中间密度脂蛋白（intermediate density lipoprotein，IDL），并最终转化为 LDL。

血浆三酰甘油的水平反映了三酰甘油携带脂蛋白（VLDL 和乳糜微粒）的浓度。即使在摄入大量脂肪后，VLDL 胆固醇及 apoB 的浓度至少是同期乳糜微粒浓度的 10 倍以上。这些脂蛋白中每个颗粒所含的胆固醇不会低于 LDL。尽管三酰甘油不是动脉斑块的组成成分，但富含三酰甘油颗粒的胆固醇被认为可促进斑块形成。

高三酰甘油血症形成的原因包括三酰甘油生成增多或三酰甘油代谢减少或两者兼有。高三酰甘油血症常随着年龄的增加以及因超重、久坐的生活方式导致胰岛素抵抗而出现，最常见于代谢综合征、家族性混合高脂血症和 2 型糖尿病的患者。三酰甘油生成增加可能是由过量游离脂肪酸返回至肝引起的，特别是存在内脏性肥胖和胰岛素抵抗时，也可能是由高胰岛素血症时三酰甘油合成增加所致。高三酰甘油血症患者含有较多的 VLDL 颗粒（通过测量 apoB）和更大的富含三酰甘油及 apoC-Ⅲ 的脂蛋白。由于胰岛素可减少肝中 apoB 合成及 VLDL 分泌，因此，肝胰岛素抵抗可促使 VLDL 高速率的生成。尽管胰岛素抵抗与高三酰甘油相关，但在胰岛素敏感性大相径庭的患者中，VLDL 与三酰甘油的浓度却极其相似。高碳水化合物饮食引起的急性或慢性胰岛素反应性升高不会降低健康个体的血清三酰甘油水平。在非洲裔美国人中，低的三酰甘油水平主要见于严重的胰岛素抵抗。因此，在不同个体中胰岛素抵抗对三酰甘油和 VLDL 产生过多的作用可能存在着不同。

许多高三酰甘油血症患者清除循环中 VLDL 的能力下降，部分是因为三酰甘油清除能力的饱和，这可能是由于 LpL 水解三酰甘油发生了缺陷和（或）肝清除 VLDL 及乳糜微粒残粒下降而引起的。脂解缺陷见于 LpL 遗传缺陷、apoC-Ⅱ 缺陷、肝素抗体所致的 LpL 与血管壁结合缺陷或糖基化磷脂酰肌醇锚定高密度脂蛋白结合蛋白 1（一种 LpL 结合蛋白）缺陷或因脂肪酶成熟因子 1 突变而引起的细胞内 LpL 加工缺陷。当糖尿病或妊娠等引起的继发性高三酰甘油血症与潜在的基因缺陷发生重叠的情况时，也可出现严重的高乳糜微粒血症。许多其他遗传因素均可影响三酰甘油水平，包括 apoC-Ⅲ、apoE、apoA-Ⅴ 及血管生成素样蛋白 4 等发生突变。apoE 是介导 VLDL、乳糜微粒残粒与肝受体及蛋白聚糖结合的主要蛋白，可被 apoC-Ⅲ 拮抗。高三酰甘油血症的 VLDL 颗粒具有异质性，apoC-Ⅲ/apoE 比例较高，导致清除下降而向 LDL 转化增加。近期的研究着重于含有 apoC-Ⅲ 的 VLDL 亚群（含或不含 apoE）代谢的差异性，以及这些载脂蛋白是如何参与高三酰甘油的形成并导致致密 LDL 的产生。

中度高三酰甘油血症［2.3~11.2 mmol/L（200~999 mg/dl）］是由于循环中 VLDL（三酰甘油在循环中的主要载体）过量引起的，主要是由于 LpL 清除富含三酰甘油的 VLDL 存在缺陷，且多数患者肝亦将产生过量 VLDL 三酰甘油。

对于重度或极重度［≥11.2 mmol/L（1000 mg/dl）］高三酰甘油血症的患者，LpL 清除系统已达饱和。无论是由于脂解缺陷或因内源性三酰甘油生成过多所致的高三酰甘油血症，均会发生饱和现象，从而导致外源性三酰甘油进入乳糜微粒的代谢降低。因此，当三酰甘油水平超过

11.2 mmol/L（1000 mg/dl）的患者进食富含脂肪的饮食后，三酰甘油水平会迅速升高。若食物中含有产生三酰甘油较强的底物，如单糖、果糖及乙醇，会使易感人群的三酰甘油水平显著升高。极高水平的三酰甘油［>22.4 mmol/L（2000 mg/dl）］与脂质血清及乳糜微粒综合征发生胰腺炎的风险相关。

1. 推荐意见一　指南推荐空腹三酰甘油水平任一程度升高的个体应评估引起继发性高脂血症的原因包括内分泌疾病及用药情况。应注重这类继发性病因的治疗（1｜⊕⊕○○）。

单纯三酰甘油水平升高可能是由原发性脂质代谢障碍引起，如家族性高三酰甘油血症或家族性混合高脂血症，也可继发于表16-2中所列出的情况，包括药物、摄入单糖的高碳水化合物饮食或是作为内分泌及其他疾病、炎症及一些罕见遗传病的部分表现。一些常见潜在的遗传性血脂异常可导致重度、极重度高三酰甘油血症，增加胰腺炎的风险。

（1）内分泌疾病：未经治疗的糖尿病和胰岛素缺乏的患者常有高三酰甘油血症，多见于2型糖尿病。适当的糖尿病管理可降低三酰甘油水平，因此，轻度高三酰甘油血症常见于经过治疗的2型糖尿病患者，可能与向心性肥胖及胰岛素抵抗有关。

一些肢端肥大症患者的高三酰甘油血症与胰岛素抵抗，以及肝脂肪酶和LpL活性降低有关。

雌激素可诱导刺激肝富含三酰甘油的脂蛋白分泌，在妊娠过程中的三酰甘油水平逐渐升高，妊娠晚期的三酰甘油水平可较妊娠前升高200%或更多。对于存在潜在的三酰甘油代谢紊乱或产生过多的女性，妊娠时雌激素诱导的三酰甘油增加可导致胰腺炎的风险以及流产的可能。雌激素替代治疗中的口服雌激素或口服避孕药因增加肝VLDL的产生可导致三酰甘油的升高。而经皮应用的雌激素因其较少作用于肝，不会引起三酰甘油升高。他莫昔芬是一种选择性雌激素受体调节药，也可增加三酰甘油水平。这种效应在雷洛昔芬并不明显，但可使具有高三酰甘油血症潜在倾向的女性三酰甘油水平升高。

甲状腺激素缺乏与LDL胆固醇水平升高相关，推测这种升高可能是由于LDL受体的功能降低所致，同样，三酰甘油水平也可能升高。甲状腺功能减退症可导致异常β脂蛋白血症。

糖皮质激素对脂蛋白代谢具有多重影响，包括诱导羟甲基戊二酰辅酶A还原酶使胆固醇产生增加，增加脂肪酸合成酶表达引起脂肪酸合成增加，以及减少富含三酰甘油的脂蛋白的清除。体重增加及胰岛素抵抗是外源性和内源性糖皮质激素过量的最主要表现，因此，库欣综合征及应用糖皮质激素治疗的患者三酰甘油水平升高。

（2）罕见遗传性疾病：遗传性和先天性脂肪营养不良是以脂肪组织萎缩及常染色体隐性或显性遗传为特征，伴有中重度高三酰甘油血症。脂肪组织萎缩具有选择性及差异性，可为部分性或全身性萎缩，有些可在出生时即表现出来，而有些可出现的较晚，在儿童期和青春期才出现脂肪萎缩。多数家族性部分性脂肪营养不良症为罕见的常染色体遗传病，表现为肢端脂肪萎缩较躯干明显，以Kobberling变异更为常见，但具体缺陷尚不清楚。高三酰甘油血症也见于某些类型的儿童糖原贮积病。

（3）其他情况：获得性脂肪营养不良可见于接受高效抗反转录病毒治疗的人类免疫缺陷病毒感染患者。其他类型的获得性脂肪营养不良可见于儿童皮肌炎等自身免疫疾病。获得性全身性脂肪营养不良的患者从儿童期和青春期开始出现大片区域的脂肪萎缩，常有肝脂肪变性。

据报道，高三酰甘油血症可见于多发性骨髓瘤及自身免疫性疾病如系统性红斑狼疮等疾病，后者含有可与LpL、apoC-Ⅱ或肝素结合的自身抗体。高三酰甘油血症也可见于感染，包括炎症和败血症，主要是由于VLDL产生增加。严重应激时发生高三酰甘油血症可能与儿茶酚胺诱导脂肪组织脂解及LpL活性降低有关。

肾和肝疾病也可与高三酰甘油血症相关。肾病综合征可使肝产生含apoB的脂蛋白（包括

VLDL）增多。高三酰甘油血症常见于肾衰竭患者，可能与 LpL 和肝脂肪酶活性降低引起富含三酰甘油的脂蛋白清除下降有关。急性肝炎可能与 VLDL 产生增加及高三酰甘油血症相关。

（4）药物：许多药物可升高三酰甘油水平，其中最常见的是乙醇。乙醇摄入会增加肝脂肪酸合成并降低脂肪酸氧化，其净效应是刺激肝 VLDL-三酰甘油的分泌。乙醇的作用具有个体差异性，对于存在潜在脂质紊乱的个体其效应会被放大，具有剂量依赖性，并且与摄入方式相关。

噻嗪类呋塞米利尿药和 β 受体阻滞药等降压药物具有潜在升高三酰甘油水平的作用。β 受体阻滞药阿替洛尔、美托洛尔和普萘洛尔升高三酰甘油的效应较卡维地洛更为显著，与潜在遗传性高三酰甘油血症患者的相关性最明显。

口服雌激素可增加肝分泌 VLDL，从而导致血清三酰甘油水平升高。家族性高三酰甘油血症或 LpL 缺陷的患者口服雌激素可引发严重的胰腺炎。在应用异维 A 酸等维生素 A 类药物及抗癌药物贝沙罗汀时，也可见到肝 VLDL 和 apoC-Ⅲ产生增加及 LpL 减少从而导致三酰甘油水平升高。

胆汁酸螯合剂（考来烯胺、考来替泊、考来维仑）可加重高三酰甘油血症。因此，重度高三酰甘油血症［≥11.2 mmol/L（1000 mg/dl）］以及存在异常 β 脂蛋白血症的患者禁用此类药物。基线三酰甘油水平正常的患者应用胆汁酸螯合剂治疗后，三酰甘油水平会轻度升高，但中度高三酰甘油血症患者［>2.3 mmol/L（200 mg/dl）］应用后可显著升高三酰甘油水平。

脂代谢紊乱是应用抗反转录病毒治疗人类免疫缺陷病毒感染的常见并发症，特别是使用蛋白酶抑制药利托那韦和洛匹那韦可升高血清三酰甘油水平。

免疫抑制药如西罗莫司也可升高三酰甘油水平。

某些第二代抗精神病药物，如氯氮平、奥氮平、利培酮及喹硫平也与高三酰甘油血症相关，但阿立哌唑或齐拉西酮无此效应。引起体重增加、胰岛素抵抗及加重代谢综合征的有关药物对促进继发性高脂血症尤为重要。选择性 5-羟色胺再摄取抑制药舍曲林也可升高三酰甘油水平。

2. 推荐意见二　本指南推荐应对原发性高三酰甘油血症患者进行其他心血管疾病风险因素评估，如中心型肥胖、高血压、葡萄糖代谢异常以及肝功能异常（1｜⊕⊕○○）。

三酰甘油升高可伴有或不伴有其他脂质或脂蛋白紊乱。血清总胆固醇及三酰甘油均升高的患者可分为三类：第一类见于 VLDL 和（或）LDL 胆固醇水平升高如家族性混合高脂血症；第二类 VLDL 和乳糜微粒残粒胆固醇升高如家族性异常 β 脂蛋白血症；第三类包括重度和极重度高三酰甘油血症患者，血清胆固醇升高主要由于 VLDL 及乳糜微粒胆固醇的升高。

（1）家族性混合高脂血症：家族性混合高脂血症的血脂表型差异很大，从家族性、散发单纯高三酰甘油血症到单纯高胆固醇血症，说明血脂表型的变异受环境因素的影响。一些亚型如当 LpL 活性仅为正常的 1/2 时，高三酰甘油血症的脂蛋白表型更为稳定，而高胆固醇血症的脂蛋白表型稳定性较差。家族性混合高脂血症患者常可见到三酰甘油及 LDL 胆固醇升高，常伴有载脂蛋白 B（apolipoprotein B，apoB）及小而密的 LDL 颗粒水平升高。有学者建议除检测 LDL 和 HDL 胆固醇水平外，还应检测 apoB 和非 HDL 胆固醇水平，作为识别家族性混合高脂血症个体早发 CVD 风险的依据。此外，家族性混合高脂血症患者常有非血脂性心血管危险因素（如向心性肥胖、高血压、胰岛素抵抗及糖耐量受损）。人群中的家族性混合高脂血症患病率为 1%~2%，而在 CVD 人群中至少为 10%。需要强调的是，无论何种病因，高三酰甘油血症合并 LDL 胆固醇（尤其是小而密的 LDL 颗粒）升高，可增加 LDL 胆固醇单独升高的相关风险。

（2）家族性高三酰甘油血症：家族性高三酰甘油血症是一种常见的遗传性疾病，为常染色体显性遗传，人群患病率为 1%。其特征是三酰甘油合成增加，使 VLDL 颗粒含有比正常情况更多的三酰甘油，产生大量的富含三酰甘油的 VLDL 颗粒。患者 VLDL 水平升高，但 LDL 和 HDL 胆固醇水平低，且通常情况下无症状，除非进展到非常严重的高三酰甘油血症。家族性高三酰甘油血症似乎与早发 CVD 风险增加并无相关性。然而，当存在继发性高三酰甘油血症如未经治疗的糖尿病或使用可升高三酰甘油的药物时，这些患者发生乳糜微粒血症综合征及胰腺炎的风险增加。通过询问家族史并检查患者及亲属的空腹脂蛋白谱可作出诊断。患者的一级亲属中有 50% 三酰甘油水平为 2.82~11.2 mmol/L（250~1000 mg/dl）。通常缺乏明确的早发 CVD 家族史，也无 LDL 胆固醇水平升高。

鉴别家族性高三酰甘油血症与家族性混合高脂血症十分重要，前者似乎无早发 CVD 风险而后者的风险较高。当家族性混合高脂血症伴有高三酰甘油血症时，鉴别常十分困难。若伴有 apoB 或 LDL 胆固醇浓度升高则提示家族性混合高脂血症。高三酰甘油血症伴有早发动脉粥样硬化的个人或家族史也高度提示家族性混合高脂血症。

（3）乳糜微粒血症综合征：乳糜微粒血症与胰腺炎相关，但机制未明。胰腺炎可能是因为乳糜微粒释放过量脂肪酸和溶血卵磷脂，超过了胰腺毛细血管中白蛋白的结合力而引起。在 LpL 相关三酰甘油清除系统存在遗传缺陷时，有时会出现乳糜微粒血症综合征。当一种常见的遗传性高三酰甘油血症与一种获得性血浆三酰甘油代谢紊乱（通常为未经治疗的糖尿病）并存时，常出现乳糜微粒血症。需要提及的另一种情况是使用可升高三酰甘油水平的药物。

乳糜微粒血症综合征与腹痛、臀部和上肢伸侧的发疹性黄瘤病、短暂记忆丧失及实验室误差有关。如果未予纠正，乳糜微粒血症综合征可能会导致急性、复发性胰腺炎。当三酰甘油水平极度升高至超过 22.3 mmol/L（2000 mg/dl）时，发生胰腺炎的风险显著增加。如果保持三酰甘油水平低于 11.2 mmol/L（1000 mg/dl），可以预防胰腺炎发生。LpL 缺陷所致的严重高三酰甘油血症可在儿童期发病。在极罕见的情况下，可由 apoC-II、apoA-V 或糖基化磷脂酰肌醇-锚定高密度脂蛋白结合蛋白 1 发生缺陷而引起。这些患者因存在重度高三酰甘油血症，具有罹患急性、复发性胰腺炎的风险，必须接受适度或严格的饮食脂肪控制以降低血浆三酰甘油水平。对于三酰甘油水平重度或极重度升高的患者，其血浆总胆固醇升高是 VLDL 和乳糜微粒胆固醇增高的结果。

（4）家族性低 α 脂蛋白血症伴三酰甘油升高：1992 年 Genest 等提出家族性低 α 脂蛋白血症（familial hypoalphalipoproteinemia，FHA）是一种常见的、与早发 CVD 相关的遗传性脂代谢紊乱，表现为三酰甘油水平升高，HDL 胆固醇水平降低。虽然不是大部分患者，但也有许多患者存在高三酰甘油血症同时伴有 HDL 胆固醇水平降低。至今尚不清楚家族性低 α 脂蛋白血症是否为一种散发性遗传疾病。HDL 胆固醇低水平常伴随早发 CVD，且可能部分与 HDL 代谢的蛋白质突变有关，但这些候选基因发生突变较为罕见，仅能解释极少数的家族性低 α 脂蛋白血症病例。家族性低 α 脂蛋白血症常与家族性高三酰甘油血症相混淆，需要更多的研究为两者的鉴别提供依据。

几乎所有的重度遗传性 HDL 缺陷均与轻中度高三酰甘油血症相关，包括 Tangier 病、apoA-I 缺陷以及卵磷脂胆固醇酰基转移酶缺陷。

（5）异常 β 脂蛋白血症：异常 β 脂蛋白血症也被称为 III 型高脂蛋白血症或残粒清除障碍病，常由于 APOE 基因突变导致肝摄取含 apoE 的脂蛋白受损及 VLDL 和 IDL 向 LDL 颗粒转化减少。如果没有其他基因、激素或环境因素的影响，残粒并不会蓄积至可引起空腹高脂血症的程度。当 apoE 发生缺陷（几乎总为 E2/E2 基因型），且同时合并导致 VLDL 产生过量（如家族性混合高脂血症）或 LDL 受体活性下降［如杂合家族性高胆固醇血症（familial hypercholesterolemia，FH）或甲状腺功能减退症］等遗传性或获得性缺陷时，即会出现异常 β 脂蛋白血症。其他罕见的 apoE 变异，如 apoE3-Leiden 和 apoE2（赖氨酸 146→谷氨酰胺）也可引起异常 β 脂蛋白血症。异常 β 脂蛋白血症患者的胆固醇及三酰甘油水平均会升高，有可能会发生早发 CVD 且罹患外周血管疾病的风险升高。男性在成年之前或女性在绝经之前通常不会出现临床脂代谢紊乱。掌纹处的橘黄色脂质沉积是掌纹黄瘤病的特殊病征，但不一定出现。有时可在受压部位（如肘部、臀部及膝部）发现结节发疹性黄瘤病。若患者总胆固醇及三酰甘油水平升高 3.39~11.2 mmol/L（300~1000 mg/dl），且两者大致相等，应怀疑患有异常 β 脂蛋白血症。VLDL 颗粒富含胆固醇，可通过超速离心分离 VLDL 加以判定。若能证实存在 E2/E2 基因型则有助于确诊。

（6）代谢综合征：高三酰甘油血症是代谢综合征的组分之一，后者是多种代谢危险因素的集聚，包括中心性肥胖或内脏性肥胖、胰岛素抵抗、糖耐量受损、高血压及高三酰甘油和（或）低 HDL-C，与动脉粥样硬化、促凝血、促炎状态相关。尽管不同的健康组织对代谢综合征定义的标准不同，近日一个统一的定义已得到了包括国家心肺血液研究所、国际糖尿病联盟及美国心脏病协会等在内的主流心血管及糖尿病组织的认可。代谢综合征的诊断标准有 5 个组分：三酰甘油超过 1.7 mmol/L（150 mg/dl）；HDL-C 男性低于 0.45 mmol/L（40 mg/dl）或女性低于 0.56 mmol/L（50 mg/dl）；血糖超过 100 mg/dl；收缩期血压超过 130 mmHg 或舒张期血压超过 85 mmHg；腰围男性超过 102 cm 或女性超过 88 cm。推荐亚洲人群应使用更低的腰围标准。满足 5 条诊断标准中的 3 条可诊断代谢综合征。这些变量在正常及代谢综合征个体中的分布似乎均会受到遗传和环境因素的影响。2 型糖尿病、多囊卵巢综合征和家族性混合高脂血症可至少解释 40%~50% 代谢综合征人群的早发冠脉疾病，因此，在评估代谢综合征患者的 CVD 风险时需要考虑到这些因素。

尽管已证实向心性肥胖、胰岛素抵抗与脂代谢异常之间的相关性，但其可能机制尚未明确。门静脉中长链非酯化脂肪酸（nonesterified fatty acids，NEFA/FFA）水平升高被认为是一个潜在因素。内脏脂肪增加与胰岛素抵抗、高胰岛素血症、低水平血浆脂联素及血浆 NEFA 水平升高等因素相关。门静脉 NEFA 的增加可抑制 apoB-100 在肝蛋白酶体中的降解，增加含三酰甘油的脂蛋白的分泌，从而促进胰岛素抵抗患者的三酰甘油水平升高以及 VLDL 和 LDL 颗粒数量增加。重要的是，在随机选择的健康人群中，单纯内脏性肥胖和胰岛素抵抗与三酰甘油水平轻微升高、HDL 胆固醇水平轻微降低相关。若这些患者同时存在腰围增加及血浆三酰甘油水平升高时，其 CVD 风险明显增加。

（7）脂肪异位沉积：组织中过量三酰甘油蓄积来源于循环中三酰甘油摄取增加（如 LpL 缺陷）、碳水化合物或游离脂肪酸产生三酰甘油增多（如 2 型糖尿病）或三酰甘油利用或分泌减少（如家族性低 β 脂蛋白血症）。非酒精性脂肪肝患者的肝可有过量的三酰甘油蓄积。肝脂肪变性常与腹内脂肪增加及脂肪沉积于骨骼肌、心脏，可能还有胰腺等组织有关，可能会引起与 2 型糖尿病、代谢综合征相关的胰岛素抵抗。细胞及动物实验提示，除了三酰甘油以外的脂质信号，如神经酰胺或二酰甘油，可能具有致病性。高三酰甘油血症、腹内脂肪增加以及非酒精性脂肪肝往往与胰岛素抵抗、热量摄入过多同时发生，其因果关系难以界定。近期的人类基因研究已经发现多个易感因子，可能会为我们带来崭新的视角。目前尚不建议高三酰甘油血症患者常规评估肝内脂肪含量或腹内脂肪含量。肝内脂肪含量增加与氨基转移酶活性尤其是丙氨酸氨基转移酶活性增加有关。

3. 推荐意见三 指南推荐临床医师应评估原发性高三酰甘油血症患者血脂异常与心血管疾病的家族史，以评判其遗传性病因以及未来心血管疾病的风险（1｜⊕⊕○○）。

血清三酰甘油与动脉粥样硬化是否具有因果关系，以及其促进血管疾病的具体机制均仍需加以阐明。造成这种不确定性的因素包括富含三酰甘油脂蛋白的代谢过程复杂以及三酰甘油浓度异常常见于与 CVD 风险升高相关的情况，如 2 型糖尿病、代谢综合征、家族性高三酰甘油血症及存在低水平 HDL 胆固醇和小而密的 LDL 颗粒的情况。在某些病例中，血清三酰甘油水平升高可能是 CVD 的一种标志而非病因。

多项针对一般人群的研究 meta 分析显示，三酰甘油对 CVD 的影响较小，但具有独立的效应。一项针对西方人群的前瞻性研究的 meta 分析入组 46 413 例男性和 10 864 例女性，分析显示三酰甘油每升高 1 mmol/L（88.5 mg/dl），CVD 的总体相对危险男性为 1.32，女性为 1.76。即使对 HDL

胆固醇和其他心血管危险因素的校正削弱了三酰甘油所致的相对危险度，仍十分显著（分别为 1.14 和 1.37）。近期的一份报道分析了两项人群队列的巢式病例对照研究［雷克雅未克研究和欧洲诺福克地区癌症前瞻性队列研究（European Prospective Investigation of Cancer, EPIC-Norfolk study）］，研究由 44 237 例具有欧洲血统的中年男女性组成，共有 3582 例冠状动脉性心脏病患者。雷克雅未克研究中，病例组与对照组的空腹三酰甘油水平分别为（1.19±0.79）mmol/L［（105±70）mg/dl］,（1.03±0.62）mmol/L［（91±55）mg/dl］。EPIC-Norfolk 研究中病例组与对照组的空腹三酰甘油水平分别为（2.20±1.21）mmol/L［（195±107）mg/dl］、（1.90±1.17）mmol/L［（168±104）mg/dl］。对比最高三分位与最低三分位的个体，校正后的 CVD 比值比在雷克雅未克研究为 1.76（95%CI 为 1.39~2.21），而在 EPIC-Norfolk 研究为 1.57（95%CI 1.10~2.24）。在 EPIC-Norfolk 研究中，经校正 HDL 胆固醇后影响效应被削弱，比值比降至 1.31（95%CI 1.06~1.62）。此外，一项对西方人群前瞻性研究的更新 meta 分析纳入超过 260 000 名受试者，提供了超过10 000例冠状动脉性心脏病病例，研究显示三酰甘油水平最高三分位与最低三分位的校正比值比为 1.72（95%CI 1.56~1.90）。这些结果与另一项针对亚洲和太平洋地区人群非重叠性 meta 分析的结果相似，尽管亚洲和太平洋地区人群的绝对风险要低得多。后者校正了多项已知危险因素后，对三酰甘油水平最高四分位与最低四分位患者进行比较，计算冠状动脉性心脏病的相对危险度为 1.80（95%CI 1.49~2.19）。

第三项大型前瞻性队列研究——代谢、生活方式和营养对年轻成人的影响研究（Metabolic, Lifestyle and Nutrition Assessment in Young Adults, MELANY），在以色列入组了 13 953 名健康男性士兵（年龄 26~45 岁）。经过多变量（包括年龄、体质量指数、HDL 胆固醇、体育活动、空腹血糖、平均动脉压、吸烟）校正后，与三酰甘油水平处于最低四分位的受试者相比，三酰甘油水平处于最高四分位的受试者罹患冠状动脉性心脏病的风险比为 4.05（95%CI 2.68~8.61, P = 0.001）。除空腹三酰甘油水平外，三酰甘油水平的变化对冠状动脉性心脏病发生也具有较强的预测作用。最后，新危险因素协作组（Emerging Risk Factors Collaboration, ERFC）收集了 112 项关于心血管危险因素的前瞻性研究，中心数据库根据个人数据记录共入组 1 200 000 名受试者。最近，协作组对主要脂质和脂蛋白与血管危险的相关性进行了评估，共纳入 68 项前瞻性研究，入组超过 300 000 名受试者，收集受试者的血脂谱信息和常规的危险因素。对非脂质因素进行校正后，三酰甘油与冠状动脉性心脏病的风险比为 1.37（95%CI 1.31~1.42），但经 HDL 胆固醇和非 HDL 胆固醇校正后降至 0.99（95%CI 0.94~1.05）。

三酰甘油水平与 CVD 之间可能存在非线性关系（乳糜微粒血症综合征的患者不一定都是以早发 CVD 为特征），主要是由于家族性高三酰甘油血症患者的人数较多，而家族性高三酰甘油血症的患者并无早发 CVD 增加的风险。极大且富含三酰甘油的脂蛋白，也许等同于未经代谢的乳糜微粒，因其过大而无法穿过动脉管壁，故无致动脉粥样硬化作用。虽然有些动物特别是转基因小鼠，具有极重度的高三酰甘油水平，但其损伤仅停留在早期阶段。与此相反，富含三酰甘油的脂蛋白代谢产物毫无疑问是有致动脉粥样硬化作用。Zilversmit 首次推测动脉粥样硬化的发展，常归因于动脉管壁 LpL 在局部产生的乳糜微粒残粒浸入动脉。一系列通过饮食或基因技术建立的动物模型已证实乳糜微粒残粒具有致动脉粥样硬化作用。在人类动脉粥样硬化的斑块中也发现了乳糜微粒残粒的存在。与 VLDL 和 LDL 含有全长的 apoB-100 不同，乳糜微粒含有截短的 apoB，即 apoB-48。通过建立仅含有 apoB-48 的 VLDL 和 LDL 小鼠模型，明确证实了 apoB-48 脂蛋白具有致动脉粥样硬化的作用。

尽管动脉粥样硬化的病理学特征是胆固醇而非三酰甘油，但两者均可蓄积于泡沫细胞内以及细胞外形成斑块，富含三酰甘油的脂蛋白脂解也会产生脂肪酸、溶血卵磷脂及其他活性脂质。体外研究提示这些脂质（以及一些试验中的三酰甘油脂解）存在于炎症过程、黏附分子的表达过程和凝血的启动过程。此外，体外研究显示脂解使血管渗透性增加，LDL 渗入增多。然而，因为缺乏明确的人类数据显示降低三酰甘油可减少 CVD，工作小组将高三酰甘油血症视为某些个体的风险标志。

（三）高三酰甘油血症的管理

1. 推荐意见一 指南推荐将改善生活方式作为轻中度高三酰甘油血症的初始治疗，包括通过饮食咨询合理化膳食结构、体育锻炼以及制定针对超重和肥胖个体的减肥计划（1 | ⊕⊕○○）。

（1）饮食：多数成人血清三酰甘油水平增高是由体重增加、缺乏锻炼，以及饮食中富含单一碳水化合物和饮用含糖饮料所致。这些因素也是青年人群高三酰甘油血症发病的基础。就饮食质量而言，在体重稳定的情况下，甚至是在超重或肥胖的人群中，减少碳水化合物的摄入，增加脂肪摄入可以降低空腹三酰甘油水平。饮食中利用脂肪替代碳水化合物与血清三酰甘油水平下降之间存在着定量线性关系。利用饱和脂肪酸、单不饱和脂肪酸和 n-6 多不饱和脂肪酸替代碳水化合物均可降低三酰甘油水平，此作用与脂肪酸种类无关。但必须注意，饮食不仅对三酰甘油有影响，也对其他心血管危险因素有影响。而且大量证据清楚地显示饮食中饱和脂肪和反式脂肪酸均可增加 LDL 胆固醇水平。用单不饱和或多不饱和脂肪替代致动脉粥样硬化的脂肪酸可降低 LDL 胆固醇水平；n-6 多不饱和脂肪降低 LDL 的作用优于单不饱和脂肪。在脂肪酸中 n-3 多不饱和脂肪可特异性地降低血清三酰甘油，其作用将在后面的药物治疗部分讨论。

碳水化合物的种类可影响血清三酰甘油水平。甜饮料中所含的果糖升高三酰甘油的作用强于葡萄糖。由此来看，果糖作为含糖饮料的成分，比蔗糖或葡萄糖更有害，但这一观点仍存在着争议，需要随机对照研究提供更多的数据。无论如何，建议减少含糖饮料的摄入，无论其主要成分是高果糖玉米糖浆还是蔗糖，可以有效地降低血清三酰甘油水平。一些富含碳水化合物的食物如土豆、白面包、米饭与其他富含碳水化合物的食物如苹果、豆类、坚果、意大利面和烘烤全麦面包等相比，使血糖升高更为迅速，浓度也更高。此差异可以用血糖指数表示。血糖指数是指与参照食物（50 g 葡萄糖或白面包）摄入后血糖浓度的变化程度相比，某食物中 50 g 碳水化合物使血糖水平相对升高的相对能力。血糖指数可能与进食富含碳水化合物食物后血清三酰甘油升高的程度相关。

饮食中蛋白质对血清三酰甘油影响的关注度较少。低碳水化合物饮食常以高脂肪为主，但通常蛋白质含量也高。因此，低碳水化合物饮食降低三酰甘油的作用也可能部分是由于蛋白质所致。预防心脏疾病最佳主要营养摄入研究（Optimal Macronutrient Intake Trial to Prevent Heart Disease, OmniHeart）比较了多种基于 DASH 膳食的健康饮食方式在降低血压和 LDL 胆固醇水平中的作用。这些饮食模式强调以水果、蔬菜和低脂肪奶制品为主，包括全谷物、禽类、鱼和坚果；食用不饱和植物油；膳食中红肉、糖、含糖饮料的量明显少于典型的美式饮食。与强调以碳水化合物为主的膳食相比，以蛋白质为主的膳食可以进一步降低三酰甘油水平，其作用是以不饱和脂肪为主膳食的两倍。

非洲裔美国人血清三酰甘油水平低于其他人种或民族。在 OmniHeart 研究中，50% 的研究人群是非洲裔美国人。当基线三酰甘油水平匹配后，与高加索人相比，在非洲裔美国人中膳食的改变对血清三酰甘油水平的影响较小。因此，需要进一步开展针对人群亚组差异性的研究。

（2）体育锻炼：有报道称在给予高脂肪饮食一天前的体育锻炼可以显著抑制餐后三酰甘油水平的增高。具体机制尚不清楚，且这一作用持续时间短暂。目前尚不能确定降低餐后三酰甘油水平升高的最小运动量，但是 30~60 min 间断的有氧运动或轻度抗阻运动可以有效降低血浆和 VLDL

中三酰甘油水平。这些研究结果提示积极锻炼的生活方式是有益的，这种获益并不需要高强度和长时间的体育锻炼。最近的 meta 分析显示在不同有氧运动项目中仅有高强度体育项目获益明显。最常见的改变是 HDL 胆固醇水平增高，而三酰甘油、总胆固醇、LDL 胆固醇水平降低则较为少见。最近一大型社区研究发现，在男性人群中，与单纯有氧运动相比，有氧运动和抗阻运动的联合更能降低三酰甘油水平。

减轻体重是降低三酰甘油水平的关键。由常量营养素组成的减肥食谱对降低三酰甘油的影响远不如减轻体重更重要。最近历时两年的两项大型临床研究未发现低脂肪-高碳水化合膳食和低碳水化合物膳食在影响三酰甘油方面存在着差异。许多研究显示营养师和行为治疗师的持续干预，同伴的支持对于多数减重成功并维持的人来说是至关重要的。

2. 推荐意见二 对于重度和极重度 ［>11.2 mmol/L（1000 mg/dl）］ 高三酰甘油血症，指南推荐减少饮食中脂肪和单一碳水化合物的摄入，同时联合药物治疗，以降低胰腺炎的发生风险（1 ｜ ⊕⊕⊕⊕）。

首先确定和治疗极重度高三酰甘油血症的潜在病因。膳食中应限制饱和、不饱和脂肪的摄入，尤其是在治疗的初期和 LpL 缺陷的患者，有助于迅速降低三酰甘油水平。在制订饮食干预方案时应咨询专业的营养师。体重反弹可能会增加胰腺炎发生的风险。

3. 推荐意见三 指南推荐中度高三酰甘油血症患者的治疗目标值参考美国 NCEP ATP 指南中非 HDL 胆固醇水平（1 ｜ ⊕⊕○○）。

非 HDL 胆固醇（总胆固醇减去 HDL 胆固醇）反映的是所有致动脉粥样硬化脂蛋白颗粒中胆固醇的含量。如 VLDL 升高常见于高三酰甘油血症，若仅检测 LDL 胆固醇的水平会低估致动脉粥样硬化脂蛋白的相关风险。因此，建议高三酰甘油血症患者检测非 HDL 胆固醇水平，既有助于危险分层，也可以作为治疗的次要目标。另外，也可通过检测 apoB 的浓度评估致动脉粥样硬化脂蛋白颗粒的水平。apoB 和非 HDL 胆固醇之间的关联性良好，因为一分子的 apoB 分布于每个乳糜微粒、VLDL、IDL、LDL 和脂蛋白 α 颗粒的表面，在血浆代谢过程中仍残留于颗粒上。因此，apoB 的浓度反映了致动脉粥样硬化脂蛋白颗粒的浓度。鉴于检测 apoB 有助于区别家族性混合高脂血症和家族性高三酰甘油血症，因此，高三酰甘油血症患者在初始评估时会检测 apoB 的浓度，而非 HDL 胆固醇可作为治疗靶点的随访目标。

4. 推荐意见四 指南推荐贝特类药物作为降三酰甘油的一线药物以降低其诱发的胰腺炎风险（1 ｜ ⊕⊕⊕○）。

5. 推荐意见五 对于中重度高三酰甘油血症患者，指南建议三类药物如贝特类、烟酸、n-3 脂肪酸可单独使用或与他汀类药物联合应用（2 ｜ ⊕⊕○○）。

临床上治疗高三酰甘油血症有三类药物：贝特类、烟酸和 n-3 脂肪酸。这三类药物各有缺点：贝特类药物在降低心血管风险方面结论不一，烟酸有明显的不良反应，而应用 n-3 脂肪酸可减少心血管风险的证据有限。目前尚不能明确中度高三酰甘油血症或伴有其他脂蛋白异常是否需要治疗。如果首要目标是降低三酰甘油水平，贝特类和 n-3 脂肪酸可能是最有效的；若首要目标是改善 LDL 和 HDL 颗粒的大小和密度，则首选烟酸。

（1）贝特类：对于重度和极重度的高三酰甘油患者强烈推荐贝特类药物治疗，中度的高三酰甘油患者也可以考虑。贝特类药物可使三酰甘油水平下降 30%~50%，有时可升高 HDL 胆固醇水平。三酰甘油水平较高的患者，LDL 胆固醇水平可能升高；而在轻度高三酰甘油血症患者，LDL 胆固醇也有可能减低。三酰甘油诱发胰腺炎的患者在治疗潜在病因的同时服用贝特类药物，将三酰甘油水平降至 22.4 mmol/L（2000 mg/dl）以下，有助于预防复发。由于极重度高三酰甘油血症的三酰甘油水平波动较大，推荐治疗的达标值<11.2 mmol/L（1000 mg/dl）。若低于此水平以下，

主要着力于预防早发的动脉粥样硬化。对于极重度高三酰甘油血症合并胰腺炎的患者，不推荐静脉注射肝素或血清置换治疗。病因治疗包括限制饮食中脂肪的摄入和长期贝特类药物治疗。

现有的研究未能证实贝特类药物在降低心血管风险或全因死亡等方面的整体益处。先前的一项分析显示三酰甘油水平下降和 HDL 胆固醇水平增高与主要终点事件的发生减少有关，但同时也发现，女性的死亡风险增加。试验结束后的亚组分析显示中度高三酰甘油血症的患者使用贝特类药物治疗可以减少复合心血管事件的发生，但并不能降低死亡率。同样，试验研究也显示三酰甘油水平低于 2.3 mmol/L（200 mg/dl）的患者使用贝特类药物治疗并无获益。

贝特类药物增加脂肪酸氧化和 LpL 合成，减少 apoC-Ⅲ 的表达，从而可减少 VLDL 三酰甘油的合成，增加 LpL 介导的富含三酰甘油脂蛋白的分解代谢。贝特类药物的不良反应包括胃肠道不适以及增加胆固醇胆结石发生的可能性。合并肝和胆囊疾病的患者禁用贝特类药物。贝特类药物主要通过肾排出，可能会使血肌酐水平可逆性增高，特别在非诺贝特使用过程中尤为常见。虽然这一不良反应的意义尚不清楚，但在肾功能不全的情况下，纤维酸衍生物需慎用。非诺贝特不干扰他汀类药物的代谢，引起肌病的风险也较低，是与他汀类药物合用的首选贝特类药物。非诺贝特可与血清蛋白结合，影响华法林代谢，在合并用药的情况下需密切监测凝血功能。妊娠 3~6 个月始发的极重度高三酰甘油血症的孕妇有诱发胰腺炎的风险，可以考虑吉非贝齐治疗。

（2）烟酸：临床研究发现，烟酸无论是单用或与其他调脂药物联用，都可因减少心血管事件发生和动脉粥样硬化而获益。但最近完成的代谢综合征伴低 HDL/高三酰甘油动脉粥样硬化干预和对全球健康结局的影响研究（atherothrombosis intervention in metabolic syndrome with low HDL/high triglycerides and impact on global health outcomes，AIMHIGH）报道在轻度高三酰甘油血症［中位数约 1.81 mmol/L（160 mg/dl）］、平均 LDL 胆固醇水平低于 2.06 mmol/L（80 mg/dl）的患者中，在他汀类药物治疗的基础上与烟酸联用，对于降低心血管事件方面并无更多获益。烟酸剂量为 500~2000 mg/d 可使三酰甘油水平下降 10%~30%，HDL 胆固醇增高 10%~40%，LDL 胆固醇降低 5%~20%。虽然以往速释剂型（结晶）烟酸应用的剂量较大，但缓释剂型烟酸处方的最高剂量为 2000 mg/d，需从低剂量开始缓慢加量。烟酸可以促进皮肤细胞前列腺素 D2 的释放，引起血管舒张。最常见的不良反应就是皮肤潮红，在服药初期最为常见，一般在服药后 15~60 min 出现，持续 15~30 min。若餐后服药和餐前服用非肠溶阿司匹林可以减轻这一不良反应。烟酸最为严重的不良反应是肝毒性（呈剂量依赖性），烟酸治疗过程中应密切监测肝功能。烟酸其他不良反应包括损伤或加重糖耐量和高尿酸血症。糖耐量异常的患者使用烟酸是安全的。口服降糖药物或注射胰岛素使血糖控制良好的糖尿病患者也可使用烟酸，但部分临界糖耐量异常的患者因服用烟酸使血糖增高达到糖尿病的诊断标准。烟酸可阻断尿酸的排泄途径使血尿酸水平增高，促进或加重未服用别嘌醇治疗的痛风患者的症状。活动性消化性溃疡患者禁用烟酸。

（3）n-3 脂肪酸：长链海洋 ω-3 脂肪酸，如花生酸，C20：5 n-3（eicosapentaenoic acid，EPA）和二十二碳六烯酸，C22：6 n-3（docosahexaenoic acid，DHA）呈剂量依赖性降低空腹和餐后三酰甘油水平。每天 3~4 g EPA 和 DHA 可使三酰甘油水平下降 20%~50%，HDL 胆固醇轻度增加 5%。随着三酰甘油水平的降低，VLDL 转化 LDL 增多，使 LDL 水平增高。至今尚无研究报道高三酰甘油血症患者使用大剂量 n-3 脂肪酸能在改善心血管疾病结局方面获益。在一项开放性研究中，胆固醇水平高于 6.47 mmol/L（250 mg/dl）的患者在他汀类药物治疗基础上加用 EPA，可使主要心血管事件发生率下降了 19%。ω-3 脂肪酸如 LOVAZA（ω-3 脂肪酸乙酯胶囊）可用于三酰甘油水平高于 11.2 mmol/L（1000 mg/dl）的患者。而非处方 ω-3 脂肪酸因产品不同，EPA 和 DHA 的含量为 20%~50%。因此，为补充每天 3~5 g 的 n-3 脂肪酸必须根据营养含量标签计算所需的胶囊粒数。ω-3 脂肪酸乙酯胶囊是处方药，EPA 和 DHA 的含量为 80%。因此，若要使三酰甘油水平下降

30%~50%，需服用 4 粒 ω-3 脂肪酸乙酯胶囊。服用大剂量 ω-3 脂肪酸的不良反应包括鱼腥味和呃逆。除了服用 ω-3 脂肪酸可降低三酰甘油水平外，增加富含 n-3 脂肪酸的食物摄入减少心血管疾病的发生。

6. 推荐意见六 对于重度或极重度高三酰甘油血症患者，指南不推荐单独使用他汀类药物治疗。但在中度高三酰甘油血症者应用他汀类药物治疗可能有益于心血管风险的缓解（1 | ⊕⊕○○）。

羟甲基戊二酸单酰辅酶 A 还原酶抑制药或他汀类药物可中等程度的降低三酰甘油，可使三酰甘油水平下降 10%~15%，该作用呈剂量依赖性。大剂量、强效的他汀类药物，如 80 mg 阿托伐他汀或 40 mg 瑞舒伐他汀，可使血浆三酰甘油水平下降 25%~30%。不推荐重度或极重度高三酰甘油血症 [>11.2 mmol/L（1000 mg/dl）] 患者单用他汀类药物作为一线治疗方案。轻度-中度高三酰甘油 [>1.7 mmol/L（150 mg/dl），且>11.2 mmol/L（1000 mg/dl）] 且非 HDL 胆固醇升高的患者，可以考虑加用他汀类药物降低心血管事件的风险。他汀类药物不良反应的发生率为 5%~10%。10%的患者可出现小腿抽搐、疼痛、无力等肌肉症状，骨骼肌溶解症罕见。在高龄、肾衰竭、多药合并治疗和急性疾病等情况下，可能会发生严重的肌病。

由于上述 4 类药物（贝特类、烟酸、n-3 脂肪酸和他汀类）在降低三酰甘油水平和纠正其他脂代谢异常方面作用机制不同，根据其互补的作用机制使药物联合应用成为可能。如烟酸与他汀类药物或贝特类与他汀类药物合用。在联合应用过程中需注意药物–药物之间的相互作用。药物联合应用需谨慎，咨询熟悉相关药物作用的临床医师，以便将风险降至最低。

吡格列酮是过氧化物酶体增殖物激活受体-γ 型激动药，可轻度降低三酰甘油水平，而罗格列酮无此作用。吡格列酮的不良反应包括体重增加、心力衰竭风险和黄斑水肿。值得注意的是，一些数据显示吡格列酮的使用与膀胱癌的风险增高相关。奥利司他，一种胃肠道脂肪酶抑制药，常用作减肥药物，可以降低餐后三酰甘油水平，它通过发挥药理作用减少脂肪吸收，对空腹高乳糜微粒血症的患者有益。奥利司他和贝特类药物合用有叠加效应。奥利司他的不良反应包括腹胀、腹泻、大便失禁、油性便，与饮食中脂肪摄入量有关。有病例报道服用奥利司他的患者有严重肝功能损害，但较为罕见。

（翻译：周 嘉）

·解读·

高三酰甘油血症是临床上常见的一种血脂异常表现形式。美国内分泌学会正式颁布了高三酰甘油血症评估与治疗临床实践指南。基于现有的临床研究证据，指南从诊断标准、病因及治疗策略等方面提出建议，并详述相关循证依据，本文将逐一解读。

一、诊 断 标 准

三酰甘油升高的程度不同，其临床意义亦有所不同。严重三酰甘油增高可显著增加急性胰腺炎的发病风险，而轻中度三酰甘油增高则可能与动脉粥样硬化性心血管疾病的发生有关。因此，对于三酰甘油升高的合理定义与分类对于制定正确的治疗策略至关重要。不同学术机构所提出的高三酰甘油血症的诊断标准有所不同。美国国家胆固醇教育计划成人治疗组第 3 版指南（NCEP ATP Ⅲ）标准如下：正常<1.7 mmol/L（<150 mg/dl）；三酰甘油边缘升高 1.7~2.3 mmol/L（150~199 mg/dl）；三酰甘油增高 2.3~5.6 mmol/L（200~499 mg/dl）；三酰甘油重度增高 ≥

5.6 mmol/L（≥500 mg/dl）。

我国目前采用的是以上诊断标准，本指南重新调整了 NCEP ATP Ⅲ 对三酰甘油水平的分层，增加了极重度高三酰甘油血症，ENDO 所采用的诊断标准如下：正常<1.7 mmol/L（<150 mg/dl）；轻度高三酰甘油血症 1.7~2.3 mmol/L（150~199 mg/dl）；中度高三酰甘油血症 2.3~11.2 mmol/L（200~999 mg/dl）；重度高三酰甘油血症 11.2~22.4 mmol/L（1000~1999 mg/dl）；极重度高三酰甘油血症 ≥22.4 mmol/L（2000 mg/dl）。

近年，一些研究显示餐后三酰甘油水平与心血管系统预后可能具有更为密切的关系，但对此尚需进一步论证。由于三酰甘油水平受饮食成分与饮食总量影响很大，目前难以制定统一的标准化饮食以及与之相应的正常参考值，本指南仍推荐将空腹三酰甘油水平作为高三酰甘油血症患者诊断、治疗预评估的依据。本指南要求取血样检测三酰甘油前需禁食 12 h，此间可饮用少量无热量成分的饮品。为保证三酰甘油检测结果的准确性，新近我国颁布的《三酰甘油增高的血脂异常防治中国专家共识》提出如下建议：①血脂分析前受试者应处于稳定代谢状态，至少 2 周内保持一般饮食习惯和体重稳定；②测定前 24 h 不应进行剧烈体育运动；③如血脂检测异常，应在 2 个月内进行再次或多次重复测定，但至少要相隔 1 周；④检测三酰甘油前需至少禁食 12 h 后采血；⑤除卧床不起者外，采血时一般取坐位，采血前受试者至少应坐位休息 5 min；⑥静脉穿刺过程中止血带绑扎不应超过 1 min；⑦血清或血浆标本均适用于血脂、脂蛋白测定，但由于抗凝血药可对一些检验技术（特别是涉及免疫反应）产生干扰，因此建议应用血清测定三酰甘油。

LDL 和 HDL 颗粒大小与动脉粥样硬化性心血管疾病之间是否存在独立关联，流行病学研究结论不一。而研究表明 apoB 或 Lp（a）水平与心血管疾病的发生相关，故指南不推荐在日常临床实践中常规进行脂蛋白异质性分析，认为测量 apoB 或 Lp（a）水平是有价值的。

二、三酰甘油升高的病因

对于三酰甘油增高的患者，应注意查找导致三酰甘油升高的原因。明确病因对于制定合理的干预策略至关重要。根据病因，可将高三酰甘油血症分为两种类型，即原发性与继发性。原发性高三酰甘油血症包括家族性高三酰甘油血症、家族性混合血脂异常、家族性异常 β-脂蛋白血症等。继发性高三酰甘油血症的病因主要包括过量饮酒、药物（如利尿药、β 受体阻滞药、雌激素、糖皮质激素等）、糖尿病、其他内分泌疾病、肾疾病、肝疾病、妊娠以及免疫功能异常等。其中不合理饮食、缺乏运动、超重或肥胖和胰岛素抵抗是导致三酰甘油升高最常见的原因。三酰甘油增高常与多种其他心血管危险因素聚集存在，如高血压、肥胖、高血糖等。因此，确诊高三酰甘油血症的患者，应注意筛查其他危险因素，并视情况予以干预，以期最大限度地降低患者心血管系统整体风险水平。与此同时，干预其他危险因素（如高血糖）还有助于更好地控制三酰甘油水平。原发性高三酰甘油血症患者常具有一定遗传背景，并且常伴有早发心血管病家族史，患者应进行脂代谢紊乱及其他心血管危险因素的评估，如向心性肥胖、高血压、葡萄糖代谢异常及肝功能障碍，必要时予以积极干预。

三、高三酰甘油血症的管理

三酰甘油升高的程度不同，其防治目的与策略亦有所不同。流行病学研究显示，轻至中度升高的三酰甘油与动脉粥样硬化性心血管疾病的发生密切相关，故此类患者的治疗目的主要在于降低患者心血管系统风险水平，减少不良心血管事件的发生。积极改善生活方式（包括合理饮食、增加体力运动、控制体重等）不仅可有效降低三酰甘油水平，还有助于控制高血压、糖代谢异常以及其他类型的血脂异常（如高胆固醇血症），进而降低心血管系统风险水平，应作为高三酰甘油血症的首选治疗方案。关于高三酰甘油血症患者的生活方式改善，我国制定的《三酰甘油增高的血脂异常防治中国专家共识》曾做出更为具体的建议，其主要内容如下。①控制体重。超重或肥胖的患者体重降低 5%~10%，三酰甘油可降低 20%。按照我国居民的标准，体质量指数（body mass index，BMI）≥24 kg/m² 为超重，BMI≥28 kg/m² 为肥胖，应力争达到 BMI 正常化或 1 年内使体重降低至少 10% 以上。②合理饮食。通过控制饮食总热量、限制碳水化合物与脂肪摄入、增加蔬菜和优质蛋白摄入，可使三酰甘油降低 20%~50%。③限制饮酒。酗酒是导致三酰甘油升高的常见原因，三酰甘油严重升高者应立即戒酒。无饮酒习惯者不建议饮酒，有饮酒习惯者应将每天乙醇摄入量控制在 30 g（男性）与 20 g（女性）以下［乙醇摄入量（g）＝饮酒量（ml）×乙醇度数（%）×0.8］。④适量运动。规律性的体力运动有助于减轻体重，还可直接降低三酰甘油。建议每天进行至少 30 min 的中等强度有氧运动，每周至少 5 次，包括快走、骑车、登楼梯等运动方式。超重/肥胖者应进一步增加运动量。⑤戒烟。虽然吸烟对三酰甘油水平的影响并不显著，但戒烟可以显著降低患者心血管疾病整体风险性，因此应积极鼓励并督导患者戒烟。

虽然贝特类药物或烟酸类药物可有效降低三酰甘油水平，但目前尚无充分证据表明这些药物治疗可减少不良心血管事件的发生，因此本指南不建议三酰甘油轻中度增高的高三酰甘油血症患者首选这些药物治疗。若患者存在动脉粥样硬化高危因素或具有动脉粥样硬化性心血管疾病病史，需考虑他汀类药物治疗。后者不仅可降低三酰甘油水平，还可改善患者远期心血管预后。此类患者的首要治疗目标是保证 LDL 胆固醇达标，次要目标是非 HDL 胆固醇达标（LDL 胆固醇的目标值+0.78 mmol/L）。

本指南建议，若患者三酰甘油重度（11.2~22.4 mmol/L）或极重度增高（≥22.4 mmol/L），患者发生急性胰腺炎的风险将显著增加，应立即应用贝特类、烟酸或 n-3 脂肪酸类药物单独治疗或与他汀联合治疗，推荐重度或极重度高三酰甘油血症患者不采用他汀类药物的单药治疗，以尽快将三酰甘油降至相对安全的水平。同时需对患者进行更为严格的饮食控制，减少脂肪与简单糖类的摄入。

指南推荐中度高三酰甘油血症患者的治疗目标是非 HDL 胆固醇水平与 NCEP ATP 指南一致。推荐使用贝特类药物作为存在三酰甘油性胰腺炎风险的患者降低三酰甘油水平的一线药物。然而，他汀类药物对中度高三酰甘油血症在改善心血管疾病的风险方面可能是有效的。建议中度至重度三酰甘油水平患者的治疗方案应为三类药物（贝特类药物、烟酸、n-3 脂肪酸）的单独使用或与他汀类药物联合应用。

由于上述 4 类药物（贝特类、烟酸、n-3 脂肪酸和他汀类）在降低三酰甘油水平和纠正其他脂代谢异常方面作用机制不同，基于其互补的作用机制使药物联合应用成为可能，如烟酸与他汀或贝特与他汀合用。药物联合应用过程中需注意药物-药物间相互作用。药物联合应用需谨慎，咨询熟悉相关药物作用的临床医师，以期将风险降至最低。

吡格列酮是一种过氧化物酶体增殖因子激活剂的 γ 型受体激动药，有轻度的降三酰甘油作用，而罗格列酮无此作用。报道的不良反应包括体重增加、心力衰竭风险和黄斑水肿。值得注意的是，一些数据显示罗格列酮与膀胱癌风险增高相关。奥利司他，一种胃肠道脂肪酶抑制药，常用作减肥药物，可以降低餐后三酰甘油水平。它通过发挥药理作用减少脂肪吸收，对空腹高乳糜微粒血症的患者有益。奥利司他和贝特类药物合用有叠加效应。不良反应包括腹胀、腹泻、大便失禁、油性便，与饮食中脂肪摄入有关。且在服用奥利司他的患者中有严重肝功能损害的病例报道，但较为罕见。

我国关于高三酰甘油血症的分类标准与本指南有所不同，因而关于重度高三酰甘油血症的处理原则也有所差异。《三酰甘油增高的血脂异常防治中国专家共识》指出，当三酰甘油水平≥5.65 mmol/L时，患者发生急性胰腺炎的风险既已显著增加，此时应立即启动降三酰甘油的药物（特别是贝特类）治疗。ENDO高三酰甘油血症评估与治疗指南对三酰甘油增高的定义、诊断与治疗评估做了较为详细的推荐建议，具有较好的科学性与实用性，对于加强高三酰甘油血症的防治具有很好的参照价值。由于该指南主要针对美国居民而制定，因遗传背景、饮食习惯等方面的差异，我们在日常临床实践中仍应以我国指定的相关指南性文件为基本依据，根据患者具体情况，制订个体化的治疗方案。

（解读：全会标）

（审阅：毕宇芳）

参考文献

[1] Berglundl L, Brunzell JD, Goldberg AC, et al. Evaluation and treatment of hypertriglyceridemia: an Endocrine Society clinical practice guideline. J Clin Endocrinol Metab, 2012, 97 (9): 2969-2989.

[2] Nordestgaard BG, Benn M, Schnohr P, et al. Non-fasting triglycerides and risk of myocardial infarction, ischemic heart disease, and death in men and women. JAMA, 2007, 298 (3): 299-308.

[3] Bansal S, Buring JE, Rifai N, et al. Fasting compared with non-fasting triglycerides and risk of cardiovascularevents in women. JAMA, 2007, 298 (3): 309-316.

[4] Ridker PM. Fasting versus nonfasting triglycerides and the prediction of cardiovascular risk: do we need to revisit the oral triglyceride tolerance test? Clin Chem, 2008, 54 (1): 11-13.

[5] 中华医学会心血管病学分会循证医学评论专家组, 中国老年学学会心脑血管病专业委员会. 三酰甘油增高的血脂异常防治中国专家共识. 中国医学前沿杂志（电子版）, 2011, 3 (5): 115-120.

[6] Austin MA, King MC, Vranizan KM, et al. Atherogenic lipoprotein phenotype. A proposed genetic marker for coronary heart disease risk. Circulation, 1990, 82 (2): 495-506.

[7] Mora S. Advanced lipoprotein testing and subfractionation are not (yet) ready for routine clinical use. Circulation, 2009, 119 (17): 2396-2404.

[8] Asztalos BF, Cupples LA, Demissie S, et al. High-density lipoprotein subpopulation profile and coronary heart disease prevalence in male participants of the Framingham Offspring Study. Arterioscler Thromb Vasc Biol, 2004, 24 (11): 2181-2187.

[9] Asztalos BF, Collins D, Horvath KV, et al. Relation of gemfibrozil treatment and high-density lipoprotein subpopulation profile with cardiovascular events in the Veterans Affairs High-Density Lipoprotein Intervention Trial. Metabolism, 2008, 57 (1): 77-83.

[10] van der Steeg WA, Holme I, Boekholdt SM, et al. High-density lipoprotein cholesterol, high-density lipoprotein particle size, and apolipoprotein A-I: significance for cardiovascular risk: the IDEAL and EPIC-Norfolk studies. J Am Coll Cardiol, 2008, 51 (6): 634-642.

[11] de Graaf J, Couture P, Sniderman A. A diagnostic algorithm for the atherogenic apolipoprotein B dyslipoproteinemias. Nat Clin Pract Endocrinol Metab, 2008, 4 (11): 608-618.

[12] Holewijn S, den Heijer M, Swinkels DW, et al. Apolipoprotein B, non-HDL cholesterol and LDL cholesterol for identifying individuals at increased cardiovascular risk. J Intern Med, 2010, 268 (6): 567-577.

[13] Bennet A, Di Angelantonio E, Erqou S, et al. Lipoprotein (a) levels and risk of future coronary heart disease: large-scale prospective data. Arch Intern Med, 2008, 168 (6): 598-608.

[14] Erqou S, Kaptoge S, Perry PL, et al. Lipoprotein

（a）concentration and the risk of coronary heart disease, stroke, and nonvascular mortality. JAMA, 2009, 302（4）: 412-423.

[15] Kamstrup PR, Tybjaerg-Hansen A, Steffensen R, et al. Genetically elevatedlipoprotein（a）and increased risk for myocardial infarction. JAMA, 2009, 301（22）: 2331-2339.

[16] Keech A, Simes RJ, Barter P, et al. Effects of long-term fenofibrate therapy on cardiovascular events in 9795 people with type 2 diabetes mellitus (the FIELD study）: randomised controlled trial. Lancet, 2005, 366（9500）: 1849-1861.

[17] Ginsberg HN, Elam MB, Lovato LC, et al. Effects of combination lipid therapy in type 2 diabetes mellitus. N Engl J Med, 2010, 362（17）: 1563-1574.

[18] Boden WE, Probstfield JL, Anderson T, et al. Niacin in patients with low HDL cholesterol levels receiving intensive statin therapy. N Engl J Med, 2011, 365（24）: 2255-2267.

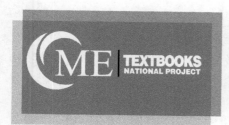

《肥胖的药物管理：美国内分泌学会临床实践指南》与解读

第17章

·指南·

一、推荐总结

（一）超重或肥胖患者的管理

1. 我们推荐对所有体质量指数（body mass index，BMI）≥25 kg/m²的人群实行肥胖管理，包括饮食、运动和行为干预的综合治疗方法。BMI≥27 kg/m²且有合并症或BMI>30 kg/m²者除了减少摄食量和增加运动外，可加用药物辅助治疗；BMI≥35 kg/m²且具有合并症或BMI>40 kg/m²者可采用减重手术。药物治疗能使患者更好地坚持行为改变，改善躯体功能，从而使最初不运动的患者更容易增加运动量。减重药物适用于无法成功减重、减重后无法维持体重或有药物适应证的人群（1│⊕⊕⊕⊕）。

2. 对于BMI≥30 kg/m²或BMI≥27 kg/m²合并下列至少一种合并症，如高血压、血脂异常、2型糖尿病或阻塞性呼吸睡眠暂停综合征的患者，我们建议使用获得批准的减重药物，从而缓解合并症和坚持行为干预，以达到长期维持体重的目的（2│⊕⊕○○）。

3. 对于有未控制的高血压或有心脏病病史的患者，不推荐使用拟交感神经药物——芬特明和安非拉酮（1│⊕⊕⊕○）。

4. 建议所有使用减重药物的患者在最初用药3个月内至少每月评估一次药物的疗效和安全性，之后每3个月评估1次（2│⊕⊕○○）。

5. 如果减重药物是有效（用药3个月后较原体重减轻了5%或以上）和安全的，建议可以继续用药。若药物无效（用药3个月后体重减轻不到原体重的5%）或用药期间出现安全性或耐受性问题，建议停药或更换其他替代药物治疗（1│⊕⊕⊕⊕）。

6. 减重药物作为强化生活方式干预的辅助治疗手段，应根据药物有效性和耐受性选择合适剂量，不得超过批准剂量的上限使用药物（2│⊕⊕○○）。

7. 对于超重或肥胖的2型糖尿病患者，除了治疗2型糖尿病和肥胖的一线药物——二甲双胍之外，我们建议使用具有减重作用的抗糖尿病药物［如胰高血糖素样肽（glucagon-like peptide，GLP）1类似物或钠-葡萄糖同向转运体（sodium-glucose-linked transporter，SGLT）-2抑制药］（2│⊕⊕⊕○）。

8. 有减重需求的心血管疾病患者，我们建议使用非拟交感神经药物，如氯卡色林和（或）奥利司他（2│⊕○○○）。

（二）可能致体重增加的药物及其替代药物

1. 对于超重或肥胖的 2 型糖尿病患者，推荐使用有减重效果或对体重没有明显影响的药物作为一线、二线药物。医师需要评估降糖药物对患者体重的影响，优先选择对体重没有明显影响或者可以减重的降糖药物（1 | $\oplus\oplus\oplus\bigcirc$）。

2. 对需要使用胰岛素的肥胖 2 型糖尿病患者，建议加用以下至少一种药物联合治疗：二甲双胍、普兰林肽或 GLP-1 激动药，减轻胰岛素的增重作用。胰岛素治疗方案首选基础胰岛素，可单独应用或联合磺脲类药物使用；其次为使用预混胰岛素或联合胰岛素治疗方法（2 | $\oplus\oplus\oplus\bigcirc$）。

3. 建议使用血管紧张素转换酶抑制药（angiotensin-converting enzyme inhibitor，ACEI）、血管紧张素受体阻滞药（angiotensin receptor blocker，ARB）和钙通道拮抗药（calcium channel blocker，CCB）类降压药物，而不是 β 受体阻滞药作为肥胖的 2 型糖尿病患者合并高血压的一线治疗药物（1 | $\oplus\oplus\oplus\oplus$）。

4. 当患者应用抗抑郁药物治疗时，医师应明确告知抗抑郁药物对患者体重的影响，评估体重增加的程度而决定药物选择及用药时间长短（1 | $\oplus\oplus\oplus\bigcirc$）。

5. 有些抗精神病药物能增加体重，我们建议使用对体重无明显影响的替代药物，并在告知患者药物可能引起体重增加的风险情况下决定药物的选择（1 | $\oplus\oplus\oplus\bigcirc$）。

6. 抗癫痫药物（antiepileptic drug，AED）可能会引起体重增加，应告知患者药物可能引起体重增加的风险情况下决定药物的选择（1 | $\oplus\oplus\oplus\bigcirc$）。

7. BMI>27 kg/m^2 并具有合并症或 BMI>30 kg/m^2 的女性需要避孕时，建议使用口服避孕药，因注射制剂可引起体重增加。并且应充分告知这一风险和获益（即口服避孕药不是禁忌）（2 | $\oplus\bigcirc\bigcirc\bigcirc$）。

8. 使用抗反转录病毒治疗时，会引起体重增加、脂肪分布异常和心血管相关风险，建议监测体重和腰围（2 | $\oplus\oplus\oplus\bigcirc$）。

9. 患有慢性炎性疾病（如类风湿关节炎），建议使用非甾体消炎药（nonsteroidal anti-inflammatory drug，NSAID）和改善病情的抗风湿病药，糖皮质激素类药物常会引起体重增加（2 | $\oplus\oplus\oplus\bigcirc$）。

10. 抗组胺类药物使用，建议应用对中枢神经系统作用较弱（即镇静作用较弱）药物，以限制体重增加（2 | $\oplus\oplus\bigcirc\bigcirc$）。

（三）非适应证型用药治疗慢性肥胖

我们不建议超适应证用药治疗肥胖，以达到减重目的。对于超适应证应用药物减重，仅适用于进行药物试验观察其对体重影响的研究中，且患者应具有充分知情权并在医务人员和体重管理专家的共同参与下进行（无最佳的实践建议）。

二、制定循证临床实践指南的方法

美国内分泌学会临床指南小组委员会（clinical guidelines subcommittee，CGS）认为肥胖药物管理是一个亟需制定实践指南的领域，故 CGS 指定了一个工作组专门制定循证推荐规范。工作组遵循 GRADE 小组推荐的方法，该小组为一个由制定和实施循证指南的专家组成的国际性组织。关于此分级制度的详细方案已出版。

由美国内分泌学会发表的一项关于量化药物对体重影响的系统回顾，是基于由本指南工作小组选择的一系列先验药物而完成的。该项系统回顾比较了由工作小组选择的 54 种常用药物（可能会对体重产生影响的药物），所有药物均与安慰剂进行随机对照试验。被纳入的药物试验，治疗时间 ≥ 30 d。系统回顾所感兴趣的结果即为体重的改变（以绝对和相对的形式表示）。工作小组同样采用现有的、在其他疾病的药物管理中出现体重增加的系统回顾、随机试验和观察性研究结果。经济分析以及成本效益研究未纳入评估，亦不作为推荐的依据。与增重相关的药物及建议可替代的药物见表 17-1。

表 17-1　肥胖的病因

原发性病因
　遗传因素
　单基因遗传病
　　黑皮质素-4 受体突变
　　瘦素缺乏
　　POMC 缺乏
　综合征
　　Prader-Willi
　　Bardet-Biedl
　　Cohen
　　Alström
　　Froehlich
继发性病因
　神经系统
　　脑损伤
　　脑肿瘤
　　颅脑放射性损伤
　　下丘脑性肥胖
　内分泌系统
　　甲状腺功能减退[a]
　　库欣综合征
　　生长激素缺乏
　　假性甲状旁腺功能减退症
　精神心理
　　抑郁症[b]
　　膳食紊乱
　药源性
　　三环类抗抑郁药
　　口服避孕药
　　抗精神病药
　　抗癫痫药
　　糖皮质激素
　　磺脲类药
　　格列酮类
　　β 受体阻滞药

注：a. 关于甲状腺功能减退可引起肥胖或加剧肥胖存在争议；b. 抑郁症与暴饮暴食有关

在某些药物治疗推荐中，一些随机对照试验的证据表明，事先告知患者，医患共同决策，对提高患者的认知、减少决策引起的冲突、增强他们从自身价值出发做出决定的可能性是有获益的。尽管已有大量证据表明在某些临床情境下医患共同决策的重要性，但其在肥胖临床管理中价值仍缺乏证据。这凸显了现有文献的局限性，同时给在肥胖管理中采用医患共同决策并如何实施具体策略提出了挑战。

（一）肥胖的药物管理

工作小组同意各大医学学会的主张——肥胖是一种疾病，目前也已有科学证据证明了这一观点。

减重可带来诸多获益，包括改善危险因素、预防疾病和提升身体功能等。减重越多带来的获益越大，但许多情况下，适度（5%～10%）地减轻体重，如通过改变生活方式或用药引起的体重减轻，可带来明显的健康改善。

对于易感者，一些用于治疗其他疾病而非肥胖的药物也可引起或加剧其体重增长。一般这些疾病本身也与肥胖相关。医务人员在处理这些疾病时可以通过给患者使用适当的促进体重减轻或控制体重增长的药物帮助患者预防或减缓体重增长。医务人员也可以挑选合适的患者在生活方式改变的同时辅以适当的减重药物或手术干预以达到成功减重的目的。

本指南旨在指导医务人员如何在患者改善生活方式的同时，予以药物治疗以帮助患者促进减重并维持体重。此外，本指南也就处方者在为糖尿病、抑郁症及其他与肥胖相关的慢性疾病患者用药时，如何预防或减轻药物引起的体重增长给出了建议。通过对证据的系统回顾，本指南明确了可用于减轻体重的药物以及用于治疗非肥胖相关性疾病但会影响体重的药物（其中影响体重意为与体重增长明显相关且可增加患合并症风险，或可引起体重减轻）。

（二）超重或肥胖患者的临床诊疗

临床医师在临床诊疗过程中需采取如下步骤。①所有 BMI≥30 kg/m² 的成年肥胖患者每年应进行与肥胖相关的慢性疾病的筛查，包括 2 型糖尿病、心血管疾病、高血压、高脂血症、阻塞性睡眠呼吸暂停综合征、非酒精性脂肪肝疾病、骨关节炎以及重症抑郁。②密切关注国家癌症筛查指南，因肥胖者患多种恶性肿瘤的风险增加。③找出肥胖的影响因素，包括家族史、睡眠障碍、膳食紊乱、遗传因素以及环境和社会经济因素。④识别并适当地筛查引起肥胖的继发性因素（表17-1），除非有可引起继发性肥胖的疾病的既往史和（或）体格检查提示继发性肥胖，否则不需首先即进行继发性肥胖的筛查性检查。⑤严格遵循由美国心脏协会/美国心脏病学会/美国肥胖学会共同颁布的《2013 年成人超重与肥胖管理指南》，其最新版发布于 2013 年，内容涵盖了超重评估和饮食运动干预减重，以及对合适的患者施行手术减重治疗的推荐建议。⑥部分处方药物可引起体重增长，给肥胖患者用药时尽可能使用对体重无明显影响或可促进体重下降的药物。⑦为患者制定一个基于饮食、运动以及行为方式改变的综合治疗方案。

（三）药物治疗肥胖的机制

如果通过减少摄食和增加能量消耗等行为方式的改变能达到长期减重的目的，则不需要使用减肥药。减重对大多数患者来说十分困难，因体重下降引起的适应性生理反应会削弱患者对限制食物及能量摄入的控制力。体重下降后出现的能量消耗减少以及食欲增加与减重后患者体内一系列激素水平的改变有关。这些改变一部分体现了人体对体重下降的适应性反应，可引起生理上的改变以促进体重恢复。另外当患者由肥胖逐渐向健康体重转变的过程中，内分泌系统的紊乱得到了改善。纠正内分泌系统紊乱是减重所带来的健康获益的基础。

目前获批的减重药物中无一显示有长期促进产热的作用。这些药物通过影响食欲，增加饱腹感、减轻饥饿感，还可能通过帮助抵制食物诱惑、减少热量的吸收来促进减重。

如上所述，减重通常与总能量消耗量减少有关，这种消耗改变在瘦体重中是不成比例的；要维持减重后的体重，则静息能量消耗的首要决定因素也要长期保持。这意味着在临床上患者要维持体重，需长期地保证低能量摄入或高能量消耗的状态。

（四）肥胖患者能量摄入和消耗的神经内分泌系统调控紊乱

食欲中枢以及中枢神经系统控制中枢——尤其是下丘脑和脑干的信号来源于肠道、脂肪组织、肝和胰腺（图 17-1）。胃肠道扩张的信号可传送至大脑。在进食过程中，首先由肠道后段分泌胃

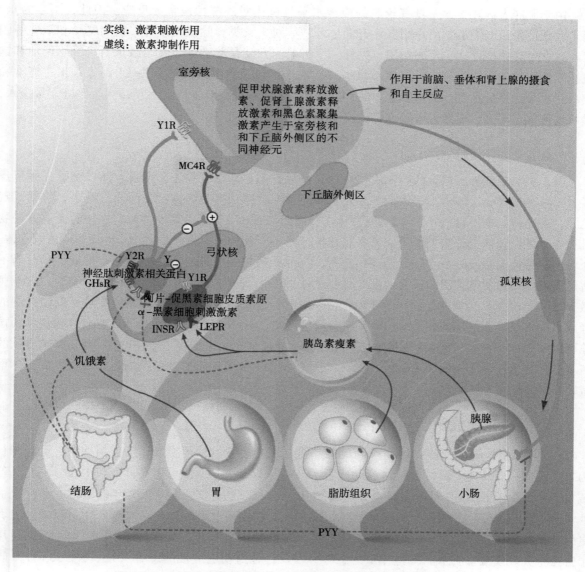

图 17-1　调节食物摄入和身体脂肪量的激素和神经通路的相互作用

注：GHsR. 生长激素分泌受体；INSR. 胰岛素受体；LEPR. 瘦素受体；MC4R. 黑皮素受体 4 类；Y1R. Y1 受体；Y2R. Y2 受体

肠激素发出饱腹感信号；这些胃肠激素包括 YY 肽（peptide YY，PYY，回肠及结肠分泌）、胆囊收缩素（cholecystokinin，CCK，十二指肠分泌）、肠抑胃肽（gastric inhibitory polypeptide，GIP，十二指肠和空场的 K 细胞分泌）和 GLP-1（回肠的 L 细胞分泌），它们在血糖的刺激下分泌，能促进胰腺分泌胰岛素和增加饱腹感。由胃分泌的胃饥饿素（ghrelin）是一种独特的胃肠激素，它能促进食欲，且其浓度随上一次用餐时间的推移而增加。这些胃肠激素同胰岛素和瘦素一样，其信号区域位于后脑和弓状核。瘦素由脂肪组织分泌，其在血液循环中的浓度与脂肪量成正比。瘦素是一种抑制食欲的激素，它可通过抑制弓状核上的神经肽 Y（neuropeptide Y，NPY）/刺鼠相关肽（agouti-related peptide，AGRP）神经元，同时激活弓状核促阿黑皮素原（pro-opiomelanocortin，POMC）/可卡因-苯丙胺相关转录（cocaine amphetamine-related transcript，CART）神经元，导致食物摄入减少并增加能量消耗。尽管如此，目前在瘦素缺陷型人群中运用瘦素治疗是否可增加能量消耗尚存在争议。

由于肥胖人群几乎普遍具有较高的瘦素水平且机体对外源性瘦素无反应。因此，迄今为止，尚未发现使用瘦素类似物治疗肥胖症有明显疗效。对于人类，除饥饿以外，诸如奖励和情感等因素在进食过程中也发挥一定的作用，另外一个影响因素就是奖励性进食。减重后饥饿感增加和饱腹感降低与食欲促进激素——胃饥饿素循环水平增加以及食欲抑制激素——PYY、CCK、瘦素和胰岛素水平的降低相关。减重后出现的食欲相关激素的改变会至少持续 1 年，从而促进能量摄入，最终促使体重回升，而激素水平也将随机体改变不断地改变。

（五）药物的作用机制

除了奥利司他外，减重药的作用靶点均在食欲控制。减重药物主要通过刺激弓状核促阿黑皮素（pro-opiomelanocortin，POMC）神经元从而促进饱腹感。有些药物已在前面讨论过，包括 5-羟色胺、多巴胺、去甲肾上腺素释放药/再摄取抑制药（图 17-2）。芬特明主要为去甲肾上腺素药物且可能具多巴胺拟交感胺类作用。氯卡色林为一种 5-羟色胺药，特异性刺激 2C 型 5-羟色胺受体。联合使用芬特明和托吡酯（一种神经稳定药，抗惊厥药物）可能具有增强作用；然而，目前尚不清楚托吡酯增强食欲抑制的机制。安非他酮为一种多巴胺和去甲肾上腺素再摄取抑制药，它能刺激 POMC 神经元。当安非他酮与纳曲酮联合使用时，由于纳曲酮可增加 POMC 神经元反馈抑制的释放，能增强安非他酮的效果。GLP-1 激动药也可通过影响 POMC 神经元而产生饱腹感。奥利司他可抑制 25%～30% 的脂肪热量吸收，且无须通过全身吸收发挥药效。另有一类不通过影响食欲的减重药物是治疗糖尿病的 SGLT-2 抑制药，它通过抑制肾小管对水和葡萄糖的重吸收从而促进体重减轻。

（六）对超重或肥胖患者的护理

1. 推荐意见一 所有 BMI≥25 kg/m² 的超重和肥胖患者的治疗措施，应包括饮食、运动和行为方式改变；而其他手段，如药物治疗适用于 BMI≥27 kg/m² 伴合并症或 BMI>30 kg/m² 的患者，减重手术适用于 BMI≥35 kg/m² 伴合并症或 BMI>40 kg/m² 的患者。这些治疗手段均应在条件允许的情况下，作为行为方式改变的辅助治疗，以减少食物摄入及增加体力活动。药物可以辅助患者更好地坚持行为矫正，对治疗初期不能锻炼的患者能增加活动量，改善身体功能。减重药物适用于曾减重失败或减重后未能维持体重的患者，以及符合药物适应证的患者（1│⊕⊕⊕⊕）（表 17-1，表 17-2）。

减重药物通过增强行为方式改变建立能量负平衡。大多数减重药通过影响食欲，从而提高饮食控制的依从性。抑制脂肪吸收的药物能够使高脂（高能量）食物摄入和促进脂肪热量的吸收障

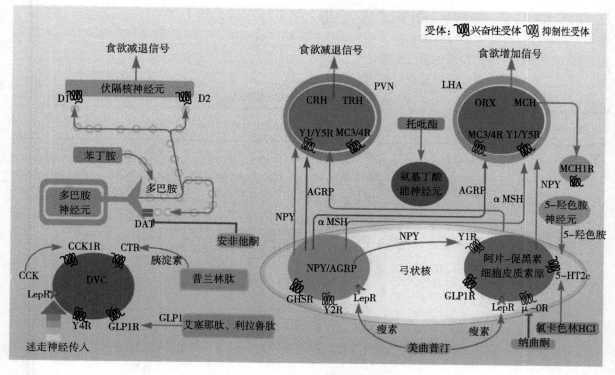

图 17-2 抗肥胖药及其作用机制

注：AGRP. 刺鼠相关肽；CCK1R. CCK1 受体；GLP1R. GLP-1 受体；CTR. 降钙素受体；D1. D2. 多巴胺受体；DAT. 多巴胺活跃转运体；DVC. 背侧迷走神经综合体；GHSR. GH 分泌受体；LepR. 瘦素受体；MC3/4R. 黑皮素 3/4 型受体；MCH1R. 黑色素浓缩激素 1 受体；NPY. 神经肽 Y；PVN. 室旁核；Y1/Y5R. Y1/Y5 受体；Y2R. Y2 受体；Y4R. Y4 受体；αMSH. α-黑素细胞刺激激素；μ-OR. μ-阿片受体

碍。药物不能独立发挥作用，它们通过增强行为改变的作用消耗热量。为了获得最大的效果，减重药物应作为生活方式改变的辅助治疗。在某些情况下，没有行为干预治疗的减重效果是有限的。不论是否有行为干预治疗为基础，药物的作用是一定的。就如同药物剂量的增加会增加体重减轻一样，行为干预的强度增加同样会有助体重减轻。患者应当意识到，在使用减重药的同时需改变生活方式，这样才能得到一个更好的减重效果。在提出上述推荐建议时，工作小组认识到不同生活方式和药物对肥胖干预的证据强度不同。建立健康的生活方式，不仅能减重，还能带来其他获益。而药物干预作为一种辅助治疗这一强烈推荐，还取决于患者的价值观和个人偏好，同时强调避免不良反应、减少经济负担和药物成本。

2. 推荐意见二 对于 BMI ≥ 27 kg/m² 且有至少一个肥胖相关合并症（如高血压、血脂异常、2 型糖尿病以及阻塞性睡眠呼吸暂停综合征）的患者和 BMI ≥ 30 kg/m² 的人群，为了长期维持体重，相较于无药物治疗，我们建议使用获批的减重药物，以改善合并症且增强行为干预的依从性，从而改善此类患者的身体功能，增加活动量（2 | ⊕⊕○○）。

通过饮食和行为干预限制热量摄入的方式在减重和控制合并症（如糖尿病、高血压和阻塞性睡眠呼吸暂停）方面已显示出较好的效果（表 17-3）。此外，辅助使用减重药物可促进体重减轻且有助于改善循环代谢。虽然减重药物作为辅助治疗的疗效肯定，但是没有证据显示单独使用减重药物可有效减轻体重。2013 年美国心脏协会/美国心脏病学会/美国肥胖学会颁布的《成人超重与肥胖管理指南》，对不同 BMI 切点与死亡事件和心血管疾病发病率相关性的观察性研究做了系统回顾和评估。该指南采用 BMI ≥ 30 kg/m²（或 BMI ≥ 27 kg/m² 伴合并症）为切点，该切点由美国 FDA 确立，可见于由美国 FDA 批准的减重药物的药品说明书中。我们的工作小组采用 BMI 切点值，发现这种分界线过于武断，仅有低质量的证据支持上述相关性。然而，我们仍不得不使用该 BMI 切点值，为患者和临床医师提供具体的方案和实用性的建议。

表 17-2　减重药物优点和缺点

药物	优点	缺点
苯丁胺	廉价（＄）	不良反应
	中等减重[a]	无长期数据[b]
托吡酯/苯丁胺	明显减重[a]	价格昂贵（＄＄＄）
	长期数据[b]	致畸
盐酸氯卡色林	不良反应	价格昂贵（＄＄＄）
	长期数据[b]	
奥利司他，处方	非系统性	轻度减重[a]
	长期数据[b]	不良反应
奥利司他，非处方	廉价（＄）	轻度减重[a]
		不良反应
纳曲酮/安非他酮	中等减重[a]	不良反应
	食物成瘾	价格中等（＄＄）
	长期数据[b]	
利拉鲁肽	不良反应	价格昂贵（＄＄＄）
	长期数据[b]	可注射

注：a. 轻度减重指减少 2%~3%，中等减重指减少 3%~5%，明显减重指减少>5%；b. 长期指 1~2 年

表 17-3　肥胖合并症和随着减重进行改良证据

合并症	随减重后改善	第一作者，年
2 型糖尿病	是	Cohen，2012；Mingrone，2012[a]；Schauer，2012；Buchwald，2009
高血压	是	Ilane-Parikka，2008；Phelan，2007；Zanella，2006
血脂异常和代谢综合征	是	Ilane-Parikka，2008；Phelan，2007；Zanella，2006
心脑血管疾病	是	Wannamethee，2005
非酒精性脂肪性肝病	多种结局	Andersen，1991；Huang，2005；Palmer，1990；Ueno，1997
骨关节炎	是	Christensen，2007；Fransen，2004；Huang，2000；Messier，2004；van Gool，2005
癌症	是	Adams，2009；Sjostrom，2009
重度抑郁	是	—
睡眠呼吸暂停综合征	是	Kuna，2013

注：a. 本研究表明，在正常 BMI 范围内增加体重（从 23 kg/m² 增加到 25 kg/m²），2 型糖尿病的风险增加 4 倍；—. 无数据

奥利司他是欧盟唯一批准可用于慢性肥胖管理的药物。我们鼓励欧洲药品管理局（European Medicines Agency，EMA）对美国现有药物进行额外审查，为在欧洲药物管理局以及其他地方进行长期临床试验提供资金支持，研究这些药物的安全性和有效性。目的是为全世界有需要的患者提供慢性肥胖管理药物。

3. 推荐意见三 对于患有未控制的高血压或有心脏疾病病史的患者，我们不推荐使用拟交感神经药物芬特明和安非拉酮（1｜⊕⊕⊕○）（表 17-4）。

（1）证据：获批用于慢性体重管理的药物说明书包括禁忌证以及注意事项，是基于获批前接受各药物治疗的 1500 余例患者的临床数据得出的。这些禁忌见表 17-4。医师应熟悉这些药品说明书，避免禁忌证，根据产品的注意事项选择合适的患者。

对于拟交感神经药芬特明和安非拉酮，它们获得监管部门的批准仅基于一项较小规模的临床试验且尚无关于心血管方面的研究。因此，尚缺乏该产品用于大规模人群的安全性证据。在作出强烈推荐时，小组成员认为其在避免不良反应方面具有较高价值，但在短期减重作用方面证据质量较低。

（2）用药建议：芬特明和安非拉酮与治疗人群中平均血压和脉率水平相关，我们不主张给有心血管疾病病史的患者使用。在高血压患者中使用此类药时，应谨慎而密切地监测其生命体征。因此，建议对具有高血压、心律失常病史、癫痫发作史的患者应谨慎使用。对于患有这些疾病的患者，5-羟色胺受体激动药（如氯卡色林）可能为更好的选择。

肥胖和抑郁症患者接受选择性 5-羟色胺再摄取抑制药或 5-羟色胺、去甲肾上腺素再摄取抑制药治疗时，可能会出现 5-羟色胺综合征，故氯卡色林并非最佳选择。这类患者选用芬特明联合托吡酯或芬特明单独使用为佳。由于奥利司他的作用机制，在所有情况下，它可能相较其他药物更为安全。其他注意事项概述见表 17-4。

4. 推荐意见四 对于所有使用减重药物的患者，我们建议在用药初始的前 3 个月内，至少每月进行 1 次疗效和安全性评估，3 个月后，至少每 3 个月进行 1 次评估（2｜⊕⊕○○）。

已有证据证明饮食、行为矫正以及合适的药物具有安全而有效的减重效果，能够改善肥胖相关合并症。为了达到最佳疗效，应定期进行随访，随访内容包括评估治疗效果、确保患者依从性、监测减重药物的安全性和有效性。患者的依从性越好，预期疗效越佳。此外，定期随访可以及早发现和处理减重药物可能引起的不良反应。美国心脏协会/美国心脏病学会/美国肥胖学会成人超重与肥胖管理指南对减重相关的随机临床试验进行评价发现，频繁地进行面对面随访，可有最佳的减重效果（每年平均 16 次访视）。

5. 推荐意见五 若减重药物对患者有效，即在用药 3 个月时体重减轻≥原体重的 5%，且安全，则推荐继续服药。若认为减重药物对患者无效，即在用药 3 个月时体重减轻<原体重的 5%，或患者在任何时间发生了安全性或耐受性问题，我们推荐停药，考虑更换药物或采用其他替代治疗方案（1｜⊕⊕⊕⊕）。

减重药物不会永久改变体重调节的生理学基础。减重药物的交叉对照试验已经证明，仅在使用减重药物时，这些药物的减重效果才持续存在。对已接受生活方式治疗的患者加用减重药物治疗时，药物也有相同的效用。据经验，患者和医务人员均认为，减重药物可在治疗初始促进体重减轻，且该初始效果能够通过随后的行为矫正得以持续。然而现有的证据并不支持这一观点。如同多种治疗高血压的药物可使血压降低到一个新的稳定水平，但当停药后血压会回升至基线水平一样，减重药物可使体重减轻到一个新的稳定水平，当停药后体重一般也会逐渐增加。

表 17-4 美国的减重药物治疗（2014 年 12 月）

药品（通用）	作用机制	剂量	状态	在饮食和生活方式基础上，平均体重减轻,% 或 kg^a；临床研究持续时间	常见不良反应	禁忌
芬特明树脂	去甲肾上腺素释放药	芬特明盐酸盐（37.5 mg），37.5 mg/d 苯丁胺（30 mg），30~37.5 mg/d	20 世纪 60 年代批准作为短期（3 个月）使用药物	3.6 kg（7.9 lb）；2~24 周	头痛、血压升高、心率升高、失眠、口干、便秘、焦虑 心血管系统：心悸、心动过速、血压升高、缺血性事件 中枢神经系统：过度刺激、烦躁、头晕、失眠、兴奋、烦躁不安、震颤、头痛、精神异常 胃肠道反应：口干、口臭、腹泻、便秘、其他胃肠紊乱 过敏性：荨麻疹 内分泌：阳痿、性欲改变	焦虑症（激动状态）、心脏病病史 不可控制的高血压 MAO 抑制药、妊娠和哺乳、甲状腺功能亢进症、青光眼、药物滥用史、拟交感胺类
二乙胺	去甲肾上腺素释放药	盐酸二乙胺苯丙酮（75 mg），75 mg/d	20 世纪 60 年代美国 FDA 批准作为短期（3 个月）使用药物	3.0 kg（6.6 lb）；6~52 周	头痛、血压升高、心率升高、失眠、口干、便秘、焦虑 心血管系统：心悸、心动过速、血压升高、缺血性事件 中枢神经系统：过度刺激、烦躁、头晕、失眠、兴奋、烦躁不安、震颤、头痛、精神异常 胃肠道反应：口干、口臭、腹泻、便秘、其他胃肠紊乱 过敏性：荨麻疹 内分泌：阳痿、性欲改变	焦虑症（激动状态）、心脏病病史 不可控制的高血压 MAO 抑制药、妊娠和哺乳、甲状腺功能亢进症、青光眼、药物滥用史、拟交感胺类

待续

续表 17-4

药品（通用）	剂量	作用机制	状态	在饮食和生活方式基础上，平均体重减轻，%或或 kg[a]；临床研究持续时间	常见不良反应	禁忌
奥利司他，处方（120 mg）	120 mg 每天 3 次	胰腺和胃的脂肪酶抑制药	1999 年美国 FDA 批准其作为慢性肥胖个人情况管理药物	2.9~3.4 kg (6.5~7.5 lb)，2.9% ~3.4%；1 年	脂溶性维生素吸收下降、脂肪痢、油性斑点，胀气、矢气、便急、油性疏散，排便增加、大便失禁	环孢素（服用奥利司他剂量 2 h 之前或之后）、慢性吸收不良综合征、妊娠和哺乳妇女、胆汁淤积、甲状腺素、华法林、抗癫痫药
奥利司他，非处方（60 mg）	60 ~ 120 mg 每天 3 次	胰腺和胃的脂肪酶抑制药	1999 年美国 FDA 批准其作为慢性肥胖个人情况管理药物	2.9~3.4 kg (6.5~7.5 lb)；2.9% ~3.4%；1 年	脂溶性维生素吸收下降、脂肪痢、油性斑点，胀气、矢气、便急、油性疏散，排便增加、大便失禁	环孢素（服用奥利司他剂量 2 h 之前或之后）、慢性吸收不良综合征、妊娠和哺乳妇女、胆汁淤积、甲状腺素、华法林、抗癫痫药
盐酸氯卡色林（10 mg）	10 mg 每天 2 次	5-HT2c 受体激动药	2012 年美国 FDA 批准其作为慢性肥胖个人情况管理药物	3.6 kg (7.9 lb)；3.6%；1 年	头痛、恶心、口干、头晕、乏力、便秘	孕妇和哺乳妇女 与下列药物合用时请谨慎使用：选择性 5-羟色胺再摄取抑制药、去甲肾上腺素再摄取抑制药/单胺氧化酶抑制药、曲坦类药物、安非他酮、右美沙芬

待 续

续表17-4

药品（通用）	作用机制	剂量	在饮食和生活方式基础上，平均体重减轻,% 或 kg[a]；临床研究持续时间	状态	常见不良反应	禁忌
芬特明（P）/托吡酯（T）	γ-氨基丁酸受体调节（T）和去甲肾上腺素释放药（P）	3.75 mg P/23 mg T ER 每天1次（基础剂量）7.5 mg P/46 mg T ER 每天1次（推荐剂量）15 mg P/92 mg P/T ER 每天1次（高剂量）	6.6 kg (14.5 lb)（推荐剂量），6.6%8.6 kg (18.9 lb)（高剂量）8.6%；1年	2012年美国FDA批准其作为慢性肥胖个人情况管理药物	失眠、口干、便秘、感觉异常、头晕、味觉障碍	孕妇和哺乳妇女、甲状腺功能亢进症、青光眼、单胺氧化酶抑制药、交感神经胺
纳曲酮/安非他酮	多巴胺和去甲肾上腺素再摄取抑制药（安非他酮）和阿片拮抗药（纳曲酮）	32 mg/360 mg，2片/次，每天4次（高剂量）	4.8%；1年	2014年美国FDA批准其作为慢性肥胖个人情况管理药物	恶心、便秘、头痛、呕吐、头晕	不可控制的高血压、癫痫、神经性厌食症或贪食症、药物或酒精戒断、单胺氧化酶抑制药
利拉鲁肽	GLP-1激动药	3.0 mg 注射	5.8kg；1年	2014年美国FDA批准其作为慢性肥胖个人情况管理药物	恶心、呕吐、胰腺炎	甲状腺髓样癌病史、2型多发性内分泌腺瘤病史

注：a. 减轻体重中较安慰剂对照组多出的部分与初始体重的比值或较安慰剂对照组相比每千克体重中减轻的体重

6. 推荐意见六 若将治疗肥胖的药物作为综合生活方式干预的辅助治疗，我们建议初始剂量应在推荐剂量的基础上根据患者用药后的疗效和耐受性逐渐加量，但不可超过获批的最大用量（2｜⊕⊕○○）。

经批准的长期治疗肥胖药物的推荐剂量如下：奥利司他 120 mg，每天 3 次；芬特明/托吡酯 7.5 mg/46 mg，每天 1 次；氯卡色林 10 mg，每天 2 次；纳曲酮/安非他酮，8 mg/90 mg，2 片，每天 2 次；利拉鲁肽 3 mg，每天 1 次皮下注射。

奥利司他为非处方药物，剂量为 60 mg，每天 3 次。与安慰剂相比，这个剂量可产生显著的体重下降。推荐的处方剂量为 120 mg，每天 3 次，该剂量已被证实有较好的安全性及有效性，因此为首选剂量。尚无临床试验证据证明超过此种剂量具有更大的有效性，处方剂量不应超过 120 mg，每天 3 次。已有研究支持 120 mg，每天 3 次的奥利司他可以治疗青少年肥胖。

由于芬特明/托吡酯是缓释的，起始治疗时应逐步增大剂量。临床试验数据支持起始剂量为 3.75 mg/23 mg，每天 1 次，并且维持此种剂量至少 2 周。如果患者可以耐受此种药物，逐渐加量至 7.5 mg/46 mg。由于临床研究中多数的耐受剂量为 7.5 mg/46 mg，因此只有在 12 周内体重下降不足 3% 时方可考虑增加剂量，可增加至 11.25 mg/69 mg，然后加至 15 mg/92 mg。因为在突然停用托吡酯的癫痫患者中观察到有癫痫发作，因此药物说明书上推荐在 3~5 d 逐渐减少剂量。

氯卡色林的推荐剂量为 10 mg，每天 2 次。在临床试验中，氯卡色林 10 mg，每天 1 次与每天 2 次产生的体重下降几乎相同。

纳曲酮/安非他酮为复合药物，剂量为 8 mg/90 mg，初始用法为早晨 1 片，1 周后，晚餐前加 1 片。如患者能够耐受，第 3 周剂量增加至晨起 2 片，第 4 周晚餐前增加至 2 片，此为最大量。如在增加剂量的过程中出现恶心等不良反应，则应该在耐受后再增加剂量。如患者不能在 12 周内体重下降 5% 以上，则停用该药。

利拉鲁肽的起始剂量为 0.6 mg，每天 1 次，皮下注射。此后可以每周增加 0.6 mg 直至最大剂量为每天 3.0 mg。如果在增加剂量的过程中出现恶心等不良反应，则应在耐受后再增加剂量。

作为单药治疗，不同剂量的芬特明与其他拟交感神经药物的药效之间没有对比数据。因此，不应超过该类药物的每天最大剂量，芬特明 30 mg（芬特明树脂片 37.5 mg），或芬特明薄片 75 mg。

7. 推荐意见七 对于肥胖及超重的 2 型糖尿病患者，除了一线药物二甲双胍外，我们推荐应用同时具有降体重效果的降糖药（如 GLP-1 类似物或 SGLT-2 抑制物）（2｜⊕⊕⊕○）。

对于同时有肥胖及 2 型糖尿病的患者，如果应用二甲双胍、GLP-1 类似物（如艾塞那肽、利拉鲁肽）以及新型药物 SGLT-2 抑制物中的一个或多个，患者可以得到降糖及体重下降的双重获益。临床试验比较 GLP-1 激动药和其他降糖药物对体重下降的影响发现，GLP-1 在某些患者中可以获得更大程度的体重下降，可降低体重 5.5~8 kg。尽管包括二甲双胍和 SGLT-2 抑制药的其他降糖方案可以产生中等程度的体重下降，如大多数研究为 1~3 kg，但是尚无该药物联合生活方式治疗的研究，因此，全面的减重潜力尚不清楚。简而言之，由于一些降糖药对部分患者在降糖的同时有显著的降体重作用，糖尿病患者为达到减重目的考虑应用其他降低体重药物之前应先尝试应用一种或多种这些药物。大多数试验支持 GLP-1 激动药。

8. 推荐意见八 有心血管疾病的患者寻求减重的药物治疗时，我们建议应用非拟交感神经药物，如氯卡色林和（或）奥利司他（2｜⊕○○○）。

有心血管疾病病史的患者可能对交感神经的刺激较敏感，因此首先推荐没有心血管刺激（增加血压及脉搏）的药物。对于存在心血管疾病需药物降低体重的患者，可以应用氯卡色林和奥利司他。与芬特明及托吡酯相比，这些药物升高血压的风险降低。在随机对照试验中，与安慰剂相比，氯卡色林可以更大幅度的降低血压和脉搏。

（七）引起体重增加的药物及替代药物

很多处方药与体重增加有关。药物引起的体重增加是可以预防的。对于所有的患者，尤其是 BMI>27 kg/m² 伴有合并症或 BMI>30 kg/m² 者，应该权衡治疗方案的预期临床疗效及不良反应之间的利弊，包括可能的体重增加。如果没有可替代的治疗，应用产生临床疗效的最小剂量可能会预防药物诱导的体重增加。在进行一线治疗或改变药物时，应谨慎考虑患者的起始体重、心血管疾病风险、糖尿病及其他肥胖相关的合并症，以及药物治疗的获益。

1. 推荐意见一 在治疗超重或肥胖的 2 型糖尿病患者时，我们推荐降体重及不增加体重药物为 1 线及 2 线治疗药物（1 | ⊕⊕⊕○）。

二甲双胍弱的降体重效应可能是通过多个机制实现的。尽管如此，在动物模型中，二甲双胍介导了明显的抑制脂质聚积，通过 AMP 激活的蛋白激酶-烟酰胺磷酸核糖基转移酶-1 介导的代谢改变，证明二甲双胍可以治疗肥胖。GLP-1 激动药如艾塞那肽和利拉鲁肽已被证明有轻度降体重作用。普兰林肽是白糊精类似物，可以通过增加饱腹感及减少食物摄入促进体重下降。DPP-4 抑制药对体重无影响或可以引起极小的体重改变。葡糖苷酶抑制药如阿卡波糖及米格列醇对体重无影响或可以引起极小的体重改变。

降糖治疗时，内科医师应该考虑降糖药物对体重的影响，尽可能考虑应用能减低体重或对体重无明显影响的降糖药。

体重增加通常与糖尿病治疗有关。应用胰岛素、磺脲类及其他促胰岛素分泌药如格列奈类和噻唑烷二酮类药物后，患者在短期内（3~6 个月）最多可以增加 10 kg。在糖尿病预防项目（participants in the diabetes prevention program）中，口服二甲双胍（850 mg，每天 2 次）的糖耐量异常患者体重下降了 2.1 kg，安慰剂组下降了 0.1 kg。近期的一项在首次用药的 2 型糖尿病患者中进行的研究比较了西格列汀联合二甲双胍与吡格列酮的效果，发现前者可致体重下降（1.4 kg），而后者导致体重增加（3.0 kg）。对应用艾塞那肽（$n=6280$）、西格列丁（$n=5861$）及胰岛素（$n=32\ 398$）治疗的患者进行回顾性分析，提示艾塞那肽治疗组体重平均降低 3 kg，西格列丁治疗组下降 1.1 kg，胰岛素治疗组增加 0.6 kg。

一项为期 1 年的试验比较了 2 种剂量的利拉鲁肽（1.2 mg 及 1.8 mg）与格列美脲 8 mg 对体重的影响，利拉鲁肽组（1.2 mg 及 1.8 mg）分别降低了 2.05 kg、2.45 kg，而格列美脲组增加了 1.12 kg。利拉鲁肽组（1.2 mg 及 1.8 mg）HbA1c 分别显著降低了 0.84% 及 1.14%（$P<0.0001$），格列美脲组 HbA1c 降低了 0.51%。17 个随机安慰剂对照试验分析表明，所有的 GLP-1 激动药可以使 HbA1c 降低 1%。对 25 项研究进行的 meta 分析表明，与安慰剂组相比，DPP-4 抑制药西格列丁及维格列丁分别使 HbA1c 降低 0.7% 及 0.6%。

近期的一个综述直接比较了降糖药的作用，在首次用药患者中，DPP-4 抑制药降低 HbA1c 的能力弱于二甲双胍（0.28%），与噻唑烷二酮类药物降糖效果相似。DPP-4 抑制药比二甲双胍有更好的胃肠道耐受性，但对体重无明显影响。另一项 meta 分析发现，除了 DPP-4 抑制药，糖苷酶抑制药和 GLP-1 类似物（-1.8~+0.6 kg），多数二线治疗药物促进体重增加（1.8~3.0 kg）。普兰林肽可以与胰岛素合用，也可以帮助降低体重。一项 meta 分析显示与对照组相比，应用普兰林肽可降低体重 2.57 kg。

SGLT-2 抑制药达格列净和卡格列净是一类新的降糖药物，通过减少近端肾小管对葡萄糖的重吸收，使尿糖排泄增加。最近的一项综述及 meta 分析表明，这类药物不仅有控制血糖的作用，而且对体重也有影响。8 项研究超 12 周的时间比较了 SGLT-2 抑制药及安慰剂对体重的影响，与安慰剂组比，前者体重改变的平均百分比为-2.37% [95%可信区间（confidence interval，CI）-2.73 ~ -2.02]，3 项研究发现达格列净与安慰剂比较，体重平均下降 2.06%（95%CI -2.38 ~ -1.74），5 项研究发现卡格列净与安慰剂比较，体重平均下降 2.61%（95%CI -3.09 ~ -2.13）。因此卡格列净的减重效果似乎优于其他，尽管并没有统计学意义。这项研究可能低估了这类药物的减重效果，因为研究时间仅为 12 周。52 周的研究发现，在 24 周时体重下降达最大程度，且没有反弹。

此外，由于单用此类药物不会引起低血糖，因此其对运动的限制更少。只有当应用胰岛素和可以促进内源性胰岛素释放的药物如磺脲类及格列奈类药物时，尽管降低了血糖的水平，但是通常需要调整运动以避免低血糖。因此，糖尿病患者中，优先选择二甲双胍、肠促胰岛素类药物及 SGLT-2 抑制药可以减少运动相关的低血糖，增加了运动的安全性及有效性，因此支持此种降体重治疗策略。

2. 推荐意见二 肥胖的 2 型糖尿病患者需要胰岛素治疗时，我们建议增加以下至少一种药物：二甲双胍、普兰林肽或 GLP-1 激动药，以减少胰岛素相关的体重增加。对于这类患者，一线胰岛素为基础胰岛素，比单独应用胰岛素或胰岛素联合磺脲类药物更佳。我们也建议基础胰岛素的应用优于预混胰岛素或多种胰岛素合用（2｜⊕⊕⊕○）。

胰岛素仍然是控制血糖的最有效药物。但是，多个大型研究显示，不论是单用或与口服药联合应用，胰岛素可以增加体重。meta 分析及对照试验显示，二甲双胍与胰岛素同时联用或应用胰岛素后加用二甲双胍可与单用胰岛素产生相似的降糖效果，但没有体重的增加。

胰淀素类似物已被美国 FDA 批准与胰岛素联用。meta 分析及对照试验显示，二甲双胍联合胰岛素或者应用胰岛素前开始应用二甲双胍可与单用胰岛素产生同样的降糖效果，但没有体重的增加。不同剂量的普兰林肽加到多个胰岛素治疗方案中的研究显示，在 120 g 剂量治疗组体重下降 1.4 kg，HbA1c 减少了 0.62% ~ 0.68%。此外，普兰林肽与甘精胰岛素或地特胰岛素合用可以预防体重增加。其他研究也发现应用普兰林肽可以减少超过 3 kg 的体重。

对其他减少体重的治疗策略也进行了研究，包括联合应用基础胰岛素和 DPP4 抑制药西格列汀，基础胰岛素和利拉鲁肽及二甲双胍合用。在 HbA1c 为 7.1% ~ 10.5% 的成人 2 型糖尿病患者中，Bues 等对单用甘精胰岛素或甘精胰岛素联用二甲双胍或吡格列酮，或联用二甲双胍及吡格列酮的患者加用艾塞那肽或安慰剂后进行评估，除了明显的 HbA1c 的下降，艾塞那肽组的体重减轻了 1.8 kg，而安慰剂组体重增加了 1.0 kg（组间差异-2.7 kg，95%CI -3.7 ~ -1.7）。

最后，在基础胰岛素类似物相较于每天 2 次或 3 次餐时胰岛素类似物治疗中，也观察到体重的获益。2 型糖尿病的 3T 试验中接受二甲双胍/磺脲类药物治疗患者，与应用门冬胰岛素（每天 2 次或 3 次）相比，起始应用地特胰岛素（必要时可每天 2 次）治疗组在 1 年随访时体重增加最小（1.9 kg 与 4.7 kg、5.7 kg 比较，地特胰岛素与 2 次、3 次用药频率比较，体重分别增加 1.9 kg、4.7 kg、5.7 kg），而且这种体重的优势在随访 3 年时持续存在。

3. 推荐意见三 在肥胖的 2 型糖尿病伴高血压时，我们推荐 ACEI、ARB 和 CCB 而不是 β 受体阻滞药作为一线治疗药物（1｜⊕⊕⊕⊕）。

肥胖患者中，血管紧张素过度表达直接导致了肥胖相关的高血压，支持 ACEI 为 1 线治疗药物。CCB 在治疗肥胖相关高血压时也是有效的，且不会引起体重的增加或血脂的改变。ACEI 及 ARB 不会引起糖尿病患者体重增加及胰岛素抵抗，并且具有肾保护作用。

如果需要的话，推荐使用具有扩血管成分的选择性或非选择性 β 受体阻滞药如卡维地洛、奈必洛尔，因为与其他非选择性 β 受体阻滞药相比，这些药物对体重增加和糖脂代谢的影响更小。

对使用酒石酸美托洛尔与卡维地洛降压的患者进行对比研究，发现前者平均体重增加了 1.19 kg，提示体重的增加并不是 β 肾上腺能受体阻滞药这类药物的不良反应。对一系列的治疗高血压（治疗周期至少6个月）的随机对照试验进行meta分析，提示与对照组相比，β受体阻滞药组患者体重更大，与对照组相比，平均体重变化是1.2 kg。第二次澳大利亚国家高血压研究显示，与起始应用利尿药治疗高血压相比，起始应用ACEI药物具有微弱的更好的心血管预后。

4. 推荐意见四　需要抗抑郁治疗时，推荐向患者说明抗抑郁药物对体重可能的影响，进而与患者共同选择药物。同时应考虑预期的治疗周期（1｜⊕⊕⊕○）。

抗抑郁药物长期应用致体重增加的程度差异较大。Serretti和Mandelli进行了一项meta分析，评估主要的抗抑郁药物与体重增加的相关风险。选择性5-羟色胺再摄取抑制药中，长期应用帕罗西丁可引起最大的体重增加。三环类抗抑郁药中，阿米替林具有最大的致体重增加潜力，长期应用米氮平（一种去甲肾上腺素和特异性5-羟色胺能抗抑郁药）也与体重增加有关。其他特殊的三环类药物包括去甲替林也与体重增加有关，而丙咪嗪对体重的影响似乎是中性的。选择性5-羟色胺再摄取抑制药如氟西汀和舍曲林在急性治疗期（4~12周）可引起体重下降，在维持期（>4个月）对体重的影响是中性的。西酞普兰及依他普仑对体重无明显影响。在去甲肾上腺素和5-羟色胺能再摄取抑制药中，认为文拉法辛和度洛西汀在长期治疗时可引起体重的轻度增加，尽管文拉法辛的长期数据比较少。安非他酮能选择性抑制多巴胺的再摄取及更低程度的抑制去甲肾上腺素的再摄取，它是唯一的可以持续引起体重下降的抗抑郁药物。安非他酮起初是被批准用于治疗抑郁及戒烟。在临床试验中，它抑制食欲及食物摄取，且显著地降低了体重。该指南应用的综述只能证实阿米替林使体重增加（1.8 kg），米氮平使体重增加（1.5 kg），安非他酮使体重下降1.3 kg，氟西汀使体重下降1.3 kg。其他的抗抑郁药与体重改变的关系的证据质量较低。

5. 推荐意见五　临床需要抗精神病药物时，推荐选择对体重无明显影响的药物，而不是可引起体重增加的药物。向患者交代药物对体重的预期影响，与患者共同选择药物，并取得知情同意（1｜⊕⊕⊕○）。

与经典的抗精神病药物相比，尽管一些新型的抗精神病药物具有更好的耐受性，但是其却具有使体重增加的不良反应。非典型抗精神病药物对组胺（H_1）受体、抗胆碱能效应、5-羟色胺2C型拮抗效应的差异可能解释药物对体重增加上的差异。临床上应该考虑药物引起的体重增加，因为它可能降低患者的依从性，且对已经肥胖或超重的患者产生不良的健康影响。Henderson等指出，氯氮平治疗46个月时，体重增加，伴随三酰甘油水平的显著增加，随访5年后，2型糖尿病的发生率增加了37%。一项比较5种抗精神病药物效果的随机对照试验发现，与基线体重相比，体重增加>7%的发生率分别为：奥氮平组30%、喹硫平组16%、利培酮组14%、奋乃静组12%、齐拉西酮组7%。Allison和Casey指出，将奥氮平更换成齐拉西酮后，患者的体重下降了，这种体重的下降伴随血脂谱及糖耐量的改善。一项6周双盲试验中，患者被随机分配到齐拉西酮组（$n=136$）和奥氮平组（$n=133$）。奥氮平组体重显著增加（3.6 kg），齐拉西酮组体重增加了1.0 kg。对9个随机对照试验进行回顾分析，比较齐拉西酮与氨磺必利、氯氮平、奥氮平、喹硫平、利培酮的效应，结果显示，齐拉西酮比奥氮平（5个RCT；$n=1659$例；平均体重变化差值-3.82；95%CI -4.69~-2.96）、喹硫平（2个RCT；$n=754$例；相对风险0.45；95%CI 0.28~0.74）、利培酮（3个RCT；$n=1063$例；相对风险0.49；95%CI 0.33~0.74）具有更小的体重增加的不良反应。与奥氮平、喹硫平、利培酮相比，齐拉西酮对胆固醇的增加影响更小。最后，对青年精神病患者应用抗精神病药物的34个试验进行综述，发现体重的增加分别为：奥氮平3.8~16.2 kg，氯氮平0.9~9.5 kg，利培酮1.9~7.2 kg，喹硫平2.3~6.1 kg，阿立哌唑0~4.4 kg。尽管不同的抗精神病药物对体重增加的影响不同，经由体重依赖机制对糖尿病前期的影响可能是相同的。

6. 推荐意见六　患者需要应用抗癫痫药物时，考虑到潜在的增加体重的可能，我们推荐向患者说明药物对体重的预期影响，与患者共同选择药物，并获得药物使用的知情同意（1｜⊕⊕⊕○）。

与体重下降有关的抗癫痫药物有非尔氨脂、托吡酯和唑尼沙胺。与体重增加有关的抗癫痫药物有加巴喷丁、普瑞巴林、丙戊酸、氨己烯酸和卡马西平。对体重无明显影响的抗癫痫药物有拉莫三嗪、左乙拉西坦和苯妥英。在临床实践中，常规测量患者体重非常重要，同时应基于患者的具体情况，在不影响治疗效果的情况下选择抗癫痫药物治疗的剂量。

丙戊酸在成人和儿童中均可引起体重增加。用丙戊酸单药或多药治疗成人癫痫病的回顾性分析发现，24% 的患者体重轻到中度增加（比基线体重增加 5%~10%），47% 的患者体重明显增加（较基线体重增加>10%）。44 例应用加巴喷丁治疗至少 12 个月的患者中，与用药前相比，57% 体重增加了 5% 以上，10 例（23%）体重增加了 10% 以上。我们提出的系统性综述提示增加体重的有加巴喷丁（治疗 1.5 个月后增加 2.2 kg）和双丙戊酸钠（相对风险比 2.8；95%CI 1.30~6.02）。卡马西平是经典的抗癫痫药物，尽管不像丙戊酸或加巴喷丁明显，也与体重增加有关。应用抗癫痫药物治疗的 66 例患者中，服用卡马西平治疗的有 66.7% 在随访 6~8 个月时体重平均增加了 1.5 kg。

7. 推荐意见七　女性 BMI>27 kg/m² 有合并症或 BMI>30 kg/m² 需要避孕时，在让患者知晓药物的风险和获益的情况下，由于注射避孕药可引起体重增加，我们建议口服避孕药物（如没有口服药的禁忌）（2｜⊕○○○）。

（1）证据：避孕药在剂量和成分上并不相同，有的是单纯的孕激素，有的是雌孕激素联合。某些孕激素有雄激素或抗雄激素特性。避孕药与体重增加关系的研究结果是不一致的，而且由于避孕药包含雌激素的剂量不同，且孕激素有不同的雄激素或抗雄激素作用，因此目前为止进行的研究不能进行比较。而且，比较避孕药与安慰剂的方法通常会引起伦理上的争论。Gallo 等仅记录到 4 个包括了安慰剂组或未干预组的试验，尚无证据支持联合激素（雌激素加孕激素）的避孕药与体重改变有关。此外，该作者检索了 79 个联合激素避孕药的试验，结论是在体重方面无明显的差异。此外，在研究组间，由于体重的改变导致中断联合激素的避孕药在各组间没有差异。

应用仅含孕激素成分的避孕药引起体重增加的证据有限。大多数的研究在 12 个月时体重平均增加少于 2 kg。尽管如此，应该指出这些试验均是在体重正常的女性中进行的，已经排除了肥胖个体。

（2）附注：选择性研究已经报道了在 BMI>27 kg/m² 的女性中，避孕药的失败率增加。这方面的数据是有争议的，应该基于个人情况在合适的患者中进行讨论。

8. 推荐意见八　抗病毒药物引起的体重增加及脂肪的重新分布是不可避免的，因此建议应用抗病毒药物治疗的患者应该监测体重和腰围，以及相关的心血管风险（2｜⊕⊕⊕○）。

治疗人类免疫缺陷疾病的药物包括抗病毒治疗和蛋白酶抑制药。尽管可以有效抑制 HIV 病毒的活性，该类药物因为可以引起内脏脂肪积聚及脂质营养不良而可能导致体重增加。一项包括 10 例 HIV 患者的研究发现，应用含有蛋白酶抑制药在内的治疗方案治疗 6 个月后，体重平均增加了 8.6 kg（P=0.006）。

9. 推荐意见九　由于类固醇类激素通常会引起体重的增加，因此对慢性炎症性疾病如类风湿关节炎等，如果可能，我们建议应用非类固醇类消炎药和改善病情的抗风湿药（2｜⊕⊕⊕○）。

如果可以，在慢性炎性疾病的治疗中应避免长期类固醇治疗，以避免超重或肥胖者的体重增加。体重增加及其对合并症的影响应作为糖皮质激素治疗的常见不良反应来考虑，这在风湿性疾病尤其重要，如肥胖在骨关节炎患者中会导致更严重的残疾和运动能力降低，将影响活动能力和生活的质量。一项系统性综述报道，根据 4 个随机对照试验的数据得出在类风湿关节炎中糖皮质激素可以导致重量增加 4%~8%。另一项研究表明，与柳氮磺吡啶相比，经过 1 年糖皮质激素治疗患者体重增加了超过 1.7 kg，另有研究表明经 24 周的泼尼松治疗后体重增加了 2.0 kg 以上。

10. 推荐意见十　建议使用中枢神经系统活性少、镇静作用小的抗组胺药减少体重增加

(2 | ⊕⊕○○)。

关于在镇静性与非镇静性抗组胺药引起体重增加的潜在差异的研究尚无定论，因为体重很少作为抗组胺药研究的主要结果，但是似乎越有效的抗组胺药，越能引起更大的体重增加。最近的一项研究表明，应用处方 H_1 抗组胺药的患者中超重的风险比增加。此外，一项从 2005—2006 年美国全国健康和营养调查（2005—2006 National Health and Nutrition Examination Survey）数据的研究发现，应用了 H_1 抗组胺药处方的患者与匹配的对照组相比，具有较高的体重、腰围和胰岛素水平。

（八）被批准治疗其他疾病的药物用于治疗肥胖视为超范围用药

我们不建议用于治疗其他疾病的药物单纯用于减重。这种治疗性研究可以在患者被充分告知的情况下，由专业的医疗服务人员进行研究（无最佳的实践建议）。

在一些肥胖患者中，某些医师可能会应用治疗其他疾病的经典药物达到减轻体重的目的。常用的药物包括抗癫痫药物中的托吡酯及唑尼沙胺，二甲双胍，GLP-1 激动药如利拉鲁肽和艾塞那肽，抗抑郁药如安非他酮，治疗注意力缺陷多动症的哌甲酯和甲状腺激素。虽然一些医师已经应用了这些药物，但是联合应用这些药物代表了超范围用药。非体重管理或内分泌领域专家的医师不建议超范围用药。

如果选择给患者应用未被美国 FDA 批准用于减重或长期应用的药物达到减重的目的，至少应该告知患者该方法没有有效性及安全性的评估，且未被美国 FDA 批准。

具体讨论的细节及此种方法的风险及获益应该记录在患者的医疗档案中。医师应该与患者讨论美国 FDA 批准的减重药并记载超范围用药的原因。医院外销售减重药应该被避免，因为这可能被解释成卖方利益的代表。

虽然芬特明被美国 FDA 批准用于减少体重，但是它没有被批准长期使用。这给临床医师带来了难题，因为一旦停药，体重可能会反弹，避免这种情况的一种方法就是尝试间断用药。该方法看起来是有效的，而且患者可能会间断的暴露于一些可促进体重增加的环境因素，因此这种方法可能也是合适的。但是如果想要通过这个途径来了解减重药物对体重调节的效果，其逻辑性就有待考究了。长期过量应用芬特明是否合理仍然缺乏定论，尽管如此，某些地区可能没有途径提供明确的建议，临床医师只好做出自己的专业判断。

芬特明是目前应用的最广泛的减重药，而且也可能大多数处方是超范围用药。这可能是因为与其他减重药相比，芬特明的花费更少。尽管最近的一项对 269 例长期应用芬特明患者的研究表明，其潜在成瘾的风险较低，但目前没有关于该药长期应用的安全性及有效性方面的数据。此外，最近一项对芬特明单药和联合用药减轻体重的研究发现，单独应用芬特明每天 15 mg 在 6 个月时可使体重下降 7% 以上。目前，关于长期单独应用芬特明减重的严重不良反应方面的证据很少。临床广泛应用芬特明已超过 20 余年，目前没有严重不良反应的证据，甚至在缺乏长期可控的安全性及有效性方面的数据的情况下，只要患者具有以下几种情况，临床医师长期应用芬特明就是合理的：没有严重的心血管疾病的证据；没有严重的精神病史或药物滥用史；已告知患者经美国 FDA 批准的可长期应用安全有效的减重药，但芬特明除外；应用芬特明时没有引起脉搏或血压的明显增加；应用芬特明时可产生明显的降体重效果。诸方面的考虑需记录在患者的临床档案中，在患者随访时都应该记载该药为超范围用药。该药起始剂量为 7.5 或 15 mg/d，只有患者未达到有临床意义的体重下降时方可增加剂量。增加剂量时，患者应当至少每月随访 1 次，剂量稳定后，至少 3 个月随访 1 次。

（翻译：陈燕铭 朱碧连）

·解读·

随着饮食结构和生活方式的改变，肥胖的患病率日益增长。目前全球有 1/3 的成人和 1/4 的儿童超重，肥胖人数高达 6.71 亿。肥胖症已成为全球流行病。对肥胖症并伴有危险因素和合并症的患者，减重是改善身体状况的有效手段。2013 年美国心脏协会/美国心脏病学会/美国肥胖学会联合发布了《2013 成人超重与肥胖管理指南》，其中包含通过生活方式、饮食、运动及手术等措施干预肥胖。虽然其中也提到了减重药物治疗，但并未进行详细阐述。当时仅有少数几种减重药物上市，因此可供指南参考的随机临床试验证据也极少。2015 年 1 月美国内分泌学会的委员，协同欧洲内分泌协会和肥胖协会，就目前临床对体重有影响的药物进行了以循证为基础的药物使用综述，结合近年来美国 FDA 对药物的批准文件，制定了《肥胖的药物管理：美国内分泌学会临床实践指南》。该指南以循证医学为基础，用 GRADE 系统明确了证据质量和推荐强度。指南从减重药物的选择时机、适应证和禁忌证、合并症的用药选择和用药注意事项进行了详细的阐述，填补了 2013 版指南关于肥胖药物管理的空白。本文将对上述内容逐一进行解读。

一、减重药物的选择时机

该指南首先强调了生活方式干预的重要性，指出无论使用药物，还是更强化的手术治疗，饮食、运动和行为方式的干预都是所有减重治疗的基础。对所有 BMI ≥ 25 kg/m² 的人群进行生活方式干预。药物治疗只是行为方式修正的辅助手段，主要针对 BMI ≥ 27 kg/m² 并伴有合并症或 BMI ≥ 30 kg/m² 的患者。旨在帮助患者更容易开始并坚持饮食控制，增加体力活动，使其能长期保持良好的生活习惯并维持理想体重，改善合并症的控制。指南强调，单纯药物治疗不能达到减重的目的，必须在饮食、运动和行为干预综合治疗的基础上，辅助药物治疗。

二、减重药物的适应证和禁忌证

目前获批有减重效果的药物共 7 种，包括芬特明树脂、安非拉酮、奥利司他、氯卡色林、芬特明/托吡酯的合剂、纳曲酮/安非他酮和利拉鲁肽。指南对这 7 种药物的用法用量、作用机制、常见不良反应和禁忌证以表格形式一一进行了描述。

1. 芬特明　芬特明的作用机制是促进去甲肾上腺素释放。推荐剂量芬特明盐酸盐 37.5 mg/d，苯丁胺 30~37.5 mg/d，可以短期（3 个月）使用，平均降低体重 3.6 kg。主要不良反应包括心血管系统症状，如血压升高、心悸、心动过速、心肌缺血等；中枢神经系统症状，如头痛、失眠、焦虑、多动、眩晕、欣快、精神异常等；消化道症状，如口干、味觉异常、腹泻、便秘等。本品在焦虑症、心脏病、未控制的高血压、妊娠及哺乳期女性、甲状腺功能亢进症、青光眼等疾病禁用。

2. 安非拉酮　安非拉酮的作用机制也是促进去甲肾上腺素释放，推荐剂量是盐酸二乙胺苯丙酮 75 mg/d，可以短期（3 个月）使用，平均降低体重 3.0 kg。不良反应和禁忌证与芬特明相同。

3. 奥利司他　它是胰腺及胃的脂肪酶抑制药，1999 年美国 FDA 批准其用于长期体重维持，平均 1 年可以降低体重 2.9~3.4 kg。主要不良反应与作用相关，包括脂溶性维生素吸收降低和排便相关异常，包括次数增多、排油、腹泻、胃肠胀气、大便失禁等。禁用于妊娠、哺乳妇女，胆汁淤积患者。不能与甲状腺素、华法林、抗癫痫药合用。

4. 氯卡色林　5-羟色胺 2C 受体激动药。推荐剂量为 10 mg，每天 2 次。2012 年美国 FDA 批准其用于长期体重维持，平均1年可以降低体重3.6 kg。主要不良反应为头痛、恶心、口干、眩晕、疲劳、便秘。妊娠及哺乳期妇女禁用。

5. 芬特明/托吡酯的合剂　γ氨基丁酸受体调节加去甲肾上腺素释放，基础剂量是3.75 mg P/23 mg T ER 每天1次；推荐剂量7.5 mg P/46 mg T ER 每天1次；高剂量可用至15 mg P/92 mg P/T ER 每天1次。因为在突然停用托吡酯的癫痫患者中观察到有癫痫发作，因此药物说明书上推荐在3~5 d 逐渐减少剂量。2012年美国FDA批准其用于长期体重维持，平均1年可以降低体重6.6~8.6 kg。主要不良反应为失眠、口干、便秘、感觉异常、眩晕和味觉异常。妊娠及哺乳期妇女、甲状腺功能亢进症、青光眼患者禁用，不能与单胺氧化酶抑制药和拟交感神经药物合用。

6. 纳曲酮/安非他酮　多巴胺和去甲肾上腺素再吸收的抑制药和阿片类拮抗药。初始用法为早晨1片，1周后，晚餐前加1片。耐受后，第3周剂量增加至晨起2片，第4周晚餐前增加至2片，此为最大量。如果在增加剂量的过程中出现恶心等不良反应，则应该在耐受后再增加剂量。2014年美国FDA批准其用于长期体重维持，平均1年可以降低体重4.8%。主要不良反应为恶心、便秘、头痛、呕吐、眩晕。未控制的高血压、厌食症或食欲亢进、药物或酒精戒断治疗中使用单胺氧酶抑制药者禁用。

7. 利拉鲁肽　利拉鲁肽属于GLP-1受体激动药是2型糖尿病二线降糖药物。建议从小剂量逐渐增加，起始剂量为0.6 mg，每天1次皮下注射。此后可以每周增加0.6 mg 直至最大剂量每天3.0 mg。其推荐剂量3.0 mg 皮下注射。2014年每年美国FDA批准其用于长期体重维持，平均1年降低体重5.8 kg。主要不良反应为恶心、呕吐、胰腺炎。禁用于髓样甲状腺癌病史和2型多发内分泌腺瘤患者。

指南建议减重药物作为生活干预手段的辅助治疗时，为提高药物的耐受性和安全性，建议逐渐加量，不可超过获批的最大用量。为了达到最佳疗效，指南建议定期随访，随访内容包括评估治疗效果、患者依从性、药物安全性和有效性。指南根据随机临床试验数据进行评估，指出每年平均16次访视有最佳的减重效果。

指南建议在减重药物使用期间，定期对患者进行安全性评估。在开始的3个月，每个月都应该进行评价，此后每3个月评价1次。用药3个月后评估有效性，若体重减轻≥原体重的5%且安全，则推荐继续服药。若在用药3个月时体重减轻<原体重的5%或患者在任何时间发生了安全性或耐受性问题，我们推荐停药，考虑更换药物或采用其他替代治疗方案。

三、肥胖合并其他疾病的用药选择和注意事项

肥胖往往伴随糖尿病、血脂异常、高血压和心血管疾病等代谢相关疾病，或抑郁等精神类疾病。指南建议这些患者在选择减重药物时，应考虑药物对合并症的不良反应，选择安全性相对较好的药物。肥胖常见合并症的药物治疗，部分药物可以增加体重。指南指出，很多处方药与体重增加有关，而药物引起的体重增加是可以预防的。对于所有的患者，尤其是BMI>27 kg/m² 伴有合并症或BMI>30 kg/m² 的患者，应该权衡治疗方案的预期临床疗效及不良反应之间的利弊，包括可能的体重增加。如果没有可替代的治疗，应用产生临床疗效的最小剂量可能会预防药物诱导的体重增加。为避免治疗中出现体重增加，该指南针对上述疾病药物的优化选择也分别进行了说明（具体如下述）。

肥胖和糖尿病往往同时存在，长期肥胖可导致胰岛素抵抗进而发展为糖尿病。对于伴有超重或肥胖的2型糖尿病患者，首先应考虑应用对体重无影响或有促进体重下降作用的药物。除了一线治疗药物二甲双胍外，推荐使用可以促进体重下降的药物（如GLP-1类似物或SGLT-2抑制

药）。指南指出，糖尿病患者为达到减重目的考虑应用其他降低体重药物之前应先尝试应用一种或多种上述药物。对于需要使用胰岛素或磺脲类的患者，建议至少合并下列 1 种药物联用，如二甲双胍、普兰林肽、GLP-1 类似物，以抵消由治疗导致的体重增加。基础胰岛素对体重的影响优于预混胰岛素，可作为优先考虑。

肥胖伴有未控制的高血压或心脏病患者，指南不建议使用芬特明和安非拉酮作为减重药物；推荐使用非拟交感神经药物，如氯卡色林和（或）奥利司他。降压药可选 ACEI、ARB 和 CCB 作为一线药物而不是 β 受体阻断药。

在选择抗抑郁药物时，需要对患者的预期体重变化进行量化评价，结合抗抑郁的效果制定一个可以长期坚持的治疗方案。对于抗精神病或癫痫药物的选择，同样需要进行类似评估，优先选择对体重影响为中性的药物，而不选择可以增加体重的药物。

对于 BMI≥27 kg/m² 并伴有合并症或 BMI≥30 kg/m² 的女性，如果需要采取药物避孕措施，首选口服而不是注射制剂，以避免体重的增加。

使用抗反转录病毒治疗时，会引起体重增加、脂肪分布和心血管相关风险，建议监测体重和腰围。

当患者有慢性炎症性疾病（如类风湿关节炎）时，建议使用 NSAID 和改善病情的抗风湿药。因为糖皮质激素会引起体重增加。

对于肥胖患者需要镇静治疗时，建议使用对中枢神经系统作用较弱（即镇静作用较弱）的抗组胺药以限制体重增加。

以上建议针对不同合并症患者的治疗，提出了不同级别的建议。指南同时强调，选择药物时，患者应有充分知情权，医患共同决策，以保证依从性和安全性监测。

随着我国肥胖患病率的逐渐增加，以及人们对体重管理的日益关注，对生活质量提出了较高要求。减重成了许多肥胖患者的强烈呼声，饮食、行为干预为治疗基础外，减重的药物使用也必将成为临床工作中的主要组成。该指南填补了肥胖药物管理方面的空白，了解减重药物的相关知识，对今后多专业临床工作开展均有帮助。同时，我们也应逐渐积累相关药物对我国患者的治疗经验，总结药物的安全性和有效性，提供较高质量的循证医学根据，更好地完善药物的使用规范，最终为临床服务。

（解读：陈燕铭　朱碧连）
（审阅：严　励）

参考文献

［1］Arafat AM, Mohlig M, Weickert MO, et al. Growth hormone response during oral glucose tolerance test: the impact of assay method on the estimation of reference values in patients with acromegaly and in healthy controls, and the role of gender, age, and body mass index. J Clin Endocrinol Metab, 2008, 93（4）：1254-1262.

［2］Katznelson L, Laws ER Jr, Melmed S, et al. Acromegaly：an endocrine society clinical practice guideline. J Clin Endocrinol Metab, 2014, 99（11）：3933-3951.

［3］Bigornia SJ, Farb MG, Tiwari S, et al. Insulin status and vascular responses to weight loss in obesity. J AM Coll Cardiol, 2013, 62（24）：2297-2307.

［4］Yang SB, Tien AC, Boddupalli G, et al. Rapamycin ameliorates age-dependent obesity associated with increased mTOR signaling in hypothalamic POMC neurons. Neuron, 2012, 75（3）：425-436.

［5］Cope MB, Nagy TR, Femandez JR, et al. Antipsychotic drug-induced weight gain：development of an animal model. Int J Obes（Lond）, 2005, 29（6）：607-614.

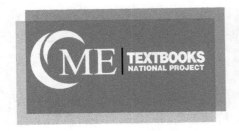

《多囊卵巢综合征：2013 年美国内分泌学会诊疗指南》与解读

第 18 章

·指南·

一、推荐总结

（一）多囊卵巢综合征（PCOS）的诊断

1. 成人 PCOS 的诊断　指南建议，PCOS 的诊断应该满足以下三个条件中的两条：雄激素过多、排卵功能障碍、卵巢多囊样变（polycystic ovaries，PCO）（表 18-1，表 18-2），同时排除临床表现类似 PCOS 的其他疾病。这些疾病包括：甲状腺疾病、高催乳素血症和非典型先天性肾上腺皮质增生［主要是 21-羟化酶缺乏症、血清 17-羟孕酮（17-hydroxy progesterone，17-OHP）升高］（表 18-3）。对于闭经和更严重的临床表现的女性，建议进行更广泛的评价以除外其他原因（表 18-4）（2| ⊕⊕⊕○）。

2. 青春期 PCOS 的诊断　对于青春期 PCOS，指南建议，在雄激素过多症的临床和（或）生化证据（排除其他疾病）的基础上，持久的月经过少，可诊断 PCOS。无排卵和 PCO 形态学表现尚不足以做出 PCOS 诊断，因为两者是性成熟过程中的表现（2| ⊕⊕○○）。

3. 更年期和绝经期 PCOS 的诊断　目前没有针对更年期和绝经期妇女的 PCOS 诊断标准，如果育龄期有长期的月经过少和雄激素过多症的确凿证据，指南建议诊断 PCOS，超声下的 PCO 改变可作为额外诊断证据，尽管这种情况在绝经妇女很少见（2| ⊕⊕○○）。

（二）相关临床问题和评估

1. 皮肤病变　指南推荐 PCOS 患者进行体格检查时应记录皮肤病变如多毛、痤疮、脱发、黑棘皮和皮赘等（1| ⊕⊕⊕○）。

2. 不孕　PCOS 患者排卵障碍和不孕的风险增高。即使在有排卵的情况下也存在不孕的风险。本指南推荐有妊娠意向的 PCOS 患者利用月经史来检查排卵情况（1| ⊕⊕○○）。推荐在女方为 PCOS 的夫妇中筛查排卵异常以外导致不孕的其他原因（1| ⊕⊕○○）。

3. 妊娠合并症　PCOS 患者，特别是合并肥胖的患者存在许多妊娠合并症的危险因素，包括妊娠期糖尿病、早产和先兆子痫。指南推荐对这类人群筛查体质重指数、血压及口服糖耐量试验（1| ⊕⊕⊕○）。

表 18-1 成人 PCOS 诊断标准建议汇总

分类	项目	临床表现及推荐	NIH	鹿特丹	高雄激素 PCOS 学会
雄激素	高雄激素临床表现[a]	多毛、痤疮或雄性脱发	×	×	××
	高雄激素生化异常[a]	血清总/游离睾酮水平升高	×	×	××
		由于睾酮水平变化和检测标准不一，很难统一 PCOS 诊断标准，专家推荐熟悉当地情况			
月经史	稀发排卵或无排卵	停止排卵可表现为间隔<21 d 的频繁出血或间隔>35 d 的出血。偶尔，无排卵性出血可发生在一个正常间期（25~35 d）。如果出血的间隔类似正常排卵，黄体中期孕酮水平可反映是否停止排卵，有助于诊断	×	×	×
卵巢形态	超声下卵巢大小形态	PCO 形态定义：一侧卵巢有超过 12 个直径 2~9 mm 的卵泡和（或）卵巢体积增加 10 ml，没有囊肿或优势卵泡		×	×

注：×. 该诊断体系采用此条诊断指标；××. 强调该指标在此诊断体系中的重要性；指南专家组建议采用鹿特丹 PCOS 诊断标准，并指出每条标准的局限性（表 18-2）；诊断应排除具有相似症状和体征的其他疾病（表 18-3）；a. 在所有诊断体系中，临床或生化的高雄激素血症均为一条诊断指标；如果临床雄激素过多症缺乏男性化的表现，血清雄激素则不是诊断所必需的；当患者有雄激素过多症的表现和排卵功能障碍，卵巢超声也不是诊断所必需的

表 18-2 PCOS 主要特征在诊断上的优点和局限性（改编自 NIH 循证方法学 PCOS 工作组）

诊断指标	优点	局限性
高雄激素血症	纳入所有主要诊断体系；对患者的主要关注点；利用雄激素的动物模型类似人，但不能完全模拟人的病况	只能检测血液；一天当中的浓度差异，年龄的浓度差异没有清晰地定义规范数据；实验室间非标准化的检测分析 高雄激素血症临床表现很难量化，不同种族存在变化，如 PCOS 亚洲女性多毛症发生率较低；没有评估组织敏感度
排卵障碍	纳入所有主要诊断体系；对患者的主要关注点；不孕的常见临床主诉	缺乏正常排卵的定义；女性一生中正常排卵存在一定变化 排卵功能障碍很难客观测定 无排卵月经周期也可出血、从而被误认为正常
卵巢多囊样变	历史上与 PCOS 相关；可能与卵巢刺激的超敏性有关	存在技术依赖；很难达到标准化的测量 在整个月经周期和寿命中缺乏规范的标准（尤其是青少年） 在其他疾病，可能出现类似 PCOS 表现 对影像技术精确的要求不是普遍可以达到的；在某些情况下（如青春期）或特定的文化背景，经阴道成像可能不适宜

表 18-3　诊断 PCOS 前需要排除的其他疾病

疾病	检查项目	异常值	第一作者，年
甲状腺疾病	血清 TSH	TSH>正常上限提示甲状腺功能减退；TSH<正常下限（通常<0.1 mU/L），提示甲状腺功能亢进	Ladenson，2000
高催乳素血症	血清 PRL	PRL>检验正常值上限	Melmed，2011
非典型先天性肾上腺皮质增生症	早晨（8 时前）血清 17-OHP	200~400 ng/dl。取决于检验（适用于月经周期正常的卵泡期早期，随排卵其水平升高），如水平降至正常下限，需行 ACTH 刺激试验（250 μg），刺激后 17-OHP应>1000 ng/dl	Spelser，2000

表 18-4　依据表现需考虑排除的其他诊断

其他诊断	有提示意义的特征	辅助检查	第一作者，年
妊娠	闭经（与月经稀少相对），其他妊娠征象：乳房胀满、子宫痉挛等	血清或尿 hCG（阳性）	Morse，2011
下丘脑性闭经（HA）（包括功能性 HA）	闭经，低体重/BMI 史，过度运动，体检缺乏雄激素过多征象，有时存在卵巢多囊样变	血清 LH 和 FSH（均低）血清 E2（低）	Wang，2008
原发性卵巢功能不全	闭经，同时雌二醇（E2）缺乏，包括潮热、泌尿生殖道症状	血清 FSH（升高）血清 E2（低）	Nelson，2009
分泌雄激素的肿瘤	女性男性化，包括快速出现的嗓音改变、男性样脱发、阴蒂肥大等症状	血清 T 和 DHEAS（显著升高），卵巢超声、肾上腺 MRI（包块或肿瘤）	Carmina，2006
库欣综合征	PCOS 很多症状和体征与库欣综合征重叠（即皮肤条纹、肥胖、颈背部脂肪-水牛背、葡萄糖不耐受），然而，当一些具有辨识性的症状和体征（如肌病、多血质、紫纹、易淤伤）出现时，应当筛查库欣综合征	24 h 尿游离皮质醇（升高），午夜唾液皮质醇（升高），过夜地塞米松抑制试验（不能抑制）	Nieman，2008
肢端肥大症	月经稀少和皮肤改变（增厚、疣、多毛、多汗）可能与 PCOS 重叠。然而，头痛、视野缺失、下颌前突（巨颌）、前额突出、巨舌、鞋和手套码数增加等，为筛查指征	血清游离 IGF-1（升高），垂体 MRI（包块或肿瘤）	Melmed，2009

注：还有一些非常罕见的高雄激素性慢性停止排卵，未包括在此表中。但对于病史和表现吻合的患者，则必须考虑这些罕见疾病。这些疾病包括其他形式的先天性肾上腺皮质增生症（如11β-羟化酶缺陷症、3β-羟类固醇脱氢酶缺陷症）、与先天性肾上腺类固醇代谢或作用相关疾病（如可的松还原酶缺陷症、DHEA 磺基转移酶缺陷、糖皮质激素抵抗）、男性化的先天性肾上腺增生（肾上腺遗迹、控制欠佳、胚胎编码）、极端胰岛素抵抗综合征、吸食毒品、肝门体分流术、性发育疾病

4. 胚胎起源　关于宫内因素在 PCOS 发病中的作用目前存在争议。对 PCOS 患者后代，指南不建议采取针对 PCOS 的特殊预防措施（2⊕○○○）。

5. 子宫内膜癌 多种因素，如肥胖、高胰岛素血症、糖尿病和子宫异常出血，既是PCOS又是子宫内膜癌的发病危险因素，但指南不建议PCOS患者常规进行子宫内膜厚度的超声筛查（2|⊕⊕⊕○）。

6. 肥胖 肥胖，尤其是腹型肥胖与高雄激素血症相关，亦可增加代谢异常风险。因此，指南推荐对PCOS患者通过BMI和腰围测定，确定有无脂质堆积（1|⊕⊕⊕○）。

7. 抑郁症 指南建议对PCOS患者进行详细的病史询问，以及时发现是否存在抑郁或焦虑。一旦确诊，需进行转诊和相应的治疗（2|⊕⊕○○）。

8. 阻塞性睡眠呼吸暂停综合征 指南建议对伴有阻塞性睡眠呼吸暂停（obstructive sleep apnea，OSA）综合征相关症状的肥胖或超重的PCOS患者进行多导睡眠图筛查，明确诊断的OSA患者应及时转诊，接受相关治疗（2|⊕⊕○○）。

9. 非酒精性脂肪肝和非酒精性脂肪性肝炎 指南建议对PCOS患者进行非酒精性脂肪肝（nonalcoholic fatty liver disease，NAFLD）和非酒精性脂肪性肝炎（nonalcoholic steatohepatitis，NASH）患病风险评估，但反对进行常规筛查（2|⊕⊕○○）。

10. 2型糖尿病 对青少年和成年的PCOS患者，由于她们发生糖耐量异常（impaired glucose tolerance，IGT）和2型糖尿病（type 2 diabetes mellitus，T2DM）的风险增加，指南推荐采用口服糖耐量试验（OGTT，空腹及口服75 g葡萄糖2 h血糖水平）筛查IGT和T2DM（1|⊕⊕⊕○）。如患者无法或不愿进行OGTT，可考虑HbA1c检测（2|⊕⊕○○）。建议此后每3~5年进行复查，若患者合并腹型肥胖、体重大幅增加和（或）出现糖尿病症状，则应增加复查频率（2|⊕⊕○○）。

11. 心血管风险 指南推荐对青少年和成年PCOS患者，筛查是否存在以下心血管病危险因素：早发心血管病的家族史、吸烟、IGT/T2DM、高血压、高脂血症、阻塞性睡眠呼吸暂停综合征、肥胖（特别是腹型肥胖）（表18-5）（1|⊕⊕○○）。

表18-5 PCOS患者心血管风险分层

危险——PCOS患者合并任一下列危险因素
　肥胖（尤其是腹型肥胖）
　吸烟
　高血压
　血脂异常［升高的LDL-C和（或）非HDL-C］
　亚临床血管疾病
　糖耐量异常
　早发心血管疾病家族史（男性55岁前，女性65岁前）
高危——PCOS患者合并
　代谢综合征
　2型糖尿病
　明显的血管疾病或肾病、心血管疾病
　阻塞性呼吸睡眠暂停综合征

（三）治疗

1. 激素避孕药适应证及筛选 指南推荐激素避孕药（hormonal contraceptive，HC）（如口服避孕药、贴剂或阴道环）作为PCOS月经异常及多毛/痤疮的一线治疗措施（1|⊕⊕○○）。指南建

议通过既定标准（表18-6）筛选 HC 应用的禁忌证。对 PCOS 患者来说，我们不认为一种 HC 方案优于其他方案（2| ⊕⊕○○）。

表 18-6　PCOS 妇女在相关条件下使用复合激素避孕药（口服避孕药，贴剂或阴道环）的注意事项

标准	进一步分类	条件			
		无使用避孕措施的限制	使用避孕措施的优势通常会大于理论上存在或已经证实的风险	理论上存在或已经证实的风险常会大于使用避孕措施的优势	使用避孕措施会导致不可接受的健康风险
年龄	月经初潮<40 岁	;			
	>40 岁		;		
吸烟	年龄≥35 岁		;		
	年龄≥35 岁且每天吸烟<15 支			;	
	年龄≥35 岁且每天吸烟≥15 支				;
肥胖	BMI<30 kg/m²		;		
	BMI≥30 kg/m²		;		
高血压	妊娠高血压病史	;			
	良好控制的血压			;	
	升高的血压（正确地测量）收缩压 140~159 mmHg；或舒张压 90~99 mmHg			;	
	升高的血压（正确地测量）收缩压≥160 mmHg 或舒张压≥100 mmHg				;
血脂异常	已知的高脂血症		;	;	
抑郁	抑郁症	;			
不明原因的阴道出血（疑为严重情况）	评估前		;		
糖尿病	妊娠糖尿病病史		;		
	无血管疾病的胰岛素依赖或非依赖性糖尿病		;		
	血管疾病，包括神经病变、视网膜病变、肾病			;	;
	糖尿病病史>20 年			;	;

注：该表为使用条件的建议。4 个可能的推荐从条件 1 有利于口服避孕药的使用变化至条件 4 不鼓励使用口服避孕药

2. 生活方式治疗中运动的作用 指南建议对超重或肥胖的 PCOS 患者进行运动治疗（2 | ⊕⊕○○）。单纯运动治疗或其与饮食干预联合治疗能够在普通人群中促进减重、减少心血管风险和糖尿病风险，但在 PCOS 患者中尚未被大型的随机试验证实。

3. 生活方式治疗中减重的作用 指南建议对超重或肥胖的青少年或成年 PCOS 妇女在减重策略中首先进行限制热量饮食（没有证据表明某种饮食类型会更具优势）（2 | ⊕⊕○○）。体重下降似乎可以对生殖和代谢异常均有获益。不适合对正常体重的 PCOS 进行减重治疗。

4. 二甲双胍的应用 指南不建议在皮肤症状治疗、预防妊娠并发症或肥胖治疗中将二甲双胍作为一线治疗（2 | ⊕⊕○○）。指南推荐二甲双胍用于生活方式干预失败的罹患 T2DM 或 IGT 的 PCOS 患者（1 | ⊕⊕⊕○）。而对于月经紊乱且不能使用或不能耐受 HCs 的 PCOS 患者，推荐二甲双胍作为二线治疗（2 | ⊕⊕⊕○）。

5. 不孕症的治疗 指南推荐枸橼酸克罗米芬（或具有同等疗效的雌激素制剂如来曲唑）作为无排卵性不孕症的 PCOS 患者的一线治疗（1 | ⊕⊕⊕○）。指南建议二甲双胍作为体外授精的 PCOS 妇女不孕症的辅助治疗以预防卵巢过度刺激综合征（ovarian hyperstimulation syndrome, OHSS）（2 | ⊕⊕○○）。

6. 其他药物的应用 指南不推荐在 PCOS 治疗中使用胰岛素增敏剂如肌醇（因为缺乏获益）或噻唑烷二酮类药物（出于安全考虑）（1 | ⊕⊕⊕○）。除非有额外的研究证实其有利的风险 - 获益比，指南不建议他汀类药物用于 PCOS 患者高雄激素血症或无排卵的治疗（2 | ⊕⊕○○）。然而，指南建议符合他汀药物适应证的 PCOS 患者使用他汀治疗（2 | ⊕⊕○○）。

7. 青少年患者的治疗 指南建议将 HC 作为疑诊 PCOS 的青少年（如果以治疗痤疮、多毛或无排卵，预防妊娠为治疗目标）的一线治疗（2 | ⊕⊕○○）。建议以减重为目标的生活方式治疗（限制热量饮食及运动）作为存在超重/肥胖患者的一线治疗（2 | ⊕⊕○○）。如果旨在治疗 IGT/代谢综合征，建议将二甲双胍作为可行的治疗（2 | ⊕⊕○○）。但 HC 或二甲双胍的理想治疗周期仍未确定。对临床和生化证据上存在高雄激素血症、处于青春期初潮前的女性（如乳房发育 ≥ Tanner Ⅳ 级），指南建议启动 HC 治疗（2 | ⊕⊕○○）。

二、循证临床指南的形成经过

美国内分泌学会的临床指南委员会认为，PCOS 的诊断和治疗的是一个优先需要实践指南的领域，因此任命了专家工作组来起草指南。工作组遵循国际专业的循证指南发展和实施方法，即 GRADE 系统的方法来制定指南。详细描述分级的方案详见已发表文章。工作组应用能获得的最好的研究证据来制定指南。工作组还使用一致的语言和图形描述推荐的强度和证据的质量。根据推荐强度，强烈的推荐表述为"我们推荐"和数字"1"，弱的推荐表述为"我们建议"和数字"2"，⊕代表证据的质量，⊕○○○表示证据的质量非常低，⊕⊕○○表示低质量，⊕⊕⊕○表示中等质量，⊕⊕⊕⊕表示高质量。专家工作组相信，按照强的推荐规范进行处理利大于弊。"弱推荐"需要对患者个体的情况、看法及意愿进行深思熟虑，以此决定最好的处理方案。每个推荐后均有专家组做出推荐时的证据和描述。在某些情况下会有一些附注，专家组成员在其中对试验条件、药物剂量和监测提供技术性建议。这些技术性建议反映了目前特定患者接受治疗后获得的最佳证据。通常这些证据来自于专家组成员非系统性的观察和他们的评价；因此，这些附注也是经过深思熟虑的。

（一）成人 PCOS 的诊断

指南建议，PCOS 的诊断应该满足以下三个条件中两条：雄激素过多、排卵功能障碍、PCO

（表 18-1，表 18-2），同时排除临床表现类似 PCOS 的其他疾病。这些疾病包括：甲状腺疾病、高催乳素血症和非典型先天性肾上腺皮质增生（主要是 21-羟化酶缺乏症、血清 17-OHP 升高）（表 18-3）。对于闭经和更严重的临床表现的女性，建议进行更广泛的评价以除外其他原因（表 18-4）（2|⊕⊕⊕○）。

1. 证据　PCOS 是一种具有全身性代谢表现的常见疾病，其病因复杂、异质，并知之甚少。目前 PCOS 的诊断有三个不完全统一的定义，根据雄激素过多、慢性停止排卵和 PCOS 诊断（表 18-1）。然而，所有标准一致认为 PCOS 是排除性诊断。所有三套诊断标准包括临床或生化性雄激素过多症、停止排卵，鹿特丹标准首次将卵巢超声学形态作为诊断标准的一部分。

在最近美国国家卫生研究院（National Institutes of Health，NIH）赞助的 PCOS 循证方法学研讨会上，专家组支持鹿特丹标准，尽管被认同的三条诊断标准各有优缺点（表 18-2）。这些标准允许做出临床诊断（基于高雄激素的慢性停止排卵的历史）以及雄激素检验或卵巢的超声检查。如果患者临床已经符合三个标准中的两条，我们将不支持雄激素化验或超声波的普遍筛查。推荐根据临床特征做出诊断。在缺乏年龄相关标准的情况下，我们推荐使用当前鹿特丹标准关于 PCO 形态学的定义：一侧卵巢至少有 12 个 2~9 mm 囊泡或囊泡体积>10 ml，缺乏>10 mm 的优势卵泡。

临床表现类似 PCOS 的疾病比较容易排除，因此，所有可疑 PCOS 的患者都应该筛查 TSH、催乳素和 17-OHP 水平（表 18-3）。高催乳素血症可以表现为闭经或多毛症。甲状腺疾病可能出现不规则的月经周期。对于女性雄激素过多症，应该排除非典型先天性肾上腺增生，因为其中 1.5%~6.8% 的患者雄激素过多。对于部分女性出现闭经、女性男性化或与 PCOS 无关的体检发现，如近端肌无力（库欣综合征）或前额突出（肢端肥大症），应考虑其他诊断（表 18-4）。

2. 价值和偏好　在缺乏循证诊断标准的情况下，我们依靠如前所述的 NIH 专家组的建议，特定的表型特征可能预示不同的风险和疾病。如雄激素过多症更可能与代谢异常高度有关，而不规则月经和 PCO 形态更可能与不孕症高度相关。诠释发表的研究时，临床医师应该注意，研究中使用的标准可能不同于自己使用的。指南委员会指出，月经初潮前或围绝经期女性 PCOS 的诊断非常棘手，因为无月经和月经过少是生殖成熟和衰老阶段的自然表现，其循环雄激素和卵巢形态学也是变化的。因此，我们对不同组人群分别讨论了 PCOS 的诊断。最后，有证据表明存在 PCOS 的遗传性、男/女性亲属生殖和代谢异常的家族聚集性，故应仔细采纳家族史，考虑进一步筛查一级亲属。

（二）青春期 PCOS 的诊断

对于青春期，指南建议，在雄激素过多症的临床和（或）生化证据（排除其他疾病）的基础上，持久的月经过少可诊断 PCOS。无排卵和 PCO 形态学表现尚不足以做出 PCOS 诊断，因为两者是性成熟过程中的表现（2|⊕⊕○○）。

1. 证据　所有的 PCOS 诊断标准都是针对成年人的（表 18-1），而不是青少年。此外，正常的青春期生理可能会有类似 PCOS 的症状。在正常青春期，月经初潮后的月经过少很常见，因此它对于青少年 PCOS 没有特异性。在初潮后第 1 年，无排卵周期占月经周期的 85%，第 3 年占59%，第 6 年占 25%，无排卵周期与血清雄激素和 LH 水平较高有关。2/3 患多囊卵巢综合征的青少年会有月经的症状，1/3 主诉或为原发性闭经以至经常的功能性出血。因此，对于持续的月经过少或闭经，尤其是初潮后持续 2 年以上者，可将其评估为 PCOS 的早期临床症状。

在青春期，虽然痤疮多是暂时的，但是很常见；因此，它不应该单独用于定义青少年雄激素过多症。相比成年人，由于暴露于雄激素过多的时间短，因此，青少年多毛症可能发展缓慢、不太严重。然而，在一项研究中，多毛症是 60% 的青少年 PCOS 的主要症状，因此多毛可能暗示青少年 PCOS。Ferriman-Gallwey 的多毛症评分只有在成年白种人得到标准化，可能在青少年中切点较低。雄性脱发在青少年中尚无研究，诊断 PCOS 时应该谨慎观察。

对于正常青春期的成熟，雄激素水平缺乏明确的分界点，也缺乏标准化的睾酮（T）分析。此外，肥胖似乎加剧了高雄激素血症，因为，与正常体重的女孩比较，很大一部分的肥胖女孩在青春期雄激素水平升高。青春期的高雄激素血症可能与以后的不孕症有关，在定义正常的青春期雄激素分界点前，应参考成人的切点。

最后，鹿特丹标准中 PCO 的超声表现标准未在青少年人群中进行验证。推荐经阴道卵巢超声在专家组引发了实用和伦理方面的关注。经腹超声评估卵巢情况作用有限，加之青少年 PCOS 普遍肥胖、经腹超声缺乏适当的技术已被放弃。此外，多囊泡卵巢是正常青春期的一个特征，一般随月经周期逐渐规律而消退，这种情况可能很难和 PCO 形态区分。对于这部分 PCO 群体，虽然没有明确的分界点，但升高的抗缪勒激素可能作为一种非侵入性筛查或诊断试验。

总之，青少年的 PCOS 诊断应该全面考虑，包括雄激素过多的临床症状和体征、增加的雄激素水平、排除月经过少的其他原因的高雄激素血症。

2. 价值和偏好　在做此推荐时，指南委员会承认诊断青少年的 PCOS 比成年人更棘手。对青少年 PCOS 的症状和体征、包括 PCOS 的家族史，启动一个完整的医疗和实验室评估，需要更清醒的认识。在高质量证据可用之前，这个推荐对青少年的 PCOS 做出早期诊断、及时开始治疗仍有较高的价值，它比误诊造成的危害和负担更有价值。

（三）更年期和绝经期的诊断

目前没有针对更年期和绝经期妇女的 PCOS 诊断标准，如果育龄期有长期的月经过少和雄激素过多症的确凿证据，指南建议诊断 PCOS，超声下的 PCO 样改变可作为额外诊断证据，尽管这种情况在绝经妇女很少见（2|⊕⊕○○）。

1. 证据　由更年期进入绝经期，对此期间的 PCOS 的自然过程研究甚少，但 PCOS 表现的许多方面出现改善。无论是否 PCOS，卵巢大小、卵泡数和抗缪勒激素水平（卵巢囊泡计数的一个标志）均随着正常老化下降。然而，PCOS 妇女卵巢体积和卵泡数目的下降程度可能低于正常女性。同样，无论是否 PCOS，女性雄激素水平也随着年龄而下降（从 20 到 40 岁血清 T 下降 50%），尽管尚无证据支持血清 T 下降与更年期过渡本身有关，但有 PCOS 患者的月经频率发生改善的报道。

绝经后妇女 PCOS 的诊断比青少年更棘手。诊断没有年龄相关的 T 切点，此外，用于诊断女性高雄激素血症的 T 分析并不精确，即使是利用串联质谱技术的 T 分析。然而，支持性的研究表明，PCOS 的母亲，有月经不调史，在绝经前后往往具有 PCOS 的特点以及代谢异常，暗示 PCOS 表型的各方面随着年龄的增长可能会持续。绝经后妇女非常高的 T 水平和（或）男性化提示可能存在分泌雄激素的肿瘤。

2. 价值和偏好　我们认识到，绝经后妇女 PCOS 的诊断很棘手，但觉得一个女性如果早期没有相关症状，不太可能进展为更年期或绝经期 PCOS。我们承认，对于 PCOS 女性，很少有前瞻性研究记载卵巢功能随着年龄增长的自然历程。

（四）相关临床问题和评估

1. 皮肤病变　指南推荐 PCOS 患者进行体格检查时应记录皮肤病变如多毛、痤疮、脱发、黑棘皮和皮赘等（1|⊕⊕⊕○）。

高雄激素血症相关的临床表现主要有多毛、痤疮和雄激素性脱发，发生皮肤病变的时间可用来评估患者的发病年龄、病情进展、既往的治疗、伴随治疗或体重改变的病情变化以及患者亲属皮肤病变的性质。少数情况下，患者出现的男性型秃顶、声音低沉、肌肉量的增加以及阴蒂肥大症状可以提示潜在的卵巢/睾丸肿瘤导致的雄激素水平升高，或提示了严重的胰岛素抵抗状态。在肥胖的、伴有胰岛素抵抗的 PCOS 患者，黑棘皮症比较常见。

由于种族和地域不同，普通人群中多毛的发病率为 5%～15%，一项研究显示，在 950 例存在临床高雄激素血症的患者中，72.1% 的被诊断为 PCOS。因此，PCOS 是多毛的主要病因，但多毛并不完全意味着排卵障碍。在 PCOS 患者中，多毛的发病率高达 65%～75%，尤其肥胖患者多毛症状更加明显。多毛也可能是 PCOS 患者代谢性问题和不孕不育治疗失败的预测因子。本指南仍推荐使用 Ferriman-Gallwey 评分评估多毛的程度。

痤疮在青少年患者中较为多见，由于种族和地域差异，其发生率为 14%～25%。PCOS 患者既表现多毛又表现痤疮的发病率目前尚不清楚。雄激素性脱发出现较少且较晚，可用 Ludwig 评分法进行评分。尽管脱发和高雄激素血症的相关性较小，但可能与多毛和痤疮有关。也有研究证明雄激素性脱发与代谢综合征和胰岛素抵抗相关。与多毛相比，雄激素性脱发和痤疮并不是高雄激素血症的很好的标志。

应对 PCOS 患者进行全面的皮肤病变的评估，包括多毛、痤疮和脱发等。但因评估存在一定的主观性，对于激素避孕药治疗无反应的痤疮及脱发，需请皮肤科医师会诊，以明确有无其他病因存在。目前也需进行更多的研究证明皮肤病变与高雄激素血症和心血管疾病的关系。

2. 不孕　PCOS 患者排卵障碍和不孕的风险增高。本指南推荐有妊娠意向的 PCOS 患者利用月经史检查排卵情况。对于部分月经周期正常的 PCOS 患者，也可能面临排卵障碍，对于此类患者指南推荐加测黄体中期的孕酮水平以明确排卵情况，同时筛查排卵异常以外的其他可导致不孕的原因，包括夫妻双方（1| ⊕⊕○○）。

不孕是 PCOS 患者突出存在的临床问题。在大样本的 PCOS 调查中，有 1/2 的女性存在原发不孕，另有 1/4 的女性存在继发性不孕。不孕人群的调查发现 25%～40% 患者为无排卵性不孕，PCOS 是排卵障碍的最常见的原因，占排卵障碍病因的 70%～90%。但这并不意味着 PCOS 不能自发排卵，在一项随机对照研究中，有 32% 的 PCOS 患者可以自发排卵。一项瑞典的研究也发现，最终有 3/4 的 PCOS 患者自发受孕。

一些月经周期正常的 PCOS 患者也面临排卵障碍，对此类患者检测黄体中期的血清孕酮水平明确有无排卵。不孕的主要机制在于稀发排卵或无排卵，其他因素包括卵母细胞活性降低，子宫内膜病变不利于胚胎植入等。与 PCOS 相关的其他因素如肥胖也与低生育力有关。其他方面的因素包括男性不育、输卵管不通等也是需要考虑的因素。

尽管 PCOS 患者可以自然受孕，并且其比例随着月经周期频率的改善而提高，我们的关注重点仍在于 PCOS 和排卵障碍患者逐渐增长的生育压力问题。目前我们尚不完全清楚 PCOS 患者生育力的自然病程和无排卵障碍的轻微表型对其的影响。

3. 妊娠合并症　PCOS 患者，特别是合并肥胖的患者存在许多妊娠合并症的危险因素，包括妊娠期糖尿病、早产和先兆子痫。指南推荐对这类人群筛查体质量指数、血压及口服糖耐量试验（2| ⊕○○○）。

越来越多的证据显示 PCOS 与妊娠不良结局相关。混杂因素包括医源性多胎妊娠、不孕治疗本身导致的妊娠合并症和 PCOS 患者合并肥胖的比例较高。妊娠早期流产也被认为是 PCOS 相关的不良妊娠结局，但也有 meta 分析比较了 PCOS 患者和非 PCOS 患者试管婴儿的结局，发现两者的流产率无显著差异。

最先有回顾性的研究提出了 PCOS 与妊娠糖尿病的相关关系。一项纳入 99 名 PCOS 妇女与 737 名正常妇女的研究显示，PCOS 患者的妊娠糖尿病发生率较高，但这可能与 PCOS 妇女的肥胖患病率较高有关。与之相反，一项 meta 分析显示 PCOS 是发生妊娠期糖尿病和高血压的独立危险因素，同时发现 PCOS 与早产和先兆子痫相关。目前多数关于 PCOS 患者妊娠与高血压或先兆子痫关系的研究都存在样本量较小等问题，导致研究结果混杂不一。一项较大样本量的研究显示 PCOS 并不是先兆子痫的危险因素。

指南认为，应当首要关注的问题是降低 PCOS 患者妊娠合并症的高发生率，如妊娠糖尿病、先兆子痫、早产等。这种妊娠合并症高风险是源自 PCOS 本身，还是 PCOS 相关的胰岛素抵抗或肥胖，尚需进一步研究。

4. 胚胎起源 关于宫内因素在 PCOS 发病中的作用目前存在争议。对 PCOS 患者后代，指南不建议采取针对 PCOS 的特殊预防措施（2| ⊕○○○）。

动物模型研究提示，胚胎受宫内高雄激素环境影响，成年后会增加 PCOS 的发生风险。针对人类研究的资料有限，但有证据显示，患有先天性肾上腺皮质增生或其母亲患有男性化肿瘤的女孩，胚胎期可能存在宫内高雄激素环境。一项澳大利亚开展的针对 2900 名孕妇分娩的 244 名 14 ~ 17 岁女性后代的研究显示，妊娠 18 周和 34 周的血清睾酮水平与后代发生 PCOS 的风险不相关。PCOS 患者妊娠期血清睾酮水平会升高，但对子代 PCOS 发生率是否增高的研究结果不尽相同，需进一步研究。

有证据显示心血管疾病与宫内环境有关，如宫内发育迟缓与成年后心脏病、高血压和 2 型糖尿病的发生率升高相关。提示宫内发育迟缓与将来发生 PCOS 风险增高的相关资料有限，有研究表明，低于胎龄儿的女婴，日后肾上腺早现、胰岛素抵抗及 PCOS 发生率增加，但此结果在北欧的一项基于普通人群的纵向研究中并未得到证实。出生后体重增长过快可促进代谢异常及 PCOS 的发生。

5. 子宫内膜癌 多种因素，如肥胖、高胰岛素血症、糖尿病和子宫异常出血，既是 PCOS 又是子宫内膜癌的发病危险因素，但指南不建议 PCOS 患者常规进行子宫内膜厚度的超声筛查（2| ⊕⊕⊕○）。

早在 1949 年即有研究描述了 PCOS 与子宫内膜癌的关系，但目前无充分的证据表明 PCOS 是子宫内膜癌的独立危险因素。英国一项长达 31 年的随访研究显示，与对照人群相比，PCOS 患者全因死亡率无明显增加，但其患子宫内膜癌的风险是正常女性的 3.5 倍。近期的一项 meta 分析也显示，PCOS 患者子宫内膜癌的发生风险增加（RR 值 = 2.7），而这也在随后的一项系统分析中得到证实。

流行病学研究也发现，子宫内膜癌的许多危险因素与 PCOS 相关，如年轻的子宫内膜癌患者多数为未产妇或不孕者，且多毛及月经稀发的比例较高。PCOS 患者的常见表现如肥胖和 2 型糖尿病，同时也是发生子宫内膜癌的危险因素，体力活动减少可进一步增加这些女性发生子宫内膜癌的风险。

目前无证据支持对无症状的妇女进行常规子宫内膜活检或子宫内膜超声检查。无异常出血的妇女进行超声筛查对宫内疾病的诊断价值有限。美国癌症协会不建议 PCOS 患者进行常规子宫内膜癌筛查（需除外 Lynch 综合征），但在出现非预期阴道点滴出血时应该及时就诊。

尽管目前无证据表明 PCOS 是子宫内膜癌的独立危险因素，但应该对 PCOS 患者，尤其是合并异常子宫出血、月经稀发、糖尿病/肥胖的患者，提高对子宫内膜癌的警惕。

6. 肥胖 肥胖，尤其是腹型肥胖与高雄激素血症相关，亦可增加代谢异常风险。因此，指南推荐对 PCOS 患者通过 BMI 和腰围测定，确定有无脂质堆积（1| ⊕⊕⊕○）。

PCOS 患者中肥胖的发病率：世界各地肥胖的发病率差别很大，但不同国家报道的肥胖发生率（30% ~ 70%）与 PCOS 的发病率非常相似。尽管有报道显示伴随 BMI 的增加，PCOS 发病率亦有增加趋势，PCOS 与肥胖的发生率是否平行尚不得而知。

肥胖对 PCOS 表型的影响：肥胖，特别是腹型肥胖可导致高雄激素血症、性激素结合球蛋白（SHBG）降低和靶组织中具有生物活性的雄激素水平升高。肥胖还与睾酮、雄烯二酮和脱氢表雄酮的生成增加有关。PCOS 患者雌激素水平，尤其是雌酮水平也有增高。青春期肥胖相对于幼年期肥胖更易增加发生月经紊乱的风险。超重或肥胖的 PCOS 患者比体重正常者更加容易出现月经紊乱和稀发排卵。肥胖的 PCOS 者对促排卵治疗（如氯米芬、促性腺激素和 GnRH 脉冲治疗）的反应较差，妊娠成功率较低。

肥胖可增加发生代谢综合征、糖耐量异常/糖尿病、血脂异常和胰岛素抵抗的风险，而胰岛素抵抗程度可随病程进展而加重。因此，肥胖所引起的负面影响远不止于对 PCOS 状态本身。

本指南认为，在 PCOS 发病的早期阶段，超重和肥胖起到了重要作用。自青春期到绝经后期，均应当监测肥胖程度和肥胖类型的变化情况。

7. 抑郁症 指南建议对 PCOS 患者进行详细的病史询问，以及时发现是否存在抑郁或焦虑，一旦确诊，需进行转诊和相应的治疗（2↓ ⊕⊕○○）。

对 PCOS 患者和对照人群进行问卷调查显示，PCOS 患者抑郁症状发生率增加。另有研究显示，PCOS 患者发生严重抑郁症状和自杀倾向较正常人高 7 倍，且 PCOS 患者抑郁症和抑郁状态发生率的增加独立于肥胖、雄激素水平、多毛、痤疮、不育等因素之外。因此，针对不同患者、采用不同方法的多项研究均证明了 PCOS 患者抑郁症发生率增加。此外，多项研究也显示 PCOS 患者焦虑、惊恐发作的发生率增加。此外，进食障碍和暴食症也很多见。抑郁或焦虑病史在 PCOS 患者中是可能存在的，对既往无明确诊断者，一些简单的量表，如 PHQ-2，有助于筛查。一旦确诊的焦虑或抑郁患者应当进行转诊以接受进一步治疗。

8. 阻塞性睡眠呼吸暂停综合征 指南建议对伴有 OSA 相关症状的肥胖或超重的 PCOS 患者进行多导睡眠图筛查，明确诊断的 OSA 患者应及时转诊，接受相关治疗（2↓ ⊕⊕○○）。

PCOS 患者 OSA 的发病率与男性相当，甚至高于男性，这可能是由于高雄激素血症和肥胖的共同作用。经 BMI 校正后，PCOS 患者睡眠呼吸暂停和日间嗜睡的发生率仍较对照人群高 30 倍和 9 倍。进一步研究发现，服用口服避孕药治疗的 PCOS 患者和接受激素替代治疗的绝经后妇女，睡眠呼吸暂停的发生率降低。PCOS 患者与体重相当的对照人群相比，平均呼吸暂停低通气指数明显升高，尤其在快速动眼睡眠时期。因此，肥胖并不是 PCOS 患者易患 OSA 的唯一危险因素，提示尚有其他因素参与。

PCOS 合并 OSA 患者进行持续气道正压通气治疗可轻度改善胰岛素抵抗。在年轻的 PCOS 患者，成功的接受 OSA 治疗后，胰岛素敏感性、交感神经兴奋性和舒张压均得以改善，改善的程度取决于持续气道正压通气治疗的时间和肥胖程度。

病史、体格检查和问卷调查难以诊断睡眠障碍，应当在经过认证的检测机构进行多导睡眠图检查，检查结果的判断和 OSA 的治疗应当在具备资质的睡眠医学专家的指导下进行。

9. 非酒精性脂肪肝和非酒精性脂肪性肝炎 指南建议对 PCOS 患者进行 NAFLD 和 NASH 患病风险评估，但反对进行常规筛查（2↓ ⊕⊕○○）。

NAFLD 是指肝内的脂肪过多，造成肝脂肪变性，NAFLD 患者伴有肝细胞损伤和肝内炎症（排除其他病因的肝病如病毒性、自身免疫性、遗传性、酒精性等），被称为 NASH。NAFLD/NASH 通常与胰岛素抵抗及其典型表现相关。普通人群中通过超声诊断的 NAFLD 患病率为 15%~30%。因为 PCOS 患者常伴有代谢障碍，如肥胖、高脂血症、糖尿病等，PCOS 与 NAFLD 的相关关系就不难理解，但目前 PCOS 是 NASH 危险因素的文献证据不足。由于定义肝损伤的方法不同（氨基转移酶升高或超声表现）、种族差异、是否肥胖等因素，临床研究报道的 NAFLD 患病率差别较大，为15%～60%。雄激素过多是否参与了PCOS患者发生NAFLD的病理生理机制，目前尚不清楚。因此，PCOS患者合并代谢性危险因素和（或）胰岛素抵抗时，可利用肝功能的血清学指标进行NAFLD筛查，如有血清学指标的升高，可利用超声进行肝纤维化的定量检测和肝脏活检。

应当对合并有胰岛素抵抗/代谢综合征的PCOS患者存在的潜在NAFLD/NASH风险提高警惕。然而，目前没有简单可靠的NAFLD筛查方法，血清氨基转移酶检测的敏感性和特异性均较低。由胃肠病学家和肝脏病学家合作进行NAFLD的真实患病率调查应是未来的研究重点。目前认为生活方式改善、胰岛素增敏剂和抗氧化剂可能对NAFLD有益，但尚无药物批准用于NAFLD。

10. 2型糖尿病 对青少年和成年的PCOS患者，由于他们发生IGT和T2DM的风险增加，指南推荐采用口服糖耐量试验（OGTT，空腹及口服75 g葡萄糖2 h血糖水平）筛查IGT和T2DM（1｜⊕⊕⊕○）。如患者无法或不愿进行OGTT，可考虑HbA1c检测（2｜⊕⊕○○）。建议此后每3～5年进行复查，若患者合并腹型肥胖、体重大幅增加和（或）出现糖尿病症状，则应增加复查频率（2｜⊕⊕○○）。

青少年和成年的PCOS患者发生IGT和T2DM的概率较正常人群升高5～10倍。美国PCOS患者糖耐量受损和T2DM的总体患病率分别为30%～50%和3%～10%，非肥胖的PCOS患者的IGT和T2DM的患病率分别为10%～15%和1%～2%。有限的研究表明糖化血红蛋白对筛查IGT的敏感性很低。合并T2DM的PCOS患者的一级亲属T2DM的患病率显著增加，提示家族史也是一项重要的危险因素。

因为PCOS患者发生IGT和T2DM的风险增加，因此多家学会均推荐对此类患者进行定期筛查，但筛查周期无统一共识。

已有充分的证据显示PCOS和糖尿病之间存在非常密切的关系，因此，相对于由于筛查可能引起的损害或负担，通过早期诊断和治疗降低IGT/T2DM的患病率显得尤为重要。指南推荐OGTT而不是HbA1c作为筛查指标，因为：首先IGT与妇女患心血管疾病的风险有关，其次OGTT检查可在妊娠前发现妊娠糖尿病的风险。合并PCOS和IGT的患者在妊娠早期发生妊娠糖尿病的风险增加，但目前尚无充足的证据推荐PCOS患者在妊娠后应提早筛查妊娠糖尿病。关于适当的筛查周期目前无充足临床证据，因此，本指南暂时推荐每3～5年进行筛查。

11. 心血管风险 指南推荐对青少年和成年PCOS患者，筛查是否存在以下心血管病危险因素：早发心血管病的家族史、吸烟、IGT/T2DM、高血压、高脂血症、阻塞性睡眠呼吸暂停综合征、肥胖（特别是腹型肥胖）（1｜⊕⊕○○）。

雄激素过多和多囊卵巢综合征学会2010年发表了关于评估PCOS患者心血管风险和预防心血管疾病的共识。不论BMI如何，PCOS患者均具有高LDL-C和非HDL-C、高三酰甘油和低HDL-C的特点。因此，PCOS患者在诊断后即行空腹血脂谱的检测（包括总胆固醇、三酰甘油、HDL-C、LDL-C和非HDL-C）。另外，PCOS患者在每次就诊时均应测量血压和BMI（非肥胖患者也可测量腰围，≥91.4 cm为腰围过大）。

关于PCOS患者高血压风险的研究结果不尽一致。一些研究显示PCOS患者的收缩压和舒张压均正常。另一些研究显示，与对照组相比，PCOS患者的平均动脉压和动态收缩压均升高。此外，研究也发现PCOS患者夜间血压下降幅度降低。

目前，通过各种各样的技术手段，人们记录到了PCOS患者早期冠状动脉和其他血管疾病的解剖学证据。相对于年龄匹配的对照组女性，PCOS患者的颈动脉内中膜厚度明显增加，其他动脉粥样硬化的标志、冠脉钙化等在PCOS患者中也更加常见。一项研究应用超声心动图检查，观察PCOS患者和对照者心脏解剖学和功能学的不同，发现PCOS患者易出现左心房体积增大、左心室体积指数增大、左心室射血分数降低和心脏舒张功能障碍，值得注意的是，左心室体积指数与胰岛素抵抗程度呈线性关系。有些研究发现 PCOS 患者的血管内皮功能受损和血管顺应性降低，而通过药物治疗或减重改善胰岛素抵抗可改善血管内皮功能。另一些研究却得出了相反的结论，这可能是由于所研究人群的异质性。

虽然 PCOS 患者心血管危险因素的患病率增高，但相关研究的数量和样本量太少。尽管如此，流行病学资料仍一致显示 PCOS 患者心血管风险增加。护士健康研究（Nurses' Health Study）发现有月经周期不规律的患者发生心血管疾病的风险增高（*RR* 1.53）。另外，一项病例对照研究发现，曾发生心血管事件的女性的 SHBG 水平降低，而游离雄激素指数升高。

确实，目前关于 PCOS 患者心血管事件的发生率和发病年龄的研究很少，因此，我们将注意力集中在心血管疾病的危险因素上。但这些危险因素并不一定等同于心血管疾病的发生或由此导致的死亡。

（五）治疗

1. HC 的适应证和筛查 推荐激素避孕药（如口服避孕药、贴剂或阴道环）作为 PCOS 月经异常及多毛/痤疮的一线治疗措施（1|⊕⊕○○）。

建议通过既定标准（表 18-6）筛选 HC 应用的禁忌证。对 PCOS 患者来说，不认为一种 HC 方案会优于其他方案（2|⊕⊕○○）。

对于 PCOS 女性患者，HC 中的孕激素可抑制 LH 水平进而使卵巢雄激素生成减少，而其中的雌激素可增加 SHBG，进而降低雄激素的生物利用。另外，由于其对雄激素受体的拮抗效应和（或）对 5α 还原酶的抑制作用，某些孕激素制剂具有抗雄激素作用，带来的结果是，在不支持 1 级临床试验证据的情况下，特定配方的疗效得到提高。尽管风险-收益比随口服避孕药中的剂型及不同孕激素的变化而不同，对于口服还是胃肠外应用 HC（如贴片或阴道环）的选择还不确定。有证据表明，与周期性治疗相比，有扩展环的 HC 在非服药期间具有更强的激素抑制作用且能预防卵巢功能反跳。

（1）HC，胰岛素敏感性及葡萄糖耐量：由于可供借鉴的研究规模小、时间短，且各研究应用不同的方法学来评估终点，HC 对 PCOS 患者碳水化合物代谢的影响存在很多争议。大多数针对健康妇女的交叉-横断面研究表明，在 HC 应用中出现胰岛素敏感性下降及糖负荷后的葡萄糖反应增加，这种效应随雌激素剂量和孕激素种类不同而有变化。HC 成分中所包含的孕激素其残留的雄激素活性对葡萄糖耐量的影响超过了乙炔雌二醇的剂量。有研究发现，HC 对肥胖的 PCOS 患者葡萄糖耐量具有有害的影响，而对消瘦的患者则没有此效应，但我们的系统性的回顾对此尚未确定。

尚无有效的数据评估 HC 在 PCOS 非糖尿病和糖尿病患者葡萄糖耐量的长期影响。一项循证学 meta 分析得到的结论表明，HC 对葡萄糖耐量没有明显的影响，虽然这个结果基于有限及低质量的证据。相反，HC 在健康妇女中应用的长期研究是有前途的，因为无论在健康人群还是有妊娠糖尿病病史的妇女，HC 均没有增加 T2DM 的发生率，且 HC 也与 1 型糖尿病妇女并发症增加的风险无关。因此，美国糖尿病协会和疾病控制预防中心认为，在糖尿病无血管并发症的妇女人群中应用 HC 并非禁忌。

（2）HC 及血脂：与葡萄糖代谢一样，HC 对脂质平衡的影响似乎与其应用的成分有关。当雌激素活性占优势时，HDL-胆固醇升高，LDL-胆固醇水平降低，而雄激素活性较高时情况则相反。然而，脂质似乎对孕激素中残留的雄激素特性敏感度更低。因为低 LDL-胆固醇可能是 PCOS 和代谢综合征之间的关键联系，HC 在 PCOS 患者中升高 HDL-胆固醇的能力是最有利和最有前途的代谢效应，可能胜于对三酰甘油和 LDL-胆固醇的负面影响。

（3）HC 和体重：HC 在健康妇女和 PCOS 妇女中对体重和脂肪分布的影响是相同的。特别是

BMI 和腰臀比没有变化或偶有改善，而且这种情况独立于同时存在的肥胖之外。

在评估对 PCOS 妇女应用 HC 治疗的获益和风险时，我们相信以未治疗的月经紊乱和与生活质量相关的无排卵性出血及多毛症作为首要的考虑。筛选建议参照目前 WHO 和美国疾病控制和预防中心医学资格指南（表 18-6）。在制订这些建议时，委员会坚定地认为应该进行更大规模的对照研究以评估对 PCOS 患者长期应用 HC 的风险，特别是对已经患有肥胖、IR 及脂质异常的患者。尚无足够的数据说明具有 PCOS 面容的女性是否在应用特定的 HC 制剂时会增加血栓栓塞的风险，尽管这些制剂在普通人群血栓栓塞风险方面可能有所不同。

尚无足够的数据确定 HC 治疗的最佳疗程。严重多毛症或禁忌激素避孕的妇女可能还需要其他治疗如抗雄激素（螺内酯、氟他胺等）或机械脱毛（激光、电解等）。

2. 生活方式治疗中运动的作用 建议对超重或肥胖 PCOS 患者管理中进行运动治疗（2∣⊕⊕○○）。尽管尚无针对 PCOS 运动治疗的大型随机试验，单纯运动治疗或联合饮食干预在一般人群可改善体重、减少心血管风险因素和糖尿病风险。

（1）证据：心血管适应性已公认为心血管病死率的独立预测因子，在一般人群中以运动最大氧耗量对该指标进行衡量。在调整了年龄、吸烟、胆固醇管理措施、糖尿病、高血压及心血管疾病家族史后，这一指标依然重要。总之，有足够的证据表明单纯运动治疗在普通人群中可改善代谢状态，并由此降低了糖尿病的风险。每天 30 min 中等至剧烈的体力活动对减少代谢综合征和糖尿病的发展是有益的。鲜有针对 PCOS 妇女运动治疗的试验，也尚无大型随机试验可以借鉴，但仍建议减重、改善排卵及降低 IR。

（2）价值和偏好：尽管对 PCOS 的证据有限，缺乏可供参考的对照试验，但由于其在改善代谢性疾病方面的获益显著，我们仍建议在 PCOS 患者进行运动治疗。

3. 生活方式中体重下降的作用 建议对超重或肥胖的青少年或成年 PCOS 妇女在减重策略中首先给予限制热量饮食（2∣⊕⊕○○）。体重下降似乎可以对生殖和代谢异常均有获益。不适合对正常体重的 PCOS 进行减重治疗。

（1）证据：减重对肥胖的 PCOS 患者来说通常被推荐作为一线治疗。PCOS 患者减重已经可以通过改变生活方式、使用减重药物以及减重手术来完成。针对由减重手术或长期饮食干预获得持续体重下降（最多达初始体重的 61%）的研究表明，肥胖 PCOS 患者可使高雄激素血症恢复正常。然而，很少有数据记录到随后的多毛症得到改善。一些妇女在体重下降至少 5%~10% 后月经周期性得到改善，但是，尚无可用的长期数据评估月经周期改善的可持续性，也很少有数据表明减重后的妊娠结局。一些小型的非对照试验表明，在短期内减重使妊娠率提高、应用促排卵药物或其他不孕治疗需求减少，但无随机的对照试验支持减重对妊娠率的改善。对减重的效应存在个体差异；虽然有相同的体重下降，不是所有的个体都能恢复排卵或月经。虽然在 PCOS 中所有减重方法对生殖和代谢状态的改善已有记载，但尚无针对其中任何一种减重方法的长期研究文献可供借鉴。我们的 meta 分析表明，虽然对部分代谢参数（主要是与空腹血糖和胰岛素水平改善的血糖效应）有显著改善，减重对多毛和不孕作用甚微。

（2）价值和偏好：总而言之，一般人群的数据和我们对 PCOS 妇女的 meta 分析证实，生活方式改变对预防和治疗代谢异常具有积极作用。尽管其他报道和相关的国家指南已指出生活方式改变的获益，但很少有证据支持其作为不孕症的治疗。未能记录其额外获益的原因可能是由于缺乏精心设计的研究。尽管减重改善 PCOS 本身的证据相对缺乏，我们仍建议超重和肥胖的 PCOS 妇女进行生活方式的改变。规律运动、合理饮食的 PCOS 妇女还可能获得预防体重增加的获益。

4. 成人二甲双胍的应用 不建议二甲双胍作为皮肤症状、预防妊娠并发症或肥胖的一线治疗（2∣⊕⊕○○）。推荐二甲双胍应用于生活方式干预失败、患有 T2DM 或 IGT 的 PCOS 患者

（1｜⊕⊕⊕○）。对于月经紊乱且不能耐受 HC 的 PCOS 女性，建议二甲双胍作为二线治疗（2｜⊕⊕⊕○）。

（1）证据：建议二甲双胍应用于合并多种疾病的 PCOS 女性。在其他指南中已经对其中部分疾病进行了讨论，包括多毛症、对具有代谢风险的患者心血管疾病和 T2DM 一级预防而进行的心血管危险因子治疗，同意二甲双胍不宜应用于多毛症治疗的建议。目前还没有足够的动力促成二甲双胍针对痤疮治疗的研究。同意将生活方式管理作为代谢性风险增加的 PCOS 患者一线治疗的建议。

在一些试验中，二甲双胍与体重下降相关，但我们的 meta 分析未得出此结论。一项 meta 分析表明，PCOS 女性人群与正常对照相比，应用二甲双胍可获得显著的体重下降。下降的绝对值为 2.7 kg，相当于体重下降 2.9%，疗效等同于奥利司他治疗。然而，在进行饮食和运动治疗的患者，二甲双胍的应用并没有使体重进一步下降。总之，当应用减重和生活方式限制治疗肥胖时，加用二甲双胍没有获益。因此，饮食和运动应该作为肥胖 PCOS 女性的一线治疗，而不是二甲双胍。二甲双胍可作为饮食和运动治疗失败患者的保留治疗选择。

在二甲双胍治疗中最重要的临床获益是改善了月经的周期性，这使二甲双胍作为调整月经的治疗措施成为可能。一项 meta 分析表明，服用二甲双胍的妇女排卵率得到提高，尚不清楚这种排卵的速率是否足以使患者不发生子宫内膜癌。直接比较二甲双胍和口服避孕药的临床试验表明，二甲双胍对月经周期调节的疗效低于口服避孕药。

在 IGT 患者中，运动和饮食等生活方式干预与二甲双胍相比，分别减少进展为 T2DM 58% 和 31%。此外，这些获益持续到起始治疗后 10 年，生活方式干预和二甲双胍分别使糖尿病患病率下降 34% 和 18%。然而，强化生活方式干预而不是二甲双胍，是 IGT 个体恢复正常糖耐量的唯一治疗。针对 PCOS 和 IGT 患者相同的试验规模太小，周期有限，无法确定二甲双胍是否可以预防 T2DM 或使患者回归正常糖耐量。当生活方式干预失败时，二甲双胍被推荐用于 POCS 和 IGT 患者预防 T2DM 的发生。

（2）价值和偏好：委员会认为应该将治疗的有效性置于首位。尽管对预防 T2DM 来说饮食和生活方式干预为首选的治疗，仍有相当数量的女性并没有选择此方法。虽然二甲双胍治疗会带来费用及潜在不良反应等问题，委员会仍认为二甲双胍可能是生活管理失败的 IGT 女性的一种治疗选择。

5. 不孕症的治疗 推荐氯米芬（或具有等同疗效的雌激素制剂如来曲唑）作为无排卵性不孕症的 PCOS 患者的一线治疗（1｜⊕⊕⊕○）。建议二甲双胍作为体外授精的 PCOS 妇女不孕症的辅助治疗以预防 OHSS（2｜⊕⊕○○）。

（1）证据：氯米芬和二甲双胍作为 PCOS 青少年的治疗措施在很多大型的多中心试验中已被广泛研究。在绝大多数的研究中，氯米芬与二甲双胍相比具有较高的受孕率，其疗效与注射促性腺激素相当。一项最新的关于胰岛素增敏剂治疗 PCOS 青少年的 meta 分析认为，在 PCOS 女性中应用二甲双胍提高生殖获益的效果有限。在这项综述中，无论单用（OR 1.00；95%CI 0.16~6.39）或与氯米芬联合使用（OR 1.05；95%CI 0.75~1.47），尚无证据表明二甲双胍会提高有效活产率。二甲双胍被推荐用于青少年治疗的部分原因是其与单卵泡排卵和低多胎妊娠相关。在这些试验中，虽然多胎妊娠更多见于应用氯米芬过程中（5%）而在二甲双胍应用中罕见（≤5%），尚无任何一个试验证实两者在多胎妊娠率方面存在显著性差异，二甲双胍对降低多胎妊娠率的获益应权衡其单独使用时大幅降低受孕率和降低每次排卵的生育率两个方面。

芳香酶抑制药被提议作为口服制剂。近期越来越多的证据提示其治疗不孕症的风险-收益比并不确定。在一项大型的由 NIH 发起的、多中心、双盲、随机的临床试验中（$n=750$），应用来米唑和氯米芬治疗 PCOS 不育症，两者在安全性和耐受性方面具有可比性的前提下，前者较后者有更高的活产率，这些结果可能会改变指南中随后对一线治疗的推荐。尽管对来米唑与氯米芬的相对致畸性忧虑犹存，这项试验和其他的结果仍然令人宽慰。与胰岛素增敏剂相比，这两种药物具有调节雌激素活性而致受孕的相对优势，因而被列入一线治疗药物。

二甲双胍在肥胖女性中使用比非肥胖女性效果更佳，其还可以作为一种辅助性药物选择性地应用于 PCOS 女性。一项系统性回顾表明，在氯米芬抵抗的女性，联合二甲双胍较单用氯米芬更能增加活产率（$RR\ 6.4$；$95\%CI\ 1.2\sim35$）；二甲双胍还较腹腔镜卵巢打孔术具有更高的活产率（$RR\ 1.6$；$95\%CI\ 1.1\sim2.5$）。此外，二甲双胍还能在准备 IVF 接受促性腺激素周期治疗的 PCOS 女性预防 OHSS 的发展。

虽然二甲双胍在治疗妊娠糖尿病的过程中可能有效，其在 PCOS 妊娠中仍未被许可作为常规治疗。一项随机、对照的 meta 分析证实，二甲双胍对于流产率没有影响（$OR\ 0.89$；$95\%CI\ 0.59\%\sim1.75$；$P=0.9$）。一项大型、随机对照的试验表明，在 PCOS 女性妊娠过程中使用二甲双胍在先兆子痫、早产或妊娠糖尿病的发生率方面没有区别。二甲双胍还与较高的胃肠道反应的发生率相关，但没有严重或致命的不良反应。

（2）价值和偏好：委员会认为使用来米唑治疗 PCOS 不育症具有较好的前景。然而，我们相信，与所有近期发现一样，要想确立来米唑作为不孕症的一线治疗药物，还需要其他研究的试验结果以及对这些结果内涵的领悟、辩论和独立确认。尽管存在有争议的系统性回顾，委员会还是承认二甲双胍作为治疗肥胖女性不孕症的辅助治疗可能会有部分获益。鉴于其在妊娠期间作为常规治疗缺乏安全性，我们推荐在妊娠试验阳性时中止二甲双胍的治疗。在一线口服药物抵抗（不排卵）或失败（虽有排卵但不受孕）的情况下，推荐患者就诊于专科医师进一步治疗。

6. 其他药物的应用 不推荐 PCOS 治疗中使用胰岛素增敏剂如肌醇（因为缺乏获益）或噻唑烷二酮类（出于安全考虑）（1|⊕⊕⊕○）。除非有额外的研究证实其有利的风险-获益比，我们不建议他汀类药物用于 PCOS 患者高雄激素血症或不排卵的治疗（2|⊕⊕○○）。然而，我们建议符合他汀药物适应证的 PCOS 患者使用他汀治疗（2|⊕⊕○○）。

（1）证据：尽管由药物公司发起的一项大型二期研究证实，曲格列酮可以剂量依赖性地改善生殖和代谢异常，但后续并没有针对 PCOS 的噻唑烷二酮类药物的大型随机试验。曲格列酮和罗格列酮分别由于肝毒性和过多的心血管事件已被美国 FDA 清除出市场，而新近的美国 FDA 警告称，吡格列酮与膀胱癌的发生相关。由于在动物研究中噻唑烷二酮类与流产有关，这种风险-收益比可能也不利于其用于对不孕症进行治疗（美国 FDA 妊娠分类 C）。虽然不清楚 D-手性肌醇治疗相关的严重不良反应，人们还是对于药物的配方存在顾虑，其疗效也缺乏证据。

在 PCOS 女性中，血脂异常，包括作为性激素合成前体的 LDL 胆固醇的升高比较常见。他汀类药物具有多种效应，其中包括抑制羟甲基戊二酰辅酶 A 还原酶，进而导致胆固合成减少。此外，有证据表明，他汀类药物治疗可能减少卵巢对睾酮的生成，这种效应至少部分是由于对卵巢膜细胞的生长抑制及降低了雄烯二酮前体的浓度。此外，他汀类药物还具有抗氧化的特性。尽管有他汀类药物改善高雄激素血症的报道，在 PCOS 女性单用他汀或与其他药物联用的临床试验数量有限，且缺乏改善 PCOS 症状的结论性证据。进一步的数据表明他汀类药物的使用可能增加发展成为 T2DM 的风险。

（2）价值和偏好：鲜有数据支持在 PCOS 女性中应用新型的糖尿病药物如 GLP-1 类似物或 DPP-4 抑制药。女性与男性相比，他汀类药物潜在的严重不良反应（肌肉或肾损伤）更为常见。由于这些药物理论上存在致畸性（妊娠分类 X），其使用理应受到警告。除非有其他研究证实其在治疗 PCOS 其他方面具有明确有益的风险-获益比，他汀类药物只能应用于符合当前他汀类药物治疗适应证的 PCOS 患者。

7. 青少年患者的治疗 我们建议将 HC 作为疑诊 PCOS 的青少年（如果以治疗痤疮，多毛或无排卵，或预防妊娠为治疗目标）的一线治疗（2｜⊕⊕○○）。我们建议以减重为目标的生活方式治疗（限制热量饮食及运动）应该作为存在超重/肥胖患者的一线治疗（2｜⊕⊕○○）。如果旨在治疗IGT/代谢综合征，我们建议将二甲双胍作为可行的治疗（2｜⊕⊕○○）。但HC或二甲双胍的理想治疗周期仍未确定。对临床和生化证据上存在高雄激素血症、青春期初潮前的女性（如乳房发育≥Tanner Ⅳ级），建议启动HC治疗（2｜⊕⊕○○）。

（1）证据：对青少年期的PCOS治疗仍存争议。许多研究支持针对症状的治疗，而其他学者则赞同旨在针对PCOS相关的生殖/激素异常或代谢异常进行治疗，至今尚无在青少年PCOS人群中进行的具有足够权威性、随机、双盲、安慰剂对照的试验。改善高雄激素血症和避孕的双重目标使得HC成为青少年PCOS的基础治疗。此外，在青少年的治疗中使月经恢复正常、减少痤疮和多毛显得尤为重要。通过生活方式治疗和减重也可使这些症状得到部分改善。

然而，在青春期早期起始HC同样存在争议，也无相关数据引导指南的推荐。在除外其他原因的原发性闭经后，HC可考虑应用于已证实存在高雄激素血症且达到Tanner Ⅳ~Ⅴ级应有月经初潮的患者。对青少年来说最适合的HC及其治疗周期仍不确定。复合HC的长期应用可能降低出现高雄激素血症的概率。有学者主张持续应用HC至性成熟（定义为月经后5年）或达到一定程度的减重。

小型的、短期的研究表明，二甲双胍在肥胖和非肥胖的青少年PCOS患者中恢复了月经的周期性、改善了高雄激素血症、胰岛素抵抗及糖耐量。两项在青少年PCOS中进行的序列、随机、安慰剂对照试验表明，使用二甲双胍改善了高雄激素血症、排卵和血脂异常。这些令人鼓舞但有限的数据表明，二甲双胍在青少年PCOS的应用较之在同等情况下的成人中的使用可能会有更多的获益，必要的治疗周期仍需确定，而有限的数据也尚存争议。在一项研究中，在停用二甲双胍后6个月，其对月经周期的疗效仍可持续；但在另一项研究中，在停用3个月后，二甲双胍的疗效即已消失。尚未检索到青少年患者中长期使用二甲双胍的文献报道。

鉴于有限的数据，有必要从成人的数据中获取对青少年治疗的推荐。然而，生活方式干预应该推荐用于超重/肥胖青少年患者的治疗。基于上述有限的研究，二甲双胍也可以考虑用于治疗PCOS。因为生活方式改变和（或）二甲双胍可以增加排卵率，且皮肤症状较为常见，合适的避孕药物应该推荐用于具有性活跃的青少年。

（2）价值和偏好：在制定这些建议时，委员会推荐对PCOS进行个体化治疗，权衡一种治疗措施对另一种措施的赞成与反对观点，直至从良好完成的长期、随机、对照试验中得到强有力的证据。在推荐二甲双胍用于青少年PCOS的时候，委员会坚信：二甲双胍的早期应用和（或）生活方式改变可能产生具有前景的和预防性的效果；治疗PCOS应兼顾激素性/生殖障碍和以IR为特征的代谢异常综合征；二甲双胍的安全性及其已报道的结果胜于有限的数据。由于青少年激素避孕法的失败率较高，以及因为在妊娠期间抗雄激素药物的致畸作用，我们不推荐在此群体中应用抗雄激素药物；然而，这些药物在特定个体中可能会获益。我们特别强调，对青少年的治疗推荐并没有延伸至早熟的阴毛初现的女孩，因为在这个年龄组中风险-收益比仍不能确定。

（翻译：李志臻　侯军峰　赵占胜）

· 解读 ·

　　PCOS是妇科、内分泌科临床常见的一种疾病，在我国有着庞大的患者群。PCOS临床表现呈异质性，不但影响患者的生殖功能，而且相关的代谢失调包括高雄激素血症、胰岛素抵抗、糖代谢异常、脂代谢异常、心血管疾病风险也增加，其病因复杂，目前知之甚少。

中华医学会妇产科学分会内分泌学组历经多次妇科内分泌学专家会议，就中国的 PCOS 诊断和治疗达成了专家共识，并于 2011 年由卫生部颁布了关于 PCOS 的卫生行业标准。这些专家共识或行业标准很大程度借鉴了国外学界的诊断标准，包括美国内分泌学会的诊疗指南。

2013 年美国内分泌学会颁布了 PCOS 的诊疗指南，该指南以循证医学为基础，用 GRADE 系统明确了证据质量和推荐强度，评价了不同质量方案的重要结局。指南从诊断标准、合并的其他临床问题及治疗策略三个方面提出建议，对于我们的临床实践具有重要参考意义。

一、PCOS 的诊断

目前国际上对 PCOS 的诊断有三个不完全统一的标准，即美国 NIH 标准、鹿特丹标准和雄激素过多学会标准。根据雄激素过多、慢性停止排卵和 PCO 诊断，NIH 未将 PCO 纳入诊断标准，美国雄激素过多学会更加强调雄激素过多在其诊断体系中的重要性；但是，所有标准一致认为 PCOS 是排除性诊断。由于成年人、青少年、更年期和绝经期女性不同的生理特点，指南对其 PCOS 的诊断分别予以阐释。

本指南沿用了鹿特丹标准，前述三个指标均纳入诊断体系，对于成年人，建议符合前述三个标准中的两条即可做出诊断。其对 PCO 形态的定义为：一侧卵巢有超过 12 个直径 2~9 mm 的卵泡和（或）卵巢体积增加 10 ml（排除囊肿）、没有直径>10 mm 的优势卵泡。另外，如果临床雄激素过多症缺乏男性化的表现，血清雄激素检测则不是诊断所必需的；当患者有雄激素过多症的表现和排卵功能障碍，卵巢超声检查也不是诊断所必备的。但在诊断时需要排除临床表现类似 PCOS 的其他疾病，这些疾病包括：甲状腺疾病、高泌乳素血症、非典型先天性肾上腺皮质增生、下丘脑性闭经、原发性卵巢功能不全、分泌雄激素的肿瘤、库欣综合征、肢端肥大症等。

我国的现行诊断标准中，月经稀发、闭经、不规则子宫出血是诊断必须条件，高雄激素的临床表现或高雄激素血症、超声 PCO 表现，两者再有其一即可诊断，但诊断仍然是排除性的。

对于青春期女性，指南建议，在雄激素过多症的临床和（或）生化证据（排除其他疾病）的基础上，持久的月经过少，可诊断 PCOS。

正常的青春期也可有类似 PCOS 的症状，月经初潮后的月经过少很常见。在初潮后第 1 年，无排卵周期占月经周期的 85%，第 3 年占 59%，第 6 年占 25%。无排卵周期与血清雄激素和 LH 水平较高有关。2/3 患 PCOS 的青少年会有月经的症状，1/3 主诉或为原发性闭经以至经常的功能性出血。因此，对于持续的月经过少或闭经，尤其是初潮后持续 2 年以上者，可将其评估为 PCOS 的早期临床症状。在青春期，虽然痤疮很常见，但它不能单独用于定义青少年雄激素过多症。而多毛症是 60% 的青少年 PCOS 的主要症状，因此多毛暗示青少年 PCOS 的可能。对于青春期正常的雄激素水平尚缺乏明确的切点，可参考成人。而多囊泡卵巢也是正常青春期的一个特征，这种情况很难和 PCO 形态区分，因此超声检查不做推荐，但升高的抗缪勒激素可能作为一种非侵入性筛查或诊断试验。

由更年期进入绝经期，无论是否 PCOS，卵巢大小、卵泡数和抗缪勒激素水平均随着正常老化下降。但 PCOS 妇女卵巢体积和卵泡数目的下降程度可能低于正常女性。同样，女性雄激素水平也随着年龄而下降，从 20~40 岁血清睾酮下降 50%，而且，PCOS 患者的月经频率也可发生改善。但是，对于更年期和绝经后妇女新发 PCOS 的可能很小，以往的 PCOS 表现对于诊断具有重要意义。

二、PCOS 的相关临床问题

高雄激素血症相关的临床表现主要有多毛、痤疮和雄激素性脱发。多毛在 PCOS 患者中发病率达 65%~75%，尤其肥胖患者多毛症状更加明显，指南推荐采用 Ferriman-Gallwey 评分来评估多毛程度。痤疮在 PCOS 妇女中较为多见，尤其是青少年患者，而雄激素性脱发出现的比较少；与多毛相比，雄激素性脱发和痤疮不是高雄激素血症最典型的临床表现。

PCOS 是排卵障碍所致的不孕中最常见的原因，占排卵障碍病因的 70%~90%。但这不意味着 PCOS 不能自发排卵，在一项研究中，有 32% 的 PCOS 患者可以自发排卵。另外，一些月经周期正常的 PCOS 患者也可面临排卵障碍，对此类患者检测黄体中期的血清孕酮水平以明确有无排卵，同时应当筛查排卵意外的其他导致不孕的病因。

PCOS 患者特别是合并肥胖者存在许多妊娠合并症的危险因素，包括妊娠期糖尿病、早产和先兆子痫。目前关于 PCOS 患者妊娠合并症的研究结果不一，但为了避免妊娠合并症的发生率，指南推荐 PCOS 患者筛查 BMI、血压、糖耐量试验。

妊娠期间 PCOS 患者的雄激素水平可能升高，但妊娠期间的睾酮水平对子代 PCOS 发生率有否影响尚需进一步研究。因此，指南不建议对 PCOS 患者后代采取特殊预防措施。

虽然 PCOS 的危险因素，如肥胖、高胰岛素血症、糖尿病和子宫异常出血，同时也是子宫内膜癌的发病危险因素，但是目前无充分的证据表明 PCOS 是子宫内膜癌的独立危险因素，指南也不建议 PCOS 患者常规进行子宫内膜厚度的超声筛查。

超重和肥胖对 PCOS 的发病和临床表现均起到了重要作用，肥胖可导致高雄激素血症，增加月经紊乱和排卵障碍的发生，因此，指南推荐对 PCOS 患者计算 BMI 和腰围测定。同时，已有充分的证据显示 PCOS 和糖尿病之间存在非常密切的关系，PCOS 的诊断预示着发生 T2DM 的风险增加 5~10 倍。多家学会均推荐对此类患者进行定期筛查，糖化血红蛋白对筛查糖代谢紊乱的敏感度很低，指南推荐采用口服糖耐量试验筛查 IGT 和 T2DM。

AE-PCOS 2010 年曾发表了关于评估 PCOS 患者心血管风险和预防心血管疾病的共识。关于 PCOS 患者心血管事件发生率的研究较少，但 PCOS 患者心血管危险因素的患病率增高，指南推荐对青少年和成年 PCOS 患者，筛查是否存在以下心血管病危险因素：早发心血管病的家族史、吸烟、IGT/T2DM、高血压、高脂血症、阻塞性睡眠呼吸暂停综合征、肥胖（特别是腹型肥胖），以便及时干预。

由于高雄激素血症和肥胖的共同作用，PCOS 患者 OSA 的发病率与男性相当。指南建议通过多导睡眠监测明确有无 OSA，但应当在经过认证的检测机构进行多导睡眠图检查，检查结果的判断和 OSA 的治疗应当在具备资质的睡眠医学专家的指导下进行。

PCOS 这一负性事件对于精神的影响表现在 PCOS 患者抑郁、焦虑、甚至自杀倾向的发病率升高。指南建议对 PCOS 患者进行详细的病史询问，以及时发现是否存在抑郁或焦虑。一旦确诊，需进行转诊和相应的治疗。

三、PCOS 的治疗

与以往的指南一致，由于 HC 中的孕激素可抑制 LH 水平进而使卵巢雄激素生成减少，而其中的雌激素可增加性激素结合球蛋白水平，进而降低雄激素的生物利用，HC 仍被本指南推荐为月经紊乱及多毛/痤疮的 PCOS 患者的一线治疗。虽然对青春期 PCOS 的治疗争议犹存，仍建议将 HC 作为以治疗痤疮、多毛、无排卵或避孕为目标的青少年 PCOS 患者的一线治疗。对临床和生化证据上存在高雄激素血症、青春期初潮前的女孩（如乳房发育 ≥Tanner Ⅳ 期），建议启动 HC 治疗。HC 对患者葡萄糖和血脂代谢的影响与其配方中雌激素剂量和孕激素种类有关，且 HC 对 BMI 和腰臀比亦无特殊的影响，在已患糖尿病但无血管合并症的 PCOS 人群应用 HC 并非禁忌。HC 的最佳应用疗程尚不确定。

虽然尚无针对 PCOS 患者运动治疗的试验，本指南依然建议对肥胖或超重的 PCOS 患者进行生活方式干预和减重治疗。减重对预防和治疗代谢异常有积极作用，可明显改善高雄激素血症，必要时可选择药物或手术减重。但体重下降对多毛和不孕的治疗作用有限。

二甲双胍治疗可使患者体重下降，月经的周期性得到改善，并减少 IGT 患者进展成为糖尿病。因此在本指南中推荐对于 IGT 或已患糖尿病的 PCOS 患者，当生活方式干预失败时可加用二甲双胍治疗，但并不推荐二甲双胍作为多毛症或痤疮的治疗。二甲双胍还可作为体外授精的辅助治疗及预防 OHSS，但并未被允许作为妊娠糖尿病的常规治疗。对于月经紊乱且不能耐受 HC 的 PCOS 女性，二甲双胍还可作为二线治疗药物。此外，二甲双胍也可以考虑应用于超重或肥胖的青少年 PCOS 患者。

本指南推荐氯米芬或具有等同疗效的雌激素制剂如来曲唑作为无排卵性不孕症的 PCOS 患者的一线治疗，其中来曲唑具有更高的活产率，但来曲唑作为一线药物的地位尚需进一步的研究确立。对于氯米芬抵抗的患者，还可辅助性地应用二甲双胍。

其他药物如胰岛素增敏剂（肌醇等）、噻唑烷二酮类药物如曲格列酮、罗格列酮、吡格列酮等，虽然有研究表明其可能改善生殖和代谢紊乱，但因为没有明确的风险-收益比，或存在肝毒性、心血管事件或膀胱癌等安全性问题，本指南不建议此类药物的使用。

虽有证据表明他汀类药物具有减少睾酮产生、改善高雄激素血症的作用，但因缺乏 PCOS 的相关临床研究，本指南不建议他汀类药物用于治疗高雄激素血症及无排卵的 PCOS 患者。在充分考虑到肌病及肾损伤等严重不良反应的前提下，他汀类药物可应用于符合当前他汀类药物治疗适应证的 PCOS 患者。

一些新型的降糖药如 GLP-1 类似物或 DPP-4 抑制药在 PCOS 女性中的使用目前尚缺乏相关临床证据。

（解读：侯军峰　李志臻　赵占胜）

（审阅：秦贵军）

参考文献

［1］中华医学会妇产科学分会内分泌学组，多囊卵巢综合征的诊断和治疗专家共识. 中华妇产科杂志，2008，43（7）：553-555.

［2］Pawelczak M, Kenigsberg L, Milla S, et al. Elevated serum anti-Müllerian hormone in adolescents with polycystic ovary syndrome：relationship to ultrasound features. J Pediatr Endocrinol Metab, 2012, 25（9-10）：983-989.

［3］Rosenfield RL, Wroblewski K, Padmanabhan V, et al. Antimüllerian hormone levels are independently related to ovarian hyperandrogenism and polycystic ovaries. Fertil Steril, 2012, 98（1）：242-249.

［4］Martin KA, Chang RJ, Ehrmann DA, et al. Evaluation and treatment of hirsutism in premenopausal women：an Endocrine Society clinical practice guideline. J Clin Endocrinol Metab, 2008, 93（4）：1105-1120.

［5］Wild RA, Carmina E, Diamanti-Kandarakis E, et al. Assessment of cardiovascular risk and prevention of cardiovascular disease in women with the polycystic ovary syndrome：a consensus statement by the Androgen Excess and Polycystic Ovary Syndrome（AEPCOS）Society. J Clin Endocrinol Metab, 2010, 95（5）：2038-2049.

［6］Ladson G, Dodson WC, Sweet SD, et al. Effects of metformin in adolescents with polycystic ovary syndrome undertaking lifestyle therapy：a pilot randomized double-blind study. Fertil Steril, 2011, 95（5）：2595-2598.

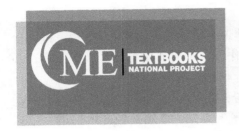

《雌二醇测定中面临的挑战：来自美国内分泌学会的声明》与解读

第 19 章

· 指南 ·

　　我们对性激素生物学作用的认识经历了翻天覆地的变化，最初认为雌激素仅与性发育和第二性征成熟有关。大部组织受雌激素和（或）雄激素直接作用，性激素在临床和研究中具有重要性，但是我们精确测定性激素的能力尚需提高。目前美国内分泌学会就睾酮测定中存在的问题发布了立场声明，学会随后发表许多文献解决了曾提出的问题。在此次发布的声明中，我们讨论并确定目前雌激素特别是雌二醇测定中存在的问题。

　　雌二醇（estradiol，E2）测定方法的准确性、特异性、可重复性（精确性）以及标准化均非常重要。不同年龄、性别的参考值范围，影响血浆 E2 浓度的生理及病理状态，对正确医疗决策至关重要。内分泌专家、临床医师以及相关研究者在获得可信的数据时都面临困难，这将极大地影响其作出明确决定。近期的《科学》杂志在封面以及专门章节讨论了数据可复制性和可重复性。虽然该问题仅强调科学研究中数据的复制和可重复性，但是其在临床中的重要性有过之而无不及。如果医师将标本送至其他实验室，患者选择其他更方便的实验室，或实验室更新了实验设备，同一标本在不同的测定条件下是否会获得同样的结果？重要的是，无论在哪里检测，通过何种方法完成，前后的标本均有相同的测定标准，但是事实却并非如此。

　　在本文我们总结了目前临床及科研机构中 E2 测定的现状，概述了个体和群体在生理以及病理状态下血浆 E2 浓度的重要性。

一、雌二醇是如何测定的

（一）概述

　　目前可应用的 E2 测定方法有许多重要的技术问题。纵览现有可应用的技术，这些问题围绕分析方法的所有关键点：特异度、敏感度、精密度和准确度。这些特征相互关联，如测定方法的不准确性可由校准的不准确和（或）缺乏特异性所致（图 19-1）。

（二）雌二醇的测定方法

　　表 19-1 中列举了历来所采用的雌二醇测定方法。定量测量包括生物测定、质谱法（mass spectrometry，MS）、UV 吸收法和免疫分析测定法。只有免疫分析法和质谱法具有临床应用所需特

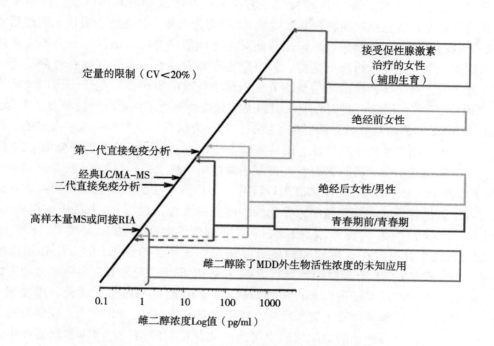

图 19-1 E2 分析方法敏感度的历史进程和目前挑战

注：外周循环中 E2 临床测定的应用列在图旁框中。（来自临床和实验室标准研究院的确定定量限制的细节在网站 http://www.abrf.org/index.cfm? method list. getAttachment&disclaimerAck = 1&msg 83913&att = 688）。图中使用经验定义定量限制（或说最小可测值，MDD）；最低可测浓度的变异系数为 20%。应记住测定水平的 95% 的可信区间是指重复测定值为平均值±2 SD。也就是说当最低可测值是 80 pg/ml 时，48 ~ 112 pg/ml 值都在 95% 可信区间内。LOQ 主要是依赖实验条件和试剂质量。因此通常评估常规临床实验室之间测定存在差异

性。目前，通过这些方法测定复杂的生物标本（血清、血浆、组织提取物等）需要对类固醇进行分离，在进行最终测定前（如免疫法或质谱法），通过萃取法和色谱法将 E2 从标本的其他组分或从其他类固醇中分离出来。

Abraham 于 1969 年首次描述了用放射免疫分析（RIA）法定量测定临床血清标本中 E2 水平。此方法包括用有机溶剂提取血清，随后用 RIA 方法（这种测定方法有时候也被称之为传统 RIA 或间接 RIA）进行定量测定。之后检测血清 E2 时，无需用提取法或色谱法进行提前分离的方法称为直接 RIA 分析法，它显著提高了测定通量。虽然不需要提取，但是用于分离蛋白和性激素结合蛋白（SHBG）-结合 E2 的缓冲液决定了直接免疫测定法的准确性。与化学发光及酶联免疫测定相比，放射性核素检测法有了更大的进步，这成为更自动化和高通量方法的基础。目前，许多临床检测无须提前分离血清，可应用酶作为底物的免疫分析法（直接分析法）直接测定 E2 水平。2011 年美国病理学家协会对应用自动免疫测定法测定 E2 的设备进行了测定，列举了 8 个不同公司共 28 个检测平台。

尽管 25 年前已将核素稀释法/气相色谱法（gas chromatography，GC）联合质谱法作为 E2 测定的"金标准"，但该方法过于复杂和低通量，因此无法满足常规临床检测。最近，液相色谱法加质谱法的简化方法，如 HPLC 加串联质谱法（MS/MS）越来越多地应用到 E2 检测。这些新方法，不同于 RIA 方法而是类似最初的 MS 方法，在质谱定量分析前应用萃取法外加色谱步骤在血清标本

中从类似的化合物中分离 E2。质谱法较免疫学方法有更好的特异度和敏感度，近年来被广泛应用。而更高的特异度和敏感度对检测较低浓度的 E2 时尤为重要，如儿童、男性、绝经后女性和接受芳香化酶抑制药治疗的乳腺癌患者。但是目前对于不同质谱分析方法的差异并不完全明确。尽管这些技术在理论上较免疫分析法有优势，但可能也存在变异性，其变异性在雄激素等的测定中已经显现。和其他方法一样，质谱法的检测方法依赖于校准的准确性、免于干扰以及适当的分析校正（如"回收率"）。因此，我们必须认识到决定有效性和适用性不仅是检测方法本身。

临床工作中 E2 的测定对分析方法提出了挑战。这些方法需要在检测跨度较大的浓度范围时保证敏感度、特异度、精密性以及准确性。需具备的方法如下。①可以检测到极低浓度的 E2。为监测应用芳香化酶抑制药治疗的乳腺癌患者（抑制内源性雌二醇水平），检测方法必须对治疗后低于 1 pg/ml 和治疗前 10～15 pg/ml 的 E2 浓度进行区分。②检测方法具有足够的精密度，从而评价患者的现状并评价其治疗反应。对于使用芳香化酶抑制药的女性，检测 E2 方法应该精确到 1 pg/ml 和 5 pg/ml 以下。③检测方法可以覆盖较大的浓度范围。老年男性和女性 E2 水平通常低于 5 pg/ml，而在辅助生育时，在促排卵和卵巢过度刺激情况下，检测 E2 的方法必须检测到大约 3000 pg/ml。④检测方法应具有较高的特异度。E2 在体内可以转变成 100 多种结合和未结合的代谢产物，同时循环中的雌激素还可以来自于外源物质，如结合的马雌激素和营养添加剂等。这些化合物在免疫分析时可以和抗体发生交叉反应，或干扰 HPLC、MS、MS 检测。硫酸雌酮等化合物在循环中的浓度相当高，即使小的交叉反应也可造成明显错误的结果。溶血和脂血标本会带来其他的干扰因素，或在进行最终分析之前无法从蛋白-雌二醇结合物中分离 E2。⑤不同实验室提供具有可比性的准确结果，从而应用这些数据制订临床指南，使得不同个体患者的检测结果可以与指南进行比较。同样，数据的准确性以及可重复性对于患者管理非常重要，而这些患者的标本分析通常由不同实验室完成，不同实验室经常采用不同的检测方法。

表 19-1　测激素测定方法的变革

时间区间	方法
1930—1950	提取-液相色谱-生物分析
1950 至今	提取-衍生化-气相色谱-质谱
1960—1980	提取-色谱-放射免疫分析
1980—1990	提取-高压液相-光谱吸收（240～280 nm）
1980 至今	直接放射免疫分析
1990 至今	自动化直接放射免疫分析
1994 至今	体外生物分析（仅用于研究）
2000 至今	提取-高压液相-串联质谱

（三）在不同分析方法、时间和实验室间通用的兼具准确性和可重复性的检测方法需采用共同的参考样品

许多研究认为目前常规的临床测定方法不能满足上述要求。20 多年来一直存在对不同分析方法以及不同浓度下 E2 水平测定性能的担心。

大部分直接免疫分析法只能测定 30～100 pg/ml 的 E2 水平，该浓度完全不能满足儿童、绝经

后妇女、男性以及使用芳香化酶抑制药女性的检测需求。在检测<5 pg/ml 浓度的 E2 水平时，目前推荐的质谱法以及间接 RIA 也存在困难。

多年来较为关注的是 E2 测定方法的特异度。有研究发现干扰物可以使 E2 的测定值高出实际值 10 倍。该研究也发现，标本中干扰物的浓度在患者个体间差异很大。同样，用直接免疫分析法检测应用芳香化酶抑制药的女性患者血浆雌二醇水平，测得更多的是合成物而非真实值。这非常重要，如果血清 E2 不能真实反映芳香化酶抑制药的效果，将直接导致对疗效评价的失误。

另一项研究通过对美国纽约州卫生部门注册的 159 家实验室进行检测技术检查项目的数据进行分析，发现结合雌三醇对检测结果的严重干扰。这些干扰导致 E2 检测结果存在较高的变异性和不准确性。非结合雌三醇的严重干扰可导致高达 60% 的正或（和）负偏差。作者发现应用厂家推荐的降低测定变异性的稀释步骤也不一致。

目前认为 E2 检测，特别是在低浓度水平的精确度不足。历时 14 个月 7 个自动分析仪的结果显示，低 E2 浓度时各方法的变异系数可达 7.5%～28.4%。作者认为对于大部分分析方法来说，极低浓度 E2 水平，如绝经后妇女的 E2 水平，临床检测的精确度不够。相似的是，一项英国外部质量评估项目 103 例受试者的数据显示，使用商业直接测定的相同分析方法在不同实验室间存在非常大的差异。另一项研究对 8 种不同的免疫分析与 GC/MS 方法进行比较分析精确度和准确度的差异。尽管部分分析方法在检测包括绝经后女性及男性（18 pg/ml），以及卵巢刺激后（200～2000 pg/ml）E2 浓度时偏差<10%，但仍有一些分析方法表现不尽如人意。虽然部分测定方法的结果同 GC/MS 一致，但是其他不够准确的方法也可通过优化和规范化校正得到改善。

2007 年比利时外部质量评估项目中有 140 个实验室检测血清标本中的 E2 水平。其将免疫分析结果同基于 GC/MS 方法的分析结果进行比较，发现变异系数为 4%～49%，个体血清样本用同样的分析方法检测时偏差（与 GC/MS 不一致）26%～239%。没有任何一种测定方法能够做到所有样本测定结果的偏差<10%。尽管偏差和不精确度会随着 E2 浓度下降而升高，但部分测定方法在性能方面的不同似乎与样本 E2 浓度无关。实际上，最大的偏倚值 239% 出现在一份目标浓度为 553 pg/ml 的样本，提示干扰来自其他化合物。

最近更多的对比研究显示免疫分析方法性能有所改进。然而这些改变仍不能满足研究以及患者治疗的需要。为了解决这些问题并确保更好地为患者诊疗，需要对雌二醇检测进行标准化。不同方法间的准确结果对于制定循证为基础的治疗指南以及对在多个地方接受治疗的患者管理是非常重要的，这些患者的标本常被不同的实验室应用不同的方法进行分析检测。

血液样本处理以及雌二醇检测应用的标准品的特性等在临床上未得到重视。测量结晶雌二醇的精确性及准确性比较简单，当它被溶解在液体中，不管这种液体是血浆或缓冲液，然后被提取（或直接测定）并使用免疫分析法或质谱法进行检测，结果均依赖分析法的标准化以及样本处理流程。很多干扰因素影响检测结果，包括抽取样本的试管特性、分离方式、保存时限等。用于校对的标准品的人工介质可能类似于血浆，也可能不一样。需要进行更多的新鲜冰冻血清研究，从而更好地评价检测变异的来源。事实上，测定前的问题和错误也是导致测定不准确的重要原因。我们确实需要为雌二醇检测制定一个所有方法均可采纳的统一标准，该标准不是在人工介质中而是在血清或血浆中或适用于任何类型的标本，如尿液、组织提取物或涎液等。对标准达成共识将使许多技术难题得以克服。达成这种标准化的过程已经在雄激素检测中得以实现，并已在疾病防控中心网站中发布（http：//www. cdc. gov/labstandards/hs_ standardization. html）。

雌二醇检测中主要难点及解决方案简要概括如下。①基于生理环境及疾病状态的多样性，雌二醇检测需要能够检测较大跨度的浓度范围，如 10 000。②基于免疫学的分析方法是较敏感的雌二醇检测方法。其分析方法的优点在于同许多因素相关，但是在满足所有临床及科学研究的需要方面，其特异度及敏感度仍显不足。③近年来，基于质谱法的分析方法可能会弥补免疫分析法的缺点。④强调无论使用任何方法检测雌二醇，我们均需要一个所有检测方法都可遵循统一标准，且该标准应该被广泛采纳。

二、临床诊疗及转化研究中雌二醇的检测

基于许多正常及病理状态，血浆雌二醇水平变化幅度很大，每一种状态均很重要，为说明需要涵盖较大跨度人类生物学范围测量的重要性，我们总结了存在的这些变化的复杂性。

（一）儿童

需要敏感而特异的雌二醇检测方法判断青春发育启动并更好地定义儿童期雌二醇的正常范围。目前的直接雌二醇分析法无法准确检测<30pg/ml 的雌二醇水平，因此处于青春发育 Tanner Ⅱ~Ⅲ 期前的雌二醇水平常测不到。由于缺乏敏感度，目前尚无研究评价雌二醇在青春期前生长中的作用以及对男性的影响。

20 世纪 90 年代发展起来的超敏雌二醇分析法可能适合于儿童雌二醇检测，但是较为耗时并需要大量血清，还存在和标准 RIA 一样在低水平时缺少特异度的问题。Klei 等发展和完善了一种基于细胞学的生物分析法，该方法具有可以敏感测量低至 0.2 pg/ml 水平的雌二醇的活性，但是该方法不能检测显著的化学品，需要预提取并依赖于温度的标准化、细胞的密度及孵育参数，这使其在临床应用中不太实际。最近，Shi 等应用核素稀释/GC/MS 测量法对 24 h 尿样本进行了一项纵向评估研究，评估加速生长期前 1 和 2 年雌二醇水平。女童从 5 岁后、男童从 6 岁后开始每年检测，376 名研究对象中有 120 例的数据有效。用雌酮、雌二醇及雌三醇的总量作为雌激素的生成。和预期不同，尿雌激素和（或）其代谢物不能预测青春期加速生长的启动，但可以预测加速生长的持续时间。较小年龄时高水平的雌激素与女童乳腺发育的启动有关，但在男童的青春发育成熟中无显著作用。重要的是，有大样本的雌激素水平仍在该新尿液雌激素分析法可测范围以下。迄今为止，尚无一项研究具备足够的敏感度可以检测整个儿童期血清雌二醇或其他雌激素的水平。因此，尚有许多关于雌激素在青春期发育以及生长中作用的问题仍未解决。除了了解正常青春发育，还需要改进雌二醇分析法用来了解雌二醇水平在性早熟及性发育延迟中的作用。同样，了解治疗性早熟时对 GnRH 激动药的反应及疗效，以及需要诱导青春发育的治疗中均需要精确及敏感的雌二醇检测方法。

临床中罕见的分泌绒促性素、T 和（或）雌二醇的性腺肿瘤可以导致雌激素过多的临床表现，但是血浆雌二醇水平常在可测范围之下。青春期乳腺增大的男性，意味着 T 和雌二醇分泌不平衡，用目前的激素检测法也无法明确诊断。

因此，目前的雌二醇检测法不足以定义正常青春期的分期，也无法评价雌激素对青春期前儿童生长的作用，只能局限应用于青春期阶段病理性疾病中。能够检测这些疾病基础雌二醇的水平以及干预后雌二醇的变化将对临床医师以及相关研究者以极大的帮助。

（二）成年女性

1. 正常月经周期和闭经 雌激素水平结合促卵泡素（folliclestimulating hormone，FSH）、黄体生成素（luteinizing hormone，LH）水平共同提示女性的月经周期分期。提取后的放射免疫法和色谱法测定的 E2 水平在月经周期第 1 天超过 60 pg/ml。持续较低的激素水平会造成靶组织受累，如骨量减少。然而目前多被用于月经正常女性卵泡期 E2 的测定，雌激素水平低于 20 pg/ml 时敏感度

较差，导致 E2 缺乏的诊断和治疗十分困难。

相比之下，采用基于质谱分析的测定法，早卵泡期（月经周期第 1~5 天）E2 水平在 68.1± 18.6 pg/ml。其数据说明新一代基于质谱的测量方法与提取后的 RIA 和色谱法所测的 E2 水平相当，结果高于临床实验室中采用商业免疫测定法的结果。确定月经周期中雌激素的正常值对诊断绝经前妇女是否存在雌激素缺乏或过多十分重要。

2. 辅助生殖技术　女性诱导排卵期雌激素测量的敏感度和特异度尤为重要。这个过程中，测定方法足够敏感能够测定低的基线 E2 水平和较高的激素水平（如高达 250~2000 pg/ml），以评估疗效、确定给予人绒促性素促排卵的时间，以及确定为避免过度刺激卵泡需要及时停止周期的界值。对 41 例诱导排卵的女性采用不同商业免疫测定试剂盒结果显示更敏感的测定方法（55 $_{PM}$，15 pg/ml）较其他测定方法具有更高的准确性。但是较高的 E2 水平常需要系列浓度稀释，限制了对卵巢刺激后高水平 E2 的快速测量。因此辅助生殖技术过程中仍需要有较强的分析方法检测不同浓度 E2 水平。

3. 妊娠状态　在妊娠期监测 E2 水平用于诊断妊娠相关疾病。E2 结合孕激素、抑制素 B 的水平可以预测孕妇葡萄胎的风险。患系统性红斑狼疮孕妇 E2 水平与疾病活动性相关。目前 E2 直接测定法不能提供这种识别的能力。

4. 绝经期的激素替代治疗　E2 水平结合 FSH 和（或）抗苗勒管激素水平有助于预测末次月经周期。SWAN 研究每年采集血清测定 E2 和 FSH 水平。通过最低可测值达到 1 pg/ml 的敏感免疫测定法发现平均 E2 水平直到绝经前 2.03 年才开始下降。而绝大多数 E2 测定商业试剂盒并不能准确测量绝经后女性的 E2 水平（<20 pg/ml）。

绝经期妇女的激素替代治疗推荐使用能够控制症状的最小剂量 E2。口服或经皮 E2 补充的患者中，测定的准确性有助于确定特定 E2 水平患者的依从性、有效性和获益，这对临床医师帮助很大，正在努力进行这方面的工作。40 例绝经后女性的 E2 测定研究发现提取（间接）及非提取（直接）免疫分析法与质谱分析法结果中发现了一些有趣的相似性和差异。三种不同的间接分析法比直接测定法与 GC/MS/MS 具有更好的相关性。在一项更大样本（374 例）的队列研究中，间接和直接的 RIA 测定的 E2 水平分别高出实际 14% 和 68%，较 GC/MS/MS 的重复性差。有研究者采用 GC/MS/MS 法比较了绝经前女性早卵泡期的 E2 水平（55.4±10.3 pg/ml）和绝经后 5 年内（4.9±1.3 pg/ml）及 5 年后（1.3±0.3 pg/ml）E2 水平差异。发现血清 E2 水平随着年龄以及绝经转换期而持续降低。通过这些新的技术方法，研究者和临床医师能够决定最佳替代剂量和雌激素靶组织的反应阈值，如骨骼、血脂、心血管风险标志物、认知和情绪。

5. 激素依赖的恶性肿瘤和去除/替代模型　子宫内膜异位和子宫肌瘤患者采用 GnRH 激动药诱导药物去势的同时，需要配合低剂量的雌激素治疗，而缺乏一个具有更高敏感度和特异度的 E2 检测手段不利于达到特异性的血浆 E2 目标水平。相似的应用芳香化酶抑制药（降低循环雌激素水平）治疗的乳腺癌患者，需要合适检测方法去寻找最佳的抑制水平，这不仅有助于控制疾病的状态且有助于替代治疗 E2 缺乏的靶器官最佳治疗反应。应用芳香化酶抑制药的女性，RIA 检测 E2 因为雌激素代谢物的交叉反应，常导致相对于 GC/MS 法更高的 E2 测定结果；需要采用 GC/MS 监测乳腺癌患者的治疗。

（三）成年男性

1. 正常的病理和生理靶组织　睾酮芳香化成 E2 的作用并不清楚。男性雌二醇水平低于绝经前女性；低于或接近现有 E2 直接测定法的敏感度。另外，类似于测定绝经后女性的 E2 水平，在测定的较低范围内缺乏特异度。采集 20 例健康男性（50~65 岁）空腹血标本，比较由 GC/MS、

LC/MS/MS 检测 12 种类固醇和 RIA 检测 6 种类固醇的结果有较大差异。RIA 检测的 E2 水平更高，提示与其他测定方法比有更多的交叉反应（33±6 pg/ml 比 21±5 pg/ml）。虽然每种检测方法都有较好的重复性，作者仍担心不同方法和研究中绝对值的可比性。因此仍需要评价不同测定方法的一致性以确定男性正常和异常的 E2 水平。

2. 骨骼 研究显示，E2 水平能够比睾酮更好的预测男性骨矿物质密度，但只有采用超敏 E2 测定方法，而非商业试剂测定结果。另一项对 313 例男性的研究，提示质谱法与免疫分析法检测的 E2 水平与多部位容积骨矿物质密度相关。虽然两种检测方法的结果都与容积骨矿物质密度有一样的相关性，但这两种检测方法之间缺乏相关性（$r=0.63$）。因此，敏感的 E2 测定方法将有助于预测男性骨质疏松和骨折的风险。

3. 肌力 近来，性激素检测用于研究男性 T 和 E2 与强度和能力的相关性。1489 例 >64 岁男性接受了性激素水平的检测，分析其和肌肉量、握力、步速、步长、站椅试验的相关性，和既往研究一致的是 E2 和肌容量正相关，但与肌力负相关。更加敏感和特异的 E2 测定法将扩展我们了解雌激素对男性不同靶组织作用。

4. 性腺功能降低 使用直接 RIA（最小测定下限 2 pg/ml，即 7.3$_{PM}$不同单位的数值）的方法测定了 91 例患特发性低促性腺激素型性腺功能低减（idiopathic hypogonadotropi hypogonadism，IHH）和 Klinefelter 综合征患者以及正常对照的雌二醇水平。IHH 患者 E2 水平为 4~68 pg/ml（中位数 12 pg/ml）。对 24 例患者进行了直接 RIA 和 GC/MS/MS 的比较，结果显示相关函数为 0.969，提示部分直接测定法与质谱测定法具有较好的可比性。然而，50% 的 IHH 男性患者样本结果低于最低可测下限（未提供与 GC/MS/MS 比较的数据）。敏感而特异的 E2 检测方法或许有助于我们进一步了解雌激素对于不同类型的性腺功能减退症男性患者的作用。

5. 激素依赖的恶性疾病和对激素处理的反应 雄激素是雌激素的前体。接受雄激素剥夺治疗的男性前列腺癌患者的骨骼、心脏和代谢状态，E2 水平是治疗对骨骼、心脏和代谢状态影响的重要参数。雌二醇可能参与前列腺癌和良性前列腺增生。无论接受雄激素剥夺治疗与否的男性患者接受仔细的 E2 测定都有助于了解 E2 对疾病的作用并预测性激素缺乏的并发症风险。

总之，缺乏敏感、准确和特异的 E2 检测方法影响了患者终身的诊疗。临床医师正在获得来自医院或临床实验室测定平台的有潜在错误的 E2 检测结果。质谱测定方法是更强有力的测定技术，比直接免疫分析法表现更好，虽然不同质谱测定法之间的一致性欠佳。任何时候我们接受测定方法的标准不是依赖于采用的免疫检测方法还是质谱测定法，而是在于标准化，只有这样，不同的平台或实验室才可以提供有临床意义的准确和可重复的浓度结果。随着 E2 测定水平的提高，我们对生理状态、病理状态的定义将会更为明确，替代治疗的最佳治疗目标将更加清晰。

不能否认的是，目前检测方法的可行性/有效性也依赖于价格、样本量和分析的实用性。这些的确是许多研究者需要解决的真实问题。

三、雌激素测定在流行病学研究的应用

在流行病学研究中 E2 测定的目的与前文在临床/转化医学研究部分的阐述相似。临床数据被用来预测患者个体可能发生什么；而流行病学数据是评估一个群体中多个个体的平均水平。大样本流行病学资料集的主要目标是：描述在不同的人群中的雌激素水平，如儿童、女性及男性；评估生活方式、环境、基因对 E2 水平的影响；评估 E2 水平如何同时影响某种疾病的患病风险和患者生存率。此外，长期的观察数据可以提高我们对 E2 水平与某种疾病病因相关性的理解，帮助临床确定不同的 E2 水平对临床某种疾病是低危或高危。

乳腺癌是一个很好案例，E2 水平在乳腺肿瘤发生过程中发挥重要作用。大量前瞻性流行病学研究表明，绝经后妇女循环中 E2 水平升高与患乳腺癌的风险显著相关。高 E2 水平与低 E2 水平女性相比，乳腺癌相对危险度（relative risk，RR）为 1.5~3.0。绝经前妇女 E2 与乳腺癌水平的关系仍不确定，在月经周期中 E2 波动显著和测定方法的限制导致两者的关联仍难以下定论。有研究评估了不同种族女性雌激素的差异，以解释不同种族女性乳腺癌发病率不同的现象。此外，一些研究者评价血浆激素水平与乙醇摄入或随机饮食研究中测定激素水平的变化试图解释乙醇摄入妇女患乳腺癌风险增加的潜在机制。最近的研究从基因学的角度阐述了血浆 E2 水平和激素代谢相关基因的多态性之间的相关性，以了解基因对循环中内源性 E2 水平的作用。有大量流行病学研究评估循环雌激素水平和其他慢性疾病的关系，如子宫内膜癌，心血管疾病，认知功能障碍和骨折等。

除了测定循环中 E2 水平，有部分流行病学研究采用其他样本（如乳腺提取液体、尿），但存在同样测定的问题。

在流行病学研究中，关注 E2 检测方法至关重要。在流行病学研究中采用高敏、特异度和准确的 E2 检测方法有诸多原因。首先，不同于临床上区分正常和异常水平，大多数研究时评价在正常范围内的差异。如对 9 项关于乳腺癌前瞻性研究进行合并分析，病例组和对照组之间 E2 水平的中位数差仅为 6.3%（-9.2%~33.6%），但当比较 E2 水平的最高 20% 和最低 20% 患者时，该差异转化成乳腺癌的 RR 值就达到了 2 倍（RR 2.0；95% 可信区间 1.5~2.7）。因此，各组间检测水平中度的差异需要关注，也是重要的疾病风险预测指标。不精确的 E2 检测可能导致相关程度降低或消失，实验所得的相关性将比与疾病（或其他结局）真实存在的相关性弱，甚至缺乏相关性。如一项研究中使用了 4 个不同的实验室测定的 E2 水平，检测的变异系数为 8%~59%。该范围内的实验室误差对统计 RR 产生明确的影响，如真正 RR 等于 2.5 而统计所得的 RR 仅为 1.1~1.6（本研究中观察到的实 RR）。此外，因为人力和财力的原因，在大多数流行病学研究中每个研究受试者仅收集了单次血液样品，而在慢性疾病研究中激素长期平均水平更有意义。当仅有 1 份血液样品可以用于检测时，检测精度和检测前变异控制尤为重要。

在评估 E2 和疾病风险的关联时，我们没有在相同流行病学研究中使用的不同 E2 测定方法的实例。但一项汇集了 9 项关于 E2 和乳腺癌风险的前瞻性研究的汇总分析显示，根据测定方法分层，4 项使用不同直接测定方法的研究中计算的 E2 水平与疾病关联的 RR，比使用提取后测定方法的研究中计算的 RR 值略有下降。但是该差异并不具备统计学意义（直接测定 RR 1.23，95% 可信区间 1.04~1.44；提取后测定 RR 1.35，95% 可信区间 1.15~1.58）。该协作组最近就绝经后女性 E2 水平与体质量指数（body mass index，BMI）的相关性做了报道（13 项研究的汇总数据），BMI 与 E2 水平有强相关性的变量。不同研究的相关性具有显著的差异，部分差异由使用的不同测定方法导致。使用纯化后测定的研究中，肥胖女性比较瘦女性的 E2 水平高 82%，而在使用直接非提取测定法的研究中仅高 30%。相似的结果之前也曾有报道，BMI 与 E2 之间的相关系数为 0.25（直接免疫测定法）~0.65（GC/MS/MS 和提取后 RIA 测定）。

不同实验室检测的敏感度与特异度的差异也使不同的流行病学研究结果的比较变得困难或不可靠。如一项有关绝经后妇女血浆 E2 水平与乳腺癌风险的研究中，对照组的 E2 中位水平为 5.9~27.5 pg/ml，差异较大。相似的，在一项有关男性 E2 水平与前列腺癌风险的研究中，对照组的 E2 中位水平为 18~60 pg/ml，差异也较大。这些差异不大可能完全来源于不同研究人群的差异（如种族、平均 BMI 水平不同等）；有部分原因是测定方法的差异导致 E2 水平的差异。在该案例中，不同研究之间的检测方法学差异巨大（如直接免疫测定、间接免疫测定包括提前提取法或使用分步法）。敏感度不佳也会限制流行病学研究中有关 E2 水平与疾病风险关联的解释。如在一项评价绝经后妇女内源性 E2 水平与椎体骨折关系的前瞻性研究中，33% 的研究对象 E2 水平<5 pg/ml，

即检测方法（提取后 RIA 和 HPLC 分离）的可测下限；占人群数量33%的实际 E2 水平低于检测敏感度的数值应进一步挖掘其关联强度和量效曲线形态。另一项有关激素和疾病的流行病学研究的远期目标，判定激素水平是否可以用于识别高危患者，从而使这些患者从降低风险干预中获益（与胆固醇检测的常规诊疗相仿）。但是各研究间的相关性与研究量绝对值缺乏可比性，阻碍该目标的实现。

因此，即使我们已经了解许多 E2 与诸多健康结局的关联，检测方法不同及其质量差异限制了我们从这些流行病学研究中获得结论。改进 E2 检测方法使其具有更好的敏感性、准确性和精确性可以实现研究间更合理的比较，也可以大大促进这些工作的进行。

综上所述，我们无法要求准确的、特异的、具有循证标准的流行病学研究。这些研究很大程度上帮助了我们完善患者的个体化治疗决策。因为检测方法和标准未能统一，乳腺癌、骨病、认知障碍以及心血管病和其他许多疾病一样，仍备受多项研究数据不能合并的困扰。此外，当面对个体和群体的检测方法不同于指南推荐的检测方法时，临床指南则失去了其意义。

四、结　　论

血浆（以及其他体液）雌激素在人一生中十分重要。在性发育和第二性征中的重要作用促使人们发现并将其归类为"性激素"。现在已经明确，性激素对皮肤、血管、骨、肌肉、凝血、肝细胞、脂肪组织、肾、胃肠道、脑、肺和胰腺均有重要作用。血浆浓度的改变可影响冠状动脉粥样硬化性心脏病、卒中、乳腺癌和其他导致死亡的重要病因。E2 在这些组织中的外周浓度可能低于目前主要检测手段的可测下限（2~20 pg/ml）；实际上，若考虑到与雌激素受体（乳腺癌中 3~40$_{PM}$）的持续亲和力，低于 0.2 pg/ml 也可能是有意义的。

目前，临床 E2 的检测是诊断和治疗不育症的重要组成。即使精确度欠佳和不同方法间存在差异的问题仍待解决，现代免疫测定和基于 LC/MS/MS 的检测手段依然适用于临床应用，包括少见的但却有重要识别意义的分泌 E2 的肿瘤（需要检测出相对较高的浓度）。在非生殖组织中有重要作用的非常低浓度的 E2，是单独的且十分棘手的问题。过低水平的 E2 难以实现准确且精密的常规检测，有关分析手段的进一步评估和 E2 标准化的方法仍需进一步探索。

我们建议如下。①一个公认的 E2 测定标准，该标准所有的测量方法都能实现；②设定年龄和性别特异的 E2 参考范围；③生物学特异性的 E2 参考范围：青春期、育龄期、绝经期；④医师、实验室人员、研究者要有更广泛的认识，即未分离的血清直接测定得到的男性、儿童和绝经后女性低 E2 水平是不可信；⑤能够准确且精密的测量 0.2~2 pg/ml 的雌激素水平的新方法应该应用于临床。这种新方法诞生之前，应有一套持续评估现有方法和促使现有方法改进的体系。

以下困难虽然多但都可克服。这也是美国内分泌学会对于睾酮测定的共识的突破。因为所有非经费困难也需要经费支持，下述的困难在一定程度上是人为的。

1. 财政　①建立通用的基于准确度的标准需要新的花费；②将分析方法换成更贵的，如将免疫分析法换成质谱分析，会增加经费；③使用更高级的免疫分析法设计完成研究的经费增加。

2. 政治、教育、科学等方面　①培训医师采用准确的测量需要巨大的教育投入。这将花费不菲，而且需要克服他们陈旧的习惯和态度。②说服所有的杂志采用准确的测量方法。这将是杂志社一项烦琐的工作，需要他们设置不适当的测量方法将拒绝接收的最后期限。③说服政府和第三方付费者，这个更昂贵的测量方法比提供不准确信息但便宜的仪器性价比更高。④建立所有的参考范围需要花费大量时间和经费。

（翻译：庄晓明　朱惠娟）

·解读·

2013 年美国内分泌学会组织相关专家结合在线数据库（PubMed、Ovid MEDLINE、Google Scholar）以及参加者的临床和实验室经验对雌激素的测定在临床和科研中的应用现状及问题发布了立场声明，并由临床事务委员会、美国内分泌学会以及 *J Clin Endocrinol Metab* 杂志审稿人共同审阅提出修订意见，并于 *J Clin Endocrinol Metab* 发表。现对该立场声明主要内容进行解读。

一、背　　景

雌二醇主要由卵巢颗粒细胞分泌的 C18 类固醇激素，亦是活性最强的雌激素。雌二醇不仅是参与女性性腺发育和生殖功能的关键激素，同时对皮肤、血管、骨骼等机体组织发挥着重要的生理作用。而血浆雌二醇水平也与心脑血管疾病、乳腺癌的发生和预后等有着密切的关系。因此，准确测定雌二醇水平对生理和病理状态的判断和指导都具有非常重要的临床意义和价值。随着对性激素作用的认识加深，临床和研究中对性激素测定的准确性、稳定性需求增加。这是继睾酮测定立场声明后首次对雌二醇测定中的问题发布的立场声明。

二、雌激素测定方法

特异度、敏感度、精密度和准确度用于雌激素测定方法的评价。从 20 世纪 30 年代后出现的生物测定法到质谱分析、放射免疫分析法、直接免疫分析法到 HPLC 联合 MS/MS 的测定方法，逐渐提高了雌二醇测定的准确性和简便性。但在临床工作中雌二醇的测定依然面临诸多挑战，特别是随着临床需求的不断增加，对激素测定范围的跨度、免于内源和外源物质干扰的特异性、稳定性等都提出了前所未有的高要求。①监测到极低浓度的雌二醇用于芳香化酶抑制药治疗的乳腺癌患者以判断治疗反应。②检测覆盖足够大的浓度范围，足以满足辅助生育促排卵和卵巢过度刺激情况下，能够检测到约 3000 pg/ml 的 E2 水平。③检测方法具有高度特异性，能够避免内源代谢产物和外源物质对雌二醇测定的干扰，这种干扰在免疫测定和质谱分析中都将导致错误的测定结果。④不同实验室测定方法和结果的可比性，便于患者管理和循证医学指南的制定。尽管核素稀释法/气相色谱法（GC）联合质谱法是 E2 测定的"金标准"，但这种方法过于复杂和低通量无法满足常规临床检测。

目前的临床常规雌二醇测定方法难以满足上述要求。直接免疫分析方法测定大多在 30～100 pg/ml，该范围不能覆盖儿童、绝经后女性、芳香化酶抑制药治疗患者以及男性患者的检测需求。虽然质谱法和间接 RIA 能够扩大测定范围，但低于 5 pg/dl 的测定水平时也存在困难。目前临床常用的免疫分析法容易受到内外源的物质的干扰，甚至使测定值高于实际值 10 倍以上，严重影响临床诊疗的判断。同时雌二醇的不同检测方法、不同实验室在检测上变异系数较大，特别是当雌二醇浓度较低或过高［辅助生育时卵巢刺激后（200～2000 pg/ml）］部分测定方法的偏差较大。包括在测定前样本的处理方法不同都会影响测定结果，因此目前缺乏统一的标准规范化的检测雌二醇，以期不同实验室以及不同样本的测定结果具有可比性。

三、临床诊疗中雌二醇的测定

临床中雌二醇水平的测定常用于病理状态的诊断和鉴别诊断，但是涉及性腺激素的疾病种类繁多，导致的雌二醇水平变化幅度巨大，如儿童性早熟的诊断和治疗监测，育龄期性腺轴功能的评价，辅助生殖以及性激素替代治疗的评价，性激素相关的恶性肿瘤治疗监测等都需要准确快速的雌二醇测定方法。

1. 儿童青少年 儿童期雌二醇水平较低，而传统免疫分析法无法准确分析低浓度（低于30 pg/ml）雌二醇。虽然20世纪90年代就发展起来超敏雌二醇测定方法，但其测定流程复杂且需要大量血清，且难以避免交叉反应存在导致的特异性差等问题，难以在临床广泛应用，特别是临床科研中使用。至今尚无一项研究能够全面精确的检测整个儿童期雌二醇水平，因此雌二醇在青春发育启动及相关生长等作用研究尚待完善。而性早熟、青春性发育延迟和男性青少年乳房发育的临床诊断和治疗中，高敏感性的雌二醇测定也发挥着重要的指导作用。

2. 育龄期女性和辅助生育 正常的雌二醇、FSH和LH水平对育龄期女性正常的月经周期、生殖功能和骨骼等雌激素靶器官都具有重要的意义。缺乏敏感度的雌二醇测定方法对于判断育龄期女性雌激素缺乏以及相应的治疗存在困难。而女性在辅助生殖过程中雌激素测定的准确度尤为重要，在该过程中雌激素水平跨度很大，从较低的基线水平到甚至超过1000 pg/ml的较高水平。准确的雌二醇测定能够指导医师随时作出临床决策避免过度卵泡刺激等。

3. 绝经期女性 随着年龄的增长，围绝经期女性雌二醇水平的进行性下降。现有的雌二醇测定方法包括直接或间接免疫分析法和质谱法之间存在较大的差异，一项纳入374例患者的队列研究中，间接和直接的RIA测定的E2水平分别高出实际14%和68%，而且较GC/MS/MS的重复性差。只有通过灵敏且准确的雌二醇测定方法，才能确定雌激素替代治疗的最佳剂量以及骨骼、血脂、心血管和认知等治疗反应阈值。

4. 激素依赖的恶性肿瘤 子宫内膜癌和子宫肌瘤患者采用促性腺激素释放激素类似物（GnRHa）治疗抑制性腺轴时，需要配合低剂量的雌激素治疗，高敏感和特异的雌激素测定方法对治疗达标具有重要的判断作用。而乳腺癌患者接受芳香化酶抑制药的治疗过程中准确的测定雌二醇水平有助于疾病的控制。放射免疫测定方法在这类患者中由于雌激素代谢产物等交叉反应等导致测定值高于实际值，建议用GC/MS方法监测乳腺癌患者的治疗。

5. 男性的骨骼肌力等 正常男性循环中存在低浓度的雌二醇，局部组织中的芳香化酶也能将睾酮转化为雌激素。不同测定方法检测男性体内的雌二醇水平存在差异，由于RIA法较其他测定方法存在更多的交叉反应，因此测定值显著高于质谱测定结果，而正常男性雌二醇水平常处于检测方法的敏感度以下。雌二醇水平与男性骨质疏松、骨折风险以及肌肉量、肌力等显著相关。但只有采用更敏感和特异的雌二醇测定方法才能客观评价雌激素对男性不同靶组织的作用。

6. 流行病学研究中雌激素的测定 大样本流行病学研究能够描述人群雌二醇的平均水平，如儿童、女性和男性；能够评估生活方式、环境和遗传背景对雌二醇水平的影响；评估雌二醇水平如何影响某种疾病的患病风险和患者生存率。长期的观察数据可以提高我们对雌二醇水平与某种疾病病因相关性的理解，帮助临床确定不同的雌二醇水平在临床某种疾病中危险度。乳腺癌、子宫内膜癌、心血管疾病、骨折和认知功能障碍等都是和循环雌激素水平密切相关的慢性疾病。

流行病学研究中更加关注雌二醇的测定方法，更需要采用敏感度、特异度和准确度高的雌二醇测定方法。在流行病学研究中个体雌二醇的水平常处于正常范围，因此各组间检测水平的中度差异可引起关注并能转化为重要的疾病风险预测指标。不精确的E2检测可能会导致相关性降低或消失，实验所得的相关性会比与疾病（或其他结局）真实存在的相关性弱，甚至缺乏相关性。不同实验室检测的敏感度与特异度的差异也使不同的流行病学研究结果的比较变得困难或不可靠。虽然已有诸多临床研究关注雌二醇和健康结局的关联，但由于检测方法差异限制了从这些研究中获得统一的结论。改进雌二醇的测定方法，统一标准能够极大促进循证标准的流行病学研究，从而更大程度帮助确定患者的个体化诊疗决策。

　　血浆（以及其他体液）雌二醇的检测从儿童期到老年都具有重要的疾病诊断和治疗价值。雌激素对皮肤、血管、骨、肌肉、凝血、肝细胞、脂肪组织、肾、胃及肠道、脑、肺和胰腺均有重要作用。其血浆浓度的改变可影响冠心病、卒中、乳腺癌和其他导致死亡的重要病因。但目前的免疫分析法、质谱分析法都存在着敏感度、特异度或稳定性不足的问题，限制了雌二醇测定在临床诊疗中的价值，仍需进一步探索雌二醇标准化的测定方法，该声明建议：①建立公认的 E2 测定的标准；②建立年龄和性别特异的 E2 参考范围；③生物学特异性的青春期、育龄期和绝经期雌二醇参考范围；④医务工作者广泛认识现有雌二醇测定方法的局限性；⑤应有一套持续评估现有方法和促使现有方法改进的体系。

（审阅：庄晓明　朱惠娟）

（审阅：郁　琦）

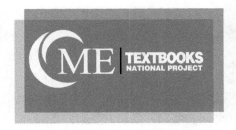

《雄激素在女性中的应用再评价：美国内分泌学会的临床实践指南》与解读

第 20 章

一、推 荐 总 结

（一）雄激素缺乏的诊断

我们不推荐在健康女性中作雄激素缺乏综合征的临床诊断，因为对该综合征缺乏很好地定义，相关雄激素缺乏的特异性体征或症状的数据缺乏（1｜⊕⊕○○）。

（二）睾酮或脱氢表雄酮在女性中的常规治疗

我们不建议对不孕、性功能障碍［除了诊断为性欲减退症（hypoactive sexual desire disorder, HSDD）］、认知功能障碍、心血管功能障碍、代谢功能障碍、骨骼健康和自我感觉良好、无治疗意愿的女性常规使用雄激素，因缺乏在这些方面应用雄激素治疗的长期安全性的明确证据（1｜⊕⊕○○）。

我们不建议对女性普遍使用脱氢表雄酮（dehydroepiandrosterone, DHEA），因为缺乏其疗效和长期安全性的证据（1｜⊕⊕○○）。

（三）女性低雄激素水平的治疗

我们不建议对由于垂体功能低下、肾上腺皮质功能不全、双侧卵巢切除或其他原因引起低雄激素水平的女性行常规治疗，因为缺乏支持其有效性和（或）长期安全性的相关数据（1｜⊕○○○）。

我们不建议为常规测量女性雄激素水平作为诊断低雄激素的依据，因为临床症状和雄激素水平没有明显的相关性（1｜⊕○○○）。

我们不推荐常规使用脱氢表雄酮治疗女性肾上腺皮质功能不全，因为其有效性和安全性的数据有限（1｜⊕○○○）。

（四）雄激素对性欲减退症女性的治疗

我们建议对正确诊断的有治疗意愿的绝经后 HSDD 女性给予一般剂量的雄激素试验性治疗 3~6 个月，雄激素治疗应将患者的雄激素水平维持在绝经前正常参考范围的中间范围（2｜⊕⊕○○）。

如果需应用雄激素治疗，我们建议在基线和初始治疗 3~6 周后测量雄激素，评估患者是否使用过度（2｜⊕⊕○○）。

正在行雄激素治疗的情况下，我们建议每 6 个月检测雄激素水平并体检是否有雄激素过多的体征来观察是否过度使用（2｜⊕⊕○○）。

我们建议对应用 6 个月雄激素治疗没有反应的女性停止雄激素治疗，因为缺乏对雄激素治疗 2 年后的安全性和有效性的数据（表 20-1）（2｜⊕⊕○○）。

表 20-1　建议实施中的重要注意事项

HSDD 患者的睾酮治疗
治疗的反应与睾酮水平并不相关
中断治疗后症状常复发，性功能紊乱通常需要长期治疗
在许多国家（包括美国），睾酮在女性中作为生理性治疗在临床并未广泛应用，因而缺乏长期安全数据
由于现有的性欲减退症的标准与之前的临床实验中采用的性欲减退症的标准不同，由此可能影响个体的反应

（五）雄激素治疗和监测

我们不建议女性使用男性处方的或直接从药房处方的雄激素，因为缺乏相关有效性和安全性的数据（2｜⊕○○○）。

如果对女性进行试验性雄激素治疗，为明确该治疗是否合理，我们建议检查基线雄激素水平并根据结果选择允许女性使用的非口服剂型（如经皮贴片、凝胶或乳膏）（2｜⊕○○○）。

我们建议开始治疗 3~6 周后和每 6 个月监测雄激素水平，以评估患者是否过度使用或有雄激素过多的体征（2｜⊕○○○）。

我们建议对 6 个月雄激素治疗没有反应的妇女停止雄激素治。因为缺乏对雄激素治疗 2 年后的安全性和有效性的数据（2｜⊕○○○）。

二、临床实践指南循证制定过程

本临床指南遵循等级推荐、判定、发展和评价（GRADE）工作组的分级框架标准描述证据的质量及推荐的强度。在此框架内，指南制定评价其可信证据分为四类（估计数）：非常低、低、中和高。随着偏见的风险增加（有研究方法上的限制），可信证据可以降低（等级下降），横向研究不一致性（不同的研究提供了不同的效果估计），间接（提供研究征集患者不同于由指南或评价的降低替代临床结果重要性），发表偏倚（有证据有可能不同的调查结果未发表的研究）和不精确（研究少数患者产生具有广泛的不精确和不确定性估计可信区间）。其他因素可以增加在证据（增加的等级）上的可信度。他们也考虑了利弊之间的平衡，患者的价值观、倾向、成本和资源利用率、技术可用性和医疗服务和实施障碍。根据 GRADE 建议框架强 1 级或弱 2 级。工作组相信根据强烈推荐的指南去诊断和治疗，通常利大于弊。一般推荐的指南需要更仔细地考虑患者的环境、价值及倾向确定最好的决策，应当在确定怎么应用和何时应用方面发挥主要作用。每个推荐是专题讨论组人员用于编写推荐的证据和价值的一种描述。

（一）简介与背景

该指南最新版本发布时，我们概述不足之处，如睾酮的广泛应用、分析睾酮水平的准确性和敏感度，敏感度基于更容易获得参考标准方法，美国疾病控制和预防中心参考方法和参考标准（http：//www. cdc. gov/labstandards/hs. html）。游离睾酮的测量方法及影响因素如下。

1. 血浆循环睾酮与三种蛋白结合　主要是性激素结合球蛋白（sex hormone-binding globulin，SHBG）和白蛋白，而与球蛋白结合小于总的 5%。最常用的方法是计算游离睾酮（free testosterone，FT），其取决于总睾酮的浓度，测量 FT 最可靠的方法是由平衡透析或超滤。

（1）硫酸 DHEAS 测量方法：两个广泛使用的免疫测定法，这些免疫测定法和液体之间的对应关系色谱质谱差。

（2）DHEAS 在预期生命期限的变化：虽然雄烯二酮、DHEAS 和 DHEA 通常称为肾上腺雄激素，它们是激素原，不能激活雄激素受体，可以被转换成雄激素。横断面研究已报道雄烯二酮和 DHEAS 随着年龄的增长呈直线下降。另有研究在围绝经后期 DHEAS 上升，在这一过渡期 DHEAS 变化的生理作用目前还不清楚。

2. 睾酮水平随月经周期变化　在一项研究中发现睾酮水平在月经中期明显增加。另几项研究结论是血浆睾酮水平是受月经周期、样品量和整个月经周期定时采样的轻微影响，其可靠性应当获得临床的认可。

3. 总睾酮和 FT　随着生育年龄增长逐步下降。在生育年龄后期，月经中期 FT 上升抑制年轻女性排卵。总之，年龄是改变睾酮水平最相关的因素。

4. FT 测定　血浆循环睾酮与三种蛋白质结合：性激素结合球蛋白和白蛋白是最主要的，而与球蛋白结合不到 5%。检测游离睾酮水平有多种方法，最常用的方法计算游离睾酮水平，主要依据总睾酮，总性 SHBG 和总白蛋白的浓度以及 SHBG 和睾酮之间、白蛋白和睾酮之间的分离常数。

5. DHEAS 测量　与睾酮的情况不同，我们对 DHEAS 的测量方法质谱分析法和各种免疫分析法之间的对比尚无比较清晰的认识，然而，至少有两种以上被广泛应用的免疫分析法与液相色谱-质谱法之间的一致性比较差。

6. 生命周期中的 DHEAS 的变化　尽管雄烯二酮、DHEAS 和 DHEA 通常被称为肾上腺雄激素，但其实它们是激素原，它们不会激活雄性激素受体，但是会转化为活跃的雄激素。横断面研究已经报道雄烯二酮和脱氢表雄酮随着年龄的增长呈线性的下降。

7. 组织中的雄激素和激素原　在细胞中发挥作用的是双氢睾酮（dihydrotestosterone，DHT），不是睾酮，雄激素在女性的三个重要靶组织中被激活，包括皮肤、大阴唇和阴蒂。血浆睾酮作为组织的 DHT 的主要来源，临床雄性化女性一般不伴血浆 DHT 增加。

（二）雄激素缺乏的诊断

我们不建议在健康女性作雄激素缺乏的临床诊断，因为对该综合征缺乏很好的定义，相关雄激素水平缺乏的特异性体征或症状的数据缺乏（1｜⊕⊕○○）。

雄激素缺乏症并不是简单的定义。对正常年龄和性别的低于下限血浆雄激素水平的定义与雄激素水平随年龄下降易混淆。在女性，既缺乏标准化、准确分析低雄激素水平，又缺乏有效的参考范围。是否存在女性雄激素缺乏综合征？低血浆雄激素水平导致有害的临床后果是什么？实验模型研究这个问题既包括大型观察研究，检查雄激素水平与临床之间的相关性，又有小的、随机、安慰剂对照雄激素治疗的影响，研究定义雄激素缺乏的原因，如双侧卵巢切除或垂体功能低下，目前还不清楚是否缺乏雄激素。进一步的研究需要明确在女性是否存在雄激素缺乏综合征和给予雄激素治疗是否可改善这种情况。

（三）睾酮或 DHEA 在女性中的常规治疗

我们不建议对不孕不育女性普遍使用睾酮治疗，如性功能障碍（除 HSDD 特异性诊断）、认知功能障碍、心血管功能障碍、代谢功能不全和骨骼健康等，在这些疾病应用方面的尚无明确适应证，并缺乏安全性和长期研究的证据（1｜⊕⊕○○）。我们不建议对女性广泛使用 DHEA，因为缺乏其疗效和长期安全性的证据（1｜⊕⊕○○）。

1. 雄激素与不育　DHEA 是卵巢卵泡内产生睾酮的重要前体。由黄体生成素（luteinizing hormone，LH）控制卵巢膜细胞产生雄激素。雄激素过多的特征在于卵巢产生多个卵泡，雄激素不足似乎与卵泡发育不足有关。雄激素对促卵泡素（follicle stimulating hormone，FSH）促进原始卵泡开始生长还有协同作用，增加不断增长的窦前和小窦的卵泡数量，并增加颗粒细胞增殖。因此，雄激素补充可用于辅助生殖增加卵泡再生技术。雄激素在补充 IVF/胞质内单精子显微注射的研究存在局限性，因为参与者少和使用药物剂量使睾酮水平在正常男性范围。

2. 雄激素与骨骼　绝经后期女性雄激素水平与骨小梁和皮质骨矿物质密度（bone mineral density，BMD）有相关性。给予低剂量雄激素对有或缺乏雌激素女性（包括更年期、神经性厌食症和垂体功能低下）的 BMD 影响与骨丢失相关。在垂体功能减退和严重雄激素缺乏的女性，经皮给睾酮（300 μg/d）增加髋部和桡骨骨矿物质密度而不是脊柱。另有研究显示给予睾酮和雌激素对 BMD 的阳性影响，而另一些则显示没有额外的获益。

3. 雄激素与认知　有报道睾酮具有神经保护作用。在一项研究中还观察到，睾酮水平和可溶性 β-淀粉样蛋白（β-amyloid，Aβ）之间的反比关系，这意味着睾酮可能发挥神经保护作用。据推测雄激素在预防痴呆方面发挥着独立的保护作用。雌二醇和睾酮有独立神经保护作用，包括保护相关抗氧化应激、血清剥夺诱导的细胞凋亡和可溶性 Aβ 毒性。除了具有神经保护作用，睾酮对内皮功能的积极影响和作为血管扩张药的作用，提供了另一种潜在通过睾酮的神经保护途径。

高睾酮的 PCOS 与无 PCOS 对照组的认知测试结果的比较，在执行言语流畅性测试、言语记忆、动手灵巧性和视觉空间工作记忆上 PCOS 明显差于对照组。

雌激素治疗无抑郁绝经后女性的随机对照试验，使用美国加州口头学习试验评估发现即时和延迟的口头记忆显著改善。在单独口服雌激素或联合甲睾酮治疗妇女的研究中，保持一个稳定的水平性能上的建筑记忆任务方面，单独接受雌激素治疗组在建筑记忆任务性能保持稳定水平方面的明显下降。在皮下给予雄激素治疗 6 个月以上的开放性研究，非抑郁绝经后妇女与对照组比较，治疗组的相关视觉、语言学习和记忆得到显著改进。可能是由于缺乏内源性低水平 T 和抑郁症状之间研究的一致性，尚无具体显示抑郁症的相关研究问题。已经报道较低游离雄激素指数（free androgen index，FAI）的女性有更多抑郁症状，这可能减少对认知的测试性能，也有可能是随着衰老和绝经状态不同，大脑对不同性别类固醇变化的敏感度不同。也有学者提出 DHEAS 对神经的额外保护作用。对有较高水平的 DHEAS 女性，在执行功能测试中显示出更好的性能。

4. 雄激素与心血管健康　在围绝经期女性，肥胖和代谢综合征的发病率随着年龄的增长而增加。SHBG 是一个很强的预测胰岛素抵抗的因素，并且是不依赖雌激素和雄激素水平。很多研究发现，总睾酮与心血管疾病（cardiovascular disease，CVD）或 2 型糖尿病的发病风险没有相关性，而是由于低 SHBG 或高 FAI 带来的风险。研究发现，体重增加和 FAI 均为心血管疾病风险强预测，而不是总睾酮。因此，FAI、心血管病危险因素与代谢综合征之间相关性分析显示，肥胖和低 SHBG 与其存在着明显相关性。

绝经后女性内源性睾酮与肱动脉血流、介导血管扩张呈正相关，测量内皮功能提示有潜在的保护作用。由于心血管事件在年轻女性比较少见，外源睾酮是否与心血管疾病相关证据有限。相反，游离睾酮水平已经与颈动脉内膜中层厚度呈反相关，总睾酮和游离睾酮与颈内动脉粥样硬化成反相关。高雄激素血症的女性更有可能发生糖尿病和代谢综合征。有报道，在绝经后普遍存在 CVD 的女性与低水平雄激素前体和雌二醇与睾酮比值增高相关。因此，横截面的研究显示睾酮水平和心血管疾病的风险是相互矛盾的。这可能是低和高的内源性睾酮水平均可引起心血管疾病的风险。

PCOS 是一种有高胰岛素血症和高雄激素的常见疾病。PCOS 患者心血管疾病的风险怎么样？回顾性观察研究，高雄激素血症/PCOS 女性的中位随访 5 年糖尿病的发病风险增加。在队列研究中，女性最低的和最高的生物可利用睾酮水平发生 CVD 事件的表现率高于中间睾酮水平的 1/5，这意味着循环睾酮存在一个最佳范围。这些数据提示雄激素和心血管疾病之间的关系是间接的，可能是低 SHBG、胰岛素抵抗和代谢不良因素或其他雄激素多于睾酮因素的影响。有研究显示，低睾酮独立预测心脏疾病需要进一步跟进和分析因果途径。

CVD 替代标志物和可能提供睾酮对心血管疾病发病率和死亡率的长期影响证据有限。结合雌激素和甲睾酮治疗与降低血浆载脂蛋白 B 的浓度相关，减少低密度脂蛋白粒子大小，增加了总体低密度脂蛋白分解代谢。绝经后女性口服 DHEA 后高密度脂蛋白（high-density lipoprotein，HDL）胆固醇降低，有临床意义的小脂蛋白变化不清楚。但总体来说，与雌激素相比，口服雄激素有降低 HDL 胆固醇的趋势和诱导不利脂蛋白的转变。

总之，在一些流行病学相关研究中，内源性游离睾酮似乎与 CVD 危险增加相关，风险主要归因于胰岛素敏感度降低和低 SHBG 水平。

5. 雄激素与体质组成 男性内源性睾酮与瘦体质呈正相关，这种关系在女性不太清楚，多数文献的数据不能提供因果关系。在正常体重的下丘脑性闭经女性的研究中，高 DHEA 和 DHEAS 与高 BMD 相关，而游离睾酮与明显瘦体质相关。另一方面，雄激素与脂肪量呈正相关，而不是瘦体质。绝经后女性的一个研究表明睾酮与减少脂肪相关。在美国密歇根女性骨健康研究中发现睾酮与体质量指数（body mass index，BMI）、瘦体质和脂肪量明显正相关。

绝经后女性的睾酮植入治疗 2 年后导致超生理的血浆睾酮水平，可增加瘦体质。复方口服甲睾酮/口服雌激素治疗与雌激素治疗相比，增加瘦体质和减少体脂百分比。在特纳综合征女性，口服甲睾酮增加总躯干瘦体质，而总的脂肪量下降，内脏脂肪和内脏到 SC-脂肪比例没有改变。在有垂体功能低下的女性，与高生理剂量的透皮 T 贴剂（transdermal T patch，TTP）治疗，增加大腿肌肉和瘦体质，但并没有影响腹腔内或 SC 脂肪量。很少有研究观察到是否增加瘦体质或增加肌肉质量转化为增加肌肉力量和功能。因此，睾酮增加瘦体质，可减少女性脂肪量，但效果没有男性明显。

6. 雄激素与情绪 针对睾酮如何影响女性情绪的研究很少，其中情绪是初级端点和（或）人口研究是抑郁或严格评估抑郁症。没有抑郁症女性的几个随机安慰剂对照研究显示，改善情绪的次要终点。很少有研究调查雄激素在确诊为抑郁症女性的影响。两个小规模的试点研究，调查雄激素在抗抑郁症治疗，报告阳性结果。没有大规模、安慰剂对照研究，无论单一疗法或增强疗法，证实睾酮治疗对抑郁症女性的情绪改善是否有效。

（四）女性低雄激素水平的治疗

我们不建议对女性低雄激素水平（由于垂体功能低下、肾上腺皮质功能不全、双侧卵巢切除或其他低雄激素水平）行常规治疗，因为缺乏足够的数据支持其有效性和（或）长期安全（1｜⊕○○○）。只有一个小型随机安慰剂对照研究显示，睾酮有利于垂体功能低下女性。如果她们需要治疗，她们应是如上所述的 HSDD 女性。

我们不建议为诊断常规测量女性睾酮水平，因为尚未建立临床症状和睾酮水平之间的相关性（1｜⊕○○○）。我们不推荐常规使用脱氢表雄酮治疗女性肾上腺皮质功能不全，因为关于其有效性和安全性的数据有限（1｜⊕○○○）。

1. 术后绝经 大部分研究表明很多绝经后妇女的卵巢仍能分泌睾酮，术后绝经妇女的游离睾酮水平与整体睾酮水平低于自然绝经妇女。与之相反，也有研究显示绝经后卵巢并不分泌睾酮。一项小型研究（n=17）对比研究了做过/没做过卵巢切除术和（或）肾上腺切除术的健康妇女，做过肾上腺切除术的具有生物活性和总体睾酮水平低于检测范围，与此同时雄烯二酮有所减少但仍可测，即便是两种手术都做过也是如此。在这项小型研究中，睾酮水平有显著差异。一项近期针对卵巢切除和卵巢未受损的妇女（n=123）的研究显示了跨度很大的睾酮水平；虽然作者的解释是绝经后卵巢并不直接分泌睾酮，但数据存在很大差异导致此项研究证据不足。如果妇女之间的变量随着年龄的增长雄激素水平降低的话，雄激素水平不会在自然绝经和术后绝经妇女间始终有所区别。需要额外注意的是，子宫切除术也与较低的循环睾酮量有关，可能是因为手术过程对卵巢供血的影响。

2. 垂体功能减退与肾上腺功能不全 垂体功能减退通常包括低促性腺素性功能减退症和（或）中枢肾上腺功能不全，从而影响妇女体内雄激素产生的两大来源。妇女垂体功能减退可致雄烯二酮，游离 T 与总体 T 浓度下降。一项历时 12 个月，经皮给予睾酮（300 μg/d）治疗垂体功能减退（n=52）的随机安慰剂对照研究表明，髋部和桡骨骨矿物质密度增加，而脊柱骨矿物质密度并没有增加，肌肉质量增加、情绪和性功能改善。这项研究表明垂体功能减退的妇女可以从短期 T 治疗中获得多方面的益处，但长期用药的安全性还未知。如果考虑睾酮试验治疗，垂体功能减退的妇女应采用如下建议中的治疗方法与监测方法。

不论原发或是继发肾上腺功能不全妇女的 DHEA 减少，而患有性腺功能减退的妇女则没有这种情况，因为 DHEA 的主要来源是肾上腺。DHEA 是否是患有肾上腺功能减退妇女的疲劳症、性功能和情绪的有效治疗仍不清楚。一项历时 4 个月的小样本研究（n=24），给予 50 mg DHEA 或安慰剂治疗原发性或是继发性肾上腺功能减退可使性想法、性趣和性满意度的频率增加，以及幸福感的增加和焦虑与忧虑的减少。虽然一些后续性研究证实了这些结果，许多其他研究没有得出相同的结论。2009 年对 10 项研究的 meta 分析得出结论，DHEA 治疗肾上腺功能减退可能导致与健康相关的生活品质与忧虑的改善，但它对焦虑或性幸福感并无效果。因而，暂无足够数据支持常规使用 DHEA 治疗肾上腺功能减退，也无数据支持使用 DHEA 治疗未患肾上腺功能减退的妇女。

3. 糖皮质激素的处方配给/用法 外源性糖皮质激素处方用药，如治疗哮喘和风湿性关节病，严重抑制肾上腺雄激素前体合成，因而降低女性的血浆雄激素水平。库欣病（因分泌皮质醇的肿瘤所致）的妇女也受到类似影响，而促肾上腺皮质激素依赖性库欣病肿瘤的患者则通常伴有脱氢表雄酮水平升高。直到外源性糖皮质激素产生减少后数月甚至数年 DHEA 的产生可能才会恢复，也有可能不会恢复。鉴于库欣病的康复患者与健康相关的生活品质和情绪受到严重损害，有学者提出雄激素或 DHEA 治疗是否会改善这些症状，但没有随机研究数据证实该问题。

4. 口服避孕药治疗 卵巢分泌雄激素通过激素避孕作用而受到抑制。治疗雄激素过多引起的闭经症采用口服避孕药可抑制雄烯二酮和 T 并减少妇女多毛症的进展。部分研究表明，口服避孕药可减少循环 DHEA 量，如果这是真的，那就意味着其对肾上腺的抑制作用。采用口服避孕药治疗妇女多毛症和痤疮，无论雄激素水平正常或是偏高都是有效的，也可能是正常雄激素的妇女保持了对雄激素的过度抑制。因而，口服避孕药或其他形式的联合激素避孕的妇女体内雄激素不足的概念从生物学上是讲得通的，但没有证据表明其具有临床意义。

有限的研究表明，在患性功能障碍的妇女中由口服避孕药引起的血浆性激素结合球蛋白的升高的现象被夸大了。另有有限的证据表明，在口服避孕药妇女的雄激素抑制与性趣和反应的降低有关，虽然结论并非一律有意义，但一小部分妇女接受联合激素避孕后表现出治疗性功能障碍。

这个问题通常采用抗雄激素的黄体酮解决；然而，近期一项随机对照研究的结果并不支持不同的雄激素或抗雄激素的黄体酮对性功能产生不同的影响。如果口服避孕药妇女的性动力和 T 水平之间缺乏密切联系，以及这一构想的总体劣势，通过口服避孕药的卵巢抑制雄激素不足模式是不令人信服的。

5. 神经性厌食症 神经性厌食症的特点为雄激素水平低于正常女性。一项针对 200 例女性研究显示，患神经性厌食症的游离血清 T 和总体 T 水平比正常对照组低，而口服避孕药的游离 T 水平更低，而 DHEA 水平并未降低与这项结果相一致，与对照组相比，患有神经性厌食症妇女的 DHEA 水平在用促肾上腺皮质激素刺激后并未降低。与此假设相一致，对这些妇女而言，低促性腺素性功能减退症不是因为肾上腺雄激素前体的减少而因为整体相关雄激素缺乏所导致。然而，在一项青少年和成人神经性厌食症的研究中，相对于商业实验室得出的正常范围，DHEA 水平明显低于相对于年龄的均数。神经性厌食症与严重骨质疏松有关，激起了决定替代骨骼中 T 剂量的效果的研究。一项为期 3 周的前沿研究展示了给 TTP（150～300 μg/d）后骨生成标记的增加。一项为期 12 个月的随机对照研究证实了 TTP 对骨生成标记的形成表现为急性效应，但并未增加骨矿物质密度。但与安慰剂相比，它确实增加了肌肉组织。

一项为期 1 年的随机对照试验研究展示每日给 DHEA（50 mg）对比低剂量（20 μg）炔雌醇口服避孕药治疗女性神经性厌食症并未显示髋骨骨矿物质密度的增加。一项为期 18 个月的随机、安慰剂对照随访研究表明口服避孕药加上 DHEA 50 mg/d 治疗女性神经性厌食症（n=80）维持了治疗前的脊柱和总体骨矿物质密度。总而言之，以上数据并未强烈支持 DHEA 或 T 治疗女性神经性厌食症会引起骨质疏松。

6. 人类免疫缺陷病毒 人类免疫缺陷病毒（human immunodeficiency virus，HIV）感染女性已被证实雄激素水平较低。有关于人类免疫缺陷病毒感染女性 T 治疗是否有效，几项随机、安慰剂对照研究结果不一致。在一项研究中，TTP（150 μg/d）治疗 4 个月，患者体重显著增加。然而，在一项长期随访研究显示，在 TTP 组表现出更好的强度性能。一项 18 个月的研究表明，TTP 治疗可使患者适度的轻微增加体重（1 kg）、体质量指数（0.8 kg/m²）、髋 BMD 和改善情绪。因此，有关于人类免疫缺陷病毒患者的雄激素治疗的数据并不充分。

（五）女性性欲减退症的睾酮治疗

以下情况建议进行 3～6 个月睾酮治疗，诊断 HSDD 并要求治疗的绝经后妇女；绝经前妇女有治疗要求者，目前采用雄激素治疗没有禁忌，可以参考实验室检查，给予治疗（2｜⊕⊕○○）。

如果采用睾酮治疗，我们建议测量基线及 3～6 周治疗后的睾酮水平，以评估患者是否过度使用（2｜⊕⊕○○）。

我们建议对于睾酮治疗的患者，每 6 个月监测睾酮水平，以评估是否过度或雄激素过高（2｜⊕⊕○○）。

对于治疗 6 个月无效者，我们建议停止睾酮治疗。目前尚无关于睾酮治疗长于 24 个月的安全性和有效性的数据。

1. 雄激素与性功能的关系 女性性功能障碍（female sexual dysfunction，FSD）是多因素的，包括心理健康及人际关系因素发挥着重要作用。通常包括，性动机/兴趣减少，包括毫无性趣、性冲动及性高潮的减少（有/无性交疼痛），而并不涉及互不关联的各个阶段的紊乱。近来，其定义已被修正。在美国精神病学学会《精神疾病的诊断与统计手册》第四版中，HSDD 的定义有明确阶段：性幻想不足或缺失，对性行为的渴求导致显著忧虑或人际交往困难。诊断必须是客观的；使用各种经过验证的问卷调查的目的是监测治疗的反应。然而，其第五版对性冲动紊乱的定义将欲望/兴趣与主观/身体的冲动相结合。该诊断包括对性活动的兴趣减退和对外部性刺激/情色暗示的性冲动的缺乏。

女性性功能采用雄激素治疗其证据主要源于有性功能减退的绝经后妇女的睾酮治疗研究。这些数据表明，给予睾酮治疗可以通过改善性欲、主观的性冲动和阴道出血以及增加性高潮的频率来影响性反应的各个方面。不论是以社区为基础的流行病学研究或是临床研究都没有证实雄激素或雄激素前体细胞的下限值能被用来界定女性的性功能减退。在 2006 年出版的指南之后，另一项临床研究采用质谱法测定不同组别女性的血清睾酮和代谢物。HSDD 患者体内 DHEA 水平较低。对于非 HSDD 的严重程度，非激素的因素比激素更为重要。

在 3 项关于良性病变行子宫切除术患者的前瞻性研究［伴或不伴选择性的双侧输卵管卵巢切除术（bilateral salpingo-oophorectomy，BSO）］并未证明患者在术后有性功能的减退；然而，只选择子宫切除术妇女的性功能确实在某些方面有所退化。最近一项综述指出，之前的回顾性研究表明子宫切除术合并 BSO 患者与子宫切除患者相比，合并 BSO 者性功能减退的结论受到选择偏倚的干扰，因为性功能减退患者在做子宫切除术时更倾向于选择合并 BSO。回顾性研究和前瞻性研究都未发现患者术后雄激素水平的改变与性功能的减退有相关性。

一些横断面研究表明，对于年龄匹配的手术引起绝经和自然绝经妇女的低性欲发病情况是相似的，但前者对于低性欲更为忧虑（因此值得进行 HSDD 的诊断）。在这些妇女中，一些卵巢切除术是在具有可能减退性欲的因素下施行的，如癌症、其他紧急医疗事件或是不由人愿的不孕症。其他横断面研究表明，年龄是导致性欲减退症的一个因素，对于>45 岁自然绝经和 BSO 手术绝经女性来说，性欲减退症发病率是相似的，但 HSDD 的发生率在手术组更常见（即低性欲导致焦虑）。与对照组相比，之前施行过 BSO 手术的 45 岁以下女性中 HSDD 也高发，但两组的性欲减退症发生率是相同的。单独子宫切除术与合并 BSO 手术的患者相比，术前曾有性功能减退是术后性功能减退的预测因子。

2. 睾酮治疗女性性功能障碍

（1）获益：关于经皮给药睾酮治疗 FSD 的研究最多。两项针对接受口服雌激素治疗的妇女 TTP 剂量研究报道，300 μg/d 有效，而 150 或 450 μg/d 无效。在一项采用放射免疫分析的研究中，睾酮 300 μg/d 伴口服雌激素将血清睾酮总量升到了超生理水平，游离 T 水平达到绝经前的范围。如此高的总 T 水平部分反映了口服雌激素女性患者较高的 SHBG 水平，实施睾酮 450 μg/d 使血清睾酮总量升到了超生理水平。与之相比，一项针对经皮给药雌激素治疗妇女采用睾酮 300 μg/d 的随机对照研究显示，平均总的、游离的及生物可利用的 T 水平保持在正常范围高限，该 TTP 研究入选者为具备良好的身体及心理状况的妇女，绝经后性欲减退症仍持续平均每月 4~6 次性行为，但其中只有 2 或 3 次性行为令人满意。两项大型研究显示（$n=562$，$n=532$），给予手术绝经妇女口服雌激素治疗 TTP 300 μg/d，令人满意性行为的数量从每月 3 次提高到每月 5 次，安慰剂组则提高到每月 4 次，与安慰剂组比较，有统计学意义。与此同时，这两组实验中给予 TTP 300 μg/d 治疗后，焦虑下降了 65%~68%，安慰剂组下降了 40%~48%。采用 TPP 后，与安慰剂相比，受试者的性功能的各个方面，包括冲动、快感、高潮、自我评价、忧虑减少和响应能力都有所提高。患 HSDD 的自然绝经妇女持续口服雌激素 TTP 300 μg/d 后，4 周的令人满意性行为与基线相比增长 1.92（73%），而安慰剂组为 0.5（19%）。性功能的其他方面也得到了改善，而忧虑下降。

在外科手术和自然绝经妇女中，无论采用经皮给药雌激素治疗与否，TTP 治疗的有效性是相似的。一项关于没有使用经皮给药雌激素治疗的外科手术和自然绝经 814 例妇女的随机对照实验研究显示：给予 TTP 300 μg/d 治疗后，令人满意性行为为每月 2.12 次，而安慰剂组为 0.73 次。

除了性行为的满意度明显增加外，TTP 300 μg/d 治疗组的性高潮增加了超过 115%，而安慰组的仅增加 38%，具有统计学意义。

在欧洲，睾酮补充治疗被批准用于手术绝经妇女的持续性低性欲，尽管这些患者已给予系统的雌激素治疗，但是不包括使用结合性雌激素治疗的患者。虽然有临床和统计数据支持，但是由于在欧洲符合治疗的人群数量较少，药物销量低，已经停止补充睾酮。

（2）弊处：与上述调查结果相反两项大型Ⅲ期随机对照试验表明：与安慰组相比，经皮给药雌激素治疗（0.22 g/d）没有获益。仅有一份摘要注明一项调查是有益的。测评终点是每月令人满意的性行为的数量和在整个研究期间采用每日日记评估性欲的水平，对于接受积极药物治疗或是安慰剂的妇女而言测评终点与次要终点（性忧虑）之间并无统计学差异。另一项有关经皮给药雌激素治疗安全性随机对照试验，入选 3565 例自然、手术绝经后妇女，并设安慰剂组，数年的研究数据尚未公布。

3. 阴道给药　两项短期阴道睾酮治疗小试验（20 例 4 周）研究显示，与单独雌激素软膏相比，每周 2 次的阴道 0.5 mg 2%T 与 0.625 mg 结合雌激素更加有效（测试 7 项性学领域的综合得分，包括欲望强度）。血清睾酮水平上升到绝经前正常范围。给予正在使用芳香酶抑制药治疗的 10 例乳腺癌妇女连续 4 周阴道给药睾酮 300 μg/d，可修复阴道细胞、减轻性交困难，而且不升高血液雄激素水平。这种模式的有效性和安全性尚需进一步的证实。

（六）雄激素治疗和监测

我们不建议对妇女使用为男性配方或药房配方的预防性雄激素治疗，因为目前尚缺乏有效性和安全性的数据（2 | ⊕○○○）。

如果有妇女愿意接受雄激素试验性治疗，建议先检测其睾酮的基线水平，并使用经批准妇女可用的非口服制剂（如经皮给药、凝胶剂或乳膏）（2 | ⊕○○○）。

我们建议起始治疗后每 3~6 周监测睾酮水平，之后每 6 个月监测睾酮水平，以评估患者是否存在过度使用或雄激素过高的迹象（2 | ⊕○○○）。

我们建议治疗 6 个月后无反应的患者停止治疗。目前尚缺乏对于女性>24 个月雄激素治疗的有效性和安全性的数据（2 | ⊕○○○）。睾酮和 DHEA 的安全性和不良反应如下。

1. 男性化影响　雄激素治疗的潜在的男性化表现包括痤疮、多毛症、声音变粗、雄激素性脱发。在近期相对短期的试验中，如果避免超生理激素水平，这些不良反应与剂量相关，而且并不常见。大量的 TTP 治疗 1 年或少于 1 年的研究，与安慰剂组相比，显示较高的雄激素不良反应概率主要表现为增加非头皮的毛发生长。在 APHRODITE 研究中，雄激素 150 μg/d 或 300 μg/d 治疗 12 个月，与痤疮、脱发或声音变粗无关。雄激素 300 μg/d 治疗时毛发生长增快。多项研究表明，给予雄激素经皮治疗没有出现阴蒂肥大的不良反应。与对照组相比，采用 TTP 治疗的患者由于雄激素的不良反应中断治疗很常见。

2. 子宫内膜的影响　在绝经后的子宫内膜和子宫内膜癌的非典型腺腔发现雄激素受体。尽管雄激素被认为与子宫内膜萎缩有关，但是应考虑异常子宫内膜在芳香化酶的作用下，睾酮转化为雌二醇的可能性。有回顾性综述显示，通过颗粒雌激素和 T 治疗的 258 例绝经后的女性，在 2 年的治疗结束时，子宫内膜监测结果显示，有 44 例患者子宫内膜厚度超过 5 mm。宫腔镜检查发现 2/3 有子宫内膜息肉，20.4% 有单纯性增生，这可能是由于连续雌二醇植入使雌二醇水平增高。因此，在雌雄激素联合治疗时，持续周期性孕激素治疗对于保留子宫的患者是必不可少的。另一项研究的 31 例妇女给予口服戊酸雌二醇加十一酸睾酮持续 2 个月治疗后，雌激素受体（estrogen receptor，ER）和雄激素受体相对上调，而非雌激素受体 α 或孕酮受体则不上调。

在大规模的临床试验中，子宫内膜的安全性以各种方式被评估。对 APHRODITE 研究中，基线的超声检查和治疗后 12 个月的子宫内膜活检表明不同治疗法的子宫内膜的结果没有变化。但与另外两组相比，采用 TTP 300 μg/d 治疗组子宫内膜出血增多（10.6%），而 TTP 组 150 μg/d 为 2.7%，安慰剂为 2.6%。TTP 300 μg/d 治疗组子宫内膜出血者活检显示子宫内膜萎缩。更多较高剂量的 TTP 治疗 12 个月后子宫内膜活检结果是没有足够的组织而不足以诊断。后面这项研究结果与不伴有雌激素的 T 治疗，将促使子宫内膜萎缩的概念一致。

关于 DHEA 治疗对子宫内膜影响的数据较少。一项小型随机口服 DHEA 50 mg/d 的对照试验显示，与服用安慰剂组相比，治疗 12 个月以上，子宫内膜增厚、阴道出血没有区别。

3. 对乳房的影响　绝经前期的妇女，关于内源性雄激素与乳腺癌风险的数据非常受限，其原因与月经周期有关出血时间的不确定、检测手段不精确以及雌激素水平的变化有关。在绝经前妇女中，大多数研究尚未证明 T 水平和乳腺癌风险之间的关系。然而，一项研究显示，绝经前妇女的睾酮水平是乳腺癌发生的独立危险因素，并且呈剂量依赖型。以低睾酮水平组的四分位数的乳腺癌风险比为 1，较高的睾酮组、游离睾酮组的四分位数水平则上升至 1.8（1.1~2.9；无统计学差异）。在这项研究中，未发现 DHEA、肾上腺雄酮和性激素结合球蛋白与乳腺癌有关。另一项前瞻性的病例对照研究显示，T 导致乳腺癌的风险增加，尽管分析中没有考虑到雌二醇水平。尽管 PCOS 的特征是未控制的雌二醇、雌酮和雄激素过多，PCOS 患者乳腺癌的风险没有增加。

对于绝经后妇女，有关雄激素在乳腺癌中的作用的数据是相互矛盾的。美国乳腺与肠道外科辅助治疗研究组的癌症预防试验和护士健康研究显示，患乳腺癌的风险与内源性雄激素之间没有显著的关系。另一方面，护士健康研究中的一个巢式病例对照研究显示，雌二醇、T 和雄烯二酮是乳腺癌的独立危险因素，而 SHBG 则否。欧洲一项有关于癌症和营养的前瞻性研究，比较了 1309 例对照组和 677 例后来患了乳腺癌的绝经后妇女的风险。SHBG 与乳腺癌的风险成反比，而游离 T、T、雄烯二酮、DHEAS、雌酮，雌二醇与乳腺癌显著相关；风险比从 1.69（DHEAS）到 2.28（雌二醇）。英国卵巢癌的筛查协同试验对 322 例乳腺癌患者进行了评估。雄烯二酮使乳腺癌的发病风险增加 3 倍，睾酮使乳腺癌的发病风险增加 2 倍，该风险主要见于 ER（+）/孕激素受体（progesterone receptor，PR）（+）癌症。护士健康研究 Ⅱ 指出 DHEA 与 DHEAS 均与 ER（+）/PR（+）癌症发病率降低有关，但是这种联系具有年龄依赖性。仅有年龄超过 45 岁的妇女提高 DHEA 与 DHEAS 水平将增加患乳腺癌的风险。妇女健康提倡协会的队列研究中，游离 T 是降低乳腺癌的独立因素。测试全球各种受试人群的大量队列研究支持雄激素（T、雄烯二酮、DHEA 和 DHEAS）与绝经后乳腺癌的发生风险很小，但是有统计学意义的相关性。风险值与使用雌二醇观察的数据相似。与内源性 T 相关的乳腺癌风险主要见于 ER（+）/PR（+）类型的乳腺癌。

APHRODITE 研究对采用 TTP 不伴雌激素治疗的 279 例妇女的乳腺密度进行了评估。乳腺密度在 150 μg/d 和 300 μg/d 的 TTP 治疗组与安慰剂组之间没有差异。但是，TTP 组在 52 周随访时发现 3 例乳腺癌，延伸研究 3 个月时检测到另外 1 例癌症，安慰剂组没有发现乳腺癌。在癌症患者中，有 1 例在随机分组前发现乳头有血性溢液，1 例是在研究的前 3 个月中诊断的，第 3 例有长期使用雌激素史。一项随访 24 年 4610 例受试者的护士健康回顾研究显示，自然绝经妇女，与从未使用激素的妇女相比，过去未使用仅目前使用雌激素和甲睾酮的女性患乳腺癌的风险大大增加（相对危险度 2.48，95%CI 1.53~4.0）；使用雌激素伴或不伴孕激素女性患乳腺癌的风险有所增加（相对危险度，1.23 的女性，95%CI 1.05~1.44）。对 5628 例妇女随访结果显示，使用雌激素和甲睾酮的患者有 29 例发生乳腺癌；单用甲睾酮有 3 例发生乳腺癌。在另一项研究中，与未使用激素的患者相比，使用雌激素和甲睾酮的患者的乳腺癌风险并没有增加（校正风险比 1.42，95% *CI* 0.95~2.11）。值得注意的是，采用激素的患者中 49%同时服用孕激素，未采用激素的患者中 11%过去曾使用雌激素/孕酮。一项大型对照试验验显示，年龄 50~64 岁的女性使用甲睾酮尚无增加患乳腺癌的风险。一项基于 631 例澳大利亚妇女的队列研究显示，给予睾酮治疗平均 1.3 年，并随访平均 6.7 年（1989—2007 年），与澳大利亚全体居民相比，乳腺癌的发生率并未增加。另有报道，睾酮的治疗并不使乳腺癌发生率增加。很明显，睾酮，伴或不伴雌激素的治疗方案对乳腺癌的病理生理学影响尚需进一步的研究。

最近有研究对雄激素原与乳腺癌风险的关系进行探讨。目前，DHEA 治疗随机对照研究的安全性数据（乳腺癌、子宫内膜癌、心血管事件）尚无足够大的实验规模的报道。

部分数据表明，T 水平对乳腺癌的影响结果为中性或是到增加风险预测的观点，风险值与持续使用雌性激素和孕激素所观察的风险值相类似。但目前的临床试验还不具备足够大的实验规模或足够长的持续时间来判断观察到的相关性是否有因果关系，而近期也不太可能获得这些数据。对于 T 治疗长期临床试验数据的缺乏是临床 T 治疗的阻碍，临床医师选择 T 治疗时会在获得所有对于这种尚不可知但是可能存在重大风险的治疗方法的患者的知情权方面犯错。

三、对女性患者使用睾酮或 DHEA 治疗的最新 meta 分析

特别工作组委任了两项系统性综述和元分析来评估系统性睾酮或 DHEA 治疗绝经后妇女的利与弊。两项综述总结了随机对照试验的证据；该证据源自 2014 年 1 月之前的美国联机医学文献分析和检索系统、荷兰医学文摘数据库、心理科学数据库、科克伦对照试验中心注册库、科克伦系统评价数据库、CINAHL 资料库、斯高帕斯文摘和引文数据库。详细的关于搜索策略，入选标准，分析方法和研究关注的结果的表述都在各自系统性综述中公布。

（一）睾酮治疗

第一项系统综述和 meta 分析着眼于评估系统性睾酮治疗绝经后妇女的益处与风险。meta 分析包含了已发表的单独使用睾酮或使用睾酮作为激素替代治疗补充的随机试验。在所有的试验中，睾酮的使用都与满足感、快感、高潮以及性冲动的改善有关，并有统计学意义。对于快感和高潮治疗效果的证据质量为中到高，而对于满足感和性冲动治疗效果的证据质量为中。对血脂和妇女多毛症增发的影响很小。但不良反应的数据量不够大，尤其对长期使用而言（平均 4 个月的随访；研究范围在 6 周到 2 年）。这些数据证实了我们对之前文献的评价和上述的推荐。然而，近期一些使用睾酮凝胶经皮给药治疗妇女性欲减退症的负面试验并未收录，因为这些试验并未以摘要形式发表。

（二）DHEA 治疗

第二项系统综述和 meta 分析着眼于评估系统性 DHEA 治疗绝经后妇女的益处与风险。meta 分析包含 15 项随机试验，然而这些试验通常被认为存在偏差的高风险。DHEA 的使用与性冲动的小小改善（0.28 SD）有关，并有统计学意义；而并未改善其他研究相关的结果。不良反应的数据很少。研究的平均随访期仅 3 个月（1~24 个月）。对于益处的证据质量为低到中，而对于长期风险的证据质量为非常低。因此特别工作组不推荐在这种情形下使用 DHEA。

四、研究发展方向

（一）雄激素的作用

鉴于目前缺乏应用雄激素治疗女患者的作用和效能的信息，我们推荐开展具体与敏感的试验精确地测量妇女终身的睾酮与游离睾酮水平。

需要进一步研究组织中雄激素产生，活动与代谢的作用。人与动物模型体系都可以用来确定缺乏雄激素的后果，进而给出雄激素不足的临床表现，从而研究雄激素治疗的裨益与风险。我们推荐雄激素治疗的试验可以评估使用多种终点（包括性功能、情绪、认知、骨骼、心血管、皮肤、乳腺以及子宫内膜的健康）给予雄激素治疗的安全性与风险。

（二）睾酮治疗女性性功能障碍

在普通女性的性经历中，两性接触时缺乏性欲很常见，这种性欲缺乏通常是药理学治疗女性性功能障碍的研究对象。3250例多民族的中年妇女大多表明即便适度或是极度的性满足，她们却从未有或极少有性欲。在一项针对3687例妇女所做的网上调查中，1865例被评估为没有性功能障碍，她们明确证实很容易性兴奋。这些人中1/3极少或从未在性行为之前有过性欲，但大部分的睾酮治疗是低性欲，不过至少在某些情况下（平均50%）会被性唤醒与得到性满足妇女为治疗对象。现在普遍认为一种人类性反应的动机模式能够更好地反映性经历：对性本身的欲望只是性行为的许多原因或动机当中的一种。需要进一步研究低性兴趣/动机和低性兴奋（以很少性高潮为典型）的妇女来反映临床表现的流行病学特点。迄今为止的临床试验大多排除了患有临床抑郁症而使用抗抑郁药物或是情感关系有问题，健康状况差，伴侣有性功能障碍的妇女作为研究对象，然而这些疾病的并存是很常见的。尚需研究探索这些社会心理学的因素与最佳激素水平的关系。

（翻译：阚全娥　徐玉善）

· 解读 ·

如何定义女性雄激素缺乏症？对正常年龄和性别低于下限的血浆雄激素水平的定义与雄激素水平随年龄下降易混淆。在女性，既缺乏标准化、准确分析低雄激素水平，又缺乏有效的参考范围。是否存在女性雄激素缺乏综合征？低血浆雄激素水平导致有害的临床后果是什么？肾上腺的缺失和（或）在不适当的年龄卵巢产生雄激素，与异常性功能、情绪、身体组成或其他尚未确定结果的相关性。进一步的研究需要明确在女性是否存在雄激素缺乏综合征和雄激素治疗是否可改善这种情况。

一、游离睾酮的测量方法及影响因素

血浆循环睾酮与三种蛋白结合：主要是SHBG和白蛋白，而与球蛋白结合小于总的5%。最常用的方法是计算FT，其取决于总睾酮的浓度，总SHBG和总白蛋白，以及SHBG和T之间的解离常数，白蛋白和T之间解离常数，SHBG-T的解离常数约10^{-9} M。测量游离睾酮最可靠的方法是由平衡透析或超滤。直接免疫法测定游离睾酮是简单和相对低廉，但这种方法存在严重缺陷，不能推荐。因这些实验仍在被广泛使用；它依赖于临床医师对数值来源的报道。

（一）睾酮水平随月经周期变化

在一项研究中发现睾酮水平在月经中期明显增加。另几个研究结论是血浆睾酮水平是受月经周期、样品量和整个月经周期定时采样的轻微影响，其可靠性应当获得临床的认可。

（二）总的和游离睾酮随着生育年龄增长逐步下降

在生育年龄后期，月经中期 FT 上升抑制年轻女性排卵。有研究显示在整个更年期睾酮没有明显变化。只有一项研究，观察妇女整个更年期，睾酮水平显著下降。总之，年龄是改变睾酮水平最相关的因素。

（三）硫酸脱氢表雄酮测量方法

不同于睾酮的情况下，至少有两个广泛使用的免疫测定法，这些免疫测定法和液体之间的对应关系色谱质谱差；因此，应谨慎考虑与有关文献报道的这种类固醇的绝对值。

（四）硫酸脱氢表雄酮在预期生命期限的变化

虽然雄烯二酮、DHEAS 和 DHEA 通常称为肾上腺雄激素，它们是激素原，不能激活雄激素受体，可以被转换成雄激素。横断面研究已报道雄烯二酮和 DHEAS 随着年龄的增长呈直线下降。另一研究中，DHEAS 平均每年下降 2.81%，但观察到在大多数女性围绝经期 DHEAS 增加 3.95%。在双侧卵巢切除术后 81 例女性，这种围绝经后期 DHEAS 上升。在这一过渡期 DHEAS 变化的生理作用目前还不清楚。

（五）组织中的雄激素和激素原

在细胞中发挥作用的是 DHT，不是睾酮，雄激素在女性的三个重要靶组织中被激活，包括皮肤、大阴唇和阴蒂。DHT 与 T 在上述组织的比率 2 : 1，相对于在血浆中的比率 0.3 : 1。血浆 T 作为组织的 DHT 的主要来源，临床雄性化妇女一般不伴血浆 DHT 增加。DHEA 结果依赖循环 T 剂量而增加，在女性 DHT 和雌激素，而男性只有循环脱氢表雄酮治疗后雌激素的增加。

二、雄激素缺乏的诊断

我们不建议在健康女性作雄激素缺乏的临床诊断，因为缺乏良好定义。雄激素缺乏综合征尚无相关雄激素水平数据与特异性体征或症状。

雄激素缺乏症并不是简单的定义。对正常年龄和性别的低于下限血浆雄激素水平的定义与雄激素水平随年龄下降易混淆。在女性，既缺乏标准化、准确分析低雄激素水平，又缺乏有效的参考范围。是否存在女性雄激素缺乏综合征？低血浆雄激素水平导致有害的临床后果是什么？实验模型研究这个问题既包括大型观察研究，检查雄激素水平与临床之间的相关性，有观测小规模、随机、安慰剂对照雄激素治疗的影响，研究定义雄激素缺乏的原因，如双侧卵巢切除或垂体功能低下，目前还不清楚是否缺乏雄激素。由于定义原因，即肾上腺的缺失和（或）卵巢不适当的产生雄激素，与异常性功能、情绪、身体组成或其他尚未确定结果的相关性。进一步的研究需要明确在女性是否存在雄激素缺乏综合征和雄激素治疗是否可改善这种情况。

三、睾酮或 DHEA 在女性中的广义治疗

我们不建议对不孕不育女性普遍使用睾酮治疗，如性功能障碍（除 HSDD 特异性诊断）、认知功能障碍、心血管功能障碍、代谢功能不全和骨骼健康等，没有在这些疾病应用的明确适应证，并缺乏安全性和长期的研究证据（强烈推荐）。我们不建议对女性广泛使用 DHEA，因为缺乏其疗效和长期安全性的证据。

（一）雄激素与不育

DHEA 是卵巢卵泡内产生睾酮的重要前体。由 LH 控制卵巢膜细胞产生雄激素。雄激素过多的特征在于卵巢产生多个卵泡，雄激素不足似乎与卵泡发育不足有关。雄激素对 FSH 促进原始卵泡开始生长还有协同作用，增加不断增长的窦前和小窦的卵泡数量，并增加颗粒细胞增殖。因此，雄激素补充可能是用于辅助生殖增加卵泡再生技术。一个 meta 分析报道没有明确说明 IVF 治疗后妊娠率有益的影响与 DHEA 或芳香化酶抑制药对卵巢的刺激作用相关。雄激素在补充 IVF/胞质内单精子显微注射的研究存在局限性，因为参与者少和使用药物剂量使睾酮水平在男性正常范围。

（二）雄激素与骨骼

绝经后期女性雄激素水平与骨小梁和皮质骨 BMD 有相关性。给予低剂量雄激素对有或没有雌激素女性（包括更年期、神经性厌食症和垂体功能低下）的 BMD 影响与骨丢失相关。在垂体功能减退和严重雄激素缺乏女性的一个小的随机安慰剂对照研究中，透皮给睾酮（300 μg/d）增加髋部和桡骨骨矿物质密度，而脊柱则没有增加。在女性的两个随机研究外科手术绝经期后雌激素相比，加用甲睾酮（2.5 mg/d）与仅用雌激素治疗 2 年以上的效果比较，在这些研究中的一个，接受 T 治疗组的脊椎（但不是髋关节或桡骨）BMD 增加，但与单用雌激素治疗没有显著差异。另一研究中，与单用雌激素相比，脊柱和髋部骨矿物质密度显著上升。有研究显示加入睾酮和雌激素对 BMD 的阳性影响，而另一些则显示没有额外的获益。睾酮的芳香化影响雌激素作用机制的重要性是睾酮对男性骨骼的潜在影响是明确的。富含优质皮质骨的骨骼部位的效果表明，可能是雄激素的直接效应，也可能是芳香化酶活性对骨皮质和骨小梁的不同作用。研究每天口服 50 mg DHEA 对大多数超过 60 岁绝经后女性骨的影响，有显示改善腰椎 BMD，或显示改善髋部 BMD，其他人观察对 BMD 没有改善。总体而言，任何研究观察 DHEA 与其他治疗骨损失的影响已经相对较小，并且无可靠的骨折数据。

（三）雄激素与认知

有报道睾酮具有神经保护作用。在绝经后妇女尸解脑组织病例对照研究中发现 80 岁以后的阿尔茨海默病与对照组进行比较，发现雄激素和雌激素水平较低。在这项研究中还观察到，睾酮水平和可溶性 Aβ 之间的反比关系，这意味着睾酮可能发挥神经保护作用。在高内源性血浆睾酮水平的绝经前女性中，发现其在空间、数学方面有更好的表现能力。另一项 38 例绝经后女性的研究发现口头记忆执行能力与雌二醇、睾酮水平相关。据推测雄激素在预防痴呆方面发挥着独立的保护作用。生殖期人类女性大脑里的睾酮水平比雌二醇还多。雌二醇和睾酮有独立神经保护作用，包括保护相关抗氧化应激、血清剥夺诱导的细胞凋亡和可溶性 Aβ 毒性。内源性雄激素可能影响 Aβ，通过雄激素受体依赖性机制上调积累的 Aβ 分解代谢酶和脑啡肽酶。除了具有神经保护作用，睾酮对内皮功能的积极影响和作为血管扩张药的作用，提供了另一种潜在的途径通过睾酮的神经保护。

已经报道单次剂量给予睾酮后在视觉空间记忆的改善，产生超生理血浆水平，具体临床意义还不清楚。绝经前对空间/数学测试好的女性涎液具有较高的睾酮水平。高睾酮的 PCOS 女性与无 PCOS 对照组的认知测试结果的比较，在执行言语流畅性测试、言语记忆、动手灵巧性和视觉空间工作记忆上 PCOS 女性明显差于对照组。

雌激素治疗无抑郁绝经后女性的随机对照试验，使用美国加州口头学习试验评估发现即时和延迟的口头记忆显著改善。报道十一酸睾酮作为口服治疗对即时口头记忆而不是超过 24 周的延迟口头记忆产生阴性影响。在单独口服雌激素或联合甲睾酮治疗妇女的研究中，保持一个稳定的水平性能上的建筑记忆任务方面，单独接受雌激素治疗的明显下降。在皮下给予雄激素治疗 6 个月以上的开放性研究，非抑郁绝经后妇女与对照组比较，治疗组的相关视觉、语言学习和记忆得到显著改进。

可能是由于缺乏内源性低水平 T 和抑郁症状之间研究的一致性，尚无具体显示抑郁症的相关研究问题。已经报道较低 FAI 的女性有更多抑郁症状，这可能减少对认知的测试性能。也有可能随着衰老和绝经状态不同，大脑对不同性别类固醇变化的敏感度不同。

（四）DHEA 和 DHEAS

也有人提出 DHEAS 对神经的额外保护作用。对有较高水平的 DHEAS 女性，在执行功能测试中显示出更好的性能；至少接受 12 年教育女性循环 DHEAS 水平与单纯专注力测试得高分和工作记忆显著正相关。大多数关于 DHEA 对认知的研究太短不能提供有意义的结果。目前，尚无对无痴呆 50 岁以上的人给予 DHEA 治疗能提高认知执行能力的证据。

（五）雄激素与心血管健康

在围绝经期女性，肥胖和代谢综合征的发病率随着年龄的增长而增加。SHBG 是一个很强的预测胰岛素抵抗的因素，并且是不依赖雌激素和雄激素水平，SHBG 的下降而不是游离 T 的增加。很多研究一致发现，是总睾酮与 CVD 或 2 型糖尿病的风险无相关性，而是由于低 SHBG 或高 FAI 带来的风险。有研究发现，体重增加和 FAI 均为心血管疾病风险强预测，而不是总睾酮。在这项研究中，FAI（比值比 1.37；95%CI 1.12~1.68）与 SHBG 直接有关，与发展为肥胖负相关（比值比 0.60；95%CI 0.45~0.80）。因此，FAI、心血管病危险因素与代谢之间综合征相关性分析显示，肥胖和低 SHBG 与其存在着明显相关性。

绝经后女性内源性睾酮与肱动脉血流、介导血管扩张呈正相关，测量内皮功能提示有潜在的保护作用。由于心血管事件在年轻女性比较少见，外源睾酮是否与心血管疾病相关证据有限。相反，游离睾酮水平与颈动脉内膜中层厚度呈负相关，总睾酮和游离睾酮与颈内动脉粥样硬化呈负相关。在 390 例女性缺血综合征评价研究中，在最高四分位数 T（雄激素过多症）者的造影显示有多支冠状动脉病变，并且其累积的 5 年生存率为 78.9%，与没有雄激素过多症的女性为 88.7%。高雄激素血症的女性更有可能发生糖尿病和代谢综合征。有报道在其他人群，低 DHEAS 水平与 CVD 高死亡率和全因死亡率相关，但这个分析没有考虑雌二醇或睾酮水平。有报道在绝经后普遍存在 CVD 的女性与低水平雄激素前体和雌二醇与睾酮高比值相关。因此，横截面的研究显示睾酮水平和心血管疾病的风险是相互矛盾的。这可能是低和高的内源性睾酮水平均可引起心血管疾病的风险。

PCOS 是一种有高胰岛素血症和高雄激素的常见疾病。PCOS 患者心血管疾病的风险怎么样？回顾性观察研究，高雄激素血症/PCOS 女性的中位随访 5 年糖尿病的发病风险增加。最大规模的研究报道，与此病相关的发病率和死亡率中，虽然其有更多的心血管疾病风险因素，并没有增加冠状动脉性心脏疾病的发病率或死亡率。在队列研究中，无论女性最低的和最高的生物可利用睾酮水平发生 CVD 事件的表现率高于中间睾酮水平的 1/5，这意味着存在一个最佳循环睾酮范围。该数据提示雄激素和心血管疾病之间的关系是间接的，可能是低 SHBG、胰岛素抵抗和代谢不良因素多于睾酮或其他雄激素。另外，一些脂肪细胞因子，如脂连蛋白，是受雄激素抑制，并且脂连蛋白已经显示抑制雄激素在体内的分泌。研究结果，低睾酮独立预测心脏疾病需要进一步跟进和分析因果途径。

CVD 替代标志物和可能提供睾酮对心血管疾病发病率和死亡率的长期影响的证据有限。给予口服甲睾酮与口服雌激素者，其 HDL 胆固醇和载脂蛋白 A1 水平显著降低。结合雌激素和甲睾酮治疗与降低血浆载脂蛋白 B 的浓度相关，减少低密度脂蛋白粒子大小，增加了总体低密度脂蛋白分解代谢。口服甲睾酮降低高密度脂蛋白胆固醇，且降低其他可能引起动脉粥样硬化（三酰甘油和载脂蛋白ⅢC）的脂蛋白。绝经后女性口服 DHEA 后 HDL 胆固醇降低，有临床意义的小脂蛋白变化不详。但总体来说，与雌激素相比，口服雄激素有降低 HDL 胆固醇的趋势和诱导不利脂蛋白的转变。

由 SC 植入睾酮或经皮补丁或喷雾的研究没显示不利脂质水平的改变、C-反应蛋白、糖基化血红蛋白的水平或恶化胰岛素敏感度。另有研究，自然绝经后妇女（多数没有服用雌激素）透皮补丁 150 μg 或 300 μg/d（TTP）尚未表现任何脂质的不利变化。

治疗充血性心力衰竭的女性接受 TTP 300 μg/d 与安慰剂相比，在氧耗上显著改善，超过6 min 步行距离测试、肌肉力量与胰岛素抵抗相比，没有一个 TTP 治疗与安慰剂对照试验比较表明，进行任何 CVD 事件结果发生率的差异，其中包括在短期试验静脉血栓栓塞事件。

总之，在一些流行病学相关研究中，内源性游离睾酮似乎与 CVD 危险增加相关，风险主要归因于胰岛素敏感度降低和低 SHBG 水平。在短期（12～24 个月）应用生理剂量睾酮女性的观察中，不常发生恶性的心脏代谢变化，虽然口服 T 或 DHEA 有不利脂蛋白变化，这些研究的长期结果的改变是未知的。

（六）雄激素与体质组成

男性内源性睾酮与瘦体质呈正相关，这种关系在女性不太清楚，多数文献的数据不能提供因果关系。在正常体重的下丘脑性闭经女性的研究中，高 DHEA 和 DHEAS 与高 BMD 相关，游离睾酮与明显瘦体质相关。另一方面，在 30 例健康绝经前女性的研究中，雄激素与脂肪量呈正相关，而不是瘦体质。绝经后女性的一个研究表明睾酮与减少脂肪相关。在美国密歇根 600 多例女性骨健康研究中，发现睾酮与 BMI、瘦体质和脂肪量明显正相关。

绝经后女性的睾酮植入治疗 2 年后导致超生理的血浆睾酮水平，可增加瘦体质。口服复方甲睾酮/口服雌激素治疗与雌激素治疗相比，增加瘦体质和减少体脂百分比。在女性特纳综合征中，口服甲睾酮增加总躯干瘦体质，而总的脂肪量下降，内脏脂肪和内脏到 SC-脂肪比例没有改变。在有垂体功能低下的女性，与高生理剂量的 TTP 治疗，增加大腿肌肉和瘦体质，但并没有影响腹腔内或 SC 脂肪量。同样，神经性厌食症女性 1 年 TTP 治疗增加瘦体质并没有影响脂肪量。在中老年妇女与安慰剂的随机对照试验中，口服 DHEA 50 mg/d 不影响计算机断层摄影测量的体质组成。一项肾上腺皮质功能不全女性超过 6 个月的小型研究，尚未发现任何益处。有很少研究观察到增加瘦体质或增加肌肉质量转化为增加肌肉力量和功能。一个小的随机研究中，低体重 HIV 妇女，与绝经后妇女表现出增加肌肉力量。因此，睾酮增加瘦体质，可减少女性脂肪量，但效果没有男性明显。

（七）雄激素与情绪

针对睾酮如何影响女性情绪的研究很少，其中情绪是初级端点和（或）人口研究是抑郁或严格评估抑郁症。没有抑郁症女性几个随机安慰剂对照研究显示，报名改善情绪的次要终点，这些研究包括双侧卵巢切除术、性功能障碍、垂体功能低下或神经性厌食症女性，两项随机对照试验，患抑郁症者排除外，透皮 T 的女性心理幸福。DHEA 单药治疗背景下小的随机、安慰剂对照研究与艾滋病病毒/艾滋病和肾上腺皮质功能不全女性的研究有相似的情绪改善。此外，在 Rancho Bernardo cohort 队列研究中，中老年妇女的 DHEAS 水平与抑郁情绪呈负相关。

很少有研究调查雄激素在确诊为抑郁症女性的影响。两项小规模的试点研究，调查雄激素在抗抑郁症治疗，增加标准疗法，一个使用甲睾酮和其他 TTP（开放标签），报告阳性结果。尚无大规模、安慰剂对照研究，无论单一疗法或增强疗法，证实睾酮治疗对抑郁症女性的情绪改善是否有效。

四、女性低雄激素水平的治疗

我们不建议对女性低雄激素水平（由于垂体功能低下、肾上腺皮质功能不全、双侧卵巢切除或其他低雄激素水平）行常规治疗，因为缺乏足够的数据支持其有效性和（或）长期安全（强烈推荐）。只有一项小型随机安慰剂对照研究显示，睾酮在治疗垂体功能低下女性的获益。如果需要治疗，她们应是如下所述的 HSDD 女性。

我们不建议为诊断常规测量女性睾酮水平，因为尚未建立临床症状和睾酮水平之间的相关性（强烈推荐）。

我们不推荐常规使用 DHEA 治疗女性肾上腺皮质功能不全，因为关于其有效性和安全性的数据有限（强烈推荐）。

（一）术后绝经

大部分研究表明很多绝经后妇女的卵巢仍能分泌睾酮，术后绝经妇女的游离睾酮水平与整体睾酮水平低于自然绝经妇女。与之相反，也有研究显示绝经后卵巢并不分泌睾酮。一项小型研究（$n=17$）对比研究了做过/没做过卵巢切除术和（或）肾上腺切除术的健康妇女，做过肾上腺切除术的具有生物活性和总体睾酮水平低于检测范围，与此同时雄烯二酮有所减少但仍可测，即便是两种手术都做过也是如此，在这项小型研究中，睾酮水平有显著差异。一项近期针对卵巢切除和卵巢未受损的妇女（$n=123$）的研究显示了跨度很大的睾酮水平；虽然作者的解释是绝经后卵巢并不直接分泌睾酮，但数据存在很大差异导致此项研究证据不足。如果妇女之间的变量随着年龄的增长雄激素水平降低的话，雄激素水平不会在自然绝经和术后绝经妇女间始终有所区别。需要额外注意的是，子宫切除术也与较低的循环睾酮量有关，可能是因为手术并发症对卵巢供血的影响。

（二）垂体功能减退与肾上腺功能不全

垂体功能减退通常包括低促性腺素性功能减退症和（或）中枢肾上腺功能不全，从而影响妇女体内雄激素产生的两大来源。妇女垂体功能减退的可致雄烯二酮，游离 T 与总体 T 浓度是下降。一项历时 12 个月，经皮给予睾酮（300 μg/d）治疗垂体功能减退（$n=52$）随机安慰剂对照研究表明，髋部和桡骨骨矿物质密度增加，而脊柱骨矿物质密度并没有增加，肌肉质量增加，情绪和性功能改善。这项研究表明垂体功能减退的妇女可以从短期 T 治疗中获得多方面的获益，但长期用药的安全性还未知。如果考虑睾酮试验治疗，垂体功能减退的妇女应得到如下概述的建议治疗性欲减退所使用的治疗方法与监测方法。

患肾上腺功能不全妇女的 DHEA 减少，不论原发的或是继发的——而患有性腺功能减退的妇女则没有这种情况，因为 DHEA 的主要来源是肾上腺。DHEA 是否是患有肾上腺功能减退妇女的疲劳症、性功能和情绪的有效治疗仍不清楚。一项历时 4 个月，给予 50 mg DHEA 或安慰剂治疗原发性或是继发性肾上腺功能减退的小型研究（$n = 24$）导致性想法、性趣和性满意度的频率增加，以及幸福感的增加和焦虑与忧虑的减少。虽然一些后续性研究证实了这些结果，但许多其他研究没有得出相同的结论。2009 年，一项对 10 项研究的 meta 分析得出结论：DHEA 治疗肾上腺功能减退可能将导致与健康相关的生活品质与忧虑的改善，但它对焦虑或是性幸福感并无效果。因而，暂无足够数据支持日常使用 DHEA 治疗肾上腺功能减退，也无数据支持使用 DHEA 治疗未患肾上腺功能减退的妇女。

（三）糖皮质激素的处方配给/用法

外源性糖皮质激素处方用药，如治疗哮喘和风湿性关节病，严重抑制肾上腺雄激素前体合成，因而降低女性的血浆雄激素水平。库欣综合征（因分泌皮质醇的肿瘤所致）妇女也受到类似影响，而患有促肾上腺皮质激素依赖性库欣病肿瘤的患者则通常伴有 DHEA 水平升高。直到外源性糖皮质激素产生减少后数月甚至数年 DHEA 的产生可能才会恢复，也有可能不会恢复。鉴于库欣综合征的康复患者与健康相关的生活品质和情绪受到严重损害，有学者提出了雄激素或 DHEA 治疗是否会改善这些症状，但尚无随机研究数据证实该问题。

（四）口服避孕药治疗

卵巢分泌雄激素受到激素避孕的抑制。治疗雄激素过多引起的闭经症主要依靠口服避孕药，但已被证明会抑制雄烯二酮和 T 并减少妇女多毛症的进展。仅有有限的证据表明口服避孕药也会减少循环 DHEA 量，如果这是真的，就意味着肾上腺的抑制作用。虽然口服避孕药治疗妇女多毛症和痤疮，不论其雄激素水平正常或是偏高都是有效的，也可能是正常雄激素的妇女保持了对雄激素的过度抑制。因而，基于口服避孕药或其他形式的联合激素避孕的妇女可以证实为雄激素不足的概念从生物学上讲得通，但尚无证据表明这具有临床意义。有限的研究表明由口服避孕药引起的血浆性激素结合球蛋白的升高在患性功能障碍的妇女中被夸大了。另有有限的证据表明口服避孕药妇女的雄激素抑制与性趣和反应的降低有关，虽然结论并非一律有意义。一小部分妇女当接受联合激素避孕时表现出治疗性功能障碍，这个问题通常以应用一种相对雄激素的黄体酮来解决；但近期一项随机对照研究的结果并不支持不同的雄激素或抗雄激素的黄体酮对性功能的不同影响。如果口服避孕药妇女的性动力和 T 水平之间缺乏密切联系，以及这一构想的总体劣势，通过口服避孕药的卵巢抑制雄激素不足模式是不令人信服的。

（五）神经性厌食症

神经性厌食症的特点为雄激素水平低于正常女性。一项针对 200 例女性研究显示，患有神经性厌食症的游离血清 T 和总体 T 水平比正常对照组低，而口服避孕药的游离 T 水平更低。DHEA 水平并未降低与这项结果相一致，与对照组相比，患有神经性厌食症的妇女的 DHEA 水平在用促肾上腺皮质激素刺激后并未降低。与此假设相一致，对这些妇女而言，低促性腺素性功能减退症——不是肾上腺雄激素前体的减少——是引起整体相对雄激素缺乏症更重要的因素。然而，在一项青少年和成人神经性厌食症的研究中，相对于商业实验室得出的正常范围，DHEA 水平明显低于相对于年龄的均数。神经性厌食症与严重骨质疏松有关，激起了决定替代骨骼中 T 剂量的效果的研究。一项为期 3 周的前沿研究展示了给 TTP（150~300 μg/d）后骨生成标记的增加。一项为期 12

月的随机对照研究证实了 TTP 对骨生成标记的形成表现为急性效应，但并未增加骨矿物质密度。然而与安慰剂相比，它确实增加了肌肉组织。

一项为期 1 年的随机对照试验研究展示每日给 DHEA（50 mg）对比低剂量（20 μg）炔雌醇口服避孕药治疗女性神经性厌食症并未显示髋骨骨矿物质密度的增加。一项为期 18 个月的随机，安慰剂对照随访研究表明口服避孕药加上 DHEA 50 mg/d 治疗女性神经性厌食症（$n=80$）维持了治疗前的脊柱和总体骨矿物质密度。总而言之，以上数据并未强烈支持 DHEA 或 T 治疗女性神经性厌食症会引起骨质疏松。

（六）人类免疫缺陷病毒

HIV 感染女性已被证实雄激素水平较低。有关于 HIV 感染女性 T 治疗是否有效，几项随机、安慰剂对照研究结果不一致。在一项研究中，TTP（150 μg/d）治疗 4 个月，患者体重显著增加。然而，在一项长期随访研究显示，在 TTP 组表现出强度性能变更得好。一项 18 个月的研究表明，TTP 治疗可使患者适度的轻微增加体重［1 kg、BMI 0.8 kg/m²］、髋 BMD 和改善情绪。因此，有关于 HVI 患者的雄激素治疗的数据并不充分。

五、女性性欲减退症的睾酮治疗

以下情况建议进行 3~6 个月睾酮治疗，诊断 HSDD 并要求治疗的绝经后妇女；绝经前妇女有治疗要求者，目前采用雄激素治疗没有禁忌，可以参考实验室检查，给予治疗（一般推荐）。

如果采用睾酮治疗，我们建议测量基线及 3~6 周治疗后的睾酮水平，以评估患者是否过度使用（一般推荐）。

我们建议对于睾酮治疗的患者，每 6 个月监测睾酮水平，以评估是否过度或雄激素过高（一般推荐）。

对于治疗 6 个月无效者，我们建议停止睾酮治疗。目前尚无关于睾酮治疗长于 24 个月的安全性和有效性的数据（表 20-1）。

（一）雄激素与性功能的关系

FSD 是多因素的，心理健康及人际关系因素发挥着重要作用。通常涉及总体而言，性动机/性趣减少，包括毫无性趣、性冲动及性高潮的减少（性交疼痛），而并不涉及互不关联的紊乱的各个阶段。近来其定义已被修正，美国精神病学学会《精神疾病的诊断与统计手册》第四版 HSDD 的定义是有明确阶段的：性幻想不足或缺失，对性行为的渴求导致显著忧虑或人际交往困难。诊断必须是客观的；使用各种经过验证的问卷调查的目的是监测治疗的反应。然而，其第五版对性冲动紊乱的定义将欲望/兴趣与主观/身体的冲动相结合。这种诊断包括对性活动的兴趣减退和对外部性刺激/情色暗示的性冲动的缺乏。

女性性功能是雄激素作用对象的证据主要源于低性欲绝经后妇女的睾酮治疗研究。这些数据表明：给予睾酮治疗可以通过改善性欲、主观的性冲动和阴道出血以及增加性高潮的频率来影响性反应的各个方面。不论是以社区为基础的流行病学研究还是临床研究都没有证实雄激素或雄激素前体细胞的下限能被用来界定女性的性功能减退。在 2006 年出版的指南之后，另一项临床研究采用质谱法测定女性的雄激素和代谢物，受试人群的血清睾酮及雄激素代谢物并无差异，但是 HSDD 患者体内 DHEA 水平较低。非激素的而不是激素提示 HSDD 的严重程度。

三项针对基于良性病变伴或不伴选择性的 BSO 的子宫切除术患者的前瞻性研究并未证明患者

在术后有性功能的减退；然而，仅选择做子宫切除术妇女的性功能确实在某些方面有所退化。最近一项综述指出，之前的回顾性研究表明实施合并 BSO 的子宫切除术患者与单独子宫切除的患者相比，合并 BSO 者性功能减退的结论受到选择偏倚的干扰，因为性功能减退的患者在做子宫切除术时更倾向于选择合并 BSO。回顾性研究和前瞻性研究都未发现患者术后雄激素水平的改变与性功能的减退有相关性。

一些横向研究表明，对于年龄匹配的手术引起绝经和自然绝经的妇女的低性欲的普遍性是相似的。然而，前者对于低性欲更为忧虑（因此值得进行 HSDD 的诊断）。在这些妇女中，卵巢切除术是在具有可能减退性欲的因素下施行的，如癌症、其他紧急医疗事件或是不由人愿的不孕症。其他代表性研究表明，年龄是导致性欲减退的一个因素，对于>45 岁自然绝经和 BSO 手术绝经女性而言，性欲减退发病率是相似的，但 HSDD 的发生率在手术组更常见（即低性欲导致忧虑）。与对照组相比，之前施行过 BSO 手术的 45 岁以下女性中，HSDD 也高发，但两组的性欲减退发生率相同。单独子宫切除术与合并 BSO 手术的患者相比，术前性功能减退的经历是术后性功能减退最好的预测者。

（二）睾酮治疗女性性功能障碍

在我们 2006 年的综述之后，有更多的关于睾酮治疗绝经后妇女的试验性报道，关于经皮给药睾酮治疗 FSD 的研究最多。两项针对接受口服雌激素治疗的妇女 TTP 剂量研究报道：300 μg/d 有效，而 150 μg/d 或 450 μg/d 无效。在一项采取样本提取和柱色谱法后使用放射免疫分析的研究中，睾酮 300 μg/d 伴口服雌激素将血清睾酮总量升到了超生理水平，游离 T 水平达到绝经前的范围。如此高的总 T 水平部分反映了口服雌激素女性患者的较高的 SHBG 水平，实施睾酮 450 μg/d 也导致血清睾酮总量升到了超生理水平。与之相比，一项针对经皮给药雌激素治疗妇女采用睾酮 300 μg/d 的 RCT 研究显示，平均总的、游离的及生物可利用的 T 水平保持在正常范围。该 TTP 研究入选者为具备良好的身体及心理状况的妇女，绝经后性欲减退仍持续平均每月 4~6 次性行为，但其中只有 2 或 3 次性行为令人满意。两项受试者庞大的研究显示（n=562，n=532）：给予手术绝经妇女口服雌激素治疗 TPP 300 μg/d，令人满意的性行为的数量从 3 次/月提高到 5 次/月，安慰剂组则提高到 4 次/月，与安慰剂组比较，有统计学意义。与此同时，这两组实验中给予 TTP 300 μg/d 治疗后，个人忧虑下降了 65%~68%，安慰剂组下降了 40%~48%。采用 TPP 后，与安慰剂相比，受试者的性功能的各个方面（冲动、快感、高潮、自我评价、忧虑减少和响应能力）都提高到具有统计学意义的程度。患有 HSDD 的自然绝经妇女持续口服雌激素 TTP 300 μg/d 后，4 周的令人满意性行为与基线相比增长 1.92（73%），而安慰剂组为 0.5（19%）。性功能的其他方面也得到了改善，而忧虑下降。

TTP 治疗的有效性，在针对外科手术和自然绝经妇女无论采用经皮给药雌激素治疗与否的随机对照实验中也得到证实有效性相似。一项关于没有使用经皮给药雌激素治疗的外科手术和自然绝经 814 例妇女的随机对照实验研究显示，给予 TTP 300 μg/d 治疗后，令人满意性行为为每月 2.12 次，而安慰剂组为 0.73 次。除了性行为的满意度明显增加外，TTP 300 μg/d 治疗组的性高潮增加了超过 115%，而安慰组的仅增加 38%，具有统计学意义。

在欧洲，睾酮补充治疗被批准用于手术绝经妇女的持续性低性欲，尽管这些患者已给予系统的雌激素治疗，但是不包括使用结合性雌激素治疗的患者。虽然有临床和统计数据支持，但是由于在欧洲符合治疗的人群数量较少，药物销量低，T 补充已经停止。

与上述调查结果相反的两项大型Ⅲ期随机对照试验表明与安慰组相比，经皮给药雌激素治疗（0.22 g/d）没有获益。仅有一份摘要注明该方法是有益的。测评终点是每月令人满意的性行为的数量和在整个研究期间采用每天日记评估性欲的水平。对于接受积极药物治疗或是安慰剂的妇女而言测评终点与次要终点（性忧虑）之间无统计学差异。另一项有关经皮给药雌激素治疗安全性随机对照试验，入选 3565 例自然、手术绝经后妇女，并设安慰剂组，数年的研究数据尚未公布。

（三）阴道给药

两项短期阴道睾酮治疗小试验（20 例 4 周）研究显示，与单独雌激素软膏相比，每周 2 次的阴道 0.5 mg 2%T 与 0.625 mg 结合雌激素更加有效（测试 7 项性学领域的综合得分，包括欲望强度）。血清睾酮水平上升到绝经前正常范围。给予正在使用芳香酶抑制药治疗的 10 例乳腺癌妇女连续 4 周阴道给睾酮 300 $\mu g/d$，可修复阴道细胞、减轻性交困难，而且不升高血液雄激素水平。这种模式的有效性和安全性尚需进一步的证实。

六、雄激素治疗和监测

我们不建议对妇女使用为男性配方或是药房配方的预防性雄激素治疗，因为目前尚缺乏有效性和安全性的数据（一般推荐）。

如果有妇女愿意接受雄激素试验性治疗，建议先检测其睾酮的基线水平，并使用经批准妇女可用的非口服制剂（如经皮给药，凝胶剂，或乳膏）（一般推荐）。

我们建议起始治疗后每 3~6 周监测睾酮水平，之后每 6 个月后监测睾酮水平，以评估患者是否存在过度使用或雄激素过高的迹象（一般推荐）。

我们建议治疗 6 个月后无反应的患者停止治疗。目前尚缺乏对于女性长于 24 个月雄激素治疗的有效性和安全性的数据（一般推荐）。

（一）睾酮和 DHEA 的安全性和不良反应

1. 男性化影响 雄激素治疗的潜在男性化影响包括痤疮，多毛症，声音变粗，雄激素性脱发。迄今为止的相对短期的试验中，如果避免了超生理激素水平，这些不良反应与剂量相关，而且并不常见。大量的 TTP 治疗 1 年或少于 1 年的研究，与安慰剂组相比，显示出较高的雄激素不良反应概率，主要表现为增加非头皮的毛发生长。在 APHRODITE 研究中，雄激素 150 $\mu g/d$ 或 300 $\mu g/d$ 治疗 12 个月，与痤疮，脱发，或声音变粗无关。雄激素 300 $\mu g/d$ 治疗时毛发生长增快。多项研究表明，给予雄激素经皮治疗没有出现阴蒂肥大的不良反应。与对照组相比，采用 TTP 治疗的患者由于雄激素的不良反应退出治疗很常见。

2. 子宫内膜的影响 在绝经后的子宫内膜的间质隔室和子宫内膜癌的非典型腺隔室发现雄激素受体。尽管雄激素被认为与子宫内膜萎缩有关，但是应考虑在异常子宫内膜芳香化酶的作用下，睾酮转化为雌二醇的可能性。一回顾性综述显示：通过颗粒雌激素和 T 治疗的 258 例绝经后的女性，在 2 年的治疗结束时，子宫内膜监测结果显示，有 44 例患者子宫内膜厚度超过 5 mm。宫腔镜检查发现 2/3 有子宫内膜息肉，20.4% 有单纯性增生，这可能是由于连续雌二醇植入使雌二醇水平增高。因此，在雌雄激素联合治疗时，持续周期性孕激素治疗是对于保留子宫的患者是必不可少的。另一项研究的 31 例妇女给予口服戊酸雌二醇加十一酸睾酮持续 2 个月治疗后，ER 和雄激素受体，而非雌激素受体 α 或孕酮受体相对上调。

在大规模的临床试验中，子宫内膜的安全性以各种方式被评估。对 APHRODITE 研究中，基线的超声检查和治疗后 12 个月的子宫内膜活检表明不同治疗法的子宫内膜的结果无变化。但与另外两组相比，采用 TTP 300 $\mu g/d$ 治疗组子宫内膜出血增多（10.6%），而 TTP 组 150 $\mu g/d$ 为 2.7%，安慰剂为 2.6%。TTP 300 μg/d 治疗组子宫内膜出血者活检显示子宫内膜萎缩。更多较高剂量的 TTP 治疗 12 个月后子宫内膜活检结果是没有足够的组织而不足以诊断。后面这项研究结果与不伴有雌激素的 T 治疗，会促使子宫内膜萎缩的概念是一致的。

关于 DHEA 治疗对子宫内膜的影响的数据较少。一项小型随机口服 DHEA 50 mg/d 的对照试验显示，与服用安慰剂组相比，治疗 12 个月以上，子宫内膜增厚、阴道出血没有区别。

3. 对乳房的影响　绝经前期的妇女，关于内源性雄激素与乳腺癌风险的数据因为不能解释与月经周期有关的出血时间，测定的不精确，以及雌激素水平，从而非常受限。在绝经前妇女中，大多数研究尚未证明 T 水平和乳腺癌风险之间的关系。然而，一项研究显示，绝经前妇女的睾酮水平是乳腺癌发生的独立危险因素，并且呈剂量依赖型。以低睾酮水平的四分位数的乳腺癌风险比为 1，较高的睾酮、游离睾酮的四分位数水平则上升至 1.8（1.1~2.9；无统计学差异）。在这项研究中，未发现 DHEA、肾上腺雄酮和性激素结合球蛋白与乳腺癌有关。另一项前瞻性的病例对照研究显示，T 导致乳腺癌的风险增加，尽管分析中没有考虑到雌二醇水平。尽管 PCOS 的特征是未控制的雌二醇、雌酮显露和雄激素过多，PCOS 患者乳腺癌的风险没有增加。

对于绝经后妇女，涉及雄激素在乳腺癌中的作用的数据是相互矛盾的。美国乳腺与肠道外科辅助治疗研究组的癌症预防试验和护士健康研究显示患乳腺癌的风险与内源性雄激素之间没有显著的关系。另一方面，护士健康研究中的一个巢式病例对照研究显示，雌二醇，T 和雄烯二酮是乳腺癌的独立危险因子，但不是 SHBG。欧洲癌症和营养前瞻性研究，比较了 1309 例对照组和 677 例后来患乳腺癌的绝经后妇女的风险。SHBG 与乳腺癌的风险成反比，而游离 T、T、雄烯二酮、DHEAS、雌酮、雌二醇与乳腺癌显著相关；风险比从 1.69（DHEAS）到 2.28（雌二醇）。英国卵巢癌的筛查协同试验对 322 例乳腺癌患者进行了评估，雄烯二酮使乳腺癌的发病风险增加了约 3 倍，睾酮使乳腺癌的发病风险增加了约 2 倍，风险限制在 ER/PR 癌症。护士健康研究 Ⅱ 指出 DHEA 和 DHEAS 都与 ER/PR 癌症发病率降低有关，但是这种联系具有年龄依赖性。仅有年龄超过 45 岁的妇女提高 DHEA 和 DHEAS 水平会增加患乳腺癌的风险。妇女健康提倡协会的队列研究中，游离 T 是降低乳腺癌的独立因子。大量的测试全球各种受试人群的队列研究支持雄激素（T、雄烯二酮、DHEA 和 DHEAS）与绝经后乳腺癌的虽然小但是有统计学意义的相关性，风险值与使用雌二醇观察的数据相似，与内源性 T 相关的乳腺癌风险似乎局限于 ER/PR 乳腺癌。

APHRODITE 研究对采用 TTP 不伴雌激素治疗的 279 例妇女的乳腺密度进行了评估。乳腺密度在 150 μg/d 和 300 μg/d 的 TTP 治疗组与安慰剂组之间没有差异。但是，TTP 组在 52 周随访时发现 3 例乳腺癌，延伸研究 3 个月时检测到另外 1 例癌症，安慰剂组没有发现乳腺癌。在癌症患者中，有 1 例在随机分组前发现乳头有血性溢液，1 例是在研究的前 3 个月中诊断的，第 3 例有长期使用雌激素史。一项随访 24 年 4610 例受试者的护士健康回顾研究显示，自然绝经妇女，与从未使用激素的妇女相比，过去未使用只是目前使用雌激素和甲睾酮的女性患乳腺癌的风险大大增加（相对危险度 2.48，95%CI 1.53~4.0）；使用雌激素伴或不伴孕激素的女性患乳腺癌的风险有所增加（相对危险度 1.23 的女性；95%CI 1.05~1.44）。对 5628 例妇女随访结果显示：使用雌激素和甲睾酮的患者有 29 例乳腺癌发生；单用甲睾酮有 3 例乳腺癌发生。在另一项研究中，与未使用激素的患者相比，使用雌激素和甲睾酮的患者的乳腺癌风险并没有增加（校正风险比 1.42；95%CI 0.95~2.11）。值得注意的是，采用激素的患者中 49% 同时服用孕激素，未采用激素的患者中 11% 曾使用雌激素/孕酮。一项大型对照试验显示，年龄 50~64 岁的女性使用甲睾酮尚无增加患乳腺癌的风险。一项基于 631 例澳大利亚妇女的队列研究显示，给予睾酮治疗平均 1.3 年，并随访平均 6.7 年（1989—2007 年），与澳大利亚全体居民相比，乳腺癌的发生率并没有增加。另有报道，睾酮的治疗并不使乳腺癌发生率增加。很明显，睾酮，伴或不伴雌激素的治疗方案对乳腺癌的病理生理学影响尚需进一步的研究。

最近有研究对雄激素原与乳腺癌风险的关系进行探讨。目前，DHEA 治疗 RCTs 的安全性数据（乳腺癌、子宫内膜癌、心血管事件）尚无足够大的实验规模的报道。

关于 T 水平对乳腺癌影响研究的有限数据支持中性-增加风险预测的观点，风险值与持续使用雌性激素和孕激素所观察到的风险值相类似。但目前的临床试验还不具备足够大的实验规模或足够长的持续时间来判断观察到的相关性是否有因果关系，而近期也不太可能获得该数据。对于 T 治疗长期临床试验数据的缺乏是临床 T 治疗的阻碍，临床医师选择 T 治疗时会在获得所有对于这种尚不可知但是可能存在重大风险的治疗方法的患者的知情权方面犯错。

（二）女性患者使用睾酮或 DHEA 治疗的最新 meta 分析

特别工作组委任了两项系统性综述和元分析来评估系统性睾酮或 DHEA 治疗绝经后妇女的利与弊。两项综述总结了随机对照试验的证据；这些证据源自 2014 年 1 月之前的美国联机医学文献分析和检索系统、荷兰医学文摘数据库、心理科学数据库、科克伦对照试验中心注册库、科克伦系统评价数据库、CINAHL 资料库、斯高帕斯文摘和引文数据库。详细的关于搜索策略，入选标准，分析方法和研究关注的结果的表述都在各自系统性综述中公布。

1. 睾酮治疗 第一项系统综述和 meta 分析着眼于评估系统性睾酮治疗绝经后妇女的益处与风险。meta 分析包含了已发表的单独使用睾酮或使用睾酮作为激素替代治疗的补充的随机试验。在所有的试验中，睾酮的使用都与满足感、快感、高潮以及性冲动的改善有关，并有统计学意义。对于快感和高潮的治疗效果的证据质量为中到高，而对于满足感和性冲动的治疗效果的证据质量为中。对血脂和妇女多毛症增发的影响很小。但不良反应的数据量不够大，尤其对长期使用而言（平均 4 个月的随访；研究范围在 6 周到 2 年）。这些数据证实了我们对之前文献的评价和上述的推荐。然而，近期一些使用睾酮凝胶经皮给药治疗妇女性欲减退的负面试验并未收录，因为这些试验并未以摘要形式发表。

2. DHEA 治疗 第二项系统综述和 meta 分析着眼于评估系统性 DHEA 治疗绝经后妇女的益处与风险。meta 分析包含 15 项随机试验，然而这些试验通常被认为存在偏差的高风险。DHEA 的使用与性冲动的微小改善（0.28 SD）有关，并有统计学意义；而并未改善其他研究关注的结果。不良反应的数据很少。研究的平均随访期仅 3 个月（1~24 个月）。对于益处的证据质量为低到中，而对于长期风险的证据质量为非常低。因而，特别工作组不推荐在这种情形下使用 DHEA。

七、研究发展方向

（一）雄激素的作用

鉴于目前缺乏应用雄激素治疗女性患者的作用和效能的信息，我们推荐开展具体与敏感的试验来精确地测量妇女终身的睾酮与游离睾酮量。

需要进一步研究组织中雄激素产生，活动与代谢的作用。人与动物模型体系都可以用来确定缺乏雄激素的后果，进而给出雄激素不足的临床表现，从而研究雄激素治疗的裨益与风险。我们推荐雄激素治疗的试验可以评估使用多种终点（包括性功能、情绪、认知、骨骼、心血管、皮肤、乳腺以及子宫内膜的健康）给予雄激素治疗的安全性与风险。

（二）睾酮治疗女性性功能障碍

在普通女性的性经历中，两性接触时缺乏性欲很常见。不过这种性欲缺乏通常是药理学治疗女性性功能障碍的研究对象。

3250 例多民族的中年妇女大多表明即便适度或是极度的性满足，她们却从未有或极少有性欲。在一项针对 3687 例妇女所做的网上调查中，1865 例被评估为没有性功能障碍，她们明确证实很容易性兴奋。

这些人中接近 1/3 极少或从未在性行为之前有过性欲，但大部分的睾酮治疗是以低性欲不过至少在某些情况下（平均 50%）会被性唤醒与得到性满足的妇女为治疗对象的。现在普遍认为一种人类性反应的动机模式能够更好地反映性经历：对性本身的欲望只是性行为的许多原因或动机当中的一种。需要进一步研究低性兴趣/动机和低性兴奋（以很少性高潮为典型）的妇女来反映临床表现的流行病学特点。迄今为止的临床试验大多排除了患有临床抑郁症而使用抗抑郁药物，或是情感关系有问题，健康状况差，伴侣有性功能障碍的妇女作为研究对象，然而这些疾病的并存是很常见的。尚需研究探索这些社会心理学的因素与最佳激素水平的关系。

（解读：阚全娥　徐玉善）

（审阅：孙首悦）

参考文献

[1] Atkins D, Best D, Briss PA, et al. Grading quality of evidence and strength of recommendations. BMJ, 2004, 328: 1490.

[2] Atkins D, Eccles M, Flottorp S, et al. Systems for grading the quality of evidence and the strength of recommendations I: critical appraisal of existing approaches The GRADE Working Group. BMC Health Serv Res, 2004, 4: 38.

[3] Wierman ME, Basson R, Davis SR, et al. Androgen therapy in women: an Endocrine Society Clinical Practice guideline. J Clin Endocrinol Metab, 2006, 91: 3697-3710.

[4] Rosner W, Vesper H. Toward excellence in testosterone testing: a consensus statement. J Clin Endocrinol Metab, 2010, 95: 4542-4548.

[5] Bosdou JK, Venetis CA, Kolibianakis EM, et al. The use of androgens or androgen-modulating agents in poor responders undergoing in vitro fertilization: a systematic review and meta-analysis. Hum Reprod Update, 2012, 18: 127-145.

[6] Khosla S, Riggs BL, Robb RA, et al. Relationship of volumetric bone density and structural parameters at different skeletal sites to sex steroid levels in women. J Clin Endocrinol Metab, 2005, 90: 5096-5103.

[7] Davison SL, Bell RJ, Gavrilescu M, et al. Testosterone improves verbal learning and memory in postmenopausal women: results from a pilot study. Maturitas, 2011, 70: 307-311.

[8] Laμghlin GA, Goodell V, Barrett-Connor E. Extremes of endogenous testosterone are associated with increased risk of incident coronary events in older women. J Clin Endocrinol Metab, 2010, 95: 740-747.

[9] Zuckerman-Levin N, Frolova-Bishara T, Militianu D, et al. Androgen replacement therapy in Turner syndrome: a pilot study. J Clin Endocrinol Metab, 2009, 94: 4820-4827.

[10] Couzinet B, Meduri G, Lecce M, et al. The postmenopausal ovary is not a major androgen-producing gland. J Clin Endocrinol Metab, 2001, 86: 5060-5066.

[11] Laμghlin GA, Barrett-Connor E, Kritz-Silverstein D, et al. Hysterectomy, oophorectomy, and endogenous sex hormone levels in older women: the Rancho Bernardo Study. J Clin Endocrinol Metab, 2000, 85: 645-651.

[12] Heard-Davison A, Heiman JR, Kuffel S. Genital and subjective measurement of the time course effects of an acute dose of testosterone vs. placebo

in postmenopausal women. J Sex Med, 2007, 4: 209-217.

[13] Davis SR, Moreau M, Kroll R, et al. Testosterone for low libido in postmenopausal women not taking estrogen. NEngl J Med, 2008, 359: 2005-2017.

[14] Shifren JL, Braunstein GD, Simon JA, et al. Transdermal testosterone treatment in women with impaired sexual function after oophorectomy. N Engl J Med, 2000, 343: 682-688.

[15] Dimitrakakis C, Jones RA, Liu A, et al. Breast cancer incidence in postmenopausal women using testosterone in addition to usual hormone therapy. Menopause, 2004, 11: 531-535.

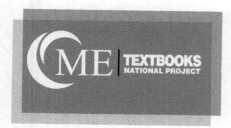

《成年男性雄激素缺乏综合征的睾酮治疗：美国内分泌学会临床实践指南》与解读

第 21 章

一、推 荐 总 结

（一）疑似雄激素缺乏的诊断及评估

男性雄激素缺乏的诊断标准包括雄激素缺乏的相应症状和体征及血清睾酮水平降低（1｜⊕○○○）。

如表 21-1A 所列举的症状，建议临床医师测定血清睾酮水平以明确有无雄激素缺乏。如表 21-1B 所列举的非特异性症状和体征，建议考虑对其进行血清睾酮水平测定以筛查是否存在雄激素缺乏（2｜⊕○○○）。

建议采用可靠的检测方法测定清晨血清总睾酮水平作为初筛指标（2｜⊕○○○）。

为确保雄激素缺乏诊断的准确性，推荐择日重复检测清晨血清总睾酮水平（1｜⊕⊕○○）。

针对血清总睾酮水平接近正常值低限或性激素结合球蛋白水平可疑异常的男性，建议采用稳定、可靠的方法测定血清游离睾酮或生物活性睾酮水平（2｜⊕⊕○○）。

不建议在急性或亚急性疾病期间进行雄激素缺乏的评估（2｜⊕⊕○○）。

男性雄激素缺乏的进一步评估中推荐测定血清黄体生成素（luteinizing hormone，LH）和促卵泡素（follicle stimulating hormone，FSH）水平以鉴别原发性（睾丸性）和继发性（垂体-下丘脑性）性腺功能减退症（1｜⊕⊕○○）。

针对继发性性腺功能减退症，建议进一步检查明确导致下丘脑和（或）垂体功能障碍的病因，包括血清催乳素和铁饱和度测定、垂体功能评估及鞍区磁共振成像检查等（2｜⊕○○○）。

原发性睾丸功能不全尤其是睾丸容积<6 ml 且病因不明者，建议进行染色体核型鉴定以排除 Klinefelter 综合征（2｜⊕○○○）。

严重雄激素缺乏或低创伤性骨折者，建议应用双能 X 线骨矿物质密度仪测定骨矿物质密度（2｜⊕○○○）。

表 21-1 提示成年男性存在雄激素缺乏的症状和体征

A. 雄激素缺乏特异性症状和体征

性腺发育不完全或延迟、类无睾症

性欲减退和性生活减少

自发性勃起减少

乳腺不适、男性乳腺发育

体毛（腋毛和阴毛）脱落、胡须减少

睾丸体积非常小（尤其<5 ml）或萎缩

男性不育症、少精子或无精子

身高降低、低创伤性骨折（low trauma fracture）、骨矿物质密度降低

潮热、多汗

B. 雄激素缺乏非特异性症状和体征

精力、动力和主动性下降、缺乏自信

悲观或沮丧、抑郁、心境恶劣

注意力不集中、记忆力减退

睡眠障碍或嗜睡

轻度贫血（正细胞正色素性，处于女性的正常值范围内）

肌肉容积和力量下降

体脂增加、体质量指数增加

体力下降、工作积极性降低

（二）普通人群的雄激素缺乏筛查

反对在普通人群中进行雄激素缺乏的筛查（1｜⊕○○○）。

不建议临床医师在健康查体的男性人群中采用现有病例检出工具筛查雄激素缺乏症（2｜⊕○○○）。

建议临床医师考虑对某些疾病（表 21-2）患者进行血清总睾酮水平测定以发现雄激素缺乏病例，这些患者常合并血清睾酮水平降低，是本指南中建议/推荐应该接受睾酮补充治疗的人群（2｜⊕○○○）。

（三）雄激素缺乏的睾酮补充治疗

推荐对存在典型雄激素缺乏症状的男性患者进行睾酮补充治疗，旨在诱导及维持第二性征、改善性功能、增进幸福感、提高肌肉容积及力量和增加骨矿物质密度等（1｜⊕⊕○○）。

反对对合并男性乳腺癌（1｜⊕○○○）或前列腺癌（1｜⊕⊕○○）的雄激素缺乏症患者进行睾酮补充治疗。

推荐对考虑睾酮补充治疗的男性进行前列腺癌风险评估。尚未进行前列腺癌风险评估之前，反对在以下人群进行睾酮补充治疗：可触及的前列腺结节或硬结、前列腺特异性抗原>4 μg/L。伴前列腺特异性抗原>3 μg/L 的前列腺癌高危人群（如非洲裔美国人、一级亲属中有前列腺癌病史者）（1｜⊕○○○）。

表 21-2 导致性激素结合球蛋白浓度异常有关的情况

性激素结合球蛋白下降

    中度肥胖[a]

    肾病综合征[a]

    甲状腺功能减退症

    使用糖皮质激素、孕激素和雄激素[a]

    肢端肥大症

    糖尿病[a]

性激素结合球蛋白升高

    年老[a]

    肝硬化或肝炎[a]

    甲状腺功能亢进症

    服用抗惊厥药[a]

    服用雌激素

    艾滋病

注：a. 特别常见导致性激素球蛋白浓度改变的情况

    反对在以下人群进行睾酮补充治疗：血细胞比容>50%、未经治疗的严重阻塞性睡眠呼吸暂停综合征、有严重下尿路症状［美国泌尿外科协会（American Urological Association，AUA）/国际前列腺症状评分表（International Prostate Symptom Score，IPSS）评分>19 分］、未控制或控制不佳的心力衰竭或有生育需求者（1｜⊕○○○）。

    无论采用何种剂型睾酮进行治疗，建议对剂型的选择应考虑患者的喜好、药动学、治疗负担和费用等（2｜⊕⊕○○）。①注射剂：常用的注射剂有庚酸睾酮和环戊丙酸睾酮，推荐的治疗剂量为 75~100 mg，每周肌内注射 1 次；或 150~200 mg，每 2 周肌内注射 1 次。②睾酮皮肤贴剂：每天 1~2 贴（含睾酮 5 mg/贴），于睡前贴于背部、大腿或上臂皮肤，避开受压部位。③睾酮皮肤凝胶：含睾酮 1%，即每克凝胶含睾酮 10 mg。每天 1 次，剂量 5~10 g，涂布于非生殖器区域皮肤（涂药后需洗手）。④睾酮颊黏膜贴剂：每贴含睾酮 30 mg，贴于颊黏膜，每 12 小时 1 次。⑤置入式睾酮硅胶丸：每隔 3~6 个月皮下给药 1 次，根据需求调整剂量和方案。⑥目前可供使用的睾酮制剂有口服制剂、肌内注射剂、颊黏膜贴剂、透皮贴剂和皮下埋植剂等。

    推荐接受睾酮补充治疗后 3~6 个月进行评估，之后每年 1 次。评估内容包括雄激素缺乏的症状是否改善、药物不良反应和治疗依从性（1｜⊕○○○）。

    建议起始睾酮补充治疗 3~6 个月后，监测血清睾酮水平。建议将血清睾酮目标水平设定为正常参考值范围的中值；如患者接受庚酸睾酮或环戊丙酸睾酮治疗，建议将注射 1 周后的血清睾酮水平控制在 13.9~24.3 nmol/L（400~700 ng/dl）（2｜⊕⊕○○）。

    推荐起始睾酮补充治疗前测定血细胞比容，3~6 个月后复查，之后每年 1 次。如血细胞比容>54%，停止治疗直到降至安全范围。另外，评估有无缺氧及睡眠呼吸暂停等，再次开始治疗时应降低剂量（1｜⊕○○○）。

    建议合并骨质疏松症或低创伤性骨折的性腺功能减退症患者在起始睾酮补充治疗 1~2 年后，复查腰椎、股骨颈及髋骨骨矿物质密度（2｜⊕○○○）。

    推荐前列腺特异性抗原（prostate specific antigen，PSA）基线值>0.6 μg/L 且 40 岁或以上者在

起始睾酮补充治疗前完善前列腺的影像学检查并测定 PSA，治疗 3~6 个月后复查。根据患者的年龄和种族，遵循指南的建议进行规范化的前列腺癌筛查（1｜⊕○○○）。

如患者存在下列情况，推荐临床医师请泌尿外科会诊（1｜⊕○○○）：①睾酮治疗期间的任何 1 年内，血清或血浆 PSA 水平升高超过 1.4 μg/L；②以睾酮治疗 6 个月后的 PSA 为基线值，如 PSA 增长的速度超过 0.4 μg/（L·yr），疗程超过 2 年以上，计算 PSA 增长速度才有意义；③经直肠影像检查显示前列腺异常；④AUA/IPSS 评分>19 分。

推荐临床医师在每次随访时应详细评估所使用睾酮剂型特异性不良反应的症状和体征（1｜⊕○○○）如下。①睾酮注射针剂：应详细询问情绪或性欲的改变、注射后咳嗽以及检测血细胞比容评估红细胞增多症情况，尤其是老年患者。②睾酮贴剂：观察用药部位的皮肤反应。③睾酮凝胶剂：建议将药物涂抹于可覆盖的区域，与他人可能有皮肤接触前应清洗皮肤涂抹区，以避免残留药物影响与其亲密接触的女性或儿童。④颊黏膜睾酮片：询问味觉有无改变，检查牙龈及口腔黏膜有无炎症。

（四）伴性功能障碍者的睾酮补充治疗

建议临床医师对血清睾酮水平降低并伴有性欲减退者给予睾酮补充治疗以改善性欲（2｜⊕⊕○○）；建议临床医师对血清睾酮水平降低并伴有勃起功能障碍者，在评估其潜在病因和考虑现有勃起功能障碍常规治疗方案后，可给予睾酮补充治疗（2｜⊕○○○）。

（五）伴血清睾酮水平降低的老年男性

反对对所有伴血清睾酮水平降低的老年男性给予睾酮补充治疗（1｜⊕○○○）。

建议临床医师考虑对多次检测血清睾酮水平均降低并存在典型雄激素缺乏症状的老年男性采用个体化的睾酮补充治疗策略。用药前应与患者充分沟通并评估治疗的风险获益（2｜⊕○○○）。

（六）伴血清睾酮水平降低的慢性疾病患者

建议临床医师对伴血清睾酮水平降低并有体重下降的人类免疫缺陷病毒（human immunodeficiency virus，HIV）感染男性患者考虑短期睾酮治疗以维持体重、增加肌肉体积（lean body mass）和提高肌力（2｜⊕⊕○○）。

建议对接受大剂量糖皮质激素治疗并伴血清睾酮水平降低的患者给予睾酮补充治疗以促进肌肉体积和骨矿物质密度的稳定（2｜⊕⊕○○）。

二、基于循证证据的临床实践指南建立方法

本指南修订组成员一致同意以系统综述的文献证据和专家组成员先后 3 次现场小组会议、数次电话会议和电子邮件等形式的讨论意见为指导修订该指南。专家组撰写的指南修订稿草案由美国内分泌学会临床指南小组委员会、临床事务委员会和理事会共同审议。每次审议期间，专家组都收到书面评论并据此进行相应的修订。

美国内分泌学会临床指南小组委员会认为，有关男性雄激素缺乏睾酮补充治疗的首要任务是制订相应的临床实践指南以及任命专家小组制订以循证证据为基础的推荐和建议。专家组选择应用"推荐分级、评价、制定与评估"（简称 GRADE）工作组推荐的方法修订指南。GRADE 工作组是专门制定和完善基于循证证据临床指南的国际机构。

每一项推荐都是专家组成员基于循证证据及其价值观所制订。某些情况下，专家组成员基于目前可获得的、应用于典型病例的临床经验总结就药物剂量及随访提出技术性建议。这些证据通常来源于专家组成员的非系统性临床观察、价值观和个人喜好，因此这些评论应该被视为"建议"（suggestion）。

（一）性腺功能减退症的诊断

性腺功能减退症的定义：男性性腺功能减退症是因睾丸功能障碍导致合成和分泌睾酮能力下降、血清睾酮不能维持于生理水平（雄激素缺乏）和由于下丘脑-垂体-性腺轴单一或多个环节功能障碍导致的生精功能下降的临床综合征。

性腺功能减退症根据下丘脑-垂体-性腺轴病变部位的不同，分为由睾丸病变引起的原发性睾丸功能障碍和由下丘脑或垂体病变导致的继发性睾丸功能障碍。性腺功能减退症亦可由睾丸和垂体同时发生病变导致。原发性睾丸功能障碍导致血清睾酮水平降低和生精功能受损，促性腺激素水平升高；继发性睾丸功能障碍导致血清睾酮水平降低和生精功能受损，促性腺激素水平降低或处于正常低限。原发性和继发性睾丸功能障碍同时发生导致血清睾酮水平降低和生精功能受损，促性腺激素水平变异明显，取决于哪种病因起主导作用。

继发性性腺功能减退症患者通过适当的激素补充或替代可以恢复生育能力，而绝大部分原发性性腺功能减退症患者如有生育需求，只能借助于精子库、领养或辅助生殖技术如胞质内精子注射等方法实现，因此对性腺功能减退症的分类对下一步治疗有指导意义。此外，继发性性腺功能减退症还需进一步评估有无垂体肿瘤或全身性疾病。

导致原发性和继发性性腺功能减退症同时发生的疾病或危险因素包括血色病、链状细胞病、地中海贫血、糖皮质激素治疗、酗酒、DAX-1 基因突变或老年等。

一些横断面和纵向研究显示存在年龄相关的血清睾酮水平下降现象，其原因为随着年龄老化，睾丸和下丘脑-垂体功能逐渐下降；平均下降幅度为每增加 1 岁，血清睾酮水平降低 1%～2%。值得注意的是，大部分老年男性血清睾酮水平低于健康青年男性的正常参考值低限。

1. 疑似雄激素缺乏的诊断及评估

（1）推荐意见一：男性雄激素缺乏的诊断标准包括雄激素缺乏的相应症状和体征及血清睾酮水平降低（1｜⊕○○○）。如表 21-1A 所列举的症状，建议临床医师测定血清睾酮水平以明确有无雄激素缺乏。如表21-1B 所列举的非特异性症状和体征，建议考虑对其进行血清睾酮水平测定以筛查是否存在雄激素缺乏（2｜⊕○○○）。推荐采用可靠的检测方法测定清晨血清总睾酮水平作为初筛指标（2｜⊕○○○）。为确保雄激素缺乏诊断的准确性，建议择日重复检测清晨血清总睾酮水平（1｜⊕⊕○○）。针对血清总睾酮水平接近正常值低限或性激素结合球蛋白水平可疑异常的男性，建议采用稳定、可靠的方法测定血清游离睾酮或生物活性睾酮水平（2｜⊕⊕○○）。不建议在急性或亚急性疾病期间进行雄激素缺乏的评估（2｜⊕⊕○○）。

1）证据：男性性腺功能减退症的临床表现取决于起病年龄。成年起病者临床表现与胎儿期或青春期前起病者迥然不同。与青春期后起病者相比，青春期前起病且缺乏雄激素充分治疗者表现为类无睾症体型、第二性征发育延迟和嗓音高尖。

男性雄激素缺乏的诊断存在诸多挑战。雄激素缺乏的症状和体征缺乏特异性且受多重因素影响如年龄、伴随疾病、睾酮缺乏程度及持续时间、雄激素敏感度及既往睾酮治疗史等。表 21-1 列举提示雄激素缺乏程度的症状和体征，是专家组成员基于自身临床经验的总结。目前尚缺乏有关普通人群中雄激素缺乏典型症状和体征的研究。

基于社区人群的调查显示，伴有雄激素缺乏的中老年男性不仅有性欲降低、勃起功能障碍和潮热等特异性表现，还有一些非特异性症状如疲乏或失去活力、易怒或沮丧、注意力不集中、体力下降和睡眠障碍等。此外，调查结果还显示症状性雄激素缺乏症患者占所有中老年人群的6%，该比例随年龄和腰围增加而升高，并与自我报告的不佳健康状态有关，与人种及种族无关。另外一项基于人群的研究显示，当忽略症状时，血清睾酮降低的患病率与年龄、肥胖、糖尿病、伴随疾病或健康状态等因素有关。基层医疗单位男性就诊人群中总体血清睾酮降低的患病率高于社区男性居民。

目前，普通人群中导致雄激素缺乏症状发生、对健康造成不良预后和起始睾酮补充治疗可以改善预后的血清睾酮阈值尚不明确。然而，包括健康人群和转诊患者，导致各种雄激素缺乏症状和靶器官受累的血清睾酮阈值因人而异。目前认为导致大多数雄激素缺乏典型症状出现的平均睾酮切点相当于青年男性的正常值下限，如为10.4 nmol/L（300 ng/dl），血清睾酮水平低于该阈值时更可能出现症状。

由于睾酮分泌存在昼夜节律、近年节律（年周期节律）和波动式分泌等特点以及检测变异性常导致血清睾酮存在显著差异。血清睾酮水平还可能受疾病和某些药物（如阿片类药物、糖皮质激素）及性激素结合球蛋白浓度的影响。

血清睾酮存在昼夜节律，其峰值在清晨；这种昼夜节律随年龄增加而减弱。由于血清睾酮存在昼夜节律，血清睾酮的正常值常采用清晨睾酮水平，因此诊断雄激素缺乏时应该检测清晨血清睾酮水平。由于老年男性血清睾酮昼夜节律不典型，没有必要采用清晨血清睾酮水平作为雄激素缺乏的诊断依据。但有文献报道部分65~80岁的老年男性，其下午血清睾酮水平降低但清晨时正常。

值得注意的是初次检测结果显示血清睾酮水平处于轻度性腺功能减退症范围者需择日复查，因为复查结果可能处于正常范围者达30%。同时，如果24 h内重复检测，15%健康青年男性睾酮水平可能会低于正常。一项基于社区、多民族中老年人群的队列研究显示其血清睾酮浓度存在显著的变异性，因此单次睾酮检测结果不能真实反映该个体的睾酮水平，至少需检测2次以上才能确保雄激素缺乏诊断的可靠性。

血清总睾酮包括与蛋白结合和非结合两部分。绝大部分血清睾酮处于与SHBG和白蛋白结合状态，其中只有0.5%~3%处于非结合或"游离"状态。"生物活性睾酮"包括非结合睾酮和与白蛋白松散结合睾酮，意味着除了非结合状态睾酮外，白蛋白结合睾酮亦可以随时解离并发挥生物效应。当血清总睾酮水平处于正常值低限以及存在SHBG水平可疑异常时（如老年人、肥胖、糖尿病、慢性疾病或甲状腺疾病男性患者）（表21-2），应检测游离或生物活性睾酮水平。

血清总睾酮可采用放射免疫分析法（RIA）、免疫测量分析法或液相色谱-质谱分析法检测。大部分医院实验室使用自动化设备测定血清总睾酮水平，足以鉴别正常人与性腺功能减退者。肥胖、老年、糖尿病、甲状腺功能亢进或减退症、肢端肥大症和服用某些药物时导致SHBG水平发生改变（表21-2），血清总睾酮水平亦相应受影响。基层实验室常不能开展准确、可靠的游离或生物活性睾酮检测，只能去参考实验室检测。虽然基层实验室已广泛采用类似物竞争性免疫法测定游离睾酮，但该方法受性激素结合球蛋白浓度影响，结果不精确，不推荐使用。游离睾酮水平可以通过平衡透析法测定或通过测定血清总睾酮和SHBG水平计算游离睾酮水平。计算法获得游离睾酮水平有赖于总睾酮和SHBG检测方法的准确性。计算法游离睾酮结果与平衡透析法不一致且与计算的流程有关。生物活性睾酮可通过硫酸铵沉淀法测定或通过血清总睾酮和SHBG水平计算得出。

健康青年男性总睾酮和游离睾酮正常参考值因实验室和检测方法而异。一些实验室的健康青年男性总睾酮正常值低限为9.8~10.4 nmol/L（280~300 ng/dl）。同样，一些参考实验室利用平衡透析法测定的血清游离睾酮正常值低限为0.17~0.31 nmol/L（5~9 pg/ml）。因此，临床医师应该建立本实验室特异的健康青年男性参考值。

诊断男性雄激素缺乏时首先进行一般健康状况的评估，排除全身性疾病、影响睾酮合成或代谢的药物（如阿片类、大剂量糖皮质激素）和毒品、进食障碍和剧烈运动等情况，因为上述因素均可导致血清睾酮水平一过性降低。长效阿片类镇痛药可抑制男性下丘脑-垂体-性腺轴功能，导致症状性雄激素缺乏，增加骨质疏松症的风险。美沙酮治疗时因其药物作用时间持续长，对男性睾酮的抑制作用尤其明显。丁丙诺啡的抑制效应弱于美沙酮。前列腺癌患者用 GnRH 类似物进行雄激素去势治疗是导致雄激素缺乏的一个重要原因，可增加性功能障碍、疲乏、骨折、心血管疾病和糖尿病等风险。此外，患急性疾病期间，不建议进行雄激素缺乏的评估和诊断。

2）评价：本指南推荐的诊断策略强调尽可能避免将因 SHBG 水平异常、睾酮水平变异或一过性睾酮水平降低等情况误诊为雄激素缺乏，避免因误诊而导致的进一步误治。此外，由于治疗的获益与风险不明确，本指南还强调对尚未明确血清睾酮水平降低及典型雄激素缺乏症状者避免给予睾酮补充治疗。

（2）推荐意见二：男性雄激素缺乏症患者的进一步评估（图 21-1），推荐测定血清 LH 和 FSH 水平以鉴别原发性（睾丸性）和继发性（垂体-下丘脑性）性腺功能减退症（1 | ⊕⊕○○）。

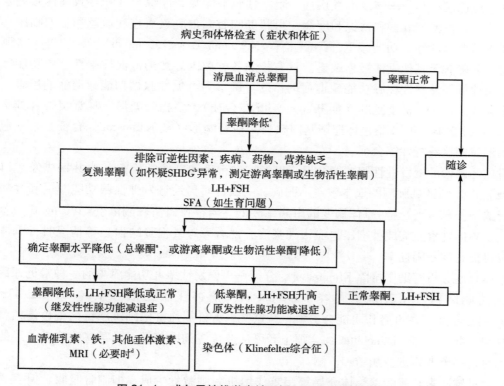

图 21-1　成年男性雄激素缺乏疑似患者的诊断流程

注：a. 一些实验室的健康青年男性总睾酮水平正常值低限为 9.8～10.4 nmol/L（280～300 ng/dl），然而，正常参考值因实验室不同而异，应用本参考实验室建立的特异性正常参考值低限；b. 表 21-2 列举了导致 SHBG 浓度异常的各种情况；c. 在一些参考实验室，利用平衡透析法测定或通过血清总睾酮和 SHBG 测定计算的血清游离睾酮水平正常值低限为 0.17～0.31 nmol/L（5～9 pg/mL），然而，正常参考值因实验室所选择的方法和参考人群不同而异，应用本参考实验室建立的特异性正常参考值低限；d. 如出现严重的继发性性腺功能减退症（血清睾酮浓度 <150 ng/dl）、全垂体功能减退、高催乳素血症或肿瘤压迫症状（头痛、视力障碍或视野缺损），应进行垂体 MRI 检查以排除垂体和（或）下丘脑区域病变。SFA，精液分析；MRI，磁共振成像

建议对继发性性腺功能减退症进一步检查，明确导致下丘脑和（或）垂体功能障碍的病因。包括血清催乳素和铁饱和度测定，垂体功能评估及鞍区磁共振成像检查等（2｜⊕○○○）。

原发性睾丸功能不全尤其是睾丸容积<6 ml且病因不明者，建议进行染色体核型鉴定以排除Klinefelter综合征（2｜⊕○○○）。

推荐对男性不育症患者评估时，至少进行2次精液检查（1｜⊕⊕○○）。

严重雄激素缺乏或低创伤性骨折者，建议应用双能X线骨矿物质密度仪测定骨矿物质密度（2｜⊕○○○）。

1）证据：血清LH和FSH的测定有助于原发性和继发性性腺功能减退症的鉴别。男性原发性性腺功能减退症患者血清睾酮降低时血清LH和FSH升高，继发性性腺功能减退症患者血清睾酮水平降低时血清LH水平降低或处于不适当的正常范围。由于LH呈垂体脉冲性分泌，男性继发性性腺功能减退症患者血清LH水平可在正常值以下或在正常值低限，与降低的血清睾酮水平明显不符。完全性特发性低促性腺性性腺功能减退症（如Kallmann综合征）和严重促性腺激素抑制或缺乏症患者，LH脉冲性分泌可能消失或明显被抑制，这些患者血清睾酮及LH水平常很低。大部分临床实验室使用非放射免疫法检测血清LH，其敏感度足以区分正常和降低的LH。

针对已经确诊为继发性性腺功能减退症的患者，应进一步检查和评估以排除垂体肿瘤、高催乳素血症、血色病和其他垂体浸润性疾病、阻塞性睡眠呼吸暂停综合征和导致促性腺激素缺乏的遗传性疾病等。血清催乳素和铁饱和度测定可帮助筛查高催乳素血症和血色病。如临床症状典型或存在严重的继发性性腺功能减退［睾酮水平<5.2 nmol/L（<150 ng/dl）］，应进一步评估腺垂体前功能以明确有无其他垂体激素缺乏。只有排除各种原因导致的低促性腺性性腺功能减退症后才确定特发性低促性腺性性腺功能减退的诊断。确诊为低促性腺性功能减退症的患者，应检查有无以下异常体征——极度肥胖（如Prader-Willi综合征）、多指趾畸形、嗅觉丧失（如Kallmann综合征）、身材矮小（如X染色体连锁基因缺失）或肾畸形（如Kallmann综合征）——通过特殊体征或畸形识别这些特殊综合征。

针对已经确诊的继发性性腺功能减退症患者，进行垂体影像学检查（磁共振成像）以排除垂体和（或）下丘脑区域肿瘤的成本效益不明确。一项针对男性继发性性腺功能减退和性功能障碍患者进行的调查显示下丘脑-垂体病变的患病率较低。当存在血清睾酮浓度<150 ng/dl、全垂体功能减退症、高催乳素血症或肿瘤压迫症状（头痛、视力障碍或视野缺损）等情况时行垂体磁共振成像检查可提高诊断阳性率。

染色体核型分析有助于排除Klinefelter综合征——原发性睾丸功能障碍的一种常见原因——原发性睾丸功能障碍，尤其是睾丸容积<6 ml者。值得注意是嵌合型（46，XY/47，XXY）Klinefelter综合征患者睾丸容积可能会更大，从这些患者外周血淋巴细胞获得的染色体核型可能是正常的核型（46，XY）。Klinefelter综合征患者可从遗传咨询中获益，是某些疾病或畸形的高危人群，因此对这些患者要进行随访和监测。

睾酮通过雄激素和雌激素受体介导等多重作用机制刺激骨生成、抑制骨吸收。但有关骨矿物质密度测量的成本-效益比及其频率仍有争议。

如患者及其伴侣有迫切生育需求，应在间隔数周后至少重复1次或以上的精液检查。精液样本采集前应禁欲至少48 h，射精1 h内采样。

这些诊断策略的成本效益比尚有待于临床研究的进一步评估。

2）评价：本指南推荐的诊断策略强调尽可能检出具有有效治疗手段的疾病（如垂体肿瘤或其他可治疗的垂体疾病）的意义。然而，该策略难以避免负担和费用较高而结果却难以预料的现象。

2. 雄激素缺乏的筛查

（1）普通人群中雄激素缺乏的筛查

1）推荐意见：反对在普通人群中进行雄激素缺乏的筛查（1｜⊕○○○）。

2）证据：由于对雄激素缺乏的诊断标准以及导致重要健康问题发生的雄激素缺乏程度尚未达成共识，同时亦缺乏评估病例筛查工具有效性的资料，因此在普通人群进行雄激素缺乏筛查的意义尚无法评估。老年和慢性疾病患者是血清睾酮水平降低的常见人群，然而这些特殊人群雄激素缺乏的远期预后尚不明确。尽管有一些（不是全部）流行病学研究显示降低的血清睾酮水平与更高的全因死亡相关，尤其是心血管死亡，但是未经治疗的雄激素缺乏对死亡率的影响还需进一步研究。目前无症状并假定为性腺功能减退者接受长期睾酮补充治疗对患者重要健康预后的利弊影响尚不清楚；因此，尚无充分证据显示雄激素缺乏筛查的必要性，筛查策略的有效性亦有待于临床研究进一步评估。

3）评价：反对在普通人群中进行雄激素缺乏的筛查，强调了没有必要对健康人群进行一系列检测、治疗和监测，因为这种策略可能导致误诊误治。本指南还强调应避免未知预后的干预。对于未曾寻求治疗的患者，筛查对于其早期诊断和治疗有一定意义。

（2）雄激素缺乏的检出

1）推荐意见：不建议临床医师在健康查体的男性人群中采用现有病例检出工具筛查雄激素缺乏症（2｜⊕○○○）。建议临床医师考虑对某些疾病（表 21-3）患者进行血清总睾酮水平测定以发现雄激素缺乏病例，这些患者常合并血清睾酮水平降低，是本指南中建议/推荐应该接受睾酮补充治疗的人群（2｜⊕○○○）。

表 21-3　常合并血清睾酮水平降低并应该进行血清睾酮测定的情况

鞍区占位，鞍区放疗或其他鞍区疾病
影响睾酮合成和代谢的药物，如糖皮质激素和阿片类药物
HIV 相关的体重下降
终末期肾病和持续的血液透析
中重度慢性阻塞性肺病
不育症
骨质疏松症或低创伤性骨折，尤其是青年男性
2 型糖尿病

注：伴慢性疾病如糖尿病、终末期肾病和慢性阻塞性肺病的男性，如存在性功能障碍、无法解释的体重下降、乏力或行走困难等，应测定血清睾酮。另一些情况如垂体占位、HIV 相关的体重下降，低创伤性骨折或服用影响睾酮合成和代谢的药物等，无论有无症状，都应测定血清睾酮

2）证据：最理想的结果是能从就诊原因与雄激素缺乏明显无关的患者中检出可以获益于睾酮补充治疗的雄激素缺乏患者。表 21-3 中所列举疾病雄激素缺乏的患病率高发，建议对这些患者进行血清总睾酮水平测定；这些疾病包括各种慢性疾病如 HIV 相关体重下降、接受透析的终末期肾病、慢性阻塞性肺疾病、骨质疏松或青年男性的低创伤性骨折、2 型糖尿病或长期接受糖皮质激素和阿片类药物治疗。目前对这些慢性疾病男性患者雄激素缺乏的调查性研究主要来自于一些规模较小且易于获取的样本。同样，有关这种情况下进行睾酮补充治疗风险与获益比的证据有限或缺乏。

目前尚缺乏有关病例检出工具有效性的资料。病例检出依赖于自我报告的方式即通过填写老年男性雄激素缺乏筛查问卷、老年男性症状评分量表和美国马萨诸塞州老年男性研究问卷表来帮

助发现病例。目前尚缺乏在患者人群中进行的有关病例检出策略有效性的临床研究；采用自我报告式病例检出策略而不是血清睾酮测定的成本与效益比尚不明确，且缺乏特异性。

3）评价：本指南强调血清睾酮测定对雄激素缺乏病例检出的价值，睾酮补充治疗导致的负担及远期安全性尚不明确。

（二）雄激素缺乏的睾酮治疗

1. 成年男性患者经典雄激素缺乏的睾酮治疗

（1）推荐意见：推荐对存在典型雄激素缺乏症状的男性患者进行睾酮补充治疗，旨在诱导及维持第二性征、改善性功能、增进幸福感、提高肌肉容积及力量和增加骨矿物质密度等（1｜⊕⊕○○）。反对对合并男性乳腺癌（1｜⊕○○○）或前列腺癌（1｜⊕○○○）的雄激素缺乏症患者进行睾酮补充治疗。推荐对拟用睾酮补充治疗的男性进行前列腺癌风险评估。没有进行前列腺癌风险评估之前，反对在以下人群进行睾酮补充治疗：可触及的前列腺结节或硬结、前列腺特异性抗原>4 μg/L、伴前列腺特异性抗原>3 μg/L 的前列腺癌高危人群（如非洲裔美国人、一级亲属中有前列腺癌病史者）（1｜⊕○○○）。反对在以下人群进行睾酮补充治疗：血细胞比容>50%、未经治疗的严重阻塞性睡眠呼吸暂停综合征、严重下尿路症状（AUA/IPSS 评分>19）、未控制或控制不佳的心力衰竭或有生育需求者（1｜⊕○○○）。建议临床医师使用睾酮治疗应以提高血清睾酮水平并维持在健康成年男性的中等正常范围为治疗目标（2｜⊕○○○）。接受庚酸睾酮或环戊丙酸睾酮治疗的男性，在给药间隔其血清睾酮水平会发生波动，建议在睾酮注射间隔期血清睾酮水平控制在 13.9～24.3 nmol/L（400～700 ng/dl）（2｜⊕○○○）。40 岁以上且 PSA 基线水平>0.6 μg/L 的男性，建议在治疗开始前，治疗后 3～6 个月进行直肠指检及 PSA 检测以筛查前列腺癌。此后根据患者年龄及种族遵循证指南的建议进行前列腺癌筛查（1｜⊕○○○）。

（2）证据

1）非安慰剂对照研究：由于睾丸切除术、GnRH 激动药或拮抗药使用所致成年男性血清睾酮浓度降低与短期内骨矿物质密度显著下降，体脂含量增加及肌肉质量和强度下降相关。睾酮水平下降也会引起潮热及总体性活动、性欲和性幻想的减少。

性腺功能减退的年轻男性，睾酮治疗后总体性行为评分、性欲和性幻想的频率、对色情刺激专注度及夜间勃起频率和持续时间均增加。同时，睾酮治疗可增加患者雄激素敏感部位毛发生长，增加非脂肪组织质量和肌肉强度，减少脂质质量。对性腺功能减退的健康男性，虽然睾酮治疗提高骨矿物质密度的疗效取决于患者依从性，但睾酮对骨折风险的影响尚未明确。

睾酮治疗可提高患者积极情绪，减少消极情绪。多项非对照研究表明睾酮治疗可提高患者精力及幸福感。一项小型开放标签试验显示睾酮治疗可改善阿片类药物诱导的雄激素缺乏症患者生活质量，如改善性功能、健康状况、情绪。睾酮对认知功能的影响尚不清楚；已有一些研究报道表明睾酮对视觉空间感知力及语言记忆力和流利程度有微小影响。

诸多关于睾酮替代治疗对胰岛素敏感性影响的研究出现相互矛盾的结果。一些研究已经证明睾酮替代治疗对肥胖或 2 型糖尿病男性及健康老年男性有益。与此相反，其他研究显示，使用雄激素药物对健康年轻男性和老年人的胰岛素敏感性无明显影响。

合并某些疾病的男性，睾酮治疗可能增加发生严重不良反应的风险（表 21-4）。转移性前列腺癌和乳腺癌是激素依赖型恶性肿瘤，治疗期间睾酮可能会刺激其生长；患有这些疾病男性不宜使用睾酮。虽有一些临床医师建议局限于器官内的前列腺癌患者行根治术后达 2 年未复发且 PSA 检测阴性，可考虑个性化睾酮替代治疗，但缺乏随机试验的数据，最终未纳入这项一般性建议。

表 21-4 睾酮治疗致严重不良反应发生风险增加的危险因素

发生严重不良反应的极高危险因素

    转移性前列腺癌

    乳腺癌

发生严重不良反应的中高危险因素

    未定性的前列腺结节或硬结

    PSA>4 μg/L（PSA>3 μg/L）的前列腺癌高危人群，如非洲裔美国人，前列腺癌患者直系亲属

    血细胞比容>50%

    良性前列腺增生症所致严重的下尿路症状（AUA/IPSS>19 分）

    未控制的充血性心力衰竭

注：AUA. 美国泌尿外科协会；IPSS. 国际前列腺症状评分表

    前列腺结节、硬结或 PSA>4.0 μg/L 可能存在既往未被发现的前列腺癌。除 PSA 和直肠指检结果，前列腺癌患病风险的评估还应考虑其他风险因素，如年龄、家族史（前列腺癌患者直系亲属风险更大）、种族（非洲裔美国人风险更大）、既往活检史、并存疾病及 PSA 增加的速率和密度。建议使用前列腺癌风险评分表评估前列腺癌患病风险（该表可在 http：//deb. uthscsa. edu/URORiskCalc/Pages/calcs. jsp 下载）。其将年龄、种族、PSA、直肠指检结果、家族史、5α-还原酶抑制药的使用及既往活检史均纳入风险因素。在前列腺癌预防试验中，观察到安慰剂组男性即使 PSA<4.0 μg/L 隐匿性前列腺癌的发生风险仍可能增加，且当 PSA 增量>0.5 μg/L 患前列腺癌风险进一步升高。前列腺癌风险评分表为考虑睾酮治疗的男性提供了前列腺癌风险评估的手段，但它只适用于 55~95 岁男性患者。前列腺癌高危男性，如非洲裔美国人，前列腺癌患者直系亲属，PSA>3 μg/L，应于泌尿外科就诊咨询，然后考虑是否睾酮替代治疗。此外，男性患者伴有血细胞比容 50% 以上、未经治疗的阻塞性睡眠呼吸暂停综合征、严重的下尿路症状或严重的充血性心力衰竭，睾酮可能会使这些疾病恶化。睾酮治疗可能会抑制精子产生，不宜用于有生育要求男性。

    基于性功能减退年轻男性人群的开放标签试验显示，使用替代剂量睾酮，不良反应发生率很低。常见的药物相关不良反应包括血细胞比容增加、痤疮、皮肤油脂分泌增加及乳房压痛（表21-5）。乳房增大、睡眠呼吸暂停综合征及前列腺不良反应发生率很低。有作者对 37 项研究睾酮治疗低睾酮水平或正常低值睾酮水平男性治疗的随机对照试验进行系统性综述，研究人群包括性腺功能减退男性、健康老年男性、性功能障碍患者、HIV 感染伴体重减轻男性及合并其他各种疾病的男性。该项 meta 分析发现与安慰剂组相比，睾酮治疗会导致血红蛋白、血细胞比容及 PSA 升高，同时降低高密度脂蛋白胆固醇水平。但是，由于存在大量失访及互相矛盾的结果，因此其提供的证据不够充分。前述不良反应表现最为显著的是接受睾酮肌内注射治疗的低睾酮水平老年男性。睾酮治疗组与安慰剂组相比，整体死亡率、心血管事件和前列腺癌发生率、泌尿道症状评分及收缩和舒张血压无明显差异。

    2）安慰剂随机对照试验：系统性综述并未发现有随机安慰剂对照试验报道睾酮治疗对性腺功能减退年轻男性的抑郁、认知能力、脆弱性骨折、生活质量及心血管事件的影响。有试验报道睾酮对性腺功能减退男性性欲及勃起功能的影响。与安慰剂组相比，睾酮治疗可显著改善患者性欲［组间差异 1.2；95%可信区间（CI）0.3~2.2］，但对勃起功能（0.8；95%CI -0.05~1.6）无明显改善。对 2004 年 10 月之前发表的、基于低睾酮水平男性人群的睾酮试验进行系统性综述，发现各试验关于睾酮治疗对勃起功能满意度影响的研究结果不一致，但无明显差异性（受随机性影

响的汇总效应量 0.80；95% *CI* -0.10~1.60），对性欲影响显著（汇总效应量 1.31；95% *CI* 0.40~2.25），而对整体性满意度无显著影响。另有试验以基线睾酮水平偏低或正常低限患者作为研究对象，结果显示睾酮治疗对勃起功能满意度有微小影响（汇总效应量 0.34；95% *CI* 0.03~0.65），对性欲无明显影响（汇总效应量 0.41；95% *CI* -0.01~0.83），对整体性满意度也无显著的影响。各试验结果不一致及混合评估不严密降低了推论的可信度。上述研究显示睾酮治疗对选择性磷酸二酯酶 5 抑制药对勃起反应的影响是不确定的。

表 21-5　睾酮替代治疗潜在不良反应

与睾酮使用确切相关的不良反应
　红细胞增多症
　痤疮和油性皮肤
　可检测的亚临床型前列腺癌
　转移性前列腺癌生长
　精子产生减少及生育能力下降
未明确与睾酮使用相关的罕见不良反应
　男性乳房发育
　男性脱发（家族性）
　乳腺癌生长
　诱导或加重阻塞性睡眠呼吸暂停
剂型特异性不良反应
　肌内注射庚酸睾酮、环戊丙酸或十一酸睾酮
　　情绪和性欲波动
　　注射部位疼痛
　　过度红细胞增多症（尤其是在老年患者）
　　肌内注射后立即咳嗽发作[a]
　透皮贴剂
　　贴剂接触部位反复皮肤反应
　透皮贴剂凝胶
　　睾酮转移至配偶或其他与之密切接触者的潜在风险（须提醒患者用衣物遮挡贴剂，在与他人进行皮肤接触前应用肥皂清洗双手及皮肤）
　　皮肤刺激
　颊睾酮片
　　口味的改变
　　牙龈刺激
　皮下置入颗粒
　　感染，对颗粒排出
　口服片剂
　　影响肝和胆固醇（甲睾素）[b]

注：a. 咳嗽症状在肌内注射睾酮后极少出现，注射庚酸或环戊丙酸睾酮后更少见。其机制未明，现归因于油剂栓塞；b. 肝毒性最常见于口服 17-烷基化雄激素。睾酮贴片较透皮贴剂凝胶发生皮肤反应的频率高

关于睾酮治疗年轻男性性腺功能减退的研究多数为开放标签试验且无安慰剂对照。这些开放标签试验所观察的结果与随机试验收集的零散数据及专家组经验相一致（证据强度：$\oplus\oplus\bigcirc\bigcirc$）。

（3）评价：对患经典雄激素缺乏综合征且伴性腺功能减退症状的年轻男性，建议使用睾酮治疗，以性腺功能减退相关症状的缓解及睾酮治疗带来的其他裨益为治疗重心，避免长期治疗所致潜在负担（监测、费用）及长期使用的未知的安全性则相对较为次要。

（4）评论：表 21-6 总结了现有睾酮剂型的临床药理特点。临床医师推荐患者使用睾酮治疗时，建议应以血清睾酮水平达到健康年轻男性的中等正常水平为治疗目标。接受庚酸或环戊丙酸睾酮治疗的男性，在用药间期其血清睾酮水平发生波动，建议在注射后 1 周内睾酮水平应维持在 12.1~26 nmol/L（350~750 ng/dl）。在符合患者意愿、睾酮剂型药动学、治疗负担及费用要求（表 21-7）前提下，可任意选用睾酮治疗推荐方案。除美国以外，口服十一酸睾酮、矩形透皮睾酮贴片及注射用十一酸睾酮在很多国家均已应用于临床；这些国家的内科医师使用这些剂型均须依据该国批准的药物治疗方案。其他关于药物安全性及药动学的信息见表 21-6、表 21-7、表 21-8。

当治疗目标是睾酮替代时，青春期前发病与上述青春期后发病的男性性腺功能减退的治疗类似。相反，当治疗目标是恢复生育能力，青春期前出现性腺功能减退的男性很可能同时需要 FSH 和 LH 替代治疗，而青春期后出现性功能减退的男性则可能只需 LH 替代治疗。

40 岁以上，PSA>0.6 μg/L 的雄激素缺乏男性接受睾酮治疗期间，应使用标准化的监测计划进行跟踪随访（表 21-8），以便及早发现不良反应，并且避免不必要的为了检出亚临床前列腺癌所采取的前列腺活检。但是指导何时可行前列腺穿刺活检术的标准成为随访过程中的一大难题。PSA 前后两次检测易出现明显差异，短期 PSA 升高可能是其他前列腺疾病所致。前列腺炎、良性前列腺增生、前列腺创伤、尿路感染、前列腺癌和测量变异性均可升高 PSA 水平。有报道表明如果怀疑是前列腺炎，适当的抗生素治疗可使 PSA 下降 30%。因此，建议应反复多次检测以确认 PSA 是否持续升高。一项研究基于良性前列腺增生患者，检测间隔 3~6 个月 PSA 水平的改变，结果显示 90%CI 为 1.4 μg/L。系统性综述表明在睾酮治疗开始后 PSA 升高的水平在性腺功能减退年轻男性为 0.3 μg/L，在老年男性 0.44 μg/L。雄激素缺乏男性接受睾酮治疗后 3~6 个月内 PSA 水平升高超过 1.4 μg/L 则为异常。建议睾酮治疗开始后任何一年期间证实 PSA 增量>1.4 μg/L，需到泌尿外科咨询，进行风险评估。对于 PSA 检测阳性持续两年以上男性，Carter 建议使用 PSA 升高的速率来明确患者是否具有更高患前列腺癌的风险。此间，如 PSA 升高速率>0.4 μg/（L·yr），患者需行泌尿系统评估，今后更加密切监测前列腺癌发生。在 40 岁之前前列腺癌的发生风险非常低，他们可能不需要前列腺监测。AUA 最佳实践声明（2009 年）建议在 40 岁时检测 PSA 水平作为基线，此后可依据基线值决定筛查间隔。PSA 基线值高于中位数（0.6 μg/L），年龄达 40 岁的男性接受睾酮治疗期间，应行前列腺监测，睾酮治疗开始后 3~6 个月行直肠指检及 PSA 检测，此后需同时考虑年龄、种族、家族史及其他风险因素，遵推荐指南进行监测。与单一指标检测相比，PSA 检测与前列腺指检联合应用可提高前列腺癌检出率。

睾酮治疗可升高性腺功能减退男性血红蛋白含量，呈剂量依赖性；老年男性血红蛋白增加比年轻男性更明显。血细胞比容基线水平达 50% 以上是睾酮治疗相对禁忌证，因部分患者接受睾酮治疗后血细胞比容会升至 54% 以上。因此，血细胞比容水平在 50% 以上患者，在接受睾酮治疗前应行进一步临床评估。接受睾酮治疗的男性应检测血细胞比容基线值及治疗开始后 3~6 个月的水平。

表21-6 不同睾酮剂型的临床药理

剂型	治疗方案	药代动力学类型	DHT 和 E₂	优点	缺点
庚酸或环戊丙酸睾酮	150~200 mg, 肌内注射, 两周1次或75~100 mg, 肌内注射, 每周1次	单次肌内注射后, 血清T水平升高至超生理水平, 然后逐渐衰减, 在给药间期结束前降至性腺功能减退的范围	DHT 和 E₂ 水平升高与T水平成比例, T:DHT 及 T:E₂ 不变	改善雄激素缺乏的症状; 如自行用药, 相对价廉; 剂量灵活性	需肌内注射; 血清T水平呈明显峰谷交替
1%睾酮凝胶	有袋装型、管装型和泵装型, 5~10 g 凝胶含50~100 mg T, 每天使用	使血清T及E₂水平恢复至健康男性生理水平	使用T凝胶后, 性腺功能减退的男性较性腺功能正常的健康男性血清DHT水平相对更高, T:DHT更低	改善雄激素缺乏的症状; 剂量灵活性; 使用方便; 良好的皮肤耐受性	有可能通过直接的皮肤接触转移至配偶及子女; 少数出现皮肤刺激; 中度高DHT血症
透皮睾酮贴剂	每天1~2片, 贴于不受压部位, 使24 h T供给达5~10 mg	使血清T, DHT及E₂水平恢复至男性生理水平	T:DHT 及 T:E₂ 在男性生理水平	改善雄激素缺乏的症状; 使用方便	部分雄激素缺乏男性使用贴剂后血清睾酮水平处正常低限, 这些人需每天使用两片; 大量患者反复发生贴剂处皮肤刺激
颊睾酮生物黏附片	30mg控释型生物黏附片, 每天2次	经颊黏膜吸收	使性腺功能减退男性血清T及DHT水平恢复正常	改善性腺功能减退男性血清性雄激素缺乏的症状	牙龈相关不良反应发生率16%
睾酮皮下置入颗粒	睾酮颗粒3~6粒植入皮下, 剂量和治疗方案据不同剂型调整	血清T水平在置入后1个月达到高峰, 此后可维持正常水平达3~6个月, 具体时长据剂型而定	T:DHT 及 T:E₂ 不变	改善雄激素缺乏的症状	置入需手术切口; 颗粒挤出
17α-甲睾酮	这种17α-烷基化合物因潜在肝毒性在临床上被禁用	口服有活性	—	—	临床反应多变; 潜在肝毒性; 禁止用于性腺功能减退患者

待续

续表 21-6

剂型	治疗方案	药代动力学类型	DHT 和 E₂	优点	缺点
口服十一酸睾酮ᵃ	40~80 mg，餐时口服，每天 2~3 次	十一酸睾酮溶于油酸后，会绕过门脉系统，通过淋巴管吸收；同一个体在不同时间及不同个体，睾酮吸收存在较大变异性	DHT：T 高比例	口服较方便	在美国未批准使用；临床反应多变；血清 T 水平易变；DHT：T 高比例
注射用长效十一酸睾酮油剂	欧洲治疗方案：1000 mg，肌内注射，第 6 周再肌内注射 1000 mg，此后每 10~14 周肌内注射 1000 mg	750~1000 mg 肌内注射可使多数治疗者血清睾酮水平维持在正常范围	DHT 和 E₂ 水平升高与 T 水平成比例，T：DHT 及 T：E₂ 不变	改善雄激素缺乏的症状；不需频繁注射	须大体积（4 ml）肌内注射；极少数患者肌内注射后立即咳嗽发作
矩形睾酮黏附贴剂	2×60 cm² 贴片每天可提供约 4.8 mg T	使血清 T，DHT 及 E₂ 恢复至生理水平	T：DHT 及 T：E₂ 在男性生理水平	有效期可持续 2 d	皮肤刺激

注：a. 这些剂型在美国未被批准于临床应用，但在其他很多国家可以使用，这些国家的临床医师使用这种剂型时须遵照表批治疗方案；一. 缺资料

表 21-7　一些睾酮替代治疗推荐治疗方案ᵃ

庚酸或环戊丙酸睾酮，150~200 mg，每两周 1 次或 75~100 mg，每周 1 次，肌内注射

5 mg 睾酮贴剂，1~2 片，每晚贴于背部、大腿或上臂皮肤，避免贴于受压部位

睾酮凝胶，5~10 g，每天贴于有遮盖皮肤

颊睾酮生物黏附片，30 mg，贴于颊黏膜，每天 2 次

睾酮皮下埋植颗粒（据剂型选择剂量和治疗方案）

注：a. 除美国外的其他国家可用剂型：口服十一酸睾酮（常用 40~80 mg，每天 2~3 次，与食物一起口服）；30 cm²，45 cm² 或 60 cm² 矩形睾酮贴剂，2 片，每两天 1 次；注射用长效十一酸睾酮，1000 mg，肌内注射，6 周后再肌内注射 1000 mg，此后每 10~14 周肌内注射 1000 mg。这些国家的内科医师使用这些剂型均须依据该国批准的药物治疗方案

表 21-8　接受睾酮治疗男性的监测

1. 治疗开始后 3~6 个月及此后每年评估治疗是否有效改善症状，是否产生不良反应

2. 治疗开始后 3~6 个月睾酮水平监测：治疗旨在使血清睾酮水平提高至中等正常范围

   庚酸或环戊丙酸睾酮注射剂：于注射间隔中期检测血清睾酮水平。如睾酮>24.5 nmol/L（700 ng/dl）或<14.1 nmol/L（400 ng/dl），即调整给药剂量或频次

   透皮贴剂：在使用贴剂后 3~12 h 检测血清睾酮水平，调整使用剂量以期血清睾酮水平达中等正常范围

   颊睾酮生物黏附片：使用前后立即检测血清睾酮水平

   透皮贴剂凝胶：患者在使用至少 1 周后，可随时检测血清睾酮水平，并调整剂量以使血清睾酮水平达中等正常范围

   睾酮置入颗粒：给药间隔结束时测量睾丸激素水平。调整颗粒数量或（和）给药间隔使血清睾酮水平升至正常范围

   口服十一酸睾酮ᵃ：服用后 3~5 h 检测血清睾酮水平

   十一酸睾酮注射剂：在下次注射开始前检测血清睾酮水平，据此调整给药间隔以维持血清睾酮于中等正常水平

3. 检测血细胞比容基线，治疗后 3~6 个月水平，此后每年检测 1 次。如血细胞比容达 54%，停止睾酮治疗直到血细胞比容降至安全水平；评估患者是否有缺氧和睡眠呼吸暂停；以更小剂量重新开始治疗

4. 依据地方性医疗标准，合并颈骨质疏松症或低位创伤性骨折的性腺功能减退男性，需在接受睾酮治疗 1~2 年后检查腰椎及股骨颈骨矿物质密度

5. PSA 基线值>0.6 μg/L，年龄达 40 岁男性，治疗前、治疗开始后 3~6 个月行直肠指检和 PSA 水平检测，此后据患者年龄及种族情况遵指南进行前列腺癌筛查

6. 泌尿外科就诊指征

   睾酮治疗开始后任意 12 个月内血清 PSA 浓度升高>1.4 μg/L

   PSA 升高速率>0.4 μg/（L·yr），应以睾酮治疗 6 个月以后的 PSA 水平作为参考值（仅适用于现有 PSA 数据达 2 年以上患者）

   直肠指检发现前列腺异常

   AUA/IPSS>19 分

7. 每次就诊对特定剂型不良反应的评估

   颊睾酮片：询问味觉的变化和检查是否有牙龈和口腔黏膜的刺激

   酯类睾酮注射剂（庚酸、环戊丙酸和十一酸睾酮）：询问是否有情绪或性欲波动，是否偶有注射后咳嗽

   睾酮贴片：检查用药部位皮肤反应

   睾酮凝胶：建议患者用衣物遮盖用药部位，与他人进行皮肤接触前应用肥皂和水清洗皮肤。因为使用睾酮凝胶处皮肤有睾酮残留，会转移给与之亲密接触的女性或儿童。当睾酮凝胶使用 4~6 h 后清洗用药部位，血清睾酮水平维持不变

   睾酮置入颗粒：检查是否有感染、纤维化或颗粒挤压的迹象

注：a. 在美国未被批准应用于临床；AUA. 美国泌尿外科协会；IPSS. 国际前列腺症状评分表

2. 伴男性性功能障碍者的睾酮治疗

（1）推荐意见：建议临床医师对血清睾酮水平降低并伴有性欲减退者给予睾酮补充治疗以改善性欲（2｜⊕⊕○○）；建议临床医师对血清睾酮水平降低并伴有勃起功能障碍者，在评估其潜在病因和考虑现有 ED 常规治疗方案后，可给予睾酮补充治疗（2｜⊕○○○）。

（2）证据：自然发生及实验诱导的雄激素缺乏均可导致性欲和性幻想、夜间勃起和总体性活动的频次，及色情刺激专注度下降。雄激素缺乏是导致性功能障碍的重要原因。但是，雄激素缺乏和勃起功能障碍是两个独立的临床疾病，有着不同的病理生理改变；中老年男性可同时患这两种疾病。

以血清睾酮水平<10.4 nmol/L（300 ng/dl）的患者为研究对象的众多随机试验中，有两项平行对照试验及三项交叉试验报道睾酮治疗对性欲的影响；最长的试验对受试者随访长达 6 个月。这些试验结果虽不一致，但均显示患者性欲明显改善（SD 1.3；95%CI 0.4~2.2）（证据等级：⊕⊕○○）。

meta 分析显示，在众多以总睾酮水平>10.4 nmol/L（300 ng/dl）的患者为研究对象的随机试验中，有四项试验评估睾酮治疗对性欲的影响。一项最近发表的双盲安慰剂对照研究未纳入到 meta 分析，该试验以 55 岁以上，总睾酮水平<15 nmol/L（430 ng/dl）男性为研究对象，试验结果表明睾酮治疗可提高性欲。然而，meta 分析显示睾酮对性欲无明显影响（SD 0.4；95%CI -0.01~0.8）。综合评估的不精确性使推论的可信度下降（证据等级：⊕⊕○○）。

Jain 等的 meta 分析评估了睾酮治疗男性勃起功能障碍的疗效。在 16 项公开发表研究中，57%的受试者勃起功能明显改善。其后一项系统性回顾分析显示，以总睾酮<10.4 nmol/L（300 ng/dl）患者为研究对象的所有随机双盲安慰剂对照试验中，有两项平行对照试验和两项交叉对照试验报道睾酮对勃起功能的影响。各试验结果不一致，但综合评估显示治疗前后无明显改变（SD 0.8；95%CI -0.1~1.6）（证据等级：⊕○○○）。

1）性欲：以总睾酮水平>10.4 nmol/L（300 ng/dl）男性为研究对象的众多试验中，有几项平行试验研究对象为西地那非治疗失败的勃起功能障碍患者，有三项交叉试验研究对象为性欲低下或勃起功能障碍的男性。这些试验结果并不一致，但综合结果显示睾酮对勃起功能无明显疗效（SD 0.3；95%CI -0.03~0.65）。各试验结果不一致及综合评估不严密降低了推论的可信度（证据等级：⊕○○○）。

2）勃起功能障碍：有几项研究评估了磷酸二酯酶-5 抑制药治疗无效的患者使用睾酮治疗的疗效。其中部分为非安慰剂对照研究，且各试验受试者睾酮缺乏程度不一。另几项试验报道了睾酮治疗对其他性功能障碍的疗效，包括性高潮和射精功能、性交以及总体性满意度。总体而言，睾酮治疗的疗效是肯定的，但研究样本量小，结果不一致，且报告不完整使得综合评估结果不精确（证据等级：⊕○○○）。

（3）评价：性欲低下或勃起功能障碍同时伴有低睾酮水平男性可予睾酮治疗，建议重在改善相关症状，而避免睾酮治疗负担及目前尚不清楚的长期使用安全性较为次要。老年男性的治疗取决于医患双方对睾酮治疗风险、裨益及费用的整体评估。老年患者潜在不良反应更大，尽量避免使用睾酮治疗。

（4）评论：该病诊断和治疗建议均与经典雄激素缺乏症相同。男性性功能障碍应查找病因，包括睾酮水平低下。

3. 老年男性雄激素不足的补充治疗

（1）推荐意见：反对对所有低睾酮水平老年男性使用睾酮替代治疗（1｜⊕○○○）。

建议临床医师对于多次出现低睾酮血症，雄激素缺乏症状明显的老年男性，明确告知睾酮治疗所致风险与获益的不确定性后，可考虑予个性化睾酮替代治疗（2｜⊕○○○）。

专家组在血清睾酮低于何水平时，老年男性需接受睾酮替代治疗这一问题上存在争议。部分专家建议，根据临床表现的严重程度，将有临床表现且睾酮水平低于健康年轻男性正常范围下限〔9.7~10.4 nmol/L（280~300 ng/dl）〕作为治疗指征；还有部分专家建议睾酮水平应低于

6.9 nmol/L（200 ng/dl）。建议睾酮水平低于 10.4 nmol/L（300 ng/dl）的专家主要受一些观察性研究的影响，即男性睾酮在低于该水平时常会出现低睾酮血症相关症状。建议睾酮水平低至 6.9 nmol/L（200 ng/dl）才考虑替代治疗的专家主要受研究睾酮缺乏者睾酮替代治疗疗效的临床随机试验的影响，即受试者血清睾酮水平在接近 6.9 nmol/L（200 ng/dl）时接受治疗者才有获益。因缺乏可靠证据，尚不能确定两者可靠性，需进行更多的研究。

（2）证据：几项横向和纵向研究均表明男性血清总睾酮和游离睾酮浓度随年龄增长而下降。一项研究表明，截至 80 岁，虽然男性睾酮水平是逐渐下降的，但已有 30% 男性总睾酮水平在性腺功能低下范围内，50% 男性游离睾酮值偏低。年龄相关性血清睾酮水平下降速度存在个体差异，且受慢性疾病、肥胖症和药物的影响。

1）老年男性睾酮治疗试验：在为期 3 个月至 3 年的随机安慰剂对照试验中，低或正常低值睾酮水平的老年男性接受睾酮治疗后，血清睾酮水平均有不同程度提高。总体而言，现有的老年男性睾酮治疗研究所纳入研究样本量小，入组的多为低或正常低值睾酮水平但无症状的健康老年男性，用药方案多变，研究终点为替代性终点。因此这些研究不足以用来评估治疗结果为患者带来的裨益或前列腺癌及心血管事件发生率的变化。

2）骨矿物质密度：没有找到任何报道睾酮对骨折影响的 RCT 研究。对 2005 年 3 月之前发表的，为期 1~3 年，研究睾酮对骨矿物质密度影响的随机双盲安慰剂对照试验进行系统回顾分析，所得结果相互矛盾且不精确。

其试验表明睾酮对腰椎骨矿物质密度疗效中等（SD 0.4；95%CI 0.1~0.7），即腰椎骨矿物质密度增加 2%（95%CI 0.5~3.3）。同时，该试验否定睾酮对股骨颈骨矿物质密度有明确疗效（SD 0；95%CI −0.3~0.3）。

3）人体组分：系统性综述显示，与安慰剂组相比，睾酮治疗可明显增加肌肉质量（2.7 kg；95%CI 1.6~3.7），减少脂肪质量（−2.0 kg；95%CI −3.1~−0.8）。两组间体重差异无统计学意义（−0.6 kg；95%CI −2.0~0.8）。

4）肌肉强度和生理功能：与安慰剂组相比，睾酮治疗可明显提高握力（3.3 kg；95%CI 0.7~5.8）。仅少量研究报道了下肢肌肉强度改变和生理功能检测，且研究结果不一致。一些研究报道，基于绩效的肌肉生理功能检测未见明显改变，而另一项研究报道复合检测的肌肉生理功能得到明显改善。大多数研究以无功能受限男性为研究对象且使用低天花板效应的方法检测肌肉生理功能。

5）性功能：两项双盲安慰剂对照试验研究睾酮对性生活总体满意度的影响，但所得结果并不精确（SD 0.2；95%CI −0.02~0.57）。

6）生活质量：四项随机双盲安慰剂对照试验报道了睾酮对生活质量的影响。各试验结果相互矛盾且不精确。但与安慰剂组相比，睾酮治疗能明显提高患者生理功能评分（SD 0.5；95%CI 0.03~0.9）。

7）抑郁症：关于睾酮治疗对抑郁影响的试验研究结果不一致。近期，对多项随机试验进行系统性综述发现，与安慰剂治疗男性相比，睾酮治疗男性抑郁评分明显改善。然而，几项随机试验发现睾酮治疗对低或低等正常睾酮水平老年男性的抑郁症无显著影响。这些研究结果的不一致和不精确降低了推论的可信度。

8）认知：三项随机双盲安慰剂对照试验粗略地从几个方面研究了睾酮对认知的影响，各试验结果综合后，各项指标并未发现明显改变，其中一项研究是以伴低睾酮水平的阿尔茨海默病患者为研究对象。

9）睾酮治疗相关的不良结局：对 19 项研究老年男性睾酮治疗相关的不良反应发生风险的随

机试验进行系统性回顾分析，与安慰剂治疗男性相比，睾酮治疗明显提高所有总体前列腺不良反应发生率（比值比 1.78；95%CI 1.07~2.95）。睾酮治疗组患前列腺癌、PSA>4 μg/L 及前列腺活检比率与安慰剂组相比，虽组间差异没有统计学意义，但呈升高趋势。睾酮治疗组血细胞比容达 50% 以上者 4 倍于安慰剂治疗组（比值比 3.69；95%CI 1.82~7.51）。心血管事件、睡眠呼吸暂停综合征发生频次及死亡率无显著差异。因此，老年男性睾酮替代治疗与安慰剂治疗相比，前列腺不良反应及血细胞比容>50%的发生风险更高。

Haddad 等对 2004 年 10 月发表的，以低睾酮水平男性为研究对象的研究进行 meta 分析，发现睾酮治疗对主要脂质组分无明显影响［总胆固醇标准差（SMD）-0.22（-0.71~0.27）；低密度脂蛋白胆固醇 SMD 0.06（-0.30~0.42）；高密度脂蛋白胆固醇 SMD 0.04（-0.39~0.40）；三酰甘油 SMD-0.27（-0.61~0.08）］。

（3）评价：随年龄增长睾酮水平下降，但无症状老年男性不宜行睾酮替代治疗，不应过度看重睾酮治疗所致不确定的、潜在的获益，而避免睾酮治疗负担（监测和费用），以及长期使用的潜在安全性问题。

（4）评论：临床医师应意识到专家们在这个问题上存在明显分歧，因为缺乏科学研究证据而未能达成一致意见。非特异性的、与年龄有关的症状与低睾酮水平在老年男性往往同时存在且无明确因果关系。伴低睾酮水平的老年男性，睾酮替代治疗的疗效及安全性均未得到证实。一旦临床医师及患者选择睾酮治疗，建议临床医师以总睾酮水平达健康青年男性正常范围的低限为治疗目标［14.0~17.5 nmol/L（400~500 ng/dl）］。

4. 合并慢性疾病的低睾酮水平患者的替代治疗

（1）合并 HIV 感染伴体重下降的低睾酮水平男性的补充治疗

1）推荐意见：对于合并低睾酮水平和消瘦的 HIV 感染男性，建议临床医师应用短期睾酮治疗作为辅助疗法，有助于维持体重及提高体重和肌肉强度（2 ⊕⊕○○）。

2）证据：HIV 感染男性发生低睾酮水平比率很高，20%~25% 接受鸡尾酒疗法的 HIV 感染男性伴有低睾酮水平。低睾酮水平又与患者体重减轻、艾滋病进展、消瘦、抑郁及肌肉质量和运动能力的下降密切相关。

对研究睾酮治疗对 HIV 感染伴体重下降患者人体组分影响的随机双盲安慰剂对照试验进行系统性回顾分析发现，与安慰剂治疗相比，睾酮治疗 3~6 个月明显增加患者体重（+1.54 kg；95%CI 0.03~3.10）和肌肉的量（+1.22 kg；95%CI 0.2~2.2）。使用酯类睾酮制剂治疗的试验中，肝质量组间差异更大（+3.34 kg）。

在四项检测肌肉强度的试验中，有三项表明睾酮治疗明显提高患者肌肉最大随意伸缩力量。

对相关安慰剂对照试验进行系统性回顾分析，发现有四项研究报道了睾酮对 HIV 感染患者抑郁情绪的影响。各试验大量失访，研究结果不一致，数据报告不完整且不严密降低了推论的可信度。总体而言，睾酮治疗对抑郁疗效中等（SD 0.6；95%CI 1.0~0.2）。对生活质量没有明显影响。

安慰剂组和睾酮治疗组相比，不良反应发生率无显著差异。CD4$^+$T 淋巴细胞计数、HIV 病毒载量、PSA 和血浆高密度脂蛋白胆固醇含量在各组间均无明显差异。

各试验间存在相当大的异质性（体重下降、疾病的严重程度、睾酮治疗方案、治疗持续时间和人体组分检测方法各异）。目前尚无睾酮对生理功能影响，致残风险及长期使用安全性相关研究资料。总体而言，伴有低睾酮水平与体重减轻的 HIV 感染男性接受短期（3~6 个月）睾酮治疗可小幅增加体重和肌肉强度，对生活质量和心情影响很小。各试验结果不一致降低了推论的可信度。

3）评价：对伴低睾酮水平和体重下降的 HIV 感染男性，建议予短期睾酮治疗，应以提高肌肉量和强度为治疗重心，避免睾酮相关的不良反应、费用和目前尚不清楚，长期使用安全性则是次要的。因价值取向不同，部分患者可能会拒绝睾酮治疗。

该病诊断和治疗建议均与经典雄激素缺乏症相同。此外，临床医师还应对这类患者进行适当的安全的性行为知识辅导。

（2）接受糖皮质激素治疗男性的睾酮治疗

1）推荐意见：建议临床医师对接受高剂量的糖皮质激素治疗，伴有低睾酮水平的男性给予睾酮治疗以助维持肌肉量和骨矿物质密度（2｜⊕⊕○○）。

2）证据：接受糖皮质激素治疗的男性比同龄健康对照人群睾酮水平低。糖皮质激素诱导可致下丘脑-垂体-睾丸轴功能受抑，因此糖皮质激素治疗的男性低睾酮水平发病率很高。一般而言，泼尼松或其等效药物使用量超过 $5\sim7.5$ mg/d 即可增加促性腺激素和睾酮分泌受抑及肌肉和骨骼质量改变的风险。

在两项双盲安慰剂对照试验中，以应用糖皮质激素治疗支气管哮喘或慢性阻塞性肺疾病的男性作为研究对象，睾酮治疗组与安慰剂组相比，肌肉量明显增加（2.3 kg；95%CI 2.0~3.6），脂肪含量明显减少（-3.1 kg，95%CI -3.5~-2.8）。这两项试验均显示睾酮治疗显著提高腰椎骨矿物质密度（4%；95%CI 2%~7%）；对股骨骨矿物质密度影响的结果不一致且无统计学意义。在这类人群中尚无关于对骨折影响的研究资料。睾酮治疗相关的不良反应偶可发生。然而，研究样本量小，持续时间短及研究结果不一致降低了推论的可信度。

3）评价：对于接受糖皮质激素治疗且伴有低睾酮水平的男性，建议给予睾酮治疗，应以提高肌肉强度和骨矿物质密度为治疗重心，而避免不良反应、治疗负担（监测、费用）和目前尚不清楚的长期使用安全性则是次要的。

该病诊断和治疗建议均与经典雄激素缺乏症相同。

（翻译：吕朝晖　曾天舒）

·解读·

成年男性雄激素缺乏综合征是指任何原因导致成年男性血清睾酮水平降低并伴有相应症状和体征的临床综合征。尽管目前国内外普通人群中雄激素缺乏综合征的患病率尚不明确，导致雄激素缺乏相应症状出现及对健康造成不良预后的血清睾酮阈值尚不明确，但针对明确诊断为成年男性雄激素缺乏综合征患者的睾酮补充治疗，不仅可以诱导及维持第二性征、改善性功能，还可以提高肌肉容积、力量以及增加骨矿物质密度等。关于成年男性雄激素缺乏综合征的诊断和治疗标准尚缺乏共识，为此美国 AES 于 2006 年首次颁布了《成年男性雄激素缺乏综合征睾酮治疗：临床实践指南》（以下简称《指南》），以进一步扩大共识，规范操作。随着更多临床研究、文献综述和 meta 分析结果的发表，AES 于 2010 年更新《指南》。《指南》以循证医学为基础，用 GRADE 系统明确了证据质量和推荐强度，评价了不同质量方案的重要结局。《指南》从诊断标准、筛查及治疗策略三个方面提出建议并详述相关循证依据，本文将逐一解读。

一、成年男性雄激素缺乏综合征的诊断

雄激素缺乏综合征亦可称为性腺功能减退症。2006 版《指南》将男性性腺功能减退症分为睾丸病变引起的原发性睾丸功能障碍和下丘脑或垂体病变导致的继发性睾丸功能障碍两大类，2010 版《指南》新增了由睾丸和垂体同时发生病变导致性腺功能减退症。新版《指南》沿用了 2006

版男性雄激素缺乏诊断标准即强调雄激素缺乏所致的相应症状、体征和血清睾酮水平降低等两方面缺一不可。

（一）男性雄激素缺乏的症状和体征

成年起病者与胎儿期或青春期前起病者临床表现迥然不同，青春期前起病且缺乏雄激素充分治疗者表现为类无睾症体型、第二性征发育延迟和嗓音高尖等。男性雄激素缺乏症状和体征常缺乏特异性且受多重因素影响如年龄、伴随疾病、睾酮缺乏程度及持续时间、雄激素敏感度及既往睾酮治疗史等。基于社区人群的调查显示伴有雄激素缺乏的中老年男性不仅有性欲降低、勃起功能障碍和潮热等特异性表现，还有一些非特异性症状如疲乏或失去活力、易怒或沮丧、注意力不集中、体力下降和睡眠障碍等。此外，调查结果还显示症状性雄激素缺乏患者占所有中老年人群的6%，该比例随年龄和腰围增加升高，与人种及种族无关。因此，如表 21-1A 所列举的症状，《指南》建议临床医师应测定血清睾酮以明确有无雄激素缺乏；如表 21-1B 所列举的非特异性症状和体征，应考虑进行血清睾酮测定以筛查是否存在雄激素缺乏。与 2006 版不同，2010 版《指南》将"肌肉容积和力量降低"列为雄激素缺乏非特异性症状和体征的范畴。由于目前缺乏有关普通人群雄激素缺乏症状和体征的研究，表 21-1 所列举的症状和体征是专家组成员基于自身临床经验的总结。

（二）血清睾酮水平的测定

目前有关在普通人群中导致雄激素缺乏症状发生、对健康造成不良预后和起始睾酮补充治疗可以改善预后的血清睾酮阈值尚不明确。同样，包括健康人群和患者，导致各种雄激素缺乏症状发生和靶器官受累的血清睾酮阈值亦因人而异。与 2006 版不同，2010 版《指南》明确指出导致大多数雄激素缺乏症状出现的平均睾酮切点相当于青年男性的正常值下限〔为 10.4 nmol/L（300 ng/dl）〕，当血清睾酮水平低于这一阈值时更有可能出现相应的症状。然而，睾酮分泌存在昼夜节律、近年节律（年周期节律）和波动式分泌等特点，血清睾酮水平还可能受检测方法、疾病、药物（如阿片类药物、糖皮质激素）和 SHBG 浓度的影响。因此，《指南》强调尽可能避免将因 SHBG 浓度异常、睾酮水平变异或一过性睾酮水平降低等情况误诊为雄激素缺乏，避免因误诊而导致的误治。

1. 睾酮水平的变异性　血清睾酮存在昼夜节律，其峰值在清晨。由于存在昼夜节律，血清总睾酮正常值的确定常采用清晨测定结果；因此，《指南》建议诊断雄激素缺乏时应测清晨血清总睾酮水平。研究显示血清总睾酮初次测定处于轻度降低者，择日复查结果为正常范围者高达30%；如在 24 h 内重复检测，15%健康青年男性睾酮水平可能会低于正常范围。因此，《指南》认为单次测定结果不能真实反映该个体的睾酮水平，为确保雄激素缺乏诊断的准确性，推荐择日重复检测清晨血清总睾酮水平。

2. SHBG 水平的变异性　血清总睾酮包括与蛋白结合和非结合两部分。绝大部分血清睾酮处于与 SHBG 和白蛋白结合状态，其中只有 0.5%~3.0%处于非结合或"游离"状态。"生物活性睾酮"是包括非结合和与白蛋白松散结合的睾酮，意味着除了非结合状态睾酮外，白蛋白结合睾酮亦可随时解离并发挥生物效应。当血清总睾酮水平处于正常值低限以及存在 SHBG 水平可疑异常时（如肥胖、老年、糖尿病、甲状腺功能亢进或减退症、肢端肥大症和服用某些药物）见表 21-2，应检测游离或生物活性睾酮水平。健康青年男性总睾酮和游离睾酮浓度的正常参考值因实验室和检测方法而异。因此，《指南》建议临床医师应建立本实验室特异的健康青年男性参考值。

3. 一过性睾酮水平降低　全身性疾病、影响睾酮合成或代谢的药物（如阿片类，大剂量糖皮质激素）和毒品、进食障碍及剧烈运动等均可以导致一过性血清睾酮水平降低。关于药物对性腺激素的影响，2010版《指南》增加了相应内容即长效阿片类镇痛药可抑制男性下丘脑-垂体-性腺轴功能，导致症状性雄激素缺乏；美沙酮因其药物作用时间持续长，对男性睾酮的抑制作用尤其明显；丁丙诺啡的抑制程度弱于美沙酮；前列腺癌患者用 GnRH 类似物进行雄激素去势治疗是导致雄激素缺乏的一个重要原因。《指南》强调男性雄激素缺乏的诊断首先要进行健康状况的评估，不建议急性疾病期间进行雄激素缺乏的评估和诊断。

（三）雄激素缺乏病因的诊断

血清 LH 和 FSH 测定有助于原发性和继发性性腺功能减退症的鉴别。男性原发性性腺功能减退症血清睾酮降低时血清 LH 和 FSH 升高，继发性性腺功能减退症患者血清睾酮水平降低时血清 LH 降低或处于不适当的正常范围。由于 LH 呈脉冲性分泌，男性继发性性腺功能减退症血清 LH 水平可在正常以下或在正常低限，明显与降低的血清睾酮水平不相符。完全性特发性低促性腺性性腺功能减退症（如 Kallmann 综合征）和严重促性腺激素抑制或缺乏症，LH 脉冲式分泌可能消失或明显被抑制，这些患者血清睾酮及 LH 水平常很低。因此，《指南》推荐测定血清 LH 和 FSH 水平以鉴别原发（睾丸性）和继发（垂体-下丘脑性）性腺功能减退症。

确诊为低促性腺性性腺功能减退症，应检查是否存在以下体征——极度肥胖（如 Prader-Willi 综合征），多指趾畸形，嗅觉丧失（Kallmann 综合征），身材矮小（X 染色体连锁基因缺失），或肾畸形（Kallmann 综合征）。一项针对男性继发性性腺功能减退和性功能障碍的研究显示，下丘脑-垂体病变的患病率较低。只有存在血清睾酮水平<5.2 nmol/L（150 ng/dl）、全垂体功能减退症、持续高催乳素血症或压迫症状（头痛、视力障碍或视野缺损）等情况时进行垂体 MRI 检查，垂体 MRI 检查更有意义。

染色体核型分析有助于 Klinefelter 综合征的诊断，2010版《指南》尤其强调睾丸容积<6 ml者染色体核型检查的必要性，同时指出嵌合型（46，XY/47，XXY）患者睾丸容积可能更大。《指南》推荐的诊断策略强调尽可能检出具有有效治疗手段的疾病（如垂体肿瘤或其他可治疗的垂体病变）。

成年男性雄激素缺乏症的诊断流程，见图 21-1。

二、雄激素缺乏征的睾酮治疗

（一）成年男性经典雄激素缺乏征的睾酮治疗

《指南》推荐对存在典型雄激素缺乏症状者使用睾酮补充治疗，旨在诱导及维持第二性征、改善性功能、增进幸福感、提高肌肉容积及力量和增加骨矿物质密度等；无论采用哪一种剂型睾酮进行治疗，均应考虑患者的喜好、药动学、治疗负担和费用等。

1. 起始睾酮治疗前注意事项　首先，反对在合并男性乳腺癌或前列腺癌的雄激素缺乏者使用睾酮治疗；其次，临床医师应对拟用睾酮治疗者进行前列腺癌风险的评估。在没有进行前列腺癌风险评估之前，反对在以下人群进行睾酮治疗：可触及前列腺结节或硬化；前列腺特异性抗原>4 μg/L；前列腺特异性抗原>3 μg/L 的前列腺癌高危人群（如非洲裔美国人、一级亲属中有前列腺癌病史者）。由于 2006 年之后的研究显示前列腺结节、硬化，或前列腺特异性抗原>4 μg/L 预示可能存在既往没有发现的前列腺癌；前列腺癌预防试验中观察到安慰剂组男性即使 PSA<4.0 μg/L，隐匿性前列腺癌的发生风险仍可能增加，尤其是当 PSA 增量>0.5 μg/L 时患前列腺癌风险进一步升高。因此，不同于 2006 版中仅提及"前列腺特异性抗原>3 μg/L"，2010 版《指南》新增和强调需对"前列腺特异性抗原>4 μg/L"和"前列腺特异性抗原>3 μg/L 的前列腺癌高危（如非洲裔美国人、一级亲属中有前列腺癌病史者）"人群进行前列腺癌风险评估，否则反对使用睾酮治疗。另外，由于睾酮治疗的潜在不良反应，反对在以下人群进行睾酮补充治疗：血细胞比容>50%；未经治疗的严重阻塞性睡眠呼吸暂停综合征；严重下尿路症状（AUA/IPSS 评分>19分）；未控制或控制不佳的心力衰竭；有生育需求者（睾酮治疗可能抑制精子的产生）。

2. 睾酮治疗的目标水平 　基于青年男性性腺功能减退人群的开放标签研究显示替代剂量睾酮的不良反应发生率很低。因此，《指南》建议起始睾酮治疗 3~6 个月后应监测血清睾酮水平，以血清睾酮水平达到并维持于健康青年男性的正常范围中值为目标。如接受庚酸睾酮或环戊丙酸睾酮治疗，注射 1 周后血清睾酮应控制在 400~700 ng/dl。

3. 睾酮治疗过程中注意事项 　基于睾酮治疗的潜在不良反应，《指南》推荐起始治疗前测定血细胞比容，3~6 个月后复查，之后每年 1 次。如血细胞比容>54%，停止治疗直到恢复至安全范围，再次开始补充治疗时应减低剂量。建议合并骨质疏松症或低创伤性骨折者在起始睾酮治疗1~2 年后复查腰椎、股骨颈及髋骨骨矿物质密度。推荐基线 PSA 值>0.6 μg/L 的 40 岁以上者在起始睾酮治疗前完善前列腺癌风险评估，3~6 个月后复查。2010 版《指南》限定了需随访人群即 40岁以上，基线 PSA>0.6 μg/L，因为 40 岁以下人群发生前列腺癌的风险极低，不需要监测。如存在下列情况，推荐临床医师请泌尿外科会诊：睾酮治疗期间的任何 1 年内，血清或血浆 PSA 升高值超过 1.4 μg/L；以睾酮治疗 6 个月后的 PSA 为基线值，如 PSA 增长的速度超过 0.4 μg/（L·yr）。只有治疗超过 2 年以上，计算 PSA 增长速度才有意义；经直肠指检显示前列腺异常；AUA/IPSS评分>19 分。

4. 对本指南关于前列腺癌的有关推荐的争议 　2010 版《指南》所推荐的前列腺癌风险计算器并未被广泛接受，其主要原因在于该方法在人群中的实际使用效果并未得到充分检验。而且，该风险计算器主要适用于 55 岁以上的人群。其次，在任何年龄段筛查前列腺癌仍然争议较大，尤其是在 40~49 岁年龄段。AUA 推荐在 40 岁以上筛查前列腺癌，但是美国癌症学会（ACS）则建议在 50 岁以上进行筛查，并且要求医患充分讨论患病风险和筛查获益的前提下方才进行。对于具有高危前列腺癌风险的个体，这种讨论可以提前到 40~45 岁。美国预防医学工作组则反对在 75 岁以上个体筛查前列腺癌。

在整个人群中筛查前列腺癌之所以有着较大争议是因为该检查花费不菲而收益较小。流行病学研究显示前列腺癌筛查不能降低总体死亡率。在性腺功能减退患者中筛查前列腺癌的研究更为稀少。一些小规模临床研究显示外源性睾酮替代治疗并不会显著增加前列腺组织内的睾酮水平并且不会增加前列腺癌相关基因的表达。

2010 版《指南》强调了一个重要然而并未广为人知的事实，即血清 PSA 水平在睾酮治疗以后每年不应该超过 0.5 μg/L。由于良性前列腺增生患者血清 PSA 具备较大的生理变异性，指南推荐对于任何 PSA 上升超过每年 1.4 μg/L 的个体筛查前列腺癌，即使该患者的 PSA 水平尚在年龄匹配男性参考范围的高限以内。对于任何 PSA 水平上升超过每年 1.4 μg/L 的男性应该进行泌尿系统检查。在检查方法上，本指南推荐采用直肠指检结合 PSA 测定。但是直肠指检容易导致患者的不适感，而且除了专科医师大部分临床医师进行该项检查并不够熟练，临床试验的证据也不支持直肠指检作为筛查检查的有效性，因此有作者认为睾酮治疗期间检测 PSA 水平及其变化速率可能已经足够。

（二）特殊人群的治疗

1. 伴性功能障碍者的睾酮补充治疗　建议对血清睾酮水平降低并伴有性欲减退者应给予睾酮治疗以改善性欲；建议对血清睾酮水平降低并有勃起功能障碍者，在评估其潜在病因和考虑已有的 ED 治疗方案后，可给予睾酮补充治疗。《指南》强调性欲低下或勃起功能障碍同时伴有睾酮水平降低者可予睾酮治疗，认为重在改善相关症状，避免睾酮治疗负担及目前尚不清楚的长期安全性放在次要考虑。伴性功能障碍的老年男性治疗意见取决于医患双方对睾酮治疗风险、裨益及费用的整体评估。《指南》认为老年患者潜在不良反应更大，尽量避免使用睾酮治疗。

2. 伴血清睾酮水平降低的老年男性　专家组在血清睾酮低至何种程度时，老年男性需接受睾酮治疗这一问题存在争议。部分专家建议根据临床表现的严重程度，将有典型临床表现且睾酮水平低于健康年轻男性正常范围下限［9.7~10.4 nmol/L（280~300 ng/dl）］作为治疗指征；还有部分专家建议睾酮水平应低于 6.9 nmol/L（200 ng/dl）。建议睾酮水平低于 10.4 nmol/L（300 ng/dl）的专家以一些观察性研究结果为依据，即男性睾酮在低于这一水平时常会出现低睾酮血症相关症状。建议睾酮水平低至 6.9 nmol/L（200 ng/dl）的专家主要以临床随机研究结果为依据，即受试者血清睾酮水平在接近 6.9 nmol/L（200 ng/dl）时接受治疗才有获益。由于缺乏可靠及充分证据，尚不能确定两者可靠性，还需进行更多的研究。因此，《指南》明确反对对血清睾酮水平降低的老年男性给予睾酮补充治疗，建议对血清睾酮水平确实降低（多次检测）并存在雄激素缺乏症状的老年男性进行个体化的睾酮补充治疗策略，用药前应与患者充分沟通并评估治疗的风险与获益。

3. 伴血清睾酮水平降低的慢性疾病患者　HIV 感染男性发生低睾酮水平的概率，20%~25% 接受高效抗反转录病毒治疗的 HIV 感染男性患者伴睾酮水平降低。睾酮水平降低与体重下降、进展为获得性免疫缺陷综合征、消耗、抑郁、肌肉减少、运动耐量下降等有关。因此，《指南》建议对伴血清睾酮水平降低并有体重下降的 HIV 感染男性患者进行短期睾酮辅助治疗，可增加肌肉体积和提高肌力，但不可避免睾酮治疗所带来的潜在不良反应、费用负担和未知的长期安全性等问题。如患者不接受睾酮治疗，应避免给予睾酮治疗。

4. 糖皮质激素治疗者　每天使用超过 5.0~7.5 mg 泼尼松或其他等剂量的糖皮质激素，促性腺激素及睾酮被抑制的风险增加、肌肉和骨量可发生改变。因此，《指南》建议对接受糖皮质激素治疗伴低睾酮水平的患者进行睾酮补充治疗，对保持肌肉质量和骨矿物质密度有潜在获益，但睾酮治疗难以避免药物潜在不良反应、治疗负担、监测和未知的长期治疗安全性等问题。

三、成年男性雄激素缺乏综合征的筛查

（一）普通人群的雄激素缺乏筛查

由于雄激素缺乏的诊断标准以及导致重要健康问题发生的激素缺乏程度尚未达成共识，同时也缺乏评估病例筛查手段有效性的资料，因此，在普通人群中进行雄激素缺乏筛查的意义亦不明确。老年和慢性疾病患者是血清睾酮水平降低的常见人群，然而这些特殊人群雄激素缺乏的远期预后尚不明确。2006 年之后的一些流行病学研究显示降低的血清睾酮水平与更高的全因死亡相关，尤其是心血管死亡，但是未经治疗的雄激素缺乏对死亡率的影响还需进一步研究。无症状并假定为性腺功能减退者接受长期睾酮补充治疗对患者重要健康预后的利弊影响尚不清楚。因此，目前无充分证据显示雄激素缺乏筛查的必要性。《指南》不推荐在普通人群中进行雄激素缺乏的筛查，强调没有必要对健康人群进行一系列的检测、治疗和监测的原因是这种策略可能导致误诊误治。

（二）高危人群的雄激素缺乏筛查

希望能从就诊原因与雄激素缺乏明显无关的疾病中发现可获益于睾酮治疗的雄激素缺乏者，《指南》建议临床医师考虑对某些疾病（见表 21-3）患者进行血清总睾酮测定以发现雄激素缺乏者，这些患者常合并血清睾酮水平降低，是本指南建议/推荐应该接受睾酮治疗的人群。然而，目前有关研究的样本量相对较小，且为易于获取的样本。同样，有关睾酮治疗的风险获益比资料有限。目前，雄激素缺乏患者的检出依赖于自我报告的方式即通过填写老年男性雄激素缺乏筛查问卷、老年男性症状评分量表和美国马萨诸塞州老年男性研究问卷表来帮助发现病例。然而，目前尚缺乏评估病例检出策略有效性的临床研究；采用自我报告式病例检出策略而非血清睾酮测定的成本效益比尚不明确，且缺乏特异性。因此，《指南》强调血清睾酮测定在高危人群中筛查雄激素缺乏者的价值。

总之，与 2006 版比较，2010 年美国内分泌学会《成年男性雄激素缺乏综合征的睾酮治疗：临床实践指南》以循证医学为基础，提高了其科学性和可靠性，同时也有问题悬而未决。如对于老年人起始睾酮治疗的血清睾酮水平，专家委员会尚未达成一致意见。本指南尚未对睾酮治疗对心血管事件的利弊作出明确评价。由于流行病学研究观察到血清睾酮水平降低与心血管事件相关性的结果不尽一致，且目前尚缺乏长期大规模的 RCT 研究观察睾酮治疗对心血管事件结局的影响，因此专家委员会认为仅凭现有资料不足以对睾酮治疗对心血管事件的影响得出结论。同样地，诸如游离睾酮和总睾酮测定在诊断男性性腺功能减退中的作用；检测基线以及雄激素治疗过程中骨矿物质密度的临床价值；血细胞比容（HCT）升高作为睾酮治疗禁忌证时阈值的确定；糖尿病伴低睾酮水平患者接受睾酮治疗的利弊等问题也还缺乏足够的证据而不能给予明确的推荐。现在迫切需要大规模、长期 RCT 研究来明确血清睾酮水平降低者通过雄激素补充治疗所获收益是否大于潜在风险。因此，目前许多建议还是专家意见，缺乏充足的循证医学证据。

（解读：吕朝晖 曾天舒）

（审阅：窦京涛）

参考文献

［1］ Bhasin S, Cunningham GR, Hayes FJ, et al. Testosterone therapy in adult men with androgen deficiency syndromes: an endocrine society clinical practice guideline. J Clin Endocrinol Metab, 2006, 91（6）：1995-2010.

［2］ Araujo AB, Esche GR, Kupelian V, et al. Prevalence of symptomatic androgen deficiency in men. J Clin Endocrinol Metab, 2007, 92（11）：4241-4247.

［3］ Zitzmann M, Faber S, Nieschlag E. Association of specific symptoms and metabolic risks with serum testosterone in older men. J Clin Endocrinol Metab, 2006, 91（11）：4335-4343.

［4］ Hall SA, Esche GR, Araujo AB, et al. Correlates of low testosterone and symptomatic androgen deficiency in a population-based sample. J Clin Endocrinol Metab, 2008, 93（10）：3870-3877.

［5］ Kelleher S, Conway AJ, Handelsman DJ. Blood testosterone threshold for androgen deficiency symptoms. J Clin Endocrinol Metab, 2004, 89（8）：3813-3817.

［6］ Brambilla DJ, O'Donnell AB, Matsumoto AM, et al. Intraindividual variation in levels of serum testosterone and other reproductive and adrenal hormones in men. Clin Endocrinol（Oxf）, 2007, 67（6）：853-862.

［7］ Bhasin S, Zhang A, Coviello A, et al. The impact of assay quality and reference ranges on clinical decision making in the diagnosis of androgen disorders. Steroids, 2008, 73（13）: 1311-1317.

［8］ Mulligan T, Frick MF, Zuraw QC, et al. Prevalence of hypogonadism in males aged at least 45 years: the HIM study. Int J Clin Pract, 2006, 60（7）: 762-769.

［9］ Citron JT, Ettinger B, Rubinoff H, et al. Prevalence of hypothalamic-pituitary imaging abnormalities in impotent men with secondary hypogonadism. J Urol, 1996, 155（2）: 529-533.

［10］ Thompson IM, Pauler DK, Goodman PJ, et al. Prevalence of prostate cancer among men with a prostate-specific antigen level or 4.0 ng per milliliter. N Engl J Med, 2004, 350（22）: 2239-2246.

［11］ Daniell HW, Lentz R, Mazer NA. Open-label pilot study of testosterone patch therapy in men with opioid-induced androgen deficiency. J Pain, 2006, 7（3）: 200-210.

［12］ Bliesener N, Albrecht S, Schwager A, et al. Plasma testosterone and sexual function in men receiving buprenorphine maintenance for opioid dependence. J Clin Endocrinol Metab, 2005, 90（1）: 203-206.

［13］ Greenstein A, Mabjeesh NJ, Sofer M, et al. Does sildenafil combined with testosterone gel improve erectile dysfunction in hypogonadal men in whom testosterone supplement therapy alone failed? J Urol, 2005, 173（2）: 530-532.

［14］ Shores MM, Matsumoto AM, Sloan KL, et al. Low serum testosterone and mortality in male veterans. Arch Intern Med, 2006, 166（15）: 1660-1665.

［15］ Araujo AB, Kupelian V, Page ST, et al. Sex steroids and all-cause and cause-specific mortality in men. Arch Intern Med, 2007, 167（12）: 1252-1260.

［16］ Laughlin GA, Barrett-Connor E, Bergstrom J. Low serum testosterone and mortality in older men. J Clin Endocrinol Metab, 2008, 93（1）: 68-75.

［17］ Tivesten A, Vandenput L, Labrie F, et al. Low serum testosterone and estradiol predict mortality in elderly men. J Clin Endocrinol Metab, 2009, 94（7）: 2482-2488.

［18］ Morley JE, Charlton E, Patrick P, et al. Validation of a screening questionnaire for androgen deficiency in aging males. Metabolism, 2000, 49（9）: 1239-1242.

［19］ Moore C, Huebler D, Zimmermann T, et al. The Aging Males' Symptoms scale（AMS）as outcome measure for treatment of androgen deficiency. Eur Urol, 2004, 46（1）: 80-87.

［20］ Smith KW, Feldman HA, McKinlay JB. Construction and field validation of a self-administered screener for testosterone deficiency（hypogonadism）in ageing men. Clin Endocrinol（Oxf）, 2000, 53（6）: 703-711.

［21］ Anawalt BD. Guidelines for testosterone therapy for men: how to avoid a mad（t）ea party by getting personal. J Clin Endocrinol Metab, 2010, 95（6）: 2614-2617.

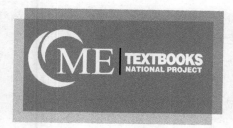

《男性骨质疏松：美国内分泌学会的临床实践指南》与解读

第 22 章

·指南·

一、推荐总结

（一）评估

1. 我们建议用骨矿物质密度（bone mineral density，BMD）来评估男性患骨质疏松的风险程度。年龄≥70 岁是主要危险因素。50~69 岁的男性如果存在额外危险因素也需要测量。50 岁以后发生过骨折男性为重要危险因素。年龄在 50~69 岁的男性患延迟青春期性腺功能减退症、甲状旁腺功能亢进症、甲状腺功能亢进症或慢性阻塞性肺疾病或长期使用糖皮质激素、GnRH 受体激动药等药物，或长期吸烟、饮酒，或存在其他继发性骨质疏松因素人群也需监测骨矿物质密度。FRAX、Garvan 及其他骨折风险评估表能够为骨折风险的评估和患者治疗方式的选择提供依据（2 | ⊕⊕○○）。

2. 我们推荐对有骨质疏松风险的男性进行双能 X 线吸收仪（dual-energy x-ray absorptionary，DXA）测量（1 | ⊕⊕○○）。

3. 我们建议脊柱和髋部 BMD 不能充分反映患骨质疏松风险的患者、患甲状旁腺功能亢进症的男性患者或接受 ADT 治疗的前列腺癌患者测量前臂 DXA（1/3 或 33% 的桡骨）（2 | ⊕⊕○○）。

4. 我们建议对评估为骨质疏松并考虑使用药物治疗的男性（如低骨量和高骨折风险者）进行全面的病史采集及体格检查，重要的信息包括药物使用情况、慢性疾病史、饮酒或吸烟史、跌倒或骨折史及骨质疏松家族史等。体格检查应该将患者身高与最大身高进行比较，评估是否有脊柱后凸，评估脊柱的平衡性、移动性、总体脆性，并评估导致继发性骨质疏松的证据，包括睾丸萎缩、甲状腺功能亢进的体征以及慢性阻塞性肺疾病的证据。对需要进行双膦酸盐治疗的男性应当考虑进行牙的检查（2 | ⊕⊕○○）。

（1）我们建议被考虑为骨质疏松或考虑使用骨多肽生长素治疗的男性患者完善血清钙、磷、肌酐（估计肾小球滤过率）、碱性磷酸酶、肝功能、维生素 D [25（OH）D] 浓度、总睾酮、全血细胞计数和 24 h 尿钙（肌酐和钠）排泄等相关检查（2 | ⊕⊕○○）。

（2）如果病史采集及全身体格检查明确了引起骨质疏松的病因，则需要完善进一步的检查。依据病史采集及全身体格检查的发现，下列测试需要进行（但不限于此）：游离或生物可利用的睾酮（使用性激素结合球蛋白测量）、血清蛋白电泳（游离 γ 和 λ 轻链）或尿蛋白电泳、血清谷氨酰胺转氨酶抗体（对于乳糜泻患者）、甲状腺功能测定以及甲状旁腺激素水平的测量（2｜⊕⊕○○）。

（3）对于低骨量（骨量减少）或可能曾有隐性脊柱骨折的骨质疏松男性患者，我们推荐使用 Dx A 进行脊椎骨折的评估（vertebral fracture assessment，VFA）。如果脊椎骨折评估不可用或技术受限，则应考虑脊椎侧位摄片（1｜⊕⊕○○）。

（二）生活方式

1. 我们推荐有骨质疏松及骨质疏松危险因素的男性在理想情况下每天从食物中摄入 1000～1200 mg 钙，如果日常膳食中钙摄入不足即需添加钙补充剂（1｜⊕⊕⊕○）。

2. 我们建议低维生素 D 水平 ［<75 nmol/L（30 ng/ml）］ 的男性补充维生素 D，维持血 25（OH）D≥75 nmol/L（30 ng/ml）（2｜⊕⊕⊕○）。

3. 我们建议有骨质疏松风险的男性参加负重运动，每次 30～40 min，每周 3～4 次（2｜⊕○○○）。

4. 我们建议有骨质疏松风险的男性限酒，应每天≤3～4 个乙醇单位（2｜⊕○○○）。

5. 我们推荐有骨质疏松风险的男性戒烟（1｜⊕⊕○○）。

（三）治疗

1. 男性选择治疗的人群　我们推荐有高骨折风险的男性进行药物治疗，但不限于以下情况。①男性有髋部或脊柱骨折但没有重大的创伤（1｜⊕⊕⊕○）。②男性没有脊柱或髋部骨折，但是其脊柱、股骨颈以及总的 BMD 值是 2.5 或低于正常白种人男性平均水平（1｜⊕⊕○○）。③在美国，男性脊柱、股骨颈、总髋部骨矿物质密度 T 值为-2.5～-0.1 在 10 年之内患骨折的风险将增加≥20%，或使用 FRAX 评估得出 10 年之内患髋部骨折的风险≥3%，我们将进一步用其他骨折风险评估工具进行测量以制定更适宜的干预水平。对于在美国之外的男性，应查阅区域特异性的指南建议（1｜⊕⊕○○）。④根据 2010 年美国风湿病协会的指南推荐，接受长期糖皮质激素治疗（如泼尼松龙或其他等价物剂量>7.5 mg/d）的男性（1｜⊕⊕○○）。

2. 治疗药物的选择　我们推荐美国高骨折风险的男性进行药物治疗使用的药物需要得到监管机构的批准，如美国食品药品管理局或欧盟、欧洲药品管理局（在撰写文本时，阿仑膦酸钠、利塞膦酸钠、唑来膦酸、特立帕肽、狄诺塞麦以及治疗前列腺癌的 ADT），并且应考虑以下因素进行个体化药物治疗：骨折史，严重的骨质疏松（T 值），髋部骨折的风险，BMD 的模式 ［在皮质骨（如1/3 桡骨）还是松质骨（如脊柱）占主导地位的部位 BMD 更低］，伴发疾病（如消化道溃疡，胃食管反流病，吸收功能不良综合征，恶性肿瘤等），医药费用及其他因素。我们推荐近期有骨折史的男性使用唑来膦酸治疗。当特立帕肽被批准之后，我们建议它不被使用在抗骨折吸收药物的治疗之后，尚未得到监管机构批准的药剂（降钙素、伊班膦酸盐、雷尼酸锶等）只有在难治性骨质疏松的男性患者的治疗上证明有效才能够被大家使用（1｜⊕⊕○○）。

3. 有骨折高危风险的性功能减退男性的管理

（1）对于正在接受睾酮治疗的有骨折高风险的男性，我们建议增加一种抗骨折功效的药物（如双膦酸盐或者特立帕肽）（2｜⊕○○○）。

（2）我们建议有边缘性骨折高风险并且血清睾酮水平低于 6.9 nmol/L（200 ng/dl）的男性用睾酮治疗代替骨质疏松药物，如果伴有雄激素缺乏的症状或迹象（如性欲减退、不明原因的慢性疲劳、失去体毛、潮热等）或器质性性腺功能减退（由于下丘脑、垂体或特定的睾丸疾病）更应

该使用激素替代治疗。如果睾酮治疗 3~6 个月后不能缓解雄激素缺乏的症状，应该停用并且考虑其他的治疗方式（2 | ⊕⊕○○）。

（3）我们建议睾酮水平低于 6.9 nmol/L（200 ng/dl）且存在骨折高风险，没有睾酮治疗适应证但是伴有骨质疏松药品理事会认定的禁忌证的男性，使用睾酮替代治疗（2 | ⊕⊕○○）。

4. 接受 ADT 治疗的前列腺癌患者　我们推荐对有高骨折风险并且正在接受 ADT 治疗的前列腺癌患者使用药物治疗骨质疏松（1 | ⊕⊕⊕○）。

（四）疗效评估

1. 我们建议临床医师每 1~2 年通过双能 X 线检测脊柱和髋部的骨矿物质密度以评估药物治疗效果。如果骨矿物质密度显示达到一个稳定的水平，骨矿物质密度测量频率可以相应减少（2 | ⊕⊕⊕○）。

2. 我们建议临床医师在使用骨吸收标志物［如血清 1 型胶原蛋白 C-端肽（C-teloppticle of type 1 Couagen，CTX），血清或尿 1 型胶原蛋白 N-端肽］进行抗吸收治疗及成骨的标志物（如血清前胶原 I 型胶原蛋白 N-端肽）进行骨合成代谢治疗 3~6 个月之后考虑测量骨代谢标志物（2 | ⊕⊕⊕○）。

二、基于循证学证据的临床实践指南方法学的发展

内分泌临床指南小组委员会认为应优先考虑男性的骨质疏松问题，并任命工作组制订以循证医学为基础的相关推荐。共识由一系列电话会议、电子邮件以及面对面会议讨论以及系统的证据回顾指导下形成。初稿由工作组主席起草并先后接受美国内分泌学会的临床指南委员会和临床事务核心委员会、骨和矿物质研究美国社会代表（American Society for Bone and Mineral Research，ASBMR），欧洲钙化组织学会（European Calcified Tissue Society，ECTS）、欧洲社会内分泌学会（European Society of Endocrinology，ESE）和国际临床骨矿物质密度测量委员会（Internationale Society for Clinical Densitometry，ISCD）全体成员的评估。在每个阶段，工作组收到书面意见后都会合并整理需要调整的部分。在审查文档被批准之前，它必须经由内分泌理事会提交同行评审。

证据的评估使用了分级的建议、评估、开发和评价系统。这个系统专注于发展和实施以循证医学证据为基础的指南；详细描述已经发表在其他地方。工作组使用了最有效的证据和两个被委任的评价系统及 meta 分析体系。

（一）流行病学和病理生理学

骨质疏松是一种进展缓慢的疾病，其特点是降低骨强度增加骨折风险。尽管骨质疏松更容易影响女性，但 4400 万美国人中 20% 患骨质疏松和低骨量的是男性。30%~40% 的男性由于骨质疏松发生骨折；男性年龄 ≥50 岁发生骨折风险为 13%~30%。

患髋部骨折的男性死亡风险高于女性 2~3 倍，男性更常见在幼儿和青少年时期发生骨折，其原因可能是由于不同的生活方式和创伤；其他大部分是次要的因素。中年之后，由于骨质疏松所导致的骨折在女性中更常见。在随后的几年里，骨折的风险指数同时在两个性别升高，但是在数十年之后男性发生骨折的风险开始高过女性。2000 年 350 万患有骨折的男性中，14% 是髋部骨折，10% 是前臂骨折，16% 是脊柱骨折，5% 是肱骨骨折，55% 是其他部位骨折。

骨质疏松发生骨折的发生率随着种族和地区差异变化。北欧和北美的男性骨质疏松导致骨折

的发生率最高。黑种人和亚洲人以及一些南非地区的人最低，这点同南美洲一部分人比率相似。男性和女性髋部骨折的发生率也随着地区差异变化。尽管在白种人中女性和男性发生髋部骨折的比例接近（3~4）∶1，该比例在亚洲接近 1∶1 甚至更高。

青春期之前使用双能 X 线测量的骨矿物质密度值显示男、女很接近，并且增长缓慢。在青春期，骨代谢急剧增快，随之而来是快速的骨矿物质密度值增加。雄激素增加骨膜骨沉积及骨横截面的直径。由于双能 X 线测量骨矿物质密度与骨骼发育的大小有关，部分青春发育期骨矿物质密度值的明显增加是由于来自于增加骨骼大小的投影组件的原因。用双能骨矿物质密度仪测量骨矿物质密度，男性通常 18 岁达到脊柱骨矿物质密度的峰值。骨小梁体积的峰骨矿物质密度值是由定量计算机体层摄影测量并且髋部峰值骨矿物质密度值也是由双能 X 线仪测量，骨小梁体积和髋部骨矿物质密度峰值约 18 岁后达到。随着男性和女性年龄的增长，骨代谢超过形成，导致了骨丢失。男性骨矿物质密度值在 30~40 岁开始下降，女性更年期没有加速度的减少，而是缓慢的（每年 0.5%~1.0%）。然而在老年男性，退行性变常增加脊柱双能 X 线对骨矿物质密度的测量。

1. 骨质量　随着年龄增长骨微小结构的退化是骨质疏松的一个重要特征。由于随着年龄增长骨的重建的差异性，男性骨小梁变得很薄，然而女性的骨小梁则失去了原本的连通性。

2. 类固醇性激素　有很多关于类固醇性激素在骨生长和成骨体内平衡作用的研究，但仍有很多不清楚的问题。有足够男子气概的男性被认为受益于内源性雄激素有关的骨量和骨架。然而，很清楚的是雌激素对男性也同样重要，尤其是对骨骼的自然生长。芳香化酶或雌激素受体基因失活突变的男性有明显骨量减少，不论其睾酮水平是正常或升高。而睾酮对于雌激素受体基因突变男性的骨转化没有影响，雌激素可增加芳香化酶基因无效突变男性的骨矿物质密度。据报道，老年男性血中雌二醇水平与骨矿物质密度的联系强于睾酮水平与骨矿物质密度的联系，虽然差异很小而且联系很弱。生理学实验研究表明，雌激素、雄激素或两者都是选择性抑制，雌激素、雄激素两者都是成年男性骨转化的调节器。

3. 其他激素异常　由于阳光照射减少，皮肤生成及饮食摄入减少，25（OH）D 水平在所有年龄段男性都高于女性，且都随年龄增加而下降。甲状旁腺素水平随年龄的增加而增加，在很大程度上由于肾功能下降和 25（OH）D 合成减少。许多因素可能导致男性和女性之间骨质疏松和骨折的发病率和患病率的差异。男性的大骨骼有助于更大的骨强度。风险因素包括延迟青春期和高钙尿可能更常见于男性；男性高雄激素水平下降的风险比女性低。最终，男性的预期寿命更短。

（二）评估

1. 推荐意见一　我们建议用 BMD 测量男性骨质疏松增加风险。年龄在 70 岁以上的男性是充分的危险因素，稍年轻一点的男性（50~69 岁）如果现存有额外的危险因素也需要测量。50 岁之后发生过骨折男性为评估提供了特别重要的指示。年龄在 50~69 岁的男性额外危险因素包括患有延迟青春期性腺功能减退症，甲状旁腺功能亢进症，甲状腺功能亢进症或慢性阻塞性肺疾病，糖皮质激素等药物 GnRH 受体激动药的使用，长期吸烟、饮酒的生活方式的选择，另一些原因引起的继发性骨质疏松人群需要测量骨矿物质密度。FRAX、Garvan 以或其他骨折风险表能够提供骨折风险的评估和患者治疗方式的选择（2｜⊕⊕○○）。

（1）证据：除了低骨矿物质密度，年龄是对骨质疏松和骨折独立的风险因素。表 22-1 列出其他男性低骨矿物质密度或骨折的危险因素。这些都是系统回顾评估和 meta 分析。大部分的关联弱（即调整后的比值比一般是 2），证据的可靠程度低，因此，该建议的推荐程度低。

表 22-1　男性骨折高危因素的总结

危险因素	研究总数	95%CI				
		OR	*LL*	*UL*	*P* 值	I^{2a}
年龄						
年龄（持续变量）[b]	11	1.12	1.07	1.18	0.00	87
年龄（每 5~10 年）[c]	6	1.29	1.17	1.43	0.00	52
年龄 >70 岁 [d]	5	1.52	1.11	2.08	0.01	69
种族（与白种人比较）						
黑种人	3	0.69	0.57	0.85	0.00	91
西班牙人	2	1.05	0.62	1.78	0.84	60
体质量指数						
BMI（所有研究）	23	0.89	0.83	0.96	0.00	71
BMI（五分位数或 1SD 增加）	18	0.77	0.68	0.87	0.00	62
BMI（1 kg/m²）	5	1.01	0.95	1.08	0.76	66
乙醇摄入（每天或 2 周 >10 瓶）	22	1.28	1.08	1.53	0.01	81
吸烟（现阶段）	27	1.49	1.29	1.72	0.00	54
慢性皮质类固醇激素使用（不同定义）	8	1.29	1.03	1.61	0.03	38
原先发生过骨折	9	2.08	1.57	2.77	0.00	75
父母有骨折史						
父亲有骨折	2	1.18	0.70	1.98	0.54	NA
母亲有骨折	2	1.32	0.90	1.81	0.08	NA
双亲都有骨折	1	1.30	1.00	1.69	0.05	NA
前 1 年有跌倒史	7	2.11	1.44	3.10	0.00	83
性腺功能减退症（所有研究）	8	1.76	1.37	2.26	0.00	85
性腺功能减退症（非药物引起）	4	2.77	1.30	5.87	0.01	51
性腺功能减退症（药物引起）	4	1.53	1.19	1.96	0.00	91
肾结石	2	0.53	0.35	0.80	0.00	NA
脑卒中史	4	3.73	1.75	7.92	0.00	33
糖尿病	8	1.57	1.14	2.15	0.01	77
支气管哮喘	2	1.01	0.56	1.84	0.96	56
心血管疾病（CHF/MI）	6	1.07	0.86	1.33	0.55	86
痴呆	2	2.84	0.93	8.64	0.07	97
骨关节炎	4	1.03	0.57	1.88	0.91	87
风湿性关节炎	5	1.46	0.97	2.19	0.07	60

注：NA. 不适用；如果研究总数 <3 则 I^2 没有意义；CHF. 充血性心力衰竭；*LL*. 下限；MI. 心肌梗死；*OR*. 比值比；*UL*. 上限；a. I^2 统计的定义为非均质性的比例而不是归因于机会或随机误差；b. 年龄作为一个连续性的变量反映或代表比值比每年增加的可能性；c. *OR*（95% 可信区间）对所有研究：5 yr = 1.41（1.12~1.78）；7.7 yr = 1.16（1.03~1.31）；10 yr = 1.39（1.15~1.67）；d. 在研究的年龄 >70 与年龄 ≤70 岁以及平均年龄 40~80 岁的比较

（2）摘要：FRAX 计 算 器 （www. shef. ac. uk/FRAX/）/Garvan 计算图表 （www. fractureriskcalculator. com）是常用的预测骨折风险的运算工具。尽管其他变量不同，但是都使用年龄、体重、骨折史和股骨颈骨矿物质密度进行测量。在一个来自澳大利亚的验证性研究显示，FRAX 低估了男性的骨折风险。一个简单的为加拿大女性研发的，以骨矿物质密度、骨裂和皮质醇激素使用计分的算法，应用在了男性。简单的计算器，如骨质疏松风险自我评估工具（Osteoporosis Self-Assessment Tool，OST）和男性骨质疏松症筛选工具（Male Osteoporosis Screening Tool，MOST），用 DXA（双能 X 线骨矿物质密度仪）识别容易骨质疏松的男性也许是有用的。年龄已经被证明是骨折风险的重要预测因素。

2. 推荐意见二　我们推荐用 DXA 测定男性脊柱和髋部预测骨质疏松风险（1｜⊕⊕○○）。

（1）证据：对于男性和女性，BMD 与骨折风险非常相关。在一个关于>65 岁男性和女性的大型研究中，骨矿物质密度（全髋关节和股骨颈）与髋部骨折风险极为相关，尤其是对于男性而言。脊柱骨矿物质密度也与髋部骨折风险非常相关，虽然不及臀部骨矿物质密度。脊椎和髋部骨矿物质密度预测非椎骨骨折风险类似。对于髋部骨折的男性股骨颈骨矿物质密度标识比女性少。只使用髋部骨矿物质密度能识别一小部分将经受骨折的男性。虽然脊柱骨矿物质密度对于年轻的男性有意义，但高频的使用和退行性变在老年时会减少它的作用。

双能 X 线测定仪有助于男性选择治疗方法，因为经 DXA 证实骨质疏松和骨量减少以及之前有骨折史的男性更易得到合适的治疗。

（2）摘要：包括医疗保险在内的第三方支付，在 DXA 测试覆盖率上有差异。如医疗保险 DXA 最初只包括椎体骨折、放射相关性骨量减少、甲状旁腺功能亢进症及在口服糖皮质激素治疗的患者。

3. 推荐意见三　当脊柱和髋部的 BMD 不能很好解释甲状旁腺功能亢进症的男性及接受 ADT 治疗的前列腺癌患者我们推荐测量前臂的 DXA（1/3 或 33%的桡骨）（2｜⊕⊕○○）。

（1）证据：桡骨矿物质密度预测男性骨折。骨矿物质密度测量在骨关节炎罕见的骨骼部位进行，如 1/3（33%）桡骨处，在检测老年男性骨质流失中可能更敏感。一个大型研究发现在 70 岁或以上的男性 1/3 桡骨处骨质疏松（T 值-2.5 或以下），其 T 值比在-2.5 脊柱和髋部好。在 Geelong 的研究中，平均脊柱骨矿物质密度在 20~85 岁男性中几乎一样，然而，在 47 岁以后，前臂中段骨矿物质密度有一个相当大的进行性下降阶段。

对于接受 ADT 治疗的前列腺癌患者，桡骨矿物质密度比脊柱或髋骨矿物质密度有更大程度下降。此外，桡骨矿物质密度测量和脊柱或髋骨矿物质密度测量一样，可以区分德尼单抗和安慰剂的效果。

由于脊柱和髋骨的磨损和局部退行性变在男性中很常见，尤其是 60 岁以上者，桡骨矿物质密度也许是一个更现实的反映骨骼状态的指标。对于一些受试者，如甲状腺功能亢进症患者或甲状旁腺功能亢进症，桡骨矿物质密度 T 值往往低于脊柱或髋骨矿物质密度 T 值。ISCD 只推荐考虑 1/3（33%）桡骨的 T 值。

（2）摘要：医疗保险以及其他支付方可能不会覆盖到前臂的骨矿物质密度检查。尽管桡骨的骨矿物质密度检查能够预测男性的骨折且对治疗后的男性动态监测似乎尤为重要，但尚未研究证实男性桡骨而不是其他部位的骨质疏松能对目前的治疗起指导作用。

4. 推荐意见四　我们建议对评估为骨质疏松或考虑使用药物治疗的男性（如低骨量和高骨折风险者）进行全面的病史采集及体格检查，重要的信息包括药物使用情况、慢性疾病史、吸烟饮酒史、成年时期发生过跌倒或骨折史和骨质疏松家族史等。体检应该评估患者身高与最大身高差值，判断脊柱是否后凸，评估脊柱平衡性、移动性、总体脆性。评估导致继发性骨质疏松的证据，包括睾丸癌、甲状腺功能亢进症的体征以及慢性阻塞性肺疾病的证据。对需要进行双膦酸盐治疗的男性应当考虑进行牙检查（2｜⊕⊕○○）。我们建议被评估为骨质疏松或考虑使用骨多肽生长素治疗男性进行血清钙、磷、肌酐（估计肾小球滤过率）、碱性磷酸酶、肝功能、25（OH）D 浓度、总睾酮、全血细胞计数和 24 h 尿钙（肌酐和钠）排泄等相关检查（2｜⊕⊕○○）。如果病史采集及全身体格检查明确了引起骨质疏松的病因，则需要完善进一步的检查。依据病史采集及全身体格检查的发现，需要加做下列检查（但不限于此）：计算游离或生物可利用的睾酮（使用性激素结合球蛋白测量）、血清蛋白电泳（游离 γ 和 λ 轻链）或尿蛋白电泳、血清谷氨酰胺转氨酶抗体（对于乳糜泻患者）、甲状腺功能测定以及甲状旁腺激素水平的测量（2｜⊕⊕○○）。对于低骨量（骨量减少）或骨质疏松并曾有未被临床诊断脊柱骨折的男性，我们推荐使用双能 X 线吸收仪器进行脊椎骨折的评估（vertebral fracture assessment，VFA）。如果脊椎骨折评估不可用或技术受限，则应考虑脊椎侧位摄片（1｜⊕⊕○○）。

潜在的重要信息可以来源于病史及体格检查。口头测试也很重要；临床医师应当评估在使用双膦酸盐制剂治疗之前是否需要额外的牙检查或保健。实验室对低骨矿物质密度男性进行研究的产出与成本效益还没有得到很好的建立。但是，对于骨折风险增加的男性，实验室检查可能有助于确定导致低骨矿物质密度或增加骨折风险的因素，并制订适当的治疗方案。病史和体格检查可能提供重要的信息。骨软化在髋部骨折的男性中很常见，这多是由于严重的维生素 D 缺乏所致。其他导致骨质流失的原因，如甲状旁腺功能亢进症，肝、肾疾病，性腺功能减退和尿钙过高，这些在高风险男性患者中十分常见，可以用来保证评估。24 h 尿钙测定有助于识别特发性高尿钙或钙吸收不良。高尿钙可以通过噻嗪类利尿药治疗。中度维生素 D 缺乏在男性中很常见，且与低骨量和骨折风险增加有关。根据临床情况，其他的实验室检查可能也是恰当的。

椎骨骨折评估是一种通过标准双能 X 线骨矿物质密度仪推测脊柱骨折的低成本、低风险的方法。ISCD 推荐椎骨骨折评估用于年龄>80 岁的骨量减少的男性或更年轻但历史身高减少>6 cm 的男性。此外，如果更年轻的男性（70～79 岁）患有慢性疾病如类风湿关节炎，克罗恩病或慢性阻塞性肺疾病，也是进行椎骨骨折评估的适宜人群。尽管椎骨骨折评估可以发现许多椎骨骨折，但成像质量可能是有限的，特别是胸椎及以上的部位，此时可能需要进行 X 线片检查。尽管如此，椎骨骨折评估仍然可以提供重要的临床信息，特别是临床怀疑有隐形脊柱骨折的时候。

（三）生活方式

1. 推荐意见一 我们推荐有骨质疏松及骨质疏松危险因素的男性在理想情况下每天从食物中摄入 1000～1200 mg 钙，如果日常膳食中摄入的钙不足就要添加钙补充剂（1｜⊕⊕⊕○）。

有几项研究对钙在男性骨矿物质密度及骨折风险的关系上的发现前后矛盾。对于营养良好的男性（平均钙摄入量>1000 mg/d）而言，没有发现钙或维生素 D 的补充对骨矿物质密度有益。然而，在健康老年男性，补充钙和维生素 D 后骨矿物质密度有所增加。对于老年男性而言，高钙和维生素 D 的牛奶可以增加骨矿物质密度并改善股骨结构。在 Health Professionals Follow-Up 研究中发现，膳食钙与男性骨折无关，但在对澳大利亚同群男性的研究中则发现低膳食钙与高骨折风险相关。对于有骨折病史的男性而言，单独补充钙并没有被证实可以减少骨折风险。在研究阿仑膦酸钠、利塞膦酸钠和特拉帕肽对男性骨质疏松患者作用的临床试验中，对所有受试者均补充钙（500～1000 mg/d）和维生素 D［10～30 μg/d（400～1200 U/d）］。

在依从性好的女性，补钙对低钙摄入者更有益，联合维生素 D 能够减少髋部骨折风险。而在男性中没有相似的研究。

美国国家医学院推荐 51～70 岁的男性每天钙摄入 1000 mg，>70 岁的男性和女性每天摄入1200 mg。

一项 meta 分析发现女性补钙可增加心肌梗死的风险，但没有其他心血管事件或死亡案例。这一发现尚未在男性研究中证实。

老年女性补充钙可增加患肾结石的风险。一般而言，男性患肾结石的风险高于女性，但是在补充推荐钙量上，已经证实并不增加男性患肾结石的风险。观察性研究发现在高量补充钙（1500~2000 mg/d）的男性前列腺癌转移的风险增高，但是在临床试验中未被证实。

2. 推荐意见二 指南推荐男性有低维生素 D［<75 nmol/L（30 ng/ml）］的给予维生素 D，使血清 25（OH）D ≥75 nmol/L（30 ng/ml）（2｜⊕⊕⊕○）。

（1）证据：维生素 D 缺乏在老年男性中常见，且明显增加髋部和非椎体骨折的风险。严重维生素 D 缺乏［<25 nmol/L（10 ng/ml）］可导致骨软化，需要补充钙片和维生素 D。治疗可以改善症状、改善生化指标和有时可以大幅度升高骨矿物质密度。这种程度的维生素 D 缺乏应该在考虑进行骨质疏松的治疗前得到部分纠正。

维生素 D 的水平可根据血清 25（OH）D 值衡量。维生素 D 的含量有阈值，因此用常规方法定义正常人所需的含量不准确。根据钙稳态、骨矿物质密度或骨折风险不能够完全的判断维生素 D 的情况。

男性有维生素 D 缺乏高风险的建议检测血清 25（OH）D。高风险因素包括骨软化、骨质疏松、吸收不良（如乳糜泻、减肥等）、肝疾病、有骨折史的老年男性、服用药物改变维生素 D 性状（如抗癫痫药物）。

国际上缺乏血清 25（OH）D 的统一参考范围，部分原因是因为检测变异性。许多专家支持将血清 25（OH）D 75 nmol/L（30 ng/ml）作为健康骨骼的最低参考值，虽然美国医学研究所将最低值定为 50 nmol/L（20 ng/ml）。需要指出的是美国医学研究所制订标准参考的人群是健康人群，而不是骨质疏松患者。对有高危骨折风险的男性，推荐血清 25（OH）D 水平在 75 nmol/L（30 ng/ml），这与 2011 年美国内分泌学会在评估、治疗和预防维生素 D 缺乏的临床实践指南一致。

对大部分人而言，每天给予 1000~2000 U（25~50 μg）的维生素 D 能够达到最佳的维生素 D 水平。有更严重的维生素 D 缺乏患者可大剂量使用［如每周口服 50 000 U（1.25 mg），连续 8 周或每 3 个月肌内注射 300 000 U（7.5 mg）］。

高剂量的维生素 D 可能导致中毒，如高血钙、高尿钙，但是非常罕见，除非血清 25（OH）D 水平≥375 nmol/L（150 ng/ml），但在我们推荐的使用剂量不可能出现。最近有报道>70 岁的妇女每年口服 12.5 mg（500 000 U）维生素 D，可增加骨折和跌倒的风险。特别是在前 3 个月平均血清 25（OH）D 水平在 125 nmol/L（50 ng/ml）时。该结果还需要在女性研究中确认。在男性还没有相关报道。但是它给医师一个提醒，在间歇地给予高剂量维生素 D 治疗时需注意这种情形的出现。

（2）评论：检测血清 25（OH）D 水平是有挑战的，因为其检测具有高变异性和缺乏校准。低血清 25（OH）D 的变异是最大的。尽管平均血清 25（OH）D 水平因检测方法（放射免疫法、化学发光法和液相色谱-串联质谱）不同，但是相对分级水平是相似的。国际维生素 D 外部质量评估方法对血清 25（OH）D 分析一致性有帮助。当然，参考值与中毒值的界限非常大。

3. 推荐意见三 指南推荐男性骨质疏松者每周进行 3~4 次负重运动，每次 30~40 min（2｜⊕○○○）。

老年男性健康与锻炼相关。在男性和绝经后妇女骨质疏松运动干预研究质量通常较差。但是，负重运动如每周 3~4 次的行走，每次 30~40 min，是合理的和被少数在提高骨矿物质密度和减少跌倒研究中所支持。

4. 推荐意见四　指南推荐男性骨质疏松者每天减少 3 个及以上单位的乙醇量（2｜⊕○○○）。

（1）证据：老年男性大量饮酒与骨量流失、跌倒和骨质疏松是相关的。虽然其作用机制还不清楚。可能含有阈值效应，如每天 2 个单位的乙醇摄入就没有太多的风险［英国 1 个单位的乙醇被定义为 10 ml，澳大利亚则定义为 10 g（12.7 ml），也就是相当于半脱品的啤酒或 1 小杯葡萄酒或一点烈性酒］。每天 3 个单位的乙醇摄入相对所有骨折的风险度为 1.33（95%CI 1.10～1.60），相对髋部骨折的风险度为 1.92（95%CI 1.28～2.88），这是排除了骨矿物质密度、体质量指数和年龄的影响。假如与乙醇摄入有关的，它占 7% 的臀部骨折。即使减少乙醇摄入，骨折风险依然是增高的。

自我评估的饮酒量常低于真实值。在荷兰、加拿大和澳大利亚的流行学调查得出的饮酒量低于英国的报道，这可能表明参考美国和丹麦研究的阈值可能更准（≥4 U/d）。

（2）评论：需要为渴望戒酒者制订一个计划。

5. 推荐意见五　指南推荐骨质疏松者需要戒烟（1｜⊕⊕○○）。

（1）证据：一项超过 15 000 例男性的 meta 分析表明相对女性而言男性更容易因为吸烟诱发骨折。男性吸烟对所有骨折的相对危险度为 1.5（95%CI 1.3～1.8），对骨质疏松相关性骨折的相对危险度为 1.5（95%CI 1.3～1.8），对髋部骨折的相对危险度为 1.8（95%CI 1.3～2.5）；风险的增加年龄无关。低骨矿物质密度对骨折的作用 40%。吸烟对骨折的影响主要通过改变骨矿物质密度，其次是体质量指数。与乙醇一样，吸烟增加骨折的风险的机制也不明确。戒烟对男性的弥补作用还不清楚，但对女性而言，戒烟的益处在髋部骨折将 10 年以后表现。该观察符合弗雷明汉的研究；吸烟者比以前有吸烟史的患者或从不吸烟的患者在股骨近端（非脊柱和前臂）有更多的骨质流失。

（2）价值观和喜好：吸烟有害健康，戒烟不仅减少骨折风险，也减少其他疾病的风险。戒烟有益于健康。专家提出戒烟在防止吸烟相关合并症方面有很高的价值，但数据表明戒烟减少骨折的风险有限。

（3）评论：用药物帮助戒烟可能有必要。

（四）治疗

1. 男性的选择性治疗

（1）推荐意见：推荐男性有以下高骨折风险的给予药物治疗，但不仅限制以下几种情况。①男性有髋部或脊柱骨折但没有严重创伤（1｜⊕⊕⊕○）；②男性虽没有髋部或脊柱骨折，但是脊柱、股骨颈和（或）总的髋部骨矿物质密度低于正常白种人男性平均骨矿物质密度的 2.5 SD 或更多（1｜⊕⊕○○）；③在美国，男性脊柱、股骨颈或总的髋部的 T 值在-2.5～-1.0 并且用骨折风险评估工具评估 10 年发生骨折的风险增加≥20% 或 10 年发生髋部骨折的风险≥3% 的；需要进一步研究用其他骨折风险评估工具确定适当的干预水平的；对于在美国之外的男性，应查阅区域特异性的指南建议（1｜⊕⊕○○）；④根据 2010 年美国风湿病协会的指南推荐，接受长期糖皮质激素治疗（如泼尼松龙或其他等价物剂量>7.5 mg/d）的男性（1｜⊕⊕○○）。

（2）证据：相对有大量的研究女性骨质疏松骨质终点事件而言，在男性中研究较少，主要以骨矿物质密度的改变作为终点事件。因此，推荐中关于男性治疗疗效缺乏足够的依据。无论如何，药物治疗以骨矿物质密度、骨重建的生化标记、骨折减少趋势的监测值为基础，因为其指标在较大的试验中被证实能够清晰地表现绝经后妇女骨质疏松的严重程度。该结论通过系统分析和 meta

分析得出。因此，我们推论目前可用的治疗方法对男性有效，而且对有骨质疏松风险的男性也适用。阿仑膦酸能增加骨矿物质密度，而且能够减少一些特殊情况下的男性射线性椎骨骨折的发生率（通过定量形态测量学但不是半定量评估），这些男性股骨颈或脊柱的 T 值低或股骨颈骨矿物质密度的 T 值不小于−1 并且至少一个椎体畸形或有非椎体骨折史。利塞膦酸增加骨矿物质密度，当男性脊柱 T 值在不大于−2.0，股骨颈 T 值不大于−1.0 时，减少男性脊椎骨折的发生。特立帕肽能增加男性骨质疏松者骨矿物质密度。当脊柱、股骨颈和（或）总髋关节的 T 值在−2.0 或更低时，特立帕肽能减少男性椎体骨折。同样地，唑来膦酸对低骨矿物质密度男性有积极作用。根据成本效益分析，国际骨质疏松委员会认为，女性患者持续治疗 10 年至少可降低 3% 的髋部骨折风险或 20% 的主要骨折风险。成本效益分析在男性中尚未得到充分研究。因为骨折风险评估工具可能低估男性的骨折，而且国际骨质疏松委员会的研究认为治疗成本高于现在的花费，我们认为用国际骨质疏松委员会制订的指南治疗男性的标准是保守的。因为是为冒着巨大的风险担保药物治疗者提供应用指南，因而目前能够得到的数据是不足和有争议的。指南仅根据骨矿物质密度 T 值（脊柱或臀部的 T 值在−2.5 或更低）太过于严格，因为只有很少的男性接受治疗，然而有 60 岁以上的 1/4 有骨折，而且大部分骨折的男性的 T 值高于−2.5。除了骨矿物质密度，T 值标准忽略了其他重要的、独立的骨折影响因素，如年龄、骨折史和其他合并症。T 值和其他因素一起更能预测骨折风险。使用骨折风险评估工具检测更大比例的老年人，比单独用 T 值更合适。因为其算法不合并可能影响骨折的危险因素（如吸收不良、肾功能不全、跌倒风险和药物）和仅考虑了髋部骨矿物质密度，所以可能敏感度并不强。

通过对我们可得到数据的局限性的了解，我们认识到需要足够的包容性来识别足够数量的处于骨折危险的男性合并多变量的风险评估模型。因此，我们推荐在选择治疗方式时应多借鉴几个治疗指南。

有脆性髋部骨折或临床椎体骨折史的男性有患额外骨折的高风险史，需考虑药物治疗。股骨颈、脊柱和全髋关节 T 值低于−2.5 也应该考虑药物治疗。最后，我们推荐使用 FRAX 或 Garvan 或其他风险评估工具对没有持续性脆性骨折的男性和 T 值在−1.0～−2.5 的男性进行动态监测。至少在美国，推荐使用 FRAX 对 10 年髋部骨折风险>3% 或骨质疏松相关主要骨折的风险≥20% 的男性使用药物治疗。

指南支持 2010 年美国风湿协会制定的对长期使用糖皮质激素的患者使用药物保持骨骼活性。

2. 治疗药物的选择

（1）推荐意见：我们推荐高危骨折风险男性使用药物治疗，如美国食品药物监管局或欧洲药品监管局批准的药物。药物如阿仑膦酸、利塞膦酸、唑来膦酸、特立帕肽和用于治疗接受 ADT 的前列腺癌患者的狄诺塞麦。治疗时需考虑骨折史、骨质疏松的严重程度（T 值）、髋骨的骨折风险、骨矿物质密度的模式（在骨密质还是骨小梁为主的部分骨矿物质密度更糟）、合并症（消化性溃疡、胃食管反流、吸收不良、恶性肿瘤等）、费用和其他因素。男性有新发髋骨骨折时，建议使用唑来膦酸治疗。对于特立帕肽，推荐不与其他抗吸收药联合使用。这些药物（降钙素、伊班膦酸、雷奈酸锶等）尚未被监管部门批准用于治疗男性骨质疏松。这些药物只有当批准的药物不能用时使用（1｜⊕⊕○○）。

（2）证据：双膦酸盐和特立帕肽对骨矿物质密度和骨代谢标志物的作用是一致的，无论是男性还是女性。阿仑膦酸、利塞膦酸和唑来膦酸已经被证实能减少绝经后妇女髋部骨折的风险，被美国食品药物管理局批准可用于治疗男性骨质疏松。狄诺塞麦能够增加骨矿物质密度和减少用 ADT 治疗非转移性前列腺癌发生的椎体骨折发生率。2100 例（1/4 为男性）曾在 90 d 内接受髋部骨折的修复治疗的患者，被给予每年 1 次的唑来膦酸治疗能够减少骨折复发的风险。特立帕肽比阿仑膦酸更能提高脊柱骨矿物质密度。特立帕肽联合阿仑膦酸能够减弱特立帕肽对脊柱和髋部骨矿物质密度的合成作用。特立帕肽与其他抗骨吸收药联合应用的作用机制尚不清楚。

（3）评论：对大多数男性，通常阿仑膦酸是首选。原因：它用得最多；缺乏证据表明其他药物有更好的效果；费用低。有消化道问题者非口服药（唑来膦酸或特立帕肽）是首选。在绝经后妇女，利塞膦酸已经被证明减少髋部骨折风险，同样可以用于男性中。男性有高危椎体骨折者，特里帕肽是首选，因为它相对阿仑膦酸更能提高脊柱骨矿物质密度，虽然它更贵。特里帕肽可以用于耐受或效果不好者。因为联合抗骨吸收药物能够减少特立帕肽的疗效，增加花费和增加患者额外的潜在的不良反应，因此使用特立帕肽时，应该停用其他抗骨吸收药物。选择药物时，除了考虑不良反应和安全问题，还应该考虑临床和社会背景。双膦酸盐不能用于肾功能不全者（肾小球滤过率≤30~35 ml/min）。双膦酸盐潜在的不良反应包括相关下颌骨坏死和非典型股骨骨折。双膦酸盐治疗的最佳时间尚不能确定。特立帕肽不能用于有放疗史者。完整的处方信息应该咨询。

3. 性腺功能低下的男性高骨折风险的管理

（1）推荐意见：由于使用睾酮疗法而产生高危骨折的男性，推荐使用抗骨质疏松药（如双膦酸盐或特立帕肽）（2｜⊕○○○）。当男性处于高骨折风险边缘，且血清睾酮<6.9 nmol/L（200 ng/dl），同时伴随雄激素的缺乏（如性欲低下，不明原因的长期疲劳，体毛脱落，阵发性潮红等）或器质性性腺功能减退（由于下丘脑、垂体和性腺特定的疾病）时，推荐使用睾酮代骨质疏松药。当睾酮治疗3~6个月后，雄性激素缺乏的症状没有得到改善应该停止使用，并选择其他药物治疗（2｜⊕⊕○○）。指南对有高危骨折倾向，血清睾酮水平低于6.9 nmol/L（200 ng/dl），未达到睾酮疗法使用标准，但是又有骨质疏松药的禁忌证者，推荐使用睾酮疗法（2｜⊕⊕○○）。

（2）证据：男性先天性性腺功能缺陷症者，如克氏综合征，由于青春期骨质增生不足引起骨矿物质密度降低导致骨量减少。男性因吸收障碍（如先天性性腺缺失、垂体或下丘脑肿瘤、血色病）引起睾酮水平降低，骨矿物质密度由于吸收障碍而降低。

因为促性腺激素释放激素不足引起性腺功能降低，特别是青少年，正常睾酮可以增加骨矿物质密度。即使长时间使用雄性激素治疗，骨矿物质密度也不能达到正常。因为泌乳素瘤、垂体-下丘脑缺陷和睾丸疾病引起男性性腺功能减退者，正常睾酮能够增加骨矿物质密度。后天性性腺功能减退者，睾酮疗法减少骨代谢标志物水平，猜测睾酮诱发骨矿物质密度提高是通过睾酮向雌二醇转换得以实现。

因为器质性疾病或雄激素缺乏引起性腺功能低下者，指南推荐使用睾酮疗法治疗。双膦酸盐或特立帕特治疗的女性还存在可预见的高风险骨折的和睾酮治疗的男性缺乏预防骨折数据者，指南推荐加药治疗骨质疏松。当男性处于骨折风险边缘或有轻微骨折风险，包括性腺功能减退者和单一原因引起骨矿物质密度降低，可以单独使用睾酮治疗。这样能减少费用，减少不良反应和降低性腺功能减退者骨折风险。

由于年龄的增长，血清睾酮和雌二醇水平下降，有专家认为这种下降是正常的，至少有一部分骨矿物质密度下降发生在老年男性。老年男性睾酮疗法在骨矿物质密度上的作用非常低。针对睾酮低和无下丘脑-垂体-性腺缺陷的老年男性，睾酮对骨矿物质密度的作用已经在几个小样本的有安慰剂对照的短期试验中得到证实。血清睾酮在基线水平时对骨矿物质密度起作用；当睾酮在参考线水平时，睾酮疗法不能增加骨矿物质密度；当睾酮降到参考水平下时，睾酮疗法则可以增加骨矿物质密度。如65岁及以上的老年男性睾酮水平在16.3 nmol/L（470 ng/dl）［平均±SE（13.8±0.3 nmol/L）/（399±10 ng/dl）］，睾酮疗法治疗6个月后骨矿物质密度无明显改变。同样地，对>65岁的108例老年男性血清睾酮水平低于16.5 nmol/L（475 ng/dl）试验研究，发现睾酮治疗 3 年后与安慰剂组相对照，显示脊柱骨矿物质密度能够增加。通过回顾性分析发现当睾酮水平在基线水平 6.9 nmol/L（200 ng/dl）时，睾酮疗法与安慰剂治疗相比能够提高骨矿物质密度。三个有安慰剂对照的试验证实睾酮在基线水平下时，睾酮疗法对骨矿物质密度是有作用的。>65 岁老年男性睾酮在基线水平 12.1 nmol/L（350 ng/dl）以下时，经过睾酮治疗 3 年后，与对照组相比，脊柱、粗隆和臀部骨矿物质密度都有增高。>60 岁老年男性血清睾酮在基线水平 320 ng/dl 以下时，睾酮治疗 12 个月后，能够提高脊柱和总的臀部的骨矿物质密度，但是对股骨颈没有明显改变。65 岁及以上老年男性的睾酮水平低于正常值时，睾酮治疗 12 个月后能阻止股骨颈骨矿物质密度下降。

检测血清睾酮水平对判断男性有无雄性激素缺乏以及是否需要睾酮治疗是有利的。低水平的睾酮和雌二醇与骨量减低和骨折是相关的，虽然这种相关很微弱。老年男性低雌二醇更能增加骨折风险和骨量流失。在实际工作中检测血清雌二醇是不必要的，因为缺乏简单、准确的检测方法以及缺乏验证需要治疗时雌二醇的浓度。老年男性有高性激素结合蛋白时能够增加骨折发生率和骨量流失。

血清睾酮水平降到 6.9~8.7 nmol/L（200~250 ng/dl）时，骨骼健康会受到影响。如前所述，老年男性血清睾酮水平在基线水平 6.9~10.4 nmol/L（200~300 ng/dl）而不是高于基线水平时，睾酮治疗能够增加骨矿物质密度。其次，在男性骨质疏松骨折研究中发现，当血清睾酮水平低于基线水平 6.9 nmol/L（200 ng/dl）时髋骨质疏松程度是血清睾酮水平高于基线水平的 3 倍。另外，在双盲骨质疏松流行病学研究中发现当血清睾酮最低在基线水平 1/4 时，非典型外伤骨折的风险较高。最后，在健康男性，给予性腺激素释放素促进药和睾酮 16 周，当血清睾酮降到低于 6.9 nmol/L（200 ng/dl）时骨吸收增加，虽然没有发现明显的阈值。因此，男性血清睾酮水平在 6.9~10.4 nmol/L（200~300 ng/dl）或更低时能增加骨质疏松和骨折的风险，也能够对睾酮疗法有更好的疗效。因为睾酮疗法的疗效还没有完全确定、风险也不清楚。指南认为应选择一个保守的水平［如 6.9 nmol/L（200 ng/dl）］作为干预值，直到有更多的数据支持。

缺乏对男性性腺功能低下者使用睾酮联合双膦酸盐或其他骨质疏松药的疗效的研究。通过受控或不受控试验得到的数据，包括动物实验，表明睾酮对男性性腺功能减退的骨质疏松有效。对于因为器质性疾病引起男性性腺功能减退或有症状的性腺功能减退者有轻微的骨质疏松，睾酮疗法可以使用。总的来说，针对使用睾酮治疗性腺功能减退的和男性有高危骨折风险者，推荐增加一种被批准的药物。

4. 接受 ADT 的前列腺癌患者

（1）推荐意见：指南推荐对于接受 ADT 治疗的前列腺癌有高危骨折危险者，使用药物治疗（1｜⊕⊕⊕○）。

（2）证据：睾丸切除术者或前列腺癌患者由于长期使用促性腺激素释放激素受体激动药使其血清睾酮和雌二酮水平降至青春期前水平，骨吸收增加，骨量快速流失。几项小样本的试验研究已经证实，前列腺癌患者接受促性腺激素释放激素受体激动药治疗第一年脊柱骨矿物质密度下降 3%~5%。而臀部骨矿物质密度下降少，桡骨的骨矿物质密度与脊柱、臀部相比，下降得更快。接受 ADT 治疗者骨折风险增加。

随机对照试验已经验证接受 ADT 治疗的前列腺癌患者使用抗骨吸收药物能够阻止骨量流失的问题。局部晚期或复发的前列腺癌患者接受促性腺激素释放激素受体激动药治疗的前期每 12 周静脉注射帕米膦酸二钠能防止骨量流失。相似的结果在其他双膦酸盐的应用中也有报道，包括唑来膦酸和阿仑膦酸。两个随机对照试验已经证实选择性雌激素受体调节药在骨骼健康的前列腺癌患者接受促性腺激素释放激素受体激动药治疗的作用。雷洛昔芬治疗 12 个月后能增加臀部骨矿物质密度，且有增加脊柱骨矿物质密度的趋势。对前列腺癌患者接受促性腺激素释放激素受体激动药治疗 6 个月脊柱和（或）臀部骨矿物质密度降低，托瑞米芬治疗 24 个月能减少新的或恶化的椎体骨折、临床脆弱性骨折和明显的骨量流失。

一个安慰剂对照试验证实狄诺塞麦对于接受 ADT 的早期前列腺癌患者的作用。狄诺塞麦治疗 36 个月能够增加脊柱、臀部和远端桡骨的骨矿物质密度，能够减少 62% 的椎体骨折。狄诺塞麦已经被美国食品及药品管理局和欧洲药品管理局批准用于治疗接受 ADT 的未转移的前列腺癌患者。狄诺塞麦用量比既往用于治疗骨质疏松的量要大，它能够延缓骨转移（狄诺塞麦治疗骨质疏松每 6 个月 60 mg SQ，狄诺塞麦治疗骨转移每个月 120 mg SQ）。

临床试验证明唑来膦酸对于接受 ADT 的前列腺癌患者和前列腺癌骨转移者有效。如果因为不良反应、费用和其他问题而不选择唑来膦酸治疗，口服阿仑膦酸是另一个选择。这是根据一个接受 ADT 的前列腺癌患者的随机对照试验和有更多数据的男性原发骨质疏松和绝经后妇女骨质疏松得出的结果。

（五）疗效评估

1. 推荐意见一　指南推荐临床医师通过每隔 1~2 年用双能 X 线骨矿物质密度仪检测脊柱和臀部骨矿物质密度评估治疗效果。如果骨矿物质密度处于稳定状态，检测频率可以相应减少（2 | ⊕⊕⊕○）。

（1）证据：治疗骨质疏松只能适当的提高骨矿物质密度。阿仑膦酸治疗 2 年后，可以提高脊柱 7% 的骨矿物质密度和股骨颈 2.5% 的骨矿物质密度。利塞膦酸治疗 2 年后，可以提高脊柱 6% 的骨矿物质密度和股骨颈 1.5% 的骨矿物质密度。特立帕肽治疗 9 个月后，可以提高脊柱 6% 的骨矿物质密度和股骨颈 1.5% 的骨矿物质密度。性腺功能减退者，睾酮治疗 2 年后，可以提高脊柱 8% 的骨矿物质密度和粗隆 5% 的骨矿物质密度和全髋关节 3.5% 的骨矿物质密度。证据显示通过检测骨矿物质密度监测治疗效果是微弱的，但可以使用。

对治疗者连续检测骨矿物质密度可以判断患者是否坚持治疗或忽视了骨量流失。虽然有证据显示全髋关节骨矿物质密度的变化可以体现药物依从性，但是依靠连续检测骨矿物质密度诊断继发性骨质疏松并不实际，连续检测骨矿物质密度可用来判断治疗失败。回顾性分析提示监测骨矿物质密度是一个好的方式。

（2）评论：骨矿物质密度对治疗的适当反应是不确定的，骨矿物质密度稳定或增加是一个好的反应。一个办法是考虑骨矿物质密度的变化是不是超过正常；这就需要得到正常骨矿物质密度变化的信息。目前没有权威的关于男性骨矿物质密度变化的报道。在女性骨量减少研究中，通常设置短期内脊柱和臀部骨矿物质密度最少明显变化为 3%~5%。在以上的研究中，治疗 2 年后脊柱骨矿物质密度的变化比最低有意义变化要大得多，然而臀部骨矿物质密度的变化通常存在预期重复性错误。

骨矿物质密度的改变是否提示骨折风险的降低是不清楚的。对女性而言，骨矿物质密度能够反应 4%~41% 的骨折风险减少。最明显的变化方法常用来判断没有接受治疗的有意义变化或停止治疗后反弹的程度。因为在这种情况下预期的骨量流失比治疗期间慢，因此在未被治疗人中测量间隔应更长。

连续评估骨矿物质密度变化需要注意细节。采用同一台仪器和选择娴熟的专业技术人员可以缓解这些问题。报告负责人需要注意这些问题。老年人脊柱退行性变化是常见的，这可能误导医师。

2. 推荐意见二 指南推荐治疗后 3~6 个月内，检测骨吸收标志物（CTX）和骨形成标志物（PINP）（2｜⊕⊕⊕○）。

（1）证据：骨质疏松治疗引起骨代谢标志物改变。对女性而言，阿仑膦酸能够引起骨代谢标志物变化 40%~50%。通过治疗，骨代谢标志物在几个月内减少最多然后保持稳定。特立帕肽治疗 6~12 个月后，骨形成和骨吸收标志物增长最明显，然后逐渐下降至基线水平。男性性腺功能减退者接受生理剂量的睾酮后，骨代谢标志物持续下降；这表明生理剂量的睾酮有效，也许是通过转化为雌二醇发生作用。

骨代谢标志物对治疗的最好反应是不确切的。骨吸收减少和骨形成增加是疗效好的体现。临床经验表明，标志物变化不充分可能是由于继发性骨质疏松或拒绝服从治疗导致。从女性研究得到的结果，设想男性骨代谢标志物的变化能够反应通过治疗后骨折风险的降低。

（2）评论：监测骨代谢标志物需要注意细节。因为昼夜变化、食物影响、骨吸收标志物（尿NTX，血清 CTX）需要清晨空腹检测等可影响结果。因为手动和自动分析仪对检测结果有差异，变化只有在使用相同仪器时才能够比较。

与骨矿物质密度一样，骨代谢标志物的变化和最明显变化相比较，确定观察的变化是否超过正常变化的结果。这就需要骨代谢标志物正常变化的数据，但是针对男性而言，目前知道的数据很少。骨吸收标志物（尿脱氧吡啶啉、NTX、CTX）对男、女的变化是相似的。女性骨质疏松研究中，试验一般设置在短时间内骨碱性磷酸酶和尿 NTX 的最小有意义变化为 14%~37%。因此，在以上所有研究中，超过 1/2 男性接受正规治疗 1~2 年，骨代谢标志物将会超过最小有意义变化，同时患者会通过骨代谢标志物认为治疗有效果。骨代谢标志物最早在治疗后 3 个月就会有变化。新的标志物被用来评估女性骨质疏松治疗疗效，包括血清 P1NP 和血清 CTX。它们对治疗药物（如阿仑膦酸、特立帕肽）有很好的反应。

男性骨代谢标志物变化反应骨折风险减少的证据缺乏。在绝经后骨质疏松，骨代谢标志物能够反应在正规治疗后骨折风险减少 30%~75%。同样地，骨代谢标志物变化的程度可以反映依从性的高低。

有专家建议在治疗前和治疗后 3~6 个月检测骨代谢标志物。因为只有女性有报道骨代谢标志物与骨折风险降低有关，关于这个观点还存在争论。尿 NTX 或血清 CTX 可以用来监测骨吸收，P1NP 或 BALP 可以用来监测骨形成。如果变化超过了最明显变化（40%），然后一个目标就会达成。对女性而言，骨代谢标志物在年轻女性参考值的中间值时，有相对较低的骨折风险。这也许可以用于男性，但是缺乏相关研究。如果标志物没有变化，可能有几个原因，包括患者的依从性、继发性骨质疏松、药物或用药形式。

（翻译：徐 勇 段 宇）

·解读·

男性骨质疏松鲜少引起特别关注，却有着较高的患病率。在美国，男性骨质疏松的发生率为 20%，而在因骨质疏松发生继发骨折的患者中，男性占 30%~40%，其中 50 岁以上的男性患者发生骨折的风险占 13%~30%。由于男性骨质疏松同样能给患者带来明显的致残致死后果，需要引起重视。因此，经美国内分泌学会组织，由美国内分泌学会临床治疗指南分会具体撰稿，在遵从循证医学的原则下，为男性骨质疏松制订规范化诊治方案。本文对指南要点解读如下。

一、指南规定男性骨质疏松的评估方法

（一）需要接受骨质疏松评估的人群特征

指南推荐应对具有骨质疏松风险的男性进行 BMD 检查。主要包括以下三类人群。①男性，年龄≥70 岁，该因素预示发生骨质疏松的风险极高，需要评估；②男性，年龄≥50 岁且伴有骨折史者也需进行骨质疏松评估；③男性，年龄在 50~69 岁，合并存在以下危险因素时也应接受 BMD 检查：青春期延迟；男性性功能低下；甲状旁腺功能亢进症；甲状腺功能亢进症；慢性阻塞性肺疾病；长期服用某些药物如糖皮质激素或 GnRH 兴奋剂；存在不良生活方式，如滥用乙醇或吸烟；或具有继发性骨质疏松的病因等。

（二）骨质疏松评估的方法

1. DXA 测定　指南推荐采用男性脊柱和髋部的 DXA 测定作为评估男性骨质疏松的基本方法。在某些情况下，上述部位不能真实反映骨质疏松状态，或正在接受抗雄激素治疗的前列腺者，指南推荐选择前臂测定 DXA。

2. 病史采集和体格检查　详细的病史信息和全面体格检查对评估骨质疏松极为重要。重要的病史信息包括用药史、慢性疾病史、饮酒史或吸烟史、跌倒或骨折史、骨质疏松家族史等。体格检查包括身高测量、现有身高与最高身高的比例、平衡性、有无驼背或残疾、是否虚弱等，体格检查还应注意有无继发性骨质疏松的证据，如有无睾丸早衰、甲状腺功能亢进症、慢性阻塞肺疾病等体征等，正在接受双膦酸盐治疗的患者应做牙齿检查。

3. 实验室检查　实验室检查包括血钙、磷、肌酐（评估肾小球滤过率）、碱性磷酸酶、肝功能、25（OH）D，血睾酮、血常规和 24 h 尿钙，对可疑的继发性骨质疏松者还应根据具体病情加查相关项目，如游离睾酮或 SHBG，含游离 γ 及 λ 轻链的血/尿蛋白电泳、谷氨酰胺转移酶抗体、甲状腺功能或 PTH 水平等。

指南还推荐对于骨量低下或伴有脊柱骨折史者，使用 DXA 进行脊柱评估，如受条件限制，则行脊柱 X 线片。

二、男性骨质疏松的治疗

指南推荐男性骨质疏松的治疗方案包括健康生活方式等基础治疗措施和抗骨质疏松药物治疗两大部分。另外，指南还特别强调特殊人群抗骨质疏松策略。

（一）生活方式

指南推荐骨质疏松或具有骨质疏松危险因素者需补充元素钙 1000~1200 mg/d，以膳食摄入为首选，不足部分由钙剂补充。维生素 D 水平<75 nmol/L（30 ng/ml）者，需将维生素 D 水平补充至 75 nmol/L（30 ng/ml）或以上。

对于存在骨质疏松风险的男性，指南特别推荐应规律进行负重训练，每次 30~40 min，每周 3~4次。另外，指南还规定上述人群日乙醇摄入量在低于 3 个乙醇单位，并需戒烟。

（二）抗骨质疏松药物治疗

指南建议对存在高骨折风险的男性人群应予以抗骨质疏松药物治疗，这类人群主要包括以下情况：①无重大外力情况下出现的髋部或脊柱骨折；②无骨折但脊柱或股骨颈或髋部 BMD 低于正常年轻白种人男性平均值的 2.5 SD 或以上；③美国男性，脊柱或股骨颈或髋部 T 值为 −2.5～−1.0，经 FRAX 评估有 10 年以上任一部位骨折风险≥20% 或 10 年以上髋部骨折风险≥3%，美国以外男性需参照相应种族地区的指南；④参照美国风湿协会 2010 年指南，男性长期使用糖皮质激素治疗，泼尼松剂量≥7.5 mg/d 需进行抗骨质疏松药物治疗。

指南强调，抗骨质疏松治疗的药物应获得美国食品药品管理局、欧盟、欧洲药物委员会批准，包括阿仑膦酸钠、利塞膦酸钠、注射用唑来膦酸、特立帕肽、地舒单抗（男性前列腺癌）等，具体药物选择应依据骨折史、骨质疏松严重程度（T 值），髋部骨折风险指数、BMD 损失模式（如皮质骨明显减少型或骨小梁减少为主型），以及骨质疏松个体合并的疾病或状态（如消化道溃疡、反流性食管炎、吸收障碍综合征、恶性肿瘤等）。对于近期发生髋部骨折的患者，指南推荐使用注射用唑来膦酸治疗。抗骨质疏松的非常规用药如降钙素、伊班膦酸钠、磷酸锶等仅在常规治疗无效情况下使用。

（三）针对特殊人群的治疗建议

1. 男性性功能减退人群　指南建议对男性，血睾酮水平多次检测低于 6.9 nmol/L（200 ng/dl），或伴有雄激素缺乏的症状，如性欲低下、慢性疲劳、肌肉无力、潮热或伴有明确的下丘脑-垂体-性腺轴疾病或功能障碍则需补充雄激素治疗，并将雄激素补充作为抗骨质疏松类用药。若雄激素治疗 3～6 个月，上述症状不能改善，则不宜继续使用。对于正在接受雄激素补充治疗且存在骨折风险的男性，指南建议加用抗骨质疏松药物治疗（如双膦酸盐或特立帕肽等）。指南另建议，对于面临骨折风险的男性，有骨质疏松药物使用禁忌且雄激素水平低于 200 ng/dl 时，可考虑补充雄激素作为抗骨质疏松治疗。

2. 前列腺癌接受 ADT 治疗人群　指南推荐应进行抗骨质疏松药物治疗。

（四）治疗随访

对于已接受抗骨质疏松治疗的人群，指南建议每 1～2 年采用 DXA 测定脊柱或髋部 BMD，以评估治疗效果。指南还建议在初始治疗的 3～6 个月应监测骨转化生化标志物，采用国际骨质疏松基金会推荐的骨吸收的标志 1 型胶原交联 C-末端肽，P1NP 等指标作为治疗随访的生化指标。

三、指南特色

相对于美国骨质疏松基金会制定的《预防和治疗骨质疏松的医师指南》（2010）和我国中华医学会骨质疏松和骨矿盐疾病分会制定的《原发性骨质疏松诊治指南》（2011）以及英国国家疏松症指南专业组制订的绝经后女性及以上男性骨质疏松症的诊断和治疗指南，该指南具有以下主要特点。①针对男性骨质疏松防治的特定指南；②特别明确指出需要关注的男性骨质疏松高危人群、骨质疏松的评估方法；③对常用骨质疏松药物使用方法未有过多赘述，仅指出各类骨质疏松药物试用情况，但对特殊人群骨质疏松治疗给出明确方案。

（解读：段　宇）

（审阅：童南伟）

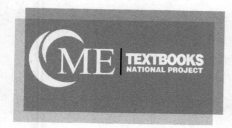

《维生素 D 缺乏的评价、预防及治疗：美国内分泌学会临床实践指南》与解读

第 23 章

一、推 荐 总 结

（一）诊断程序

指南推荐在可能存在维生素 D 缺乏风险的人群中进行筛查。不建议在非维生素 D 缺乏危险人群中普遍筛查（1｜⊕⊕⊕⊕）。

推荐使用可靠的检测方法在维生素 D 缺乏危险人群中测定血清 25 羟维生素 D［25（OH）D］的水平。维生素 D 缺乏的定义为 25（OH）D 低于 50 nmol/L（20 ng/ml），维生素 D 不足指的是 25（OH）D 水平为 52.5~72.5 nmol/L（21~29 ng/ml）。对于维生素 D 缺乏的检测我们不推荐测定 1，25（OH）$_2$D。然而该指标对于诊断获得性和遗传性疾病导致的维生素 D 和钙磷代谢异常有重要的意义（1｜⊕⊕⊕⊕）。

（二）对于存在维生素 D 缺乏风险的患者推荐的维生素 D 补充量

建议 0~1 岁的婴幼儿至少补充维生素 D 400 U/d（1 U=25 ng），1 岁或以上的儿童最少补充维生素 D 600 U/d，以使骨骼最大程度获益。但在目前上述剂量是否可使婴幼儿和儿童获得骨骼以外的最大化获益尚不清楚。此外还需指出，如果在 18 岁以前要保持血清 25（OH）D 水平>75 nmol/L（30 ng/ml），可能至少需要补充维生素 D 1000 U/d（2｜⊕⊕⊕⊕）。

建议 19~50 岁的成年人至少补充维生素 D 600 U/d，以使骨骼和肌肉最大化获益，但上述剂量是否足以获得维生素 D 相关的骨骼外获益尚不明确。然而，如果要使得成年人血清 25（OH）D 水平>75 nmol/L（30 ng/ml），可能至少需要摄入维生素 D 1500~2000 U/d（2｜⊕⊕⊕⊕）。

建议 50~70 岁人群至少补充维生素 D 600 U/d，而在 70 岁以上人群则至少需要 800 U/d。但上述剂量是否足以获得维生素 D 相关的骨骼外获益亦未可知。然而，如果要使得这部分人群血清 25（OH）D 水平持续>75 nmol/L（30 ng/ml），可能至少需要补充维生素 D 1500~2000 U/d（2｜⊕⊕⊕⊕）。

对于妊娠期和哺乳期妇女，建议至少补充摄入维生素 D 600 U/d。要使血清 25（OH）D 水平持续>75 nmol/L（30 ng/ml），可能至少需要补充维生素 D 1500~2000 U/d（2｜⊕⊕⊕○）。

对于肥胖的儿童及成年人，以及服用抗癫痫药物、糖皮质激素、酮康唑等抗真菌药物及抗艾滋病药物者，至少需要补充相应年龄组的 2~3 倍剂量的维生素 D，以满足机体对于维生素 D 的需求（2｜⊕⊕⊕⊕）。

建议维生素 D 水平不超过参考范围的上限，在缺乏医疗监督的情况下，可参照以下剂量实施：6 个月以内的婴儿最大补充量为 1000 U/d，6 个月至 1 岁不超过 1500 U/d，1~3 岁最大补充量不超过 2500 U/d，4~6 岁不超过 3000 U/d，8 岁以上不超过 4000 U/d。但是，为了治疗维生素 D 缺乏可增大剂量，0~1 岁 2000 U/d，1~18 岁 4000 U/d，19 岁以上可达到 10 000 U/d（2｜⊕⊕⊕⊕）。

（三）治疗及预防策略

建议补充维生素 D_2 或 D_3 治疗及预防维生素 D 缺乏（2｜⊕⊕⊕⊕）。

建议对 0~1 岁维生素 D 缺乏婴幼儿补充维生素 D_2 或 D_3 2000 U/d 或 50 000 U，每周 1 次，疗程 6 周，使血清 25（OH）D 浓度 >75 nmol/L（30 ng/ml）后再以 400~1000 U/d 剂量维持（2｜⊕⊕⊕⊕）。

建议 1~18 岁维生素 D 缺乏儿童补充维生素 D_2 或 D_3 2000 U/d，至少 6 周，或补充维生素 D_2 50 000 U，每周 1 次，疗程 6 周。使血清 25（OH）D>75 nmol/L（30 ng/ml）l 后再以 600~1000 U/d 剂量维持（2｜⊕⊕⊕⊕）。

建议所有成人维生素 D 缺乏补充维生素 D_2 或 D_3 50 000 U，每周 1 次，疗程 8 周，或 6000 U/d，使血清 25（OH）D>75 nmol/L（30 ng/ml）后再以 1500~2000 U/d 维持（2｜⊕⊕⊕⊕）。

建议对肥胖、吸收不良综合征和服用影响维生素 D 代谢药物者治疗维生素 D 缺乏时加大剂量 2~3 倍，至少 6000~10 000 U/d，使血清 25（OH）D>75 nmol/L（30 ng/ml）后再以 3000~6000 U/d 剂量维持（2｜⊕⊕⊕⊕）。

对于肾外异常产生 1，25（OH）$_2$D 的患者在治疗维生素 D 缺乏期间应持续监测 25（OH）D 和血钙水平，警惕高钙血症（2｜⊕⊕⊕⊕）。对于原发性甲状旁腺功能亢进症合并维生素 D 缺乏者，建议采取维生素 D 治疗的同时监测血钙水平（2｜⊕⊕⊕⊕）。

（四）维生素 D 调节钙磷代谢以外的获益

针对维生素 D 调节骨代谢和钙以外的作用，本指南仅推荐使用维生素 D 预防跌倒，并不推荐使用维生素 D 预防心血管事件、死亡、提高生活质量，其他骨骼以外的获益尚需进一步评估（2｜⊕⊕⊕⊕）。

二、临床实践指南形成的方法学

工作小组委托两组人员对文献系统回顾并提出关键的推荐条款。遵循推荐级别、评估、发展、评价系统（GRADE），采用一致的语言和图表表述建议的强度和证据的质量。

美国内分泌学会临床指南分会认为对于维生素 D 缺乏亟须制订医疗准则并委任专家组制订以证据为基础的建议。专家组采用国际通用的质量标准系统建议的方法，对文献的等级详细描述将可靠度最高的研究证据形成推荐条款，工作小组委托两组人员对文献系统回顾并提出关键的建议条款。

（一）维生素 D 的光生物学、代谢、生理学及生物功能

维生素 D 是唯一经阳光照射后于皮肤合成的激素。其具有两种活性形式。人体内的维生素 D_2 可由紫外线辐照过的酵母甾醇麦角固醇和经日照的天然蕈类植物中获取。维生素 D_3 则在皮肤中合成，并且在诸如鲑鱼、鲭鱼、鲱鱼等鱼类的鱼油中也富含维生素 D_3。商品化的维生素 D_3 是利用

7-脱氢胆固醇合成，而天然的 7-脱氢胆固醇仅存在于皮肤或从羊毛脂中获取。维生素 D_2、D_3 均可在食物中强化，在维生素 D 缺乏时也可以作为补充剂。摄入的维生素 D 与乳糜微粒结合，经由淋巴系统运输进入静脉（各种维生素 D，包括 D_2、D_3 及二者混合物）。皮肤及食物来源的维生素 D 没有生理活性，必须在肝通过 25 羟化酶的羟化作用形成 25（OH）D，但是 25（OH）D 还需由肾 1α 羟化酶（CYP27B1）进一步羟化才能形成具有生物学活性的 1,25（OH）$_2$D。1,25（OH）$_2$D 与小肠、肾及其他组织的维生素 D 细胞核受体结合，促进钙在肠道和肾小管的吸收。如果没有维生素 D 的参与，仅有 10%~15% 的食物来源的钙、60% 的磷可被人体吸收，充足的维生素 D 可提高 30%~40% 的钙的吸收及 80% 的磷的吸收。1,25（OH）$_2$D 主要作用于成骨细胞，促进受体活化剂 κB 表达，从而诱导幼稚单核细胞成熟为破骨细胞，溶解矿物质，动员骨骼中的钙及其他矿物质。

1,25（OH）$_2$D 具有广泛的生物学作用包括抑制细胞增殖、诱导终末分化、抑制血管新生、促进胰岛素分泌、抑制肾素生成、刺激巨噬细胞抗菌肽生成。此外，它还通过增强 24,25（OH）$_2$D 羟化酶（CYP24R）表达将 25（OH）D、1,25（OH）$_2$D 转换为无活性的水溶性形式从而促进了自身分解代谢。体内大部分组织和细胞均存在维生素 D 受体，而且据报道，维生素 D 可调节 20 多种基因，这使得人体获益良多。

（二）维生素 D 缺乏的流行病学

维生素 D 缺乏的定义由来已久，美国医学研究所（Institute of Medicine，IOM）最新定义的维生素 D 缺乏标准为 25（OH）D<50 nmol/L（20 ng/ml），维生素 D 不足为 25（OH）D 21~29 ng/ml。按照该标准，预计 20%~100% 的美国、加拿大、欧洲的老年男性和女性均患有维生素 D 缺乏。在全世界范围内儿童、年轻人、中年人维生素 D 缺乏及不足的风险各占 1/2。维生素 D 缺乏在澳大利亚、中东、印度、非洲、南美也非常普遍。在美国，50% 以上的西班牙裔和非洲裔波士顿青少年，48% 的缅因州青春期前女童均诊断为维生素 D 缺乏。此外，全美 42% 的 15~49 岁的非洲裔女性在冬季末测得的 25（OH）D 甚至不足 37.5 nmol/L（15 ng/ml）。在美国波士顿医院 32% 的健康学生及医师血清 25（OH）D 不足 50 nmol/L（20 ng/ml）。妊娠及哺乳妇女为维生素 D 缺乏高危人群，需在妊娠期补充维生素 D 和钙。

（三）维生素 D 缺乏的原因

自然光是儿童和成人获取维生素 D 合成最主要的，也有很少的食物含有天然维生素 D 或经维生素 D 强化。因此，缺乏足够日照是导致维生素 D 不足的最主要因素。使用 PF 指数为 30 的防晒霜可减少皮肤中 95% 的维生素 D 合成。深肤色人种具有天然的防晒屏障，因此与白种人相比如果他们的皮肤合成同样维生素 D 就要多在日光下暴露 3~5 倍的时间。BMI>30 kg/m^2 时 25（OH）D 水平与 BMI 负相关，因此，肥胖人群更容易维生素 D 缺乏。当然维生素 D 缺乏还有其他原因，如脂溶性维生素 D 在肥胖吸收不良综合征及肥胖症患者中存在吸收不良，肾病综合征患者 25（OH）D 与维生素 D 同时经肾排出。很多的药物，诸如抗惊厥药物、抗人类免疫缺陷病毒（human immunodeficiency virus，HIV）药物，均可导致 25（OH）D 及 1,25（OH）$_2$D 分解代谢增加，这些人群属于维生素 D 缺乏高危人群。同样，慢性肉芽肿、淋巴瘤、原发性甲状旁腺功能亢进症患者 25（OH）D 及 1,25（OH）$_2$D 分解代谢亦增加，这部分患者也是维生素 D 缺乏高危人群。

（四）维生素 D 缺乏的后果

维生素 D 缺乏导致钙、磷、骨代谢异常。尤其在肠道，维生素 D 缺乏可导致膳食中的钙、磷吸收效率下降，导致甲状旁腺素（parathyroid hormone，PTH）分泌增加。继发性甲状旁腺功能亢进症通过动员骨钙入血、肾排磷增加，使得血钙维持在正常水平。由 PTH 介导的破骨细胞活性增加使骨骼局部强度减弱，引起全身骨矿物质密度（bone mineral density，BMD）减少，最终导致骨量减少形成骨质疏松。继发性甲状旁腺功能亢进症引起的低磷血症患者其血磷可处于正常低值或低于正常。钙磷减少导致骨骼矿化不足。幼儿的骨骼中含有很少的矿物质，如果钙磷下降将导致骨骼变形，即佝偻病。在成年人，由于骨骺已经闭合，并且骨骼中有足够矿物质防止骨骼变形，所以矿化不足导致的骨软化常不易发现。但是骨软化可引起骨矿物质密度减少导致局部或全身的骨骼或肌肉疼痛。维生素 D 缺乏还会导致肌无力，在儿童可能出现站立、行走困难，在老年人则表现为步态不稳、容易跌倒，从而增加骨折风险。

（五）维生素 D 的来源

绝大部分人群维生素 D 的主要来源是在春季、夏季、秋季皮肤经日照 1000~1500 h 生成，冬季要形成同等剂量的维生素 D 则至少需照射 2 倍的时间。如果成人穿着游泳衣暴露在形成红斑效应的最低剂量的紫外线下（皮肤经照射 24 h 后轻微变红）相当于摄入了 10 000~25 000 U 维生素 D，很多因素可使皮肤生成维生素 D_3 减少，包括皮肤色素沉着加重、老龄化、局部涂抹防晒霜。不同纬度、四季变换、一天中的不同时刻日照角度不同，都显著影响着皮肤生成维生素 D。在纬度 33° 左右，基本上整个冬季皮肤都很少能合成维生素 D_3。

很少的一部分食物含有天然的维生素 D_2、D_3（表 23-1）。

表 23-1　维生素 D_2、D_3 的来源

来源	维生素 D 含量
天然来源	
鳕鱼肝油	400~1000 U/汤匙维生素 D_3
新鲜的野生鲑鱼	600~1000 U/3.5 盎司维生素 D_3
人工养殖的新鲜鲑鱼	100~250 U/3.5 盎司维生素 D_3，维生素 D_2
鲑鱼罐头	300~600 U/3.5 盎司维生素 D_3
沙丁鱼罐头	300 U/3.5 盎司维生素 D_3
鲈鱼罐头	250 U/3.5 盎司维生素 D_3
金枪鱼罐头	236 U/3.5 盎司维生素 D_3
新鲜香菇	100 U/3.5 盎司维生素 D_2
晒干香菇	1600 U/3.5 盎司维生素 D_2
蛋黄	20 U/蛋黄 维生素 D_3 或 D_2
日光或紫外线照射	20 000 U 相当于最小红斑量，因此暴露上肢和下肢 0.5 最小红斑量相当于获得 3000 U 维生素 D_3
强化维生素 D 的食物	

续表23-1

来源	维生素 D 含量
强化牛奶	100 U/8 盎司，通常是维生素 D_3
强化橙汁	100 U/8 盎司维生素 D_3
婴儿配方奶	100 U/8 盎司维生素 D_3
强化酸奶	100 U/8 盎司，通常是维生素 D_3
强化黄油	56 U/3.5 盎司，通常是维生素 D_3
强化人造黄油	429 U/3.5 盎司，通常是维生素 D_3
强化奶酪	100 U/3 盎司，通常是维生素 D_3
强化早餐谷物	100 U/份，通常是维生素 D_3
美国药物	
维生素 D_2（麦角钙化醇）	50 000 U/胶囊
液态麦角骨化醇（维生素 D_2）	8000 U/ml
补充剂	
多维元素	400、500、1000 U 维生素 D_3 或 D_2
维生素 D_3	400、800、1000、2000、5000、10 000、50 000 U

注：1U = 25 ng；1 盎司 = 28.35 g

在美国和加拿大，牛奶中强化了维生素 D，一些面包、橙汁、谷物、酸奶、奶酪也特别添加了维生素 D。而欧洲的大部分国家尚未在食物中强化维生素 D，因为在 20 世纪 50 年代欧洲儿童中曾爆发维生素 D 中毒事件，所以法律曾禁止在食物中强化维生素 D。但是，目前瑞典和芬兰在牛奶中强化了维生素 D，还有一些欧洲国家在谷物、面包、人造黄油中强化了维生素 D。

通常多元维生素制剂含有 400~1000 U 不等的维生素 D_2 或 D_3，但美国生产的这类药物仅含有维生素 D_2（表 23-1）。

（六）诊断步骤

1. 推荐意见一 专家组推荐对有维生素 D 缺乏风险的人群进行筛查，对不存在上述风险的人群不推荐采取该项筛查（1｜⊕⊕⊕⊕）。

尚无证据表明全民维生素 D 筛查将获益。如要进行普检则必须要有证据显示普检的可行性、经济效益、重要的健康获益，如果没有以上证据此时进行普检还为时尚早。

当前，25（OH）D 的检测应该在具有维生素 D 缺乏高危风险的人群中开展，并以此作为判断维生素 D 补充疗效的最佳指标（表 23-2）。

表 23-2　检测 25（OH）D 的适应证（筛查候选）

佝偻病

骨软化

骨质疏松

慢性肾功能不全

肝衰竭

吸收不良综合征

　囊性纤维化

　炎性肠病

　克罗恩病

　减重手术

　放射性肠炎

甲状旁腺功能亢进症

药物

　抗癫痫药

　糖皮质激素

　抗艾滋病药物

　抗真菌药（如酮康唑）

考来烯胺

非洲裔美洲人

西班牙人

妊娠期和哺乳期妇女

有跌倒史的老年人

有无创伤骨折的老年人

肥胖的儿童和成人（BMI>30 kg/m^2）

肉芽肿性疾病

　结节病

　结核

　组织胞浆菌病

　球孢子菌病

　铍中毒

部分淋巴瘤

注：BMI. 体质量指数

2. 推荐意见二　我们建议采用可靠的分析方法检测血液 25（OH）D 浓度，以评估患者是否存在维生素 D 缺乏。维生素 D 缺乏是指 25（OH）D 浓度低于 50 nmol/L（20 ng/ml），维生素 D 不足是指 25（OH）D 浓度在 52.5~72.5 nmol/L（21~29 ng/ml）。我们不建议检测 1，25（OH）$_2$D 用于评估维生素 D 缺乏，但该指标可用于监测某些疾病，如获得性及遗传性维生素 D 代谢异常疾病及磷代谢异常的疾病（1｜⊕⊕⊕⊕）。

（1）证据：25（OH）D 是维生素 D 最主要的循环方式，半衰期 2～3 周，因此它是检测维生素 D 水平最佳指标。1，25（OH）$_2$D 在循环中半衰期接近 4 h。它在循环中浓度不及 25（OH）D 的 1/1000，还受甲状旁腺激素以及钙磷的调节。血液中 1，25（OH）$_2$D 也不能反映维生素 D 储备情况，因此 1，25（OH）$_2$D 不能用于检测患者维生素 D 的浓度。在继发性甲状旁腺亢进症中 1，25（OH）$_2$D 还往往表现为正常或升高。因此，1，25（OH）$_2$D 不能准确反映维生素 D 水平。但它可用于检测获得性及遗传性维生素 D 代谢异常疾病和磷代谢异常的疾病，包括慢性肾疾病、遗传性磷排泄障碍、肿瘤引起的骨软化、假性维生素 D 缺乏性佝偻病、维生素 D 抵抗性佝偻病，还有慢性肉芽肿性疾病如结节病和部分淋巴瘤。

（2）评论：所有临床检验，包括 25（OH）D 的检测都具有变异性。这种变异性为维生素 D 不足状态的诊断切点的设定带来了一定困难。目前有多种检测 25（OH）D 的方法，包括放射免疫测定（RIA）、高效液相色谱法（HPLC）以及液相色谱串联质谱法。在临床上，只要这种检测方法可以涵盖诊断切点就认为该方法可行，如 25（OH）D 浓度在 100 nmol/L（40 ng/ml）时不存在不良反应，而又能保证个体的 25（OH）D 的真实水平>75 nmol/L（30 ng/ml）。如果一种测试方法能够精确地检测更高水平的维生素 D，将能够减少维生素 D 缺乏的多种不良后果。为改善维生素 D 的营养状态需要设定合理的 25（OH）D 的水平，这样既可以减少维生素 D 缺乏引起的多种不良后果，还可以将维生素 D 的不良反应降到最低。此外，通过国家标准和技术的广泛实施，采用统一的标准后，25（OH）D 结果的可比性可能会有所提高。

儿童和成人的维生素 D 缺乏是指血液中 25（OH）D 低水平所致的临床综合征。诊断维生素 D 缺乏的 25（OH）D 水平的切点目前尚存争议。一项研究将治疗前 25（OH）D 低于 50 nmol/L（20 ng/ml）的成人通过每周接受 50 000U 维生素 D$_2$ 以及钙治疗，并持续 8 周后测试其甲状旁腺激素水平较治疗前降低。还有部分研究已经报道了甲状旁腺激素水平与 25（OH）D 有着密切关联，并且成人的甲状旁腺激素在 25（OH）D 处于 75～100 nmol/L（30～40 ng/ml）水平时达到稳定状态；这些发现与近期一项关于口服维生素 D 双盲随机对照试验的 meta 分析中关于预防髋部与非椎体骨折的阈值是一致的。将绝经后妇女的 25（OH）D 从平均低于 50 nmol/L（20 ng/ml）增加至 80 nmol/L（32 ng/ml），其肠钙吸收效率提高了 45%～65%。因此，基于这些或其他的研究，我们建议将维生素 D 缺乏定义为 25（OH）D 低于 50 nmol/L（20 ng/ml），维生素 D 不足定义为 25（OH）D 为 52.5～72.5 nmol/L（21～29 ng/ml），维生素 D 充足定义为 25（OH）D 在 75～250 nmol/L（30～100 ng/ml）水平。美国 IOM 报告也有相同的结论，基于部分甲状旁腺激素的数据，25（OH）D 低于 50 nmol/L（20 ng/ml）被认为是维生素 D 缺乏。他们不考虑 Heaney 等关于钙吸收的研究，因为这是一项没有直接测试钙质吸收的单一研究，并且指出 Hansen 等曾研究说明肠钙吸收在一个较广的 25（OH）D 水平并没有增加。但是，Heaney 等通过研究同一群女性 25（OH）D 水平从接近 50 nmol/L（20 ng/ml）提高到平均 32 ng/ml 时其肠钙吸收变化的这一事实仍需提出强调。在一定的 25（OH）D 水平中 PTH 正常化间接地暗示它们可用于判断维生素 D 缺乏和不足，并且指导治疗方案。在不同患者中的维生素 D 替代治疗的研究以及关于 25（OH）D 特定水平的重要成果是需要的，并且将提供更高质量的证据带来更有力的建议。

（七）关于维生素 D 缺乏高风险的患者维生素 D 摄入推荐

近期一些研究认为 IOM 的推荐膳食标准（recommended dietary allowances，RDA）可能是不充分的，特别是对于有基础疾病或正在接受药物治疗的维生素 D 缺乏高风险患者。通过回顾这些研究，我们在表 23-3 中总结了目前 RDA 所推荐的以及基于大部分文献总结认为应该被推荐的摄入量，并特别指出了高风险患者。这些建议往往根据较低级别证据（包括专家意见、专家共识、基础科学实验推理结果、非对照或对照观察研究）；因此，它们应该被认为是患者护理建议。

表 23-3　IOM 及内分泌实践指南委员会推荐维生素 D 摄入量

年龄分组	IOM 推荐量				维生素 D 缺乏高风险患者的推荐量	
	AL	EAR	RDA	UL	日常需要量	UL
婴儿						
0~6 个月	400 U（10 μg）	—	—	1000 U（25 μg）	400~1000 U	2000 U
6~12 个月	400 U（10 μg）	—	—	1500 U（38 μg）	400~1000 U	2000 U
儿童						
1~3 岁		400 U（10 μg）	600 U（15 μg）	2500 U（63 μg）	600~1000 U	4000 U
4~8 岁		400 U（10 μg）	600 U（15 μg）	3000 U（75 μg）	600~1000 U	4000 U
男性						
9~13 岁		400 U（10 μg）	600 U（15 μg）	4000 U（100 μg）	600~1000 U	4000 U
14~18 岁		400 U（10 μg）	600 U（15 μg）	4000 U（100 μg）	600~1000 U	4000 U
19~30 岁		400 U（10 μg）	600 U（15 μg）	4000 U（100 μg）	1500~2000 U	10 000 U
31~50 岁		400 U（10 μg）	600 U（15 μg）	4000 U（100 μg）	1500~2000 U	10 000 U
51~70 岁		400 U（10 μg）	600 U（15 μg）	4000 U（100 μg）	1500~2000 U	10 000 U
>70 岁		400 U（10 μg）	800 U（15 μg）	4000 U（100 μg）	1500~2000 U	10 000 U
女性						
9~13 岁		400 U（10 μg）	600 U（15 μg）	4000 U（100 μg）	600~1000 U	4000 U
14~18 岁		400 U（10 μg）	600 U（15 μg）	4000 U（100 μg）	600~1000 U	4000 U
19~30 岁		400 U（10 μg）	600 U（15 μg）	4000 U（100 μg）	1500~2000 U	10 000 U
31~50 岁		400 U（10 μg）	600 U（15 μg）	4000 U（100 μg）	1500~2000 U	10 000 U
51~70 岁		400 U（10 μg）	600 U（15 μg）	4000 U（100 μg）	1500~2000 U	10 000 U
>70 岁		400 U（10 μg）	800 U（15 μg）	4000 U（100 μg）	1500~2000 U	10 000 U
妊娠期						
14~18 岁		400 U（10 μg）	600 U（15 μg）	4000 U（100 μg）	600~1000 U	4000 U
19~30 岁		400 U（10 μg）	600 U（15 μg）	4000 U（100 μg）	1500~2000 U	10 000 U
31~50 岁		400 U（10 μg）	600 U（15 μg）	4000 U（100 μg）	1500~2000 U	10 000 U
哺乳期ᵃ						
14~18 岁		400 U（10 μg）	600 U（15 μg）	4000 U（100 μg）	600~1000 U	4000 U
19~30 岁		400 U（10 μg）	600 U（15 μg）	4000 U（100 μg）	1500~2000 U	10 000 U
31~50 岁		400 U（10 μg）	600 U（15 μg）	4000 U（100 μg）	1500~2000 U	10 000 U

　　注：AL. 适宜摄入量；EAR. 估计平均摄取量；RDA. 推荐膳食标准；UL. 可耐受最高摄入量；a. 母亲需要量，4000~6000 U/d（如果婴儿未到达 400 U/d，母亲为婴儿需求摄入量）；—. 无数据

1. 推荐意见一　我们建议婴儿和 0~1 岁儿童至少需要 400 U/d（1U = 25 ng）维生素 D，1 岁以上儿童需要至少 600 U/d 达到骨骼健康最大化。400 U/d 和 600 U/d 维生素 D 分别对 0~1 岁和 1~18 岁儿童是否足够提供所有非骨骼健康的潜在益处尚不清楚。然而，血液中 25（OH）D 水平若要持续维持在 75 nmol/L（30 ng/ml）需要至少 1000 U/d 维生素 D（2 | ⊕⊕⊕⊕）。

婴儿期维生素 D 缺乏和佝偻病的危险因素包括母乳喂养缺乏维生素 D 补充，皮肤色素沉着和妊娠期维生素 D 缺乏。在子宫中，胎儿维生素 D 完全来源于母亲，25（OH）D 通过胎盘进入胎儿血液循环中，由于 25（OH）D 半衰期接近 2~3 周，只要母亲维生素 D 充足，婴儿出生后数周仍能够保证维生素 D 充足，但大部分孕妇都处于维生素 D 缺乏或不足状态。在一项 40 对母婴研究中，Lee 等报道了在生产时 76% 母亲和 81% 新生儿 25（OH）D 低于 50 nmol/L（20 ng/ml），尽管在妊娠期间孕妇每天通过妊娠期综合营养素和两杯牛奶摄入大约 600 U 维生素 D。

婴儿从出生开始就需要通过阳光照射或食入维生素 D 满足其成长的需求。母乳和强化牛奶所含维生素 D 极少，而婴儿仅通过母乳喂养容易导致维生素 D 缺乏，尤其是在冬季，婴儿及其母亲几乎不能通过阳光合成维生素 D。比较保守地估计母乳喂养的中西部婴儿每周必须只穿着尿片暴露在夏季阳光下大约 30 min 才能维持血清 25（OH）D 浓度在 50 nmol/L（20 ng/ml）以上。

母乳和初乳含有少量维生素 D，平均在 15.9±8.5 U/L。母乳中维生素 D 含量与维生素 D 摄入有着直接关系，即使女性摄入维生素 D 在 600~700 U/d，其人乳中维生素 D 的含量仍只有 5~135 U/L。初步数据建议女性只有在补充 4000~6000 U/d 维生素 D 才能够保证母乳中维生素 D 的充足供应，以满足婴儿的需要。

婴儿摄入在 340~600 U 维生素 D 能够达到其生长曲线中最大效应。中国婴儿分别摄入 100 U/d、200 U/d 或 400 U/d 维生素 D，均尚未显示任何佝偻病的证据。这项观察与 Jeans 在 1950 年所观察的相符，因此这是推荐儿童仅需要 200 U/d 维生素 D 的依据。然而，Markestad 和 Elzouki 报道了挪威的婴儿每天喂养含有 300 U 维生素 D 的配方奶粉，其血液中 25（OH）D 才高于 11 ng/ml，低于正常下限。可是，IOM 建议血液中 25（OH）D 应该至少高于 50 nmol/L（20 ng/ml），意味着即使 300 U/d 对于婴儿仍然不足。

儿童保健医师需要警惕佝偻病对生长和骨骼发育的有害影响，包括对骨矿物质密度和骨峰值的潜在影响。佝偻病对患者肌肉和骨骼肌造成的影响在既往文献中已明确记载。

美国儿科学会和加拿大儿科协会均推荐 400 U/d。IOM 推荐充分摄入维生素 D，并且 RDA 推荐儿童 0~1 岁和 1~18 岁应该分别摄入 400 U/d 和 600 U/d。但上述摄入量是否能够提供足够维生素 D 保证所有维生素 D 关联的健康益处尚不清楚。

在芬兰，婴儿出生后 1 年内每天摄入至少 2000 U 维生素 D，在其随后 31 年发生 1 型糖尿病的风险降低了 88%，并且没有任何不良反应报道。日本儿童从 12 月至次年 3 月每天摄入 1200 U 维生素 D，与空白对照组相比，其发生甲型流感风险降低了 42%。一项随机对照试验将血压正常的非洲裔美国儿童（16.3±1.4 岁），分别接受 2000 U/d 和 400 U/d 维生素 D 治疗，持续 16 周后其血清 25（OH）D 水平均明显升高［分别为（36±14）ng/ml 和（24±7）ng/ml］，并且其动脉壁硬度下降。

在过去，所有人种的儿童获取维生素 D 的方式主要是通过阳光及饮用富含维生素 D 的牛奶，因此，他们不需要额外补充维生素 D。然而现在，儿童大部分时间在室内活动，并且在参加户外活动时他们往往穿着防晒服，从而限制皮肤合成维生素 D。儿童和青少年也很少饮用富含维生素 D 的牛奶。有报道称，所有年龄段的儿童都处于维生素 D 不足高风险中，维生素 D 不足对健康存在潜在影响，但是 IOM 将 50 nmol/L（20 ng/ml）设为临界值，维生素 D 缺乏的流行病学调查结果需要重新评估。目前尚无证据证明摄入多少维生素 D 可以预防 1~9 岁儿童发生维生素 D 缺乏。一些研究表明在青春期间，儿童若要维持血清 25（OH）D 高于 27.5 nmol/L（11 ng/ml）需摄入 2.5~10 μg/d（100~400 U/d）的维生素 D。当摄入量低于 2.5 μg/d，12~17 岁土耳其儿童的 25（OH）D 水平与维生素 D 缺乏符合，如低于 27.5 nmol/L（11 ng/ml）。Maalouf 等在 2008 年的一个研究建议该年龄段的儿童需要 2000 U/d 的维生素 D 维持血清水平高于 75 nmol/L（20 ng/ml）。另外一项研究中，El-Hajj Fuleihan 提供了一个有关 10~17 岁儿童（他们居住在黎巴嫩，可能暴露在充足的阳光中，调解维生素 D）对维生素 D 需求的深入观察，他们每周摄取了 1 400 U 或 14 000 U 维生素 D₃，并持续了 1 年。该项研究中每周摄取 1 400 U 的儿童血清 25（OH）D 水平从 35±20 nmol/L（14±8 ng/ml）提高至 42.5±15.0 nmol/L（17±6 ng/ml），摄取 14 000 U 的儿童血清 25（OH）D 水平从 35±20 nmol/L（14±8 ng/ml）提高至 95.0±77.5 nmol/L（38±31 ng/ml）。尽管 3 例受试者在该项研究结束时 25（OH）D 水平达到了一个很高的水平（103、161、195 ng/ml），但是每周摄取 14 000 U 的儿童均无毒性反应（高血钙症）的征象。

9~18 岁儿童进入快速生长发育期，他们对钙磷需要增加以达到最大程度的骨矿化。在青春期，25（OH）D 代谢为 1，25（OH）₂D 的速度增快。因此，血液中 1，25（OH）₂D 增加，能够提高肠道吸收膳食钙和磷的效率来满足在快速成长阶段中骨骼对这些物质的需要。然而，尽管 1，25（OH）₂D 合成增加，尚无科学依据证明该年龄阶段维生素 D 的需要量，但是循环中 25（OH）D 浓度较 1，25（OH）₂D 浓度高 500~1000 倍（如分别为 20~100 ng/ml 与 15~60 pg/ml）。

2. 推荐意见二　我们建议 19~50 岁的成年人至少需要 600 U/d 的维生素 D 从而使骨骼和肌肉获得最大程度获益。但是 600 U/d 的维生素 D 是否能带来骨以外的健康获益尚不清楚。为了提高并维持血液中 25（OH）D 浓度>75 nmol/L（30 ng/ml）至少需要 1500~2000 U/d 的维生素 D（2｜⊕⊕⊕⊕）。

19~50 岁年龄段人群因为室外活动的减少以及积极的防晒措施使其存在维生素 D 缺乏的风险。现有的数据还不能充分探索维生素 D 摄入总量与健康之间的关系，并且尚无数据表明维生素 D 摄入与骨健康不足存在量效关系。

评估 19~50 岁阶段维生素 D 需求量的相关研究很少。但是，在一项基于第三次全国健康与营养调查（NHANES III）人群的大型研究中，13 432 例不同国家及民族的人其中既有年轻人（20~49 岁），也有年长者（50+岁），并据此确定了 25（OH）D 及髋部骨矿物质密度的最佳阈值。在较年轻的白种人中，25（OH）D 水平最高的 1/5 人群比最低的 1/5 人群平均骨矿物质密度高 4.1%（趋势检验，$P<0.000\ 1$），在年轻的墨西哥裔美国人以及黑种人中分别高 1.8%（$P=0.004$）和 1.2%（$P=0.08$）。在回归曲线图中，25（OH）D 在 10~38 ng/ml 水平时，任何亚组中高血清 25（OH）D 均与高骨矿物质密度（BMD）相关。在较年轻的白种人及墨西哥裔美国人中，即使 25（OH）D>100 nmol/L（40 ng/ml），高血清 25（OH）D 仍与高 BMD 相关。评估绝经前女性包括每天摄入 138±84 U 维生素 D 的 67 例白种人及每天摄入 145±73 U 维生素 D 的 70 例黑种人的血清 25（OH）D，均表现为不足或缺乏水平，其浓度分别为 53.5±10.0 nmol/L（21.4±4.0 ng/ml）、45.75±12.5 nmol/L（18.3±5.0 ng/ml）。

在美国内布拉斯加州奥马哈市的冬季（11 月至次年 3 月），25~35 岁中 6% 的年轻女性（$n=52$），若要将血清 25（OH）D 浓度维持在 50~75 nmol/L（20~30 ng/ml）水平，估计维生素 D 摄取量在 131~135 U/d。18~84 岁的健康成年人在冬季持续 3 个月摄入 1000 U 的维生素 D₃后，其 25（OH）D 水平从 49.00±27.75 nmol/L（19.6±11.1 ng/ml）上升至 72.25±19.25 nmol/L（28.9±7.7 ng/ml）。

一项剂量范围研究报道男性连续 5 个月摄取 10 000 U/d 的维生素 D₃时，并不引起血清钙及尿钙排泄水平的改变。18 岁以上的成年人每 2 周摄取 50 000 U 维生素 D₂（3000 U/d）长达 6 年，同样保持正常血清钙水平，并且没有毒性反应。

3. 推荐意见三 我们建议 50~70 岁以及 70 岁以上的成年人分别至少需要 600 U/d 和 800 U/d 的维生素 D 以获得最佳骨骼健康以及肌肉功能。但是这个剂量能否带来骨骼和肌肉以外的其他获益尚不清楚。（其中 65 岁以上的人群，我们建议摄取 800 U/d 维生素 D 预防跌倒和骨折。）然而，为使血 25（OH）D 水平>30 ng/ml，可能至少需要补充 1500~2000 U/d 维生素 D（2 | ⊕⊕⊕⊕）。

51 岁以上的男性及女性大部分维生素 D 来源于光照。在日光暴露区增加衣服和使用防晒霜以及减少饮用强化维生素 D 的牛奶都会增加维生素 D 缺乏的风险。并且，随着年龄增加，皮肤产生维生素 D_3 的能力将逐渐下降。虽然有研究提出老化可能导致肠道吸收维生素 D 能力下降，但是有研究证实老化不会改变生理性或药理剂量的维生素 D 吸收。

IOM 建议 25（OH）D 水平至少维持在 50 nmol/L（20 ng/ml）才能保持骨骼健康。以前研究估计在 30~100 nmol/L（12~40 ng/ml）。最近，Priemel 等对 675 例德国成年人（401 例男性，平均 58.2 岁；270 例女性，平均 68.2 岁）进行髂嵴活检，获取了含有骨质指数的结构性组织形态参数。这项研究报道虽然其不能确定一个与矿化作用缺陷相关的最小 25（OH）D 水平，但是任何循环血 25（OH）D 浓度>75 nmol/L（30 ng/ml）的患者中没有一例的骨组织发生了病理性沉积。他们认为在充足的钙摄入情况下，循环血 25（OH）D 水平至少需达到 75 nmol/L（30 ng/ml）达到这个水平就可以维持骨骼健康。与之不同的是，IOM 从类似的研究中得出的结论却是 50 nmol/L（20 ng/ml）的 25（OH）D 水平足够预防 97.5% 的人群发生骨软化，因此他们推荐 25（OH）D 50 nmol/L（20 ng/ml）就可以保证 97.5% 的人群骨骼健康。

许多研究通过 BMD 和骨折风险评估老年人膳食维生素 D 补充对血清 25（OH）D，甲状腺旁腺激素和骨骼健康的影响。一些随机双盲的临床试验报道，中老年人摄入 400 U/d 的维生素 D，其 25（OH）D 水平不足。男性和女性补充 400~1000 U/d 的维生素 D，可以明显减少骨的重吸收。在一项随机，安慰剂对照临床试验中，年长的法国女性接受钙剂及 800 U/d 的维生素 D 后明显减少了脊柱的和非脊柱的骨折。一项关于年龄在 65 岁以上生活自理的男性和女性接受 500 mg 钙剂及 700 U/d 维生素 D 的研究，获得了相同的研究结果。

基于 13 432 人，包含不同人种及种族的年轻人（20~49 岁）和老年人（>50 岁）的 NHANES Ⅲ研究确立了最优 25（OH）D 阈值及髋部骨矿物质密度值。在回归曲线中，当血清 25（OH）D 浓度在 22.5~92.5 nmol/L（9~37 ng/ml）时，所有亚组均表现为高骨矿物质密度与高血清 25（OH）D 的相关性。

2005 年的一篇关于维生素 D 与骨折风险一级预防的高质量随机对照临床试验的 meta 分析结论是维生素 D 抗骨折效果的增加伴随着一个更高的 25（OH）D 水平。当 25（OH）D 水平达到 75 nmol/L（30 ng/ml）时开始发挥抗骨折效果。补充 800 U/d 维生素 D_3 的亚组可达到该水平（同期暂无补充维生素 D_2 进行的高质量临床试验）。

一篇最新的关于抗骨折的高质量双盲随机对照试验的 meta 分析。补充较高剂量的维生素 D 482~770 U/d 可以减少在社区居住老人（-29%）和养老机构老人（-15%）的非椎体骨折，并且该结果与补钙无关（额外补钙剂减少 21%；维生素 D 主要作用减少 21%）。正如 2005 年 meta 分析所述，25（OH）D 至少达到 75 nmol/L（30 ng/ml）时，开始发挥抗骨折作用。

肌无力是一项显著的严重维生素 D 缺乏的临床综合征。维生素 D 缺乏性肌病临床表现为近端肌无力，散在的肌肉疼痛，以及步态异常，如鸭步。双盲随机对照试验证明，>65 岁的成年人接受 800 U/d 的维生素 D_3 治疗 5 个月后，4%~11% 的可增加下肢力量及功能，28% 的可改善身体摇摆，72% 的可减少跌倒率。

几项系统评价及 meta 分析已经证实提高 25（OH）D 水平可以减少跌倒。Murad 等发现，该干预措施与跌倒风险下降在统计学上是显著相关的（$OR\ 0.84$；$95\%CI\ 0.76\sim0.93$；$I^2=61\%$；23 项研究）。该效应在基线水平维生素 D 缺乏的患者更加突出。其他研究也获得了与此一致的结论。

一项只包括 5 个高质量随机双盲对照试验（$n=1237$）的 meta 分析发现，与补钙组或安慰剂组相比，维生素 D 组跌倒风险减少了 22%（混合校正 $OR\ 0.78$；$95\%CI\ 0.64\sim0.92$）。对两项研究中 259 例受试者使用维生素 D_3 800 U/d 2~3 个月，校正混合 OR 值为 0.65（$95\%CI\ 0.40\sim-1.00$），而 400 U/d 不足以减少跌倒风险。补充维生素 D 减少跌倒风险重要性，在一项有 124 例养老院居民接受 200、400、600 或 800 U/d 维生素 D 或安慰剂超过 5 个月的多剂量双盲随机对照试验中被证实，以及在 2009 年的一项 meta 分析中也得到了证实。接受维生素 D 800 U/d 的参与者与服用安慰剂或低剂量者比较，跌倒风险降低 72%（$RR\ 0.28$；$95\%CI\ 0.11\sim0.75$）。

在 2009 年关于补充维生素 D 的 meta 分析中，纳入了 8 个高质量的随机对照研究（$n=2426$），对不同剂量维生素 D 的异质性进行了观察（低剂量<700 U/d 与高剂量 700~1000 U/d 比较，$P=0.02$），并测定了 25（OH）D 水平 [<60 nmol/L（24 ng/ml）与 60 nmol/L（24 ng/ml）比较；$P=0.005$]。补充高剂量维生素 D 降低跌倒风险 19%（混合 $RR\ 0.81$，$95\%CI\ 0.71\sim0.92$；$n=1921$ 来自 7 项试验）。补充小剂量维生素 D（混合 $RR\ 1.10$；$95\%CI\ 0.89\sim1.35$ 来自 2 项试验），或血清 25（OH）低于 60 nmol/L（24 ng/ml）（混合 $RR\ 1.35$，$95\%CI\ 0.98\sim1.84$）并不减少跌倒风险。meta 分析结果显示在连续服用较高剂量的维生素 D 2~5 个月后，跌倒风险下降 38%，继续治疗 12~36 个月，跌倒风险减少 17%。最近，IOM 对维生素 D 预防跌倒作用做了一次非常全面系统回顾。其概要是，维生素 D 对预防跌倒的证据是不一致的，该结论与 2010 年国际骨质疏松基金会和 2011 美国医疗保健研究与质量局为美国预防医学工作组做出的评估并不一致，后两者均肯定了维生素 D 在预防老年人跌倒中的有效性。

4. 推荐意见四 我们建议妊娠期和哺乳期妇女需要补充维生素 D 至少 600 U/d，若使 25（OH）D 血液浓度超过 75 nmol/L（30 ng/ml），则至少需要补充维生素 D 1500~2000 U/d（2 | $\oplus\oplus\oplus\bigcirc$）。

在妊娠早期和中期，胎儿的大部分器官系统和骨骼发育所需要的胶原基质蛋白正在形成。在妊娠晚期，胎儿骨骼开始钙化，从而增加母体对钙的需求。这就需要母体的肾和胎盘产生更多的 1,25（OH）$_2$D 满足需要。在妊娠早期和中期，由于母体血液循环维生素 D 结合蛋白浓度的增加，1,25（OH）$_2$D 的循环浓度也逐渐增加。而负责促进肠道对钙吸收的游离 1,25（OH）$_2$D 水平，只在妊娠晚期增加。因此，孕妇为维生素 D 缺乏的高危人群，其增加了先兆子痫和剖宫产的风险。对孕妇来说，每天仅补充 600 U 维生素 D 是不够的，其每天需要量除了妊娠前的至少 400 U 维生素 D 外，还需要额外补充维生素 D 不少于 1000 U。

在哺乳期，为确保母乳中含有足够的钙，产妇需要从膳食中增加钙的吸收效率。为满足这种需求，则需要加强 25（OH）D 转化为 1,25（OH）$_2$D。然而，由于 25（OH）$_2$D 循环浓度较 1,25（OH）$_2$D 高 500~1000 倍，故提高代谢可能很难满足维生素 D 的每日需求量。要维持她们的 25（OH）D 浓度在 75 nmol/L（30 ng/ml）以上，哺乳期妇女除了补充的复合维生素至少含 400 U 维生素 D 外，每天还需要额外补充维生素 D 1000 U。为了满足单纯依靠母乳喂养的婴儿对维生素 D 的需求，产妇需要通过母乳输送 4000~6000 U/d 维生素 D。因此，哺乳期妇女至少需服用维生素 D 1400~1500 U/d 满足婴儿的需求。如果不给婴儿补充维生素 D，哺乳期妇女需要补充维生素 D 4000~6000 U/d 满足婴儿的需求。

5. 推荐意见五 我们建议对肥胖的儿童和成人，以及正在服用抗癫痫药物、糖皮质激素、抗真菌药物（如酮康唑）、抗艾滋病药物等人群，至少需要补充 2~3 倍同龄人剂量的维生素 D，以满足机体对维生素 D 需求（2 | $\oplus\oplus\oplus\oplus$）。

　　肥胖的成年人（体质量指数>30 kg/m²）是维生素 D 缺乏的高危人群，因为脂溶性维生素易储积在脂肪组织中。当肥胖和非肥胖成年人同时暴露于模拟阳光照射或口服 50 000 U 维生素 D₂，与非肥胖成人相比，肥胖者血液维生素 D 升高的水平不及非肥胖者的 50%。正在服用多种抗惊厥药物、糖皮质激素或艾滋病治疗的患者，维生素 D 缺乏风险增加，因为这些药物会增加 25（OH）D 的分解代谢。

　　6. 推荐意见六　我们建议，在缺乏医疗监督的情况下，若使维生素 D 水平维持在可耐受的最大上限值，6 个月以内的婴儿，最大量为 1000 U/d，6 个月至 1 岁的婴儿不超过 1500 U/d，1~3 岁儿童不超过 2500 U/d，4~8 岁儿童不超过 3000 U/d，8 岁以上不超过 4000 U/d。然而，为了纠正维生素 D 缺乏，需要补充更大剂量的维生素 D：0~1 岁的婴儿补充 2000 U/d，1~18 岁可以补充 4000 U/d，>19 岁的成人可能需补充 10 000 U/d（2｜⊕⊕⊕⊕）。

　　维生素 D 是一种脂溶性维生素，并存储在人体脂肪中。因此，需警惕维生素 D 潜在的毒性。脂肪中含有维生素 D（4~320 ng/g）的肥胖治疗患者，在接受减重手术治疗 3、6、12 个月后，其血清 25（OH）D 水平无显著改变。有限的人体试验研究数据表明如果摄入脂肪较少则储存在脂肪中的维生素 D 水平偏低。在芬兰，对新生儿至少补充维生素 D 2000 U/d，为期 1 年，不仅没有发现任何不良反应，而且在以后的生活中其患 1 型糖尿病的风险降低 88%。

　　青春期前和青春期女性接受相当于 2000 U/d 维生素 D 治疗 1 年后，发现肌肉量改善，并且没有任何不良反应。一项剂量范围研究报道指出，男性服用维生素 D 10 000 U/d 5 个月后，其尿钙排泄或血清钙水平并没有改变。在一项为期 6 年的研究中发现，年龄为 18~84 岁的男性和女性服用等效剂量为 3000 U/d 的维生素 D₂后，血钙水平并不升高，且肾结石的风险没有增加。然而，对儿童的剂量范围长期性研究缺乏。

　　基于所有可得到的文献，专家小组得出结论：无论是无意或故意服用高剂量的维生素 D，维生素 D 中毒事件都是罕见的。为避免高血钙，虽然目前尚不知道 25（OH）D 的安全上限值，但大多数的研究建议，无论是儿童还是成人，如果血液中维生素 D 水平>375 nmol/L（150 ng/ml）要引起注意。因此维生素 D 100 ng/ml 作为上限值，是降低高钙血症风险的一个安全界值。IOM 报道建议：维生素 D 最大补充量，在 0~6 个月儿童是 1000 U/d，6 个月至 1 岁婴儿是 1500 U/d，1~3 岁儿童是 2500 U/d，4~8 岁儿童是 3000 U/d。9 岁以上的儿童和成人是 4000 U/d。该建议都是基于大量观察数据，最早可以追溯到 20 世纪 40 年代。他们还认为，同时摄入高剂量的钙和维生素 D，可加剧高钙血症的风险。Hypponen 等观察到，出生后第 1 年接受维生素 D 2000 U/d 治疗的儿童没有出现任何不良反应。为了预防佝偻病，在出生后第 1 年接受维生素 D 单次肌内注射量高达 250 000 U 的儿童，没有任何中毒报道。因此，对于 0~1 岁的婴儿，将最高上限值定为 2000 U/d 是合理的。刚学走路的儿童补充维生素 D 2000 U/d 6 周后，血液浓度从 42.5 nmol/L（17 ng/ml）上升到 90 nmol/L（36 ng/ml）后没有任何中毒反应。虽然尚无长期性研究阐明高剂量维生素 D 对血清钙水平的影响，但也没有文献报道摄入高达 4000 U/d 的维生素 D 会引起高钙血症。健康成人摄取维生素 D 10 000 U/d 5 个月后，既不引起高钙血症，也不增加尿钙排泄，这是维生素 D 潜在中毒的最敏感指标。因此，对成人维生素 D 上限值为 10 000 U/d 是合理的。

　　因此，补充维生素 D 不应该是一个主要担心的问题，除非某些人群对它过于敏感。如慢性肉芽肿疾病患者，包括结节病、肺结核、慢性真菌感染，还有一些淋巴瘤患者，体内被激活的巨噬细胞以不受调控的方式产生 1,25（OH）₂D。这些患者表现为肠道吸收钙和从骨骼动员钙的效率增加，可引起高尿钙和高钙血症。因此，应密切监测他们的 25（OH）D 和钙水平，当 25（OH）D 高于 75 nmol/L（30 ng/ml）时，高尿钙和高钙血症通常只在肉芽肿疾病患者中观察到。

（八）治疗和预防策略

1. 推荐意见一 建议采用维生素 D_2 或维生素 D_3 治疗和预防维生素 D 缺乏（2｜⊕⊕⊕⊕）。

部分研究显示维生素 D_2 和维生素 D_3 都能有效地维持血清 25（OH）D 的水平。对两项双盲随机对照试验进行 meta 分析发现，与维生素 D_3 相比，维生素 D_2 减少跌倒和非脊椎骨折风险更有效。

使用维生素 D_2 和维生素 D_3 作为干预措施的一些研究中，在长达 6 年的治疗期间监测了血清 25（OH）D 的变化，为了产生稳态数据和维持 25（OH）D 在一个特定的水平，剂量范围研究继续延长了 5 个月的连续治疗时间。这些研究结果集中表明血清 25（OH）D 上升速度约为每天 0.4 ng/（ml·μg），这意味着，摄取维生素 D100 U/d 增加的血清 25（OH）D 几乎不足 1 ng/ml。如 1 例血清 25（OH）D 水平为 37.5 nmol/L（15 ng/ml）的患者，要达到并维持在 75 nmol/L（30 ng/ml）的水平，将需要额外补充维生素 D_2 或维生素 D_3 约 1500 U/d。这些研究大多在成人中进行。在对儿童的研究中也已经观察到 25（OH）D 有类似的变化。然而，若使肥胖患者血清 25（OH）D 达到同样水平，需要补充 2~3 倍的维生素 D。

维生素 D 可空腹或就餐时服用，不需要摄入脂肪来促进吸收。在儿童和成人，维生素 D 给药方式无论是 1 年 3 次、每周 1 次，或每天 1 次，均可以有效地维持血清 25（OH）D 水平。

2. 推荐意见二 建议对 0~1 岁的婴幼儿维生素 D 缺乏者，使用 2000 U/d 维生素 D_2 或维生素 D_3 治疗或使用 50 000 U 维生素 D_2 或维生素 D_3，每周 1 次，共 6 周，最终使血 25（OH）D 水平达到 75 nmol/L（30 ng/ml）以上，此后维持剂量为 400~1000 U/d（2｜⊕⊕⊕⊕）。

对维生素 D 缺乏的婴幼儿，无论接受维生素 D_2 或维生素 D_3 为 2000 U/d 治疗或 50 000 U 维生素 D_2 每周 1 次，共 6 周，升高的血清 25（OH）D 水平是相当的。在这三个治疗方案中，尚未发现任何维生素 D 中毒迹象。

无论每年一次口服还是肌内注射 600 000 U 维生素 D，都能成功治疗儿童佝偻病。在美国，维生素 D 有两种药物剂型，浓度为 8000 U/ml 的液体形式的维生素 D_2 适用于小儿科人群，而每粒 50 000 U 的维生素 D_2 胶囊，适合较大的儿童和成年人。

3. 推荐意见三 建议对 1~18 岁的维生素 D 缺乏者，采用维生素 D_2 或维生素 D_3 2 000 U/d 治疗至少 6 周，或采用维生素 D_2 或维生素 D_3 50 000 U，每周 1 次，共 6 周，使血 25（OH）D 水平达到 75 nmol/L（30 ng/ml）以上，此后维持剂量为 600~1000 U/d（2｜⊕⊕⊕⊕）。

所有年龄段的儿童均有维生素 D 缺乏和不足的风险，但是目前尚不明确对改善某些功能最佳的血清 25（OH）D 水平是多少。维生素 D 缺乏的婴幼儿，在接受维生素 D_2 或维生素 D_3 2000 U/d 治疗至少 6 周，或维生素 D_2 或维生素 D_3 50 000 U，每周 1 次，共 6 周后，两者升高的血清 25（OH）D 是相当的。但可以用来指导儿科临床医师治疗儿童维生素 D 缺乏症的数据很少。一项研究表明，维生素 D 缺乏症的婴儿，在一次性给予 300 000 U 以上的维生素 D 后高钙血症的风险明显增加。因此，大多数儿科使用每日低剂量或每周方案，但在威廉斯综合征儿童或其他易诱发高钙血症情况下仍需特别注意。

一些研究表明，在接受成人剂量维生素 D 治疗的儿童，25（OH）D 的变化与成人类似。Maalouf 等的研究发现，这个年龄段的人群需要补充 2000 U/d 的维生素 D 维持血液 25（OH）D 浓度高于 75 nmol/L（30 ng/ml）。服用维生素 D 1400 U/周的儿童，其血液中 25（OH）D 的水平从 35.0±22.5 nmol/L（14±9 ng/ml）增加到 42.5±15.0 nmol/L（17±6 ng/ml）。而服用 14 000 U/周 1 年后，25（OH）D 的血液浓度从 35±20 nmol/L（14±8 ng/ml）升高到 95.0±77.5 nmol/L（38±31 ng/ml）。

4. 推荐意见四　建议所有成人维生素 D 缺乏者，使用维生素 D_2 或维生素 D_3 50 000 U，每周 1 次，共 8 周，或使用维生素 D_2 或维生素 D_3 6000 U/d，使血 25（OH）D 水平达到 75 nmol/L（30 ng/ml）以上，此后维持剂量为 1500~2000 U/d（2｜⊕⊕⊕⊕）。

维生素 D_2 50 000 U，每周 1 次，共 8 周，对纠正成人维生素 D 缺乏症往往有效。对于血液中 25（OH）D 的水平不增加的患者，为确保其是否适用上述治疗，需除外乳糜泻或隐匿性囊性纤维化。为了防止再次出现维生素 D 缺乏，每隔 1 周使用 1 次维生素 D_2 50 000 U，能有效维持血液 25（OH）D 水平为 87.5~125.0 nmol/L（35~50 ng/ml），而且没有任何不良反应。肥胖成人患者至少需要 2~3 倍以上的维生素 D 预防和治疗维生素 D 缺乏症。

养老院居民可供选择的治疗方案包括 50 000 U 的维生素 D_2，每周 3 次，持续 1 个月或 100 000 U 的维生素 D_2，每 4 个月 1 次。

5. 推荐意见五　建议对肥胖、吸收不良综合征和服用影响维生素 D 代谢药物者采用大剂量维生素 D（2~3 倍剂量，至少 6000~10 000 U/d）治疗维生素 D 缺乏，使血 25（OH）D 水平达到 75 nmol/L（30 ng/ml）以上，维持剂量为 3000~6000 U/d（2｜⊕⊕⊕⊕）。

成人肥胖患者至少需 2~3 倍以上的维生素 D（至少 6000~10 000 U/d），治疗和预防维生素 D 缺乏。抗惊厥药物、糖皮质激素及各种可以增强类固醇生物外源性受体激活的药物，可导致 25（OH）D 和 1,25（OH）$_2$D 的灭活，对接受上述药物治疗的患者通常需要 2~3 倍或以上的维生素 D（至少 6000~10 000 U/d）治疗和预防维生素 D 缺乏。这两种情况，都应监测血清 25（OH）D 水平和调整维生素 D 的剂量，使 25（OH）D 水平达到 75 nmol/L（30 ng/ml）以上。

6. 推荐意见六　建议为了预防高钙血症，对肾外异常产生 1,25（OH）$_2$D 的患者，在治疗维生素 D 缺乏期间应连续监测 25（OH）D 和血清钙水平（2｜⊕⊕⊕⊕）。

慢性肉芽肿疾病包括结节病、肺结核、慢性真菌感染、某些淋巴瘤患者，因其体内被激活的巨噬细胞能以不被调控的方式产生 1,25（OH）$_2$D，导致肠道钙吸收和骨钙动员效率增加，产生高尿钙和高钙血症。这些患者可能需要维生素 D 治疗，使其血 25（OH）D 水平升高至接近 50~75 nmol/L（20~30 ng/ml），以防止维生素 D 缺乏导致代谢性骨病，同时减轻高尿钙和高钙血症。

对这类患者需要密切监测 25（OH）D 水平，当 25（OH）D>75 nmol/L（30 ng/ml）时，通常会出现高尿钙和高钙血症。

7. 推荐意见七　对于原发性甲状旁腺功能亢进症同时合并有维生素 D 缺乏者，我们建议必要时予以维生素 D 治疗，但同时必须监测血钙水平（2｜⊕⊕⊕⊕）。

原发性甲状旁腺功能亢进症合并高钙血症患者往往缺乏维生素 D。纠正患者的维生素 D 缺乏并维持在足够的水平非常重要，大多数患者血清钙水平不会升高，血清 PTH 甚至可能会降低。必须监测血钙。

（九）维生素 D 调节钙代谢以外的获益

我们推荐使用维生素 D 预防跌倒，并不推荐使用高于每日推荐剂量的维生素 D 预防心血管疾病、死亡或提高生活质量（2｜⊕⊕⊕⊕）。

1. 证据　维生素 D 受体广泛存在于机体大多数组织和细胞，1/3 的人类基因组都受到了 1,25（OH）$_2$D 与其他因素的共同影响。意料之中，许多研究也证明维生素 D 缺乏症与十余种癌症的发病风险增加相关，包括结肠癌、前列腺癌、乳腺癌和胰腺癌；自体免疫疾病，包括 1 型和 2 型糖尿病、类风湿关节炎，克罗恩病和多发性硬化；感染性疾病和心血管疾病。然而，很少有随机对照研究显示补充适宜剂量的维生素 D 会减少诸如此类的慢性疾病的发病风险。Lappe 等的癌症预防研究发现，给予绝经后妇女补充维生素 D_3 1100 U/d，同时补钙，可以降低癌症总风险 60%

以上。尤其是在25（OH）D水平在72.5~97.5 nmol/L（29~39 ng/ml）时以上关联尤为明显。一些观察性研究报道，当血清25（OH）D上升到75~80 nmol/L（30~32 ng/ml）30~32 ng/ml时，结肠癌的风险逐渐降低。但是，由于25（OH）D水平高于75~80 nmol/L（30~32 ng/ml）的人群是少见的，绝大部分研究都远没有达到该浓度，因而，这些研究也并没有推荐关于25（OH）D的最佳水平。

一些研究发现，25（OH）D水平与高血压、冠状动脉钙化、心脏疾病发病率相关。心肌梗死（myocardial infarction，MI）的发生与血浆25（OH）D水平呈负相关。与中位水平以下的相比，25（OH）D在中位及以上水平MI的 RR 为0.43（95%CI 0.69~27）。同样地，低于37.5 nmol/L（15 ng/ml）水平的个体与高于37.5 nmol/L（15 ng/ml）个体比较，校正多变量后的心血管事件风险比值为1.62（95%CI 1.11~2.36）。一些研究中发现在既往缺血性脑卒中患者中存在维生素D缺乏，并且维生素D缺乏与缺血性脑卒中导致的髋部骨折相关。近期一些研究显示低水平25（OH）D与急性缺血性脑卒中相关，这表明维生素D缺乏可能先于缺血性脑卒中，可能是缺血性脑卒中的潜在危险因素。

因此，基于两项系统综述的meta分析总结了最佳的研究证据，是关于提高维生素D水平的干预措施和功能性结局（跌倒、疼痛、生活质量）以及心血管事件结局（死亡、缺血性脑卒中、心肌梗死、心脏代谢风险因素）。

升高维生素D水平的干预措施，并没有显著地或潜在地降低死亡率（RR 0.96，95%CI 0.93~1.00，$P=0.08$，$I^2=0$），这在所有研究结果是一致的（RR 0.96，95%CI 0.93~1.00，$P=0.08$，$I^2=0$）。对心肌梗死（RR 1.02，95%CI 0.93~1.13，$P=0.64$，$I^2=0$）、缺血性脑卒中（RR 1.05，95%CI 0.88~1.25，$P=0.59$，$I^2=15$）、脂质成分、血糖或血压并没有显著的影响。血压结果在所有研究中并不一致。如前所述，补充维生素D可减少跌倒的危险，但对疼痛或生活质量并没有影响。目前也尚无大量一致高质量的证据支持可缓解疼痛、改善生活品质。

2. 价值   专家组承认该领域的证据质量普遍偏低，并且，许多建议是基于对维生素D生物药动学、骨和矿物质学、基础科学实验和流行病学研究。然而，在提出建议上，专家组对维护肌肉骨骼健康、预防儿童佝偻病以及成人骨病给予高度重视，但对维生素D的成本和潜在的毒性却较少关注。补充/治疗维生素D是经济且有效的，特别是治疗骨质疏松、佝偻病、骨软化患者。不过在预防其他疾病方面成本与获益是否相当尚不明确。充足的证据使专家相信，推荐剂量的维生素D导致中毒的可能性极小。专家组还认识到，该领域的科学是日新月异的，随着证据的积累，建议可能将需要修改。

（十）未来发展方向

无论儿童还是成人，充分的阳光照射都是维生素D最主要的来源。如果日照不足，也没有从食物中获取充足的维生素D，机体的需要就无法满足。但是黑色素瘤和其他类型的皮肤癌患者，要避免在正午的阳光下曝晒。一些观察数据也加强了我们对于补充维生素D重要性的认识，特别是对居住在纬度33°以上的人。所有证据都表明，儿童和成人均应保持25（OH）D血浓度高于50 nmol/L（20 ng/ml），以预防佝偻病和骨软化症。然而，为了使维生素D对钙、骨、肌肉代谢的影响最大化，血液25（OH）D水平应当高于75 nmol/L（30 ng/ml）。许多流行病学研究表明，25（OH）D的血液水平高于75 nmol/L（30 ng/ml）对减少常见癌症、自身免疫性疾病、2型糖尿病、心血管疾病和感染性疾病的风险有获益。

由于只有少部分随机对照研究使用大剂量维生素D使其血液浓度高于75 nmol/L（30 ng/ml），因此此时是否存在维生素D调节钙磷代谢以外的潜在的健康获益并不明确。IOM的报告中也提出同样的担忧，因为有些研究表明，当 25（OH）D 的血液浓度>125 nmol/L（50 ng/ml）时，会增加全因死亡率。我们迫切需要随机对照研究评价当维生素 D 剂量为 2000~5000 U/d 时对钙代谢以外的健康影响。尚无任何证据表明儿童和成年人增加维生素 D 的摄入量会存在不良反应，但是患慢性肉芽肿形成的疾病或淋巴瘤的患者除外。

（翻译：郑宏庭　田利民　杨　静）

·解读·

近年来，维生素 D 不足或缺乏现象引起了学术界的关注，如何规范地补充维生素 D，也引起了大家的重视。2011 年，美国内分泌学会发表了《维生素 D 缺乏的评价、预防及治疗临床实践指南》，该临床实践指南主要包括了维生素 D 缺乏的诊断、维生素 D 缺乏高危人群饮食摄入维生素 D 的建议、维生素 D 缺乏的防治策略及维生素 D 调节钙代谢以外的益处。本文对该指南进行部分解读。

一、维生素 D 的来源、代谢及功能

维生素 D 是维持人体健康必不可少的营养素，具有两种活性形式 D_2 和 D_3。人类可从两种途径获得维生素 D，一种是从食物中摄入，由于食物中维生素 D 的含量有限，所以单有健康的饮食是不足以维持正常维生素 D 水平。人体内的维生素 D 主要经另外一途径，即春季、夏季、秋季皮肤经日照获得，日光中紫外线照射使皮肤中 7-脱氢胆固醇转变成维生素 D3。皮肤及食物来源的维生素 D 没有生理活性，必须在肝通过 25 羟化酶的羟化作用形成 25（OH）D，但是 25（OH）D 还需由肾 1α,25（OH）D 羟化酶（CYP27B1）进一步羟化才能形成具有生物学活性的 1,25（OH）$_2$D。1,25（OH）$_2$D 与小肠、肾及其他组织的维生素 D 细胞核受体结合，发挥其广泛的生理作用。维生素 D 的生理作用主要分为两大类，一类是调节钙磷代谢为代表的经典作用，维生素 D 促进钙在肠的吸收。如果没有维生素 D 的参与，仅有 10%~15% 食物来源的钙、60% 磷可被人体吸收，充足的维生素 D 可提高 30%~40% 的钙的吸收及 80% 的磷的吸收。1,25（OH）$_2$D 作用于成骨细胞促进受体活剂 kB 表达，诱导幼稚单核细胞成熟为破骨细胞。1,25（OH）$_2$D 溶解矿物质、动员骨骼中的钙及其他矿物质。1,25（OH）$_2$D 促进钙在肾小管的重吸收。维生素 D 的另一大类作用是除钙磷代谢外的非经典作用，包括抑制细胞增殖、诱导终末分化、抑制血管新生、促进胰岛素分泌、抑制肾素生成、刺激巨噬细胞抗菌肽生成。此外，它还通过增强 24,25（OH）$_2$D 羟化酶表达，将 25（OH）D、1,25（OH）$_2$D 转换为无活性的水溶性形式从而促进了自身分解代谢。据报道，局部产生的维生素 D 可调节 200 种基因，具有维持基因组稳定等作用。因此，维生素 D 作用靶器官众多，功能广泛。

二、维生素 D 缺乏的流行病学、病因及后果

1. 维生素 D 缺乏的流行病学　美国 IOM 最新定义的维生素 D 缺乏标准为血清 25（OH）D<50 nmol/L（20 ng/ml），维生素 D 不足为 25（OH）D 21~29 ng/ml。按此标准，预计 20%~100% 的美国、加拿大、欧洲的老年男性和女性均患有维生素 D 缺乏。在全世界范围内儿童、青年人、中年人维生素 D 缺乏及不足的风险各占 1/2。中国人群中维生素 D 缺乏症普遍存在，即使在日光充沛的南方地区也是如此；同时，老年人和孕妇是维生素 D 缺乏症高危人群。如果采用

25（OH）D<50 nmol/L（20 ng/ml）定义维生素 D 缺乏症，多数地区报道维生素 D 缺乏症发生率高于 60%；如果采用 25（OH）D<75 nmol/L（30 ng/ml）定义维生素 D 缺乏症，则多数地区报道维生素 D 缺乏症发生率高于 90%。

2. 维生素 D 缺乏的病因学 自然光是儿童和成人维生素 D 最主要的来源，有很少的食物含有天然维生素 D。因此，维生素 D 不足最主要的原因是日照不足。当然，维生素 D 缺乏还有其他原因，如肥胖吸收不良综合征及肥胖症的患者对于脂溶性维生素 D 吸收不良，肾病综合征患者 25（OH）D 与维生素 D 同时经肾排出，还有很多的药物，如抗惊厥药物、抗 HIV 药物，均可导致 25（OH）D 及 1，25（OH）$_2$D 分解代谢增加，这些人群均属于维生素 D 缺乏高危人群。同样，慢性肉芽肿、淋巴瘤、原发性甲状旁腺功能亢进症患者 25（OH）D 及 1，25（OH）$_2$D 分解代谢亦增加，这部分患者也是维生素 D 缺乏高危人群。

3. 维生素 D 缺乏的后果 维生素 D 缺乏导致钙、磷、骨代谢异常，尤其在肠道，维生素 D 缺乏可导致膳食中的钙、磷吸收效率下降，导致 PTH 分泌增加。继发性甲状旁腺功能亢进症通过动员骨钙入血、肾排磷增加，使得血钙维持在正常水平。由 PTH 介导的破骨细胞活性增加使得骨骼局部强度减弱，引起全身 BMD 减少，最终导致骨量减少形成骨质疏松。继发性甲状旁腺功能亢进症引起的低磷血症患者其血磷可处于正常低值或低于正常。钙磷减少导致骨骼矿化不足。幼儿的骨骼中含有很少的矿物质，如果钙磷下降将导致骨骼变形，即佝偻病。在成年人，由于骨骺已经闭合，并且骨骼中有足够矿物质防止骨骼变形，所以矿化不足导致的骨软化常不易发现。但是骨软化可引起骨矿物质密度减少导致局部或全身的骨骼或肌肉疼痛。维生素 D 缺乏还会导致肌无力，在儿童可能出现站立、行走困难，在老年人则表现为步态不稳、容易跌倒，从而骨折风险增加。

三、维生素 D 缺乏的诊断与筛查

25（OH）D 是维生素 D 最主要的循环方式，半衰期 2~3 周，因此它是检测维生素 D 水平最佳指标。1，25（OH）$_2$D 在循环中半衰期接近 4 h，在循环中浓度不及 25（OH）D 的 1/1000，并且还受甲状旁腺激素以及钙磷的调节。血液中 1，25（OH）2D 也不能反映维生素 D 储备情况。在继发性甲状旁腺亢进症中 1，25（OH）2D 还往往表现为正常或升高。因此，测量 1，25（OH）2D 不能正确反映维生素 D 水平。另外，尚无证据表明全民维生素 D 筛查将获益。因此，该指南推荐在可能存在维生素 D 缺乏风险的人群中，用可靠的检测方法测定血液中 25（OH）D 的浓度进行筛查，不建议在非维生素 D 缺乏风险人群中普遍筛查。同时，该指南不推荐测定 1，25（OH）$_2$D，但它可用于检测某些疾病，如获得性及遗传性维生素 D 代谢异常疾病及磷代谢异常的疾病，包括慢性肾疾病、遗传性磷排泄障碍、肿瘤引起的骨软化症、假性-维生素 D 缺乏性佝偻病、维生素 D 抵抗性佝偻病，还有慢性肉芽肿性疾病如结节病和部分淋巴瘤。维生素 D 缺乏的定义为 25（OH）D 低于 50 nmol/L（20 ng/ml），维生素 D 不足是指 25（OH）D 水平介于 52.7~72.5 nmol/L（21~29 ng/ml）。

四、维生素 D 缺乏高风险患者维生素 D 摄入的推荐

婴儿期维生素 D 缺乏和佝偻病的危险因素包括单纯母乳喂养缺乏维生素 D 补充，罹患皮肤色素沉着症和妊娠期维生素 D 缺乏。在子宫中，胎儿维生素 D 完全来源于母亲。25（OH）D 通过胎盘进入胎儿血液循环中，由于 25（OH）D 半衰期为 2~3 周，只要婴儿的母亲维生素 D 充足，出

生后数周仍能够保证维生素D充足。然而，大部分孕妇都处于维生素D缺乏或不足状态。人类母乳和强化牛奶所含维生素D是极少的，仅通过母乳喂养的婴儿容易出现维生素D缺乏。因此，婴儿从出生开始就需要通过阳光照射或摄入维生素D来满足成长需求。9~18岁儿童进入快速生长发育期，其对钙磷需要增加已达到其骨的矿化最大值。在青春期，25（OH）D代谢为1,25（OH）$_2$D的速度增快，因此血液中1,25（OH）$_2$D增加，它能够提高肠道吸收膳食钙和磷的效率来满足在快速成长阶段中骨骼对这些物质的需要。尽管1,25（OH）$_2$D合成增加，但依然没有科学依据证明不同年龄阶段维生素D的需要量，因为循环中1,25（OH）$_2$D浓度低于25（OH）D浓度500~1000倍。指南建议婴儿和0~1岁儿童至少需要400 U/d（1 U＝25 ng）维生素D，1岁以上儿童需要至少600 U/d达到骨骼健康最大化。400 U/d和600 U/d维生素D分别对0~1岁和1~18岁儿童是否足够提供所有非骨骼健康的潜在益处尚不清楚。然而，血液中25（OH）D水平若要持续维持在30 ng/ml需要至少1000 U/d维生素D。

19~50岁年龄段人群因为室外活动的减少以及积极的防晒措施使其存在维生素D缺乏的风险。现有数据还不能充分探索维生素D摄入总量本身与健康之间的关系，并且尚无数据表明维生素D摄入与骨健康不足存在剂量反应关系。指南建议19~50岁的成年人至少需要600 U/d的维生素D来最优化骨的健康以及肌肉的功能。但是600 U/d的维生素D是否能够提供足够的好处对于全部非骨骼相关的健康尚不清楚。然而为了提高并维持血液中25（OH）D浓度>30 ng/ml至少需要1500~2000 U/d的维生素D。

>51岁的男性及女性大部分维生素D来源于光照。在日光暴露区增加衣服和使用防晒霜以及减少饮用强化维生素D的牛奶都会增加维生素D缺乏的风险。并且，随着年龄增加，皮肤产生维生素D$_3$的能力将逐渐下降。指南建议50~70岁以及>70岁的成年人分别至少需要600 U/d和800 U/d的维生素D以获得最佳骨骼健康以及肌肉功能。但是他们分别摄入600和800 U/d的维生素D是否足够提供全身潜在维生素D相关非骨性健康目前尚不清楚（其中>65岁的人群，我们建议摄取800 U/d维生素D预防跌倒和骨折）。然而，为使血25（OH）D水平>30 ng/ml，可能至少需要补充1500~2000 U/d维生素D。

在妊娠早期和中期，胎儿的大部分器官系统正在发育，并且形成骨骼发育需要的胶原基质蛋白。在妊娠晚期，胎儿骨骼开始钙化，从而增加母体对钙的需求。这就需要母体的肾和胎盘产生更多的1,25（OH）$_2$D满足需要。在妊娠早期和中期，由于母体血液循环维生素D结合蛋白浓度的增加，1,25（OH）$_2$D的循环浓度也逐渐增加。而负责促进肠道对钙吸收的游离1,25（OH）$_2$D水平，只在妊娠晚期增加。因此，孕妇为维生素D缺乏的高危人群，这增加了先兆子痫和剖宫产的风险。在哺乳期，为确保母乳中含有足够的钙，产妇需要从膳食中增加钙的吸收效率。为满足这种需求，则需要加强25（OH）D转化为1,25（OH）$_2$D。然而，由于1,25（OH）$_2$D循环浓度比25（OH）D少500~1000倍，故增加新陈代谢可能很难满足维生素D的每日需求量。指南建议妊娠期和哺乳期妇女需要补充维生素D至少600 U/d，若使25（OH）D血液浓度超过30 ng/ml，则至少需要补充维生素D 1500~2000 U/d。

肥胖的成年人（BMI>30 kg/m^2）是维生素D缺乏的高危人群，因为脂溶性维生素易储积在脂肪组织中。当肥胖和非肥胖成年人同时暴露于模拟阳光照射或口服50 000 U维生素D$_2$，与非肥胖成人相比，肥胖者血液维生素D升高的水平不足非肥胖者的50%。正在服用多种抗惊厥药物、糖皮质激素，或艾滋病治疗的患者，维生素D缺乏风险增加，因为这些药物会增加25（OH）D的分解代谢。指南建议对肥胖的儿童和成人，以及正在服用抗癫痫药物、糖皮质激素、抗真菌药物（如酮康唑）、抗艾滋病药物等人群，至少需要补充2~3倍同龄人剂量的维生素D，以满足机体对维生素D需求。

维生素 D 是一种脂溶性维生素，储存在人体脂肪中。因此，需警惕维生素 D 潜在的毒性。基于所有可得到的文献，专家小组得出结论：无论是有意或无意服用高剂量的维生素 D，维生素 D 中毒事件都是罕见的。因此，补充维生素 D 不应该是一个主要担心的问题，除非某些人群对它过于敏感。如慢性肉芽肿疾病患者，包括结节病、肺结核、慢性真菌感染，还有一些淋巴瘤患者，体内被激活的巨噬细胞以不受调控的方式产生 $1,25(OH)_2D$。这些患者表现为肠道吸收钙和从骨骼动员钙的效率增加，可引起高尿钙和高钙血症。因此，应密切监测其 $25(OH)D$ 和钙水平。指南建议，在缺乏医疗监督的情况下，要使维生素 D 水平维持在可耐受的最大上限值，6 个月以内的婴儿，最大量为 1000 U/d，6 个月至 1 岁的婴儿不超过 l500 U/d，1~3 岁儿童不超过 2500 U/d，4~8 岁儿童不超过 3000 U/d，8 岁以上不超过 4000 U/d。然而，为了纠正维生素 D 缺乏，需要补充更大剂量的维生素 D：0~1 岁的婴儿补充 2000 U/d，1~18 岁可以补充 4000 U/d，>19 岁的成人可能需补充 10 000 U/d。

五、维生素 D 缺乏的防治策略

指南建议补充维生素 D_2 或 D_3 治疗和预防维生素 D 缺乏。维生素 D 可空腹或就餐时服用，不需要摄入脂肪来促进吸收。在儿童和成人，维生素 D 给药方式无论是 1 年 3 次、每周 1 次，或每天 1 次，均可以有效地维持血清 $25(OH)D$ 水平。

对维生素 D 缺乏的婴幼儿，无论接受维生素 D_2 或维生素 D_3 为 2000 U/d 治疗，或 50 000 U 维生素 D_2 每周 1 次，共 6 周，升高的血清 $25(OH)D$ 水平是相当的。在这三个治疗方案中，尚未发现任何维生素 D 中毒迹象。指南建议对 0~1 岁维生素 D 缺乏的婴幼儿，使用 2000 U/d 维生素 D_2 或维生素 D_3 治疗，或使用 50 000 U 维生素 D_2 或维生素 D_3，每周 1 次，共 6 周，最终使血 $25(OH)D$ 水平达到 30 ng/ml 以上，维持剂量为 400~1000 U/d。

所有年龄段的儿童均有维生素 D 缺乏和不足的风险，但是目前对改善某些功能最佳血清 $25(OH)D$ 水平是多少尚不明确。维生素 D 缺乏的婴幼儿，在接受维生素 D_2 或维生素 D_3 2000 U/d 治疗至少 6 周，或维生素 D_2 或维生素 D_3 50 000 U，每周 1 次，共 6 周后，两者升高的血清 $25(OH)D$ 是相当的。指南建议对 1~18 岁的维生素 D 缺乏者，采用维生素 D_2 或维生素 D_3 2000 U/d 治疗至少 6 周，或采用维生素 D_2 或维生素 D_3 50 000 U，每周 1 次，共 6 周，使血 $25(OH)D$ 水平达到 30 ng/ml 以上，维持剂量为 600~1000 U/d。

指南建议所有成人维生素 D 缺乏者，使用维生素 D_2 或维生素 D_3 50 000 U，每周 1 次，共 8 周，或使用维生素 D_2 或维生素 D_3 6000 U/d 的等同剂量，使血 $25(OH)D$ 水平达到 30 ng/ml 以上，维持剂量为 1500~2000 U/d。

对肥胖、吸收不良综合征和服用影响维生素 D 代谢药物者指南建议采用大剂量维生素 D（2~3 倍剂量，至少 6000~10 000 U/d）治疗维生素 D 缺乏，使血 $25(OH)D$ 水平达到 30 ng/ml 以上，维持剂量为 3000~6000 U/d。

慢性肉芽肿疾病包括结节病、肺结核、慢性真菌感染、某些淋巴瘤患者，其体内被激活的巨噬细胞能以不被调控的方式产生 $1,25(OH)_2D$，导致肠道钙吸收和骨钙动员效率增加，产生高尿钙和高钙血症。这些患者可能需要维生素 D 治疗，使其血 $25(OH)D$ 水平升高至接近 20~30 ng/ml，以防止维生素 D 缺乏导致代谢性骨病，同时减轻高尿钙和高钙血症。因此，指南建议为了预防高钙血症，对肾外异常产生 $1,25(OH)_2D$ 的患者，在治疗维生素 D 缺乏期间应连续监测 $25(OH)D$ 和血清钙水平。

原发性甲状旁腺功能亢进症和高钙血症患者往往缺乏维生素 D。纠正其维生素 D 缺乏并使其维持在足够的水平是非常重要的，大多数患者血清钙水平不会升高，血清 PTH 甚至可能会降低。但是，必须监测其血钙。因此，指南指出对于原发性甲状旁腺功能亢进症和维生素 D 缺乏患者，建议用维生素 D 治疗，需监测血清钙水平。

六、维生素 D 调节钙磷代谢以外的获益

针对维生素 D 调节骨代谢和钙以外的作用，指南仅推荐使用维生素 D 预防跌倒，并不推荐使用维生素 D 预防心血管事件、死亡、提高生活质量，其他骨骼以外的获益尚需进一步评估。

总之，维生素 D 补充/治疗是廉价且具有成本效益的，特别是对骨质疏松、佝偻病、骨软化的治疗。充足的证据表明推荐剂量的维生素 D 导致中毒的可能性极小。指南还指出，该领域的科学是日新月异的，还需要我们长期的工作进一步完善。

（解读：郑宏庭　田利民　杨　静）
（审阅：陈　兵）

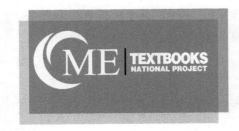

美国医学研究所委员会对美国内分泌学会发布的维生素 D 指南的解读

第 24 章

·解读·

2011 年初，美国医学研究所（Institute of Medicine，IOM）召开委员会，发布了关于膳食中钙和维生素 D 参考摄入量的报告。2011 年 7 月，美国内分泌学会课题组也发表了一项指南用于维生素 D 缺乏的评估、治疗和预防。尽管这两项报告的针对性不同，但其现有数据性质和所得结论均存在意见分歧，引起了临床医师、科研人员及公众的困惑。本文中，IOM 委员会将针对美国内分泌学会指南中一些证据不足、需要复议的内容做出回应，其内容主要集中在血清 25-羟维生素 D 水平控制目标的界定、维生素 D 缺乏的定义以及与普通人群相比哪些人群缺乏维生素 D 的风险更高。

Journal of Clinical Endocrinology &Metabolism 最近发表了《评估、治疗及预防维生素 D 缺乏的临床实践指南》（以下简称"指南"）。由美国内分泌学会撰写的这篇指南与 IOM 委员会于 2011 年发布的钙和维生素 D 膳食参考摄入报告中的一些观点不同。虽然两者存在共识，但其个别的分歧引起了临床医师、科研人员和公众的困惑，也引起了 IOM 委员会成员的关注。本文中，我们将对指南中证据不足、需要复议的内容做出回应。与 IOM 报告相比，指南意图纳入不同人群，尤其是患者和高危人群。但我们发现指南将某些正常人群误认为高危人群并纳入其中。

美国内分泌学会指南和 IOM 报告的共识包括：都认同维生素 D 是骨骼健康的基础，但目前尚无有力证据表明维生素 D 与改善骨外结局（如心血管疾病发病、死亡和生活质量）有关。两者也都认为无须常规筛查普通人群。指南提出的普通人群维生素 D 需要量和 IOM 委员会发布的膳食摄入推荐量一致，且两者都认同钙和维生素 D 之间的相互关系与骨骼健康相关。

但是，IOM 报告与指南主要存在三大分歧。第一，我们不认同将血清 25 羟维生素 D ［25（OH）D］的最低水平界定在 75 nmol/L（30 ng/ml）比 50 nmol/L（20 ng/ml）更有利于健康。第二，我们不认同所有 25（OH）D 水平低于 50 nmol/L（20 ng/ml）的人群都属于维生素 D 缺乏。第三，指南错误地认为几大类人群（下文将会提到）属于高危人群，这与我们的分类不符。最后，因为缺乏现有资料支持，指南提出应该对高危人群进行维生素 D 水平的大规模筛查。但由于缺乏可能获益的证据，很难对将数以亿计的美元投入卫生保健做出合理的解释，同时补充大剂量维生素 D 的安全性尚不明确。因此目前没有明确证据说明筛查的必要性。

IOM 委员会以终点事件作为基准，从而确定了美国和加拿大人群的维生素 D 需要量。其基础在于确信维生素 D 与终点事件的相关改变有关。终点事件一旦确立，委员会就可以根据对终点事件起到最佳效果的维生素 D 量来确定推荐量。我们还设定了维生素 D 的上限值，超过该值时普通人群的健康风险就会增加。美国国家科学院对我们的每个步骤进行监管，确保了报告所纳证据的整体性、结论的合理性以及报告内容的清晰透明。IOM 委员会参考了 1000 多篇研究和报道，且并未选择性偏重于某研究者或研究小组的研究成果，这种综合性的、忠于证据的研究方法，有助于委员会在科学判断的前提下对证据的全面性及优缺点进行综合考虑，而指南本质上只选择了某些专家的某些数据进行分析，这些方法学的差异必然会导致结论不同。尽管如此，我们坚持从现有数据的一致性出发，对美国内分泌学会指南做出评述如下。

一、分歧 1：普通人群与高危人群的血清 25（OH）D 目标值是否不同？

指南并没有明确的证据表明，高水平的血清 25（OH）D 能使高危人群获益。

美国 IOM 成员对最有益于骨骼健康的血清 25（OH）D 水平进行了深入探讨。我们综合分析了与钙吸收、骨矿物质密度、骨软化及佝偻病有关的大量文献，并考虑到资料的整体性。我们发现血清 25（OH）D 水平高于 50 nmol/L（20 ng/ml）不会带来更多效益，因为 25（OH）D 水平在 30~40 nmol/L（12~16 ng/ml）时，其作用就已经达到上限（图 24-1），而更高的 25（OH）D 水平［如 75 nmol/L（30 ng/ml）］并不一定有益于骨骼健康。我们认真回顾了指南，发现尚无证据支持"高危人群"需要进行所谓的适当治疗以期达到比正常人群更高的 25（OH）D 水平，这里的"高危人群"包括患有骨质疏松、慢性肾病、肝衰竭、吸收不良综合征和肥胖症的患者，以及妊娠期和哺乳期妇女等。因为本研究的重点是普通人群，我们没有专门对这些疾病相关状态进行详述，尽管该课题可能存在很大的研究价值。但我们也在报告中对这些特殊人群的相关文献做了总结。指南在缺乏明确证据的情况下声称高水平的 25（OH）D 有额外效益，进而做出相关推荐。我们更加关注于这一点。

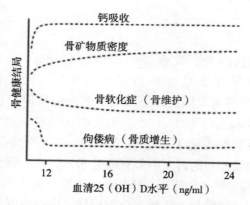

图 24-1　血清维生素 D 水平与骨健康结局

指南认为理想的血清 25（OH）D 水平是 75 nmol/L（30 ng/ml），但在经过对现有资料的认真回顾后，我们认为该数值的确定可能基于三个并不准确的观点：①当血清 25（OH）D≥75 nmol/L（30 ng/ml）时，高水平的甲状旁腺素（parathyroid hormone，PTH）会降低到一个较稳定的水平；②血清 25（OH）D≥75 nmol/L（30 ng/ml）可降低老年人跌倒的风险；③当血清 25（OH）D 水平达 75 nmol/L（30 ng/ml）时，钙吸收达到顶峰。IOM 成员认真回顾了相关文献，但是并未发现能够支持指南结论的证据，详述如下。

1. PTH 水平　指南提出，只有当血清 25（OH）D 达到 75 nmol/L（30 ng/ml）或以上时，PTH 才会降低到正常范围，这是不确切的。从目前的数据可以看出，当血清 25（OH）D 处在 37.5～125 nmol/L（15～50 ng/ml）时，PTH 的水平都处于正常范围。而且使得 PTH 稳定的血清 25（OH）D 水平不仅存在很大的个体化差异，还受到年龄、种族、体质、肾功能和地域等因素的影响。指南声称参考了"几个研究，并非所有研究……"，指出当成年人血清 25（OH）D 在 30～40 nmol/L（12～16 ng/ml）时 PTH 处于正常范围，并且列举出 4 项研究作为证据。而我们的报告列举了至少 14 项研究，尤其值得注意的是，2011 年在本刊发表的一篇 meta 分析，强调多达 70 多篇引文并不支持 75 nmol/L（30 ng/ml）的参考值（图 24-2）。

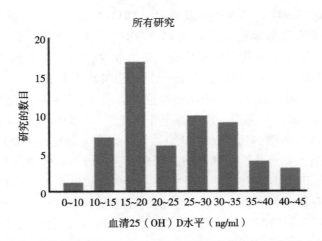

图 24-2　Sai 等对 59 项研究进行综述，总结了 PTH 达高峰时血清 25（OH）D 的水平
注：这篇综述排除了 8 项随着 25（OH）D 升高 PTH 持续降低的研究和 3 项未发现 25（OH）D 与 PTH 有关的研究图 24-2 全部研究

指南中关于 PTH 水平引用的 4 项研究分别来自 IOM、Chapuy、Holick 和 Thomas 研究组。我们推测"并非所有研究"针对的应该是 IOM 的报告，因为我们在报告中对 25（OH）D75～100 nmol/L（30～40 ng/ml）的参考范围提出了质疑。其余三项研究也并非完全支持只有当血清 25（OH）D 达 75 nmol/L（30 ng/ml）或以上时才可使 PTH 处在稳定水平。Chapuy 研究组针对健康老年人群，应用简单的线性回归表述了 PTH 和 25（OH）D 的关系，这并不具有统计学意义。首先，两者的关系应该是呈曲线分布的，而不是直线分布；其次，该研究的 r^2 值仅为 0.04，说明该研究中的老年人群 PTH 升高还有其他原因。Holick 的研究只纳入了因患骨质疏松接受治疗的妇女，她们中大多数都正在应用双膦酸盐类药物。众所周知，该药物可通过抑制骨吸收升高 PTH 水平。Thomas 的研究以每 12.5 nmol/L（5 ng/ml）血清 25（OH）D 对患者进行分组，虽然其给出的图表提示 50～75 nmol/L（20～30 ng/ml）的范围较合理，但是对于血清 25（OH）D 高于 37.5 nmol/L（15 ng/ml）的患者而言，25（OH）D 与 PTH 相关直线的斜率与 0 相比没有统计学意义。不知道指南仅是引用该研究的图表结果，还是将该研究也划入了"并非所有研究"之列。

2. 老年人跌倒风险　指南推荐老年人补充维生素 D 预防跌倒，即所谓的"血钙之外的获益"。这主要是基于 2009 年的一项 meta 分析结果，这篇 meta 分析认为跌倒发生率与血清 25（OH）D 水平之间有显著的剂量依赖关系。但我们并不认可此项结论，因为这篇 meta 分析的存在明显矛盾和结论错误。主要问题包括方法学错误、论文内容矛盾、图表内容不当以及量效分析缺乏随机性。

因此，这篇 meta 分析本身的结论就令人质疑。IOM 重新分析了这些数据并在报告中提及，其结果如图 24-3 所示。IOM 使用 STATA 软件（STATA Corp、College Station、TX），以至少跌倒 1 次作为响应变量，以 25（OH）D 的平均水平作为连续预测变量，重复运用拟合随机效应的 log 回归（RR）进行统计学分析。结果表明，血清 25（OH）D 水平与跌倒风险无统计学上的量效关系（$\beta=-0.008\ 7\pm0.005\ 6$ SE）；25（OH）D 水平每上升 10 nmol/L（4 ng/ml），跌倒发生的风险系数下降 0.92（$P=0.17$）。这个重新分析的结果并不支持血清 25（OH）D 水平与跌倒发生率之间存在量效关系。

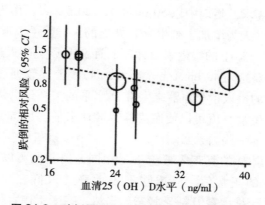

图 24-3   跌倒风险与血清平均 25（OH）D 水平

注：血清平均 25（OH）D 浓度与跌倒风险的关系。IOM 委员会重新分析了 2009 年关于跌倒的 meta 分析中的数据，提示校正后的 meta 回归系数无统计学意义

3. 钙吸收   IOM 成员认真分析了血清 25（OH）D 水平及钙吸收的相关资料。指南引用了 2003 年发表的一项研究，该研究包括 34 例研究对象，其中 45% 服用雌激素，50% 未接受正式的钙吸收检测。指南认为此研究结果很有说服力，因为在 25（OH）D 平均值为 80 nmol/L（32 ng/ml）的 24 例研究对象中，其钙吸收明显高于 25（OH）D 平均值为 50 nmol/L（20 ng/ml）的研究对象；然而这 34 例研究对象中仅有 14 例同时参与了 25（OH）D 水平研究与钙吸收研究。指南选择了这项研究，却忽略了另外一项包括 1300 多名受试者的大型试验，该试验对全部受试者进行正式的钙吸收检测，并重点研究了 319 例血清 25（OH）D 水平较低的受试者，结果发现，在血清 25（OH）D 水平为 20 nmol/L（8 ng/ml）时，钙吸收就能达到峰值。但是 IOM 重新分析了 2003 年这篇文献的全部相关数据，所得结论与其不同，我们认为当血清 25（OH）D 水平为 20 ~ 50 nmol/L（8~20 ng/ml）时，钙吸收达到峰值。

二、分歧 2：维生素 D 缺乏的定义

指南将维生素 D 缺乏定义为血清 25（OH）D<50 nmol/L（20 ng/ml）。这一结论针对的是普通人群，并未如指南声称的那样将患病人群纳入考虑。指南将该结论的得出归因于几个团体的研究结果，其中包括 IOM 的研究结果，但其对于 IOM 数据的引用是片面且不合理的，并没有在规定血清 25（OH）D 水平时考虑到下面的几种状态和疾病。另外，指南作者似乎是选择性地引用了现有资料中的某些数据，却没解释在维生素 D 缺乏的定义上，为什么他们引用的这些数据比其他同类研究数据更有力。

指南和 IOM 都是以确保全人群的骨健康为标准来定义人体对维生素 D 的需求量。IOM 全面综述了所有相关文献并在报告中有所提及。为了更有效地判断骨骼健康结局与维生素 D 需求量和摄入量的关系，我们筛选出了与骨质沉积、骨骼修复、骨量丢失相关的证据（图 24-1），各项研究都根据其研究质量及与上述因素的相关性计算权重。我们主要关注的是维生素 D 与骨质的量效关系，不过与之相关的某些研究及其他方面的数据也予以记录。结果表明，97.5% 的人血清 25（OH）D 维持在 50 nmol/L（20 ng/ml）时，就能够确保骨骼健康；50% 的人血清 25（OH）D 维持在 40 nmol/L（16 ng/ml）时，就能够确保骨骼健康。

美国 IOM 认为，50 nmol/L（20 ng/ml）的 25（OH）D 水平已经达到人体需求的上限，因此足够满足绝大多数人的健康需求。指南中以 50 nmol/L（20 ng/ml）作为普通人群维生素 D 缺乏的界定值，与现有数据不符，并人为增加了维生素 D 缺乏的人群数量。事实上，只有不足 3% 的人需要满足 50 nmol/L（20 ng/ml）以上的维生素 D 水平；而 97% 以上的人达到 50 nmol/L（20 ng/ml）就够了，还有 50% 的人只需要达到 40 nmol/L（16 ng/ml）。上述数据适用于美国和加拿大的普通人群。虽然饮食中维生素 D 的摄入量与血清维生素 D 水平的关系还需进一步研究，但目前研究表明，每日摄入 400~800 U 维生素 D 就可以使血清维生素 D 水平达 50 nmol/L（20 ng/ml）以上，同时血清维生素 D 水平还受其他一些因素影响。

临床上，个体间对维生素 D 的真正需要量不尽相同，但我们可以姑且将 50 nmol/L（20 ng/ml）作为血清 25（OH）D 的正常值。但这并不表示普通人群在血清 25（OH）D 水平低于 50 nmol/L（20 ng/ml）即处于维生素 D 缺乏状态。当然，临床工作者很可能将对处于疾病或健康相关状态的不同人群采取不同的界定值，我们认为这是合理的。指南应充分考量事实依据后得出合理的参考值。遗憾的是，指南似乎并未遵从上述原则。

三、分歧 3：哪些人群属于高危人群？

美国 IOM 报告针对的是普通人群，而指南则将关注点扩展至高危人群。然而，指南中涉及的几类"特殊人群"其实是普通人群的一部分。IOM 委员会将以下提到的几类人群归纳为普通人群。我们考虑到了这几类人的相关生理状况，因此设定的膳食参考摄入量也可充分满足他们的需求。

1. 美国黑种人、西班牙裔和有色人种　皮肤黑色素沉着的人种在接受阳光照射时，维生素 D 的合成量降低，其中包括移民北美的深肤色人种（如中东人及南亚人），但是不包括母乳喂养的婴儿。美国黑种人的奇特之处在于，虽然其血清维生素 D 水平比白种人低，但其骨质疏松和骨折的发生率却低于白种人。考虑到这类特殊群体的存在，美国 IOM 在日晒值最低或为 0 的基础上确定了膳食营养素的参考摄入量。也就是说，所用数据均来自日晒量很低或没有日晒的条件下所进行的研究，这就避免了因皮肤黑色素水平不同造成维生素 D 合成的差异。因而也避免了深肤色人种在日晒下维生素 D 的合成减少。这样在设定普通人群参考值时就不受此类人群特殊性的影响。简言之，在评估膳食摄入量时，就不需再考虑皮肤黑色素水平及维生素 D 合成情况。

2. 妊娠期及哺乳期女性　指南错误解读甚至忽略了妊娠期和哺乳期的某些相关数据。针对妊娠期而言，现有证据尚不支持妊娠妇女的维生素 D 缺乏会比非妊娠妇女造成更多风险。最近由 IOM 委员会成员发表的一篇评论可能对研究该领域的人有所帮助。在骨骼健康方面，IOM 的报告指出，现有数据不足以证明妊娠期间血清 25（OH）D 的浓度与孕妇骨矿物质密度有关，也没有证据表明母体 25（OH）D 的水平对胎儿钙稳态或骨骼发育有影响。指南侧重于 1, 25 二羟基维生素 D 水平的研究，并关注到一项维生素 D 缺乏与先兆子痫相关性的研究。妊娠期间确实应该预防维生素 D 及其他营养成分的缺乏，但是目前没有证据表明，妊娠期女性补充维生素 D 或本身血清维生素 D 水平较高于非妊娠女性时其发生先兆子痫的风险将降低。所以，妊娠期女性维生素 D 缺乏与先兆子痫风险性增加相关这一结论是没有根据的。未被该指南引用的两项观察性研究探讨了补充维生素 D 和先兆子痫发病率之间的关系，但血清 25（OH）D 浓度与先兆子痫之间的关系尚无定论。另一方面，分别来自美国和丹麦的两项病例对照研究发现，发生先兆子痫的女性与未发病的女性相比，两者的血清 25（OH）D 浓度没有显著差异。迄今为止，先兆子痫与血清 25（OH）D 水平之间的作用机制尚不清楚。

　　针对哺乳期而言，IOM 报告认为，女性对在哺乳期间维生素 D 的需求并未增加。指南也认为，哺乳期间的代谢变化不会增加女性对维生素 D 的需求。因此指南将哺乳期妇女的血清维生素 D 正常值设定为 75 nmol/L（30 ng/ml），与规定的普通人群的参考值相同。维生素 D 及其代谢产物在母乳中含量非常低，为使维生素 D 从母体转移至婴儿，母亲的饮食摄入量必须提高到非常高的水平。正如 IOM 报告所言，目前的 8 项 RCT 和 6 项观察性研究的结果一致，均表明增加维生素 D 的摄入量可以增加哺乳期妇女的血清 25（OH）D 浓度，但对母乳喂养的新生儿血清 25（OH）D 水平影响不大，除非母亲摄入超大量的维生素 D（达到 4000~6400 U/d）。指南的推荐剂量为 1400~1500 U/d，并不足以使母亲摄取的维生素 D 转移到婴儿，4000~6000 U/d 的摄入量足以达到要求且无须外源补充，但却超过了 IOM 规定的最大容许摄入量。Prentice 等发现母乳中钙含量和维生素 D 之间没有任何关系，也没有其他报道认为两者有关，这一点指南没有强调。Wagner 等发现即使每天摄入 6400 U 维生素 D，也不能改变母乳中的钙含量。指南作者认为哺乳期需要增加维生素 D 的摄入以促进食物中钙的吸收，表明食物（包括母乳）是钙的主要来源。但事实上，胃肠道吸收并不是母乳中钙的主要来源。相反，母乳中的钙大部分来源于骨骼的再吸收，其储备量很大，所以即使母亲的钙摄入量极低或极高，乳汁中的钙含量都相当稳定。

　　3. 有非创伤性骨折史的老年人　IOM 委员会认为降低骨折风险是确定老年人参考摄入量的重要指标，这不仅是由于骨折本身的严重性，还因为骨折相关并发症的高发病率和高死亡率。总的来说，相关文献认为在补钙的同时，每天补充维生素 D 600~800 U 可以降低骨折风险。然而，维生素 D 单药治疗的 meta 分析发现，补充维生素 D 与降低骨折风险无关。目前关注维生素 D 量效关系的研究极少，维生素 D 摄入量和血清维生素 D 相关性的研究更是微乎其微。有报道认为摄入维生素 D 800 U/d 有益于降低骨折风险，但尚无相关量效分析证明更低水平的摄入量是否也能起效。IOM 委员会以降低骨折风险为基准设定了该群体的推荐摄入量。老年人的平均需要量与其他群体相同，但由于其存在年龄相关的生理学改变、日照量改变及皮肤形态学改变，且个体间差异较大，使其平均需要量的波动范围更大，所以推荐摄入量常高于其他年龄组群体（如通常比平均需要量高两个标准差）。

　　4. 肥胖人群　指南推荐肥胖人群补充维生素 D，并不是基于有证据表明肥胖人群增加维生素 D 摄取可以改善骨骼健康，只是观察发现他们的 25（OH）D 水平低于非肥胖人群。其维生素 D 水平偏低可能是由于部分维生素 D 贮存在脂肪组织，但该效应的动力学研究尚未确立。研究发现常规摄入维生素 D 时，适当的体重下降可以提高循环血中血清 25（OH）D 水平，且其增加程度可能与体重下降量成正比。简言之，没有证据表明增加肥胖人群的维生素 D 摄入量使其高于非肥胖人群可以影响骨骼健康或其他方面的健康状况。

　　指南致力于探索维生素 D 对特殊人群和患病人群的治疗作用，IOM 委员对此予以支持。但我们不支持指南在确定膳食维生素 D 推荐摄入量时将一些普通人群中的特例定义为高危人群。接着指南又错误地总结出只有当血清 25（OH）D 达到 75 nmol/L（30 ng/ml）或以上时大部分人群才可获益，同时误认为血清 25（OH）D 低于 50 nmol/L（20 ng/ml）的人群都属于维生素 D 缺乏。进而，指南认为至少 50% 的人群需要常规监测血清 25（OH）D，这意味着一大笔不必要的高额花销。最后，在尚无证据证明高水平的维生素 D 有多重效益的前提下，指南推荐大剂量摄取维生素 D，这点令人困惑且不符合循证医学。

我们支持美国内分泌学会针对存在潜在健康问题的人群提出临床实践指南，但该指南需要通过系统的循证方法对资料进行评估以权衡补充维生素 D 的利弊。目前的指南尚不能兼顾二者，因此需要重新审查。

（翻译：关海霞）

（审阅：单忠艳）

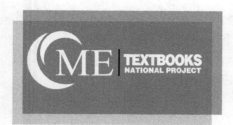

《Paget 骨病：美国内分泌学会临床诊治指南》与解读

第 25 章

一、推 荐 总 结

（一）诊断

1. 影像学 对可疑 Paget 骨病患者，我们推荐对可疑受累骨骼进行 X 线片检查（1 ｜⊕⊕⊕⊕）。对确诊为 Paget 骨病患者，我们建议采用核素骨扫描确定疾病范围，可发现无症状的受累骨骼部位（2 ｜⊕⊕⊕○）。

2. 生化 经过放射学检查诊断为 Paget 骨病后，我们推荐进行血清总碱性磷酸酶测定或在可能情况下，测定更为特异的骨形成指标（1 ｜⊕⊕⊕⊕）。对有肝功能或胆道功能异常的 Paget 骨病患者，我们推荐测定更为特异的骨形成或骨吸收指标，以评价其对治疗的反应，或在未接受治疗的患者中随访病情变化（1 ｜⊕⊕⊕○）。

（二）治疗

1. 指征 对于将来存在并发症高风险的 Paget 骨病活跃期患者，我们推荐进行双膦酸盐治疗（1 ｜⊕⊕⊕○）。

2. 药物的选择 对于无用药禁忌患者，我们建议一次性静脉输注 5 mg 唑来膦酸钠（2 ｜⊕⊕○○）。

3. 评价治疗反应 如果需要紧急控制病情，或疾病特别活跃，我们建议在治疗前和治疗后短时间内测定骨吸收快速反应标志物以评价治疗是否有效（2 ｜⊕⊕○○）。对溶骨性病变的 Paget 骨病患者在最初影像学诊断 1 年后复查 X 线片，以确定治疗是否有效或在未治疗情况下是否有进展。以下情况也可进行 X 线片检查随访：骨转换生化标志物持续升高或骨痛持续不缓解以及确定骨损害是否得到缓解（2 ｜⊕⊕○○）。

4. 缓解期的维持 我们建议尽量延长缓解期，通过监测选定的骨转换标志物将骨转换速率维持在正常参考值中点以下的范围（2 ｜⊕⊕○○）。

5. 复发和再治疗 对于骨转换速率增高的患者，生化标志物的随访较临床症状更为客观地反映病情复发（1 ｜⊕⊕⊕○）。

6. 单骨性 Paget 骨病 对于未经治疗的单骨性 Paget 骨病患者，除了影像学检查证实病情活动，还应测定血清 1 型前胶原氨基末端肽（amino-terminal propeptide of type 1 collagen，P1NP）或骨特异性碱性磷酸酶（bone-specific ALP，BSAP）和 1 型胶原 β C 末端肽（β C-terminal propeptide of type 1 collagen，βCTx）或 1 型胶原 N 末端肽（N-terminal propeptide of type 1 collagen，NTx）水平，评价病情活跃程度，尽管该骨转换标志物可能正常（2 ｜ ⊕⊕○○）。

（三）Paget 病并发症的治疗

1. 听力丧失　我们建议采用强效双磷酸盐治疗以预防听力损失加重（2 ｜ ⊕⊕○○）。

2. 骨关节炎　Paget 骨病可引起相应关节区域的关节软骨破坏，对于 Paget 骨病轻至中度的关节疼痛，我们建议采用镇痛药辅助治疗（2 ｜ ⊕⊕○○）。

对于 Paget 骨病邻近区域的严重骨关节炎患者，我们建议在行择期全关节置换术前采用有效的双膦酸盐治疗，以预防术中出血和术后假体松弛（2 ｜ ⊕⊕○○）。

3. 下肢弯曲畸形　在 Paget 骨病患者由于严重下肢弯曲畸形造成活动受限和（或）严重关节痛，需要择期进行截骨手术之前，我们建议采用有效的双膦酸盐治疗（2 ｜ ⊕⊕○○）。

4. 瘫痪　在脊椎 Paget 骨病造成截瘫时，我们建议立即采用有效的静脉双膦酸盐治疗，同时请神经外科会诊。除非有严重的结构破坏，在有效的药物治疗之后，可能不再需要外科干预治疗（2 ｜ ⊕⊕○○）。

5. 肿瘤　合并骨肉瘤或巨细胞瘤的 Paget 骨病患者由骨科医师决定治疗方案。如果决定手术，我们建议术前采用有效的双膦酸盐治疗以减少术中出血（2 ｜ ⊕⊕○○）。

6. 充血性心力衰竭　我们建议采用双膦酸盐治疗合并充血性心力衰竭的 Paget 骨病患者（2 ｜ ⊕⊕○○）。

二、基于循证的临床实践指南的产生方法

美国内分泌学会临床指南小组委员会（CGS）认为 Paget 骨病是一种急需实践指南的疾病领域，因而组建专门工作组制定基于循证的指南。关于证据分级方案的详细描述，在其他杂志已经发表。

（一）病理生理、病因和流行病学

1. 病理生理　Paget 骨病（变形性骨炎）是一种慢性良性骨代谢紊乱，一般累及单骨或多骨。活检或尸检所得的骨标本揭示了病变的进程。最早的异常表现为病灶局部巨大破骨细胞聚集伴活性增强，骨吸收增加，继发骨形成加快，形成结构紊乱的病态骨组织。一些证据显示疾病最终失代偿期表现为骨细胞活性显著降低，骨结构异常，板层骨和编织骨杂乱无章的交错在一起。骨组织结构异常造成受累骨膨大和畸形，负重骨尤为明显。

2. 病因　对于 Paget 骨疾病患者的研究显示有家族遗传史的占 5%～40%（其中多数研究者报道的比例为 10%～20%）。遗传方式为常染色体显性遗传。*Sequestosome* 1 基因突变增加 Paget 骨病发病易感性，而在家族成员中虽然也发现拥有基因突变，但为不完全显性，临床表现不明显。其他基因也与疾病易感性增加有关联，并且几乎所有基因，包括 *sequestosome* 1 基因，均与破骨细胞生物活性有关。

其他关于 Paget 骨病病因的研究集中在慢性副黏液病毒感染在该病发病中的潜在作用。通过将麻疹病毒核衣壳蛋白和突变的 *sequestosome* 基因 1 导入动物体内，可以构建 Paget 病的动物模型。

3. 流行病　Paget 病男女均可发病，男性略多。40 岁之前很少出现临床症状，随着年龄增加，

病情逐渐显现。该病在西欧、北美、澳大利亚和新西兰发病率最高。近期研究表明在其中一些国家发病率有下降趋势，发病率为 0.7% ~ 4.6%。在美国，该病在 55 岁以上人群中发病率为 2% ~ 3%。

（二）临床表现和并发症

许多 Paget 骨病患者无症状，往往因为其他临床疾病进行骨骼 X 线片或骨扫描时发现，或在进行生化筛查时发现碱性磷酸酶升高而怀疑本病。该病的大部分临床表现来自骨骼系统（表 25-1）。通常情况下，患者会有单骨或多骨受累。最常受累的骨包括骨盆、脊柱、颅骨、股骨和胫骨。该病的特点为骨骼畸形，表现为骨骼体积增大或形态异常。股骨或胫骨受累时可表现为弯曲畸形，该病常从骨骼近端开始，逐渐累及远端。受累骨，通常是胫骨，由于局部血流增加，表面温度增高。当疾病累及颅骨、下颌骨、锁骨、股骨或胫骨时，临床上可表现为骨骼生长或膨胀。

表 25-1　Paget 骨病的症状和并发症

系统	症状和并发症
肌肉骨骼系统	骨痛
	骨畸形
	邻近关节的骨关节炎
	髋臼内陷
	骨折
	椎管狭窄
神经系统	听力丧失
	耳鸣
	脑神经受损（罕见）
	颅底压痕
	脑脊液压力增高
	椎管狭窄
	瘫痪、四肢瘫痪、血管盗血综合征
心血管系统	充血性心力衰竭
	心排血量增加
	主动脉狭窄
	广泛的动脉粥样硬化
	心内膜钙化
代谢系统	制动引起的高尿钙症
	高钙血症
	高尿酸血症
	肾结石
肿瘤	肉瘤（骨肉瘤、软骨肉瘤或纤维肉瘤）
	巨细胞肿瘤

骨痛也是 Paget 骨病的一种临床表现，但通常发生在疾病晚期，且只在少部分患者中存在。骨痛为轻到中度的深部酸痛。疼痛全天均可发生，夜间加重。股骨或胫骨骨干区域的局部疼痛可能是由于溶骨性损害造成，疼痛在负重时会加重。另一方面，受累骨骼附近的骨关节炎也可引起疼痛。这种疼痛可能是由于关节骨变形、骨骼弯曲或缩短，关节受力异常引起。骨转换加快，非层状的类骨质样基质增加，骨骼变脆弱，轻微外力下即可发生骨折。骨折通常为横断性，被称为"粉笔状"或"香蕉状"骨折。骨胶原基质质量差是导致骨折的原因。部分横断性骨折或骨裂可发生在弯曲骨骼外缘区域。活动受限的股骨或胫骨突然出现局部疼痛，需进行紧急 X 线片检查，以明确是否有横断性骨折。骨肉瘤或其他肉瘤是 Paget 骨病的罕见并发症。这些肿瘤的发生率不到 1%，且常发生在多骨受累型的 Paget 骨病患者。受累骨也可发生良性的巨细胞瘤，但比骨肉瘤更为少见。

Paget 骨病最常见的神经系统并发症是听力丧失，是由于疾病累及颅骨引起的。听力受损既往认为是由于第八对脑神经受压导致，现在确定是由于耳蜗受损引起。当颅骨受累时，其他脑神经也可能受影响。罕见情况下，颅骨内陷可引起脑水肿。虽然 Paget 骨病常累及椎体，但偏瘫、四肢瘫痪或其他椎管狭窄的症状很少见。软瘫常为可逆性，因为软瘫多由血管盗血造成，而不是神经受压引起的。

在骨骼系统广泛受累时，心排血量可以增加，但心力衰竭较少见。一项研究观察到与同龄人相比，Paget 骨病患者主动脉狭窄、动脉粥样硬化、心内膜钙化更为多见。高钙血症较为少见，当有广泛骨损害的患者活动受限时可能出现。当 Paget 病患者合并发生了原发性甲状腺功能亢进症时也会出现高钙血症。肾结石较为罕见。高尿酸血症似与 Paget 骨病相关，但其间的关系并不明确，这种情况是 Peyronie 症和其他纤维性疾病发病率增高的原因。

Paget 骨病的临床表现和并发症之间是密切相关的。虽然我们已经认识到 Paget 骨病的并发症，但其临床表现却因人而异，所以目前缺乏针对并发症个体化治疗的规范的临床观察研究。总而言之，目前虽然有针对某一特殊并发症进行治疗的案例报道以及生化标志物的实验研究，但这些标志物对于疾病个体化的临床表现无特异性。

（三）诊断

1. 影像

（1）推荐意见一：对可疑 Paget 骨病的患者，我们推荐对可疑骨骼进行 X 线检查（1｜⊕⊕⊕⊕）。

Paget 骨病影像学的改变反映了随时间延长病理改变的进程。X 线检查可反映疾病进展。最早期是溶骨性损害，该损害在颅骨和长骨表现最明显。通常，溶骨损害以每年 8 mm 速度进展。随着疾病进展，破骨细胞活性增加的后果从最初的溶骨性损害进展至溶骨和骨硬化混合存在。骨硬化为疾病终末期 X 线的主要表现，也可观察到骨前沿的破骨性损害。对于未经治疗的患者，疾病进展数十年后，受累骨可以膨大，下肢长骨可以出现侧弯或前弯。X 线片上，在弯曲长骨的凸面可以看到"假骨折线"，即线性垂直于骨皮质的透亮区。有些情况下在该部位会发生完全的横断性骨折。有经验的放射科医师和内科医师一般可以毫无困难地区分 Paget 骨病和其他代谢性骨病的 X 线表现。很少情况下需要做骨活检明确诊断。

其他一些放射学检查，如 CT、MRI、PET-CT 在一些个别患者中可能有用，特别是怀疑局部肿瘤时。但是这些检查在 Paget 患者中不作常规使用。

（2）推荐意见二：对于诊断为 Paget 骨病的患者，我们建议行全身骨核素扫描以确定病变范围和找出潜在的无症状的病变区域（2｜⊕⊕⊕○）。

因为 Paget 骨病大部分损伤是无症状的，所以核素骨扫描可作为常规检查方法确定其骨骼受累范围，它比全身 X 线检查更有效。对于检测出局部破骨细胞活性增加的病灶，核素骨扫描最为敏感，且能在 X 线表现显露之前检测出骨损伤。一般不建议重复核素扫描检查，但给予治疗后，病灶部位的核素摄取通常减弱。

2. 生化

（1）推荐意见一：经过放射学检查确诊 Paget 骨病后，需测定血清总碱性磷酸酶，或条件允许时测定更为特异的骨形成指标（1｜⊕⊕⊕⊕）。

1）证据：经过放射学检查确诊 Paget 骨病后，反应骨代谢紊乱的最经济的生化检查是血清总碱性磷酸酶。虽然碱性磷酸酶是骨形成标志物，其增高是继发于骨吸收增加，但它与 X 线检查或核素扫描确定的骨损伤的范围呈正相关，且经双膦酸盐治疗升高的碱性磷酸酶水平可能恢复正常水平。

2）利弊权衡和优先选择：无论是在社区医疗机构还是二级医疗机构，推荐用总碱性磷酸酶筛查 Paget 骨病的活跃程度将是最廉价，最易被广泛应用的检查。一些更为特异的骨形成标志物检查可能较为昂贵，限制了其可用性。

（2）推荐意见二：我们推荐有肝功能异常或胆道功能异常的 Paget 骨病患者中，测定更为特异的骨形成或骨吸收标志物以评价治疗反应，或在未接受治疗的患者中随访病情进展（1｜⊕⊕⊕○）。

1）证据：指南制定工作小组进行了系统的回顾和 meta 分析评价了 Paget 骨病患者诊治过程中生化标志物的实用性。总体来讲，生化标志物水平与用核素扫描评估的疾病活跃程度有良好的相关性。

血清 P1NP 是最好的骨形成标志物。如果因为价格贵或条件所限不能测定，一些骨吸收标志物如血清 βCTx 或尿 CTx 测定也可准确反映基线骨代谢活跃程度以及治疗后的反应。

血清总碱性磷酸酶测定的劣势在于它与肝来源的碱性磷酸酶有交叉。如果肝功能有异常，则血清 P1NP 测定可更准确反映骨形成活性。BSAP 和骨钙素测定亦反映骨形成水平，但可用性较 P1NP 差，因为肝来源的碱性磷酸酶和骨源性碱性磷酸酶之间有 20% 的抗体交叉反应，而在 Paget 病患者中骨钙素作为骨形成指标不能准确反应病情变化。

羟脯氨酸作为骨吸收标志物，已被更为特异的骨吸收标志物所取代，包括多种 1 型胶原的末端肽或交联降解产物，如血清 αCTx、βCTx 和尿 NTx。αCTx 来源于新形成的胶原蛋白，包含有门冬氨酸-甘氨酸超二级结构，在未治疗的 Paget 骨病患者，随疾病活跃程度增高而增高，强于 βCTx，但尚无商业化的试剂盒。βCTx 来源于治疗后骨骼生长过程中自发形成的异门冬氨酸的结构，可以采用自动测试平台检测，可重复性好，价格相对便宜，因而广泛应用。但是 βCTx 测定，由于异构化现象的存在，会稍低估了病情活跃的 Paget 骨病对治疗的反应。虽然尿 NTx 在治疗过程中有大幅下降，但由于个体反应的多变性，也许是由于测量的不稳定性，导致其测定意义逊于骨形成标志物。但末端肽骨吸收标志物测定的一个优点是，相对于骨形成标志物的变化，骨吸收标志物能最快并能最大程度反映治疗后骨吸收速率减慢。对于不能进行 X 线检查或核素扫描，而血清总碱性磷酸酶测定又正常的 Paget 骨病患者，也需要测定特殊的骨转换标志物。

2）备注：骨转换标志物测定的可行性和费用是决定其临床应用的重要条件。不同地区，不同医保政策，都会影响其临床应用。医务人员需要明确所做的化验是否属于医保范畴。

（四）治疗

1. 指征　大多数活跃的 Paget 骨病患者有发生并发症的风险，我们推荐采用双膦酸盐治疗

（表 25-2）（1｜⊕⊕⊕○）。

（1）证据：对于病情活跃的 Paget 病患者，如有临床症状或并发症高风险，应该采用药物治疗。这一点已经达成广泛一致意见。并且，病情活跃的 Paget 骨病患者在做受累骨骼部位的手术之前，应进行药物治疗，以降低病骨组织局部的血供，减少围术期出血。

使用唑来膦酸钠治疗的患者，在长期随访过程中效果良好，因此再次治疗前应该重新评估用药指征。强效的口服双膦酸盐或弱效的静脉双膦酸盐（如帕米膦酸钠）就可以使生化指标恢复正常达 1~3 年，因此患者需要规律随访，一般半年 1 次。即使在未接受治疗的病情活跃患者中，以同样的频率进行规律的监测也是必需的。

表 25-2　推荐的双膦酸盐治疗方案

药物	剂量
唑来膦酸钠[a]	单次给予 5 mg，静脉输注 15 min 以上，一般 5 年内不需再次治疗
阿仑膦酸钠	40 mg/d 治疗 6 个月，一般治疗后 2~6 年需要再次治疗
利塞膦酸钠	30 mg/d 治疗 2 个月，一般治疗后 1~5 年需要再次治疗

注：a. 作者注意到这种药物的官方命名是唑来膦酸，但这是一种错误命名。事实上，在医学上它是一种钠盐，而不是一种酸。因此我们将其命名为唑来膦酸钠，这种命名与通用的双膦酸盐的系统命名法相一致

（2）评价：Paget 骨病的特异治疗是双膦酸盐，但随着疾病的发展可能需要外科手术干预，如关节置换，畸形骨矫形术或骨折的外科处理。需要进行外科干预的适应证和其他非 Paget 骨病患者相似，外科手术已超过了本指南的范围，但是值得注意的是，Paget 骨病患者发生截瘫时应用双膦酸盐似乎比外科手术能达到更好的效果。

（3）利弊权衡和优先选择：药物干预的适应证是基于成本与效益的关系及其潜在的获益因素与不利因素之间的平衡来取舍。对静脉注射唑来膦酸钠的 Paget 骨病患者来说，药物干预节省了临床随访的费用，更加便宜，从而提高了生活质量。

对于大多数患者来说，药物干预能达到超过 6 年的疾病缓解期。因此对于大多数没有静脉使用唑来膦酸钠禁忌证的活动性 Paget 骨病患者来说，唑来膦酸是更加经济、有效且方便的治疗方法，这不仅能减少未来随访的成本和时间，同时该方案更加提高了患者的生活质量。

2. 药物治疗的选择　我们建议没有禁忌证的患者使用 5 mg 的唑来膦酸钠静脉注射（2｜⊕⊕⊕○）。

（1）证据：Paget 骨病的药物治疗主要基于使用药物降低骨转化，特别是抑制破骨细胞介导骨吸收。由甲状腺 C 细胞分泌的多肽类激素-降钙素，能直接结合破骨细胞表面的受体，是第一个应用于临床的治疗 Paget 骨病的有效药物。降钙素能够降低 40%~50% 的骨转化指标，并且能够治疗部分 X 线片显示的溶骨性病变。但是，对大部分患者降钙素不能使骨转化恢复正常。同时，因为需要每天注射降钙素，经常出现面红、恶心、呕吐等不适，导致患者的耐受性较差，而且在治疗终止后，疾病很快复发。由于该缺陷，降钙素已经被双膦酸盐取代。值得注意的是，鲑鱼降钙素鼻喷剂未被批准用于 Paget 骨病的治疗。

双膦酸盐核心包括由一个中心碳原子连接的两个磷酸基团。该物质在人体不被代谢，它们能够紧密的在骨表面结合若干年，产生非常久的治疗效果。在骨吸收期，双膦酸盐被破骨细胞吸收，能够抑制甲羟戊酸途径关键酶——法尼基焦磷酸合成酶合成，甲羟戊酸途径不仅能够引导产生香叶基香叶醇，也能够合成胆固醇和龙牛儿基龙牛儿醇，这对胞内蛋白异戊烯化至关重要。阻断该

途径抑制破骨细胞骨架的形成，从而导致破骨细胞凋亡。双膦酸盐的临床效能由其与羟磷灰石的亲和力和抑制法尼基焦磷酸合成酶的潜力决定。在双膦酸盐的临床使用中，唑来膦酸钠是最有效的酶抑制药，并且对骨矿盐有最强的亲和力，其强有力的亲和力使得唑来膦酸钠具有非常持久的药效。

依替膦酸钠是第一个应用于 Paget 骨病的双膦酸盐，它比降钙素能更强且更持久的降低骨转化。然而，在大多数患者中，依替膦酸钠要达到生化指标的缓解剂量也会导致骨肿瘤的发生，因此其他种类的具有更强的抗骨吸收能力的双膦酸盐得以研发。

氯膦酸盐和替鲁膦酸盐虽然不引起骨肿瘤，但其在所有的患者中均无法使骨转化恢复正常。之后研发的双膦酸盐在其侧链上结合了一个氮原子，这创造了具有更强大的抗吸收潜能的氨基双膦酸盐。因此，帕米膦酸钠在给药 1 周后就能使骨吸收指标恢复正常，而骨形成指标的正常需要 3~6 个月。同时，使用氨基二膦酸盐的患者骨活检中也证实了骨转化的减少，影像学检查证实其治愈溶骨性病变。在两项研究随机对照研究中发现，口服阿仑膦酸钠（40 mg/d，连服 6 个月）使 60%~70% 患者的碱性磷酸酶达到正常，并且影像学检查证实其使溶骨性病变得到缓解，同时骨活检发现它修复了正常的板层骨组织。因此，生化指标的恢复正常与组织学和放射学抑制疾病进展相关。关于利塞膦酸盐片（每天 30 mg 连服 2~3 个月）的研究发现，利塞膦酸盐使 73% 的患者碱性磷酸酶恢复正常，同时可缓解患者疼痛。但是，控制 Paget 骨病所需的相对高剂量的口服双膦酸盐导致了显著的上消化道不良反应。因此，推动了静脉注射用双膦酸盐的研发。

伊班膦酸盐能有效地短期控制 Paget 骨病，但是该适应证尚缺乏足够的临床证据。静脉使用的双膦酸盐的代表药是唑来膦酸，由于其高效能和持久的作用效果，因此唑来膦酸非常具有吸引力。在两个临床试验中证实，比较了单次静脉注射 5 mg 唑来膦酸钠与每天口服 30 mg 利塞膦酸钠连服 2 个月；这项研究观察了 6 个月，随机分配使用唑来膦酸盐的患者中 96% 有治疗反应，而随机分配使用利塞膦酸盐的患者中仅有 74% 有治疗反应（$P<0.001$）。唑来膦酸盐组 89% 的患者碱性磷酸酶恢复正常，利塞膦酸钠组仅有 58% 的患者碱性磷酸酶恢复正常（$P<0.001$）。唑来膦酸盐起效更快，药效更强，更有利于生活质量的提高和疼痛的缓解。该研究的后续随访阶段，观察了对两种药物有反应患者的缓解持续时间。药物治疗 2 年后，应用唑来膦酸的患者中有 98% 仍然维持这种治疗反应，而应用利塞膦酸钠的患者中只有 57% 维持疗效。服药 5~6 年后，唑来膦酸钠有 87% 维持疗效，而利塞膦酸钠只有 38% 维持疗效。使用唑来膦酸钠组中 P1NP 维持在正常范围，但是在利塞膦酸盐组中骨转化指标有逐渐增加的趋势。在随访中发现，使用唑来膦酸钠治疗 6 个月后，P1NP<40 μg/L 或总碱性磷酸酶<80 U/L 的患者，不会复发的可能性>90%。另外在生活质量量表评测中，唑来膦酸钠组的患者得分更高。因此，静脉使用唑来膦酸钠有更常见、更有效、更持久的治疗反应，能够使大多数患者骨转化指标正常及生活质量持续提高多年。

唑来膦酸盐的Ⅲ期临床试验结果证实治疗适应证的增加是恰当的。静脉注射唑来膦酸钠证明比应用利塞膦酸钠更迅速、更持久的控制疾病。事实上利塞膦酸钠本身也是一个非常有效的双膦酸盐，而唑来膦酸钠将比其他可用口服药更具有优势。

唑来膦酸钠的安全性非常高，最常见的不良反应是流感样症状，可发生在 25% 的患者中。因此在使用之前需要提醒患者这种可能性。应用对乙酰氨基酚或甾体类消炎药，可将这种不良反应的发生频率和严重程度降低 50%。唑来膦酸钠还可引起葡萄膜炎或眼的其他炎症等急性不良反应，发生率接近 1%。这需要提醒眼科医师关注，局部应用类固醇药物迅速且完全缓解症状。唑来膦酸钠对肾有潜在的毒性作用，因此肾小球滤过率<35 ml/min 的患者禁止使用。一些内科医师对肾功能接近边缘值的患者使用更低剂量，更长输注时间的方法治疗，但此方法尚未获得监管机构的批

准。在维生素 D 缺乏的患者（25 羟维生素 D<25 nmol/L）使用强效双膦酸盐可产生低钙血症的症状。因此对于维生素 D 缺乏的患者，在治疗前建议补充维生素 D。单次的、大剂量的口服维生素 D_2 100 000 U 可获得良好的效果。

（2）评价：使用终点评估治疗效果是最为理想的。然而，在 Paget 骨病患者中很难获得这些数据，很多试验采用骨转化指标作为主要的研究终点。然而，有证据证明强效的双膦酸盐可使骨组织学、溶骨性病变、骨扫描、疼痛和生活质量得到可观的提高。而这些改变都可在骨转化标志物上得到体现。在可预见的未来，很难有更适合的研究终点（如频繁的关节置换）出现，因此医师必须基于目前可利用的数据。

（3）利弊权衡和优先选择：有一些患者存在静脉注射唑来膦酸钠的禁忌证，如明显的肾功能损伤。对于在这些患者，口服双膦酸盐是一个更安全的选择，因为其血药峰浓度更低，减少了对肾小管的毒性反应。在另一些患者中，应该关注急性反应。尽管一般情况下，胃肠道不良反应的发生频率和严重程度和口服给药剂量相关，但在大部分患者中不良反应仅持续几天。不能使用静脉注射唑来膦酸钠的患者，治疗对象应该锁定在有症状或有严重并发症风险的患者中（如早期的关节炎、骨折或畸形患者）。药物干预的潜在获益和潜在风险应相互权衡，鲑鱼降钙素、依替膦酸钠、帕米膦酸钠也是有效的治疗药物，但是因为唑来膦酸钠的使用简单并且更加有效而使其他药物很少使用。

3. 评估治疗反应　如果有需要紧急控制的症状或疾病尤为活跃，我们建议在治疗之前和治疗后监测骨吸收标志物，监测药物的短期反应（2 | ⊕⊕○○）。

（1）证据：总碱性磷酸酶是广泛使用的、最为廉价的检测的指标，更特异性的骨形成标志物更能反映治疗的疗效，但是有时候骨吸收标志物比总的碱性磷酸酶或其他骨形成标志物反应更快。如需早期评估治疗效果，如存在严重症状、脊髓压迫症等，并且担心对活跃疾病的控制能力时，骨吸收指标更为有效。如 βCTX 在使用强效的双膦酸盐后下降的非常快，10 天内下降到最低点，然而骨形成指标如总碱性磷酸酶的反应就慢很多，达到最低点需要 2~3 个月。

达到正常的骨转化取决于疾病的活动程度和药物的效能。在非常活跃且严重的疾病中，可能存在不完全反应，但对于强有力的氨基双膦酸盐这种可能性较小。在不同患者中，骨转化的下降率存在明显的差异，这可能是由于骨细胞对治疗的敏感性的差异。然而，在某一个体中，双膦酸盐将骨转化指标降低 50% 所需的时间与其单位时间使用剂量和内在效能成反比，且独立于治疗前的疾病活性。治疗反应的可持续时间可通过骨转化指标如尿 NTx 短期（10 d）的减少预测，并与最终的碱性磷酸酶值有很好的相关性。

高转化的疾病需要非常有效的双膦酸盐的短期治疗（如 5 mg 的唑来膦酸钠）。尽管长期使用一个弱效的药物治疗可能有效，但由于这些药物不能使高骨转化率患者骨转化减低到正常范围，因此不被推荐。

（2）评估：尽管大多数患者在目前有效的药物治疗下能够达到正常的骨转化，在临床上骨转化指标的变化率可作为监测指标。

（3）利弊权衡和优先选择：相对于骨形成指标来说，骨吸收指标在治疗后下降更快。对大多数患者来说，在 6~12 周测量骨转换指标，如总碱性磷酸酶或其他显示基线疾病活跃的指标，出现显著的下降，提示治疗有效。同时在第 6 个月时，可检测出高骨转化患者的最大抑制率。

4. 复查　我们建议 Paget 骨病患者的溶骨性病变在 X 线片诊断接近 1 年后复查 1 次，这可以显示是否在治疗之后疾病有所好转或因为没有治疗而有所加重。如果存在持续生化标志物的升高或疼痛，也可复查 X 线来决定下一步治疗方案（2 | ⊕⊕○○）。

非对照试验显示降钙素、帕米膦酸、利塞膦酸钠对逆转或稳定 Paget 骨病的溶骨性病非常有效。另一项对照试验证明了阿仑膦酸钠可有效逆转溶骨性病变。使用帕米膦酸钠 3 个月后，溶骨性病变有缓解，但是 2 年后，在很多患者中复发溶骨性病变。停用降钙素治疗后，用 X 线检测发现溶骨性病变也可再发。但重新使用降钙素治疗又会产生效果。然而在第一代双膦酸盐，依替膦酸钠很难观察到这些益处。尽管骨转化生化标志物降低，但溶骨性病变经常加重，这可能与药物诱导骨矿化能力受损有关。

5. 维持缓解 我们建议为了使疾病缓解时间尽量延长，骨转化指标应该减少到其参考值的中间值范围以下（2｜⊕⊕○○）。

（1）证据：因为在大多数患者很难知道患病前的骨转化指标的水平，通常的目标是将骨转化降低到参考值的下半段。唑来膦酸钠治疗后，第 6 个月时总的碱性磷酸酶降低到正常值的 50% 以下，将使 6 年失效率的<10%。生化指标的缓解持续时间与治疗时生化指标达到的最低点负相关。尽管缺乏可观察的证据，由于长期的骨转化指标正常，长期并发症如骨折、畸形和变形性关节病可能被降低或消除。

（2）利弊权衡和优先选择：早期干预能够减少并发症的风险，而 Paget 骨病晚期干预无效。有效的治疗能够阻止采用放射学、组织学、生化指标评估疾病的进展。

6. 复发和再治疗 对于骨转化增高的患者，我们建议生化指标应该用作为比症状更加客观的复发指标（1｜⊕⊕⊕○）。

生化指标监测的频率应根据患者使用的治疗药物。在骨转化指标正常后，唑来膦酸钠治疗后的长期反应可每 1~2 年评估 1 次。药效较小的药物，可每 6~12 个月评估 1 次。

一旦治疗已经完成，骨转化指标有缓慢回归基线的倾向，而变化的效率与双膦酸盐的效能相反（破骨细胞的抑制作用和骨的保留作用）。较小效能的药物每 6~12 个月检测 1 次，而唑来膦酸钠，其缓解期延长，可以每 1~2 年检测 1 次。骨转化指标没有增加的情况下，骨骼疼痛的复发较为罕见。因为这种疼痛可能是由于其他原因引起的，如变形性关节病，因此骨骼疼痛是复发的不敏感指标。

7. 单骨性的 Paget 病 我们认为 P1NP、BSAP、βCTx、NTx 可用于评估未治疗的单骨性 Paget 骨病患者的活动性，尽管当核素骨扫描证实疾病活跃时，这些指标也可能会正常（2｜⊕⊕○○）。

（1）证据：有限的疾病活动性对生化指标检测提出了挑战，BSAP 似乎是一个最敏感的指标，60% 的疾病轻度活跃的患者 BSAP 增加，然而总的碱性磷酸酶正常。但是该研究中未检测 P1NP、βCTX 和 NTX。βCTx 或 NTx 联合一个骨形成指标可用于反应治疗效果的最佳骨生化证据。

（2）评估：与多骨性 Paget 骨病中的应用相似，生化诊断实验的使用具有争议。如果基线的生化指标正常，随访放射性核素扫描可能是一个重要的治疗反应指标。

（3）利弊权衡和优先选择：与试验成本和可行性相比，准确的评估疾病活动高度具有更高的价值。

（五）Paget 骨病并发症的管理

1. 听力受损 我们建议用强效的双膦酸盐治疗阻止听力缺陷的加重（2｜⊕⊕○○）。

当颞骨受累及的时候，听力损失是 Paget 骨病潜在并发症。在一些病例中，可能很难区分听力损失多少是由老年性耳聋引起，多少是由 Paget 骨病引起的。目前缺乏随机、双盲、空白对照临床试验评估抗 Paget 治疗对患者的听力损失效果。在一项研究中，与对照组相比，降钙素治疗 5~8 年之后似乎能够阻止听力的损失。通常，接受治疗的患者听力不会进一步迅速恶化，但是大部分的听力损失是不可逆的。曾有学者试图采用耳蜗置入进行治疗，但其经验非常有限。

2. 骨关节炎

（1）推荐意见一：我们建议使用镇痛药作为轻到中度关节疼痛的辅助用药，因为在 Paget 骨病患者中关节软骨的恶化与邻近的关节疼痛相关（2｜⊕⊕○○）。

Paget 骨病经常与关节疼痛相关，因此很多措施包括镇痛药可缓解症状。然而，镇痛药不能从根本上解决疾病的进展，因此当关节损伤或骨畸形进展时单独使用镇痛药作用有限。因此，镇痛药只能作为辅助性用药。Paget 骨病的药物治疗可能缓解关节炎的进展。

（2）推荐意见二：对与 Paget 骨病的受累骨骼相邻的严重关节炎，我们建议在选择全关节置换术之前先使用双膦酸盐治疗，以抑制术中出血和术后的假体松动（2｜⊕⊕○○）。

骨关节炎是一个相对常见的并发症，特别是负重的关节，如髋关节和膝关节。在一些患者，在 Paget 骨病治疗后，在关节区域的骨疼痛症状有所改善，但是需要恢复功能并且缓解疼痛常需要关节置换。在这些病例中，Paget 骨病的存在使得外科手术更具挑战性。因为在 Paget 骨病活跃区域血流增加，术前治疗应该减少血流量并且减少出血的概率。据骨科手术后的报道：降低破骨细胞的活性也能减少假体松动的概率，并且能阻止 Paget 骨病更迅速的进展。异位骨形成是外科手术后一个罕见的并发症，该并发症需要特殊的干预措施。如患者将需要手术治疗，尽可能在手术前 1~2 个月静脉注射双膦酸盐。如果手术能够推迟到 3~4 个月之后，也可以口服双膦酸盐。特别值得注意的是，避免使用大剂量的依替膦酸钠，因为在这些病例中，大剂量的依替膦酸钠损害骨矿化可能增加骨折的风险和抑制损伤愈合。

3. 下肢畸形　我们建议在矫正严重的关节疼痛导致弯曲的下肢之前先用强效的双膦酸盐治疗（2｜⊕⊕○○）。

尽管没有对照试验，减少需要矫正的胫骨或股骨的血流量能够提高外科手术的效果，降低骨不愈合的可能性，在没有治疗的患者中，外科手术能够阻止 Paget 骨病活动性的加速。在静脉注射双膦酸盐治疗 24~48 h 后，破骨细胞的活性能够显著减少。在关节置换的病例中，应该提前 1~2 个月给予静脉注射双膦酸盐，或提前 3~4 个月给予口服双膦酸盐。

4. 瘫痪　在 Paget 骨病相关的脊柱瘫痪病例中，我们建议立即静脉注射有效的双膦酸盐，同时神经外科会诊。除非有非常严重的结构破坏，有效的药物治疗后外科手术并不是必须的（2｜⊕⊕○○）。

很多截瘫的患者仅在药物治疗后恢复得非常好。推测可能是矫正了血管缺血。然而，如果有严重的结构破坏，需进行外科手术，尽管外科手术的结果并不总是令人满意的。

5. 肿瘤　我们建议骨肿瘤或骨巨细胞瘤的患者由骨科医师评估（没有等级推荐）。如果计划手术，我们建议预先使用有效的双膦酸盐来减少相邻的 Paget 骨的出血（2｜⊕⊕○○）。

骨肉瘤是一个非常罕见的并发症。该肿瘤在 Paget 骨中可能是由于成骨细胞的增殖增加。很多文献认为，治疗效果非常不好。但由于强效的抗 Paget 骨病药物的出现，Paget 肿瘤似乎比较少见。骨巨细胞瘤通常是良性的，仅在少数的 Paget 骨病患者中发现，其治疗方法采用外科手术。曾有 2 例患者，预先使用大剂量地塞米松缩小肿瘤的体积，然后进行手术。狄诺塞麦在非 Paget 骨病患者可缩小骨巨细胞瘤的体积。在 2013 年，美国食品药品管理局批准了狄诺塞麦用于治疗不可切除肿瘤患者或再手术中可能导致严重并发症的患者。关于在非 Paget 或 Paget 肿瘤中的应用没有特殊的规范，推荐剂量是每四周皮下注射 120 mg 狄诺塞麦。钙和维生素 D 应该摄入以预防或治疗低钙血症。

6. 充血性心力衰竭　我们建议使用双膦酸盐治疗有 Paget 骨病和心力衰竭的患者（2｜⊕⊕○○）。

有广泛的骨骼肌受累的时候，患者心排血量会增加，外周血管阻力会减小。患者可能会发生高输出量性心力衰竭，但这不是很常见。心力衰竭的治疗效果尚未系统研究，但是有效治疗后高输出量可能会减少。

三、附录——生化指标的价值

分析学和生物变异决定了用于检测治疗的标志物的选择，最小有意义变化（least significant change，LSC）反应两个连续的测量能够体现一个真实的生物学差异。自动化平台的测量比手动方法测量要好，然而血清标志物比尿液标志物显示更低的生物学的差异。最好的标志物是与 LSC 的比率在治疗期间显示显著的减少。在抗吸收治疗期间，BSAP、P1NP 和 NTx 与 LSC 的比值显示了最大的比例变化。

总碱性磷酸酶是一个经济有效的检测治疗反应的常规检查。选择额外的标志物提供治疗反应的评估需要依赖患者的特点，可行性和成本。

治疗单骨性疾病时，指标降低与 LSC 的比率可作为标志物敏感性的评估标准。在这一方面，BSAP 比总碱性磷酸酶更好。尽管 P1NP 在检测比例>2 的时候也有效。目前，骨吸收标志物更少使用，只有 NTx 的比率>1，然而羟脯氨酸，血清 CTx 与尿 CTx 的比例都<1。在治疗反应上尽管 aCTx 可能比其他标志变化更大，但缺乏可行性是它的主要缺点。

没有对测量的精确性和重复性的效验，治疗导致的生化测量的改变，通常不在参考值之内，因此不可能被评估。

（翻译：袁凌青　贾宏蔚）

·解读·

2014 年美国内分泌学会发布 Paget 骨病诊疗指南（以下简称美国指南），本文结合 2002 年英国骨骼与牙齿协会和国立 Paget 骨病缓解联盟共同发布的指南（以下简称英国指南）以及日本骨质疏松协会发布的指南（以下简称日本指南）对其重点进行比较和解读。

一、流 行 病 学

Paget 骨病在东亚属于罕见病，但在欧洲（斯堪的纳维亚半岛除外）、北美、澳大利亚和新西兰较为常见。日本患病率 0.15/100 000，55 岁以上的患者患病率 0.41/100 000。英国 55 岁以上患者患病率 4.6%，法国 2.4%，爱尔兰 0.7%~1.7%，西班牙 1.3%，意大利和希腊 0.5%。美国 55 岁以上人群患病率为 2%~3%。英国作为全球 Paget 病患病率最高的国家，但最近的研究发现其患病率有所下降，降低至 2%。各国的研究均表明 Paget 病为年龄相关性疾病，随着年龄增加患病率明显增高。40 岁以下患者很少出现临床症状。

二、症 状 和 体 征

美国指南和英国指南均指出大部分 Paget 骨病患者无症状。英国指南提出仅 5%Paget 骨病患者存在症状。临床症状包括骨痛、局部皮温升高和骨骼畸形，Paget 骨病可累计单骨或多骨，日本指南提出 49%日本患者为多骨性，而高加索人 66%为多骨性。

三、诊　　断

各个指南均推荐对可疑骨骼部位进行 X 线检查，根据 X 线特征性改变可诊断 Paget 骨病。美国指南推荐在怀疑肿瘤时进行 CT、MRI、PET-CT 检查。英国指南建议在诊断有疑虑时可考虑进行 CT 检查，特别是高分辨 CT。由于日本 Paget 骨病发病率较低，日本指南建议采用骨活检排除骨转移瘤。由于在英国和美国 Paget 骨病较为常见，两国指南不推荐进行骨活检进行诊断，仅在鉴别骨转移瘤或骨肉瘤时采用。美国指南和英国指南建议诊断 Paget 骨病后进行全身核素扫描确定受累骨骼范围。

四、生 化 指 标

虽然 Paget 骨病首先是由于破骨细胞活性增强，继而成骨细胞活性增强。但三个指南均推荐采用骨形成指标总碱性磷酸酶作为监测指标，其与受累骨骼程度及治疗效果有着较好的相关性。89.6% 的日本 Paget 骨病患者，85% 的英国患者血清总的碱性磷酸酶增高。

对于肝功能异常或胆道功能异常的 Paget 骨病患者，美国指南建议检测更为特异的骨形成（如 P1NP）或骨吸收标志物（如血清 βCTx 或尿 CTx）以评价治疗反应。由于肝来源的碱性磷酸酶和骨源性碱性磷酸酶之间有 20% 的抗体交叉反应，因此 BSAP 可用性较 P1NP 差。英国指南建议对于总碱性磷酸酶不升高或存在肝疾病的患者检测 BSAP 用于检测 Paget 骨病活动性。

五、治　　疗

活跃的 Paget 骨病患者有发生并发症的风险，美国指南推荐采用双膦酸盐治疗。由于强效双膦酸盐-唑来膦酸盐的出现，其起效更快，药效更强，更有利于生活质量的提高和疼痛的缓解，并且其维持时间更长，因此美国指南推荐采用没有禁忌证的患者使用唑来膦酸钠静脉注射。对于存在静脉注射唑来膦酸钠禁忌证的患者，美国指南建议使用口服双膦酸盐治疗。由于出版时间较早，日本指南和英国指南均未推荐采用唑来膦酸钠治疗 Paget 骨病。由于年代限制，2002 年英国、2006 年日本推荐采用依替膦酸钠、帕米膦酸钠、阿仑膦酸钠、替鲁膦酸钠、利塞膦酸钠或鲑鱼降钙素治疗 Paget 病。英国尚推荐普卡霉素用于治疗 Paget 骨病。

美国指南和英国指南均推荐在轻至中度关节疼痛采用镇痛药物治疗，对于严重骨性关节炎、关节畸形或下肢弯曲畸形的患者推荐采用手术治疗。他们均建议手术前采用有效的双膦酸盐治疗，以预防术中出血和术后假体松弛。但日本指南认为没有证据证实抗骨吸收治疗可减少术中出血及减少假体松动。

六、疗 效 检 测

美国指南推荐在需要紧急控制症状或疾病活跃期，采用骨吸收指标监测对药物的短期反应。英国指南和日本指南推荐采用总碱性磷酸酶作为监测指标，英国指南推荐在患有肝疾病或单骨性 Paget 病患者采用 BASP 作为药物治疗的监测指标。美国指南建议 Paget 骨病患者的溶骨性病变在 X 线片诊断接近一年后复查一次，以观察治疗的效果。如果存在持续生化标志物的升高或疼痛，也可复查 X 线来决定下一步治疗方案。英国指南推荐单骨性 Paget 骨病患者和持续疼痛但生化指标正常的 Paget 骨病患者可采用核素扫描进行复查。

七、再 治 疗

美国指南推荐对于骨转化增高的患者，生化指标作为一个比症状更加客观的复发指标，建议进行双膦酸盐再次治疗。英国指南推荐对症状复发或持续的患者，以及生化指标恶化的患者可进行双膦酸盐再次治疗。

（解读：袁凌青　贾宏蔚）

（审阅：廖二元）

参考文献

［1］ Singer FR, Bone HG 3rd, Hosking DJ, et al. Paget's disease of bone: an endocrine society clinical practice guideline. J Clin Endocrinol Metab, 2014, 99 (12): 4408-4422.

［2］ Selby PL, Davie MW, Ralston SH, et al. Guidelines on the management of Paget's disease of bone. Bone, 2002, 31 (3): 366-373.

［3］ Takata S, Hashimoto J, Nakatsuka K, et al. Guidelines for diagnosis and management of Paget's disease of bone in Japan. J Bone Miner Metab, 2006, 24 (5): 359-367.